**5.ª EDICIÓN**

# Manual de
# medicina intensiva del
# Massachusetts
# General Hospital

**5.ª EDICIÓN**

# Manual de medicina intensiva del Massachusetts General Hospital

Senior Editor
**Luca M. Bigatello, M.D.**

Associate Editors
**Hasan B. Alam, M.D.**
**Rae M. Allain, M.D.**
**Edward A. Bittner, M.D., Ph.D.**
**Dean R. Hess, Ph.D., R.R.T.**
**Richard M. Pino, M.D., Ph.D.**
**Ulrich Schmidt, M.D., P.h.D.**

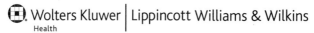
Wolters Kluwer | Lippincott Williams & Wilkins
Health

Philadelphia · Baltimore · New York · London
Buenos Aires · Hong Kong · Sydney · Tokyo

Wolters Kluwer | Lippincott Williams & Wilkins

Avda. Príncep d'Astúries, 61, 8.º 1.ª
08012 Barcelona (España)
Tel.: 93 344 47 18
Fax: 93 344 47 16
e-mail: lwwespanol@wolterskluwer.com

*Traducción*
**M. Jesús del Sol Jaquotot**
Licenciada en Medicina y Cirugía

*Revisión científica*
**Dr. Pedro Castro Rebollo**
Especialista del Área de Vigilancia Intensiva,
Hospital Clínic de Barcelona

**Dr. José Millà Santos**
Ex Director Clínico,
Servicio de Urgencias,
Hospital Clínic de Barcelona

**Dr. Marcos Peraza Sánchez**
Adjunto de Anestesiología y Reanimación

*A nuestros pacientes*

# COLABORADORES

**Hasan B. Alam, M.D.**
Program Director, Fellowship in Surgical Critical Care,
Department of Surgery,
Massachusetts General Hospital;
Associate Professor of Surgery,
Harvard Medical School,
Boston, Massachusetts

**Rae M. Allain, M.D.**
Director, Vascular Anesthesia,
Department of Anesthesia and Critical Care,
Massachusetts General Hospital;
Assistant Professor of Anesthesia,
Harvard University,
Boston, Massachusetts

**Kathrin Allen, M.D.**
Clinical Fellow in Critical Care,
Department of Anesthesia and Critical Care,
Massachusetts General Hospital,
Harvard Medical School,
Boston, Massachusetts

**Theodore A. Alston, M.D., Ph.D.**
Associate Anesthetist,
Department of Anesthesia and Critical Care,
Massachusetts General Hospital;
Assistant Professor of Anesthesia,
Harvard Medical School,
Boston, Massachusetts

**Houman Amirfarzan, M.D.**
Resident in Anesthesiology,
Anesthesia Department,
Tufts New England Medical Center,
Boston, Massachusetts

**Emily A. Apsell, M.D.**
Resident in Anesthesiology,
Department of Anesthesia and Critical Care,
Massachusetts General Hospital;
Clinical Fellow in Anesthesiology,
Harvard Medical School,
Boston, Massachusetts

**Aranya Bagchi, M.D.**
Resident in Anesthesiology,
Department of Anesthesia and Critical Care,
Massachusetts General Hospital;
Clinical Fellow in Anesthesia,
Harvard Medical School,
Boston, Massachusetts

**Karsten Bartels, M.D.**
Resident in Anesthesiology,
Department of Anesthesia and Critical Care,
Massachusetts General Hospital;
Clinical Fellow in Anesthesia,
Harvard Medical School,
Boston, Massachusetts

**William J. Benedetto, M.D.**
Assistant in Anesthesia,
Massachusetts General Hospital;
Instructor in Anesthesia,
Harvard Medical School,
Boston, Massachusetts

**Lorenzo Berra, M.D.**
Resident in Anesthesiology and Beecher Research Scholar,
Department of Anesthesia and Critical Care,
Massachusetts General Hospital,
Harvard Medical School,
Boston, Massachusetts

**Luca M. Bigatello, M.D.**
Chief, Anesthesia and Critical Care Service,
Veterans Administration Boston Healthcare System;
Associate Vice Chairman,
Massachusetts General Hospital;
Associate Professor of Anesthesia,
Harvard Medical School,
Boston, Massachusetts

**Edward A. Bittner, M.D., Ph.D.**
Program Director, Anesthesia-Critical Care Fellowship,
Department of Anesthesia and Critical Care,
Massachusetts General Hospital;
Instructor in Anesthesia,
Harvard Medical School,
Boston, Massachusetts

**Ross Blank, M.D.**
Clinical Lecturer,
Division of Critical Care,
Department of Anesthesiology,
University of Michigan Health System,
Ann Arbor, Michigan

**Jonathan D. Bloom, M.D.**
Resident in Anesthesiology,
Department of Anesthesia and Critical Care,
Massachusetts General Hospital;
Clinical Fellow in Anesthesia,
Harvard Medical School,
Boston, Massachusetts

**Sharon E. Brackett, R.N., B.S.**
Staff Nurse, Surgical ICU,
Massachusetts General Hospital,
Boston, Massachusetts

**Jonathan E. Charnin, M.D.**
Assistant in Anesthesia,
Department of Anesthesia and Critical Care,
Massachusetts General Hospital;
Instructor in Anesthesia,
Harvard Medical School,
Boston, Massachusetts

**Sherry Chou**
Staff Physician,
Department of Neurology,
Brigham and Women's Hospital;
Instructor,
Harvard Medical School,
Boston, Massachusetts

**Claudia Crimi**
Research Fellow,
Department of Anesthesia and Critical Care,
Massachusetts General Hospital,
Harvard Medical School,
Boston, Massachusetts

**Ettore Crimi, M.D.**
Resident in Anesthesiology,
Department of Anesthesia and Critical Care,
Massachusetts General Hospital,
Harvard Medical School,
Boston, Massachusetts

**Marc A. de Moya, M.D., F.A.C.S.**
Director of Surgical Core Clerkship,
Department of Surgery,
Massachusetts General Hospital;
Assistant Professor of Surgery,
Harvard Medical School,
Boston, Massachusetts

**Alan DiBiasio, R.Ph.**
Senior Attending Pharmacist,
Department of Pharmacy,
Massachusetts General Hospital,
Boston, Massachusetts

**Anahat Dhillon, M.D.**
Staff Anesthesiologist,
Department of Anesthesiology,
Ronald Regan Medical Center;
Assistant Professor,
University of California Los Angeles,
Los Angeles, California

**Michael G. Fitzsimons, M.D.**
Operations Director, Cardiac Anesthesia,
Department of Anesthesia and Critical Care,
Massachusetts General Hospital;
Assistant Professor of Anesthesia,
Harvard Medical School,
Boston, Massachusetts

**Jonathan Frederick Fox, M.D.**
Clinical Fellow in Critical Care,
Department of Anesthesia and Critical Care,
Harvard Medical School,
Massachusetts General Hospital,
Boston, Massachusetts

**Eugene Y. Fukudome, M.D.**
Clinical Fellow in Surgery,
Department of Surgery,
Harvard Medical School,
Massachusetts General Hospital,
Boston, Massachusetts

**Henning A. Gaissert, M.D.**
Associate Visiting Surgeon,
Division of Thoracic Surgery,
Massachusetts General Hospital;
Associate Professor of Surgery,
Harvard Medical School,
Boston, Massachusetts

**Cosmin Gauran, M.D.**
Staff Anesthesiologist,
Department of Anesthesia and Critical Care,
Massachusetts General Hospital;
Instructor in Anesthesia,
Harvard Medical School,
Boston, Massachusetts

**Edward E. George, M.D., Ph.D.**
Medical Director,
Post Anesthesia Care Units,
Massachusetts General Hospital;
Assistant Professor of Anesthesia,
Harvard Medical School,
Boston, Massachusetts

**Fiona K. Gibbons, M.D.**
Assistant in Medicine,
Pulmonary and Critical Care Unit,
Massachusetts General Hospital;
Instructor in Medicine,
Harvard Medical School,
Boston, Massachusetts

**Jeremy W. Goldfarb, M.D.**
Resident in Anesthesiology,
Department of Anesthesia and Critical Care,
Harvard Medical School,
Massachusetts General Hospital,
Boston, Massachusetts

**Robert L. Goulet, MS, R.R.T.**
Senior Respiratory Therapist,
Respiratory Care Services,
Massachusetts General Hospital,
Boston, Massachusetts

**David M. Greer, M.D., M.A.**
Assistant in Neurology,
Department of Neurology,
Massachusetts General Hospital;
Assistant Professor of Neurology,
Harvard Medical School,
Boston, Massachusetts

**Robin K. Guillory, M.D.**
Assistant Professor of Anesthesiology,
Department of Anesthesiology,
Washington University in St. Louis School of Medicine,
St. Louis, Missouri

**Robert Hallisey, M.S., R.Ph.**
Director, Clinical Systems,
Department of Pharmacy,
Massachusetts General Hospital;
Assistant Professor of Clinical Pharmacy,
Massachusetts College of Pharmacy and Health Sciences,
Boston, Massachusetts

**Bishr Haydar, M.D.**
Resident in Anesthesiology,
Department of Anesthesia and Critical Care,
Massachusetts General Hospital,
Boston, Massachusetts

**Judith Hellman**
Associate Professor,
Department of Anesthesia and Perioperative Care,
University of California, San Francisco,
San Francisco, California

**Dean R. Hess, Ph.D., R.R.T.**
Assistant Director,
Respiratory Care Services;
Associate Professor of Anesthesia,
Harvard Medical School,
Boston, Massachusetts

**Daniel W. Johnson, M.D.**
Clinical Fellow in Critical Care,
Department of Anesthesia and Critical Care,
Massachusetts General Hospital,
Harvard Medical School,
Boston, Massachusetts

**Kathryn Davis Kalafatas, R.Ph.**
Senior Attending Pharmacist,
Department of Pharmacy,
Massachusetts General Hospital,
Boston, Massachusetts

**Erik B. Kistler, M.D., Ph.D.**
Assistant Professor,
Department of Anesthesia,
University of California, San Diego,
San Diego, California

**Corry "Jeb" Kucik, M.D.**
Clinical Fellow in Critical Care,
Department of Anesthesia and Critical Care,
Massachusetts General Hospital;
Instructor in Anesthesia,
Harvard Medical School,
Boston, Massachusetts

**Jean Kwo, M.D.**
Director, Pre-Admission Testing Clinic,
Department of Anesthesia and Critical Care,
Massachusetts General Hospital;
Assistant Professor in Anesthesia,
Harvard Medical School,
Boston, Massachusetts

**Laura H. Leduc, M.D.**
Resident in Anesthesiology,
Department of Anesthesia and Critical Care,
Harvard Medical School,
Massachusetts General Hospital,
Boston, Massachusetts

**Nicolas Melo**
Resident in Surgery,
Department of Surgery,
Harvard Medical School,
Massachusetts General Hospital,
Boston, Massachusetts

**Beverly J. Newhouse, M.D.**
Instructor in Anesthesia and Critical Care,
Department of Anesthesia and Critical Care,
Massachusetts General Hospital;
Clinical Instructor in Anesthesiology,
Harvard Medical School,
Boston, Massachusetts

**Ara Nozari, M.D., Ph.D.**
Instructor in Anesthesia,
Department of Anesthesia and Critical Care,
Massachusetts General Hospital;
Instructor in Anesthesia,
Harvard Medical School,
Boston, Massachusetts

**Amy Ortman, M.D.**
Chief Resident,
Department of Anesthesia and Critical Care,
Massachusetts General Hospital;
Instructor in Anesthesia,
Harvard Medical School,
Boston, Massachusetts

**Robert L. Owens, M.D.**
Clinical and Research Fellow,
Pulmonary and Critical Care Unit,
Massachusetts General Hospital,
Instructor in Anesthesiology,
Harvard Medical School,
Boston, Massachusetts

**Richard M. Pino, M.D., Ph.D.**
Associate Anesthetist,
Department of Anesthesia and Critical Care,
Massachusetts General Hospital;
Associate Professor,
Harvard Medical School,
Boston, Massachusetts

**Steven J. Russell, M.D., Ph.D.**
Assistant in Medicine,
Department of Medicine, Endocrine Division,
Massachusetts General Hospital;
Instructor of Medicine,
Harvard Medical School,
Boston, Massachusetts

**Elizabeth A. Sailhamer, M.D., M.M.Sc.**
Resident in General Surgery,
Department of Surgery,
Massachusetts General Hospital,
Harvard Medical School,
Boston, Massachusetts

**Ulrich Schmidt, M.D., Ph.D.**
Director, Surgical Intensive Care Unit,
Department of Anesthesia and Critical Care,
Massachusetts General Hospital;
Asistant Professor of Anesthesia,
Harvard Medical School,
Boston, Massachusetts

**Lee H. Schwamm, M.D., F.A.H.A.**
Vice-Chairman,
Department of Neurology,
Massachusetts General Hospital;
Associate Professor,
Harvard Medical School,
Boston, Massachusetts

**Todd A. Seigel, M.D.**
Clinical Associate,
Department of Anesthesia and Critical Care,
Massachusetts General Hospital Assistant;
Professor in Emergency Medicine,
Brown University,
Providence, Rhode Island

**Robert L. Sheridan, M.D.**
Chief, Burn Surgery Service,
Shriner's Hospitals for Children—Boston;
Associate Professor of Surgery,
Harvard Medical School,
Boston, Massachusetts

**Kevin N. Sheth, M.D.**
Assistant Professor,
Departments of Neurology,
University of Maryland School of Medicine,
Baltimore, Maryland

**Jagmeet Singh**
Cardiac Arrhythmia Service,
Massachusetts General Hospital;
Assistant Professor,
Harvard University,
Boston, Massachusetts

**David J.R. Steele, M.D.**
Assistant Physician,
Department of Medicine,
Massachusetts General Hospital;
Assistant Professor,
Harvard Medical School,
Boston, Massachusetts

**H. Thomas Stelfox, M.D., Ph.D.**
Departments of Critical Care Medicine,
Medicine and Community Health Sciences,
Foothills Medical Centre;
Asistant Professor,
University of Alberta,
Calgary, Alberta

**Dorothea Strozyk, M.D.**
Vascular Neurology and Critical Care Fellow,
Department of Neurology,
Massachusetts General Hospital;
Clinical and Research Fellow,
Harvard Medical School,
Boston, Massachusetts

**B. Taylor Thompson, M.D.**
Chief, Medical Intensive Care Unit,
Pulmonary and Critical Care Unit,
Massachusetts General Hospital;
Associate Professor of Medicine,
Harvard Medical School,
Boston, Massachusetts

**Arthur J. Tokarczyc, M.D.**
Assistant Anesthesiologist,
Department of Anesthesiology,
North Shore University Health System;
Clinical Instructor,
University of Chicago,
Chicago, Illinois

**Jeffrey S. Ustin, M.D., M.S.**
Fellow,
Trauma, Emergency Surgery, Surgical Critical Care,
Massachusetts General Hospital;
Instructor in Surgery,
Harvard Medical School,
Boston, Massachusetts

**Jason A. Wertheim, M.D., Ph.D.**
Resident in Surgery,
Department of Surgery,
Harvard Medical School,
Massachusetts General Hospital,
Boston, Massachusetts

**Susan R. Wilcox, M.D.**
Clinical Fellow in Critical Care,
Department of Anesthesia and Critical Care,
Massachusetts General Hospital,
Harvard Medical School,
Boston, Massachusetts

# PREFACIO

El *Manual de medicina intensiva del Massachusetts General Hospital* es una revisión práctica de los fundamentos de los cuidados intensivos en el paciente adulto, que va destinada a los profesionales y médicos en formación interesados en trabajar en una unidad de cuidados intensivos (UCI). Aunque durante muchos años nuestra experiencia ha sido fundamentalmente con pacientes quirúrgicos, aseguramos siempre que el aprendizaje, la enseñanza y la planificación clínica de los cuidados se realicen con un enfoque multidisciplinar. Por este motivo, este manual cuenta con el respaldo de intensivistas en el ámbito de la anestesia, la cirugía y la medicina, así como de personal de enfermería de cuidados intensivos, terapeutas respiratorios y farmacólogos. A lo largo de los años, el nexo que ha mantenido unidos a estos profesionales diversos ha sido la *fisiología,* porque el funcionamiento del cuerpo es el mismo en los pacientes ingresados en las UCI quirúrgicas, médicas o neurológicas. En los primeros capítulos de este libro se ilustran los principios de la fisiología aplicados a los cuidados intensivos, incluyendo el control hemodinámico y respiratorio, el equilibrio acidobásico, los principios de la ventilación mecánica y las bases del tratamiento antimicrobiano y el mantenimiento nutricional. Sin embargo, a medida que la práctica clínica de los cuidados intensivos evoluciona, los datos procedentes de diversos estudios clínicos bien diseñados contribuyen a orientar las elecciones terapéuticas, razón por la cual este manual hace hincapié en los *datos* que hay detrás de nuestras recomendaciones. La puesta en práctica de medidas adicionales relacionadas con la *seguridad* en la UCI, donde la rapidez y los procedimientos cruentos e invasivos pueden, en ocasiones, ser agresivos para los pacientes, ha permitido la mejora de la evolución de los pacientes. Hemos añadido capítulos sobre la profilaxis de complicaciones intrahospitalarias o nosocomiales, el transporte seguro de los pacientes en estado grave, y también sobre todo aquello que los intensivistas aportan fuera de la UCI.

A medida que este manual ha evolucionado, a lo largo de los años, han ido cambiando sus autores y los contenidos, si bien se ha seguido manteniendo parte de la información anterior, a veces incluso palabra a palabra. En este punto, damos las gracias a todos los autores de las ediciones anteriores, muchos de los cuales han tenido gran éxito en sus carreras profesionales, ya que seguimos valorando los capítulos que redactaron durante la época en que fueron residentes y profesionales ocupadísimos.

Finalmente, al dejar este reconocido centro después de casi 20 años, doy las gracias a las innumerables personas que han logrado que nuestra Ellison 4 Surgical ICU (y sus diversas encarnaciones anteriores) sea un lugar extraordinario donde trabajar. En primer lugar, gracias a nuestros pacientes y a sus familias que, con su sufrimiento, nos han enseñado tanto sobre la enfermedad y nos han ayudado a salvar a algunos de los que han ido llegando después. A continuación, doy las gracias a nuestro increíble personal: los profesionales de enfermería, los médicos, los fisioterapeutas respiratorios, los auxiliares de cuidados intensivos, los estudiantes, y a las miles de personas que durante años han trabajado en esta unidad, no como simples espectadores sino como verdaderos protagonistas de este sueño.

**Luca M. Bigatello**

# ÍNDICE DE CAPÍTULOS

*Colaboradores*                                                                    *vi*
*Prefacio*                                                                          *xvii*

**PARTE I: PRINCIPIOS GENERALES**                                                  **1**

**1** Control hemodinámico                                                          **1**
Erik Kistler y Luca Bigatello

**2** Monitorización respiratoria                                                   **17**
Ettore Crimi y Dean Hess

**3** Uso de la ecografía en la UCI                                                 **39**
Robin Guillory y Marc de Moya

**4** Control de las vías respiratorias                                            **50**
Jonathan Charnin, Robert Goulet y Richard Pino

**5** Principios de la ventilación mecánica                                        **78**
Claudia Crimi y Dean Hess

**6** Control hemodinámico                                                         **100**
Jonathan Fox y Edward Bittner

**7** Sedación y analgesia                                                         **113**
Houman Amirfarzan, Ulrich Schmidt y Luca Bigatello

**8** Líquidos, electrólitos y control acidobásico                                **127**
Cosmin Gauran y David Steele

**9** Cuidados intensivos en el paciente de traumatología                         **150**
Jeffrey Ustin y Hasan Alam

**10**  Cuidados intensivos del paciente neurológico    166
Kevin Sheth y Lee Schwamm

**11**  Nutrición    177
Elizabeth Sailhamer y Hasan Alam

**12**  Enfermedades infecciosas: generalidades    187
Laura Leduc y Judith Hellman

**13**  Mejora de la calidad y profilaxis    199
Karsten Bartels y Ulrich Schmidt

**14**  Cuestiones éticas y legales sobre la práctica en la UCI    209
Rae Allain y Sharon Brackett

**15**  Práctica basada en la evidencia y estadística
básica en el entorno de cuidados intensivos    225
Ala Nozari, H. Thomas Stelfox y Edward Bittner

**16**  Traslado del paciente de la UCI    236
Emily Apsell y Michael Fitzsimons

**PARTE II: CONSIDERACIONES ESPECÍFICAS**    **244**

**17**  Enfermedad coronaria    244
Corry "Jeb" Kucik y Michael Fitzsimons

**18**  Valvulopatías cardíacas    258
Jonathan Bloom y Theodore Alston

**19**  Arritmias cardíacas    270
Cosmin Gauran y Jagmeet Singh

**20**  Síndrome de distrés respiratorio agudo    288
Kathrin Allen y Luca Bigatello

**21**  Enfermedad pulmonar obstructiva crónica y asma    299
Robert Owens y Fiona Gibbons

**22**  Embolia pulmonar y trombosis venosa profunda    314
B. Taylor Thompson

**23** Interrupción de la ventilación mecánica  322
Bishr Haydar y Jean Kwo

**24** Lesión renal aguda  333
Beverly Newhouse

**25** Disfunción hepática  353
Daniel Johnson y William Benedetto

**26** Coagulopatía e hipercoagulabilidad  364
Lorenzo Berra y Rae Allain

**27** Enfermedades digestivas agudas  379
Eugene Fukudome y Jean Kwo

**28** Trastornos endocrinos y control de la glucosa  398
Steven Russell y B. Taylor Thompson

**29** Enfermedades infecciosas: aspectos específicos  424
Aranya Bagchi y Judith Hellman

**30** Tratamientos no antibióticos de la sepsis  447
Anahat Dhillon y Edward Bittner

**31** Accidente cerebrovascular, crisis comiciales
y encefalopatía  456
Dorothea Strozyk y Lee Schwamm

**32** Debilidad aguda  478
David Greer y Edward George

**33** Sobredosis de fármacos, intoxicaciones
y reacciones farmacológicas adversas  487
Susan Wilcox y Richard Pino

**34** Reanimación en adultos y niños  505
Arthur Tokarczyk y Richard Pino

**35** Medicina transfusional  521
Jeffrey Ustin y Hasan Alam

**36**   Traumatismos neurológicos                          532
Sherry Chou y Marc de Moya

**37**   El paciente quemado                                551
Nicolas Melo y Rob Sheridan

**38**   Preparación para las catástrofes en la UCI         566
Todd Seigel y Edward George

**39**   Tratamiento en la UCI en
el posoperatorio de la cirugía vascular             579
Ross Blank y Rae Allain

**40**   Tratamiento en la UCI en el posoperatorio
de la cirugía torácica                              593
Kathrin Allen, Henning Gaissert y Luca Bigatello

**41**   Tratamiento en la UCI en el posoperatorio
del trasplante hepático, renal y pulmonar           605
Jason Wertheim y William Benedetto

**42**   Tratamiento en la UCI del paciente obeso           616
Jeremy Goldfarb y Jean Kwo

**43**   El médico intensivista fuera de la UCI             626
Edward George y Edward Bittner

**44**   Cuidados intensivos obstétricos                    636
Amy Ortman y Richard Pino

**Apéndice A:** Información
farmacológica complementaria                        653
Alan DiBiasio, Robert Hallisey Jr. y
Kathryn Kalafatas Davis

Índice alfabético de materias                          701

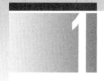

# Control hemodinámico

*Erik Kistler y Luca Bigatello*

**I.** El **objetivo del control hemodinámico** es poder medir o inferir los parámetros hemodinámicos necesarios para mantener una perfusión orgánica adecuada. En los pacientes graves, la hipoperfusión de los órganos vitales puede causar una disfunción multiorgánica y la muerte. En este primer capítulo se pretende guiar al médico en la interpretación de datos hemodinámicos a partir de la aplicación de la fisiología circulatoria básica.

    **A. Rendimiento cardiovascular y perfusión tisular.** La perfusión orgánica viene determinada globalmente por el cociente entre la diferencia de las presiones arterial y venosa y su resistencia al flujo:

$$\text{Flujo} = \frac{(P_{arterial} - P_{venosa})}{\text{Resistencia}}$$

    En ausencia de un método para medir el flujo sanguíneo en órganos concretos, la medición de la presión arterial sistémica se usa como sustituto para calcular la perfusión orgánica, suponiendo que la presión venosa y la resistencia son constantes.

    **1.** El valor de la **presión arterial media (PAM)** proporciona la medida más aproximada de la presión de perfusión. Una PAM de más de **65 mm Hg** es un objetivo razonable en la mayoría de los pacientes. Hay ocasiones (p. ej., hipertensión crónica, necrosis tubular aguda o isquemia del sistema nervioso central) en las que son necesarios niveles superiores.

    **2.** En circunstancias normales, el flujo sanguíneo orgánico se mantiene dentro de unos valores normales mediante un mecanismo de **autorregulación,** que proporciona un flujo sanguíneo constante gracias a la constricción o la dilatación de los vasos sanguíneos aferentes durante las variaciones de la presión arterial. Sin embargo, algunas afecciones, como la hipertensión crónica, los traumatismos y la sepsis, alteran considerablemente esta autorregulación, y el flujo puede llegar a depender directamente de la presión de perfusión (fig. 1-1).

**II. Control hemodinámico basado en la presión**

    **A. Principales factores determinantes de la hipotensión.** La hipotensión es la causa más frecuente que impulsa a instaurar un control hemodinámico invasivo en los pacientes quirúrgicos graves. En la figura 1-2 se muestra un esbozo sencillo de los determinantes fisiológicos de la hipotensión. Ésta se debe a un **bajo gasto cardíaco** o escaso tono vascular. Un bajo gasto cardíaco (**[GC] = volumen sistólico × frecuencia cardíaca)** puede deberse a una disminución primaria de la frecuencia cardíaca (FC) o a una reducción del **volumen sistólico.** La disminución del volumen sistólico puede deberse a una disminución del **retorno venoso** (hipovolemia

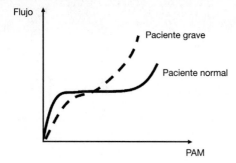

**FIGURA 1-1.**   La autorregulación proporciona flujo sanguíneo constante en las personas sanas en un amplio intervalo de presión arterial, pero puede estar alterada en los pacientes en estado grave, y el flujo puede llegar a depender de la presión de perfusión. PAM, presión arterial media.

o, con menos frecuencia, obstrucción frente al llenado cardíaco) o a una **disfunción ventricular.** Habitualmente, pueden coexistir varios de estos mecanismos en los casos más graves. A medida que la complejidad del cuadro clínico de un paciente aumenta, cada vez puede ser más difícil distinguir qué mecanismo es el responsable de la insuficiencia circulatoria. Por lo tanto, el control hemodinámico invasivo proporciona la información que ayude a comprender y tratar la inestabilidad hemodinámica.

**B. Medición de la presión arterial**

1. La determinación **no invasiva de la presión arterial** conlleva la oclusión temporal de una arteria mediante un manguito de presión. Se utilizan diversas técnicas, entre ellas la auscultación manual de los ruidos de Korotkoff y sistemas de auscultación automáticos. La mayoría de los aparatos automáticos miden la presión arterial por **oscilometría.** La PAM se correlaciona bien con la menor presión en la que se producen oscilaciones máximas. Las presiones sistólica y diastólica se determinan mediante algoritmos particulares, aunque generalmente se relacionan con el aumento inicial y el descenso final de las oscilaciones en torno al máximo. Los manguitos de presión arterial deben abarcar aproximadamente dos tercios de la parte superior del brazo o del muslo; es de-

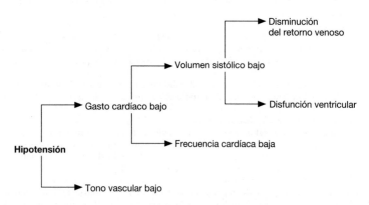

**FIGURA 1-2.**   Algoritmo que describe un enfoque fisiológico de la hipotensión (sección II.A).

cir, la anchura del manguito debe ser un 20 % del diámetro de la extremidad; los manguitos que son demasiado estrechos pueden producir mediciones elevadas falsas, y los que son demasiado anchos pueden proporcionar valores bajos falsos. Deben evitarse tiempos de ciclo separados por menos de 2 min, para reducir al mínimo el riesgo de compromiso de la perfusión o de una lesión nerviosa resultante.

2. La **monitorización de la presión intraarterial** es el método de referencia para la determinación de la presión arterial. Cuando está colocado y calibrado correctamente, el sistema catéter-monitor transductor proporciona una medición muy precisa de la presión arterial sistémica. Las **indicaciones** son: **inestabilidad hemodinámica,** casos en los que resulta obligado el **control riguroso de la presión arterial** (p. ej., aneurisma aórtico con pérdidas, lesión traumática de la aorta, isquemia del sistema nervioso central) y la necesidad de **obtención frecuente de muestras de sangre arterial.**

3. **Lugares, técnicas** y **complicaciones.** La **arteria radial** en la muñeca es el lugar preferido para colocar un catéter arterial permanente. La mano suele tener una buena irrigación colateral a través de la arteria cubital, y la muñeca es un área fácil para el acceso y mantenimiento del catéter. Otras localizaciones alternativas aceptables en los pacientes adultos son las arterias femoral, axilar, braquial y dorsal del pie. La elección de la localización dependerá de las costumbres individuales y de la situación médica subyacente del paciente. Por ejemplo, puede considerarse la arteria femoral en el paciente séptico hipotenso, porque la presión en la arteria radial infravalorará en ocasiones la presión central, lo que dará lugar a una administración excesiva de vasopresores. Las **complicaciones vasculares** de importancia clínica son poco frecuentes, pero pueden ser devastadoras. Es muy importante prestar una rigurosa atención a la idoneidad de la perfusión distal. Todos los puntos tienen riesgo de que se produzcan complicaciones isquémicas a causa del pequeño calibre (arterias radial y dorsal del pie), la ausencia de una circulación colateral adecuada (arterias braquial y axilar) o la presencia frecuente de enfermedad vascular ateroesclerótica (arterias femoral y dorsal del pie). Las **complicaciones infecciosas** son poco habituales, probablemente a causa del índice elevado de flujo sanguíneo a través del catéter y a su alrededor. Sin embargo, suceden, y los catéteres arteriales deben tratarse igual que cualquier dispositivo permanente, es decir, utilizando una técnica estéril e inspeccionando de forma frecuente el lugar de colocación por si aparecen signos de inflamación e infección.

4. **Función del sistema catéter-monitor transductor.** La precisión en la medición de la presión intraarterial depende de la disposición y la función adecuadas del sistema catéter-monitor transductor.

a. **Nivel de referencia.** El nivel con respecto al cual el transductor arterial debe tomar la referencia no está codificado estrictamente: debe estar en el nivel que interese. Por ejemplo, en un paciente neuroquirúrgico, puede situarse a la altura del meato auditivo externo para referenciar la presión arterial hacia la circulación intracraneal. En la mayoría de los pacientes graves, el objeto del control de la presión arterial es la perfusión tisular global, por lo que el transductor de presión arterial se coloca a nivel del corazón.

b. **Calibración.** Los médicos deben estar familiarizados con los principios de la calibración del sistema de monitorización de la presión arterial, para poder solventar el mal funcionamiento del catéter.

(1) **Calibración estática.** Debido a la gran precisión de los monitores actuales y los transductores desechables, la rutina de la calibración suele limitarse a **poner a cero** el transductor. Se abre el transductor al aire, y la presión que se registra (presión atmosférica) se usa, por convenio, como valor de referencia de 0 mm Hg. Un segundo paso de la calibración estática, la **calibración elevada,** vincula la calibración a un nivel superior de presión (p. ej., 200 mm Hg) para asegurar registros precisos en un intervalo de

presión clínicamente relevante, y la mayoría de los monitores los realizan de forma automática.

**(2) Calibración dinámica.** Dos son los componentes de la calibración dinámica de un sistema oscilante: amortiguación y resonancia. La **amortiguación** indica la tendencia de un sistema oscilante a regresar a su estado de reposo. Con una mayor amortiguación, la curva de presión aparece aplanada. Los factores que aumentan la amortiguación son las conexiones flojas, los retorcimientos y las grandes burbujas de aire. El coeficiente de amortiguación ideal es de 0,707 (correspondiendo el 1 a la ausencia de oscilaciones [amortiguación crítica]). Los transductores modernos, ajustados de forma adecuada, tienen una amortiguación mínima. La **resonancia** indica la propiedad de un sistema para vibrar (resonar) cuando una fuerza determinada lo excita. Cuando la presión sistólica «golpea» la pared arterial elástica, ésta vibra y, al igual que un diapasón, genera una serie infinita de ondas sinusales de frecuencia creciente y amplitud decreciente. La frecuencia más baja de las ondas sinusales **(frecuencia basal)** es la FC, y las siguientes frecuencias de ondas sinusales **(armónicos)** son sus múltiplos. Si el sistema resuena a una frecuencia inferior a los armónicos 8° a 10° (disminución de la frecuencia de resonancia), el trazado de la presión aparecerá «en látigo» o «agitado», es decir, con una presión sistólica superior y una escotadura dícrota más pronunciada. La longitud excesiva del tubo, las múltiples llaves de paso, los catéteres de gran diámetro interior y la inadecuada eliminación de burbujas del sistema predisponen a que se produzca una disminución de su frecuencia de resonancia. La frecuencia de resonancia de un sistema puede comprobarse con una **prueba de lavado o purga,** aplicando una descarga de presión al transductor para purgar el sistema. Registrada en una gráfica en forma de tira, la frecuencia de resonancia del sistema puede calcularse midiendo la distancia entre dos puntas (máximos) consecutivas del trazado (fig. 1-3).

**(3) Curva de la presión arterial en el monitor.** A diferencia de lo que sucede con la presión venosa central (PVC), la presión arterial sólo se ve afectada mínimamente por los cambios de la presión intratorácica con respecto a su valor absoluto. Por lo tanto, los valores numéricos registrados en la pantalla del monitor, que reflejan un promedio en el tiempo (unos segundos) de cada latido, son razonablemente exactos con fines clínicos. Los trazados de la presión arterial difieren entre las personas y de una localización a otra (fig. 1-4). Por ejemplo, la curva de presión registrada en la raíz aórtica tiene un aspecto redondeado, con una escotadura dícrota localizada al principio de la parte descendente de la curva. A medida que la presión arterial se registra en un punto más distal, el trazado es progresivamente más picudo, y la escotadura dícrota se aleja del pico. Sin embargo, hay que señalar que la PAM no varía mucho al realizar mediciones más distales, salvo en situaciones en las que existe compromiso o estenosis del flujo sanguíneo.

**C. Presiones centrales: importancia, indicaciones.** Puede utilizarse un catéter venoso central para determinar la **PVC** en la circulación sistémica. También es posible usar un catéter en la arteria pulmonar **(AP)** para determinar, además de la PVC, la presión en la arteria pulmonar **(PAP)**, la presión de oclusión de la arteria pulmonar **(POAP)** y el gasto cardíaco **(GC)**. La medición de las presiones vasculares centrales se ve afectada por diversas variables, entre ellas el ajuste adecuado del sistema de monitorización, la posición del paciente, la situación del volumen circulante, las interacciones entre las circulaciones sistémica y pulmonar, y las variaciones dinámicas en el aparato respiratorio durante el ciclo respiratorio. No sorprende, por tanto, que la interpretación de las presiones vasculares centrales pueda resultar difícil, y en diversos estudios se ha cuestionado su utilidad clínica. En las secciones siguientes se describen los principios fisiológicos básicos que

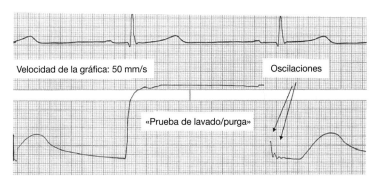

Velocidad de la gráfica: 50 mm/s

Oscilaciones

«Prueba de lavado/purga»

**FIGURA 1-3.** Prueba de lavado o purga. El sistema catéter-transductor se presuriza abriendo la purga («signo de la onda cuadrada») y soltándola a continuación. Cuando la presión vuelve rápidamente a la presión arterial del paciente, el sistema «resuena». La frecuencia de resonancia se calcula dividiendo la velocidad de la tira de registro por la distancia entre dos oscilaciones sucesivas generadas por la prueba de lavado/purga. En este caso, la distancia es de 2-3 mm, que sostiene una frecuencia de resonancia de 20 Hz. Se trata de una frecuencia habitual de transductores con ajuste adecuado, que reproducirá con precisión la mayoría de los trazados arteriales a frecuencias cardíacas de hasta 120 lpm.

aumentarán la precisión de la medición de las presiones vasculares centrales en los pacientes ingresados en la UCI.

Tratamos de medir una presión intravascular para calcular un volumen circulante. En general, se supone que:

PVC ≈ volumen telediastólico en el ventrículo derecho (VTDVD)
POAP ≈ volumen telediastólico en el ventrículo izquierdo (VTDVI)

Sin embargo, además del volumen intravascular de las circulaciones sistémica y pulmonar, hay otras variables que pueden afectar a la medición de las presiones centrales.

1. **Interpretación: fisiología de las presiones centrales.** Hay cuatro situaciones fisiológicas principales que pueden alterar las siguientes relaciones:

   a. **Distensibilidad anómala de una cavidad cardíaca.** La relación entre la presión y el volumen *(distensibilidad)* de una cavidad cardíaca en la telediástole no es lineal, y se ve afectada por situaciones patológicas. Por ejemplo, en un paciente con **hipertrofia concéntrica del ventrículo izquierdo (VI)** debida a hipertensión crónica o a estenosis aórtica, la distensibilidad del VI está disminuida, y la presión medida (POAP) tiende a valorar excesivamente el volumen respectivo (VTDVI).

   b. **Aumento de la presión intratorácica.** Las presiones vasculares determinadas pretenden ser **presiones transmurales** (presión en el interior del vaso menos la presión en el exterior); es decir, la presión que realmente distiende el vaso sanguíneo y la cavidad cardíaca. Sin embargo, la presión que medimos con un catéter central es la **presión intravascular,** que se afecta tanto por el volumen de sangre en el vaso como por cualquier otra presión aplicada en el exterior del vaso, como la **presión intratorácica.** En los casos graves, las causas frecuentes de aumento de la presión intratorácica son la ventilación con presión positiva, la presión teleespiratoria positiva (PTEP) aplicada, la PTEP intrínseca (v. cap. 2) y, posiblemente, el aumento de la presión abdominal. El efecto de los cambios de la presión intratorácica sobre las presiones vasculares medidas (PVC, POAP) es mínimo al final de la espiración, cuando se aproxima a la presión atmosférica. Por esta razón, las **presiones centrales se leen al final**

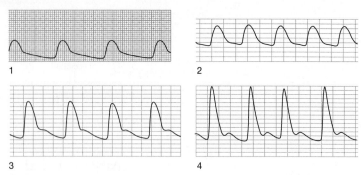

**FIGURA 1-4.** Trazados de presión arterial de diferentes pacientes, obtenidos con transductores adecuadamente calibrados. Los tres primeros trazados pertenecen a catéteres en la arteria radial, y el cuarto a un catéter en la arteria dorsal del pie.

**de la espiración.** Sin embargo, la presión alveolar puede aumentar al final de la espiración por la **PTEP** o la **PTEP intrínseca.** Es posible calcular la fracción de presión alveolar que se transmite al espacio pleural a partir de la distensibilidad del pulmón y de la pared torácica. Normalmente, estos dos valores son casi similares, y alrededor de la mitad de la presión alveolar se transmite a través del pulmón al espacio pleural. Recordando convertir las unidades de medida (centímetros de agua para la presión de la vía respiratoria, milímetros de mercurio para la presión vascular), se observa que 10 cm $H_2O$ de presión teleespiratoria positiva aumentarán un cociente PVC/POAP en, aproximadamente, 3 mm Hg (5 cm $H_2O$ × 0,74). Cuando la distensibilidad pulmonar disminuye de forma significativa (p. ej., en el síndrome de distrés respiratorio agudo), se transmite una menor fracción de presión. Cuando la distensibilidad pulmonar aumenta (p. ej., en la enfermedad pulmonar obstructiva crónica) o la distensibilidad de la pared torácica disminuye (p. ej., en la distensión abdominal), se transmite una mayor fracción de la presión aplicada. No se recomienda interrumpir la PTEP aplicada para mejorar la precisión de las lecturas de presión central: *en primer lugar,* la interrupción de la PTEP puede causar pérdida de reclutamiento e hipoxemia; *en segundo lugar,* la presión ejercida sobre el vaso sanguíneo es real y tiene efectos hemodinámicos; por lo tanto, al interrumpir la PTEP se crea una situación que puede ser menos importante para la fisiología actual del paciente.

c. Las **graves estenosis valvulares** de las válvulas auriculoventriculares (estenosis mitral y tricuspídea) limitan la posibilidad de calcular la presión en los respectivos ventrículos. En estas lesiones valvulares, la presión en las aurículas puede ser considerablemente mayor que la de los ventrículos, los cuales, al progresar la lesión, tienden a llenarse de modo insuficiente. Por lo tanto, las lecturas de presión hipervalorarán los volúmenes ventriculares.

d. **Interdependencia ventricular.** Cuando el ventrículo derecho (**VD**) **se dilata** por sobrecarga de volumen y presión (p. ej., por hipertensión pulmonar, insuficiencia primaria del VD), el tabique interventricular se desplaza hacia la izquierda y comprime el VI, disminuyendo su distensibilidad. En estos casos, una POAP elevada se determina en parte por la sobrecarga del VD, y puede hipervalorar el llenado del VI.

e. A pesar de las causas de imprecisión mencionadas anteriormente, es generalizado el uso de la medición de las presiones centrales con o sin determinación del GC para diagnosticar las causas de hipotensión y orientar el tratamiento. Evidentemente, los valores hemodinámicos deben situarse en el contexto del paciente, e interpretarse teniendo en cuenta variables clínicas importantes, y las tendencias pueden ser más significativas que las cifras absolutas en la interpretación de los datos.

2. **Monitorización con un catéter de PVC.** Los catéteres venosos centrales habituales permiten monitorizar la PVC, pero no medir los valores de GC.

   a. Las **indicaciones** para la canulación venosa central son:

   **(1)** Medición de las presiones de llenado de las cavidades cardíacas derechas y de la saturación venosa central de oxígeno (v. sección II.C.6 y los caps. 6 y 30) como guía para los cálculos de los volúmenes intravasculares y la reanimación volumétrica.

   **(2)** Vía de acceso para la administración de fármacos o nutrición parenteral en la circulación central.

   **(3)** Acceso intravenoso en los pacientes con acceso periférico difícil.

   b. **Puntos para la canulación.** Las técnicas para la inserción de un catéter venoso central se han descrito de manera extensa, y se remite al lector al capítulo 10 de *Clinical Anesthesia Procedures of the Massachusetts General Hospital, 7th Edition,* donde encontrará una revisión con ilustraciones. Los puntos más frecuentes para la canulación son las venas subclavia y yugular interna. La punta del catéter debe colocarse en la unión de la vena cava superior y la aurícula derecha. No existe acuerdo sobre si la presión central puede medirse de un modo fiable a través de un acceso en la vena femoral, por lo que no lo recomendamos. El **lugar ideal para la canulación** varía según las características del paciente y la indicación para realizar la canulación venosa central. Por ejemplo, no debe elegirse la vena subclavia en un paciente con una coagulopatía, y la vena femoral puede ser ideal en una urgencia, debido a la facilidad para la canulación. En la tabla 1-1 se resumen las ventajas y los inconvenientes de los puntos usados con mayor frecuencia para obtener una vía de acceso venoso central.

   c. Las **complicaciones** de la inserción y el uso de un catéter de PVC son: arritmias, **neumotórax**, taponamiento pericárdico, hidrotórax, embolia gaseosa, **punción y lesión arterial,** e **infección.** Pueden producirse **arritmias** transitorias (extrasístoles auriculares y ventriculares [EA, EV]) mientras se introduce el mandril, aunque se resolverán tras retirar éste de la aurícula derecha. En ocasiones, la punta del catéter puede colocarse o desplazarse a la aurícula o el ventrículo derechos, lo que causará arritmias recurrentes. La canulación de la vena subclavia debe evitarse en los pacientes con un riesgo mayor de hemorragia, ya que la arteria subclavia no puede comprimirse eficazmente en caso de punción accidental. Las **infecciones del torrente sanguíneo relacionadas con el catéter** se asocian a una mayor mortalidad y a costes importantes, y pueden evitarse. En el capítulo 13 se describen las recomendaciones para la prevención de esta importante complicación nosocomial.

   d. **Interpretación de las curvas.** El punto de referencia cero para las presiones venosas se encuentra en el cuarto espacio intercostal de la línea medioaxilar, que se corresponde con la posición de las aurículas derecha e izquierda cuando el paciente está en decúbito supino. El transductor se mantiene al mismo nivel con respecto al paciente durante las mediciones secuenciales. Hay que señalar que **los cambios de posición pueden afectar significativamente a la PVC,** incluso con la correcta nivelación del transductor. La PVC, al igual que todas las presiones vasculares centrales, se lee al final de la espiración, cuando la presión pleural es casi de cero. Una PVC es normal cuando está entre 2 mm Hg y 6 mm Hg. El trazado de la PVC contiene tres deflexiones positivas, las **ondas *a, c*** y ***v*** (fig. 1-5), que se corresponden, respectivamente, con la contracción auricular (se observa tras la onda P en el ECG), el abultamiento de la válvula tricúspide durante la contracción ventricular isovolumétrica y el llenado de la aurícula derecha contra una válvula tricúspide cerrada. Se cree que el descenso *x* se debe al desplazamiento hacia abajo de la aurícula

**TABLA 1-1** Riesgos y beneficios de diferentes métodos para obtener una vía central

| Lugar de canulación | Riesgo de infección | Riesgo de hemorragia | Riesgo de trombosis | Riesgo de neumotórax | Bienestar del paciente | Comentarios |
|---|---|---|---|---|---|---|
| Yugular interna | ++ | + | ++ | ++ | ++ | Menos complicaciones inmediatas, compresible, riesgo de neumotórax bajo |
| Subclavia | + | +++ | + | +++ | +++ | Mayor riesgo de neumotórax, área difícil de comprimir en caso de hemorragia, escaso índice de infección |
| Femoral | +++ | + | +++ | – | + | Más fácil de colocar en una urgencia, mayor índice de infección |
| Yugular externa | – | + | + | + | ++ | Es esencialmente una vía venosa periférica |
| CCIP | + | – | ++ | + | +++ | Bueno para el acceso venoso prolongado, número limitado de puertos, escasa velocidad de flujo |

+, riesgo (o bienestar) bajo; ++, mayor riesgo (o bienestar); +++, máximo riesgo (o lo más confortable); –, no aplicable; CCIP, catéter central de inserción periférica.

durante la sístole ventricular, y la descendente *y*, a la apertura de la válvula tricúspide durante la diástole. Las ondas *a* faltan en la fibrilación auricular, mientras que pueden producirse grandes ondas *a* **(ondas *a* en cañón)** cuando la aurícula se contrae contra una válvula cerrada, como sucede durante la disociación auriculoventricular. Las ondas *v* **anormalmente grandes** pueden asociarse a regurgitación tricuspídea; empiezan inmediatamente después del complejo QRS y suelen incorporar la onda *c*. También se observan ondas *v* grandes durante la isquemia y la insuficiencia ventricular derecha, la pericarditis constrictiva o el taponamiento cardíaco, a causa de la sobrecarga de volumen, de presión, o de ambas, que se asocia a estas afecciones.

   e. **Interpretación.** Teniendo en cuenta la cantidad de variables que influyen en la medición de la PVC, además de la situación volumétrica de la circulación sistémica, no sorprende que con frecuencia sea difícil interpretar los valores de la PVC. Cuando se dispone de la PVC como parte de un sistema de monitorización que puede medir el GC, como un catéter en la AP (v. sección II.C.3) o un monitor de termodilución transtorácico, su valor aumenta significativamente. Cuando no se dispone de medición alguna del GC, pueden utilizarse las variaciones de la PAM como sustituto del GC en la respuesta a una variación volumétrica.

3. La monitorización con un **catéter en la AP** permite medir la PVC, la PAP, la POAP y el GC.

   a. **Indicaciones.** La principal indicación para la colocación de un catéter en la AP es la presencia de **inestabilidad hemodinámica** (hipotensión) sin una etiología fisiológica clara. Otras indicaciones son la obtención de muestras para la **saturación de oxígeno en sangre venosa mixta (SvO₂)** y la **capacidad de marcapasos.**

   b. **Inserción.** La vena yugular interna se utiliza con mayor frecuencia debido al fácil acceso desde la cabeza del paciente y a la menor incidencia de neu-

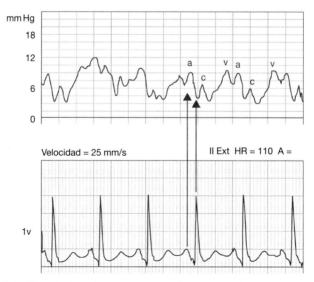

**FIGURA 1-5.** El trazado de presión venosa central contiene tres desviaciones positivas, que corresponden a la contracción auricular (a), la contracción ventricular en sístole (c) y el llenado de la aurícula derecha (v) (v. sección II.C). FC, frecuencia cardíaca. Se muestra aquí en relación con el trazado ECG.

motórax. La figura 1-6 muestra las curvas de presión características que se observan cuando se avanza el catéter pulmonar a través de las sucesivas estructuras del corazón. El catéter de la AP se inserta en primer lugar a una profundidad de 20 cm, donde el monitor debe confirmar una curva de PVC. Se infla el globo con 1 ml a 1,5 ml de aire, y se hace avanzar al catéter hasta que se observa una curva de presión ventricular derecha, algo que debe producirse a una profundidad de unos 30 cm a 35 cm. En este momento, pueden producirse EV y, con menos frecuencia, descargas de taquicardia ventricular; debe avanzarse rápidamente el catéter fuera del VD, a la AP, donde las arritmias suelen cesar. A continuación, se hace avanzar el catéter lentamente hasta obtener un trazado de POAP (por lo general, a una profundidad de 50-55 cm). El trazado de la AP debe reaparecer al desinflar el globo. Si no sucede así, se retirará el catéter hasta que reaparezca el trazado de la AP. Hay que tener **mucha precaución con la transición de un trazado de AP a uno de POAP;** a veces, el cambio no es muy evidente, y el catéter puede avanzarse cuando ya está en la posición de oclusión, causando complicaciones desastrosas (rotura de la AP, v. más adelante). Puede producirse una situación de este tipo sobre todo cuando existe una gran onda *v* en el trazado de POAP (regurgitación mitral, insuficiencia cardíaca congestiva), que puede confundirse con un trazado de PAP persistente. En ocasiones, es necesario colocar el catéter de AP bajo guía radiológica directa. Son indicaciones para ello: la presencia de un marcapasos permanente y de colocación reciente (generalmente, 6 semanas), la necesidad de una colocación selectiva en la AP (p. ej., tras una neumonectomía derecha) y la presencia de anomalías es-

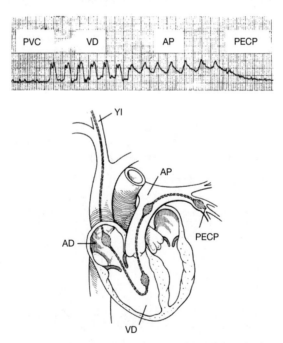

**FIGURA 1-6.**    Curvas de presión características observadas durante la inserción de un catéter en la arteria pulmonar. AD, aurícula derecha; AP, arteria pulmonar; PECP, presión de enclavamiento capilar pulmonar; PVC, presión venosa central; VD, ventrículo derecho; YI, yugular interna.

tructurales importantes, como la dilatación grave del VD y la presencia de grandes cortocircuitos intracardíacos.

**c.** Otras **complicaciones,** además de las importantes para la canulación venosa central, son:

**(1) EV, taquicardia ventricular** y **bloqueo de rama derecha (BRD).** La mayoría de las arritmias se producen durante la colocación (v. exposición anterior) y son transitorias. Sin embargo, cuando se produce un bloqueo de rama izquierda, el inicio de un BRD causará un **bloqueo cardíaco completo;** puede resultar difícil extraer el catéter del VD y el bloqueo puede persistir. Hay que hacer una valoración clínica antes de insertar un catéter de AP en un paciente con un bloqueo de rama izquierda. Las medidas adecuadas serán establecer la capacidad de marcapasos, transcutáneo o transvenoso, y abortar el procedimiento.

**(2)** La **rotura de la AP** es poco frecuente, pero produce una mortalidad elevada. Los factores que predisponen a esta rotura son la hipertensión pulmonar grave, la presencia de una línea de sutura y, posiblemente, la anticoagulación. La medida fundamental para evitar la rotura de la AP es utilizar la técnica adecuada. El globo debe inflarse poco a poco, y deberá detenerse de inmediato el proceso de inflado cuando se obtenga un trazado de POAP; nunca debe mantenerse el globo inflado durante un tiempo prolongado. El trazado de PAP ha de monitorizarse continuamente para descartar el desplazamiento a la posición ocluida. Aunque vaya algo en contra de la intuición, no se dispone de datos que señalen que el número de oclusiones realizadas se relacione con la incidencia de rotura. Más bien podría argumentarse que, si no se realizan suficientes oclusiones en el tiempo, el médico no dispone de la suficiente información significativa para emprender el tratamiento óptimo del paciente. Por lo tanto, se tiende a realizar determinaciones de presiones de oclusión con la misma frecuencia con que se registran todos los demás parámetros hemodinámicos.

**(3)** El **infarto pulmonar** es otra complicación poco frecuente, que se relaciona principalmente con una técnica deficiente. Aunque sus efectos son menos devastadores que los de la rotura de la AP, el infarto es una complicación grave que puede evitarse utilizando la técnica adecuada.

**(4)** En ocasiones, los catéteres de AP forman un **nudo,** y puede ser necesaria la guía radiológica para desenredar y retirar el catéter.

**(5) Rotura del globo.** Nunca debe llenarse el globo con más de 1,5 ml de aire.

**4.** El **GC por termodilución** se determina inyectando un volumen fijo de solución fría (a temperatura ambiente o menos) en el puerto de PVC. El trazador frío se mezcla con la sangre al pasar a través de las cavidades cardíacas derechas, y se mide la temperatura de la mezcla cuando atraviesa una resistencia térmica junto a la punta del catéter de la AP. Para calcular el GC se utiliza una fórmula *(ecuación de Stewart-Hamilton)* que debe explicar adecuadamente el volumen y la temperatura de la solución inyectada, las propiedades termodinámicas de la sangre, la solución inyectada y el catéter utilizado, así como la integral de la curva temperatura-tiempo. La determinación del GC permite el diagnóstico de un estado de tono bajo, un GC bajo o ambas cosas. La medición coincidente de la FC ayudará a determinar si esto está relacionado con la FC o con el rendimiento ventricular. En lugar del GC, puede calcularse el **índice cardíaco (IC),** dividiendo el GC por el área de la superficie corporal (ASC). Cuando se trata de tamaños corporales extremos (muy pequeños o muy grandes), el IC permite comparar más fácilmente los pacientes entre sí.

**a. Exactitud y fiabilidad.** Para cada determinación del GC, se recomienda realizar mediciones seriadas (generalmente tres). Incluso así, las mediciones del GC pueden variar hasta en un 10 % sin que se produzca un cambio en la situación clínica del paciente. El GC puede variar durante el ciclo **respiratorio,** dependiendo del modo de ventilación y de los niveles iniciales del retorno venoso y el rendimiento cardíaco. De acuerdo con esto, el momento de la inyección afecta a la medición del GC por termodilución. Si se desea una tendencia uniforme, lo mejor, probablemente, sea inyectar en un punto constante del ciclo respiratorio, por lo general al final de la espiración. Obsérvese que esto no es necesario para la determinación transtorácica del GC. Si se desea un promedio a lo largo del ciclo respiratorio, lo habitual es tomar la media de tres mediciones obtenidas en momentos aleatorios a lo largo del ciclo respiratorio.

   **b.** Los **estados de bajo gasto** pueden afectar a la precisión de la medición del GC, en especial cuando se inyectan soluciones a temperatura ambiente. Las soluciones refrigeradas proporcionan medidas más exactas debido al mayor gradiente térmico.

   **c.** La **regurgitación tricuspídea** puede producir lecturas erroneamente elevadas y erróneamente bajas. Cuando el líquido indicador frío se recicla de un lado a otro de la válvula tricúspide, la curva de termodilución se prolonga (lo que puede dar lugar a una lectura baja) y tiene una escasa amplitud (lo que puede dar lugar a una lectura alta).

   **d.** Los **cortocircuitos intracardíacos** también producen en ocasiones medidas erróneas (que tienden a ser mayores) porque crean una diferencia entre los gastos ventriculares derecho e izquierdo.

5. **Presión en la AP y presión de oclusión de la AP**

   **a. Medición.** Para medir de forma precisa la POAP, hay que poder detectar un trazado de presión auricular adecuado, similar al trazado «*a-c-v*» descrito para la PVC en la sección II.C.2.d.

   **b. Valores.** se considera que la PAP es normal cuando tiene un valor entre 15 mm Hg y 20 mm Hg de presión sistólica y entre 5 mm Hg y 12 mm Hg de presión diastólica. La PAOP sirve para calcular la presión en la aurícula izquierda, que debe correlacionarse, a su vez, con la presión telediastólica en el VI, un cálculo del VTDVI. Debido a la interposición del pulmón, este cálculo se demora y disminuye. Las **ondas *a* y *c*** no son muy grandes. Por lo tanto, se toma la presión media (es decir, a medio camino entre las ondas *a* y *c*) al final de la espiración para reflejar la presión en la aurícula izquierda. Una POAP normal oscila entre 5 mm Hg y 12 mm Hg. Como se señaló en la exposición sobre las determinaciones de presión central, el volumen es sólo un parámetro que influye en las mediciones de la POAP; hay que tener en cuenta otras variables (p. ej., distensibilidad cardíaca, presión intratorácica e interdependencia ventricular) cuando se interpretan los valores medidos (sección II.C.1).

6. **Saturación de oxígeno venosa mixta.** La saturación de oxígeno en la AP **(SvO$_2$)** puede monitorizarse continuamente con un catéter AP de oximetría, o puede medirse *in vitro* con una muestra de sangre obtenida del puerto distal del catéter. La SvO$_2$ aumenta cuando la perfusión se eleva por encima de las demandas, y desciende al aumentar el cociente de extracción de oxígeno cuando la perfusión se vuelve inadecuada. Por lo tanto, una SvO$_2$ baja puede indicar una disminución del índice de aporte de oxígeno (anemia, GC bajo) o un aumento del consumo de oxígeno (v. también el cap. 6). Puede calcularse la SvO$_2$ (SvO$_2$ central o **SvcO$_2$**) sin que exista un catéter en la AP, a partir de mediciones obtenidas de una PVC. La SvcO$_2$ tiende a hipervalorar la SvO$_2$ porque la sangre de la vena cava superior (VCS) tiende a tener una PO$_2$ mayor que la sangre de la vena cava inferior (VCI); sin embargo, en situaciones patológicas como la sepsis con disminución de la extracción de oxígeno, esta relación puede invertirse.

7. Los **catéteres AP** con **puerto marcapasos** proporcionan puertos con una disposición especial para introducir guías marcapasos temporales, generalmente uno para el marcapasos auricular y otro para el ventricular. Cuando los electrodos marcapasos no están colocados en su lugar, estos puertos se utilizan también para infundir fármacos.

**D. Polémica sobre los catéteres AP.** Con la introducción en 1970 de los catéteres con globo en la punta dirigidos por el flujo, muchos médicos pudieron tener acceso al catéter AP, que pronto fue adoptado como herramienta para dirigir el tratamiento cardiovascular en la medicina perioperatoria e intensiva. El efecto de esta tecnología sobre los resultados centrados en los pacientes no se comprobó inicialmente en estudios clínicos aleatorizados. Desde mediados de la década de 1990, se han llevado a cabo varios estudios a gran escala sobre resultados que evalúan las ventajas de los catéteres AP, y no se han observado indicios claros a favor de tales ventajas. Aunque estos resultados no son lo suficientemente convincentes como para desalentar el uso de la monitorización hemodinámica invasiva, sí subrayan la importancia que tiene la utilización de los indicadores adecuados en la monitorización invasiva, así como la interpretación correcta de los datos obtenidos.

1. La suposición, explícita o no, es que los aparatos de monitorización deben poder mejorar los resultados. Estos aparatos proporcionan información, que puede usarse para la asistencia directa del paciente. Sin embargo, no constituyen una intervención clínica que pueda curar al paciente por sí misma.

2. Evidentemente, no todos los pacientes pueden beneficiarse de la inserción de un catéter en la AP. Hay que seleccionar a los pacientes según las respuestas a cuestiones específicas, como una situación cardíaca dudosa, la idoneidad del GC, la elección de una sustancia vasoactiva, la dificultad para ajustar el volumen de líquido, etc.

3. En algunos pacientes puede existir, de hecho, una escasa correlación entre las mediciones del catéter AP y la situación de los líquidos.

**III. Alternativas a la monitorización de la presión.** Se han desarrollado numerosos monitores no invasivos o menos invasivos como alternativas a los catéteres de la AP y de PVC. Utilizan muchos algoritmos diferentes, basados típicamente en el análisis de las curvas arteriales y en determinaciones del GC, y presentan diferentes ventajas e inconvenientes. Algunos de los métodos comercializados para el control hemodinámico son:

**A.** La **variación de la presión arterial sistólica inducida por la respiración (VPAS)** considera la variación de la altura de la onda arterial que se produce con la inspiración durante la ventilación con presión positiva (fig. 1-7).

1. La magnitud de esta variación está inversamente relacionada con el **estado del volumen circulante,** y directamente relacionada con el grado de **variación de la presión intratorácica** causado por la respiración con presión positiva. Por lo tanto, una VPAS importante (que suele definirse como una variación > 15-20 % durante el ciclo respiratorio) puede deberse a hipovolemia, una gran variación de la presión intratorácica o una combinación de ambas. Independientemente, la posterior administración de un volumen de líquido disminuirá esta VPA y tenderá a aumentar la presión arterial sistémica y el GC. Por lo tanto, se ha definido la VPA como un índice de **sensibilidad a los líquidos,** es decir, no de hipovolemia absoluta, sino de hipovolemia *relativa* a variaciones específicas de la presión intratorácica.

2. El concepto de medir la sensibilidad a los líquidos en lugar del estado volumétrico absoluto es nuevo, y puede tener gran importancia para el tratamiento de los pacientes graves. Son medidas similares a las de la VPAS: la **variación de la presión del pulso** y la **variación del volumen sistólico.** Todas se basan en el análisis del trazado de la presión arterial durante la ventilación mecánica, lo que puede utilizarse para extrapolar el volumen sistólico latido a latido (**análisis del perfil del pulso).**

3. Para interpretar de forma adecuada cualquier medición de variaciones hemodinámicas inducidas por la respiración, es necesario que el paciente esté **totalmente ventilado** sin esfuerzos espontáneos, y que la mecánica de los pulmones y la pared torácica estén en una situación estable.

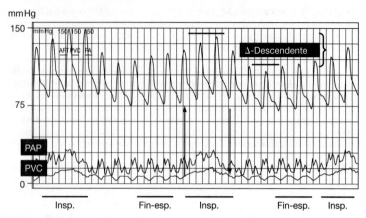

**FIGURA 1-7.**   Variación de PA inducida por la respiración. La PAP y la PVC muestran una elevación durante la inspiración. Fin-esp., final de la espiración; insp., inspiración; PAP, presión en la arteria pulmonar; PVC, presión venosa central. (De Magder S. Clinical usefulness of respiratory variations in arterial pressure. *Am J Respir Crit Care Med* 2004;169:151-155, con autorización.)

**B.** La **dilución con indicador de ecocardiografía transtorácica (ETT)** permite medir el GC sin realizar un cateterismo en las cavidades cardíacas derechas. Hay diferentes monitores comercializados que pueden utilizar solución salina (suero fisiológico) fría u otros indicadores. Emplean una determinación manual del GC para calibrar otras mediciones continuas del GC obtenidas a partir del análisis del perfil del pulso.

   **1.** Una ventaja habitual de todos estos aparatos es que son menos invasivos que el catéter para la AP.

   **2.** Un monitor concreto proporciona índices volumétricos calculados a partir de la curva de termodilución: el **volumen telediastólico global** y el **índice de agua pulmonar extravascular.** Ambos parámetros pueden ser útiles desde el punto de vista clínico, fundamentalmente en situaciones en las que la monitorización basada en la presión tiene limitaciones evidentes (v. sección II.C.1). Sin embargo, estos índices se calculan con complicados algoritmos que incluyen diversas suposiciones, cuya validez es difícil de confirmar en el ámbito clínico.

**C.** La **ecografía** puede utilizarse para evaluar las propiedades contráctiles de ambos ventrículos, su nivel de llenado, la función de las válvulas cardíacas y la existencia o no de un derrame pericárdico hemodinámicamente significativo. Los aparatos para la medición se engloban en dos categorías generales: ecocardiografía habitual o estándar y técnicas Doppler. La mayoría de las técnicas Doppler comercializadas utilizan un método transesofágico (ETE). En el capítulo 3 se revisan las aplicaciones ecocardiográficas en la práctica en la UCI.

   **1.** La **ecocardiografía** puede utilizarse para calcular los volúmenes sistólico y diastólico en una, dos o tres dimensiones, así como el flujo de salida aórtico, lo que facilita las determinaciones del GC. La exactitud aumenta a medida que lo hace el número de dimensiones medidas; entre las limitaciones se encuentran la necesidad de contar con un profesional experimentado y las mediciones únicas puntuales. La ETE tiene mejor resolución que una imagen ETT, que suele verse limitada por el hábito corporal, los vendajes, etc. El uso de la ETE se limita a los pacientes intubados o sedados, y existe el riesgo de causar ulceración y hemorragia con la colocación prolongada.

   **2. Técnicas Doppler.** La ETE Doppler utiliza un modo de onda continua alineado con la aorta torácica descendente para determinar directamente el volumen sistólico y el GC de la sangre que pasa, usando el principio Doppler. Se dispone de pequeños sensores que pueden colocarse durante períodos prolongados. Los inconvenientes de este método son la necesidad de que la colocación sea óptima, y la tendencia de las sondas a desplazarse después de haberse colocado.

**D.** La **cardiografía por impedancia** utiliza los cambios de impedancia eléctrica a través del tórax durante el ciclo cardíaco para determinar el volumen sistólico y, así, el GC. Los avances en las tecnologías de procesamiento de señales y disposición de fases han mejorado la cardiografía por impedancia, fundamentalmente, solventando los artefactos debidos a la colocación de los electrodos, las alteraciones de la FC y el ritmo cardíaco, y las diferencias en la constitución corporal. Sin embargo, la acumulación de líquido extravascular puede seguir contribuyendo a la duda en cuanto al error.

**E.** El **principio de Fick** calcula el GC utilizando la suposición de que el índice de consumo de oxígeno es igual al GC por la diferencia de consumo de oxígeno entre el lado arterial y el lado venoso. El principio de Fick puede aplicarse como tal, administrando una fracción de oxígeno conocida exactamente, por ejemplo, a través de una puerta, y también se usa comercialmente de una forma modificada, midiendo el $CO_2$ en lugar del oxígeno, usando un circuito de reinspiración parcial intermitente (v. cap. 2, fig. 2-6).

**F.** Los **monitores de perfusión de órganos periféricos** siguen en mantillas. Ya que la perfusión de los órganos periféricos es, discutiblemente, el objetivo de la monitorización del paciente, el desarrollo de estos aparatos tiene un interés considerable. Algunas de las cuestiones a resolver son: *a)* ¿en qué órganos debe medirse la perfusión tisular?; *b)* ¿cómo se mide la perfusión adecuada de un órgano?; *c)* ¿cómo debe normalizarse la medición?, y *d)* ¿qué significa la perfusión de un órgano periférico para otros órganos (no medidos) o incluso para el organismo como un todo? Los monitores disponibles hoy en día incluyen los que miden la oxigenación cerebral bilateral, el flujo microcirculatorio en tejidos superficiales (piel laxa bajo el ojo) usando **técnicas de imagen espectral de polarización ortogonal,** y perfusión de músculos distales con **monitorización espectral próxima al infrarrojo** (**NIRS,** *near-infrared spectral monitoring*). La NIRS es particularmente atractiva porque es fácil de usar y su coste es relativamente bajo. Sin embargo, la precisión de las sondas disponibles hoy en día debe mejorar para poder conferir a esta técnica un valor clínicamente significativo como guía para la reanimación.

### Bibliografía recomendada

Dunn PF, Alston T, Baker K, Davison JK, eds. *Clinical anesthesia procedures of the Massachusetts General Hospital.* 7th ed. Baltimore: Lippincott Williams & Wilkins, 2007.

Guyton AC. Venous return. In: Dow P, Hamilton WF, eds. *Handbook of physiology. Section 2, Vol. 2: Circulation.* Washington, DC: American Physiological Society, 1963:1099–1133.

Harvey S, Harrison DA, Singer M, et al; PAC-Man study collaboration. Assessment of the clinical effectiveness of pulmonary artery catheters in management of patients in intensive care (PAC-Man): a randomised controlled trial. *Lancet* 2005;366:472–477.

Isakow W, Schuster D. Extravascular lung water measurement and hemodynamic monitoring in the critically ill: bedside alternatives to the pulmonary artery catheter. *Am J Physiol Lung Cell Mol Physiol* 2006;291:1118–1131.

Jacobson E, Chorn R, O'Connor M. The role of the vasculature in regulating venous return and cardiac output: historical and graphical approach. *Can J Anaesth* 1997;44:849–867.

Kleinman B, Powell S, Kumar P, et al. The fast flush test measures the dynamic response of the entire blood pressure monitoring system. *Anesthesiology* 1992;77:1215–1220.

Magder S. Clinical usefulness of respiratory variations in arterial pressure. *Am J Respir Crit Care Med* 2004;169:151–155.

Magder S. Central venous pressure: a useful but not simple measurement. *Crit Care Med* 2006;34: 2224–2227.

O'Quin R, Marini JJ. Pulmonary artery occlusion pressure: clinical physiology, measurement, and interpretation. *Am Rev Respir Dis* 1983;128:319–326.

Pinsky M. Pulmonary artery occlusion pressure. *Intensive Care Med* 2003;29:19–22.

Richard C, Warszawski J, Anguel N, et al. Early use of the pulmonary artery catheter and outcomes in patients with shock and acute respiratory distress syndrome: a randomized controlled trial. *JAMA* 2003;290:2713–2720.

Sharkey SW. Beyond the wedge: clinical physiology and the Swan-Ganz catheter. *Am J Med* 1987;83: 111–122.

Slogoff S, Keats AS, Arlund C. On the safety of radial artery cannulation. *Anesthesiology* 1983;59:42–47.

Soller BR, Yang Y, Soyemi OO, et al. Noninvasively determined muscle oxygen saturation is an early indicator of central hypovolemia in humans. *J Appl Physiol* 2008;104:475–481.

Teboul JL, Pinsky MR, Mercat A, et al. Estimating cardiac filling pressure in mechanically ventilated patients with hyperinflation. *Crit Care Med* 2000;28:3631–3636.

Wheeler AP, Bernard GR, Thompson BT, et al; National Heart, Lung, and Blood Institute ARDS Clinical Trials Network. Pulmonary artery vs. central venous catheter to guide treatment of acute lung injury. *N Engl J Med* 2006;354:2213–2224.

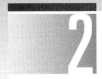

# Monitorización respiratoria

*Ettore Crimi y Dean Hess*

I. La **monitorización** es una evaluación continua, o casi continua, de la función fisiológica de un paciente en tiempo real para orientar las decisiones terapéuticas, entre ellas cuándo realizar intervenciones terapéuticas y cómo evaluar esas intervenciones.

   A. La monitorización se realiza para garantizar la **seguridad** del paciente. Por ejemplo, se utiliza la pulsioximetría para detectar hipoxemia, y se controla la presión en las vías respiratorias para detectar una desconexión al respirador mecánico. Aunque con la monitorización se ha mejorado la seguridad del paciente, no está tan claro su efecto sobre la evolución de éste en la UCI.

   B. En la UCI, se utiliza tanto la monitorización invasiva como la no invasiva **para valorar la respuesta del paciente** a las intervenciones clínicas. El ajuste de la fracción de oxígeno inspirado ($FiO_2$) viene señalado por la pulsioximetría, el nivel de apoyo de presión se valora con la frecuencia respiratoria y el volumen corriente, y el cociente inspiratorio:espiratorio (cociente I:E) debe interpretarse con la medición de la presión teleespiratoria positiva intrínseca (PTEP intrínseca).

II. **Intercambio gaseoso**

   A. **Gasometría arterial y pH.** La gasometría arterial suele considerarse el patrón de referencia para la evaluación del intercambio gaseoso pulmonar.

      1. **Presión parcial de oxígeno ($PaO_2$) arterial.** La $PaO_2$ arterial normal es de 90 mm Hg a 100 mm Hg respirando aire ambiental a nivel del mar.

      2. La **disminución de la $PaO_2$ (hipoxemia)** se produce en enfermedades pulmonares que producen cortocircuitos ($\dot{Q}_S/\dot{Q}_T$), desequilibrio entre ventilación y perfusión ($\dot{V}/\dot{Q}$), hipoventilación y defecto de difusión. Una $PO_2$ venosa mixta baja (p. ej., disminución del gasto cardíaco) magnificará el efecto del cortocircuito sobre la $PaO_2$. Ésta también disminuirá con la reducción del oxígeno inspirado (p. ej., a gran altitud).

      3. Puede producirse un **aumento de la $PaO_2$ (hiperoxemia)** cuando se respira oxígeno complementario. La $PaO_2$ también aumenta con la hiperventilación.

      4. **Efecto de la $FiO_2$.** La $PaO_2$ debe interpretarse siempre en relación con el nivel de oxígeno complementario. Por ejemplo, una $PaO_2$ de 95 mm Hg respirando oxígeno al 100 % es considerablemente diferente de una $PaO_2$ de 95 mm Hg respirando aire (oxígeno al 21 %).

      5. **Presión parcial de $CO_2$ arterial ($PaCO_2$).** La $PaCO_2$ refleja el equilibrio entre la producción de dióxido de carbono ($\dot{V}CO_2$) y la ventilación alveolar ($\dot{V}_A$):

$$PaCO_2 = \dot{V}CO_2/\dot{V}_A$$

         a. La $PaCO_2$ varía directamente con la producción de dióxido de carbono e inversamente con la ventilación alveolar.

         b. La $PaCO_2$ se determina mediante la **ventilación alveolar,** *no* por la ventilación minuto *per se.*

         c. La ventilación por minuto afecta a la $PaCO_2$ sólo en la medida en que ésta afecta a la ventilación alveolar.

      6. El **pH arterial** se determina por la concentración de bicarbonato ($HCO_3^-$) y la $PaCO_2$, como se indica por la **ecuación de Henderson-Hasselbalch:**

$$pH = 6,1 + \log [HCO_3^-/(0,03 \times PaCO_2)]$$

**17**

**7. Errores de la gasometría**

   **a.** Hay que procurar evitar que la muestra se contamine con aire, ya que la $Po_2$ y la $Pco_2$ del aire ambiental son de, aproximadamente, 160 mm Hg (a nivel del mar) y 0 mm Hg, respectivamente. También hay que evitar la contaminación de la muestra con solución salina (suero fisiológico) o sangre venosa.

   **b.** Una muestra que se encuentra en una jeringa de plástico a temperatura ambiente debe analizarse en 30 min.

   **c.** Robo leucocitario (falsa hipoxemia, seudohipoxemia). La $Pao_2$ de muestras obtenidas de pacientes con un recuento de leucocitos muy elevado puede disminuir rápidamente, por lo que es necesario el enfriamiento y el análisis inmediatos.

**8.** La gasometría y el pH se miden a 37 °C. Usando ecuaciones empíricas, el analizador gasométrico puede ajustar los valores medidos a la temperatura corporal del paciente, un tema cada vez más importante con el uso de la hipotermia inducida tras la parada cardíaca y con la isquemia cerebral focal.

   **a.** Con el tratamiento **alfa-stat** de la gasometría, la $Paco_2$ se mantiene a 40 mm Hg cuando se mide a 37 °C.

   **b.** Con el tratamiento **pH-stat** de la gasometría, la $Paco_2$ se corrige a la temperatura corporal real del paciente.

   **c.** Debido a la mayor solubilidad de los gases durante la hipotermia, la estrategia alfa-stat produce una hiperventilación relativa. El método pH-stat mejora el flujo sanguíneo cerebral y la evolución neurológica.

**B.** La **gasometría venosa** refleja la $Pco_2$ y la $Po_2$ a nivel tisular.

   **1.** Existe una gran diferencia entre la $Pao_2$ y la **$Po_2$ venosa ($Pvo_2$)**. Además, la $Pvo_2$ se ve afectada por el aporte y el consumo de oxígeno, mientras que la $Pao_2$ se ve afectada por la función pulmonar. Por lo tanto, la $Pvo_2$ no debe utilizarse como sustituta de la $Pao_2$.

   **2.** Normalmente, el **pH venoso** es ligeramente inferior al pH arterial, y la **$Pco_2$ venosa ($Pvco_2$)** es algo superior a la $Paco_2$. Sin embargo, las diferencias entre el pH y la $Pco_2$ arterial y venoso aumentan por la inestabilidad hemodinámica. Durante la parada cardíaca, por ejemplo, se ha observado que la $Pvco_2$ puede estar muy elevada cuando la $Paco_2$ está baja.

   **3.** Cuando se usa la gasometría venosa para evaluar el equilibrio acidobásico, se prefieren muestras de sangre **venosa mixta** o venosa central a las muestras de sangre venosa periférica.

   **4.** El nivel de oxígeno de la sangre venosa mixta proporciona una indicación global del nivel de oxigenación tisular. La $Po_2$ normal en sangre venosa mixta es de 35 mm Hg a 45 mm Hg, y la $So_2$ normal en sangre venosa mixta es del 65 % al 75 %. En la siguiente ecuación, que es un reordenamiento de la **ecuación de Fick**, pueden ilustrarse los factores que afectan al nivel de oxígeno en sangre venosa mixta:

$$S\overline{v}o_2 = Sao_2 - \dot{V}o_2/\dot{Q} \times Hb \times 1,34$$

**C. Cooximetría.** El análisis espectrofotométrico de la sangre arterial se utiliza para medir niveles de oxihemoglobina (saturación de oxígeno de la hemoglobina), carboxihemoglobina (saturación de monóxido de carbono de la hemoglobina) y metahemoglobina (cantidad de hemoglobina en la forma férrica oxidada, en lugar de en la forma ferrosa reducida).

   **1.** La **oxihemoglobina** ($Hbo_2$) medida mediante cooximetría es el patrón de referencia para la determinación de la saturación de oxígeno, y es superior a otros medios para determinar la saturación de oxígeno, como la calculada empíricamente mediante un analizador de gasometría o la medida por pulsioximetría. La $Hbo_2$ normal es de un 97 %.

   **2.** Los niveles de **carboxihemoglobina** (HbCO) deben determinarse siempre que se sospeche que se ha producido una inhalación de monóxido de carbono. Los niveles de carboxihemoglobina endógena son del 1 % al 2 %, y pueden estar elevados en los fumadores y las personas que viven en ambientes contaminados. Como la carboxihemoglobina no transporta oxígeno, la $HbO_2$ disminuye efectivamente por el nivel de HbCO.

3. **Metahemoglobina.** El hierro en la molécula de hemoglobina puede oxidarse a la forma férrica en presencia de diversos agentes oxidantes, de los cuales los más importantes son los nitratos. Dado que la metahemoglobina (Hbmet) no transporta oxígeno, la $HbO_2$ puede verse eficazmente reducida por el nivel de Hbmet.

**D.** El **control gasométrico inmediato** se realiza junto al lugar donde se atiende al paciente. Existen analizadores inmediatos para medir: gases sanguíneos, pH, electrólitos, glucosa, lactato, nitrógeno ureico, hematócrito y estudios de coagulación (tiempo de coagulación activada [TCA], tiempo de protrombina [TP] y tiempo de tromboplastina parcial [TTP]).

1. **Ventajas.** Los analizadores inmediatos son pequeños y transportables (algunos pueden llevarse en la mano), utilizan volúmenes de sangre muy pequeños (varias gotas) y proporcionan los resultados con rapidez (unos minutos). Son relativamente fáciles de usar (p. ej., autocalibrado) y suelen incorporar un cartucho desechable que contiene los biosensores adecuados.

2. **Inconvenientes.** No está clara la rentabilidad de este tipo de dispositivos. Además, es necesario un control de calidad adecuado para cumplir con los requisitos de la Clinical Laboratory Improvement Amendments of Joint Commission.

**E. Pulsioximetría**

1. **Principios del funcionamiento.** El pulsioxímetro usado habitualmente pasa dos longitudes de onda de luz (p. ej., 660 y 940 nm) desde diodos emisores de luz, y a través de un lecho vascular pulsante, hasta un fotodetector. Se dispone de varias sondas, tanto de diseño desechable como reutilizable, entre ellas sondas digitales (dedos de las manos o de los pies), sondas auriculares y sondas nasales.

2. **Precisión.** Los pulsioxímetros utilizan curvas de calibración empíricas desarrolladas a partir de estudios realizados en voluntarios sanos. La exactitud de la pulsioximetría es de ± 4 % con saturaciones superiores al 80 % (y menor con saturaciones inferiores). Las implicaciones de esta precisión se relacionan con la curva de disociación de la oxihemoglobina (fig. 2-1). Si el pulsioxímetro proporciona una saturación de oxígeno ($SpO_2$) del 95 %, la saturación real podría ser de sólo el 90 % o llegar a ser del 100 %. Este intervalo de $SpO_2$

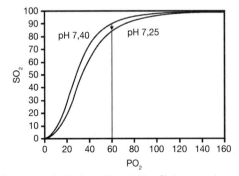

**FIGURA 2-1.** Curva de disociación de la oxihemoglobina. Obsérvese que los pequeños cambios en la saturación de oxígeno se relacionan con grandes cambios en la presión parcial de oxígeno ($PO_2$) cuando la saturación es mayor del 90 %. Obsérvese también que la saturación puede cambiar sin que lo haga la $PO_2$, si existe un desplazamiento de la curva de disociación de la oxihemoglobina.

se traduce en un intervalo de $PaO_2$ desde tan sólo unos 60 mm Hg hasta más de 150 mm Hg.

3. Los pulsioxímetros de múltiple longitud de onda miden y registran HbCO, Hbmet y la concentración de hemoglobina, además de la $SpO_2$.

4. Todos los que utilicen datos de la pulsioximetría deben reconocer y entender sus **limitaciones.**

   a. **Saturación frente a Po₂.** Debido a la forma de la curva de disociación de la oxihemoglobina, la pulsioximetría no es un buen indicador de hiperoxemia. Tampoco es un indicador sensible a la hipoventilación. Si el paciente respira oxígeno complementario, puede producirse una hipoventilación importante sin desaturación de la $HbO_2$.

   b. **Ventilación frente a oxigenación.** La pulsioximetría proporciona escasa información, si es que proporciona alguna, relacionada con la $PaCO_2$ y el equilibrio acidobásico.

   c. **Diferencias entre los dispositivos y las sondas.** Las curvas de calibración varían según el fabricante. El estímulo de los diodos emisores de luz de los pulsioxímetros varía según la sonda. Por ello, hay que utilizar el mismo pulsioxímetro y la misma sonda cada vez que se determine la $SpO_2$ de un paciente.

   d. El **efecto penumbra** se produce cuando la sonda del pulsioxímetro no encaja correctamente y la luz se desvía desde los diodos emisores de luz directamente al fotodetector.

   e. **Dishemoglobinemia.** El pulsioxímetro tradicional sólo utiliza dos longitudes de onda luminosa y, por lo tanto, sólo evalúa dos formas de hemoglobina: la oxihemoglobina y la desoxihemoglobina. La **carboxihemoglobina** y la **metahemoglobina** no proporcionan datos precisos en la pulsioximetría. La carboxihemoglobinemia produce una $SpO_2$ mayor que la saturación de oxígeno real, y la metahemoglobinemia hace que la $SpO_2$ se desplace hacia el 85 %. Los pulsioxímetros de múltiple longitud de onda miden la HbCO y la Hbmet. La hemoglobina fetal no afecta a la exactitud de la pulsioximetría.

   f. Los **colorantes y los pigmentos endógenos y exógenos,** como los colorantes intravasculares (particularmente el azul de metileno), influyen en la precisión de la pulsioximetría. El esmalte de uñas también puede influir; aunque esto puede ser menos problemático en los pulsioxímetros de nueva generación, es prudente retirar el esmalte de uñas antes de aplicar una sonda de pulsioximetría. La hiperbilirrubinemia no influye en la exactitud de la pulsioximetría.

   g. **Pigmentación cutánea.** La exactitud y el rendimiento de la pulsioximetría pueden verse afectados por la pigmentación cutánea profunda.

   h. **Perfusión.** La pulsioximetría llega a no ser fiable durante situaciones de bajo flujo, como el bajo gasto cardíaco o la vasoconstricción periférica grave. En estas situaciones, puede que sea más fiable una sonda auricular que una digital. Una onda pletismográfica disminuida sugiere una mala calidad de la señal. La tecnología más reciente utiliza un *software* para procesar las señales que mejora la fiabilidad de la pulsioximetría en situaciones de escasa perfusión.

   i. **Anemia.** Aunque la pulsioximetría suele ser fiable a lo largo de un amplio intervalo de valores del hematócrito, lo es menos en situaciones de anemia grave.

   j. El **movimiento** de la sonda del oxímetro puede causar artefactos y lecturas de pulsioximetría inexactas. Los oxímetros de nueva generación incorporan algoritmos que suprimen el ruido para reducir el efecto del movimiento sobre la interpretación de la señal. Las tecnologías más recientes utilizan un *software* de procesamiento de señales que mejora la fiabilidad de la pulsioximetría cuando existe movimiento de la sonda.

   k. La **luz ambiente de gran intensidad,** que puede influir en el rendimiento de la pulsioximetría, puede corregirse cubriendo la sonda.

I. **Pulsos anómalos.** Las pulsaciones venosas y una gran escotadura dícrota pueden influir en la exactitud de la pulsioximetría.

5. **Variación respiratoria en la curva pletismográfica.** Algunos pulsioxímetros realizan una fotopletismografía de perfusión periférica. El pletismograma latido a latido registrado en el pulsioxímetro refleja las variaciones latido a latido del volumen sanguíneo local. Los cambios cíclicos en la presión arterial y la forma de onda pletismográfica pueden deberse a variaciones de la presión intratorácica relacionadas con el volumen intravascular (pulso paradójico).

a. El índice de perfusión (IP) es una medida proporcionada en muchos pulsioxímetros. Es el cociente entre el flujo sanguíneo pulsátil y el no pulsátil, y por lo tanto representa una medida no invasiva de la perfusión periférica.

b. El índice de variabilidad pletismográfica (IVP) es una medida de los cambios dinámicos en el IP que se producen durante un ciclo respiratorio. Cuanto menor es la cifra, menor es la variabilidad.

c. El IVP puede estar aumentado en pacientes con obstrucción grave del flujo aéreo, y en los pacientes hipovolémicos.

6. **Directrices para su uso.** Aunque la pulsioximetría mejora la detección de la desaturación, hay pocos datos de que su uso mejore la evolución del paciente. A pesar de ello, la pulsioximetría ha llegado a ser una referencia en la asistencia en la UCI (en particular, en los pacientes con ventilación mecánica). La pulsioximetría es útil para ajustar el oxígeno complementario en los pacientes con ventilación mecánica. Una $SpO_2$ igual o superior al 92 % predice de un modo fiable una $PaO_2$ igual o mayor de 60 mm Hg en los pacientes caucásicos ($SpO_2 \geq 95$ % en los pacientes de raza negra). La $SpO_2$ debe confirmarse periódicamente mediante la gasometría. La evaluación de la forma de onda pletismográfica puede ser útil para controlar la respuesta al tratamiento en los pacientes con una obstrucción grave del flujo aéreo, así como en los que se está realizando una reposición volumétrica, aunque las variaciones individuales en la amplitud de la forma de onda a menudo suponen una limitación (fig. 2-2).

F. La **capnometría** es la medición del $CO_2$ de la vía respiratoria, y la **capnografía** es la representación de una curva de $CO_2$ denominada capnograma (fig. 2-3). La $PCO_2$ medida al final de la espiración se denomina **$PCO_2$ espirada** ($PECO_2$).

1. **Principios del proceso.** Los capnómetros cuantitativos miden $CO_2$ usando los principios de la espectroscopia de infrarrojos, la espectroscopia Raman o la espectroscopia de masas. Los capnómetros no cuantitativos indican el $CO_2$ por un cambio de color en un material indicador. Los capnómetros de la corriente principal colocan la cámara de medición directamente en la vía respiratoria, mientras que los capnómetros de corriente colateral aspiran gas a través de un tubo hacia una cámara de medición en el capnómetro.

2. La **$PECO_2$** representa la $PCO_2$ alveolar; se determina por la velocidad con que se añade $CO_2$ al alvéolo y la velocidad con que se elimina $CO_2$ del alvéolo. Por lo tanto, la $PECO_2$ es una función del cociente $\dot{V}/\dot{Q}$: con un cociente $\dot{V}/\dot{Q}$ normal, la $PECO_2$ se aproxima a la $PaCO_2$. Con un cociente $\dot{V}/\dot{Q}$ elevado (efecto de espacio muerto), la $PECO_2$ es menor que la $PaCO_2$. Con un cociente $\dot{V}/\dot{Q}$ bajo (efecto cortocircuito), la $PECO_2$ se aproxima a la $PCO_2$ venosa mixta. La $PECO_2$ puede ser tan baja como la $PCO_2$ inspirada (cero) o tan elevada como la $PCO_2$ venosa mixta. Las variaciones de la $PECO_2$ se deben a cambios en la producción de $CO_2$, en el aporte de $CO_2$ a los pulmones o a cambios en la ventilación alveolar.

3. **Capnograma alveolar.** La forma del capnograma puede ser anómala en las enfermedades pulmonares obstructivas (fig. 2-4).

4. **Limitaciones.** Existe una considerable variabilidad entre los pacientes e incluso en el mismo paciente en cuanto a la relación entre la $PaCO_2$ y la $PECO_2$. La $P(a-e)CO_2$ suele ser demasiado variable en los pacientes graves como para permitir una predicción exacta de la $PaCO_2$ a partir de la $PECO_2$.

5. **Directrices para su uso clínico.** La utilidad de la $PECO_2$ para predecir la $PaCO_2$ es limitada en la UCI. La capnometría es útil para detectar la intubación esofági-

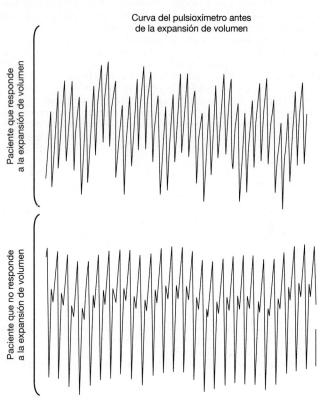

**FIGURA 2-2.** Curvas de pulsioximetría de un paciente que respondía a la expansión de volumen y de otro que no respondía. (De Cannesson M, Desebbe O, Rosamel P, et al. Pleth variability index to monitor the respiratory variations in the pulse oximeter plethysmographic waveform amplitude and predict fluid responsiveness in the operating theatre. *Br J Anaesth* 2008;101:200-206.)

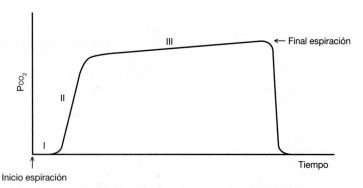

**FIGURA 2-3.** Capnograma normal. Fase I, espacio muerto anatómico; fase II, transición desde el espacio muerto al aire alveolar; fase III, meseta alveolar.

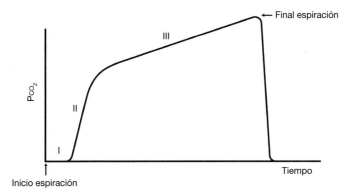

**FIGURA 2-4.** En el capnograma de pacientes con enfermedad pulmonar obstructiva crónica se produce un aumento de la fase III.

ca. La monitorización de la $P_{ECO_2}$ para confirmar la intubación traqueal suele contemplarse como una referencia en la asistencia. Existen en el mercado dispositivos desechables baratos que producen un cambio de color en presencia de $CO_2$ espirado.

6. La **capnometría basada en el volumen (volumétrica)** representa el $CO_2$ espirado como una función del volumen corriente espirado (fig. 2-5). Obsérvese que el área bajo el capnograma volumétrico es el volumen de $CO_2$ espirado. Suponiendo situaciones estables, esto representa la **producción de dióxido de carbono** ($\dot{V}_{CO_2}$). Como la $\dot{V}_{CO_2}$ se determina mediante el índice metabólico, puede utilizarse la siguiente fórmula para calcular el **gasto energético en reposo** (GER):

$$GER = V_{CO_2} \text{ (l/min)} \times 5{,}52 \text{ kcal/l} \times 1\,440 \text{ min/día}$$

La producción normal de dióxido de carbono ($\dot{V}_{CO_2}$) es de aproximadamente 200 ml/min (2,6 [ml/kg]/min).

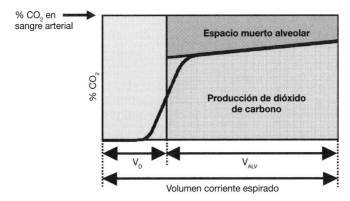

**FIGURA 2-5.** Capnograma basado en el volumen. Obsérvese que el área bajo la curva representa eliminación de dióxido de carbono, que es igual que la producción de dióxido de carbono en condiciones estables.

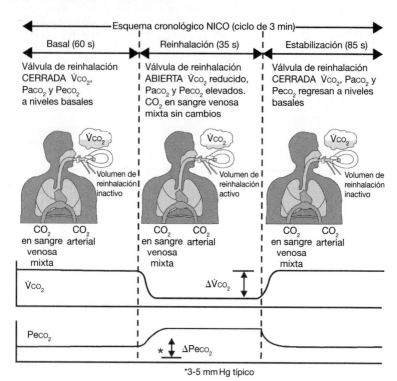

**FIGURA 2-6.** Uso del método de reinhalación parcial de dióxido de carbono para medir el gasto cardíaco usando la capnometría. Suponiendo que los cambios en el contenido de dióxido de carbono capilar pulmonar ($Cc'_{CO_2}$) son proporcionales a los cambios en el $CO_2$ al final de la espiración ($Pe_{CO_2}$), podemos usar la siguiente ecuación para calcular el flujo sanguíneo en los capilares pulmonares (FSCP): $FSCP = \Delta\dot{V}_{CO_2}/(S \times \Delta Pe_{CO_2})$ donde $\dot{V}_{CO_2}$ es el cambio en la producción de $CO_2$, y S es la pendiente de la curva de disociación de $CO_2$. El gasto cardíaco se determina a partir del FSCP y el cortocircuito pulmonar: $\dot{Q} = FSCP/(1 - \dot{Q}s/\dot{Q}t)$. El cálculo no invasivo del cortocircuito pulmonar ($\dot{Q}s/\dot{Q}t$) se adapta a partir de las gráficas de Nunn, que son una serie de curvas continuas para la relación entre la presión parcial de oxígeno ($PaO_2$) y el oxígeno inspirado ($FiO_2$) para diferentes niveles de cortocircuito. La $PaO_2$ se calcula mediante pulsioximetría. $Pa_{CO_2}$, presión parcial de $CO_2$. (Diagrama de tiempo NICO cortesía de Novametrix, Wallingford, CT.)

7. La capnometría volumétrica y el circuito de reinspiración parcial permiten medir el **flujo de la sangre capilar pulmonar** utilizando una modificación de la ecuación de Fick (fig. 2-6). Con correcciones para el cortocircuito intrapulmonar, esto permite el cálculo no invasivo del gasto cardíaco. Los resultados de los estudios de la precisión de este método en los pacientes graves han sido mixtos, por lo que se necesita una validación adicional en esta población de pacientes.

**G. Monitorización gasométrica transcutánea.** La $Po_2$ **transcutánea ($Ptco_2$)** y la $Pco_2$ **transcutánea ($Ptco_2$)** se han utilizado en la UCI neonatal, pero tienen escasa aceptación en la asistencia a los pacientes adultos.

1. **Principios del proceso.** El electrodo de $Ptco_2$ utiliza un principio polarográfico, y la $Ptco_2$ usa un electrodo de Severinghaus. Para producir una $Ptco_2$ similar a la $PaO_2$, se calienta el electrodo. El aumento de la $Po_2$ causado por el

calentamiento equilibra globalmente la disminución de la $Po_2$ causada por el consumo cutáneo de oxígeno y la difusión de oxígeno a través de la piel. La $Ptcco_2$ es uniformemente mayor que la $Paco_2$ y, por esta razón, los fabricantes incorporan un factor de corrección, de modo que la $Ptcco_2$ registrada se aproxime a la $Paco_2$.

2. **Limitaciones.** Diversos factores limitan la utilidad de la monitorización transcutánea en los adultos. El electrodo calentado puede causar quemaduras cutáneas, y su posición debe cambiarse con frecuencia para evitarlas. La $Ptco_2$ y la $Ptcco_2$ no son fiables durante los 15 min a 20 min posteriores a la colocación del electrodo. Las alteraciones hemodinámicas causan una infravaloración de la $Pao_2$ y una supravaloración de la $Paco_2$. No se proporciona otra información sobre el estado metabólico (p. ej., pH, bicarbonato).

3. Para monitorizar a los pacientes en la UCI, se dispone de un **monitor combinado de pulsioximetría y $Pco_2$ transcutánea.**

   **a.** El sensor se pinza en el lóbulo de la oreja y calienta la piel hasta 42 °C.

   **b.** El sensor se retira y se calibra cada 8 h; la membrana debe cambiarse cada 28 días.

## III. Función pulmonar

### A. Índices de oxigenación

1. La **fracción de derivación** es el índice de referencia de la oxigenación. Se calcula a partir de la **ecuación de derivación:**

$$\dot{Q}_S/\dot{Q}_T = (Cc'o_2 - Cao_2)/(Cc'o_2 - C\overline{v}o_2)$$

donde $Cc'O_2$ es el contenido de oxígeno en los capilares pulmonares, $CaO_2$ es el contenido arterial de oxígeno y $CvO_2$ es el contenido de oxígeno en sangre venosa mixta. El contenido de oxígeno se calcula a partir de:

$$Co_2 = (1{,}34 \times Hb \times Hbo_2) + (0{,}003 \times Pao_2)$$

Para calcular el $Cc'O_2$, suponemos que la $Po_2$ capilar pulmonar es igual a la $Po_2$ alveolar, y que la hemoglobina capilar pulmonar está saturada al 100 % con oxígeno. Si se mide cuando el paciente está respirando oxígeno al 100 %, el cociente $\dot{Q}_S/\dot{Q}_T$ representa derivación (sangre que fluye desde el corazón derecho al izquierdo sin pasar por los alvéolos funcionales). Si se mide a una $Fio_2$ inferior a 1,0, el cociente $\dot{Q}_S/\dot{Q}_T$ representa derivación, y $\dot{V}/\dot{Q}$, desequilibrio.

2. $Pao_2$, $P(A-a)o_2$, $Pao_2/Pao_2$. La $Po_2$ alveolar ($Pao_2$) se calcula a partir de la ecuación del aire alveolar:

$$Pao_2 = (Fio_2 \times PBE) - [Paco_2 \times (Fio_2 + (1 - Fio_2)/R)]$$

donde PBE es la presión barométrica efectiva (presión barométrica menos presión de vapor de agua) y R es el cociente respiratorio. Para calcular la $Pao_{2w}$, suele utilizarse un valor de R de 0,8. Para una $Fio_2$ mayor o igual a 0,6, el efecto del valor de R sobre la ecuación del aire alveolar pasa a ser:

$$Pao_2 = (Fio_2 \times PBE) - (Paco_2)$$

Para una $Fio_2$ de menos de 0,6, la ecuación del aire alveolar pasa a ser:

$$Pao_2 = (Fio_2 \times PBE) - (1{,}2 \times Paco_2)$$

Una mayor diferencia entre la $Pao_2$ y la $Pao_2$, el **gradiente P(A-a)o$_2$,** puede deberse a derivación, desequilibrio $\dot{V}/\dot{Q}$ o defecto de difusión. Normalmente, el gradiente $P(A-a)o_2$ es igual o menor de 10 mm Hg, respirando aire ambiental, e igual o menor de 50 mm Hg, respirando oxígeno al 100 %. El cociente entre $Pao_2$ y $Pao_2$ **($Pao_2/Pao_2$)** también puede calcularse como un índice de función pulmonar, y normalmente es mayor de 0,75 para cualquier $Fio_2$.

3. El cociente **Pao$_2$/Fio$_2$** es el índice de oxigenación más fácil de calcular. El síndrome de distrés respiratorio agudo (SDRA) se asocia a un cociente Pao$_2$/Fio$_2$ inferior a 200, y la lesión pulmonar aguda (LPA) se asocia a un cociente Pao$_2$/Fio$_2$ menor de 300.

4. El **índice de oxigenación (IO)** se calcula a partir de la Fio$_2$, la presión media en la vía respiratoria (Pvr) y la Pao:

$$IO = \frac{(Fio_2 \times \overline{Pr} \times 100)}{Pao_2}$$

El IO suele calcularse en neonatos graves, pero casi nunca se utiliza en la asistencia a los adultos en estado grave.

B. **Índices de ventilación**

1. El **espacio muerto** ($V_D/V_T$) se calcula a partir de la **ecuación de Bohr,** que mide el cociente entre el espacio muerto y la ventilación total:

$$\frac{V_D}{V_T} = \frac{(Paco_2 - \overline{Pe}co_2)}{Paco_2}$$

donde $\overline{Pe}co_2$ es la Pco$_2$ espirada mixta. Para determinar la $\overline{Pe}co_2$, se recoge el aire espirado en una bolsa desde el puerto espiratorio del respirador, y se mide la concentración de co$_2$ con un analizador de gasometría o un capnómetro. Por otro lado, la $\overline{Pe}co_2$ puede determinarse usando la capnometría volumétrica:

$$\overline{Pe}co_2 = \frac{\dot{V}co_2 \times Pb}{\dot{V}_E}$$

donde Pb es la presión barométrica (atmosférica). El cociente $V_D/V_T$ normal es de 0,3 a 0,4.

IV. **Mecanismos pulmonares**

A. La **presión meseta** (*plateau*, Pplat) es la presión alveolar máxima durante la ventilación mecánica.

1. **Medición.** La Pplat se mide conteniendo la respiración al final de la inspiración durante 0,5 s a 2 s. Durante la contención de la respiración, la presión se equilibra por todo el sistema, de forma que la presión medida en la vía respiratoria proximal se acerca a la presión alveolar máxima (fig. 2-7). Para que la medición de la Pplat sea válida, el paciente debe relajarse y respirar en sincronía con el respirador.

2. Un **aumento de la Pplat** indica un mayor riesgo de hiperdistensión alveolar durante la ventilación mecánica. Muchos especialistas recomiendan mantener la Pplat ≤ 30 cm H$_2$O en los pacientes con insuficiencia respiratoria aguda. Esto supone que la distensibilidad de la pared torácica es normal. Si ésta estuviera disminuida (p. ej., distensión abdominal), se necesitarían mayores presiones meseta.

B. **Presión teleespiratoria positiva (PTEP) intrínseca**

1. **Medición.** La PTEP intrínseca se mide realizando una pausa al final de la espiración durante 0,5 s a 2 s (fig. 2-8). La presión medida al final de esta maniobra que supere la PTEP ajustada en el respirador representa la cantidad de PTEP intrínseca. Para que la medición sea válida, el paciente debe estar relajado y respirando en sincronía con el respirador; la respiración activa invalidará la medición. Para medir la PTEP intrínseca durante la respiración activa, hay que utilizar un globo esofágico.

2. **Implicaciones clínicas.** La PTEP intrínseca viene determinada por los ajustes del respirador (volumen corriente y tiempo espiratorio) y la función pulmonar (resistencia de las vías respiratorias y distensibilidad pulmonar). El nivel de PTEP intrínseca puede disminuirse reduciendo la ventilación minuto con

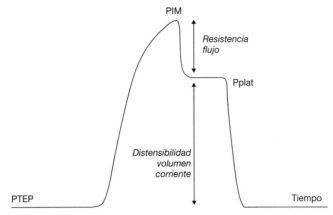

**FIGURA 2-7.** La presión alveolar máxima (Pplat) se determina conteniendo la respiración al final de la espiración. La diferencia entre la presión inspiratoria máxima (PIM) y la Pplat se determina por la resistencia y el flujo al final de la inspiración, y la diferencia entre la Pplat y la presión teleespiratoria positiva (PTEP) se determina por la distensibilidad y el volumen corriente.

un descenso del volumen corriente o de la frecuencia respiratoria (hipercapnia permisiva). El aumento del tiempo espiratorio también disminuye el nivel de PTEP intrínseca. Esto puede lograrse al variar el cociente I:E (acortando el tiempo inspiratorio) o al disminuir la frecuencia respiratoria; la disminución de la frecuencia aumenta más eficazmente el tiempo espiratorio que la variación del cociente I:E. El nivel de PTEP intrínseca también puede disminuirse reduciendo la resistencia de las vías respiratorias (eliminación de las secreciones o administración de un broncodilatador).

3. La **presión de oclusión (P$_{0,1}$)** es la presión negativa en la vía respiratoria generada 100 ms después del inicio de la inhalación contra una vía respiratoria ocluida.
   **a.** La P$_{0,1}$ es un índice de impulso ventilatorio. Puede medirse de forma manual o automáticamente en algunos respiradores.
   **b.** La P$_{0,1}$ normal es de 3 cm H$_2$O a 4 cm H$_2$O.
   **c.** Una P$_{0,1}$ mayor de 6 cm H$_2$O se ha asociado al fracaso de la retirada del respirador.

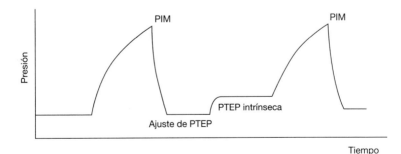

**FIGURA 2-8.** La PTEP intrínseca se mide conteniendo la respiración al final de la espiración. Un aumento de la presión por encima del nivel del ajuste de PTEP indica la presencia de PTEP intrínseca. PIM, presión inspiratoria máxima.

**4. Presión inspiratoria máxima ($Pi_{máx}$ o PIM).** Es la presión más negativa generada durante un esfuerzo inspiratorio máximo contra una vía respiratoria ocluida.

  **a.** La $Pi_{máx}$ es un índice de la fuerza de los músculos inspiratorios.

  **b.** La técnica de medición manual fuera del respirador usa una válvula unidireccional que permite la espiración, pero no la inhalación, y una oclusión durante unos 15 s a 20 s, siempre que no aparezcan arritmias ni desaturación. Algunos respiradores realizan esta medición de forma electrónica, ocluyendo tanto la válvula inspiratoria como la espiratoria.

  **c.** La $Pi_{máx}$ normal es < –100 cm $H_2O$ (varía con el sexo y la edad).

  **d.** Aunque la $Pi_{máx}$ > –30 cm $H_2O$ se ha asociado a fracaso en la retirada del respirador, su valor predictivo es escaso.

**5. Presión espiratoria máxima ($Pe_{máx}$ o PEM).** Es la presión más positiva generada durante un esfuerzo espiratorio máximo contra una vía respiratoria ocluida.

  **a.** La $Pe_{máx}$ es un índice de la fuerza de los músculos espiratorios.

**C. Presión esofágica**

  **1.** Medición. La presión esofágica se mide a partir de un globo de pared fina, que contiene un pequeño volumen de aire (< 1 ml), que se coloca en la parte inferior del esófago. Hay sistemas comercializados para la medición y el registro de la presión esofágica.

  **2.** Los cambios de la presión esofágica reflejan cambios en la presión pleural, pero la presión esofágica absoluta no refleja la presión pleural absoluta.

  **a.** Los cambios de la presión esofágica pueden utilizarse para evaluar el esfuerzo respiratorio y el trabajo de la respiración durante la respiración espontánea y modos de ventilación desencadenados por el paciente, para evaluar la distensibilidad de la pared torácica durante la ventilación asistida total, y para evaluar la PTEP intrínseca durante la respiración espontánea y los modos de ventilación desencadenados por el paciente.

  **b.** Si la espiración es pasiva, el cambio en la presión esofágica (pleural) necesario para invertir el flujo en la vía respiratoria proximal (estimular el respirador) refleja la magnitud de la PTEP intrínseca. Los cambios negativos en la presión esofágica que no producen flujo en la vía respiratoria indican que los esfuerzos estimulantes fallan (en otras palabras, los esfuerzos inspiratorios del paciente son insuficientes para superar el nivel de PTEP intrínseca y estimular el respirador; fig. 2-9). Desde el punto de vista clínico, es lo que se reconoce como la frecuencia respiratoria de un paciente (observada por inspección del movimiento de la pared torácica) que es mayor que la frecuencia de estimulación en el respirador.

  **c.** El aumento de la presión esofágica (ΔPeso) durante el inflado pasivo de los pulmones se utiliza para calcular la distensibilidad de la pared torácica (Dpt): Dpt = $V_T$/ΔPeso.

  **d.** Los cambios en la presión esofágica, con respecto a los cambios en la presión alveolar, pueden utilizarse para calcular la presión transpulmonar (estrés pulmonar), lo que permitirá un ajuste más preciso del volumen corriente (y la Pplat) en los pacientes con una disminución de la distensibilidad de la pared torácica. En este caso, se pretende que la presión transpulmonar (diferencia entre Pplat y Peso) sea < 27 cm $H_2O$.

  **e.** Aunque se ha utilizado la presión esofágica para dirigir el ajuste apropiado de la PTEP, no existe acuerdo sobre su aplicación clínica. El concepto es que los pacientes con una Peso mayor necesitan más PTEP para contrarrestar el efecto de colapso alveolar de la mayor presión pleural.

  **f.** Para evaluar los cambios de la presión pleural, una alternativa a la presión esofágica es la variación respiratoria en la presión venosa central.

**D. Presión gástrica**

  **1.** La presión gástrica se mide mediante un catéter con un globo en la punta, similar al utilizado para medir la presión esofágica. Refleja los cambios de la pre-

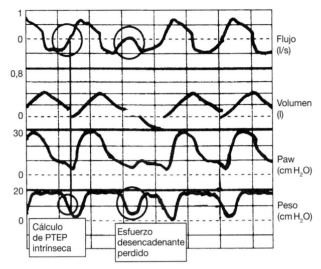

**FIGURA 2-9.** Uso de la presión esofágica para determinar la presión teleespiratoria positiva intrínseca (PTEP intrínseca). El cambio de presión esofágica necesario para activar el respirador es el nivel de PTEP intrínseca. Obsérvese también la presencia de esfuerzos desencadenantes perdidos en los que el esfuerzo inspiratorio del paciente no es suficiente para superar la magnitud de la PTEP intrínseca. Paw, presión media en la vía respiratoria; Peso, presión esofágica.

sión intraabdominal. Una alternativa para medir la presión gástrica es medir la **presión vesical.**

2. **Implicaciones clínicas.** Durante un esfuerzo inspiratorio espontáneo, la presión gástrica suele aumentar debido a la contracción del diafragma. Una disminución de la presión gástrica con el esfuerzo inspiratorio espontáneo es compatible con una parálisis diafragmática (fig. 2-10). Una presión gástrica basal elevada refleja una presión intraabdominal elevada, lo que puede afectar a la distensibilidad de la pared torácica y a la función pulmonar.

E. La **distensibilidad** (inversa de la elastancia) es la variación de volumen (generalmente, del volumen corriente) dividida por la variación de presión necesaria para producir ese volumen.

1. Aparato respiratorio, pared torácica y distensibilidad pulmonar:

a. La **distensibilidad del aparato respiratorio** suele calcularse en la UCI:

$$C = \frac{\Delta V}{\Delta P} = \frac{\text{volumen corriente}}{(\text{Pplat} - \text{PTEP})}$$

La distensibilidad del aparato respiratorio suele ser de 100 ml/cm H$_2$O, y disminuye a 50-100 ml/cm H$_2$O en los pacientes con ventilación mecánica, probablemente debido a la posición de decúbito supino o semidecúbito, y a las microatelectasias. Se determina mediante la distensibilidad de la pared torácica y de los pulmones. Esta medición suele denominarse *distensibilidad estática,* que significa que la medición se ha realizado en situaciones de flujo muy bajo o, con menos probabilidad, con ausencia de flujo (situaciones casi estáticas) alcanzadas por la pausa al final de la inspiración.

b. La **distensibilidad de la pared torácica** se calcula a partir de las variaciones de la presión esofágica (presión pleural) durante la insuflación pasiva. Normalmente, la distensibilidad de la pared torácica es de 200 ml/cm H$_2$O, y

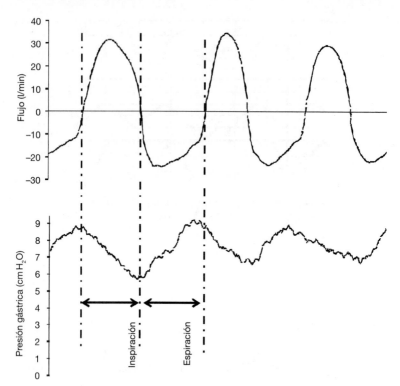

**FIGURA 2-10.**   Medición de la presión gástrica en un paciente que presenta parálisis diafragmática. Obsérvese que la presión gástrica disminuye durante la fase inspiratoria.

puede disminuir por distensión abdominal, edema de la pared torácica, quemaduras de la pared torácica y deformidades torácicas (p. ej., cifoescoliosis). También disminuye si aumenta el tono muscular (p. ej., un paciente que lucha contra el respirador), y aumenta con el tórax inestable *(volet costal)* y la parálisis.

c. La **distensibilidad pulmonar** se calcula a partir de variaciones en la presión transpulmonar. La **presión transpulmonar** es la diferencia entre la presión alveolar (Pplat) y la presión pleural (esofágica). La distensibilidad pulmonar normal es de 100 ml/cm $H_2O$. Disminuye en caso de edema pulmonar (cardiógeno o no cardiógeno), neumotórax, neumonía, atelectasia, fibrosis pulmonar, neumonectomía e intubación de la vía principal, y aumenta con el enfisema.

2. **Implicaciones clínicas.** Cuando la distensibilidad disminuye, se necesita una mayor presión transpulmonar para proporcionar un determinado volumen corriente en los pulmones. Por lo tanto, una disminución de la distensibilidad producirá una mayor Pplat y un valor máximo de presión inspiratoria (PIM/PIP). Para evitar niveles peligrosos de presión en las vías respiratorias, se utilizan volúmenes corrientes más pequeños para ventilar los pulmones de pacientes con una disminución de la distensibilidad. La disminución de la distensibilidad pulmonar también aumenta el trabajo de la respiración, lo que disminuye las opciones de poder retirar el respirador al paciente.

**F. Presión media en la vía respiratoria** ($\bar{P}$aw). Es la presión promedio aplicada a los pulmones a lo largo de todo el ciclo ventilatorio.

1. La mayoría de los respiradores actuales con microprocesadores proporcionan la $\bar{P}$aw a partir de la integración de la forma de onda de la presión en la vía respiratoria.

2. La $\bar{P}$aw típica para los pacientes que reciben ventilación pasiva es de 5-10 cm $H_2O$ (normal) a 10-20 cm $H_2O$ (obstrucción del flujo aéreo) y 15-30 cm $H_2O$ (LPA/SDRA).

3. Los factores que afectan a la $\bar{P}$aw son la PMI (un aumento de la PMI aumenta la $\bar{P}$aw), la PTEP (el aumento de la PTEP aumenta la $\bar{P}$aw), el cociente I:E (cuanto mayor es el tiempo inspiratorio, mayor es la $\bar{P}$aw), y la forma de la onda de presión inspiratoria (una forma de onda rectangular de la presión inspiratoria produce una mayor $\bar{P}$aw que una forma de onda triangular).

**G.** La **resistencia de las vías respiratorias** viene determinada por la presión de conducción y el flujo.

1. La **resistencia inspiratoria de las vías** respiratorias puede calcularse durante la ventilación del volumen a partir de la diferencia PMI – Pplat y el flujo al final de la inspiración:

$$RI = \frac{(PMI - Pplat)}{\dot{V}I}$$

donde $\dot{V}I$ es el flujo al final de la inspiración. Un modo sencillo para realizar esta medición es ajustar el respirador para que proporcione un flujo inspiratorio constante de 60 l/min (1 l/s). Con este método, tenemos que la resistencia inspiratoria de las vías respiratorias es la diferencia PMI – Pplat.

2. La **resistencia espiratoria** puede calcularse a partir de la constante de tiempo ($\tau$) del pulmón (fig. 2-11):

$$RE = \tau/C$$

3. Las **causas habituales** de aumento de resistencia de las vías respiratorias son el broncoespasmo y las secreciones. La resistencia también aumenta con un tubo endotraqueal de diámetro interno pequeño. En los pacientes intubados y con ventilación mecánica, la resistencia de las vías respiratorias ha de ser inferior a 10 (cm $H_2O$/l)/s con un flujo de 1 l/s. La resistencia espiratoria en las vías

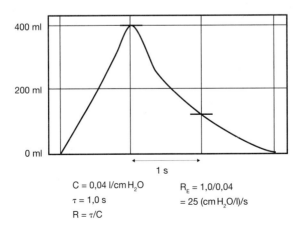

**FIGURA 2-11.** Uso de la curva de volumen corriente para medir la constante de tiempo ($\tau$) y calcular la resistencia espiratoria de las vías respiratorias.

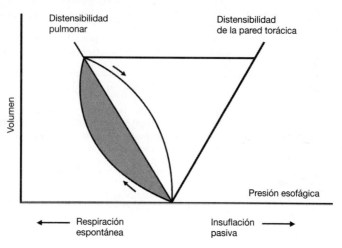

**FIGURA 2-12.** Diagrama de Campbell. Se determina la curva de distensibilidad de la pared torácica representando el volumen como una función de la presión esofágica durante la respiración con presión positiva con la pared torácica relajada. La curva de distensibilidad pulmonar se determina desde el punto de flujo cero al final de la espiración hasta el punto de flujo cero al final de la inspiración durante una respiración espontánea. Debido a la resistencia de las vías respiratorias, la presión esofágica es más negativa que la prevista a partir de la curva de distensibilidad pulmonar. Las áreas indicadas en la curva representan trabajo respiratorio elástico y trabajo de resistencia respiratorio. Obsérvese que una disminución de la distensibilidad de la pared torácica desplazará esa curva de distensibilidad hacia la izquierda, aumentando también el trabajo respiratorio. Un aumento de la resistencia de las vías respiratorias causa una presión esofágica más negativa durante la respiración espontánea, y por tanto un aumento del trabajo de resistencia de la respiración.

respiratorias suele ser mayor que la resistencia inspiratoria de las vías respiratorias.

**H. Trabajo de la respiración**

  1. El **diagrama de Campbell** (fig. 2-12) se utiliza para determinar el trabajo respiratorio. En este diagrama se incluyen los efectos de la distensibilidad de la pared torácica, la distensibilidad pulmonar y la resistencia de las vías respiratorias sobre el trabajo respiratorio. Este trabajo aumenta al disminuir la distensibilidad de la pared torácica, al disminuir la distensibilidad pulmonar o al aumentar la resistencia de las vías respiratorias.

  2. **Implicaciones clínicas.** Para cuantificar el trabajo respiratorio, se necesita un equipo especial y un globo esofágico, por lo que habitualmente no se mide. Además, no está claro que la medición del trabajo respiratorio mejore la evolución del paciente. Puede ser útil para cuantificar el esfuerzo del paciente durante la ventilación mecánica, aunque esto suele realizarse observando simplemente la variación respiratoria en un trazado de presión venosa central. Esfuerzos inspiratorios grandes producen grandes deflexiones negativas del trazado de presión venosa central durante los esfuerzos inspiratorios. El aumento del nivel de la asistencia ventilatoria debe disminuir estas deflexiones negativas.

**I.** La **curva de presión-volumen estática** mide la relación entre presión y volumen del aparato respiratorio.

  1. **Medición.** El método manual con una jeringa grande es relativamente sencillo, pero es necesario desconectar al paciente del respirador para realizar la

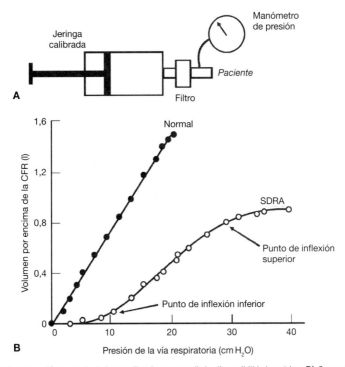

**FIGURA 2-13.** **A)** Ajuste de jeringa calibrada para medir la distensibilidad estática. **B)** Curva de presión inspiratoria-volumen en un paciente con función pulmonar normal y en un paciente con síndrome de distrés respiratorio agudo (SDRA). CFR, capacidad funcional residual.

maniobra. Por otro lado, en determinados respiradores puede obtenerse automáticamente una curva de presión-volumen sin tener que desconectar al paciente. El método de oclusión múltiple realiza repetidas oclusiones respiratorias al final de la inspiración para diferentes volúmenes pulmonares, y la técnica de flujo constante mide la variación en la presión de apertura de la vía respiratoria con un flujo lento constante (≤ 10 l/min). Se desconoce cuál es la mejor técnica.

2. A partir de la curva de presión-volumen es posible determinar los **puntos de menor y mayor inflexión** (fig. 2-13). Algunos autores han sugerido que el nivel de presión teleespiratoria positiva debe ajustarse por encima del punto inferior de inflexión, para evitar el colapso alveolar, y que la Pplat debe ajustarse por debajo del punto superior de inflexión, para evitar la hiperdistensión alveolar. Sin embargo, no están claras las ventajas clínicas de este método, y actualmente no se recomienda ajustar el respirador utilizando la curva de presión-volumen porque existen importantes limitaciones relativas al uso clínico de estas curvas. Para que las mediciones sean precisas, se necesita una intensa sedación (y a menudo parálisis), y no está claro si debe evaluarse la curva de inflado y desinflado; además, puede resultar difícil determinar con precisión los puntos de inflexión, la curva de presión-volumen del aparato respiratorio puede afectarse tanto por los pulmones como por la pared torácica, y la curva de presión-volumen modela los pulmones como un compartimento único.

**J. Gráfica del respirador.** Muchos respiradores basados en microprocesadores pueden proporcionar típicas gráficas escalares de presión, flujo y volumen. También es posible obtener gráficas de flujo-volumen y de presión-volumen, pero son menos útiles. Las ondas dinámicas de presión-volumen reflejan típicamente el modo en que el respirador proporciona flujo, y tienen escasa utilidad para detectar puntos inferiores y superiores de inflexión.

1. **Gráficas de presión de la vía respiratoria**
   a. La variación de la curva de la presión en la vía respiratoria de una respiración a otra indica la presencia de asincronía (fig. 2-14).
   b. El índice de estrés es el coeficiente $b$ de una ecuación de potencia (presión de la vía respiratoria = a $\times$ tiempo inspiratorio$^b$ + c), ajustada en el segmento de apertura de la vía respiratoria correspondiente al período de inflado a un flujo constante, durante la ventilación con flujo constante, controlada por volumen. Para valores del índice de estrés inferiores a 1, la curva de presión de la vía respiratoria presenta una concavidad hacia abajo, lo que sugiere una disminución de la elastancia durante el inflado a flujo constante. Para valores del índice de estrés superiores a 1, la curva presenta una concavidad hacia arriba, lo que sugiere un aumento de la elastancia. Para un índice de estrés igual a 1, la curva es recta, lo que sugiere la ausencia de variaciones en la elastancia durante el volumen corriente (fig. 2-15).
2. **Curva del flujo en la vía respiratoria**
   a. El flujo espiratorio no regresa a un valor basal de cero cuando existe PTEP intrínseca (fig. 2-16). Aunque la curva de flujo es útil para detectar PTEP intrínseca, no indica de forma cuantitativa la magnitud de esta última.
3. **Curva de volumen**
   a. La diferencia entre los volúmenes corrientes inspiratorio y espiratorio indica el volumen de una pérdida o filtración (p. ej., fístula broncopleural) (fig. 2-17).
**K.** La **capacidad funcional residual (CFR)** es el volumen pulmonar al final de una espiración normal.
1. La CFR disminuye en los pacientes con LPA y aumenta en los que sufren enfermedad pulmonar obstructiva.

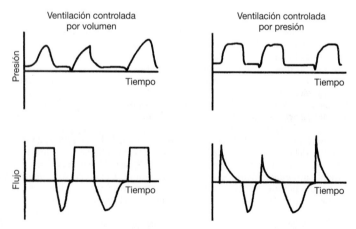

**FIGURA 2-14.**   Ausencia de sincronía entre el paciente y el respirador. Durante la ventilación controlada por el volumen, la curva de presión varía en cada respiración. Durante la ventilación controlada por presión, la curva de flujo varía en cada respiración.

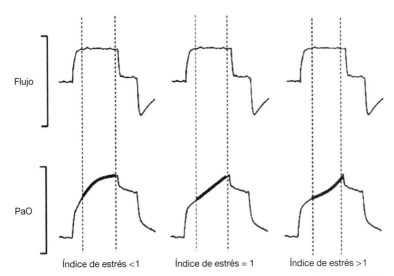

**FIGURA 2-15.**   Curva de presión-tiempo e índice de estrés. Obsérvese que el paciente está ventilado con ventilación con volumen de flujo constante. Las curvas de presión frente al tiempo son de un índice de estrés < 1 (reclutamiento alveolar), = 1 y > 1 (hiperdistensión alveolar). (De Grasso S, Stripoli T, De Michele M, et al. SRDSnet ventilatory protocol and alveolar hyperinflation: role of positive end-expiratory pressure. *Am J Respir Crit Care Med* 2007;176[8]:761-767.)

2. Algunos respiradores modernos pueden medir la CFR usando un procedimiento de lavado con nitrógeno. El procedimiento de la CFR toma dos medidas de aproximadamente 20 respiraciones cada una. Cuando se inicia una medida de la CFR, el sistema mide en primer lugar una concentración basal de $N_2$. Se necesita una $Fio_2$ constante para establecer de un modo preciso una concentración basal de $N_2$ para el proceso de lavado con nitrógeno. Una vez

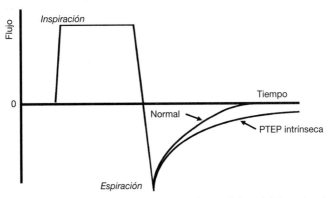

**FIGURA 2-16.**   Curva de flujo. El flujo inspiratorio se determina por el ajuste de flujo en el respirador. El flujo espiratorio debe regresar a cero. Si no regresa a cero, existe PTEP intrínseca. PTEP, presión teleespiratoria positiva.

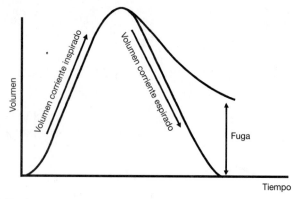

**FIGURA 2-17.** Curva de volumen. Si el volumen espirado no iguala al volumen inspirado, existe una fuga en el sistema.

hallada la concentración basal de $N_2$, se cambia la $Fio_2$ un 10 %. Como los únicos gases presentes son $O_2$, $CO_2$ y $N_2$, es posible determinar la concentración de $N_2$ indirectamente, midiendo las concentraciones de $O_2$ y de $CO_2$. La CFR puede calcularse a partir del lavado de $N_2$ durante el cambio del paso en la $Fio_2$.

L. La **tomografía por impedancia eléctrica (TIE)** es una técnica de diagnóstico por la imagen en la que se infiere la conductividad a partir de mediciones eléctricas de superficie. Se colocan electrodos adhesivos sobre la piel y se aplica una corriente eléctrica, típicamente unos miliamperios de corriente alterna a una frecuencia de 10 kHz a 100 kHz, a través de dos o más electrodos. Se miden los potenciales eléctricos resultantes, y se repite el proceso para numerosas configuraciones diferentes de corriente aplicada. Los pulmones se vuelven menos conductores cuando los alvéolos se llenan de aire, y más conductores si en los alvéolos no hay aire (están colapsados, edematosos o consolidados).

M. **Función del respirador**
1. En los respiradores mecánicos existen numerosas alarmas, la más importante de las cuales es la alarma de desconexión.
a. Una pérdida de presión en la vía respiratoria **(alarma de baja presión)** indica que el respirador se ha desconectado o que existe una gran pérdida (filtración) en el sistema. Una **alarma de presión elevada** indica la presencia de una presión elevada en la vía respiratoria. La alarma de presión elevada también sirve para reciclar el respirador a la fase espiratoria, con el fin de evitar la lesión debida a presurización pulmonar excesiva. El ajuste adecuado de la alarma de presión elevada es particularmente importante durante la ventilación controlada por volumen. Son causas frecuentes de una alarma por presión elevada: la obstrucción del circuito del respirador o de las vías respiratorias del paciente (p. ej., circuito del respirador retorcido, tubo endotraqueal retorcido, secreciones, broncoespasmo), un descenso repentino de la distensibilidad pulmonar (neumotórax, intubación de la vía principal, insuficiencia cardíaca congestiva) o asincronía entre el paciente y el respirador («morder el ventilador»).
b. El **volumen corriente espirado** debe monitorizarse durante la ventilación controlada por volumen, para detectar una filtración o pérdida. Durante la ventilación controlada por presión, hay que monitorizar el volumen corriente para detectar cambios en la distensibilidad del aparato respiratorio, la resistencia, la PTEP intrínseca o los esfuerzos respiratorios del paciente.

**c. Fio$_2$.** Aunque las mezcladoras de los respiradores mecánicos son fiables, es prudente monitorizar la Fio$_2$ en los pacientes con ventilación mecánica.

**d. Apnea.** Con los modos de respiración espontánea, como el apoyo de presión, existe el riesgo de producir hipoventilación por la pérdida del impulso respiratorio. Los respiradores actuales inician el apoyo ventilatorio memorizado si el paciente no respira durante un intervalo de tiempo preestablecido.

2. **Acondicionamiento del aire inspirado.** Debido a que se evita la vía respiratoria superior, el aire inspirado se calienta y humidifica durante la ventilación mecánica. Tradicionalmente, esto se hacía mediante un humidificador activo calentado. Hoy en día, cada vez se usan más los humidificadores pasivos (narinas artificiales) durante la ventilación mecánica.

   a. La **temperatura de la vía respiratoria** suele monitorizarse durante la ventilación mecánica cuando se utilizan humidificadores activos. Hay que controlar las temperaturas elevadas, para evitar quemaduras en las vías respiratorias, y las bajas temperaturas, para evitar proporcionar un aire insuficientemente humidificado.

3. La **humedad** no la miden los respiradores mecánicos actuales. Puede evaluarse la idoneidad de la humedad proporcionada observando el circuito del respirador junto al paciente, por si aparece condensación. Si el circuito inspiratorio próximo al paciente está seco, la humedad proporcionada no es suficiente y hay que tomar medidas para aumentar el nivel de humidificación con objeto de evitar la oclusión de la vía aérea artificial con secreciones. Si se utiliza una nariz artificial, la humidificación adecuada del aire inspirado vendrá indicada por la condensación en el extremo proximal del tubo endotraqueal.

### Bibliografía recomendada

Albaiceta GM, Blanch L, Lucangelo U. Static pressure-volume curves of the respiratory system: were they just a passing fad? *Curr Opin Crit Care* 2008;14:80–86.

Banner MJ, Jaeger MJ, Kirby RR. Components of the work of breathing and implications for monitoring ventilator-dependent patients. *Crit Care Med* 1994;22:515–523.

Batchelder PB, Raley DM. Maximizing the laboratory setting for testing devices and understanding statistical output in pulse oximetry. *Anesth Analg* 2007;105(6 Suppl):S85–S94.

Bendjelid K. The pulse oximetry plethysmographic curve revisited. *Curr Opin Crit Care* 2008;14:348–353.

Bendjelid K, Schütz N, Stotz M, et al. Transcutaneous PCO$_2$ monitoring in critically ill adults: clinical evaluation of a new sensor. *Crit Care Med* 2005;33:2203–2206.

Blanch L, Bernabé F, Lucangelo U. Measurement of air trapping, intrinsic positive end-expiratory pressure, and dynamic hyperinflation in mechanically ventilated patients. *Respir Care* 2005;50:110–124.

Cannesson M, Desebbe O, Rosamel P, et al. Pleth variability index to monitor the respiratory variations in the pulse oximeter plethysmographic waveform amplitude and predict fluid responsiveness in the operating theatre. *Br J Anaesth* 2008;101:200–206.

Cheifetz IM, Myers TR. Should every mechanically ventilated patient be monitored with capnography from intubation to extubation? *Respir Care* 2007;52:423–442.

Dhand R. Ventilator graphics and respiratory mechanics in the patient with obstructive lung disease. *Respir Care* 2005;50:246–261.

Fernández-Pérez ER, Hubmayr RD. Interpretation of airway pressure waveforms. *Intensive Care Med* 2006;32:658–659.

Gehring H, Nornberger C, Matz H, et al. The effects of motion artifact and low perfusion on the performance of a new generation of pulse oximeters in volunteers undergoing hypoxemia. *Respir Care* 2002;47:48–60.

Georgopoulos D, Prinianakis G, Kondili E. Bedside waveforms interpretation as a tool to identify patient-ventilator asynchronies. *Intensive Care Med* 2006;32:34–47.

Grasso S, Stripoli T, DeMicheleM, et al. ARDSnet ventilatory protocol and alveolar hyperinflation: role of positive end-expiratorypressure. *Am J Respir Crit Care Med* 2007;176(8):761–767.

Hess D. Detection and monitoring of hypoxemia and oxygen therapy. *Respir Care* 2000; 45:65–80.

Hess DR, Bigatello LM. The chest wall in acute lung injury/acute respiratory distress syndrome. *Curr Opin Crit Care* 2008;14:94–102.

Hess DR, Medoff MD, Fessler MB. Pulmonary mechanics and graphics during positive pressure ventilation. *Int Anesthesiol Clin* 1999;37(3):15–34.

Jubran A. Advances in respiratory monitoring during mechanical ventilation. *Chest* 1999;116:1416–1425.

Krauss B, Hess DR. Capnography for procedural sedation and analgesia in the emergency department. *Ann Emerg Med* 2007;50:172–181.

Landsverk SA, Hoiseth LO, Kvandal P, Hisdal J, Skare O, Kirkeboen KA. Poor agreement between respiratory variations in pulse oximetry photoplethysmographic waveform amplitude and pulse pressure in intensive care unit patients. *Anesthesiology* 2008;109:849–855.

Lucangelo U, Bernabè F, Blanch L. Lung mechanics at the bedside: make it simple. *Curr Opin Crit Care* 2007;13:64–72.

Lucangelo U, Bernabé F, Blanch L. Respiratory mechanics derived from signals in the ventilator circuit. *Respir Care* 2005;50:55–67.

Lucangelo U, Blanch L. Dead space. *Intensive Care Med* 2004;30:576–579.

McMorrow RC, Mythen MG. Pulse oximetry. *Curr Opin Crit Care* 2006;12:269–271.

Owens RL, Hess DR, Malhotra A, Venegas JG, Harris RS. Effect of the chest wall on pressure-volume curve analysis of acute respiratory distress syndrome lungs. *Crit Care Med* 2008;36:2980–2985.

Owens RL, Stigler WS, Hess DR. Do newer monitors of exhaled gases, mechanics, and esophageal pressure add value? *Clin Chest Med* 2008;29:297–312.

Shapiro BA. Point-of-care blood testing and cardiac output measurement in the intensive care unit. *New Horizons* 1999;7:244–252.

Talmor D, Sarge T, Malhotra A, et al. Mechanical ventilation guided by esophageal pressure in acute lung injury. *N Engl J Med* 2008;359:2095–2104.

Thompson JE, Jaffe MB. Capnographic waveforms in the mechanically ventilated patient. *Respir Care* 2005;50:100–109.

Yem JS, Tang Y, Turner MJ, et al. Sources of error in noninvasive pulmonary blood flow measurements by partial rebreathing: a computer model study. *Anesthesiology* 2003;98:881–887.

# Uso de la ecografía en la UCI

*Robin Guillory y Marc de Moya*

El uso de la ecografía se introdujo en la década de 1950. Con la mejora de la tecnología ecográfica, los médicos se han percatado de las posibilidades de utilizarla junto al enfermo en estado grave o el paciente lesionado, para contribuir al diagnóstico y el tratamiento. En este capítulo, se ofrece una introducción de los usos y limitaciones de la ecografía y la ecocardiografía de diagnóstico inmediato realizadas en la UCI.

**I. Propiedades de la ecografía.** Aunque muchas de las propiedades de la ecografía la convierten en un método ideal para utilizarlo en el entorno de los cuidados intensivos, también existen algunos obstáculos (barreras) para su uso en el lugar de asistencia (junto al paciente).

   **A. Ventajas.** La tecnología ecográfica actual permite un uso **rápido** y **preciso** junto al lecho del paciente. Además, la exploración ecográfica puede **repetirse** rápidamente si la situación clínica varía. La ecografía también proporciona una **ventaja segura** sobre otras muchas pruebas de diagnóstico por la imagen, porque es una técnica no invasiva y no necesita radiación, exposición a colorantes ni traslado del paciente. La ecografía realizada junto al lecho del enfermo no sustituye ni simula una evaluación ecográfica completa, sino que más bien es una **extensión de la exploración física** o una herramienta para dar respuesta a un interrogante clínico. Cuando se utiliza de este modo, un porcentaje importante de exploraciones ecográficas da lugar a una modificación del tratamiento o de las pruebas complementarias.

   **B. Inconvenientes.** Para establecer un programa ecográfico junto al paciente en la UCI se necesita una **inversión** inicial tanto en lo que respecta al equipamiento como en lo concerniente a formación médica. Tras la adquisición y ajuste del aparato, los costes del uso de la ecografía se limitan a la limpieza de la máquina, el archivo de las imágenes y tareas para asegurar la calidad. Lamentablemente, la formación médica puede ser un tema que cause algún impedimento. Los **programas de formación formales son limitados** en muchas áreas de la ecografía para la UCI, y la vía para obtener la acreditación no suele estar muy clara. Se trata de un problema en el que la comunidad dedicada a la ecografía junto al paciente está trabajando activamente. Otros obstáculos para el uso de la ecografía en la UCI son la **dificultad para lograr buenas ventanas ecográficas** e imágenes en los pacientes de este entorno, y la preocupación de que la sonda ecográfica pudiera actuar como un **vector pasivo.** Hay a quien le preocupa el hecho de que la guía ecográfica durante los procedimientos pudiera desembocar en una **pérdida de la técnica basada en las señales anatómicas.** Sin embargo, no existen datos que corroboren que el uso de la ecografía aumente los índices de infección o cause una pérdida de las habilidades basadas en las señales anatómicas.

**II. Física de la ecografía.** El conocimiento básico de la física y la tecnología de los ultrasonidos ayudará a quien utilice este método a comprender los límites y las capacidades de la ecografía. Además, le ayudará también a evitar la interpretación errónea de artefactos.

   **A.** Los **ultrasonidos** son ondas sónicas con una frecuencia de más de 20 kHz, demasiado elevada para que el oído humano pueda captarla.

   **B.** Las **sondas ecográficas** constan de series de transductores piezoeléctricos de cristal. Los cristales piezoeléctricos convierten la energía eléctrica (voltaje) en energía mecánica (movimiento). Debido a ello, la estimulación de estos cristales hace que vibren, produciendo ondas sónicas de elevada frecuencia (2-10 MHz), que se propagan por los tejidos. En las interfases tisulares, se produce la reflexión de estas ondas y las señales que regresan son recibidas por la sonda ecográfica, que las integra formando una imagen.

**C. Ecogenicidad.** El aire y el tejido óseo producen una reflexión notable del haz de ultrasonidos de regreso hacia la sonda. Por ello, **el aire y el tejido óseo producen una imagen ecogénica «brillante».** Los líquidos permiten la transmisión de la onda ultrasónica sin que sufra reflexión, y **aparecen «oscuros» o hipoecoicos.** Otros tejidos se observan como niveles diferentes dentro de una escala de grises, dependiendo de su composición. Los tejidos ecogénicos o con una gran reflexión impiden la visualización de los tejidos más profundos, ya que el haz ultrasónico no puede penetrar el tejido que causa reflexión. Por el contrario, la transmisión a través de estructuras hipoecoicas facilita la visualización de estructuras profundas.

**D.** Se produce **atenuación** (pérdida de energía) del haz de ultrasonidos por reflexión, refracción, dispersión y absorción a medida que el haz se desplaza a través del tejido. Como consecuencia, las ondas reflejadas desde los tejidos profundos llegan a la sonda ecográfica con una señal menor.

**E. Frecuencia.** El grosor de un cristal piezoeléctrico determinará la frecuencia del sonido que emite. Como consecuencia, cada sonda ecográfica producirá ondas a una frecuencia característica, medida en hertzios (ciclos/s). Las ondas de mayor frecuencia producen una resolución mayor. Debe sopesarse la necesidad de la resolución frente a la necesidad de penetración hasta tejidos profundos, ya que los haces de menor frecuencia sufren menos atenuación y, por lo tanto, pueden desplazarse más a través del tejido.

**F.** Los sistemas **Doppler** se benefician del cambio de frecuencia que se produce en la señal ecográfica cuando un objeto se desplaza acercándose o alejándose de la fuente de ultrasonidos. La ecografía Doppler analiza las ondas ecográficas dispersas generadas por células sanguíneas en movimiento.

**G.** Se producen **artefactos** en las imágenes ecográficas cuando hay procesos físicos que alteran el haz ultrasónico de un modo no previsto por las suposiciones básicas que el técnico establece acerca del haz. Es importante entender cuándo se transgreden estas suposiciones, para no interpretar erróneamente los artefactos como hallazgos.

**1. Suposiciones básicas**
   **a.** Las ondas sónicas se desplazan en línea recta.
   **b.** Se producen reflexiones de estructuras a lo largo del eje central del haz.
   **c.** La intensidad de la reflexión corresponde a la potencia de dispersión del reflector.
   **d.** El sonido se desplaza exactamente a 1 540 m/s.
   **e.** El sonido se desplaza directamente hacia el reflector y hacia atrás.

**2. Tipos de artefactos**
   **a.** La **reverberación** se produce cuando las ondas sónicas rebotan de un lado a otro entre dos planos tisulares antes de regresar al receptor. Aparecen artefactos de reverberación en forma de múltiples líneas igualmente espaciadas. Estos artefactos pueden disminuirse modificando el ángulo de la sonda ecográfica.
   **b.** El **reflejo acústico posterior** se produce cuando un objeto vibra con una frecuencia de resonancia característica, produciendo un haz ecogénico por detrás del objeto.
   **c. Imagen en espejo.** Las superficies lisas que son potentes reflectores pueden reflejar el haz ultrasónico sobre otra superficie. Cuando este haz reflejado vuelve a la sonda, produce una copia de la imagen especular (un artefacto de imagen en espejo) del potente reflector en la imagen. Este artefacto lo produce con frecuencia el diafragma (fig. 3-1).

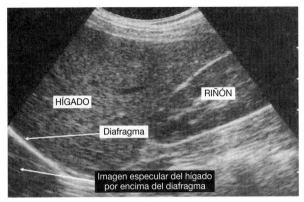

**FIGURA 3-1.** Imagen ecográfica normal de la bolsa de Morrison. Por encima del diafragma hiperecoico, puede verse un artefacto de imagen en espejo del hígado. (Cortesía de MGH Division of Emergency Ultrasound.)

    **d.** El **artefacto de refuerzo** es la luminosidad que se produce profundamente con respecto a una estructura con escasa atenuación. Por ejemplo, el haz ultrasónico se desplazará a través de la vesícula llena de líquido con más facilidad que a través del tejido hepático adyacente. Debido a ello, una mayor parte del haz ultrasónico alcanzará el tejido situado profundamente con respecto a la vesícula, haciendo que este tejido aparezca anormalmente brillante.

    **e.** El **artefacto de atenuación (o sombra acústica)** es lo contrario al artefacto de refuerzo. El tejido más profundo con respecto a objetos con una intensa atenuación aparece anormalmente oscuro. Es frecuente observar este artefacto de atenuación en profundidad con respecto a litiasis biliares.

**III. Ecografía torácica**

  **A. Sensibilidad/especificidad.** La ecografía torácica proporciona una especificidad y sensibilidad mejores que la exploración física, la auscultación y la radiografía simple cuando se está evaluando la posible presencia de un neumotórax o un derrame pleural, sin someter al paciente a los inconvenientes de la TC (difícil acceso, necesidad de radiación, traslado del paciente y administración de contraste).

  **B. Exploración torácica normal.** En un estudio ecográfico normal del tórax, la aposición de la pleura parietal y visceral produce una banda hiperecoica que el parénquima pulmonar desliza por debajo. Esto da lugar al **«signo del pulmón deslizante»**, así como a artefactos específicos en **«cola de cometa»**, que son indicadores de un parénquima pulmonar normal. Ante una patología torácica, estos hallazgos normales de artefactos se interrumpen.

  **C. Hallazgos ecográficos específicos en las afecciones torácicas**

    **1. Neumotórax.** Cuando existe un neumotórax, la interfaz pleura parietal-pleura visceral se sustituye por una interfaz pleura parietal-aire. Esto produce un artefacto de reverberación horizontal de la pared torácica, y la eliminación del deslizamiento pulmonar y de los artefactos pulmonares normales. La ausencia de deslizamiento pulmonar es habitual en los pacientes en estado grave, pero tiene una sensibilidad casi del 100 % para el neumotórax. Los artefactos de reverberación horizontal en ausencia de deslizamiento pulmonar tienen una especificidad del 96,5 % para diagnosticar un neumotórax. La presencia de deslizamiento pulmonar o artefactos en cola de cometa proporciona un valor predictivo negativo del 100 % para el neumotórax. Es un método bastante superior a la radiografía simple para detectar un neumotórax.

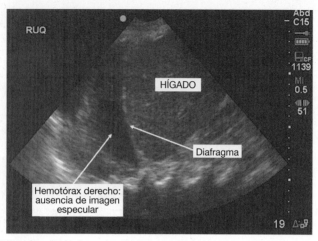

**FIGURA 3-2.** Hemotórax. Por encima del diafragma hiperecoico puede verse una área hipoecoica, y no existe artefacto de imagen especular del hígado. Compárese con la figura 3-1. (Cortesía de MGH Division of Emergency Ultrasound.)

2. Los **derrames pleurales** pueden observarse como áreas hipoecoicas limitadas por la pared torácica, el parénquima pulmonar y el diafragma. La ecogenicidad del líquido del derrame pleural viene determinada por su composición. Los trasudados no presentan ecos. Los exudados, el hemotórax y el empiema suelen ser ecoicos y loculados (fig. 3-2). La ecografía es superior a la radiografía de tórax para detectar derrames pleurales (precisión global del 93,6 %).

3. **Otras afecciones torácicas.** Se ha documentado el uso de la ecografía torácica para evaluar el parénquima pulmonar, buscando la presencia de **consolidación, atelectasia, edema** y **abscesos pulmonares.** Cualquier proceso que disminuya la aireación pulmonar permite una mayor penetración del haz ultrasónico y aumenta la visualización de la estructura parenquimatosa.

## IV. Evaluación hemodinámica

A. **Ecocardiografía dirigida a un objetivo.** En los pacientes en estado grave, es frecuente la inestabilidad hemodinámica, y la rápida evaluación y optimización son vitales para la asistencia y la supervivencia del paciente. Los controles tradicionales de parámetros hemodinámicos (p. ej., exploración física, catéteres venoso central y en la arteria pulmonar) ofrecen una utilidad y seguridad cuestionables. La ecocardiografía permite realizar un diagnóstico rápido, fiable, preciso y no invasivo de diversas patologías cardiovasculares. La ecocardiografía que realiza el médico junto al lecho del paciente no pretende sustituir a la evaluación ecocardiográfica exhaustiva. Sin embargo, en múltiples estudios se ha demostrado la capacidad de los ecografistas principiantes para dar respuesta a cuestiones hemodinámicas clínicas sencillas mediante el uso de la ecocardiografía y la ecografía limitadas junto al enfermo tras una formación de 8 h o menos. Cuando se utiliza como una ampliación de la exploración física, la ecocardiografía dirigida al objetivo junto al paciente identifica la mayoría de las causas cardíacas de shock, y proporciona información valiosa que influirá en el tratamiento en el 63 % de los casos.

B. **Identificación de la etiología de la inestabilidad hemodinámica**

1. **Evaluación de la fracción de eyección**

a. La **fracción de eyección del ventrículo izquierdo (VI)** puede evaluarse desde el punto de vista cualitativo tan sólo mediante la inspección visual de las imágenes ecocardiográficas. Una disminución de la fracción de eyección del VI puede sugerir isquemia cardíaca o miocardiopatía.

b. El **tamaño y la función del ventrículo derecho (VD)** suele evaluarse por comparación con el VI y el estudio del tabique interventricular. El VD debe tener un tamaño inferior a la mitad del tamaño del VI. La hipocinesia o la dilatación del VD pueden deberse a embolia pulmonar (EP), síndrome de distrés respiratorio agudo, presión teleespiratoria positiva excesiva, aumento de la resistencia vascular pulmonar o isquemia del VD. La disfunción regional aguda de la pared del VD tiene una sensibilidad del 77 % y una especificidad del 94 % para el diagnóstico de EP. Los signos de cardiopatía pulmonar aguda (*cor pulmonale* agudo) en el contexto de una EP se asocian a una mayor mortalidad, lo que puede tener consecuencias pronósticas y terapéuticas.

2. **Derrame y taponamiento pericárdicos.** El rápido diagnóstico y tratamiento del taponamiento cardíaco es vital tanto en los pacientes de traumatología como en los que no lo son. Existen signos de taponamiento en la exploración física en un número reducido de pacientes, mientras que el diagnóstico ecocardiográfico de taponamiento cardíaco tiene una sensibilidad próxima al 100 %, incluso en las manos de ecografistas no cardiólogos. Puede observarse la presencia de líquido, sangre o pus pericárdico en las imágenes subcostal (fig. 3-3) o paraesternal, y el colapso diastólico de la pared libre ventricular o auricular derecha es compatible con la fisiología del taponamiento. La ecocardiografía también facilita la realización de una pericardiocentesis de un modo eficaz y seguro.

3. **Evaluación de la situación volumétrica.** Tanto la ecografía como la ecocardiografía proporcionan información sobre la situación volumétrica del paciente.

   a. **Ecocardiografía.** La obliteración sistólica de la cavidad ventricular izquierda durante una exploración ecocardiográfica es un signo de hipovolemia grave.

   b. **Ecografía.** Normalmente, la vena cava inferior (VCI) se estrecha durante la inspiración y se distiende con la espiración. Sin embargo, cuando la presión venosa aumenta, la VCI se distiende y la variación cíclica normal de su diámetro se pierde. Debido a ello, **el diámetro y la capacidad de colapsarse de la VCI** pueden ser un sustituto no invasivo para la presión venosa central (PVC). Una VCI que se colapsa con la respiración sugiere una disminución de la precarga (PVC 0-5). Una VCI de tamaño normal con una disminución del diámetro de

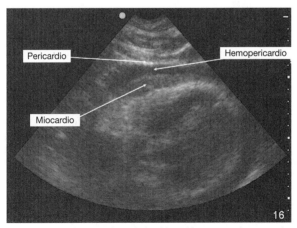

**FIGURA 3-3.** Incluso en esta imagen subcostal obtenida rápidamente en el contexto de urgencias traumatológicas, puede observarse un derrame pericárdico como una banda hipoecoica entre el miocardio y el pericardio.

más del 50% durante la respiración se corresponde con una PVC de 5-10. Una VCI de tamaño normal con una disminución del diámetro de menos del 50% durante la respiración se corresponde con una PVC de 10-15. Una VCI dilatada (> 2 cm) con escasa o ninguna variación del diámetro con la respiración sugiere una PVC > 15. Los estudios sugieren que un valor límite de más del 12% al 18% de variación del diámetro de la VCI con la ventilación mecánica identifica a la mayoría de los pacientes que son sensibles al volumen. Además, la ausencia de dilatación de la VCI tras la reanimación con líquidos puede sugerir una hemorragia progresiva en los pacientes traumáticos.

**4. Otras causas** de inestabilidad hemodinámica, como el neumotórax a tensión, los orígenes intraabdominal e intratorácico de la hemorragia y las fuentes infecciosas, también pueden diagnosticarse con la ecografía de diagnóstico inmediato junto al paciente. Estas aplicaciones ecográficas se exponen en otros apartados de este capítulo.

**C. Ecocardiografía avanzada**

**1. Ecocardiografía transtorácica avanzada.** Los ecografistas con más experiencia pueden utilizar la ecocardiografía para evaluar la función valvular, para controlar el área y el volumen telediastólicos del VI para optimizar la precarga, para medir el volumen sistólico y el gasto cardíaco mediante la técnica Doppler, para evaluar la disfunción diastólica utilizando patrones de onda de flujo transmitral y transpulmonar, y para diagnosticar la permeabilidad del agujero oval, las alteraciones sutiles del movimiento de la pared y la hipertensión pulmonar.

**2.** La **ecocardiografía transesofágica (ETE)** proporciona un nivel de detalle incluso mayor de la estructura y la función cardíacas. Además, la ETE permite obtener imágenes de estructuras que no pueden visualizarse con la ecocardiografía transtorácica, y en pacientes en los que no pueden obtenerse ventanas ecográficas transtorácicas adecuadas (obesidad importante, EPOC [enfermedad pulmonar obstructiva crónica], vendajes, PTEP [presión teleespiratoria positiva] elevada). Sin embargo, para realizar e interpretar la ETE se necesita una intensa formación y una experiencia que va más allá de la necesaria para realizar la ecocardiografía transtorácica limitada y dirigida a un objetivo junto al lecho del paciente.

**V. Ecografía abdominal y retroperitoneal**

**A. Evaluación ecográfica focalizada para traumatismos (FAST,** *focused assessment with sonography for trauma*). La **hemorragia** es la causa principal de una **muerte traumática potencialmente previsible.** Por esta razón, los traumatólogos han buscado métodos **rápidos** y **precisos** para identificar los orígenes de la hemorragia en los pacientes de traumatología, en un esfuerzo por aplicar el tratamiento con mayor rapidez. El método FAST es uno de ellos.

**1. El método FAST supone el estudio ecográfico en tiempo real de:**

   **a. Pericardio.**

   **b. Espacio esplénico** (fig. 3-4).

   **c. Espacio perihepático** (bolsa de Morrison).

   **d. Espacio pélvico** (saco de Douglas).

   **e. Algunos autores** también recomiendan **imágenes supradiafragmáticas.**

**2. El objetivo del estudio FAST** (v. también cap. 9) **es identificar hemorragias importantes** que pueden tratarse rápidamente, no buscar una lesión orgánica. Un resultado positivo en la exploración FAST puede sugerir la necesidad de realizar una laparotomía, mientras que un resultado negativo o mínimamente positivo en un paciente hipotenso de traumatología lleva al médico a buscar otras fuentes importantes de hemorragia.

**3.** El método FAST es preciso y rápido en manos de los cirujanos y radiólogos.

**4.** El uso del método FAST en el servicio de urgencias **acorta el tiempo hasta la intervención quirúrgica** y **disminuye la estancia hospitalaria, los índices de aparición de complicaciones y el coste sanitario.**

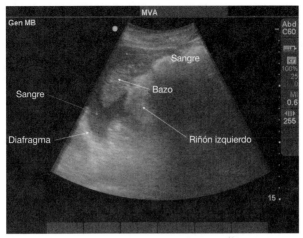

**FIGURA 3-4.** Esta exploración FAST del espacio periesplénico muestra un hemoperitoneo importante e indica la necesidad de realizar una laparotomía urgente.

5. **El método FAST ha llegado a ser actualmente un método de referencia en la asistencia** a la hora de evaluar al paciente de traumatología, y ha sustituido considerablemente al lavado peritoneal diagnóstico para la detección de un hemoperitoneo significativo.

B. **Ecografía hepatobiliar.** La evaluación ecográfica **hepática** puede demostrar la presencia de una afección parenquimatosa difusa, masas, abscesos, quistes, congestión, laceraciones y ascitis. La trombosis de la vena porta puede contribuir a la hemorragia por varices. Con el estudio del **sistema biliar,** es posible diagnosticar colelitiasis y pólipos biliares, sugerir colecistitis (si existe aumento de grosor de la pared de la vesícula biliar, signo ecográfico de Murphy, líquido pericolecístico y otros signos) y demostrar dilatación de los conductos biliares. La localización del **páncreas** puede dificultar su visualización mediante la ecografía. Sin embargo, en la pancreatitis grave, puede llegar a verse inflamación y absceso pancreáticos, y observarse líquido libre tras la rotura de un seudoquiste.

C. **Ecografía gastrointestinal.** La ecografía es un método más preciso que la radiografía simple para detectar aire intraperitoneal libre (sensibilidad del 93 % frente al 79 %). El **aire libre** se observa como un área ecogénica que produce artefacto de reverberación posterior. También se ha indicado ecografía para evaluar el **estado posprandial.**

D. La **ecografía esplénica** puede demostrar la presencia de infartos, hematomas y abscesos esplénicos, así como esplenomegalia. La afectación de la arteria o la vena esplénica por pancreatitis es un hallazgo importante.

E. **Ecografía genitourinaria.** La exploración ecográfica de los **riñones** y la **vejiga** puede mostrar una vejiga distendida o hidronefrosis, lo que sugiere una causa posrenal de insuficiencia renal. La ecografía Doppler puede demostrar un flujo deficiente en la **arteria** o la **vena renal.** En la exploración ecográfica, también pueden observarse abscesos y masas renales y perirrenales, así como algunas lesiones renales traumáticas. Realizar un estudio volumétrico vesical antes de la recogida transuretral de orina mejora el índice de éxito del primer intento.

VI. **Procedimientos bajo guía ecográfica.** En los pacientes en estado grave es habitual la necesidad de un acceso vascular y otros procedimientos. Tradicionalmente, la mayoría de los procedimientos se han realizado mediante técnicas basadas en la palpación y en la localización de puntos o señales. Estas técnicas son imperfectas en el mejor de los casos, y los problemas adicionales de la UCI (p. ej., dificultad para colocar al paciente, dependencia de un respirador, coagulopatías y antecedentes de acceso vascular previo) aumentan tanto los riesgos de los procedimientos como las posibilidades de que estos fracasen. **La guía o dirección ecográfica puede mejorar la eficacia y la seguridad de muchos de los procedimientos de diagnóstico inmediato realizados en la UCI junto al lecho del paciente.**

A. **Inserción de una vía venosa central.** Múltiples estudios clínicos aleatorizados y dos metaanálisis han demostrado que es más seguro, rápido y eficaz insertar una vía venosa central bajo guía ecográfica, en comparación con las técnicas tradicionales basadas en la localización de señales. En estos estudios, se han evaluado una serie de contextos prácticos y técnicos con diversos niveles de experiencia. Existen datos sobre las ventajas de colocarla en la vena yugular interna (figs. 3-5 y 3-6), en la subclavia y en la femoral, aunque son más exhaustivos los estudios sobre la ubicación en la vena yugular interna. Estos datos han llevado a varios organismos que certifican la inocuidad y calidad a recomendar la inserción de la vía de acceso venoso central bajo guía ecográfica. **La técnica es el método habitual y de referencia actual en muchos hospitales.**

B. **Inserción de una vía arterial.** Al comparar con la técnica por palpación, la colocación de una vía arterial bajo guía ecográfica disminuye el tiempo del procedimiento, mejora el índice de éxito del primer intento y disminuye tanto el número de puntos necesarios como la incidencia de aparición de hematomas.

C. **Canulación intravenosa periférica.** La guía ecográfica puede facilitar la colocación de vías periféricas en pacientes con un acceso intravenoso difícil.

D. **Toracocentesis.** La toracocentesis y la colocación de una sonda pleural bajo guía ecográfica son métodos que han sido bien descritos. La guía ecográfica aumenta la seguridad y la eficacia de estos procedimientos, especialmente cuando existen derrames pequeños o loculados.

E. **Pericardiocentesis.** La guía ecográfica mejora la seguridad y la eficacia de la pericardiocentesis.

F. **Procedimientos intraabdominales.** Las enfermedades graves se complican con frecuencia con la aparición de sepsis intraabdominal y la producción de ascitis. Se ha descrito la seguridad y la eficacia de diversos procedimientos abdominales bajo guía ecográfica (entre ellos, **paracentesis, colocación de un tubo de colecistostomía, colocación de un tubo de nefrostomía percutánea y drenaje de abscesos subfrénicos, hepáticos, renales, abdominales, pélvicos y pancreáticos**). La visualización directa durante el procedimiento reduce el riesgo de lesionar estructuras vecinas, como el diafragma, el hígado, el bazo, los riñones, el intestino y las arterias epigástricas. También se ha explicado cómo **colocar una sonda nasogástrica** bajo guía ecográfica. Sin embargo, son muchos los intensivistas que no están preparados para llevar a cabo estos procedimientos.

**VII. Nuevas aplicaciones ecográficas**

A. La ecografía **Doppler transcraneal (DTC)** es una herramienta útil y en desarrollo dentro de los cuidados intensivos neurológicos. Puede sugerir la presencia de **vasoespasmo** en pacientes que han sufrido una hemorragia subaracnoidea. Además, se han descrito los hallazgos de la DTC en la **muerte cerebral**, y se han desarrollado métodos de DTC para determinar la **presión intracraneal**, la **presión de perfusión cerebral** y la **reactividad/autorregulación de los vasos intracraneales ante el $CO_2$**. Estos métodos pueden ayudar en el tratamiento de los pacientes con **lesión cerebral traumática**, así como proporcionar información sobre el pronóstico.

B. **Control de la vía aérea**

1. Determinar la grasa de la parte anterior del cuello **antes de intubar** constituye un mejor factor de predicción de intubación dificultosa que el índice de masa corporal, y la visualización ecográfica del desplazamiento diafragmático antes de la extubación puede predecir un fracaso de esta última.

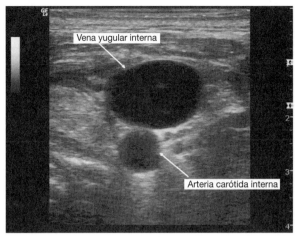

**FIGURA 3-5.**   Una imagen transversa de la vena yugular interna derecha y de la arteria carótida interna permite identificar tanto una vena permeable como la relación entre la vena y la arteria.

2. **Intubación/traqueostomía.** El bloqueo del nervio laríngeo superior bajo guía ecográfica puede ayudar a la intubación del paciente que permanece despierto. La ecografía, junto con la broncoscopia, aumenta la seguridad de la traqueostomía percutánea junto al lecho del paciente, ya que permite visualizar las venas pretraqueales, los anillos traqueales y la posición del tubo endotraqueal en la tráquea.

3. La visualización **tras la intubación** de movimientos diafragmáticos y pleurales bilaterales verifica la colocación del tubo endotraqueal y descarta la intubación endobronquial. Esta evaluación también sirve de ayuda para comprobar el aislamiento pulmonar durante la colocación de un tubo de doble luz. La me-

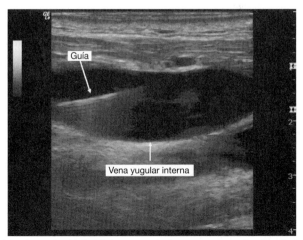

**FIGURA 3-6.**   Imagen longitudinal de la vena yugular interna que muestra la colocación intravenosa de la guía.

dición ecográfica de la anchura traqueal predice el tamaño adecuado del tubo de doble luz.

**C. Búsqueda de un origen infeccioso.** Además de contribuir al diagnóstico de neumonía, empiema pleural, empiema pericárdico e infección intraabdominal, como se comentó anteriormente, la ecografía permite identificar otras fuentes de infección. Se ha demostrado que la exploración ecográfica corporal completa del enfermo grave conduce a un cambio terapéutico en el 22 % de los casos. La mayoría de las variaciones terapéuticas se debieron a la identificación de una fuente de infección.

1. La **exploración ecográfica de la piel y los tejidos blandos** es un instrumento de cribado de infección cutánea necrosante, retención de un cuerpo extraño e infección de tejidos blandos. Es superior a la evaluación clínica a la hora de diferenciar la celulitis del absceso en los tejidos profundos, y puede ser de ayuda en la eliminación de un cuerpo extraño y el drenaje de un absceso.

2. La **sinusitis** puede diagnosticarse mediante ecografía.

3. Los **derrames articulares sépticos** pueden visualizarse y drenarse con ayuda ecográfica.

**D.** La **ecografía también se usa** para: dirigir los bloqueos nerviosos en el control del dolor perioperatorio o peritraumatológico; diagnosticar la disección aórtica, la trombosis venosa, la tromboflebitis y el seudoaneurisma; colocar filtros en la VCI junto al lecho del paciente; diagnosticar la dehiscencia fascial; detectar el movimiento cardíaco en caso de parada cardíaca con actividad eléctrica sin pulso, y diagnosticar fracturas esternales, de huesos largos y otras fracturas.

**VIII. El futuro de la ecografía en la UCI.** La ecografía realizada junto al lecho del paciente se adapta bien al entorno de la UCI. Es un complemento focalizado y valioso de la exploración física, al mismo tiempo que es rápido, seguro, preciso, disponible y repetible. También mejora la seguridad y la eficacia en muchas intervenciones terapéuticas. A pesar de que todavía existen algunos obstáculos, es un método que cada vez se utiliza más, y continuamente se están documentando nuevas aplicaciones. Con el tiempo, la ecografía llegará a ser una herramienta «de bolsillo» que se utilizará en todas las exploraciones físicas. En un paciente hipotenso, se evaluará rápidamente si existe hipovolemia, neumotórax a tensión, alteraciones del movimiento de las paredes miocárdicas o derrame pericárdico. Se estudiará al paciente con sepsis, buscando el foco séptico, y en el paciente en el que aparezca una insuficiencia renal se buscarán signos de etiologías prerrenal y posrenal. A medida que aumente el número de usos diagnósticos y terapéuticos de la ecografía realizada junto al lecho del paciente, es probable que su papel se amplíe hasta que este tipo de exploración ecográfica llegue a formar parte de los cuidados diarios en todas las UCI.

### Bibliografía recomendada

Abboud PAC, Kendall JL. Ultrasound guidance for vascular access. *Emerg Med Clin N Am* 2004;22: 749–773.

Aldrich JE. Basic physics of ultrasound imaging. *Crit Care Med* 2007;35:S131–S137.

Arbelot C, Ferrari F, et al. Lung ultrasound in acute respiratory distress syndrome and acute lung injury. *Curr Opin Crit Care* 2008;14:70–74.

Beaulieu Y. Bedside echocardiography in the assessment of the critically ill. *Crit Care Med* 2007;35: S235–S249.

Beaulieu Y, Marik PE. Bedside ultrasonography in the ICU: part 1. *Chest* 2005;128:881–895.

Beaulieu Y, Marik PE. Bedside ultrasonography in the ICU: part 2. *Chest* 2005;128:1766–1781.

Beckh S, Bölcskei PL, Lessnau KD. Real-time chest ultrasonography: a comprehensive review for the pulmonologist. *Chest* 2002;122:1759–1773.

Bouhemad B, Zhang M, et al. Clinical review: bedside lung ultrasound in critical care practice. *Crit Care* 2007;11:205–213.

Feissel M, Michard F, et al. The respiratory variation in inferior vena cava diameter as a guide to fluid therapy. *Intensive Care Med* 2004;30:1834–1837.

Feller-Kopman D. Ultrasound-guided internal jugular access: a proposed standardized approach and implications for training and practice. *Chest* 2007;132:302–309.

Hudson PA, Promes SB. Abdominal ultrasonography. *Emerg Med Clin North Am* 1997;15:825–848.

Kirkpatrick AW. Clinician-performed focused sonography for the resuscitation of trauma. *Crit Care Med* 2007;35:S162–S172.

Lawrence JP. Physics and instrumentation of ultrasound. *Crit Care Med* 2007;35:S314–S322.

Lichtenstein DA. Ultrasound in the management of thoracic disease. *Crit Care Med* 2007;35: S250–S261.

Maecken T, Grau T. Ultrasound imaging in vascular access. *Crit Care Med* 2007;35:S178–S185.

Nicolaou S, Talsky A, et al. Ultrasound-guided interventional radiology in critical care. *Crit Care Med* 2007;35:S186–S197.

Ract C, Le Moigno S, et al. Transcranial Doppler ultrasound goal-directed therapy for the early management of severe traumatic brain injury. *Intensive Care Med* 2007;33:645–651.

Rose JS. Ultrasound in abdominal trauma. *Emerg Med Clin North Am* 2004;22:581–599.

Rozycki G, Ochsner MG, et al. A prospective study of surgeon performed ultrasound as the primary adjuvant modality for injured patient assessment. *J Trauma* 1995;39:492–500.

Saqqur M, Zygun D, Demchuk A. Role of transcranial Doppler in neurocritical care. *Crit Care Med* 2007;35:S216–S223.

Shiver S, Blaivas M, Lyon M. A prospective comparison of ultrasound-guided and blindly placed radial arterial catheters. *Acad Emerg Med* 2006;13:1275–1279.

Šustić A. Role of ultrasound in the airway management of critically ill patients. *Crit Care Med* 2007;35:S173–S177.

Tibbles CD, Porcaro W. Procedural applications of ultrasound. *Emerg Med Clin North Am* 2004;22:797–815.

Wang HP, Chen SC. Upper abdominal ultrasound in the critically ill. *Crit Care Med* 2007;35:S208–S215.

Yanagawa Y, Sakamoto T, et al. Hypovolemic shock evaluated by sonographic measurement of the inferior vena cava during resuscitation in trauma patients. *J Trauma* 2007;63:1245–1248.

# Control de las vías respiratorias

*Jonathan Charnin, Robert Goulet y Richard Pino*

La intubación endotraqueal está indicada para tratar la insuficiencia respiratoria, ya que mejora el intercambio gaseoso y proporciona una vía aérea permeable cuando los pacientes tienen riesgo de aspiración, cuando es difícil mantener la vía aérea con una mascarilla y cuando se necesita ventilación mecánica prolongada. En este capítulo se habla de la evaluación de la vía respiratoria, de las técnicas para la intubación endotraqueal y de cómo tratar la vía aérea con instrumentación crónica.

## I. Indicaciones para la intubación endotraqueal

**A.** La **función respiratoria normal** necesita una vía respiratoria permeable, un impulso respiratorio adecuado, una competencia neuromuscular, una anatomía torácica intacta, un parénquima pulmonar normal, y la capacidad para toser, suspirar y defenderse frente a la aspiración. Las alteraciones de estos parámetros, por separado o en combinación, pueden hacer necesaria la intubación endotraqueal y el soporte ventilatorio.

**B. Intubación endotraqueal**

**1.** Proporciona un método para acoplar los pulmones a los respiradores mecánicos que aplican presiones positivas a la vía respiratoria para mejorar el intercambio gaseoso y tratar la insuficiencia respiratoria.

**2.** Proporciona una protección relativa frente a la aspiración pulmonar, aunque pueden producirse microaspiraciones alrededor del manguito del tubo endotraqueal (TET).

**3.** Mantiene un conducto permeable para el intercambio gaseoso respiratorio.

**4.** Estabiliza una vía para la eliminación de las secreciones respiratorias.

## II. Evaluación de la vía respiratoria. Es esencial realizar una evaluación sistemática de la necesidad de la intubación traqueal. La necesidad de intubar puede ser inmediata (p. ej., parada cardiorrespiratoria), incipiente (p. ej., insuficiencia respiratoria inminente) o urgente (p. ej., disminución del nivel de consciencia con control inadecuado de la vía respiratoria).

**A. Si la reanimación cardiopulmonar está en marcha**, se necesita ventilación con ambú con oxígeno al 100 %, seguida de intubación. Por lo demás, se realizará una evaluación rápida para determinar la necesidad de la intubación.

**B. Aplicación de oxígeno mediante mascarilla.** La posible mejoría de la oxigenación sistémica con oxígeno complementario puede proporcionar más tiempo para evaluar al paciente y considerar las opciones.

**C. Evaluación del nivel de consciencia.** La obnubilación, el estupor o el coma pueden tener un origen respiratorio (p. ej., hipoxemia o hipercapnia), o ser de etiología metabólica, farmacológica y neurológica. La disminución del nivel de consciencia puede causar obstrucción de la vía respiratoria, aspiración pulmonar, atelectasia y neumonía. La ausencia del reflejo nauseoso o la incapacidad para mantener una vía aérea adecuada pueden indicar la necesidad de la intubación.

**D. Piel.** Cuando la desoxihemoglobina es de al menos 5 g/dl, se produce cianosis. En la anemia, la cianosis puede faltar a pesar de la baja saturación de oxígeno, a diferencia de lo que sucede en la policitemia, en la que pequeños descensos de la saturación de oxígeno pueden manifestarse en forma de cianosis. La piel fría y sudorosa sugiere la existencia de un estrés vegetativo intenso o una insuficiencia circulatoria.

**E. Respiración**

**1.** Hay que observar los esfuerzos respiratorios, prestando especial atención a la frecuencia y la profundidad de los movimientos torácicos. Las **respiraciones profundas y lentas** (< 10/min) sugieren un efecto opioide o un trastorno del sistema nervioso central (SNC). La **taquipnea** (> 35/min) es un hallazgo inespecífico que se observa en trastornos que producen una disminución de la distensibilidad del aparato respiratorio (p. ej., edema pulmonar, consolidación, síndrome de distrés respiratorio agudo) o aumento de la carga respiratoria (p. ej., aumento del espacio muerto, fiebre). Es un hallazgo frecuente en la embolia pulmonar y con la fatiga de la musculatura respiratoria.

**2.** En la **evaluación de la obstrucción de las vías respiratorias superiores,** se incluyen indicadores visuales (retracción laríngea, retracción de la pared torácica, descoordinación entre el tórax y el abdomen), táctiles (percepción de flujo aéreo al colocar la mano frente a la boca y la nariz del paciente, posición de la tráquea en el cuello) y auscultatorios (estridor, ausencia de ruidos respiratorios) de obstrucción parcial o completa. Si no existen afecciones coincidentes (p. ej., lesión de la columna cervical), y dependiendo de la etiología de la obstrucción (p. ej., depresión del estado mental), la obstrucción puede aliviarse extendiendo la cabeza a nivel de la articulación atlantooccipital, elevando la barbilla, empujando la mandíbula, y/o insertando una vía aérea bucal o nasal antes de la intubación (v. más adelante).

**3. Se observarán los movimientos respiratorios** para determinar la simetría, la cronología y la coordinación. Un neumotórax, la rigidez muscular antiálgica o una gran obstrucción bronquial pueden causar asimetría de un lado con respecto al otro. Los tiempos inspiratorios prolongados sugieren obstrucción de la vía respiratoria superior u otra obstrucción extratorácica; una espiración prolongada indica obstrucción intratorácica, broncoespasmo o ambas cosas. Los esfuerzos respiratorios discordantes o la utilización de músculos accesorios sugieren debilidad o cansancio de los músculos respiratorios. Las pausas inspiratoria y espiratoria prolongadas (p. ej., respiración de Cheyne-Stokes o apnéusica) se deben a alteraciones del tronco encefálico o metabólicas, así como a fármacos depresores.

**4.** Hay que **auscultar** el tórax para detectar ruidos respiratorios simétricos, broncoespasmo, roncus o estertores que sugieran la presencia de secreciones o edema pulmonar.

**5.** La **pulsioximetría** contribuye a valorar la idoneidad de la oxigenación.

**F.** La **etiología de la insuficiencia respiratoria** suele ser evidente. Las causas fácilmente reversibles pueden plantearse antes de la intubación. La resolución a tiempo de la depresión respiratoria inducida por opioides o benzodiazepinas, el bloqueo neuromuscular farmacológico residual, el neumotórax, el edema pulmonar agudo o el tapón de moco de la vía respiratoria, puede evitar la necesidad de la intubación. La **ventilación no invasiva** para evitar la intubación puede ser útil durante el tratamiento de los pacientes con causas reversibles de insuficiencia respiratoria.

**G.** La **gasometría arterial** y el pH ayudarán a medir la gravedad de la enfermedad, a documentar las variaciones que se producen en la afección a lo largo del tiempo y a evaluar la eficacia de las intervenciones. El uso de la gasometría no debe sustituir a la evaluación clínica del paciente ni retrasar las intervenciones necesarias.

## III. Preparación para la intubación endotraqueal

**A.** Una **anamnesis** y una **exploración física dirigidas,** que pueden realizarse rápidamente mientras se prepara el equipo necesario para la intubación (v. más adelante), comprenderán:

**1. Evaluación de la anatomía de las vías respiratorias.** La presencia de una mandíbula retirada (micrognatia), orofaringe pequeña, incisivos superiores que so-

bresalen, y un cuello corto, musculoso y ancho, se asocia a una posible dificultad a la hora de realizar la laringoscopia y la intubación. La inmovilidad de la
columna cervical o de la articulación temporomandibular (ATM) puede dificultar la visualización de la glotis. La dificultad para subluxar la ATM puede
observarse en pacientes con diabetes mellitus. Si se reconocen, es posible emplear técnicas de intubación alternativas o adicionales (sección IV.G y siguientes). La **ventilación con mascarilla** será probablemente más difícil en pacientes
obesos, desdentados y con vello facial.

**2. Alergias a fármacos.**

**3. Evaluación del riesgo de aspiración,** que incluye el tiempo desde el último aporte
gástrico, traumatismos, vómitos recientes, hemorragia digestiva alta, hemoptisis, obstrucción intestinal, antecedentes de reflujo esofágico, obesidad mórbida y depresión del estado psíquico.

**4. Situación cardiovascular,** angina-isquemia, infarto, arritmias, insuficiencia cardíaca congestiva, aneurismas e hipertensión.

**5. Situación neurológica,** aumento de la presión intracraneal (PIC), síntomas de
isquemia, aneurisma y hemorragia intracraneal.

**6. Situación musculoesquelética,** inmovilidad o inestabilidad cervical y mandibular, trastornos neuromusculares (especialmente, lesiones recientes con denervación medular, lesiones recientes por aplastamiento y quemaduras).

**7. Estado de la coagulación,** recuento de plaquetas, tratamiento anticoagulante o
coagulopatía (en especial, si se prevé una intubación nasal).

**8. Problemas anteriores con la intubación,** como los antecedentes de estenosis pe-
riglótica o subglótica. Aun así, los antecedentes no son totalmente fiables, porque pueden haber intervenido otros muchos factores, como edema de la vía
respiratoria, traumatismos y hemoptisis.

**B. Método de intubación.** En una urgencia, las opciones vendrán limitadas por los requisitos de experiencia, oportunidad y disponibilidad del equipo especializado.
Las técnicas más útiles son:

**1. Intubación orotraqueal.** Se realiza con laringoscopia directa.

    **a.** Las **ventajas** de este método son la facilidad y el equipo mínimo necesario. Es
la técnica con la que suele estarse más familiarizado y permite la colocación
del TET mediante visualización directa.

    **b. Inconvenientes.** Para poder tener una visualización directa, es necesario que
la movilidad cervical y mandibular sea la adecuada. Suele necesitarse anestesia tópica, regional (bloqueo) o general.

**2. Intubación nasotraqueal.** La intubación puede realizarse a ciegas, guiada por
los ruidos respiratorios, o con visualización directa con laringoscopio o fibrobroncoscopio.

    **a. Ventajas.** La colocación a ciegas puede realizarse con una posición neutra de
la cabeza y el cuello sin anestesia general ni parálisis muscular. La intubación nasotraqueal puede realizarse cuando la vía oral es difícil o imposible
(un paciente con una apertura bucal limitada). La sonda nasal tampoco interfiere en la reparación quirúrgica de la mandíbula o la orofaringe.

    **b. Inconvenientes.** Es más difícil colocar el tubo con rapidez. Debe existir res-
piración espontánea para guiar el tubo en la colocación a ciegas. La colocación mediante visualización directa con el laringoscopio, con o sin las pinzas de Magill, tiene los mismos inconvenientes que el método de intubación
orotraqueal. El diámetro del tubo está limitado por el tamaño de la vía nasal.
Puede producirse una hemorragia nasal grave, y poner en peligro la vida del
paciente. Una vez colocado, el tubo introducido por vía nasal tiende a ablan-
darse y retorcerse en la nasofaringe, lo que puede aumentar la resistencia de
la vía respiratoria y dificultar el paso de un catéter de succión. La intubación
nasal está relativamente contraindicada cuando se sospecha la presencia de
lesión nasal, pólipos nasales, fractura de la base del cráneo, epistaxis, coagulopatía, anticoagulación o trombólisis sistémicas planificadas (paciente con

un infarto agudo de miocardio), o inmunodepresión. Con la intubación nasal, se producen con frecuencia otitis y sinusitis.

3. La **intubación con un fibroscopio flexible** puede utilizarse para intubaciones nasales u orales.

   a. **Ventajas.** Es muy útil en caso de que existan alteraciones anatómicas o en los pacientes que necesitan una estabilidad cefalocraneal máxima (fracturas cervicales inestables).

   b. **Inconvenientes.** Se necesita más habilidad que con otras técnicas. La intubación con un fibroscopio no es la técnica de elección para realizar una intubación urgente en pacientes apneicos. En aquellos con hemorragia de la vía respiratoria superior o vómitos, es difícil visualizar la anatomía hipofaríngea dadas las dificultades para eliminar las secreciones con el canal de succión del fibroscopio.

4. Los **laringoscopios de fibra óptica rígidos,** como los aparatos de Bullard, Woo o Upsher, utilizan un fibroscopio rígido o semirrígido para transmitir luz e imágenes de la vía respiratoria, que permiten la visualización de la laringe fijado a un laringoscopio diseñado para exponer la glotis al aparato de fibra óptica. Estos laringoscopios están diseñados para poder visualizar la glotis con una apertura bucal pequeña y con un movimiento limitado de la cabeza. Las sondas de fibra óptica maleables, como la Shikani Optical Stylet, pueden permitir la visualización a través del TET durante la intubación. Los videolaringoscopios utilizan una pequeña cámara de vídeo, colocada sobre una hoja del laringoscopio, para permitir la visualización de estructuras faríngeas y glóticas expuestas, así como estructuras anteriores a una imagen laringoscópica típica en un monitor de vídeo. Aunque se trata de técnicas útiles, el gasto de su adquisición suele impedir su amplia utilización en la práctica en situaciones no urgentes.

5. La **mascarilla laríngea** (*laryngeal mask airway,* **LMA**) es un elemento complementario importante para establecer una vía aérea de urgencia, sobre todo en los pacientes en quienes la ventilación con mascarilla es difícil o imposible, y la intubación endotraqueal tradicional no ha sido eficaz. Algunas LMA están especialmente diseñadas para permitir la intubación endotraqueal a su través, tras haberse establecido una vía aérea.

   a. **Ventajas.** La LMA es un método rápido y fiable para establecer una vía aérea cuando otros métodos han fracasado, y es la vía de último recurso de elección cuando han fracasado la ventilación con mascarilla y la intubación. Posteriormente, puede realizarse una intubación endotraqueal, colocando un TET a través de la luz de la LMA, con o sin la ayuda de un fibrobroncoscopio.

   b. **Inconvenientes.** La LMA no protege la vía respiratoria contra la aspiración del contenido gástrico. Si el paciente está despierto o agitado, es posible que no tolere la mascarilla.

6. Los **dispositivos de soporte de la vía respiratoria,** como las vías aéreas oral o nasofaríngea, no impiden la aspiración ni garantizan la permeabilidad continua de la vía aérea. En el mejor de los casos, se trata de medidas temporales.

## IV. Técnicas para el control de la vía respiratoria

A. **Hay que realizar una preparación completa para la intubación antes del primer intento.** El tiempo que se utiliza para establecer las mejores condiciones posibles para la intubación es un tiempo bien empleado. En la tabla 4-1 se muestra el equipo necesario para la intubación.

   1. En el **equipo esencial** se incluye una cánula de Yankauer, un laringoscopio con una hoja adecuada (generalmente, Macintosh 3 o Miller 2, para los adultos, y Miller 1 para los niños pequeños) y un TET de tamaño adecuado, con una sonda insertada y el manguito comprobado, inflándolo brevemente con unos 10 ml de aire.

2. **Se comprobará que se dispone de método de succión** (una cánula de Yankauer o un catéter de succión rígido) y **que funciona**.

3. El **tamaño adecuado** del TET dependerá de la edad del paciente, de la constitución corporal y de la indicación para la intubación. Un tubo endotraqueal de 7 mm es una opción correcta para la mayoría de las mujeres, y un TET de 8 mm lo es para la mayoría de los hombres. En la tabla 4-2 se muestran los tamaños de los tubos sugeridos para uso pediátrico. La ausencia de fugas de aire más allá del TET durante la ventilación con presión positiva con el manguito cerrado indica un encaje demasiado ajustado a nivel laríngeo o traqueal. En una intubación urgente, el uso de un tubo de un tamaño 0,5 mm menor de lo habitual facilitará la intubación.

4. **Colocación del paciente**

   a. En decúbito supino, los ejes faríngeo y laríngeo no están alineados, lo que hace que sea extremadamente difícil poder disponer de una buena visualización de la glotis durante la laringoscopia directa (fig. 4-1). La colocación del paciente en posición de «aspiración de aire», con la nuca elevada por mantas dobladas y la cabeza en extensión, alinea los ejes oral, faríngeo y laríngeo de forma que la vía desde los labios hasta la glotis es casi una línea recta.

   b. Se alejará la cama de la pared y se retirará la cabecera para poder acceder a la cabeza del paciente. Si la cabecera está fija, o en los pacientes con colocaciones inusuales o tracción, se desplazará al paciente diagonalmente en la cama para poder acceder a él y a la vía aérea. Se ajustará la altura de la cama, de modo que la cabeza del paciente se encuentre a nivel de la mitad del tórax del personal.

   c. El **paciente de traumatología** presenta problemas especiales. Se supone que todos los pacientes con traumatismo múltiple, lesión craneal o facial sufren

| **TABLA 4-1** Sugerencias para el contenido de los equipos de intubación urgente | |
|---|---|
| **Material** | **Fármacos** |
| Catéteres intravenosos (calibre 14-22) | Atropina |
| Hojas de laringoscopio: Macintosh 2, 3, 4; | *Cis*-atracurio |
| Miller 0, 1, 2, 3 | Efedrina |
| Tubos endotraqueales (diámetro interno | Epinefrina |
| de 3-8 mm) | Esmolol |
| Jeringas de 12 ml | Aerosol con anestésico tópico (lidocaína) |
| Pinzas Magill | Etomidato |
| Detectores colorimétricos de $CO_2$ espirado | Glucopirrolato |
| Vías aéreas nasales | Labetalol |
| Vías aéreas orales | Lidocaína (al 1 % y 4 %) |
| Esparadrapo | Lidocaína tópica |
| Cánulas de succión de Yankahuer | Midazolam |
| Cambiadores de tubos | Naloxona |
| Mandriles para guías | Aerosol de oximetazolina |
| Torundas de algodón | Pancuronio |
| Sondas nasogástricas | Fenilefrina |
| Ventilador a chorro | Aerosol de fenilefrina/lidocaína |
| | Propofol |
| | Propranolol |
| | Solución salina (suero fisiológico) |
| | Succinilcolina |
| | Surgilube |
| | Lidocaína viscosa |

**TABLA 4-2**   Tamaños de los tubos endotraqueales para niños

| Edad | Tamaño (mm) |
| --- | --- |
| Lactante prematuro | 2,5 |
| Lactante a término | 3 |
| 1-4 meses | 3,5 |
| 4 meses-1 año | 4 |
| 1,5-2 años | 4,5 |
| 2,5-3,5 años | 5 |
| 4-6 años | 5,5 |
| 7-8 años | 6-7 |

El tamaño del tubo debe adaptarse para proporcionar presiones de filtración (fuga) en la vía respiratoria inferiores a 25 cm $H_2O$; todos los tubos sin manguito.

una lesión de la columna cervical hasta que ésta se descarte mediante una evaluación completa. En estos casos, el movimiento excesivo de la columna puede causar o empeorar una lesión de la médula espinal. Durante las manipulaciones de la vía respiratoria, un ayudante deberá estabilizar la cabeza y el cuello del paciente en una posición neutra, manteniendo la estabilización cervical en línea. Obsérvese que **el mayor desplazamiento cervical parece producirse durante la ventilación con ambú y mascarilla,** y que la intubación orotraqueal no produce mayor desplazamiento cervical ni más secuelas neurológicas que la intubación nasotraqueal.

B. **Ventilación.** Debe ser asistida (o mantenida) y es preciso administrar oxígeno al 100% mediante ambú con válvula tan pronto como la vía aérea esté despejada. En el paciente obnubilado, la vía respiratoria puede abrirse con una ligera elevación de la barbilla, y se aplicará firmemente la mascarilla sobre la boca y la nariz del paciente.

1. Una **vía aérea orofaríngea (VAOF)** puede facilitar el establecimiento de una vía respiratoria permeable en el paciente obnubilado cuando la colocación adecuada de la cabeza junto con la elevación de la barbilla y el empuje mandibular no es eficaz. Los tamaños adecuados para los adultos son de 80 mm, 90 mm y 100 mm (tamaños 3, 4 y 5 de Guedel, respectivamente), que reflejan la longitud desde el borde hasta el extremo distal. El tamaño puede calcularse midiendo la VAOF desde el lóbulo de la oreja hasta el ángulo de los labios del paciente. El dispositivo suele insertarse normalmente con el extremo distal rotado hacia arriba a lo largo del paladar duro y, a continuación, rotado hacia abajo en la parte posterior de la faringe. Si no se coloca de forma adecuada, la VAOF puede obstruir la vía respiratoria empujando la lengua hacia atrás y presionando la epiglotis contra la abertura glótica. La VAOF puede inducir el vómito o el laringoespasmo en un paciente consciente o semiinconsciente.

2. Una **vía aérea nasofaríngea** deberá considerarse como un complemento de la ventilación con mascarilla en los pacientes que mantienen intactos los reflejos orofaríngeos, en pacientes ausentes pero obstruidos y en los que la apertura bucal es imposible. Los tamaños para los adultos oscilan entre 6 mm y 9 mm, cifra que indica el diámetro interno del tubo. Éste debe lubricarse bien e insertarse suavemente a través de la nariz, a lo largo del suelo de la cavidad nasal (paralelo al paladar duro) hasta que el reborde se sitúe contra los orificios nasales. La **coagulopatía** es una contraindicación relativa para su utilización, al igual que la presencia de una fractura de la base del cráneo (que afecte especialmente al hueso etmoides). Aunque el riesgo es menor que con la VAOF, también pueden producirse vómitos y laringoespasmo en algunos pacientes.

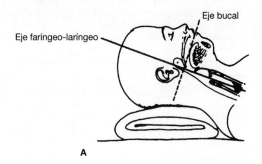

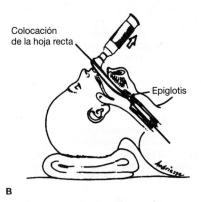

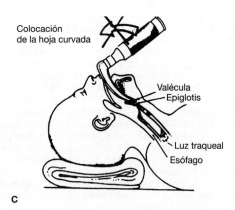

**FIGURA 4-1.** **A)** La «posición de inhalación» alinea los ejes bucal, faríngeo y laríngeo para visualizar la glotis durante la laringoscopia. **B)** El mango del laringoscopio debe inclinarse en la dirección de su eje longitudinal para poder ver la glotis. **C)** No debe utilizarse el laringoscopio como una palanca, para evitar lesionar los dientes y la cresta alveolar.

**C.** Antes de realizar la laringoscopia, deberá colocarse una **vía intravenosa** y demostrarse su buen funcionamiento. En los casos de parada cardíaca, en los que no es necesaria la administración de sedantes y agentes paralizantes, la intubación puede anteceder al establecimiento de una vía intravenosa adecuada.

**D.** La **monitorización durante la intubación** debe incluir el electrocardiograma continuo, la pulsioximetría y determinaciones frecuentes de la presión arterial. Si se dispone de ella, la capnografía continua es útil.

**E. Intubación orotraqueal**

   **1. El laringoscopio** está formado por un mango, que suele contener pilas para proporcionar luz, y una hoja de laringoscopio, que suele contener una bombilla en el tercio distal. Las hojas de laringoscopio Macintosh y Miller son las que se utilizan con más frecuencia.

     **a.** La **hoja de laringoscopio Macintosh** es curva, y la punta se inserta en la valécula (espacio entre la base de la lengua y la superficie faríngea de la epiglotis) (fig. 4-2). La presión contra el ligamento hioepiglótico eleva la epiglotis para exponer la laringe. La hoja Macintosh proporciona una buena visualización de la orofaringe y la hipofaringe, con lo que hay más espacio para el paso del TET y disminuye así el traumatismo epiglótico. Los tamaños varían desde el n.º 1 al n.º 4; la mayoría de los adultos necesitan una hoja Macintosh del n.º 3.

     **b.** La **hoja de laringoscopio Miller** es recta y se introduce de forma que la punta se localice por debajo de la superficie laríngea de la epiglotis. A continuación, se eleva la epiglotis para exponer las cuerdas vocales. Esta hoja permite exponer mejor la abertura glótica, pero proporciona una vía de paso

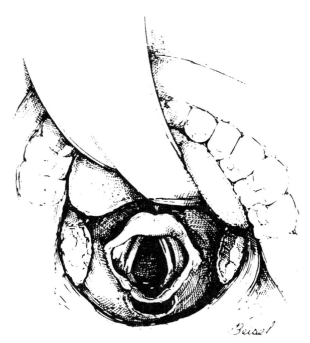

**FIGURA 4-2.**  Visualización de la glotis mediante laringoscopia directa con una hoja Macintosh. Obsérvese que la punta de la hoja se ha colocado en la valécula (la punta de la hoja de Miller se coloca bajo la epiglotis, elevándola para poder ver la glotis).

menor a través de la orofaringe y la hipofaringe. Los tamaños oscilan entre el n.º 0 y el n.º 3; la mayoría de los adultos necesitan una hoja Miller del n.º 2 o n.º 3.

2. Puede usarse un **estilete maleable** introducido a través del TET (sin extenderse más allá de la punta) para proporcionar una curva anterior de 40° a 80° a una distancia de 5 cm a 7 cm desde la punta del TET (configuración «en palo de *hockey*»). Esto permitirá el paso del tubo a lo largo de la cara posterior de la epiglotis, y facilitará la intubación en circunstancias difíciles.

3. **Laringoscopia.** Se sujeta el laringoscopio con la mano izquierda, cerca del punto de unión de la hoja y el mango. Se abre la boca del paciente con la mano derecha, aplicando un movimiento de tijera con el pulgar y el índice sobre los premolares o las encías superiores e inferiores. Se inserta el laringoscopio en el lado derecho de la boca del paciente, procurando evitar los dientes y comprimir los labios entre la hoja y los dientes. Si se utiliza una hoja Macintosh, se insertará sin resistencia a lo largo de la curva de la faringe anterior. Una vez introducida la hoja, se lleva ésta hasta la línea media, utilizando el gran reborde de la hoja para apartar la lengua. Podrán visualizarse la epiglotis y la valécula. Se avanzará la hoja por esta última y se elevará el mango en una dirección paralela a su eje longitudinal, para exponer las cuerdas vocales y las estructuras laríngeas. Si se usa una hoja Miller, la punta de ésta se coloca más allá de la valécula y se utiliza para comprimir y elevar la epiglotis al elevar el mango. Nunca debe utilizarse la hoja del laringoscopio como una palanca con los dientes superiores o el maxilar como punto de apoyo, porque pueden dañarse los incisivos o las encías maxilares.

4. **Si no pueden visualizarse las cuerdas vocales**
   a. Por vómitos o material extraño, se necesitará succión o extracción manual.
   b. A causa de una parte anterior de la laringe, se aplicará presión sobre los cartílagos tiroides o cricoides, o se cambiará a una hoja recta.
   c. Se aumentará la flexión de la cabeza.
   d. Se retirará el laringoscopio y se ventilará al paciente con un ambú con mascarilla y válvula. **Durante una laringoscopia prolongada, hay que evitar la hipoxemia.**

5. **Para introducir el TET,** se sujeta con la mano derecha como si se sujetara un lápiz, y se avanza a través de la cavidad bucal desde el ángulo derecho de la boca y, a continuación, a través de las cuerdas vocales. El extremo proximal del manguito se coloca justo debajo de las cuerdas vocales, se retira el estilete y se observan las marcas sobre el tubo con respecto a los incisivos o los labios del paciente. En el adulto medio, la profundidad de inserción adecuada es de aproximadamente 21 cm para las mujeres, medida a la altura de los incisivos superiores, y de 23 cm para los hombres. Se infla el manguito justo hasta obtener un sellado con una presión positiva en la vía respiratoria de 20 cm $H_2O$ a 30 cm $H_2O$.

6. La **intubación esofágica** es uno de los errores más frecuentes en el control de la vía respiratoria asociado a una evolución mortal. No hay técnica alguna que sea infalible para comprobar la colocación endotraqueal.
   a. La **comprobación de la posición adecuada del TET** suele incluir la detección persistente de dióxido de carbono ($CO_2$) en muestras de aire espirado al final de la espiración, así como la auscultación sobre el estómago y ambos campos pulmonares.
   b. La **medición de la concentración de $CO_2$** en el aire espirado se ha convertido en el método de referencia para comprobar la colocación traqueal de un TET. Si no se dispone de un capnómetro, pueden utilizarse **detectores colorimétricos de $CO_2$** desechables para confirmar la presencia de dióxido de carbono. Esta técnica no es infalible; no se detectará $CO_2$ si no existe circulación pulmonar (en un paciente muerto o si la compresión torácica no es la adecuada durante la reanimación cardiopulmonar).

**c.** Pueden detectarse pequeñas concentraciones de $CO_2$ tras una intubación esofágica, sobre todo si la ventilación con mascarilla ha inflado el estómago. En la intubación esofágica, la cantidad de $CO_2$ detectado en el aire espirado debe disminuir con las respiraciones repetidas. En una intubación endotraqueal, la concentración de $CO_2$ al final de la espiración debe mantenerse estable con las espiraciones repetidas. Si no es así, se necesitará una confirmación adicional.

7. Los **signos y síntomas físicos** de una intubación traqueal son la observación del tubo que pasa a través de las cuerdas vocales, y el movimiento torácico y abdominal con la ventilación, la presencia de ruidos respiratorios y la palpación del TET en la tráquea cuando se está introduciendo. Tras la colocación adecuada, puede observarse la presencia de vapor de agua en el TET con la espiración, que desaparece con la inspiración. Otras técnicas para confirmar la colocación correcta son la fibroendoscopia, el uso de un globo autoinflable (el detector esofágico), o un silbido de flujo aéreo sobre el extremo proximal del TET, y la radiografía de tórax. Aunque puede realizarse cualquiera de estas pruebas, hay que saber que cualquiera de ellas por sí sola carece del valor predictivo adecuado para descartar de un modo fiable una intubación esofágica.

8. **Si no se cuenta con una visualización directa** del TET pasando a través de las cuerdas vocales, hay que sospechar claramente una posible colocación incorrecta del tubo durante los primeros minutos tras la intubación. Sólo tras comprobar que la oxigenación y la ventilación son adecuadas (en unos minutos), puede dejarse al paciente al cuidado de otros.

9. **Si se duda de la colocación del tubo** a pesar de estas maniobras, o si el paciente empeora sin que exista una causa fácilmente explicable (p. ej., neumotórax), **se retirará el tubo** y se instaurará de nuevo la ventilación con ambú y mascarilla antes de realizar otro intento de intubación. Si el paciente regurgita a través de un TET colocado en el esófago, hay quien aconseja dejar colocado el tubo para la expulsión del vómito. Esto podrá hacerse sólo si el tubo no interfiere en la visualización repetida de las cuerdas vocales.

10. **Si el TET se ha avanzado demasiado,** puede haberse intubado selectivamente el bronquio principal derecho, lo que causará la ausencia de ruidos respiratorios sobre el campo pulmonar izquierdo y el vértice derecho. La audición de ruidos respiratorios en la parte inferior derecha del tórax puede reducir las posibilidades de haber errado con una intubación que ha ocluido el bronquio del lóbulo superior derecho y transmitido los ruidos respiratorios desde el pulmón opuesto.

11. **Cuando el TET está en la posición correcta,** se fija con esparadrapo, preferiblemente para ajustar la piel sobre estructuras óseas. En la gráfica del paciente, se anotará la profundidad del tubo a la altura de los incisivos o encías, junto con una descripción del procedimiento.

12. **Se realizará una radiografía de tórax** tras la intubación, para confirmar la posición del tubo y la expansión pulmonar bilateral. El extremo distal del tubo debe situarse en la parte media de la tráquea, situado unos 5 cm por encima de la carina en los adultos.

## F. Intubación nasotraqueal

1. La **vasoconstricción** y la **anestesia de la mucosa nasal** se consiguen con una solución de fenilefrina al 0,25 % y lidocaína al 2 %, o lidocaína al 2 % con epinefrina (1:200 000) aplicada con torundas de algodón. Incluso durante la anestesia general, se aconseja producir vasoconstricción con una solución tópica como la oximetazolina.

2. El **tamaño habitual del TET** es de 6 mm a 6,5 mm, en las mujeres, y de 7 mm a 7,5 mm en los hombres. La inserción hasta una profundidad de 26 cm en las mujeres, medida en los orificios nasales, y de 28 cm en los hombres suele conseguir una posición adecuada.

**3.** Las **preparaciones generales** son las mismas que se han descrito en la intubación orotraqueal.

**4. Introducción nasal** del tubo. Hay que lubricar de forma generosa el tubo y las fosas nasales. Se comprueba inicialmente la nasofaringe con una vía aérea nasal bien lubricada, para determinar que existe la mayor permeabilidad. Si ambas fosas nasales están permeables, se prefiere la derecha porque el bisel de la mayoría de los TET, cuando se introducen a través del orificio nasal derecho, mira hacia el tabique nasal, lo que reduce la lesión de los cornetes nasales. Se hará avanzar el tubo en dirección perpendicular al rostro y paralela al paladar duro. El profesional sin experiencia tiende a dirigir el tubo hacia arriba, lo que puede dañar los cornetes. A medida que el tubo pasa a la nasofaringe, puede impactar contra la pared posterior de la misma. Se retraerá entones el tubo ligeramente, se extenderá el cuello del paciente y se avanzará de nuevo. El avance forzado del tubo en este punto tiene el riesgo de desgarrar la mucosa y crear una falsa vía. Tras el paso a través de las fosas nasales hasta la faringe, se hará avanzar el tubo a través de la abertura glótica.

**5.** La **inserción traqueal** puede realizarse por diversos métodos.

**a.** Es posible utilizar unas **pinzas Magill** para guiar el tubo al interior de la tráquea mientras se realiza una laringoscopia directa. La técnica laringoscópica es la misma que la que se utiliza para la intubación oral. Las pinzas se utilizan para dirigir la punta del TET hacia delante y a través de la glotis. Deben sujetar el tubo en un punto proximal con respecto al manguito del TET, lo que reduce la posibilidad de dañar el manguito durante la inserción, y permite insertar el extremo distal del tubo a través de la abertura glótica. Un ayudante debe ir avanzando el tubo bajo la dirección del laringoscopista.

**b.** En las **técnicas a ciegas,** es necesario que el paciente respire espontáneamente. Mientras se oigan ruidos respiratorios en el extremo proximal del tubo, se avanzará el TET durante la inspiración. Una tos seguida de una inhalación profunda, la aparición de condensación en el tubo durante la espiración y la pérdida de voz sugieren la entrada en la tráquea. La pérdida repentina de ruidos respiratorios sugiere la introducción en el esófago, la valécula o el seno piriforme:

**(1)** La extensión del cuello o la aplicación de presión sobre el cartílago cricoides puede ayudar a dirigir el tubo fuera del esófago.

**(2)** La flexión anterior dirige el tubo fuera de la valécula.

**(3)** La inclinación de la cabeza (no la rotación) hacia el lado de la inserción del tubo y la rotación de éste hacia la línea media dirigen el tubo hacia el exterior del seno piriforme.

**(4)** La insuflación del manguito del TET puede ayudar a elevarlo y alejarlo de la pared posterior de la faringe, y a dirigir el tubo a través de las cuerdas vocales en un paciente con una laringe anterior. En este caso, el manguito se desinfla cuando el tubo atraviesa las cuerdas vocales.

**c.** El tubo traqueal **Endotrol** tiene un cordón que asciende por el lado cóncavo desde el extremo proximal hasta la punta del tubo. Presionando en un anillo fijado al extremo proximal del cordón, se flexiona el tubo hacia delante, lo que puede dirigir la punta hacia la glotis. A veces, es útil para la intubación nasal a ciegas, sobre todo cuando no puede manipularse el cuello.

**d.** Puede utilizarse un **fibrobroncoscopio** para dirigir el TET hasta el interior de la tráquea (v. a continuación).

**G.** La **intubación con un fibroscopio** flexible puede utilizarse tanto para la intubación nasal como para la oral, y debe considerarse como una primera opción, en lugar de como un último recurso, cuando se prevé que existe una vía aérea difícil. La intubación con fibroscopio deberá considerarse en los pacientes con una patología presunta o diagnosticada de la columna cervical, tumores de cabeza y cuello, obesidad mórbida, o antecedentes de ventilación o intubación difícil. La destreza en el manejo del fibroscopio debe lograrse practicando con maniquíes y realizando intubaciones programadas, antes de intentar la intubación de urgencia con este método.

1. El **equipo habitual** para la intubación nasal u oral con un fibroscopio consta de un fibroscopio estéril con una fuente luminosa, un abrebocas o una vía aérea Ovassapian, anestésicos y vasoconstrictores de aplicación tópica, y una sonda de succión.

2. **Técnica.** Para realizar una intubación con un fibroscopio, se colocará un TET sobre el fibroscopio lubricado, se fijará la sonda de succión al puerto de succión y se sujetará la palanca de control con una mano, usándose la otra para avanzar y maniobrar el tubo de inserción. Un ayudante realizará la subluxación de la mandíbula y tirará de la lengua, sujetándola con una gasa. En la laringoscopia oral es útil la vía aérea Ovassapian, que se tolera bien. La administración de un anticolinérgico puede ayudar a reducir las secreciones que pueden entorpecer la visión. Tras la administración de la anestesia tópica o general, se flexionará la punta de inserción hacia delante y se colocará en la hipofaringe. Se avanzará el fibroscopio hacia la epiglotis. Para evitar entrar en la fosa piriforme, hay que mantener el tubo de inserción del fibroscopio en la línea media a medida que se va avanzando. Si la visión empeora, se retraerá el fibroscopio hasta que ésta mejore, o se retirará para limpiar la lente y volverlo a reinsertar en la línea media. A medida que la punta del fibroscopio se vaya deslizando bajo la epiglotis, podrán visualizarse las cuerdas vocales. Se avanzará el fibroscopio con la punta en posición neutra hasta que se perciba el anillo traqueal. En ese momento, se estabiliza el fibroscopio y se avanza el TET sobre el tubo de inserción hasta el interior de la tráquea. En ocasiones, la punta del TET queda atrapada contra el cartílago aritenoides durante el avance. Si existe resistencia, el giro del TET 90° en sentido contrario a las agujas del reloj situará el bisel sobre la punta del TET en una posición más favorable, que podrá permitir el paso a través de las cuerdas vocales.

3. La **intubación nasal** puede realizarse del mismo modo. Se anestesiará y se inducirá la vasoconstricción de la mucosa nasal, tal como se señaló anteriormente. Con el TET cargado en el fibroscopio, se introduce éste, bajo visualización directa, a través de la nasofaringe hasta el interior de la tráquea. No suele ser necesaria la retracción lingual, pero en ocasiones puede resultar útil. Se mantendrá la posición del fibroscopio en la tráquea mientras un ayudante introduce el TET por el fibroscopio y a través de la nariz.

4. Una **técnica alternativa** consiste en la introducción del tubo nasotraqueal hasta la orofaringe, igual que en la intubación nasal a ciegas. Se lubricará el fibroscopio, se introducirá a través del TET, se guiará el paso del tubo a través de las cuerdas vocales y se colocará en la tráquea bajo visualización directa.

**TABLA 4-3** Tamaños de las mascarillas laríngeas

| Edad/tamaño del paciente | Tamaño de la LMA | Volumen del manguito (ml) | Tamaño del TET (DI) |
|---|---|---|---|
| Recién nacidos/lactantes hasta 5 kg | 1 | 4 | 3,5 mm |
| Lactantes 5-10 kg | 1,5 | 7 | 4 mm |
| Lactantes/niños 10-20 kg | 2 | 10 | 4,5 mm |
| Niños 20-30 kg | 2,5 | 14 | 5 mm |
| Niños 30 kg a adultos pequeños | 3 | 20 | 6 con manguito |
| Adultos promedio | 4 | 30 | 6 con manguito |
| Adultos grandes | 5 | 40 | 7 con manguito |

DI, diámetro interno; LMA, mascarilla laríngea; TET, tubo endotraqueal.

**H.** La **LMA** ha adoptado un papel importante en el control de la vía aérea en el quirófano y como complemento urgente para la vía respiratoria en otras localizaciones.
  **1.** Existen LMA de tamaño infantil o para adultos (tabla 4-3). Los tamaños más
  habituales para los adultos son el n.º 4 y el nº 5.

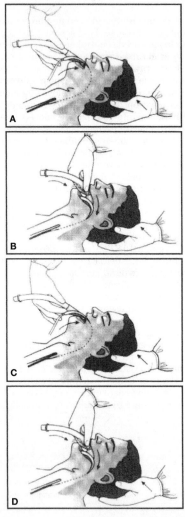

**FIGURA 4-3.** **A)** Con la cabeza extendida y el cuello flexionado, se aplana cuidadosamente la punta
de la mascarilla laríngea (LMA) contra el paladar duro. **B)** El dedo índice empuja la LMA en dirección
craneal, siguiendo los contornos del paladar duro y blando. **C)** Manteniendo la presión con el dedo sobre
el tubo en dirección craneal, se avanza la mascarilla hasta sentir una clara resistencia en la base de la
hipofaringe. **D)** La insuflación sin sostener el tubo permite que la mascarilla se asiente de forma óptima.
(De Brain AIJ, Denman WT, Goudsouzian N. *Laryngeal mask airway instruction manual.* San Diego, CA:
Gensia, 1996, con autorización.)

**2.** En la mayoría de los pacientes, la LMA puede colocarse fácilmente si se cuenta con una mínima experiencia (fig. 4-3) y ya hay una vía aérea establecida. Las causas más frecuentes de fracaso son el plegamiento del manguito de la LMA sobre sí mismo en la orofaringe, y el plegamiento de la epiglotis hacia abajo sobre la laringe con la punta de la LMA. Esto puede solventarse manteniendo el manguito presionado contra el paladar duro durante la inserción y utilizando el tamaño correcto de LMA. En los pacientes que mantienen intactos los reflejos de las vías respiratorias superiores, no debe colocarse una LMA.

**3.** La LMA no protege contra la posibilidad de aspirar el contenido gástrico y no es adecuada para la ventilación mecánica prolongada. A través de la luz de la LMA puede colocarse un TET, a ciegas o con la ayuda de un fibroscopio. La *LMA Fastrach* está especialmente diseñada para permitir la posterior intubación endotraqueal a través de la LMA, que también puede utilizarse como vía aérea temporal hasta que pueda realizarse una traqueostomía.

**I.** Otras técnicas especializadas para la intubación endotraqueal son la intubación retrógrada guiada por un mandril, el uso de un estilete iluminado y la intubación táctil.

**J.** La cricotirotomía se realiza como un procedimiento de urgencia cuando es imposible la ventilación mediante mascarilla o LMA y cuando la intubación endotraqueal ha fracasado.

**1. Técnica.** Hay que localizar la escotadura cricotiroidea (fig. 4-4). Se realiza una incisión en la piel y los tejidos subcutáneos superficiales, y se perfora la membrana cricotiroidea. Se expande la abertura de la membrana bruscamente o

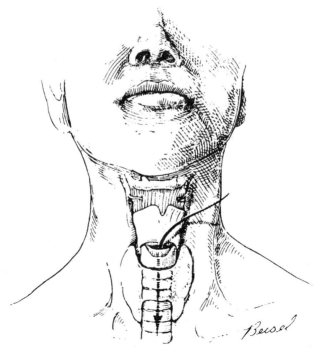

**FIGURA 4-4.**   La membrana cricotiroidea es el punto de entrada de una vía aérea artificial durante la cricotirotomía.

con un bisturí, y se introduce un pequeño tubo de traqueostomía (n.º 4 a n.º 6) o un TET cortado (6 o 6,5 mm de diámetro interno) en la tráquea.

2. Puede utilizarse una **aguja de cricotirotomía** para proporcionar oxigenación transtraqueal a chorro que salve la vida del paciente mientras se exploran otras medidas para asegurar la vía aérea. Para puncionar la membrana cricotiroidea, se utiliza un catéter intravenoso de calibre 14 insertado en una jeringa. Se confirma que ha llegado a la tráquea por la aspiración de aire por el catéter. Se retira la aguja y se aspira aire de nuevo por el catéter. Manteniendo firmemente el catéter en posición, se fija enchufándolo a un respirador o, si estuviera disponible, a un medidor de flujo de oxígeno abierto al máximo. Interrumpiendo cíclicamente el flujo de oxígeno, se proporciona flujo de aire con una relación entre inspiración y espiración de 1:2 (1 s abierto; 2 s cerrado). Debe observarse el ascenso y el descenso del tórax con cada chorro.

3. **Complicaciones.** El flujo desde la pared a 50 psi (3,5 kg/cm$^2$, 34 at) puede superar los 500 ml/s. El tiempo inadecuado para la espiración puede causar presiones elevadas en la vía respiratoria y barotraumatismo, que desembocará en un retorno venoso deficiente y neumotórax. Otras complicaciones de esta técnica son el enfisema subcutáneo y mediastínico, el traumatismo de la mucosa traqueal, la hemorragia y la colocación errónea del catéter.

K. La **traqueostomía de urgencia** emplea un tiempo importante y puede causar hemorragia, lo que suele impedir su utilización como una técnica urgente para establecer la vía aérea.

V. **Los fármacos que se utilizan como ayuda en la intubación** son: **bloqueantes neuromusculares (BNM)**, sedantes, narcóticos y anestésicos generales y locales (v. cap. 7).

A. Los **BNM** inducen una parada respiratoria completa y anulan los reflejos protectores de las vías respiratorias. Dado que la laringoscopia y la intubación pueden ser muy dolorosas y estresantes, **los pacientes con parálisis química deben estar sedados espontánea o farmacológicamente.** Cuando se necesita una parálisis farmacológica para asegurar la vía aérea, la supervivencia del paciente depende de la realización rápida y eficaz de la laringoscopia y la intubación. El inicio de la acción de los BNM es lento, razón por la que son bastante peligrosos en el paciente que no puede tolerar ni siquiera unos segundos de disminución de la ventilación.

1. La **succinilcolina** (1-1,5 mg/kg i.v.), con su acción de inicio rápido y de corta duración, es el BNM de elección para la intubación endotraqueal urgente en muchos pacientes. En el capítulo 7 **se describen contraindicaciones importantes.**

2. Los **relajantes musculares no despolarizantes** tienen típicamente una acción de inicio bastante más lenta y de mayor duración. El rocuronio, un BNM, también tiene un inicio de acción relativamente rápido, aunque la acción puede ser más prolongada. Se presentan más detalles en el capítulo 7.

3. **Cuando se necesita un control rápido de la vía aérea y la succinilcolina está contraindicada,** pueden utilizarse grandes dosis de *cis*-atracurio (> 0,2 mg/kg i.v.) o **rocuronio** (1,2 mg/kg i.v.) para reducir el inicio del bloqueo neuromuscular de 1 min a 1,5 min.

4. **Todos los pacientes que necesitan un control urgente de la vía aérea tienen riesgo de sufrir aspiración del contenido gástrico.** Por tanto, cuando se elija la parálisis, la intubación deberá seguir una **«secuencia rápida».** Se administrará el BNM de inmediato después de dejar al paciente rápidamente inconsciente con un fármaco como el propofol, el etomidato o la ketamina. Se presionará sobre el cartílago cricoides **(maniobra de Sellick)** al inicio de la inconsciencia. Para reducir al mínimo la insuflación gástrica y el riesgo de regurgitación, en circunstancias ideales se evitará la ventilación con presión positiva hasta asegurar la vía aérea con un TET. Durante la intubación en secuencia rápida, debe utilizarse un **estilete** para sostener y ayudar a guiar el TET. Si no se logra intubar inmediatamente, puede administrarse ventilación con presión positiva mediante un ambú con mascarilla manteniendo la presión cricoidea o a través de una LMA.

**B.** Los **sedantes-hipnóticos, analgésicos y anestésicos** se utilizan durante la manipulación de la vía aérea principalmente para amortiguar las respuestas vegetativas, y para obnubilar la consciencia, el dolor y la memoria (cap. 7).

**C.** Las **benzodiazepinas** (cap. 7) se utilizan con frecuencia para la sedación intravenosa y la amnesia durante la intubación endotraqueal. La acción es de inicio rápido (60-90 s) y de corta duración (20-60 min) tras la administración de una sola dosis. Los efectos secundarios cardiovasculares son mínimos. Para la sedación, pueden repetirse dosis incrementales de **midazolam** (0,5-1 mg i.v.) o lorazepam (2 mg i.v.) hasta lograr el efecto deseado.

**D.** Los **opioides**, el **fentanilo** y la **morfina** (cap. 7) suelen utilizarse para la analgesia, la sedación y la inhibición de la tos durante la intubación endotraqueal. El fentanilo intravenoso tiene una acción de inicio rápido (1 min) y, en dosis habituales (30-500 µg), la duración de la acción es corta. La morfina intravenosa (2-10 mg) tiene un tiempo máximo de inicio más prolongado (5-10 min) y una duración más prolongada de la acción (1-3 h).

**E.** Los **bloqueantes β-adrenérgicos** como el **esmolol** (10-20 mg i.v. en el adulto) pueden amortiguar la respuesta cardiovascular a la laringoscopia y la intubación. Las dosis deben ajustarse hasta lograr el efecto.

**F.** La **lidocaína** (1-1,5 mg/kg i.v.) puede aumentar la anestesia y amortiguar la respuesta hemodinámica a la intubación. La lidocaína debe administrarse varios minutos antes de la laringoscopia para que su eficacia sea máxima.

**G.** La **anestesia orofaríngea tópica** puede proporcionarse con lidocaína viscosa, anestésicos en aerosol o inhalación de lidocaína en aerosol. La anestesia tópica con aerosoles sin medida puede causar sobredosis y efectos tóxicos.

**H.** Los **bloqueos del nervio** glosofaríngeo, el bloqueo del nervio laríngeo superior y los bloqueos translaríngeos («transtraqueales») son útiles, en ocasiones, en determinado pacientes. En general, estos bloqueos disminuyen la posibilidad de protección frente a la aspiración. Los bloqueos nerviosos están relativamente contraindicados en los pacientes con coagulopatías.

## VI. Situaciones especiales en la intubación

**A.** Una **intubación difícil** se define como la imposibilidad de colocar un TET después de que un laringoscopista con experiencia realice tres intentos. Lamentablemente, no existe ninguna exploración clínica que sirva para predecir de un modo fiable en qué pacientes se presentarán dificultades al realizar la laringoscopia.

   **1.** El **American Society of Anesthesiologists (ASA) Difficult Airway Algorithm** describe (fig. 4-5) los protocolos que deben usarse ante una vía aérea que plantea dificultades. Aunque el algoritmo se diseñó inicialmente para ayudar en el proceso de toma de decisiones ante la dificultad de abrir una vía aérea en el quirófano, también es útil en situaciones de urgencia en otros entornos, como la UCI.

   **a.** En un paciente con una vía aérea difícil y con respiración espontánea, las opciones para establecer una vía aérea segura son: laringoscopia directa con el paciente despierto, laringoscopia con fibroscopio, intubación nasal a ciegas o vía aérea quirúrgica programada.

   **b.** Cuando los intentos de intubación han fracasado y no existe ventilación espontánea ni asistida, hay que actuar rápidamente para establecer la oxigenación y la ventilación por otros medios. Aunque el ASA Difficult Airway Algorithm incluye la LMA, el combitubo y la ventilación a chorro a través de una cricotirotomía como técnicas de último recurso para la ventilación en caso de fallo de la vía aérea, en el Massachusetts General Hospital sólo la LMA se ha utilizado con frecuencia y con resultados satisfactorios.

   **2.** Si se prevé que surgirán dificultades con la intubación, habrá que recurrir a la ayuda de más **personal** (p. ej., en pacientes con lesiones faciales graves, quemaduras en las vías respiratorias o lesiones inestables de la columna cervical).

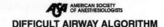

**AMERICAN SOCIETY OF ANESTHESIOLOGISTS**

# DIFFICULT AIRWAY ALGORITHM

1. Evaluar la probabilidad y el efecto clínico de los problemas terapéuticos básicos:
   A. Dificultad con la ventilación
   B. Dificultad con la intubación
   C. Dificultad con la colaboración y el consentimiento del paciente
   D. Dificultad con la traqueostomía
2. Buscar activamente oportunidades para proporcionar oxígeno complementario durante el proceso de control de una vía aérea con dificultades.
3. Considerar los valores y la viabilidad de las posibilidades terapéuticas básicas:

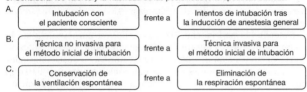

A.

| Intubación con el paciente consciente | frente a | Intentos de intubación tras la inducción de anestesia general |

B.

| Técnica no invasiva para el método inicial de intubación | frente a | Técnica invasiva para el método inicial de intubación |

C.

| Conservación de la ventilación espontánea | frente a | Eliminación de la respiración espontánea |

4. Desarrollar estrategias primarias y alternativas:

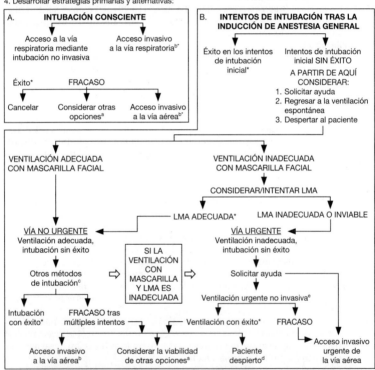

**A. INTUBACIÓN CONSCIENTE**

Acceso a la vía respiratoria mediante intubación no invasiva — Acceso invasivo a la vía respiratoria[b*]

Éxito* — FRACASO

Cancelar — Considerar otras opciones[a] — Acceso invasivo a la vía aérea[b*]

**B. INTENTOS DE INTUBACIÓN TRAS LA INDUCCIÓN DE ANESTESIA GENERAL**

Éxito en los intentos de intubación inicial* — Intentos de intubación inicial SIN ÉXITO

A PARTIR DE AQUÍ CONSIDERAR:
1. Solicitar ayuda
2. Regresar a la ventilación espontánea
3. Despertar al paciente

VENTILACIÓN ADECUADA CON MASCARILLA FACIAL — VENTILACIÓN INADECUADA CON MASCARILLA FACIAL

CONSIDERAR/INTENTAR LMA

LMA ADECUADA* — LMA INADECUADA O INVIABLE

**VÍA NO URGENTE**
Ventilación adecuada, intubación sin éxito

SI LA VENTILACIÓN CON MASCARILLA Y LMA ES INADECUADA

**VÍA URGENTE**
Ventilación inadecuada, intubación sin éxito

Otros métodos de intubación[c]

Solicitar ayuda

Intubación con éxito* — FRACASO tras múltiples intentos

Ventilación urgente no invasiva[e]

Ventilación con éxito* — FRACASO

Acceso invasivo a la vía aérea[b] — Considerar la viabilidad de otras opciones[a] — Paciente despierto[d] — Acceso invasivo urgente de la vía aérea

*Confirmar ventilación, intubación traqueal o colocación de LMA con $CO_2$ espirado.

a. Otras opciones son (aunque no se limitan a): cirugía con anestesia con mascarilla facial o LMA, infiltración de anestesia local o bloqueo nervioso regional. El intento de estas oportunidades supone que la ventilación con mascarilla no dará problemas. Por tanto, estas opciones pueden tener escaso valor si se ha llegado a este paso del algoritmo por la vía de urgencia.

b. El acceso invasivo a la vía aérea supone la cricotirotomía o la traqueotomía percutánea.

c. Otros métodos no invasivos para la intubación con dificultad son (aunque no se limitan a): uso de diferentes hojas del laringoscopio, LM como conducto de intubación (con o sin la guía del fibroscopio), intubación con el fibroscopio, estilete de intubación o cambiador de tubo, intubación retrógrada, e intubación oral o nasal a ciegas.

d. Considerar volver a preparar al paciente para la intubación consciente o cancelar la cirugía.

e. Las opciones para la ventilación urgente no invasiva de la vía aérea son (aunque no se limitan a): broncoscopio rígido, ventilación esofágica-traqueal o ventilación con chorro transtraqueal.

**FIGURA 4-5.** El American Society of Anesthesiologists Difficult Airway Algorithm. (*Anesthesiology* 2003;98;1269-1277.)

3. El **uso de la LMA** deberá considerarse cuando la ventilación con mascarilla no sea el método adecuado y la intubación endotraqueal haya fracasado.

4. Se considerará la **vía aérea quirúrgica** si la intubación ha fracasado y no puede mantenerse la vía aérea con el ambú con mascarilla o la LMA. La cricotirotomía de urgencia debe realizarla personal que tenga experiencia en la técnica. Si no se dispone de un médico con formación específica para realizar la cricotirotomía, se considerará la **cricotirotomía percutánea con aguja o catéter** cuando la ventilación con ambú y mascarilla, o con LMA, y los intentos de intubación hayan fracasado. Hay que señalar que cuando esta técnica se realiza en situaciones de urgencia es frecuente que se produzcan complicaciones graves, como por ejemplo hemorragia y enfisema subcutáneo, que pueden imposibilitar la posterior realización de una cricotirotomía quirúrgica.

B. El **estómago lleno**, los **vómitos** o la **hemorragia en la vía respiratoria** aumentan los riesgos de aspiración pulmonar durante la intubación. Si está prevista la realización de la intubación, deberá interrumpirse la alimentación oral y gástrica a partir de 8 h antes de la misma, aunque esto casi nunca es práctico. Si existe, debe colocarse la sonda nasogástrica en modo de succión. La colocación programada de una sonda nasogástrica para drenar el contenido gástrico antes de la intubación puede ser eficaz si el contenido es líquido, pero su presencia no garantiza que el estómago esté vacío.

1. **En caso de obnubilación o incompetencia neuromuscular,** la presencia de materia extraña oral necesitará la intubación oral inmediata con visualización laringoscópica. Debe disponerse de succión con una cánula de Yankauer. Durante la intubación, se calculará la gravedad de la aspiración y se determinará el pH del material succionado.

2. En el **paciente consciente** suele preferirse la intubación con éste despierto, salvo que esté contraindicado por problemas cardiovasculares o neurológicos. La anestesia local tópica hace que el procedimiento sea menos molesto, aunque su uso disminuye los reflejos protectores de las vías respiratorias, aumentando el riesgo de aspiración.

3. Se realizará **una intubación de «secuencia rápida»** cuando se necesite anestesia general. La técnica es similar a la inducción en secuencia rápida.

4. **Aumento de la presión intracraneal (PIC).** El dolor o la estimulación traqueal pueden aumentar la PIC, incluso en los pacientes en coma. La intubación debe realizarse con la mínima estimulación en todos los pacientes con riesgo de aumentar la PIC. Los complementos a considerar son los bloqueos anestésicos locales, la anestesia general, incluidos barbitúricos, etomidato u opioides, lidocaína intravenosa, y el uso del bloqueo neuromuscular para facilitar la intubación.

C. **En caso de isquemia miocárdica o infarto reciente** es necesario mantener la frecuencia cardíaca y la presión arterial dentro de un pequeño intervalo de valores. La hipertensión (o la hipotensión) y la taquicardia pueden empeorar la isquemia miocárdica. Los complementos farmacológicos que deben considerarse durante la intubación endotraqueal son la anestesia profunda con opioides, el bloqueo de los reflejos de la vía respiratoria con anestésicos locales y el uso de un bloqueo adecuado con $\beta$-adrenérgicos. Debe contarse con la disponibilidad inmediata de un método farmacológico para tratar la hipotensión (p. ej., fenilefrina) y la hipertensión (p. ej., nitroglicerina).

D. La **lesión cervical** con posible inestabilidad de las vértebras cervicales conlleva el riesgo de precipitar o empeorar la lesión de la médula espinal durante la intubación. Hay que mantener la cabeza, el cuello y el tórax en una posición neutra **(estabilización en línea)**. En situaciones urgentes, se prefiere la intubación oral. Durante la intubación, una segunda persona debe procurar la estabilización bimanual para mantener la cabeza y el cuello en una posición neutra. La flexión y el movimiento anterior de la cabeza son los que tienen menos riesgo de causar lesión medular. Si la intubación es difícil, o si no puede visualizarse fácilmente la anatomía faríngea y de las cuerdas vocales, es prudente realizar una intubación (oral o nasal) con fibroscopio y el paciente despierto, una intubación a través de una LMA (con o sin ayuda de un fibroscopio) o una cricotirotomía en situaciones más urgentes.

**E. Traumatismo orofaríngeo y facial.** La vía nasal está relativamente contraindicada si existe la posibilidad de rotura de la bóveda craneal, debido a que es posible que los tubos y catéteres penetren en el encéfalo. Una vez asegurada la vía aérea, puede programarse una intubación nasal con fibroscopio, si es necesario, para facilitar la reparación quirúrgica. Si existe un destrozo facial masivo, puede que sea preferible una cricotirotomía o una traqueostomía.

**F. Intubaciones urgentes en niños y neonatos.** Los niños suelen colaborar menos que los adultos, por lo que es más difícil la realización de determinadas técnicas (p. ej., la intubación con fibroscopio en el paciente despierto). Se produce hipoxemia con mayor rapidez durante la apnea en los niños que en los adultos. Además, el cartílago traqueal de los pacientes prepúberes no está totalmente desarrollado, lo que los predispone a la estenosis o la malacia traqueal. Suelen evitarse los TET con manguito, porque el material de éste necesita un tubo de un tamaño menor en unas vías respiratorias ya estrechas, y por el riesgo de lesión traqueal por isquemia de la mucosa a causa de la compresión ejercida por el manguito inflado. Los tubos colocados en los niños deben contar con una salida de aire que regurgita a través del tubo hacia la faringe con ventilación con presión positiva. Lo mejor es una fuga de menos de 25 cm $H_2O$ de presión positiva en la vía respiratoria, ya que una fuga mayor dificultaría la ventilación, y una fuga menor causaría, probablemente, edema traqueal o extubación, lo que aumentaría el riesgo de lesión traqueal.

**G. Complicaciones de la intubación.** Los intentos realizados en la intubación pueden provocar graves alteraciones hemodinámicas y exponer al paciente a una hipoxemia importante. La hipertensión y la taquicardia pueden aparecer por estimulación de la laringoscopia y la intubación traqueal. Por el contrario, los pacientes con hipertensión causada por distrés respiratorio pueden sufrir hipotensión que puede estar relacionada con el alivio del malestar de la insuficiencia respiratoria, la pérdida de tono simpático con fármacos usados para facilitar la intubación y la hiperinsuflación dinámica por hiperventilación excesiva, que causará una disminución del retorno venoso. Se observa bradicardia durante el intento de intubación y puede deberse a muchos mecanismos, entre ellos una respuesta vagal a la laringoscopia. Puede producirse aspiración del contenido gástrico, sobre todo si el paciente tiene el estómago lleno y se intenta la intubación cuando el paciente no está totalmente paralizado. La parada cardíaca suele asociarse a la intubación de urgencia. Los factores de riesgo de que aumenten las complicaciones durante la intubación son la presunta vía aérea difícil, la edad avanzada, más de dos intentos de laringoscopia y un paciente con distrés respiratorio importante.

## VII. Tubos endotraqueales y de traqueostomía

**A.** Materiales de los tubos

1. Los tubos de **cloruro de polivinilo (PVC)** son desechables, flexibles y transparentes, y son los que se utilizan actualmente. Los tubos de traqueostomía de PVC siliconados pueden doblarse y adaptarse más fácilmente a la vía respiratoria del paciente.

2. Los tubos de **silicona** son más blandos que los de PVC, pero es más fácil que se retuerzan.

3. Los tubos **blindados** o **ánodos** tienen la estructura reforzada con espirales metálicas, con una cubierta de goma, silicona o PVC. Es menos probable que se retuerzan que los tubos de PVC, pero son más flexibles y suelen necesitar un estilete para su colocación.

**B. Diseños de los manguitos**

1. Los manguitos de **presión elevada y poco distensibles** tienen una pequeña área de superficie de contacto con la tráquea, y pueden causar lesión traqueal más

fácilmente que los manguitos a baja presión. Los manguitos de presión elevada pueden encontrarse en determinados tubos especiales. Algunos manguitos
de baja presión (como los de los tubos endobronquiales de doble luz) pueden
producir presiones elevadas si se inflan en exceso.

2. Los manguitos de **baja presión y muy distensibles** se encuentran en TET habituales desechables. Cuentan con una gran área de superficie para contacto
traqueal con presiones del manguito relativamente bajas, y conservan el flujo
sanguíneo de la mucosa traqueal.

3. Los manguitos **rellenos de gomaespuma,** como los tubos **Kamen-Wilkinson** o
**Bivona,** se utilizan a veces en pacientes con dilatación traqueal o en los que
necesitan presiones del manguito elevadas para lograr el sellado traqueal
(fig. 4-6). El manguito se desinfla para insertarlo, se deja abierto a la atmósfera
y se permite que se infle de forma pasiva en la tráquea. Para asegurar presiones aceptables sobre las paredes laterales, se necesita un volumen mínimo del
manguito. Periódicamente, se aspira el aire y la humedad del manguito. Si éste
necesita más aire para crear un cierre hermético, el tubo adopta las características del tubo habitual de gran distensibilidad.

4. Los manguitos de **Lanz** cuentan con un sistema valvular piloto de «globo dentro de una coraza» para amortiguar la presión del manguito. El sistema consta
de una coraza de plástico gruesa en cuyo interior hay un globo muy distensi-
ble que se hincha cuando la presión supera los 28 cm $H_2O$, aliviando la elevada presión del manguito traqueal. El manguito traqueal es similar a los manguitos habituales de baja presión y gran distensibilidad que se encuentran en

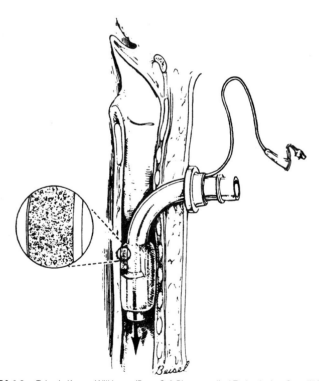

**FIGURA 4-6.** Tubo de Kamen-Wilkinson. (Fome-Cuf, Bivona medical Technologies, Gary, IN.)

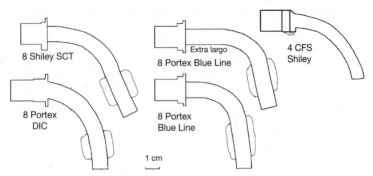

**FIGURA 4-7.** Diseños de tubos de traqueostomía. DIC, cánula interna desechable; SCT, tubo con una sola cánula.

otros tubos desechables. Puede resultar difícil crear un cierre hermético con presiones elevadas de la vía respiratoria.

**C. Diseños de los tubos de traqueostomía.** Se dispone de numerosos tubos de traqueostomía (fig. 4-7), de los cuales los más representativos son:

1. **Tubo de traqueostomía con cánula interna desechable (DIC) Portex.** El cuerpo del tubo DIC tiene un radio de curvatura uniforme, diseñado para aceptar en su interior una cánula de pared delgada no flexible. Con la cánula interna insertada, el diámetro interno del tubo se reduce 1 mm. Este tubo está disponible en versiones fenestradas y no fenestradas, con manguito y sin manguito.

2. **Portex Blue Line.** El cuerpo de este tubo se extiende directamente hacia la superficie traqueal anterior antes de iniciar su curvatura.

3. **Portex extra largo.** Este tubo está diseñado para los pacientes con un cuello largo. La distancia entre el reborde del tubo de traqueostomía y el inicio de la curvatura es mayor que la del tubo de traqueostomía habitual.

| TABLA 4-4 | Denominaciones por tamaño de los tubos de traqueostomía habituales | | |
|---|---|---|---|
| **Nombre** | **DI (mm)** | **DE (mm)** | **Longitud (mm)** |
| Portex DIC[1] | 6 | 8,2 | 64 |
| | 7 | 9,6 | 70 |
| | 8 | 10,9 | 73 |
| | 9 | 12,3 | 79 |
| | 10 | 13,7 | 79 |
| Portex Blue Line | 6 | 8,3 | 55 |
| | 7 | 9,7 | 75 |
| | 8 | 11,0 | 82 |
| | 9 | 12,4 | 87 |
| | 10 | 13,8 | 98 |
| Shiley SCT | 6 | 8,3 | 67 |
| | 7 | 9,6 | 80 |
| | 8 | 10,9 | 89 |
| | 9 | 12,1 | 99 |
| | 10 | 13,3 | 105 |

DE, diámetro externo; DI, diámetro interno; DIC, cánula interna desechable; SCT, tubo con una sola cánula.
[1] Los tubos Portex fenestrados se fabrican a partir del cuerpo interno de la cánula desechable. Una cánula interna colocada disminuye el diámetro interno en 1 mm.

4. **Tubo de traqueostomía Shiley con una cánula (SCT).** Este tubo tiene una dimensión vertical mayor (tabla 4-4) y un manguito de mayor volumen que un tubo Portex de diámetro interno equivalente. El mayor manguito suele permitir el sellado con el tubo Shiley, con una presión del manguito menor de la necesaria en un tubo Portex de tamaño similar.

5. **Tubo de traqueostomía Communitrach** (fig. 4-8). Una luz aparte en el cuerpo del tubo proporciona un flujo de aire que sale justo proximal con respecto al manguito traqueal. El flujo de aire lo controla el paciente con la punta del dedo, y retrocede a través de la glotis y la faringe, lo que permite la fonación intermitente. La calidad de la voz varía considerablemente, y las secreciones pueden ocluir el puerto del flujo aéreo e impedir la fonación.

6. El **tubo de traqueostomía fenestrado** (fig. 4-9) es útil en los pacientes que pueden pasar cierto tiempo sin estar conectados al respirador. Diseñado para actuar junto con un manguito desinflado, la fenestración permite un flujo aéreo adicional a través de la luz del tubo hacia la faringe. Junto con una válvula unidireccional de fonación (como la válvula Passy-Muir), es posible lograr una fonación excelente. Una cánula interna extraíble bloquea esta fenestración, y se utiliza cuando el paciente está recibiendo ventilación mecánica. Puede utilizarse un tubo fenestrado sin manguito en determinados pacientes que no necesitan la traqueostomía para facilitar la ventilación mecánica o proteger la vía respiratoria. La oclusión de la fenestración con secreciones o tejido de la

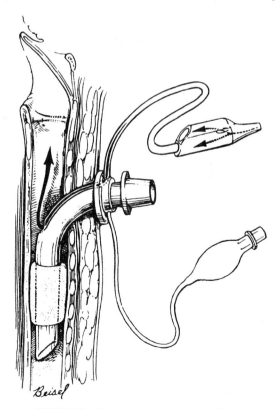

**FIGURA 4-8.**   Tubo de traqueostomía para fonación.

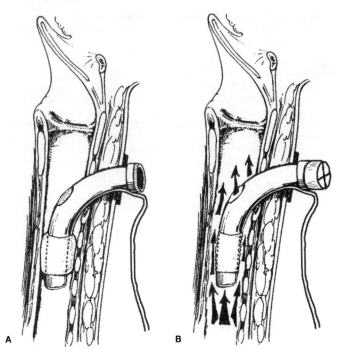

**A**           **B**

**FIGURA 4-9.** Tubo de traqueostomía fenestrado. **A)** Con el manguito inflado y la cánula interna hueca colocada, la función es similar a la del tubo de traqueostomía con manguito habitual. **B)** Con la cánula extraída, el manguito desinflado, y con un oclusor o una válvula unidireccional de fonación, el flujo de aire se dirige a través de la glotis y la faringe.

pared traqueal, debido a la mala colocación del tubo, es un problema frecuente. El tamaño y el patrón de las fenestraciones varían según los tubos (fig. 4-10).

7. Los **tamaños** de los tubos de traqueostomía varían dependiendo del fabricante y del tipo de tubo (v. tabla 4-4).

## VIII. Mantenimiento de los tubos endotraqueales y de traqueostomía

### A. Cuidados generales

1. **Succión.** Puede ser necesario succionar la faringe y la tráquea de los pacientes intubados para eliminar las secreciones.

2. Las **presiones de los manguitos** deben mantenerse por debajo de 30 cm $H_2O$ y controlarse sistemáticamente. El aumento de las presiones de oclusión puede sugerir la necesidad de colocar un tubo de mayor tamaño o uno de tamaño similar con un manguito mayor.

3. **Fijación del tubo.** Siempre que sea necesario, debe volver a colocarse esparadrapo o una sujeción para el tubo. En un tubo oral, se evitará que éste ejerza excesiva presión sobre los labios. En los pacientes con **tubos nasotraqueales**, deberá evaluarse periódicamente la posible aparición de sinusitis, otitis media y necrosis de los orificios nasales.

### B. Problemas frecuentes con los tubos endotraqueales y de traqueostomía

1. Las **fugas de los manguitos** suelen ser evidentes en forma de flujo aéreo faríngeo audible que se desvía anteriormente alrededor del manguito durante la ventilación con presión positiva. Una gran fuga puede obligar a realizar una nueva

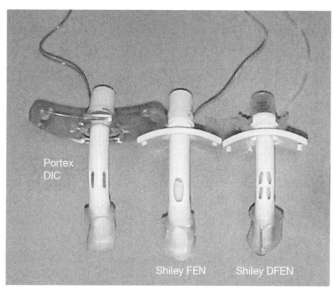

**FIGURA 4-10.** Patrones de fenestración.

intubación urgente con un tubo nuevo. Sin embargo, generalmente la adición de un pequeño volumen de aire al manguito restablece de forma temporal el sellado. Las causas de las fugas persistentes por el manguito son:

a. **Posición supraglótica del manguito.** Un manguito que contiene aire pero que no sella la vía aérea puede estar situado en las cuerdas vocales o por encima de ellas. Es posible evaluar la posición del manguito mediante una radiografía de tórax o una exploración laringoscópica. Se desinflará el manguito, se avanzará el tubo y se confirmará de nuevo la colocación intratraqueal.

b. **Sistema del manguito dañado.** Si un manguito no es capaz de mantener el aire, probablemente necesita una sustitución inmediata. Las fugas lentas a través del manguito dejan tiempo para poder realizar una evaluación adicional. Pueden producirse pequeños escapes desde el globo o la válvula piloto, el manguito o la interfaz entre el manguito y el tubo.

c. La **dilatación traqueal** como causa de fugas persistentes en el manguito suele poder diagnosticarse con una radiografía de tórax. La interfaz entre el tejido y el aire en un manguito inflado puede verse en la radiografía en forma de un ensanchamiento traqueal. Puede necesitarse un tubo de mayor tamaño o uno con un manguito de mayor volumen. Por otro lado, puede intentarse con el tubo con manguito con gomaespuma (p. ej., Kamen-Wilkinson o Bivona).

2. La **obstrucción de la vía aérea** es una urgencia de la que avisa la alarma para el límite de presión elevada durante la ventilación regulada por volumen, o las alarmas de escaso volumen durante la ventilación regulada por presión. En estas situaciones, deberá evaluarse la vía respiratoria rápidamente. Un tubo retorcido puede permitir la ventilación manual, pero impedirá el paso de un catéter de succión. La manipulación de la cabeza y el cuello puede aumentar de forma temporal el flujo a través de un tubo retorcido. Si es imposible ventilar manualmente, será necesario sustituir de inmediato el tubo.

3. Los **tubos de traqueostomía mal colocados** (fig. 4-11) pueden lesionar la mucosa traqueal, impedir el flujo aéreo o predisponer al paciente a sufrir una descanulación inadvertida.

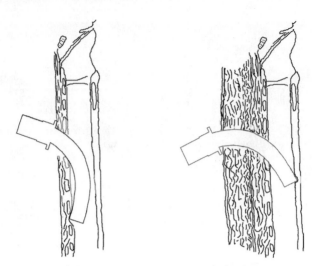

**FIGURA 4-11.** Tubos de traqueostomía mal colocados.

**C.** Los **cambios de TET** están indicados si el tubo tiene un fallo mecánico, o para cambiar el tamaño y la posición del tubo (p. ej., nasal a oral). Las técnicas habituales para cambiar los tubos son:
1. Laringoscopia directa.
2. Cambio con broncoscopio. Con un nuevo TET cargado en el fibroscopio, se avanza éste hasta las cuerdas vocales. Tras succionar la faringe y las áreas supraglóticas, un ayudante desinfla el manguito del TET permanente, y se avanza el fibroscopio rodeando el TET y a través de las cuerdas vocales hasta la tráquea. Mientras el endoscopista mantiene la visualización intratraqueal de la posición del fibroscopio, el ayudante retira lentamente el TET antiguo, y se avanza el nuevo sobre el fibroscopio hasta el interior de la tráquea. Esta técnica es muy útil en los pacientes en los que la laringoscopia directa está contraindicada o es técnicamente difícil.
3. Pueden utilizarse estiletes maleables (cambiadores de tubos) largos, diseñados especialmente para cambiar tubos a ciegas o bajo visualización directa. Se introduce el estilete a través del TET existente y se retira el tubo, procurando no descolocar el estilete. A continuación, se desliza un nuevo TET sobre el estilete hasta el interior de la tráquea. Muchos dispositivos para cambiar los tubos tienen una vía para la administración de oxígeno o, si es necesario, para la ventilación a chorro. Debe advertirse que estos cambiadores de tubos son lo suficientemente largos como para que exista riesgo de que se produzca un neumotórax.
4. Al cambiar los tubos nasales, se cambiará a un tubo oral como paso inmediato, en lugar de intentar la colocación de tubos nasales bilaterales.

**IX.** La **traqueostomía** puede realizarse como un procedimiento quirúrgico abierto o como un procedimiento percutáneo junto al lecho del paciente. **El procedimiento percutáneo junto al lecho del paciente es un procedimiento seguro** y cada vez más popular, porque reduce el riesgo del transporte al quirófano de pacientes en estado grave, el coste de los recursos del quirófano y el retraso que se produce en programar la intervención con la planificación quirúrgica actual. En la mayoría de las traqueostomías que se realizan a la cabecera del paciente, se utiliza una modificación de la técnica de Ciaglia que emplea dilatadores traqueales con globo o de plástico cónicos guiados por un mandril.

**A.** Las **ventajas** de la traqueostomía frente a la intubación translaríngea son las siguientes:
   **1.** Mejora el bienestar del paciente.
   **2.** Disminuye el riesgo de disfunción y lesión laríngea.
   **3.** Mejora la higiene bucal.
   **4.** Mejora la capacidad de comunicación, incluida la capacidad para la fonación cuando puede desinflarse el manguito.
**B.** Los **inconvenientes** de la traqueostomía son:
   **1.** Posibilidad de que se produzca una estenosis traqueal en el punto del estoma.
   **2.** Infección del estoma, que puede infectar de forma secundaria áreas cutáneas abiertas próximas y catéteres vasculares.
   **3.** Erosión del tejido vascular circundante, que puede causar hemorragia.
   **4.** Complicaciones de la intervención.
   **5.** Aparición de cicatrices y tejido de granulación en el punto del estoma.
**C.** La **decisión sobre el momento adecuado** para pasar del TET a la traqueostomía es un tema problemático. Suele aceptarse, aunque no está comprobado, que la incidencia y la gravedad de las lesiones glóticas están relacionadas con la duración de la intubación. En la práctica clínica, se considera la traqueostomía programada tras 2-3 semanas de intubación translaríngea.
**D.** Sustitución de los tubos de traqueostomía
   **1. Cambio de un tubo de traqueostomía reciente.** La vía para el tubo de traqueostomía puede ser extremadamente difícil de canular al principio del posoperatorio. Si se necesita un cambio de traqueostomía antes de que pasen 7-10 días desde que se practicó el estoma, el tubo debe cambiarse sobre un estilete maleable, y hay que tener preparado el material para una intubación orotraqueal inmediata en caso de pérdida de la vía. Probablemente, es más seguro cambiar una traqueostomía percutánea antes. Es preferible que el cirujano que realizó la traqueostomía esté presente porque puede ser necesaria la exploración de la vía.
   **2. Cambios de los tubos de traqueostomía.** Hay que evaluar regularmente la limpieza, la función y la movilidad adecuadas del aparato, y cambiarse cuando sea necesario.
      **a.** Hay que estar preparado para realizar una intubación orotraqueal, si es necesario.
      **b.** Se administrará oxígeno al 100 %.
      **c.** Se limpia la zona de la traqueostomía y se succiona.
      **d.** Se comprobará el nuevo tubo así como la integridad del manguito. Se introduce el obturador a través de la luz del nuevo tubo para proporcionar una superficie lisa en la punta del tubo de traqueostomía.
      **e.** Se desinfla el manguito y se retira el tubo que estaba colocado. Es de esperar que exista cierta resistencia al intentar la descanulación cuando el manguito desinflado se empuja más allá de la pared traqueal anterior.
      **f.** Se visualizará el trayecto o vía del estoma, y se insertará el nuevo tubo. Hay que inflar el manguito y estar preparado para ventilar manualmente con oxígeno al 100 %.
      **g.** Se evaluará la colocación intratraqueal adecuada del mismo modo que en el caso del TET (v. sección IV.E.6).
**E. Hemorragia en la vía respiratoria.** La succión de la sangre de la vía respiratoria necesita una evaluación rápida.
   **1.** Habitualmente, esta hemorragia representa la **erosión de la mucosa** por el traumatismo repetido de la succión. El fibrobroncoscopio es el método más directo para realizar la evaluación. Si el origen del sangrado no es evidente, se empuja hacia atrás el tubo con el broncoscopio colocado para poder ver la tráquea por debajo del manguito. Si, tras la exploración, se duda de la etiología de la hemorragia persistente, un otorrinolaringólogo repetirá la exploración. Si el sangrado no es importante, está garantizado un período de curación sin pro-

ducir irritación. Por otro lado, puede colocarse un tubo de traqueostomía o un TET más allá (distal) del área de erosión hasta que el tejido dañado se repara.

2. Con la traqueostomía, existe riesgo de erosionar los vasos sanguíneos mediastínicos. Si esto sucede, el paciente puede **desangrarse.** Si la hemorragia continúa y es de magnitud suficiente, existe el riesgo de que se formen coágulos en el interior del TET y de que se obstruya la vía aérea. Puede que llegue a ser necesaria la intubación orotraqueal urgente y la exploración quirúrgica.

F. Se considerará la **retirada de la cánula** una vez que desaparezcan las indicaciones para mantener el soporte de la vía aérea. La oxigenación y la ventilación del paciente deben ser adecuadas, y éste debe poder eliminar las secreciones y proteger los pulmones de la aspiración.

1. Con la intubación prolongada, en ocasiones se produce **disfunción de las cuerdas vocales y aspiración.** Esta disfunción puede resolverse espontáneamente varias semanas después de la extubación.

   a. La **presencia continua de un tubo de traqueostomía** puede aumentar las posibilidades de aspiración por una interferencia mecánica con la deglución coordinada. Para disminuir este problema, es posible insertar un tubo de traqueostomía más pequeño y sin manguito (como un tubo Shiley n.º 4), con objeto de disminuir el estrés mecánico debido al movimiento del tubo de traqueostomía durante la deglución. El tubo de menor tamaño mantendrá permeable el estoma y permitirá la succión de la vía respiratoria.

   b. Una **sonda nasogástrica** contribuirá a disminuir la coordinación durante la deglución.

   c. **Para evitar que estos pacientes sufran una aspiración puede requerirse:**
      (1) **Traqueostomía.** Puede usarse un tubo de traqueostomía con manguito para impedir la aspiración macroscópica hasta que mejore la función de las cuerdas vocales.
      (2) **Retirada del tubo (extubación),** prohibiendo la ingesta oral, con alimentación enteral o parenteral hasta que ya no exista riesgo para el paciente. Debe colocarse una sonda para alimentación por duodenostomía para disminuir la posibilidad de que se produzca reflujo o aspiración.

   d. Es adecuado **consultar con un logopeda o un terapeuta en deglución.** La coordinación de la deglución puede evaluarse mediante la visualización con un fibroscopio o, radiológicamente, con una esofagografía modificada. La instrucción y el entrenamiento del paciente pueden disminuir los riesgos de aspiración y mejorar la deglución.

2. En el paciente que evoluciona hacia la retirada de la canulación, pueden considerarse los siguientes dispositivos:

   a. Los **tubos de traqueostomía fenestrados** permiten respirar a través de la traqueostomía o a través de la vía respiratoria natural. El paciente puede hablar normalmente cuando se retira la cánula interna, se desinfla el manguito, y la abertura del tubo está ocluida o provista de una válvula unidireccional para la fonación. Un tubo fenestrado no protege contra la aspiración cuando se configura de este modo.

   b. Con frecuencia, un **pequeño tubo de traqueostomía sin manguito,** como el Shiley CFS n.º 4 (v. fig. 4-7), es el último dispositivo que se utiliza antes de retirar la cánula. La mayoría de las veces actúa como un dispositivo de seguridad y como conducto para la succión. La resistencia al flujo aéreo alrededor de estos tubos, incluso cuando el tubo está tapado, casi nunca es clínicamente significativa.

## Bibliografía recomendada

Benumof JL, Dagg R, Benumof R. Critical hemoglobin desaturation will occur before return to an unparalyzed state following 1 mg/kg intravenous succinylcholine. *Anesthesiology* 1997;87:979–982.

Bishop MJ, Weymuller EA Jr, Fink BR. Laryngeal effects of prolonged intubation. *Anesth Analg* 1984;63:335–342.

Brain AIJ, Denman WT, Goudsouzian N. *Laryngeal mask airway instruction manual.* San Diego, CA: Gensia, 1996:21–25.

Deutschman CS, Wilton P, Sinow J, et al. Paranasal sinusitis associated with nasotracheal intubation: a frequently unrecognized and treatable source of sepsis. *Crit Care Med* 1986;14:111–114.

El-Gaqnzouri AR, McCarthy RJ, Tuman KJ, et al. Preoperative airway assessment: predictive value of a multivariate risk index. *Anesth Analg* 1996;82:1197–1204.

Fluck RR Jr, Hess DR, Branson RD. Airway and suction equipment. In: Branson RD, Hess DR, Chatburn RL, eds. *Respiratory care equipment.* Philadelphia, PA: Lippincott, 1995:116–144.

Jaber S, Amraoui J, Lefrant JY, et al. Clinical practice and risk factors for immediate complications of endotracheal intubation in the intensive care unit: a prospective multiple-center study. *Crit Care Med* 2006;34:2355–2361.

Hauswald M, Sklar DP, Tandberg D, et al. Cervical spine movement during airway management: cinefluoroscopic appraisal in human cadavers. *Am J Emerg Med* 1991;9:535–538.

Hurford WE. Orotracheal intubation outside the operating room: anatomic considerations and techniques. *Respir Care* 1999;44:615–629.

McKourt KC, Salomela L, Miraklew RK, et al. Comparison of rocuronium and suxamethonium for use during rapid induction of anaesthesia. *Anaesthesia* 1998;53:867–871.

Mehta S, Mickiewicz M. Pressure in large volume, low pressure cuffs: its significance, measurement, and regulation. *Intensive Care* 1986;31:199–201.

Mort TC. Complications of emergency tracheal intubation: hemodynamic alterations: part I. *J Intensive Care Med* 2007;22:157–165.

Mort TC. Complications of emergency tracheal intubation: immediate airway-related consequences: part II. *J Intensive Care Med* 2007;22:208–215.

Ovassapian A, Randel GI. The role of the fiberscope in the critically ill patient. *Crit Care Clin* 1995; 11:29–51.

Roberts JT. *Clinical management of the airway.* Philadelphia, PA: Saunders, 1994.

Schmidt UH, Kumwilaisak K, Bittner E, George E, Hess D. Effects of supervision by attending anesthesiologists on complications of emergency tracheal intubation. *Anesthesiology* 2008;109:973–977.

Velmahos GC, Gomez H, Boicey CM, et al. Bedside percutaneous tracheostomy: prospective evaluation of the current technique in 100 patients. *World J Surg* 2000;24:1109–1115.

Whited RE. A prospective study of laryngotracheal sequelae in long term intubation. *Laryngoscope* 1984;94:367–377.

Wilson DJ. Airway appliances and management. In: Kacmarek RM, Stoller JK, eds. *Current respiratory care.* Philadelphia, PA: BC Decker, 1988:80–89.

# 5

## Principios de la ventilación mecánica

*Claudia Crimi y Dean Hess*

I. La **ventilación mecánica** proporciona un apoyo artificial al intercambio gaseoso.
   A. **Indicaciones**
      1. **Hipoventilación**
         a. **La hipoventilación que produce un pH arterial inferior a 7,30** suele considerarse una indicación para recurrir a la ventilación mecánica, aunque hay que tener en cuenta el cansancio del paciente y la morbilidad asociada, que pueden inducir el inicio de la ventilación mecánica con valores superiores o inferiores del pH.
      2. **Hipoxemia**
         a. Hay que proporcionar **oxígeno complementario** a todos los pacientes con hipoxemia, independientemente de cuál sea su diagnóstico (p. ej., no debe detenerse la oxigenoterapia adecuada en pacientes hipercápnicos con enfermedad pulmonar obstructiva crónica [EPOC]).
         b. Los pacientes con **insuficiencia respiratoria hipoxémica** debida a atelectasia, a edema pulmonar cardiógeno o a ambas cosas pueden beneficiarse de la **presión positiva continua en la vía respiratoria (PPCVR)** administrada mediante mascarilla facial.
         c. Hay que considerar la **intubación endotraqueal y la ventilación mecánica** en la hipoxemia grave (saturación arterial de oxígeno mediante pulsioximetría [$SpO_2$] < 90 % con una fracción de oxígeno inspirado [$FiO_2$] igual a 1) que no responde a medidas más conservadoras.
      3. **Cansancio respiratorio**
         a. La taquipnea, la disnea, el uso de músculos accesorios, el aleteo nasal, la sudación y la taquicardia pueden ser una indicación para utilizar la ventilación mecánica antes de que se produzcan alteraciones del intercambio gaseoso.
      4. **Protección de las vías respiratorias**
         a. La ventilación mecánica puede iniciarse en pacientes que necesitan intubación endotraqueal para proteger la vía respiratoria, incluso sin que existan anomalías respiratorias (p. ej., alteración del estado psíquico o aumento del riesgo de aspiración).
         b. La **presencia de una vía aérea artificial** no es una indicación absoluta para la utilización de ventilación mecánica. Por ejemplo, muchos pacientes que presentan una traqueostomía de larga duración no necesitan la ventilación mecánica.
   B. **Objetivos de la ventilación mecánica**
      1. Proporcionar la oxigenación adecuada.
      2. Proporcionar la ventilación alveolar adecuada.
      3. Evitar la hiperdistensión alveolar.
      4. Mantener el reclutamiento alveolar.
      5. Promover la sincronía entre el paciente y el respirador.
      6. Evitar la presión teleespiratoria positiva (PTEP) intrínseca.
      7. Utilizar la menor $FiO_2$ posible.
      8. Cuando se eligen los objetivos adecuados de la ventilación mecánica para un paciente concreto, hay que tener en cuenta el riesgo de lesión pulmonar inducida por el respirador.

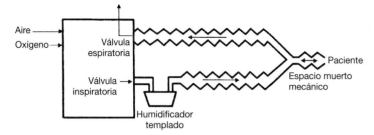

**FIGURA 5-1.** Diagrama de bloques del sistema de un respirador mecánico.

## II. Sistema del respirador

**A.** El **respirador** funciona mediante electricidad y presión de aire. La presión del aire proporciona la energía necesaria para inflar los pulmones (fig. 5-1).

   **1.** El flujo de aire está controlado por las **válvulas inspiratoria y espiratoria.** El microprocesador del respirador controla estas válvulas, de modo que el flujo de aire se determina según los ajustes del respirador.

      **a.** La **válvula inspiratoria** controla el flujo de aire y/o la presión durante la fase inspiratoria. Durante esta fase, la válvula espiratoria está cerrada.

      **b.** La **válvula espiratoria** controla la PTEP. Durante la fase espiratoria, la válvula inspiratoria está cerrada.

**B.** El **circuito del respirador** proporciona flujo entre el respirador y el paciente.

   **1.** Debido a la compresión del aire y a la elasticidad del circuito, parte del volumen de aire proporcionado desde el respirador no lo recibe el paciente. Este **volumen de compresión** es, típicamente, de unos 3-4 ml/cm H₂O. Algunos respiradores compensan esto, pero otros no.

   **2.** El volumen del circuito a través del cual el paciente reinspira es el **espacio muerto mecánico.** Este espacio muerto mecánico debe ser lo más reducido posible, lo que supone particularmente un problema cuando se utilizan volúmenes corrientes bajos como parte de estrategias de ventilación protectoras de los pulmones.

**C. Acondicionamiento del aire**

   **1.** Pueden colocarse **filtros** en las ramas inspiratoria y espiratoria del circuito.

   **2.** El **aire inspirado** se humidifica de forma activa o pasiva.

      **a.** En los **humidificadores activos,** el aire inspirado pasa sobre una cámara de agua caliente para su humidificación. Algunos humidificadores activos se utilizan con un **circuito** caliente para reducir la condensación en el circuito.

      **b.** Los **humidificadores pasivos** (narinas artificiales o intercambiadores de calor y humedad) se insertan entre el circuito del respirador y el paciente. Atrapan la humedad y el calor en el aire espirado, y lo retornan en la siguiente inspiración. La humidificación pasiva es satisfactoria en muchos pacientes, aunque es menos eficaz que la activa, aumenta la resistencia a la inspiración y la espiración, e incrementa el espacio muerto mecánico.

      **c.** La presencia de **gotitas de agua** en el circuito inspiratorio cerca del paciente (o en la parte proximal del tubo endotraqueal, si se utiliza un humidificador pasivo) sugiere que el aire inspirado está humidificado de forma adecuada.

**D. Administración de fármacos inhalados durante la ventilación mecánica**

   **1.** Durante la ventilación mecánica, pueden proporcionarse fármacos inhalados mediante un **inhalador de dosis fija** o **nebulizador.** Los inhaladores de material pulverizado no pueden adaptarse al circuito del respirador.

   **2.** La aplicación del aerosol está influida por diversos factores durante la ventilación mecánica (fig. 5-2).

**Relacionados con el respirador**
- Modo de ventilación
- Volumen corriente
- Frecuencia respiratoria
- Ciclo impuesto
- Curva inspiratoria
- Mecanismo desencadenante de la respiración

**Relacionados con el dispositivo: IDF**
- Tipo de espaciador o adaptador
- Posición del espaciador en el circuito
- Momento de actuación del IDF
- Tipo de IDF

**Relacionados con el fármaco**
- Dosis
- Formulación
- Tamaño de las partículas del aerosol
- Lugar destinado a la administración
- Duración de la acción

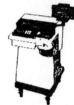
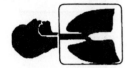

**Relacionados con el dispositivo: nebulizador**
- Tipo de nebulizador
- Volumen de llenado
- Flujo de aire
- Ciclo: inspiración frente a continuo
- Duración de la nebulización
- Posición en el circuito

**Relacionados con el paciente**
- Gravedad de la obstrucción de la vía respiratoria
- Mecanismo de la obstrucción de la vía respiratoria
- Presencia de hiperinsuflación dinámica
- Sincronía paciente-respirador

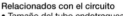

**Relacionados con el circuito**
- Tamaño del tubo endotraqueal
- Humedad del aire inhalado
- Densidad del aire inhalado

**FIGURA 5-2.**    Factores que afectan a la administración del aerosol durante la ventilación mecánica. IDF, inhalador de dosis fija. (De Dhand R. Basic Techniques for aerosol delivery during mechanical ventilation. *Respir care* 2004;49:611-622, con autorización.)

3. Prestando la debida atención a la técnica, tanto los inhaladores como los nebulizadores pueden usarse de un modo eficaz durante la ventilación mecánica.

### III. Clasificación de la ventilación mecánica
**A. Ventilación con presión negativa o con presión positiva**
1. El **pulmón de acero (respirador de Drinker)** y la **coraza torácica** crean presión negativa alrededor del tórax durante la fase inspiratoria. Aunque son útiles en algunos pacientes con enfermedades neuromusculares que necesitan ventilación prolongada, estos aparatos casi nunca se utilizan en la UCI.
2. La **ventilación con presión positiva** aplica presión a la vía respiratoria durante la fase inspiratoria. Este tipo de ventilación se utiliza exclusivamente en la UCI.
3. Con ambos tipos de ventilación (con presión positiva o con presión negativa), la **espiración** se produce de forma pasiva.

**B. Ventilación invasiva o no invasiva**
1. La **ventilación invasiva** se proporciona a través de un tubo endotraqueal (orotraqueal o nasotraqueal) o un tubo o cánula de traqueostomía.
2. Aunque la ventilación mecánica a través de una vía aérea artificial sigue siendo el procedimiento de referencia en la mayoría de los pacientes con afecciones agudas, puede utilizarse de forma eficaz la **ventilación con presión positiva no invasiva (VPPNI)** en muchos otros pacientes, como los que sufren empeoramiento de la EPOC, un edema pulmonar cardiógeno agudo o en pacientes inmunodeprimidos con insuficiencia respiratoria aguda. La VPPNI también es útil para evitar la insuficiencia respiratoria después de la extubación. Sin embargo, en muchos pacientes no es adecuado el uso de la VPPNI.
   a. La VPPNI puede aplicarse con mascarilla nasal, mascarilla buconasal, almohadillas nasales, mascarilla facial total o careta. En los pacientes con afecciones agudas y disneicos (en los que las fugas bucales suelen causar problemas) se prefieren las mascarillas buconasales.

**b.** Aunque los respiradores de doble nivel son los más utilizados en la VPPNI, en su aplicación puede utilizarse cualquier respirador. Los respiradores actuales diseñados para cuidados intensivos tienen tanto modos invasivos como no invasivos.

**c.** La **ventilación con apoyo de presión (VAP)** se utiliza con mayor frecuencia para la VPPNI. En los respiradores de doble nivel, se logra estableciendo la presión positiva inspiratoria en la vía respiratoria **(PPIVR)** y una presión positiva espiratoria en la vía respiratoria **(PPEVR)**. La diferencia entre la PPIVR y la PPEVR es el nivel de apoyo de presión.

**d.** En la figura 5-3 se proporciona un algoritmo para utilizar la ventilación no invasiva en cuidados intensivos.

**C. Soporte ventilatorio total y parcial**

**1.** El **soporte ventilatorio total** proporciona toda la ventilación minuto con escasa interacción entre el paciente y el respirador. Para ello, suele necesitarse sedación y, en ocasiones, bloqueo neuromuscular. El soporte ventilatorio total está indicado en pacientes con insuficiencia respiratoria grave, en aquellos hemodinámicamente inestables, en pacientes con lesiones agudas complejas mientras se les estabiliza y en todos aquellos que presenten parálisis.

**2.** El **soporte ventilatorio parcial** proporciona una parte variable de la ventilación minuto, mientras que el resto lo proporciona el esfuerzo inspiratorio del paciente. La interacción entre el paciente y el respirador es importante durante el soporte ventilatorio parcial.

  **a.** Este tipo de soporte ventilatorio está indicado en los pacientes con insuficiencia respiratoria moderadamente aguda o en aquellos que se están recuperando de una insuficiencia respiratoria.

  **(1)** Las **ventajas** del soporte ventilatorio parcial son: evitar la debilidad muscular durante períodos prolongados de ventilación mecánica, conservar el impulso ventilatorio y el patrón respiratorio, disminuir las necesidades de sedación y bloqueo neuromuscular, una mejor respuesta hemodinámica a la ventilación con presión positiva y una mejor ventilación de las regiones pulmonares declives.

  **(2)** Los **inconvenientes** son: mayor trabajo respiratorio (TR) para el paciente y mayor dificultad para lograr un intercambio gaseoso adecuado.

**IV. Aporte de aire a los pulmones**

**A.** El aporte de aire a los pulmones viene determinado por la interacción entre el respirador, la mecánica respiratoria y la actividad de los músculos respiratorios, lo que se describe por la **ecuación del movimiento** del aparato respiratorio:

$$P_{resp} + P_{mús} = V_T/C + \dot{V} \times R$$

donde $P_{resp}$ es la presión aplicada por el respirador, $P_{mús}$ es la presión generada por los músculos respiratorios, $V_T$ es el volumen corriente, $C$ es la distensibilidad *(compliance)*, $\dot{V}$ es el flujo aéreo y $R$ es la resistencia de las vías respiratorias.

**1.** La presión generada por los músculos respiratorios (respiración espontánea), el respirador (soporte ventilatorio total) o ambos (soporte ventilatorio parcial) aplicada sobre el aparato respiratorio introduce el flujo aéreo en los pulmones.

**2.** Para una determinada presión, el flujo tiene la oposición de la resistencia de las vías respiratorias y la elastancia (inversa de la distensibilidad) de los pulmones y la pared torácica.

**3.** Un mayor volumen corriente o un mayor flujo necesita una presión más elevada.

**V. Variables de fase y de control**

**A.** La **variable desencadenante** inicia la fase inspiratoria.

**1.** La variable desencadenante es el tiempo en que el respirador inicia la respiración.

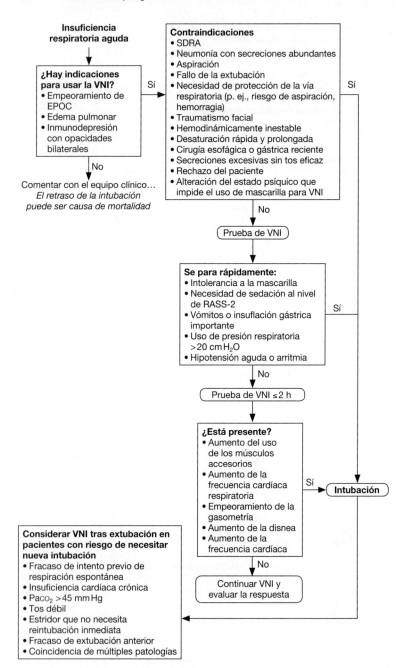

**FIGURA 5-3.** Algoritmo para la aplicación de ventilación no invasiva (VNI). EPOC, enfermedad pulmonar obstructiva crónica; SDRA, síndrome de distrés respiratorio agudo.

2. Cuando el paciente desencadena la respiración, el respirador detecta un cambio de presión **(desencadenante de presión)** o un cambio de flujo **(desencadenante de flujo)**.

3. Se establece la **sensibilidad del desencadenante** para prevenir el esfuerzo excesivo del paciente, pero se evita el desencadenante intrínseco. La sensibilidad del desencadenante de presión suele establecerse en 0,5 cm $H_2O$ a 2 cm $H_2O$, y la sensibilidad del desencadenante de flujo, en 1 l/min a 3 l/min.

   a. El desencadenante intrínseco puede deberse a artefactos como oscilaciones cardíacas o fugas. Se corrige haciendo que el desencadenante sea menos sensible.

   b. Un desencadenante ineficaz suele deberse a PTEP intrínseca. Ni el desencadenante de flujo ni el de presión es eficaz con desencadenantes que fallan por PTEP intrínseca.

4. El desencadenante de presión y el de flujo son igualmente eficaces cuando se optimiza la sensibilidad y se monitoriza rigurosamente.

B. La **variable de control** permanece constante a lo largo de la inspiración. Las más frecuentes son el control por volumen, el control por presión y el control adaptativo (tabla 5-1).

1. **Control por volumen.** Aunque el respirador realmente controla el flujo (derivada del volumen con respecto al tiempo), suele utilizarse el término control por volumen.

   a. Con la ventilación controlada por el volumen, **el volumen corriente proporcionado es constante,** independientemente de la resistencia de las vías respiratorias o de la distensibilidad del aparato respiratorio.

   b. Una disminución de la distensibilidad del aparato respiratorio o un aumento de la resistencia de las vías respiratorias produce un aumento de la presión inspiratoria máxima durante la ventilación controlada por volumen.

   c. Con la ventilación controlada por volumen, el **flujo inspiratorio es fijo,** independientemente del esfuerzo del paciente. Este flujo que no varía puede inducir una falta de sincronía entre el paciente y el respirador en los pacientes que están realizando esfuerzos respiratorios enérgicos.

   (1) Los patrones de flujo inspiratorio durante la ventilación controlada por el volumen son el **flujo constante** (onda rectangular) (fig. 5-4) o el **flujo en plano inclinado descendente** (fig. 5-5).

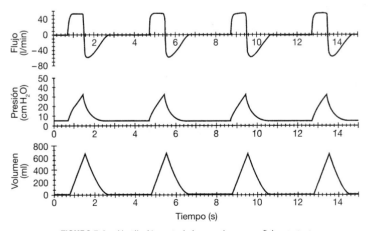

**FIGURA 5-4.** Ventilación controlada por volumen con flujo constante.

**TABLA 5-1** Comparación de varios tipos de respiración durante la ventilación mecánica

| | Ventilación con control de presión | Ventilación con control de volumen | Ventilación con control adaptativo | Ventilación con apoyo de presión | Ventilación con asistencia proporcional |
|---|---|---|---|---|---|
| Volumen corriente | Variable | Ajuste | Mínimo ajuste | Variable | Variable |
| Presión inspiratoria máxima | Limitada por el ajuste de control de presión | Variable | Variable | Limitada por ajuste de apoyo de presión | Variable |
| Presión de meseta | Limitada por el ajuste de control de presión | Variable | Variable | Limitada por ajuste de apoyo de presión | Variable |
| Flujo inspiratorio | Descendente; variable | Ajuste; pendiente constante o descendente | Descendente; variable | Variable | Variable |
| Tiempo inspiratorio | Ajuste | Ajuste (ajustes de flujo y volumen) | Ajuste por control de presión adaptativo; variable para apoyo de presión adaptativo | Variable | |
| Frecuencia respiratoria | Mínimo ajuste (el paciente puede desencadenarla) | Mínimo ajuste (el paciente puede desencadenarla) | Mínimo ajuste para control de presión adaptativo, sin ajuste para apoyo de presión adaptativa | Variable; sin ajuste de frecuencia | Variable; frecuencia no ajustada |

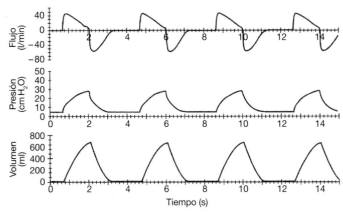

**FIGURA 5-5.** Ventilación controlada por volumen con pendiente descendente.

**(2)** El uso de la curva de flujo constante produce una mayor presión máxima, soportada fundamentalmente por las vías respiratorias y no por los alvéolos.

**(3)** El uso de una curva en plano inclinado descendente produce un flujo máximo al principio de la respiración, cuando el volumen pulmonar es mínimo. Esto reduce las presiones máximas, pero disminuye el tiempo de la espiración, lo que puede aumentar el riesgo de PTEP intrínseca y alteración hemodinámica.

**d.** El **tiempo inspiratorio** durante la ventilación controlada por volumen viene determinado por el flujo inspiratorio, el patrón de flujo inspiratorio y el volumen corriente.

**e.** Se prefiere la ventilación controlada por el volumen cuando se desea asegurar una ventilación minuto (p. ej., evitar la hipercapnia en pacientes con hipertensión intracraneal).

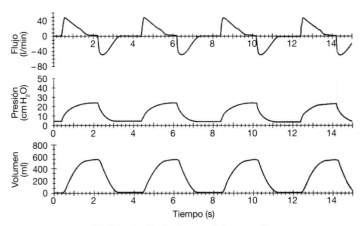

**FIGURA 5-6.** Ventilación controlada por presión.

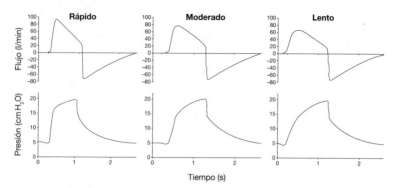

**FIGURA 5-7.** Ejemplos de tiempos de presurización: rápido, moderado y lento durante la ventilación controlada por presión.

## 2. Control por presión

a. Con la ventilación controlada por la presión (fig. 5-6), **la presión aplicada a la vía respiratoria es constante,** independientemente de la resistencia de las vías respiratorias o de la distensibilidad del aparato respiratorio.

b. El **flujo inspiratorio** durante la ventilación controlada por la presión es exponencialmente descendente, y viene determinado por el ajuste de control de presión, la resistencia de las vías respiratorias y la distensibilidad del aparato respiratorio. Con una escasa distensibilidad del aparato respiratorio (p. ej., síndrome de distrés respiratorio agudo [SDRA]), el flujo disminuye de forma rápida. Con una gran resistencia de las vías respiratorias (p. ej., EPOC), el flujo disminuye lentamente.

c. Algunos respiradores permiten ajustar el **tiempo de presurización,** que es la velocidad de presurización del respirador al principio de la fase inspiratoria (fig. 5-7). El tiempo de presurización es la cantidad de tiempo necesaria para alcanzar el nivel de control de presión tras desencadenar la actividad del respirador.

(1) Un tiempo de presurización rápido proporciona más flujo al iniciar la inspiración, lo que es útil en los pacientes con un impulso respiratorio elevado.

d. Los **factores que afectan al volumen corriente** durante la ventilación controlada por la presión son la distensibilidad del aparato respiratorio, la resistencia de las vías respiratorias, el ajuste de la presión y del tiempo de presurización y el esfuerzo inspiratorio del paciente.

(1) El aumento del tiempo inspiratorio afectará al volumen corriente durante la ventilación controlada por presión sólo si el flujo al final de la inspiración no es igual a 0. Una vez que el flujo disminuye hasta 0, no se proporciona más volumen.

e. A diferencia de la ventilación controlada por volumen, **el flujo inspiratorio es variable** durante la ventilación controlada por presión. El aumento del esfuerzo del paciente aumentará el flujo del respirador y el volumen corriente proporcionado.

f. El flujo variable con la ventilación controlada por presión puede mejorar la sincronía entre el paciente y el respirador en algunos casos.

g. Con la ventilación controlada por la presión, **el tiempo inspiratorio se ajusta** en el respirador.

(1) Si se ajusta el tiempo inspiratorio para que sea más prolongado que el tiempo espiratorio, se produce una ventilación con relación I:E inverti-

da controlada por presión. Esta estrategia se ha utilizado para mejorar la oxigenación en pacientes con SDRA.

**(2)** La ventilación controlada por presión puede utilizarse como una alternativa en la VAP cuando se desea un tiempo inspiratorio fijo.

**3. Control adaptativo**

**a.** Con el control adaptativo, la respiración es desencadenada por el respirador o por el paciente, está limitada por la presión y el ciclo viene determinado por el respirador o por el paciente. Con el control por presión adaptativo, el límite de presión no es constante, pero varía de una respiración a otra según una comparación del volumen corriente establecido y el proporcionado.

**b.** Aunque el respirador sólo puede controlar la presión o el volumen en cada momento, el control adaptativo combina características del control por presión (flujo variable) y del control por volumen (volumen corriente constante) (v. tabla 5-1).

**c.** El **control de volumen regulado por presión (PRVC en Servo, Viasys), AutoFlow (Draeger) y VC+ (Puritan-Bennett)** son nombres comerciales usados por diferentes fabricantes de respiradores para proporcionar control por presión adaptativo, en el que el límite de presión aumenta o disminuye en un intento de proporcionar el volumen corriente deseado.

**d.** Con **apoyo de volumen (AV)**, el nivel de apoyo de presión varía de una respiración a otra para mantener un volumen corriente deseado. Si el esfuerzo del paciente aumenta (aumento del volumen corriente para el nivel establecido de VAP), el respirador disminuye el apoyo para la siguiente respiración. Si la distensibilidad o el esfuerzo del paciente disminuyen, el respirador aumenta el apoyo para mantener el volumen establecido. Esto combina los atributos de la VAP con el volumen corriente mínimo garantizado. Un problema de esta modalidad es que el respirador retira el apoyo si la demanda respiratoria del paciente aumenta y el volumen corriente supera el volumen corriente establecido. Esto produce un aumento del trabajo respiratorio para el paciente.

**e.** Sigue sin determinarse la utilidad clínica del control adaptativo.

**(1)** Si el paciente realiza un esfuerzo inspiratorio intenso, el volumen corriente puede superar el volumen corriente deseado, lo que podría causar lesión pulmonar por hiperdistensión.

**(2)** Si el paciente realiza esfuerzos inspiratorios intensos que hacen que el volumen supere el objetivo, el respirador disminuirá el nivel de apoyo de presión, lo que puede aumentar el trabajo respiratorio del paciente.

**(3)** Si los pulmones se vuelven más rígidos, el respirador aumentará la presión, lo que podría causar lesión pulmonar por hiperdistensión.

**4.** La elección del control por volumen, el control por presión o el control adaptativo suele depender de cuál sea el método con que el médico está más familiarizado, de las preferencias del centro o de preferencias personales.

**C.** El ciclo es la variable que finaliza la inspiración, y suele ser tiempo (ventilación controlada por volumen o ventilación controlada por presión) o flujo (VAP).

**VI. Tipos de respiración durante la ventilación mecánica**

**A.** Las **respiraciones espontáneas** y su ciclo están desencadenadas y determinadas por los pacientes.

**B.** Las **respiraciones obligatorias** están desencadenadas por el respirador o por el paciente (o ambos), y el ciclo está determinado por el respirador.

**VII. Modos de ventilación.** La combinación de los diversos tipos posibles de respiración y las variables de fase determina el modo de ventilación (v. tabla 5-1).

**A. Ventilación mecánica (obligatoria) continua (VMC) o ventilación asistida**

**1.** Cada respiración es un tipo de respiración mecánica (fig. 5-8). Aunque la VMC es más descriptiva, los términos VMC y ventilación asistida se usan de forma indistinta. Obsérvese que el término «ventilación mecánica *controlada*» tiene

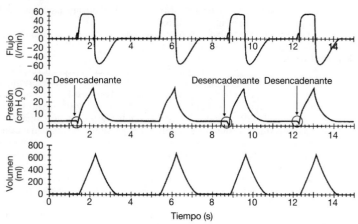

**FIGURA 5-8.** Ventilación mecánica (obligatoria) continua (ventilación asistida).

menos significado en el contexto de los respiradores modernos, que no cuentan con modos que eviten las respiraciones desencadenadas por el paciente.

2. El **paciente puede «estimular»** a una frecuencia mayor que la establecida por el respirador, pero siempre recibe al menos la frecuencia establecida.

3. Todas las respiraciones, ya sean desencadenadas por el respirador o por el paciente, están controladas por el volumen o por la presión, o tienen un control adaptativo.

4. La estimulación a una frecuencia rápida puede causar hiperventilación, hipotensión e hiperinsuflación dinámica.

B. **Ventilación espontánea continua.** Con los modos de ventilación espontánea continua, todas las respiraciones las desencadena y cicla el respirador. No hay una frecuencia establecida.

1. **Presión positiva continua en la vía respiratoria (PPCVR).** Con la PPCVR, el respirador no proporciona ayuda inspiratoria.

   a. Estrictamente hablando, la PPCVR aplica una presión positiva a la vía respiratoria. Sin embargo, los respiradores actuales permiten que el paciente respire de forma espontánea sin aplicar presión positiva a la vía respiratoria (PPCVR = 0).

   b. Los respiradores modernos ofrecen escasa resistencia a la respiración y no aumentan de manera significativa el trabajo respiratorio del paciente. Esto es particularmente así con el desencadenante de flujo.

   c. La PPCVR puede aplicarse a un tubo endotraqueal (modo invasivo) o a una mascarilla facial (no invasivo).

2. **Ventilación con apoyo de presión**

   a. El **esfuerzo inspiratorio del paciente** está asistido por el respirador a una presión preestablecida con VAP. Todas las respiraciones son tipos espontáneos (fig. 5-9).

   b. Puede establecerse un **tiempo de presurización** durante la VAP, similar a la ventilación con control por presión.

   c. Dado que el respirador proporciona respiraciones sólo en respuesta al esfuerzo del paciente, debe contar con las alarmas de apnea adecuadas. La falta de una frecuencia memorizada puede producir apnea y respiración alterada por el sueño en algunos pacientes.

   d. El respirador cicla hasta la fase espiratoria cuando el flujo disminuye hasta un valor determinado por el respirador (p. ej., 5 l/min o 25 % del flujo

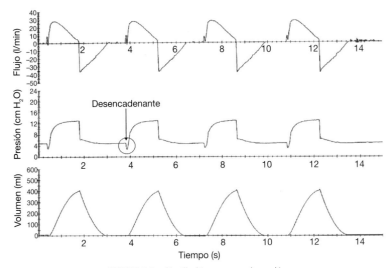

**FIGURA 5-9.** Ventilación con apoyo de presión.

inspiratorio máximo). **Si el paciente espira de forma activa,** el respirador puede ciclar la presión para la fase espiratoria. El respirador puede no ciclar correctamente **cuando existe una fuga** (p. ej., fístula broncopleural o fuga de mascarilla con VPPNI). Un ciclo de tiempo secundario finalizará la inspiración en 3 s a 5 s (según el respirador; además, en algunos es ajustable).

e. Algunos respiradores permiten que el médico **ajuste los criterios para el ciclo de flujo** durante la VAP (fig. 5-10). Esto permite el ajuste del tiempo inspiratorio durante el apoyo de presión para coincidir mejor con la inspiración neural del paciente (de este modo se evita la espiración activa o el doble desencadenante). Si el respirador está ajustado para ciclar a un porcentaje superior de flujo máximo, el tiempo inspiratorio disminuye. Por el contrario, si se ajusta el ventilador para que cicle a un porcentaje inferior de flujo máximo, el tiempo inspiratorio aumenta. Como norma general, es necesario un

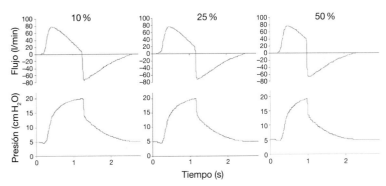

**FIGURA 5-10.** Ejemplos de ventilación con apoyo de presión con flujos de finalización del 10 %, el 25 % y el 50 % del flujo máximo.

ciclo de flujo mayor en la enfermedad pulmonar obstructiva, y un ciclo de flujo menor en la enfermedad pulmonar restrictiva (p. ej., pacientes que se recuperan de una lesión pulmonar aguda [LPA]).

**f.** El volumen corriente, el flujo inspiratorio, el tiempo inspiratorio y la frecuencia respiratoria pueden variar de una respiración a otra con la VAP.

**g.** El **volumen corriente** viene determinado por el nivel de apoyo de presión, el tiempo de presurización, la mecánica pulmonar y el esfuerzo inspiratorio del paciente.

### 3. Compensación del tubo

**a.** La compensación del tubo está diseñada para solventar el trabajo respiratorio de resistencia al flujo impuesto por el tubo endotraqueal o el tubo de traqueostomía. Mide el flujo inspiratorio del paciente y aplica una presión proporcional a ese flujo, en función del tamaño del tubo endotraqueal o el tubo de traqueostomía.

**b.** El médico puede establecer la fracción de resistencia del tubo que se desea compensar (p. ej., compensación del 50 % en lugar de compensación total).

**c.** Aunque se ha demostrado que la compensación del tubo puede compensar de manera eficaz la resistencia a través de las vías aéreas artificiales, no se ha demostrado que mejore la evolución.

### 4. Ventilación asistida proporcional

**a.** La ventilación asistida proporcional facilita soporte ventilatorio en proporción al impulso nervioso del centro respiratorio.

**b.** El respirador monitoriza el impulso respiratorio como flujo inspiratorio del paciente, integra el flujo al volumen, mide la elastancia y la resistencia, y luego calcula la presión necesaria a partir de la ecuación del movimiento.

**c.** Utilizando la presión calculada a partir de la ecuación del movimiento y el volumen corriente, el respirador calcula el trabajo respiratorio (TR): $TR = \int P \times V$. Estos cálculos se producen cada 5 ms durante la provisión de respiración.

**d.** El respirador calcula la resistencia y la elastancia (o la distensibilidad) aplicando maniobras de pausas al final de la inspiración y al final de la espiración de 300 ms cada 4 s a 10 s.

**e.** Los médicos ajustan el porcentaje de soporte ventilatorio (5-95 %), lo que permite repartir el trabajo entre el respirador y el paciente.

   **(1)** Típicamente, el porcentaje de soporte ventilatorio se establece de forma que el TR se sitúe entre 0,5 J/l y 1 J/l.

   **(2)** Si el porcentaje de soporte es elevado, el TR del paciente puede ser inadecuadamente bajo, de modo que se aplicaría un volumen o presión excesivos (fenómeno de huida).

   **(3)** Si el porcentaje de soporte ventilatorio es demasiado bajo, el TR del paciente puede ser excesivo.

**f.** Debido a las variaciones en el impulso respiratorio y la demanda de flujo asociada, la ventilación asistida proporcional aplica una presión que varía de una respiración a otra, a causa de cambios en la elastancia, la resistencia y la demanda de flujo del paciente y en la respiración. Esto difiere de la VAP, en la que el nivel de soporte ventilatorio es constante sea cual sea la demanda, y en la ventilación controlada por volumen, en la que el nivel de soporte disminuye cuando aumenta la demanda.

**g.** El criterio de ciclado para la ventilación asistida proporcional es el flujo (ajustable por el médico; similar a la VAP).

**h.** La ventilación asistida proporcional necesita la presencia de un impulso ventilatorio intacto y de un sistema neuromuscular funcional.

**i.** Sólo está disponible la ventilación asistida proporcional en un respirador en Estados Unidos (PAV+, Puritan-Bennet 840), y no puede utilizarse con ventilación no invasiva porque las fugas impiden la determinación exacta de la mecánica respiratoria.

**5. Ventilación asistida con ajuste neural**

**a.** Con la ventilación asistida con ajuste neural, la actividad eléctrica del diafragma dispara, limita y establece el ciclo del respirador. El impulso neural se transforma en estímulo ventilatorio (acoplamiento neuroventilatorio).

**b.** La actividad eléctrica del diafragma se mide mediante un electrodo esofágico de múltiple disposición, que se amplifica para determinar el nivel de soporte (ganancia de ventilación asistida con ajuste neural). La interrupción del ciclo suele establecerse en el 80 % de la actividad inspiratoria máxima.

**c.** El nivel de asistencia se ajusta en respuesta a cambios en el impulso neural, a la mecánica del aparato respiratorio, a la función de los músculos inspiratorios y a influencias de la conducta.

**d.** Como el desencadenante se basa en la actividad diafragmática en lugar de en la presión o el flujo, el desencadenamiento no se afecta de forma adversa en los pacientes con limitación del flujo y PTEP intrínseca.

**e.** Sólo puede aplicarse la ventilación asistida con ajuste neural con el respirador Servoi.

**C. Ventilación mecánica (obligatoria) intermitente sincronizada (VMIS)**

**1.** Con la VMIS (fig. 5-11), el respirador se ajusta para proporcionar tanto tipos de respiración obligatoria como espontánea.

**2.** Las respiraciones obligatorias (mecánicas) pueden ser respiraciones con control por volumen, control por presión o control adaptativo.

**3.** Existe una frecuencia respiratoria establecida para las respiraciones obligatorias y éstas están sincronizadas con el esfuerzo del paciente.

**4.** Entre las respiraciones obligatorias, el paciente puede respirar espontáneamente, y las respiraciones espontáneas pueden ser con VAP (fig. 5-12).

**5.** Los esfuerzos inspiratorios del paciente pueden ser tan grandes durante las respiraciones obligatorias como en las espontáneas. Por lo tanto, es un mito que la VMIS permita descansar al paciente durante las respiraciones obligatorias y que le haga trabajar durante las respiraciones espontáneas.

**6.** Los diferentes tipos de respiración durante la VMIS pueden inducir una falta de sincronía entre el paciente y el respirador.

**7.** Obsérvese que la VMC y la VMIS llegan a ser sinónimas si el paciente no está disparando la actividad del respirador (p. ej., con bloqueo neuromuscular).

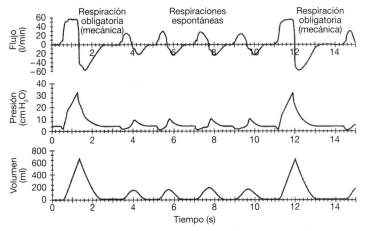

**FIGURA 5-11.** Ventilación mecánica (obligatoria) intermitente sincronizada.

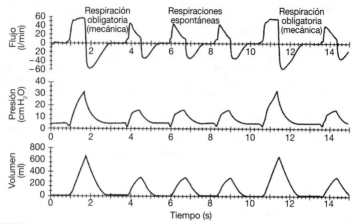

**FIGURA 5-12.** Ventilación mecánica (obligatoria) intermitente sincronizada con apoyo de presión.

**D.** La **ventilación con liberación de presión en la vía respiratoria** produce ventilación alveolar como complemento de la PPCVR (fig. 5-13). En algunos respiradores, la ventilación con liberación de presión en la vía respiratoria se alcanza con modos denominados **BiLevel** o **BiVent.**

1. La presión en la vía respiratoria se libera de forma transitoria hasta un nivel inferior, tras lo cual se restablece rápidamente para inflar de nuevo los pulmones. La duración del nivel de presión elevada es mayor que la del nivel con menor presión.

2. La ventilación minuto se determina mediante la distensibilidad pulmonar, la resistencia de las vías respiratorias, la magnitud y la duración de la liberación de presión, y la magnitud de los esfuerzos respiratorios espontáneos del paciente.

3. La oxigenación se determina por el ajuste de la presión elevada. La respiración espontánea del paciente también puede proporcionar reclutamiento de regiones pulmonares declives.

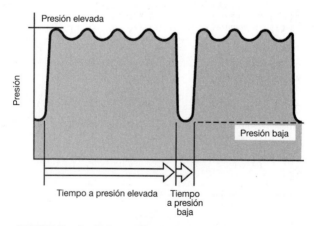

**FIGURA 5-13.** Ventilación con liberación de presión en la vía respiratoria.

**4.** Dado que el paciente puede respirar espontáneamente con ambos niveles de presión, es posible que disminuya la necesidad de sedación. El paciente es capaz de respirar en ambos niveles de presión gracias a una válvula de espiración activa.

**5.** La **posible ventaja de la ventilación con liberación de presión en la vía respiratoria** es proporcionar reclutamiento pulmonar con presiones en la vía respiratoria inferiores a las de la ventilación con presión positiva tradicional, aprovechándose de los esfuerzos espiratorios espontáneos. Esto puede aumentar la $PaO_2$, al mismo tiempo que se reduce al mínimo el barotraumatismo, la inestabilidad hemodinámca y la necesidad de sedación. Sin embargo, puede ser un patrón respiratorio incómodo para algunos pacientes.

**6.** Una modificación de la ventilación con liberación de presión en la vía respiratoria es la PCV+ (disponible en el Drager Evita 4) o el modo BiLevel (disponible en el Puritan-Bennett 840).

   **a.** Sin respiración espontánea, la PCV+ es similar a la PCV, y la ventilación con liberación de presión en la vía respiratoria es similar a la ventilación con relación I:E invertida controlada por presión.

   **b.** La PCV+ o el modo BiLevel pueden usarse para proporcionar **suspiros** durante la VAP o la PPCVR.

     **(1)** Se usan varios períodos (2-4/min) de presión elevada en la vía respiratoria (20-40 cm $H_2O$) periódicamente (1-3 s con el nivel de mayor presión) (fig. 5-14).

     **(2)** El paciente puede respirar de forma espontánea con la presión más elevada.

     **(3)** Esta estrategia es útil en los pacientes que respiran espontáneamente y son propensos a sufrir atelectasias.

**E.** La **ventilación con apoyo adaptativo (VAA)** es un modo en bucle cerrado que puede proporcionar ventilación limitada por presión y ciclada por el tiempo, añadir control adaptativo a esas respiraciones, permitir respiraciones obligatorias y espontáneas (SIMV+, VAP) y cambiar a apoyo de presión con control adaptativo de una respiración a otra.

**1.** Durante la VAA, el respirador mide la mecánica pulmonar respiración a respiración, y trata de proporcionar una ventilación minuto de 100 (ml/min)/kg, en adultos, y de 200 (ml/min)/kg en niños.

**2.** La frecuencia respiratoria objetivo se calcula a partir de la ecuación de Otis, tratando de lograr un TR mínimo. La $V_T$ y la frecuencia respiratoria no puede establecerla el médico.

**3.** El médico establece el peso corporal ideal y el porcentaje de volumen minuto, que puede variar desde el 20 % al 200 %, para permitir al algoritmo del respira-

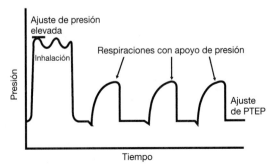

**FIGURA 5-14.** BiLevel o PCV+ usados con ventilación con apoyo de presión para producir una inhalación. PTEP, presión teleespiratoria positiva.

dor elegir un volumen minuto necesario y adaptar sus ajustes para cumplir los objetivos deseados. Esto puede ajustarse para proporcionar soporte ventilatorio total o fomentar la respiración espontánea y facilitar la retirada del respirador.

4. Durante la respiración mecánica (obligatoria), el respirador ajusta el cociente inspiratorio:espiratorio (I:E) y el tiempo inspiratorio calculando la constante de tiempo espiratorio (distensibilidad × resistencia), y manteniendo el tiempo espiratorio suficiente para impedir la auto-PTEP. Pueden combinarse respiraciones obligatorias (mecánicas) y espontáneas para cumplir el objetivo de ventilación minuto. Los tipos de respiración son controlados por presión o cuentan con apoyo de presión.

5. Si el paciente no está desencadenando la respiración, el respirador determina la frecuencia respiratoria, el volumen corriente y el límite de presión necesario para proporcionar el volumen corriente, el tiempo inspiratorio y el cociente I:E. Si es el paciente el que está desencadenando la respiración, el número de respiraciones mecánicas (obligatorias) disminuye, y el respirador elige un apoyo de presión que mantiene un volumen corriente suficiente para asegurar la ventilación alveolar basándose en un cálculo del espacio muerto de 2,2 ml/kg.

**F. Modos diseñados para facilitar la retirada del respirador**

1. **AutoMode (ventiladores Maquet)**

   a. Este modo proporciona la retirada automática del respirador del control de presión al apoyo de presión, y la escalada automática de apoyo si el esfuerzo del paciente disminuye.

   b. El respirador proporciona control de volumen regulado por presión si el paciente no está respirando.

   c. Si el paciente desencadena dos respiraciones consecutivas, la respiración cambia a AV.

   d. Si entra en apnea, el respirador vuelve a cambiar a control de volumen regulado por presión. El AutoMode también cambia entre VCP y VAP, o VCV y AV.

2. **SnartCare** es un respirador para VAP basado en el bucle cerrado.

   a. Este modo adapta el nivel de VAP a las necesidades ventilatorias del paciente, con el objetivo de mantenerle en una zona de bienestar.

   b. El bienestar se define como una frecuencia respiratoria que puede variar entre 15 y 30 resp/min, una $V_T$ por encima de un umbral mínimo y un $CO_2$ al final de la espiración por debajo de un umbral máximo.

   c. La VAP se ajusta en pasos de 2 cm $H_2O$ a 4 cm $H_2O$ hasta un valor mínimo, tras el cual se realiza una prueba de respiración espontánea.

   d. Si el intento de respiración espontánea tiene éxito, aparece un mensaje en la pantalla que recomienda la extubación.

## VIII. Ventilación de alta frecuencia (VAF)

**A.** Con la VAF, el paciente se ventila con frecuencias superiores a las normales (> 60/min) y volúmenes corrientes más pequeños (< 5 ml/kg).

**B.** Las posibles ventajas son un menor riesgo de hiperdistensión alveolar debido a volúmenes corrientes más pequeños (con lo que se limita la presión alveolar máxima) y la mejora del intercambio gaseoso $(\dot{V}/\dot{Q})$ debido a una distribución más uniforme de la ventilación, aumento de la difusión y reclutamiento alveolar.

**C.** La **ventilación de alta frecuencia oscilatoria (VAFO)** proporciona pequeños volúmenes corrientes oscilando un flujo de aire sesgado en la vía respiratoria. El oscilador tiene una fase activa inspiratoria y espiratoria.

1. Los determinantes de la eliminación de $CO_2$ son la amplitud de presión ($\Delta P$) y la frecuencia. El volumen corriente y la eliminación de $CO_2$ varían directamente con la $\Delta P$. A diferencia de la ventilación convencional, la eliminación de $CO_2$ varía en relación inversa con la frecuencia.

   a. La $\Delta P$ se establece inicialmente unos 20 cm $H_2O$ por encima de la $Paco_2$, o para inducir una oscilación visible en la parte media del muslo del paciente.

**b.** La frecuencia puede ajustarse desde 3 Hz a 15 Hz (180/900/min). En los recién nacidos, se utilizan frecuencias superiores (12-15 Hz), y en adultos se utilizan frecuencias inferiores (3-6 Hz).

**2.** El principal determinante de la oxigenación durante la VAFO es la presión media en la vía respiratoria, que es esencialmente el nivel de la PTEP. El respirador oscila el aire a presiones por encima y por debajo ($\Delta P$) de la presión media en la vía respiratoria.

**3.** Los datos disponibles sugieren que la oxigenación arterial mejora en algunos casos con LPA/SDRA, pero no existe información sobre una mejor evolución de los pacientes.

**D.** La **ventilación a chorro a alta frecuencia** proporciona aire desde una fuente de alta presión a través de un chorro dirigido a la vía respiratoria. El deslizamiento viscoso arrastra aire al interior de la vía respiratoria.

**1.** El volumen corriente viene determinado por la presión de impulso, el tiempo inspiratorio, el tamaño del catéter y la mecánica del aparato respiratorio.

**2.** La presión media en la vía respiratoria se controla por la presión del impulso, el cociente I:E y la PTEP.

**3.** La ventilación a chorro a alta frecuencia utiliza frecuencias de 240 a 660 resp/min.

**4.** En Estados Unidos no puede disponerse de un respirador a chorro para pacientes adultos.

**E.** La **ventilación de alta frecuencia por percusión,** también denominada respiración por difusión volumétrica, utiliza un efecto Venturi no regulado por deslizamiento para separar el aire inspirado y el espirado, y proporcionar PTEP. El Percussionaire es la forma comercializada.

**1.** La ventilación minuto está controlada por la frecuencia respiratoria y la presión inspiratoria máxima.

**2.** Se utilizan frecuencias respiratorias de 180 a 600 resp/min.

**3.** La oxigenación está determinada por la presión inspiratoria máxima, el cociente I:E y la PTEP.

**4.** La VAF por percusión es popular en la asistencia de los pacientes con lesión por quemaduras, a pesar de la ausencia de datos que indiquen una mejor evolución.

## IX. Ajustes específicos del respirador

**A.** Se utiliza un **volumen corriente** objetivo de 4 ml/kg a 10 ml/kg de peso corporal previsto. El peso corporal ideal se determina por la altura y el sexo del paciente.

Hombres: PCP = 50 + 2,3 × [talla (pulgadas) − 60]
Mujeres: PCP = 45,5 + 2,3 × [talla (pulgadas) − 60]

**1.** Objetivos de volúmenes corrientes menores disminuyen el riesgo de aparición de **lesión pulmonar inducida por el respirador (LPIR).**

**2.** Se utilizará un volumen corriente de 6 ml/kg (4-8 ml/kg) en los pacientes con **SDRA y LPA.**

**3.** Se utilizará un volumen corriente de 6 ml/kg a 8 ml/kg en pacientes con **enfermedad pulmonar obstructiva.**

**4.** Se utilizará un volumen corriente de 8 ml/kg a 10 ml/kg en pacientes con **enfermedad neuromuscular** o **AV posoperatorio.**

**5.** Se controlará la **presión meseta** y se considerará la reducción del volumen corriente si la presión meseta es superior a 30 cm $H_2O$.

**a.** Como la lesión pulmonar es una función de la presión transalveolar, puede ser aceptable una presión meseta mayor si la distensibilidad de la pared torácica disminuye.

**B. Frecuencia respiratoria**

**1.** La frecuencia respiratoria y el volumen corriente determinan la **ventilación minuto.**

**2.** Se establecerá la frecuencia a 15-25/min para alcanzar una ventilación minuto de 8 l/min a 12 l/min.

   **a.** Con volúmenes corrientes bajos y un pH bajo, puede ser necesaria una frecuencia respiratoria mayor.

   **b.** Puede necesitarse una frecuencia respiratoria inferior para evitar el bloqueo aéreo o retención y la hiperinsuflación dinámica.

**3.** Se ajustará la frecuencia para alcanzar el pH y la $PaCO_2$ deseados.

**4.** Se evitarán frecuencias respiratorias elevadas que producen bloqueo aéreo.

**5.** La necesidad de una **ventilación minuto elevada** (> 10 l/min) se debe a un aumento de la producción de dióxido de carbono o a un espacio muerto elevado.

**C. Cociente inspiración:espiración (I:E)**

**1.** El **tiempo inspiratorio** está determinado por el flujo, el volumen corriente y el patrón de flujo durante la ventilación controlada por volumen. Este tiempo se establece directamente con la ventilación controlada por presión.

**2.** El **tiempo espiratorio** se determina por el tiempo inspiratorio y la frecuencia respiratoria.

**3.** El tiempo espiratorio debe ser generalmente más prolongado que el tiempo inspiratorio (p. ej., I:E de 1:2).

**4.** **Será preciso prolongar el tiempo espiratorio** (p. ej., mayor flujo inspiratorio, menor volumen corriente, menor frecuencia respiratoria) si la presión arterial desciende en respuesta a la ventilación con presión positiva o si existe PTEP intrínseca. Si el bloqueo aéreo o retención es importante y se acompaña de un descenso agudo de la presión arterial, puede desconectarse temporalmente al paciente del respirador (unos 30 s) y, a continuación, se le vuelve a conectar.

**5.** Los **tiempos inspiratorios más prolongados** aumentan la presión media de la vía respiratoria y pueden mejorar la presión parcial de oxígeno arterial ($PaO_2$) en algunos pacientes.

   **a.** El cociente I:E inverso (tiempo inspiratorio más prolongado que el tiempo espiratorio) influye poco.

   **b.** Cuando se utilizan tiempos inspiratorios prolongados, hay que monitorizar de forma rigurosa la hemodinámica y la PTEP intrínseca.

**D. Fracción de oxígeno inspirado**

**1.** Se iniciará la ventilación mecánica con una $FiO_2$ de 1.

**2.** La $FiO_2$ se ajustará usando la pulsioximetría.

**3.** La incapacidad para reducir la $FiO_2$ a menos de 0,6 indica la presencia de un cortocircuito (intrapulmonar o intracardíaco).

**E. Presión teleespiratoria positiva (PTEP)**

**1.** El **uso de niveles adecuados de PTEP** aumenta la capacidad respiratoria funcional, disminuye el cortocircuito intrapulmonar y mejora la distensibilidad pulmonar.

   **a.** Dado que los volúmenes pulmonares disminuyen típicamente en la insuficiencia respiratoria aguda, es razonable utilizar una PTEP de, al menos, 5 cm $H_2O$ al iniciar la ventilación mecánica en la mayoría de los pacientes.

   **b.** El **mantenimiento del reclutamiento alveolar** en afecciones como el SDRA pueden reducir la probabilidad de una lesión inducida por el respirador.

   **c.** Aunque los niveles mayores de PTEP suelen aumentar la $PaO_2$, no se ha demostrado que los niveles superiores de PTEP (en comparación con los niveles bajos de PTEP) disminuyan la mortalidad.

**2.** Se han utilizado diversos métodos para ajustar el mejor nivel de PTEP en pacientes con LPA.

   **a.** Puede ajustarse la PTEP hasta un nivel deseado de oxigenación, como el nivel de PTEP que permite que la $FiO_2$ disminuya a 0,6 sin que se produzca una alteración hemodinámica.

   **b.** Es posible ajustar la PTEP según una tabla de combinaciones de $FiO_2$/PTEP para alcanzar una $SpO_2$ del 88 % al 95 %, como se realizó en los estudios clínicos ARDSNet.

**c.** La PTEP puede establecerse de 2 cm $H_2O$ a 3 cm $H_2O$ por encima del menor punto de inflexión de la curva de presión-volumen. Sin embargo, esto es difícil de medir de un modo fiable en los pacientes en estado grave, y no se ha dilucidado qué papel puede desempeñar en la determinación del ajuste adecuado de la PTEP.

**d.** La PTEP puede establecerse para alcanzar la mejor distensibilidad del aparato respiratorio, que es posible determinar mediante una prueba con PTEP creciente o decreciente. La prueba con PTEP decreciente tiene la ventaja teórica de proporcionar un mayor volumen para un nivel de PTEP.

**e.** Puede ajustarse la PTEP al mejor índice de estrés, evaluado a partir de la curva de presión-tiempo durante la ventilación con volumen de flujo constante.

**f.** Cuando la PTEP se establece a un nivel superior al de la presión esofágica al final de la espiración, se ha documentado una mejor oxigenación.

**g.** No existen datos de que haya un método para ajustar la PTEP que sea superior a otro, en cuanto a evolución de los pacientes.

**3.** En los pacientes con EPOC, la PTEP puede utilizarse para contrarrestar la PTEP intrínseca y mejorar la capacidad para disparar el respirador.

**4.** En los pacientes con insuficiencia ventricular izquierda, la PTEP puede mejorar el rendimiento cardíaco al disminuir el retorno venoso y la poscarga ventricular izquierda.

**5. Efectos adversos de la presión teleespiratoria positiva (PTEP)**

**a.** La PTEP puede **disminuir el gasto cardíaco.** Durante el ajuste de la PTEP debe controlarse la hemodinámica.

**b.** Niveles elevados de PTEP pueden causar **hiperdistensión pulmonar** durante la fase inspiratoria. En ocasiones, es necesario disminuir el volumen corriente con la PTEP elevada.

**c.** La PTEP puede **empeorar la oxigenación en caso de una afección pulmonar unilateral,** ya que produce una redistribución del flujo sanguíneo pulmonar desde unidades pulmonares hiperdistendidas a unidades pulmonares con escasa ventilación. La PTEP puede empeorar la oxigenación en caso de cortocircuito cardíaco (p. ej., agujero oval permeable).

**X. Complicaciones de la ventilación mecánica**

**A. Lesión pulmonar inducida por el respirador (LPIR)**

**1.** Se produce una **lesión por hiperdistensión** si se somete el parénquima pulmonar a una presión transpulmonar anormalmente elevada.

**a.** La lesión por hiperdistensión produce inflamación y aumento de la permeabilidad de la membrana alveolocapilar.

**b.** Ha de limitarse el volumen corriente (p. ej., 6 ml/kg en los pacientes con LPA/SDRA) para disminuir el riesgo de que se produzca lesión pulmonar por hiperdistensión.

**c.** La presión meseta debe mantenerse en 30 cm $H_2O$ o por debajo para evitar la lesión por hiperdistensión.

**d.** Debe priorizarse el uso del menor volumen corriente y la menor presión meseta posibles para reducir al mínimo el riesgo de lesión pulmonar durante la ventilación mecánica.

**e.** Debido a que el riesgo de lesión pulmonar por hiperdistensión está relacionado con la presión transpulmonar, pueden ser aceptables presiones meseta superiores si la distensibilidad de la pared torácica disminuye (p. ej., distensión abdominal, quemaduras de la pared torácica, edema de la pared torácica, obesidad).

**2. Lesión por pérdida de reclutamiento**

**a.** Los niveles de PTEP que no son lo suficientemente elevados para mantener el reclutamiento alveolar pueden causar la apertura y el cierre alveolar con cada ciclo respiratorio. Esto puede producir inflamación y aumento de la permeabilidad de la membrana alveolocapilar.

**b.** Esta lesión puede evitarse con el uso de niveles adecuados de PTEP en el SDRA: con frecuencia, 8 cm $H_2O$ a 15 cm $H_2O$, y a veces 15 cm $H_2O$ a 20 cm $H_2O$.

**3. Toxicidad por el oxígeno**

  **a.** Las concentraciones elevadas de oxígeno durante períodos prolongados pueden causar lesión pulmonar y promover la aparición de atelectasias.

  **b.** Aunque es prudente reducir la $Fio_2$ siempre que la oxigenación arterial sea suficiente ($Spo_2$ > 90 % en la mayoría de pacientes; algunos incluso toleran una $Spo_2$ menor), no está claro qué papel desempeña exactamente la toxicidad del oxígeno en los pacientes con LPA.

  **c.** Los niveles adecuados de oxígeno inspirado nunca deben retirarse por miedo a sus efectos tóxicos.

**B. Ausencia de sincronía entre el paciente y el respirador**

  **1.** La **falta de sincronía** puede deberse a un ajuste de desencadenante insensible, PTEP intrínseca, ajuste de flujo incorrecto durante la ventilación controlada por volumen, presión o tiempo de presurización incorrectos durante la ventilación controlada por presión, y un tiempo inspiratorio demasiado corto o demasiado largo durante el control por presión, o un ciclado de flujo incorrecto durante el apoyo de presión.

**C. Presión teleespiratoria positiva (PTEP) intrínseca**

  **1.** La **PTEP intrínseca** es el resultado del bloqueo aéreo (hiperinsuflación dinámica) debido a un tiempo espiratorio insuficiente o a una mayor resistencia al flujo aéreo espiratorio, o a ambas cosas. La presión ejercida por este aire retenido se denomina PTEP intrínseca.

  **2.** El aumento de la presión alveolar debido a la PTEP intrínseca puede afectar de forma adversa a la hemodinámica.

  **3.** La presencia de PTEP intrínseca puede producir una falta de sincronía desencadenante, como ya se señaló anteriormente.

  **4. Detección de presión teleespiratoria positiva (PTEP) intrínseca**

    **a.** Algunos respiradores permiten medir directamente la PTEP intrínseca.

    **b.** En los pacientes que respiran de forma espontánea, la PTEP intrínseca puede medirse mediante un **globo esofágico**.

    **c.** Puede observarse el **patrón respiratorio del paciente**. Si sigue produciéndose espiración cuando se estimula la siguiente respiración, existe PTEP intrínseca.

    **d.** Los esfuerzos inspiratorios **que no disparan el respirador** sugieren la presencia de PTEP intrínseca.

    **e.** Si el respirador dispone de una gráfica de flujo, puede observarse que el **flujo espiratorio** no regresa a 0 antes de que empiece la siguiente respiración.

**D. Factores que afectan a la presión teleespiratoria positiva (PTEP) intrínseca**

  **1. Factores fisiológicos.** Una gran resistencia de las vías respiratorias o una gran distensibilidad del aparato respiratorio aumentan la probabilidad de aparición de PTEP intrínseca.

  **2. Factores del respirador.** Un gran volumen corriente, una frecuencia respiratoria elevada o un tiempo inspiratorio prolongado aumentarán la probabilidad de PTEP intrínseca. La disminución de la ventilación minuto disminuye la probabilidad de PTEP intrínseca.

**E. Barotraumatismo**

  **1.** La **rotura alveolar** durante la ventilación con presión positiva en algunos casos causa extravasación de aire a través de la vaina broncovascular en el intersticio pulmonar, el mediastino, el pericardio, el peritoneo, el espacio pleural y el tejido subcutáneo. La inestabilidad hemodinámica repentina o el aumento repentino de la presión inspiratoria máxima en un paciente con ventilación mecánica deben hacer sospechar la posible presencia de un **neumotórax a tensión**.

**F. Alteraciones hemodinámicas**

  **1.** La ventilación con presión positiva aumenta la presión intratorácica y **disminuye el retorno venoso**. El llenado del ventrículo derecho está limitado por la disminución del retorno venoso.

2. Cuando la presión alveolar supera a la presión venosa pulmonar, el flujo venoso pulmonar se afecta por la presión alveolar en lugar de por la presión de la
aurícula izquierda, produciendo un **aumento de la resistencia vascular pulmonar.**
En consecuencia, la poscarga del ventrículo derecho aumenta y la fracción de
eyección del ventrículo derecho disminuye.

3. El **llenado del ventrículo izquierdo está limitado** por la disminución del gasto ventricular derecho y la disminución de la distensibilidad sistólica del ventrículo
izquierdo.

4. El aumento de tamaño del ventrículo derecho afecta al rendimiento del ventrículo izquierdo, desplazando el tabique interventricular hacia la izquierda.

5. La **reposición del volumen intravascular** contrarresta los efectos hemodinámicos
negativos de la PTEP.

6. El aumento de la presión intratorácica puede **mejorar la fracción de eyección del
ventrículo izquierdo y el volumen sistólico.** Este efecto beneficioso puede ser importante en pacientes con una función ventricular deficiente.

**G. Neumonía nosocomial o intrahospitalaria** (v. cap. 29).

### Bibliografía recomendada

Branson RD, Chatburn RL. Should adaptive pressure control modes be utilized for virtually all patients receiving mechanical ventilation? *Respir Care* 2007;52:478–488.

Brower RG, Lanken PN, MacIntyre N, et al. Higher versus lower positive end-expiratory pressures in
patients with the acute respiratory distress syndrome. *N Engl J Med* 2004;351:327–336.

Chatburn RL. Classification of ventilator modes: update and proposal for implementation. *Respir Care*
2007;52:301–323.

Dhand R, Guntur VP. How best to deliver aerosol medications to mechanically ventilated patients.
*Clin Chest Med* 2008;29:277–296.

Fan E, Needham DM, Stewart TE. Ventilatory management of acute lung injury and acute respiratory
distress syndrome. *JAMA* 2005;294:2889–2896.

Fessler HE, Derdak S, Ferguson ND, et al. A protocol for high-frequency oscillatory ventilation in
adults: results from a roundtable discussion. *Crit Care Med* 2007;35:1649–1654.

Fessler HE, Hess DR. Does high-frequency ventilation offer benefits over conventional ventilation in
adult patients with acute respiratory distress syndrome? *Respir Care* 2007;52:595–608.

Garpestad E, Brennan J, Hill NS. Noninvasive ventilation for critical care. *Chest* 2007;132:711–720.

Hess DR. The evidence for noninvasive positive-pressure ventilation in the care of patients in acute
respiratory failure: a systematic review of the literature. *Respir Care* 2004;49:810–829.

Hess DR. Ventilator waveforms and the physiology of pressure support ventilation. *Respir Care* 2005;
50:166–186.

MacIntyre NR. Is there a best way to set positive expiratory-end pressure for mechanical ventilatory
support in acute lung injury? *Clin Chest Med* 2008;29:233–239.

MacIntyre NR. Is there a best way to set tidal volume for mechanical ventilatory support? *Clin Chest
Med* 2008;29:225–231.

Masip J. Noninvasive ventilation in acute cardiogenic pulmonary edema. *Curr Opin Crit Care* 2008;
14:531–535.

Meade MO, Cook DJ, Guyatt GH, et al. Ventilation strategy using low tidal volumes, recruitment
maneuvers, and high positive end-expiratory pressure for acute lung injury and acute respiratory
distress syndrome: a randomized controlled trial. *JAMA* 2008;299:637–645.

Mercat A, Richard JC, Vielle B, et al. Positive end-expiratory pressure setting in adults with acute lung
injury and acute respiratory distress syndrome: a randomized controlled trial. *JAMA* 2008;299:
646–655.

Myers TR, MacIntyre NR. Does airway pressure release ventilation offer important new advantages in
mechanical ventilator support? *Respir Care* 2007;52:452–460.

NIH/NHLBI ARDS Network. Ventilation with lower tidal volumes as compared with traditional tidal
volumes for acute lung injury and the acute respiratory distress syndrome. *N Engl J Med* 2000;342:
1301–1308.

Siau C, Stewart TE. Current role of high frequency oscillatory ventilation and airway pressure release
ventilation in acute lung injury and acute respiratory distress syndrome. *Clin Chest Med* 2008;29:
265–75.

Sinderby C, Beck J. Proportional assist ventilation and neurally adjusted ventilatory assist-better approaches to patient ventilator synchrony? *Clin Chest Med* 2008;29:329–342.

# 6

## Control hemodinámico

### Jonathan Fox y Edward Bittner

I. Las **alteraciones hemodinámicas** son frecuentes durante los ingresos en la UCI. Tanto las urgencias hipotensivas como las hipertensivas amenazan la función del aparato cardiovascular, que consiste en proporcionar un aporte suficiente de oxígeno y sustratos metabólicos para cumplir las exigencias de los tejidos corporales. En caso de que el aporte no sea el suficiente para la demanda, se producen situaciones fisiopatológicas previsibles, y la manifestación clínica del paciente es la aparición de una lesión progresiva de los órganos periféricos, ya sea neurológica, cardiovascular, pulmonar, renal, gastrointestinal, hematológica o musculocutánea. El objetivo del control hemodinámico de estos pacientes es mantener la oxigenación y la perfusión de los órganos periféricos para conservar sus funciones.

II. El **shock** es un estado de perfusión tisular inadecuada generalizada, cuyos efectos son la hipoxia tisular y la disfunción orgánica. En sus etapas iniciales, el shock puede ser *no progresivo* o *compensado:* potentes reflejos neurohumorales, entre ellos la activación del sistema nervioso simpático y del sistema renina-angiotensina-aldosterona, actúan para mantener un aporte de oxígeno suficiente para cumplir con las exigencias celulares. Sin embargo, si estos reflejos fallan, el shock se vuelve *progresivo* y, finalmente, *irreversible:* cuando la demanda de energía intracelular supera al aporte, predomina el metabolismo anaeróbico, y la producción de ácido láctico aumenta, falla la bomba de transporte iónico asociada a la membrana, se afecta la integridad de las membranas celulares y sobreviene la muerte celular. Desde el punto de vista fisiopatológico, el shock se ha clasificado históricamente según uno de cuatro posibles mecanismos: hipovolémico, cardiógeno, obstructivo o distributivo. Los tres primeros mecanismos pueden etiquetarse como estados de shock *hipodinámico,* mientras que el último se clasifica como un estado de shock *hiperdinámico.*

A. **Tipos de shock**

1. El **shock hipovolémico** se produce con la disminución del volumen intravascular efectivo, a causa de un aporte insuficiente, de una pérdida excesiva o de una combinación de ambas cosas. Las etiologías frecuentes son: deshidratación, hemorragia aguda, pérdidas gastrointestinales y renales, y redistribución del líquido intersticial que se produce en el contexto de un traumatismo tisular grave, lesiones por quemaduras y pancreatitis. La hemorragia es la causa más frecuente de shock en los pacientes de traumatología, y el American College of Surgeons la ha dividido en cuatro tipos, proporcionando una correlación entre el porcentaje de pérdida total de volumen sanguíneo y los cambios fisiológicos acompañantes esperados en cuanto al estado psíquico, la presión arterial, la frecuencia cardíaca, la frecuencia respiratoria y la diuresis (tabla 6-1). Desde el punto de vista hemodinámico, el shock hipovolémico se caracteriza por **disminución del gasto cardíaco, disminución de las presiones de llenado** (v. cap. 1) y aumento de la resistencia vascular sistémica.

2. El **shock cardiógeno** se define como la presencia de hipotensión persistente y perfusión tisular inadecuada a causa de una disfunción cardíaca primaria que se produce en el contexto de un volumen intravascular adecuado y presiones de llenado del ventrículo izquierdo adecuadas o elevadas. Puede deberse a diversas variaciones en la frecuencia, el ritmo o la contractilidad cardíacos, aunque se produce con mayor frecuencia tras una isquemia o un infarto agu-

**Clasificación de la hemorragia según el American College of Surgeons[1]**

| | Clase | | | |
|---|---|---|---|---|
| | **I** | **II** | **III** | **IV** |
| Pérdida de sangre (ml) | <750 | 750-1 500 | 1 500-2 000 | >2 000 |
| Pérdida de sangre (%) | <15 | 15-30 | 30-40 | >40 |
| PAS | Normal | Normal | Disminuida | Disminuida |
| FC (lpm) | <100 | 100-120 | 120-140 | >140 |
| FR (resp/min) | 14-20 | 20-30 | 30-40 | >35 |
| Diuresis (ml/h) | >30 | 20-30 | 5-15 | Insignificante |
| Estado psíquico | Ansiedad leve | Ansiedad moderada | Ansiedad, confusión | Confusión, letargo |

FC, frecuencia cardíaca; FR, frecuencia respiratoria; PAS, presión arterial sistólica.
[1] Basada en pacientes de 70 kg de peso.

do de miocardio (IAM) extensos que conducen a una insuficiencia ventricular izquierda. Otras etiologías del shock cardiógeno son las miocardiopatías agudas (p. ej., síndrome de tako-tsubo o disfunción apical transitoria) y crónicas, la miocarditis y la **contusión miocárdica.** Desde el punto de vista hemodinámico, el shock cardiógeno se caracteriza por **disminución del gasto cardíaco, aumento de las presiones de llenado** y aumento de la resistencia vascular sistémica.

3. El **shock obstructivo** se produce como resultado de un impedimento al flujo sanguíneo normal hacia o desde el corazón, lo que provoca una alteración del retorno venoso o del flujo de salida arterial. Las causas habituales son: **neumotórax a tensión, síndrome del compartimento abdominal, embolia pulmonar, taponamiento pericárdico,** presión teleespiratoria positiva (PTEP) intrínseca, estenosis aórtica grave, aneurisma disecante aórtico y coartación aórtica grave. Desde el punto de vista hemodinámico, el shock obstructivo se caracteriza por **disminución del gasto cardíaco, y aumento de las presiones de llenado** y de la resistencia vascular sistémica.

4. A diferencia del shock hipovolémico, cardiógeno y obstructivo, el **shock distributivo** tiende a representar un estado *hiperdinámico* caracterizado por un **gasto cardíaco normal o elevado** y una escasa resistencia vascular sistémica. En el entorno de cuidados intensivos, suele deberse con mayor frecuencia a sepsis (infección) o a un síndrome de respuesta inflamatoria sistémica (inflamación). Otras etiologías son el shock neurógeno, la anafilaxia, la insuficiencia suprarrenal, la insuficiencia hepática y las fístulas arteriovenosas. Desde el punto de vista hemodinámico, el shock distributivo se caracteriza por un gasto cardíaco normal o aumentado, disminución de las presiones de llenado y disminución de la resistencia vascular sistémica. En las tablas 6-2 y 6-3 se resumen los perfiles hemodinámicos y metabólicos de los diversos tipos de shock.

B. El **cuadro clínico del shock** refleja las consecuencias macrovasculares y microvasculares de la perfusión y oxigenación tisulares inadecuadas.

1. **Neurológicas:** alteración del estado psíquico, que se manifiesta en forma de ansiedad, desorientación, confusión y obnubilación evidente.

2. **Cardíacas:** dolor torácico, hipotensión, datos electrocardiográficos y enzimáticos de lesión miocárdica, y alteraciones ecocardiográficas del movimiento de la pared.

3. **Respiratorias:** aumento de la frecuencia respiratoria y la ventilación minuto, e insuficiencia de la musculatura respiratoria.

4. **Renales:** isquemia renal, necrosis tubular aguda, disminución de la diuresis y uremia.

| TABLA 6-2 | Parámetros hemodinámicos en el shock | | | |
|---|---|---|---|---|
| **Tipo de shock** | **PAM** | **GC** | **POAP** | **RVS** |
| Hipovolémico | ↓ | ↓ | ↓ | ↑ |
| Cardiógeno | ↓ | ↓ | ↑ | ↑ |
| Obstructivo | ↓ | ↓ | ↔/↑ | ↑ |
| Distributivo | ↓ | ↔/↑ | ↔/↓ | ↓ |

GC, gasto cardíaco; PAM, presión arterial media; POAP, presión de oclusión de la arteria pulmonar; RVS, resistencia vascular sistémica.

5. **Gastrointestinales:** necrosis centrolobular hepática y transaminitis, úlcera gastroduodenal aguda y translocación bacteriana.
6. **Hematológicas:** coagulopatía, trombosis, trombocitopenia, y coagulación intravascular diseminada.
7. **Musculocutáneas:** debilidad, cansancio, vasoconstricción, extremidades frías, escaso rellenado capilar, y pulsos débiles.

C. En el shock, el **control** debe dirigirse hacia la detección, si no a la prevención, de la progresión de la hipoperfusión tisular, así como a la evaluación de la idoneidad de la reanimación.

1. La **monitorización habitual** (electrocardiografía continua, pulsioximetría, presión arterial no invasiva, diuresis, temperatura) no debe impedir la atención del médico en la realización de una anamnesis exhaustiva y exploraciones clínicas seriadas.
2. Los **monitores de perfusión tisular** comprenden índices tanto hemodinámicos como metabólicos, cuya utilidad es probablemente mayor cuando se realiza un seguimiento a lo largo del tiempo que cuando se examinan en momentos puntuales determinados.

    a. **Índices hemodinámicos.** La determinación de la presión arterial sistémica permite una evaluación global, en lugar de regional, de la idoneidad de la perfusión tisular. Debido al deseo de contar con una monitorización continua de la presión arterial y a la necesidad de realizar frecuentes extracciones de sangre para observar la tendencia de la gasometría arterial y los niveles de lactato sérico (v. más adelante), en la mayoría de los pacientes en situación de shock se colocará una **cánula arterial permanente** para medir la presión arterial sistémica (v. cap.1). La necesidad de controlar las presiones centrales de llenado, establecer una vía para grandes volúmenes, infundir potentes fármacos vasoactivos y extraer muestras de sangre seriadas (v. más adelante) exige con frecuencia la colocación de un **catéter venoso central.** La colocación de un **catéter en la arteria pulmonar (AP)** puede ayudar, además, en el diagnóstico diferencial del shock cuando el perfil hemodinámico no está claro después de la evaluación periférica, y puede ayudar a controlar las respuestas globales (p. ej., saturación de oxígeno en sangre venosa mix-

| TABLA 6-3 | Parámetros metabólicos en el shock | |
|---|---|---|
| **Tipo de shock** | **Svo₂, Svco₂** | **Lactato** |
| Hipovolémico | ↓ | ↑ |
| Cardiógeno | ↓ | ↑ |
| Obstructivo | ↓ | ↑ |
| Distributivo | ↔/↑ | ↑ |

ta; v. a continuación) y cardíacas (p. ej., presión de oclusión de la AP, gasto cardíaco) a las intervenciones terapéuticas. En la actualidad, se dispone de otros monitores para poder evaluar de un modo poco cruento el gasto cardíaco, el volumen sistólico y la resistencia vascular sistémica (cap. 1).

**b. Índices metabólicos**

**(1) pH sérico.** La acidemia metabólica puede reflejar un estado de mayor metabolismo anaeróbico y generación endógena de ácido que se produce con la hipoperfusión tisular progresiva. También puede indicar el empeoramiento de una afección renal, así como una incapacidad para eliminar la creciente carga endógena de ácido.

**(2) Lactato sérico.** Si no existen unos niveles celulares suficientes de oxígeno, la demanda celular de fuentes de energía como el ATP supera al aporte celular, el ciclo del ácido cítrico y la fosforilación oxidativa fallan, y el piruvato generado por glucólisis se reduce cada vez más a lactato.

**(3)** La **saturación de oxígeno en sangre venosa mixta (Svo$_2$) o en sangre venosa central (Svco$_2$)** refleja el equilibrio entre el aporte de oxígeno sistémico (DO$_2$) y el consumo de oxígeno sistémico (VO$_2$). Cuando el aporte no es suficiente para cubrir la demanda o ésta supera al aporte, la Svo$_2$ desciende por debajo del intervalo normal del 65 % al 75 %. Dado que la Svo$_2$ refleja el equilibrio entre el aporte y el consumo de O$_2$ sistémico, éste también depende de las variables que los determinan, entre ellas la temperatura corporal, el índice metabólico, la concentración de hemoglobina, la presión parcial de oxígeno arterial y el gasto cardíaco (fig. 6-1).

**D. Tratamiento del shock**

**1. Principios generales.** Si el shock se define como un estado de perfusión tisular y oxigenación inadecuadas, tiene sentido que el tratamiento vaya dirigido a aumentar el DO$_2$ al mismo tiempo que reduce al mínimo el VO$_2$.

**a.** Debe aportarse **oxígeno complementario,** y hay que considerar pronto la intubación endotraqueal con ventilación mecánica controlada.

**b. Circulación.** El aporte de sangre bien oxigenada a los tejidos depende de que exista un gasto cardíaco y una presión de conducción adecuados. Por lo tanto, la reanimación con líquidos desempeña un papel esencial en el tratamiento del shock. En caso de que la infusión de cristaloides, coloides o hemoderivados sea insuficiente para establecer y mantener el aporte sistémico adecuado de O$_2$, puede necesitarse el tratamiento farmacológico con inótropos, vasopresores o ambos.

**2.** La **reposición volumétrica** es el elemento esencial del tratamiento de la hipotensión y el shock, y su objetivo es aumentar el volumen intravascular circulante eficaz y, a través del mecanismo de Frank Starling, aumentar el gasto cardíaco.

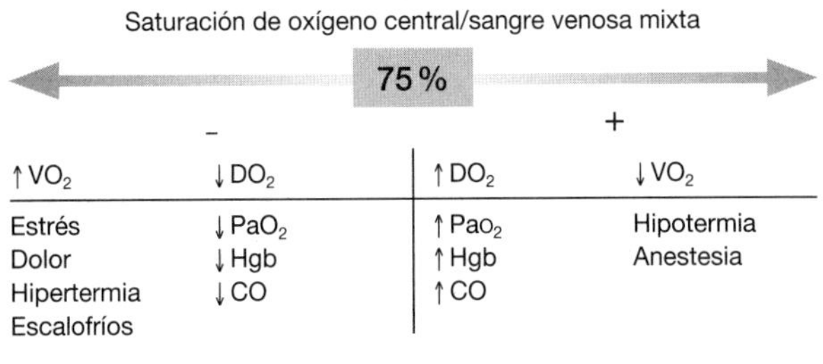

Saturación de oxígeno central/sangre venosa mixta

| | | | |
|---|---|---|---|
| ↑VO$_2$ | ↓DO$_2$ | ↑DO$_2$ | ↓VO$_2$ |
| Estrés | ↓PaO$_2$ | ↑Pao$_2$ | Hipotermia |
| Dolor | ↓Hgb | ↑Hgb | Anestesia |
| Hipertermia | ↓CO | ↑CO | |
| Escalofríos | | | |

**FIGURA 6-1.** Factores que afectan a la saturación de oxígeno central y en sangre venosa mixta. DO$_2$, aporte sistémico de oxígeno; GC, gasto cardíaco; Hb, concentración de hemoglobina; PaO$_2$, presión parcial de oxígeno arterial; VO$_2$, consumo sistémico de oxígeno. (De Rivers EP, Ander DS, Powell D. Central venous oxygen saturation monitoring in the critically ill patient. *Curr Opin Crit Care* 2001;7[3]204-211.)

Lamentablemente, suele ser difícil predecir si **el gasto cardíaco aumentará con la carga de volumen** y en qué cantidad. Mientras que la reposición inadecuada de líquidos puede dar lugar a una hipoperfusión tisular continua y a la progresión del shock, la **reanimación excesivamente agresiva puede causar insuficiencia cardíaca** y edema pulmonar y tisular, que por sí mismos afectarán aún más a la perfusión tisular. Los líquidos disponibles para la reanimación incluyen cristaloides, coloides y hemoderivados, aunque sigue sin llegarse a un acuerdo sobre la elección óptima del líquido.

**a. Cristaloides.** Las soluciones cristaloides utilizadas con mayor frecuencia son la **solución salina normal** (suero fisiológico) y la **solución de lactato sódico compuesta (lactato de Ringer)**, que son baratas, fáciles de almacenar y rápidamente disponibles. Sin embargo, como estas soluciones abandonan fácilmente el espacio intravascular, se necesita un volumen de por lo menos tres o cuatro veces el déficit intravascular para restablecer el volumen circulatorio. Además, al expandir el volumen intersticial, pueden llegar a causar edema tisular y empeorar la perfusión tisular, con lo que proporcionan un argumento, al menos teórico, para el uso de coloides en la reposición de líquidos.

**b.** Los **coloides** son soluciones tanto naturales como sintéticas. Debido a su elevado peso molecular y a la mayor actividad osmótica, los coloides permanecen en el espacio intravascular durante más tiempo que los cristaloides y, por lo tanto, se necesita un menor volumen para alcanzar los mismos objetivos hemodinámicos.

**(1)** La **albúmina humana** deriva de la mezcla de plasma humano, y está disponible en forma de soluciones al 5 % y al 25 % en solución salina normal. El tratamiento térmico elimina el riesgo de transmisión de infecciones víricas. Aunque no existen datos de perjuicios por el uso de albúmina como líquido de reanimación (salvo, quizá, en los afectados por lesiones térmicas), tampoco se ha demostrado un beneficio claro, y su coste relativamente elevado limita su uso.

**(2)** Los **coloides sintéticos** son el **dextrano** y el **hidroxietil almidón (*hydroxyethyl starch,* HES)**. Debido a su antigenicidad y a la elevada incidencia de reacciones anafilácticas y anafilactoides, los dextranos han sido sustituidos considerablemente por los compuestos basados en el almidón. El **HES** es un compuesto de glucosa muy polimérico disponible con diversos pesos moleculares medios y patrones de sustitución molar, y disuelto en solución salina o lactato sódico. Más baratos que la albúmina, los compuestos HES no son antigénicos, y no es frecuente que se produzcan reacciones anafilácticas. Los compuestos de peso molecular elevado y medio en particular pueden producir una disminución importante de la concentraciones plasmáticas de factor VIII y factor de Von Willebrand, y **alterar la reactividad plaquetaria**. Se ha recomendado que la dosis máxima sea inferior a 20 (ml/kg)/día. Los datos recientes también sugieren que el HES **puede ser nefrotóxico en pacientes con shock séptico**. Por tanto, hasta que pueda disponerse de más información, no recomendamos el uso de HES en estos pacientes, y consideramos que la albúmina es una alternativa segura.

**c. Hemoderivados.** Aunque no se recomiendan para la expansión volumétrica pura, ya que pueden transmitir enfermedades, inmunodepresión, reacción transfusional y lesión pulmonar aguda relacionada con la transfusión, así como por su disponibilidad limitada y su coste elevado, la administración de concentrados de hematíes puede estar indicada para mejorar el aporte sistémico de oxígeno cuando la infusión de cristaloides o coloides y la instauración de fármacos vasoactivos han demostrado ser insuficientes para detener la progresión del shock. No está clara la elección de un desencadenante de transfusión en un paciente determinado en una situación concreta. Sin embargo, existe un acuerdo general de que el nivel de hemoglobina en los pacientes anémicos estables no necesita aumentarse por encima de 10 mg/dl.

**3. Consideraciones específicas**

**a. Shock hipovolémico.** Ya que el shock hipovolémico produce una disminución del volumen intravascular efectivo, sería lógico que su tratamiento consistiera en la restitución volumétrica rápida. Sin embargo, en el caso del shock hemorrágico con pérdida sanguínea progresiva, la administración enérgica de líquidos antes de la hemostasia definitiva puede aumentar la hemorragia desde los vasos afectados y promover la progresión de la hipoperfusión tisular. Por lo tanto, puede ser beneficioso demorar e inicialmente limitar la reposición de líquidos, en lugar de llevar a cabo una restitución inmediata y enérgica. También hay que tener en cuenta que la hemorragia masiva conlleva también una pérdida de plaquetas y de factores de coagulación, por lo que pueden necesitarse infusiones equilibradas de concentrados de hematíes y plasma fresco congelado. Como sucede en cualquier transfusión masiva, hay que procurar evitar la aparición de la tríada mortal de frío, coagulopatía y acidemia.

**b. Shock cardiógeno.** Las alteraciones en la frecuencia, el ritmo, la contractilidad y la mecánica valvular asociadas al shock cardiógeno pueden necesitar una serie de intervenciones especializadas, que van desde la colocación de marcapasos y desfibriladores hasta el tratamiento antitrombótico, la intervención coronaria percutánea con angioplastia, la colocación de endoprótesis, la revascularización coronaria abierta, el soporte mecánico con dispositivos de contrapulsación con balón intraaórtico e, incluso, los dispositivos de asistencia ventricular izquierda (v. cap. 18). A pesar de estos tratamientos sofisticados, el método inicial en el tratamiento de los pacientes con shock cardiógeno se suma a los mismos principios básicos de rectificación del desequilibrio entre el aporte y el consumo sistémico de oxígeno hasta poder obtener un tratamiento definitivo.

**c. El shock obstructivo** necesita intervenciones específicas dirigidas a la causa de la alteración del flujo sanguíneo. El neumotórax a tensión se trata mediante descompresión con aguja, seguido de la colocación de una sonda pleural; el síndrome del compartimento abdominal se trata con descompresión quirúrgica; para la embolia pulmonar se utiliza el tratamiento sintomático, que puede conllevar el uso de trombólisis o embolectomía quirúrgica; el taponamiento cardíaco se trata con pericardiocentesis, y la PTEP intrínseca precisa la suspensión temporal de la ventilación mecánica y el ajuste de los parámetros ventilatorios.

**d. Shock distributivo.** En el entorno de cuidados intensivos, el shock distributivo se debe con mayor frecuencia a *sepsis* (infección) o a un *síndrome de respuesta inflamatoria sistémica* (inflamación). En el capítulo 30 se revisan las directrices para el tratamiento de la **sepsis grave** y el **shock séptico.** En resumen, el tratamiento inicial adecuado se basa en la tríada de tratamiento antimicrobiano, reanimación hemodinámica y control del origen. El **shock anafiláctico** es otra forma de shock distributivo, que se debe a una reacción aguda en la que interviene la inmunoglobulina IgE, que consiste en la liberación de múltiples mediadores inflamatorios desde los mastocitos y los basófilos. El tratamiento inicial necesita la rápida identificación y la eliminación del antígeno sospechoso, la provisión de soporte ventilatorio y cardiovascular, y el tratamiento farmacológico dirigido a los mediadores inmunitarios de la sintomatología, incluidos la epinefrina, la difenhidramina y la ranitidina (bloqueantes de los receptores histamínicos $H_1$ y $H_2$), y los corticoesteroides.

**III. Tratamiento farmacológico de la hipotensión y el shock.** Cuando la reposición adecuada de líquidos no sirve para restablecer la presión arterial y la perfusión tisular, se requiere un tratamiento farmacológico con vasopresores, inótropos o ambos tipos de fármacos. Incluso con la recuperación del llenado sistémico fisiológico y las presiones de perfusión (p. ej., presión venosa central [PVC] de 8 mm Hg a 12 mm Hg, presión arterial media [PAM] de 65-90 mm Hg), las alteraciones de la perfusión regional pueden causar hipoperfusión tisular refractaria. La acidemia metabólica persistente, los niveles elevados de lactato sérico y la disminución de la $SvcO_2$ sugieren la necesidad de una intervención farmacológica adicional, aunque la elección de un fármaco específico dependerá del contexto clínico. En las tablas 6-4 y 6-5 se recogen las sustancias vasopresoras e inótropas habituales, junto con su afinidad de fijación al receptor y los principales efectos hemodinámicos y secundarios. La información específica (incluidas las dosis) sobre los fármacos que se describen en las secciones siguientes se muestra también en el Apéndice.

**A.** Los **simpaticomiméticos distintos a las catecolaminas** son fármacos sintéticos que se utilizan fundamentalmente como vasopresores. Se clasifican según su afinidad para la activación de **receptores $\alpha$-adrenérgicos, $\beta$-adrenérgicos o ambos.**

**1.** La **fenilefrina** es un agonista $\alpha_1$-adrenérgico selectivo que causa vasoconstricción arterial. Al aumentar la resistencia vascular sistémica, eleva rápidamente la PAM, aunque la bradicardia refleja puede producir una reducción del gasto cardíaco. Debido a su rápido inicio, su facilidad de ajuste y la posibilidad de administrarse a través de una vía intravenosa periférica, la fenilefrina suele utilizarse como fármaco de primera línea, temporal, para tratar la hipotensión. Sus indicaciones son la hipotensión secundaria a vasodilatación periférica, como tras la administración de hipnóticos potentes o de anestésicos locales epidurales, o la hipotensión que se produce en presencia de una infección leve o moderada. Debido a su efecto vasoconstrictor puro, los pacientes con alteración de la función ventricular izquierda pueden tolerar mal la fenilefrina.

**2.** La **efedrina** es un agonista $\alpha$-adrenérgico y $\beta$-adrenérgico directo e indirecto, que causa un aumento de la frecuencia cardíaca y del gasto cardíaco, con una leve vasoconstricción. Su perfil hemodinámico es similar al de la epinefrina, aunque mucho menos potente.

**3.** La **arginina-vasopresina (AVP)** (hormona antidiurética, ADH) es una hormona nonapeptídica que se sintetiza en el hipotálamo y que se almacena en la neurohipófisis. Además de sus funciones en la osmorregulación y la regulación volumétrica, que están mediadas por los **receptores $V_2$**, la AVP también actúa a través de **receptores $V_1$** para aumentar el tono de la musculatura lisa arteriolar y, por lo tanto, la resistencia vascular sistémica, al mismo tiempo que se mantiene en actitud neutra desde el punto de vista cronótropo e inótropo. Mientras que los niveles de vasopresina en el shock hipovolémico (hemorrágico) y car-

**TABLA 6-4** Selectividad de receptores de los vasopresores e inótropos usados habitualmente

| Fármaco | $\alpha_1$ | $\alpha_2$ | $\beta_1$ | $\beta_2$ | DA | Otros |
|---|---|---|---|---|---|---|
| Fenilefrina | +++++ | + | + | 0 | 0 | |
| Efedrina | +++ | 0 | +++ | ++ | 0 | |
| Vasopresina | | | | | | $V_1/V_2$ |
| Dopamina[1] | +++ | +++ | ++++ | ++ | +++++ | |
| Norepinefrina | ++++ | +++ | +++ | + | 0 | |
| Epinefrina | +++++ | +++ | ++++ | +++ | 0 | |
| Isoprenalina | 0 | 0 | +++++ | +++++ | 0 | |
| Dobutamina | + | 0 | +++++ | +++ | 0 | |
| Milrinona | | | | | | N/A |
| Levosimendán | | | | | | N/A |

0, afinidad 0 por los receptores; + a +++++, afinidad por los receptores mínima a intensa; $\alpha_1$, receptor $\alpha_1$; $\alpha_2$, receptor $\alpha_2$; $\beta_1$, receptor $\beta_1$; $\beta_2$, receptor $\beta_2$; DA, receptor de dopamina; $V_1/V_2$, receptores de vasopresina.

[1] Los efectos de la dopamina pueden variar con la dosis, desde el agonismo predominantemente dopaminérgico, con dosis bajas, hasta el agonismo predominantemente $\alpha$, con dosis elevadas.

diógeno están adecuadamente elevados, se ha observado que los niveles séricos en los pacientes con shock séptico están inadecuadamente bajos. Debido a este déficit relativo de la vasopresina en el shock séptico, **la infusión de dosis bajas, entre 0,01 UI/min y 0,04 UI/min,** puede producir vasoconstricción mediada por $V_1$ al mismo tiempo que se potencian los efectos de otros fármacos vasoactivos e inótropos. Mientras que las dosis farmacológicas (> 0,1 UI/min) pueden causar una vasoconstricción potencialmente nociva de los lechos vasculares esplácnico, renal, pulmonar y coronario, las infusiones fisiológicas (0,01-0,04 UI/min) no.

**B.** Las **catecolaminas** comprenden tanto los compuestos endógenos **dopamina, noradrenalina** y **adrenalina,** como los compuestos sintéticos como la **isoprenalina** y la **dobutamina.**

**1. Endógenas**

**a.** La **dopamina** es el precursor inmediato de la noradrenalina y la adrenalina. Sus acciones varían según la dosis. Con dosis bajas, afecta principalmente a los receptores dopaminérgicos de los lechos vasculares esplácnico, renal, coronario y cerebral, y produce vasodilatación y aumento del flujo sanguíneo. Con dosis intermedias, la dopamina estimula de un modo creciente los receptores $\beta_1$-adrenérgicos, produciendo efectos inótropos y cronótropos positivos. Aunque la dopamina suele elegirse como fármaco de primera línea en el shock a causa de sus efectos potencialmente beneficiosos sobre la circulación renal y la contractilidad cardíaca, sus previsibles efectos cronótropos y arritmógenos limitan su utilización en muchos pacientes. Además, en estudios clínicos aleatorizados, no se ha demostrado que la dopamina proporcione una protección renal clínicamente significativa en los pacientes con riesgo de sufrir insuficiencia renal.

**b.** La **noradrenalina** es una catecolamina endógena con actividad $\alpha$-adrenérgica y $\beta$-adrenérgica. Los potentes efectos vasoconstrictor e inótropo de la nora-

| | | | | | Flujo sanguíneo | |
|---|---|---|---|---|---|---|
| **Fármaco** | **FC** | **PAM** | **GC** | **RVS** | **renal** | **Efectos secundarios** |
| Fenilefrina | ↓ | ↑↑↑ | ↓ | ↑↑↑ | ↓↓↓ | Bradicardia refleja, hipertensión, vasoconstricción periférica y visceral |
| Efedrina | ↑↑ | ↑↑ | ↑↑ | ↑ | ↓↓ | Taquicardia |
| Vasopresina | 0 | 0 | 0 | ↑ | ↑ | Vasoconstricción periférica y visceral |
| Dopamina[1] | ↑↑ | ↑ | ↑↑↑ | ↑ | ↑↑↑ | Arritmias |
| Norepinefrina | ↓ | ↑↑↑ | ↑/↓ | ↑↑↑ | ↓↓↓ | Arritmias |
| Epinefrina | ↑↑ | ↑ | ↑↑ | ↓/↑ | ↓↓ | Hipertensión, arritmias, isquemia cardíaca |
| Isoprenalina | ↑↑↑ | ↓ | ↑↑↑ | ↓↓ | ↓/↑ | Arritmias |
| Dobutamina | ↑ | ↑ | ↑↑↑ | ↓ | ↑ | Taquicardia, arritmias |
| Milrinona | 0 | ↓ | ↑↑ | ↓↓↓ | ↓ | Arritmias, hipotensión |
| Levosimendán | 0 | ↓ | ↑↑ | ↓↓↓ | ↓ | Taquicardia, hipotensión |

**Efectos hemodinámicos y principales efectos secundarios de los vasopresores e inótropos utilizados habitualmente**

**TABLA 6-5**

0, afinidad 0 por los receptores; ↓↓↓ a ↑↑↑, disminución a aumento del efecto; FC, frecuencia cardíaca; GC, gasto cardíaco; PAM, presión arterial media; RVS, resistencia vascular sistémica.
[1] Los efectos de la dopamina varían con la dosis, desde el agonismo predominantemente dopaminérgico, con dosis bajas, hasta el agonismo predominantemente $\alpha$, con dosis elevadas.

drenalina hacen que con frecuencia sea el fármaco de elección para tratar a los pacientes hemodinámicamente inestables que necesitan soporte del tono vascular y de la contractilidad miocárdica. Son ejemplos típicos los pacientes con shock séptico y una disfunción miocárdica preexistente o aguda. En comparación con la adrenalina, la noradrenalina carece de actividad $\beta_2$.

c. La **adrenalina** es la principal catecolamina endógena producida por la médula suprarrenal. Como se comentó anteriormente, la adrenalina presenta potentes efectos $\alpha$, así como $\beta_1$ y $\beta_2$, que actúan en conjunto para aumentar la frecuencia y la contractilidad cardíacas. Es una pieza clave de la reanimación cardiopulmonar (cap. 34). El efecto sobre la presión arterial se debe a efectos inótropo y cronótropo positivos, y a la vasoconstricción en los lechos vasculares, especialmente en la piel, las mucosas y los riñones. Su potente efecto $\beta_2$ promueve la broncodilatación y bloquea la desgranulación de los mastocitos, lo que la convierte en el fármaco de elección para la **anafilaxia**.

2. **Sintéticas**

a. La **isoprenalina** es un agonista $\beta$-adrenérgico puro, cuyos efectos $\beta_1$ aumentan la frecuencia y la contractilidad cardíacas, así como el gasto cardíaco. Debido a la activación $\beta_2$, pueden disminuir ligeramente tanto la presión arterial media como la presión arterial diastólica. La combinación del aumento del trabajo cardíaco y de la disminución de las presiones diastólicas puede afectar a la perfusión coronaria, y causar isquemia miocárdica, en particular en los pacientes con una coronariopatía preexistente. A pesar de estas limitaciones, la isoprenalina puede ser útil en casos de shock cardiógeno en receptores de un trasplante cardíaco, donde el órgano del donante es denervado y sólo responderá adecuadamente a los simpaticomiméticos de acción directa.

b. La **dobutamina** es una segunda catecolamina sintética con actividad predominantemente $\beta$. Con su gran afinidad por los receptores $\beta_1$, la dobutamina es un potente inótropo, con efectos cronótropos más moderados. Los efectos $\beta_2$ de la dobutamina producen un ligero descenso de la resistencia vascular sistémica. En conjunto, los efectos inótropo potente y vasodilatador leve de la dobutamina la convierten en un fármaco de elección para los pacientes con shock cardiógeno y depresión de la función del ventrículo izquierdo, presiones de llenado elevadas y aumento de la resistencia vascular sistémica.

c. La **dopexamina** es un derivado sintético de la dopamina con intensa actividad $\beta_2$ y ligero agonismo dopaminérgico, pero con escasos efectos $\beta_1$ y efectos $\alpha$-adrenérgicos no significativos. Mientras que el menor efecto $\beta_1$ de la dopexamina proporciona un potencial arritmógeno menor que la dopamina, en la práctica, el uso de dosis superiores del fármaco está limitado por la aparición de taquicardia. El uso de la dopexamina no está autorizado en Estados Unidos, y en Europa está algo limitado por su coste elevado.

C. **Inhibidores de la fosfodiesterasa III (PDE-III).** La **amrinona** y la **milrinona** ejercen sus efectos hemodinámicos a través de la inhibición de la PDE-III, una enzima especialmente abundante en la musculatura lisa vascular y en los tejidos cardíacos, donde aumenta los niveles de AMPc, con el consiguiente incremento de la cronotropía e inotropía. La amrinona ha sido sustituida de manera generalizada por la milrinona por su menor duración de acción, por un más fácil ajuste de la dosis y por la tendencia de la primera a producir trombocitopenia clínicamente significativa. La milrinona está indicada para la administración intravenosa en pacientes con insuficiencia cardíaca derecha debida a presiones elevadas en la AP: se administra en una dosis inicial de 50 $\mu$g/kg seguida de una infusión continua de 0,25-1 ($\mu$g/kg)/min. Su semivida es de 30 min a 60 min. La hipotensión y la taquicardia son los principales efectos secundarios que limitan su utilización.

D. **Sensibilizantes del calcio.** El levosimendán, un sensibilizante del calcio, estabiliza el cambio de conformación de la troponina C cuando se fija al calcio, por lo que facilita los puentes miocárdicos y aumenta la contractilidad. Debido a la capacidad para aumentar el gasto cardíaco al mismo tiempo que disminuye las presiones de llenado central, el uso de levosimendán ha sido autorizado en Europa para el tratamiento de la insuficiencia cardíaca aguda, pero no está disponible en Estados Unidos.

**IV. Hipertensión.** Como sucedía con el shock, las crisis hipertensivas también pueden afectar al flujo sanguíneo y al aporte de oxígeno a los tejidos, complicando la asistencia a los pacientes y haciendo necesario el tratamiento de éstos en una UCI. Según el séptimo informe del Joint National Committee on Prevention, Detection, Evaluation and Treatment of High Blood Pressure, los pacientes con una **presión arterial superior a 180 mm Hg a 120 mm Hg** y con signos de lesión aguda o progresiva de los órganos periféricos se clasifican como afectados por una **«urgencia hipertensiva»**, y necesitan una disminución inmediata de la presión arterial, aunque no necesariamente hasta los valores normales, para limitar la lesión sobre los órganos periféricos.

   **A.** El **cuadro clínico** de las urgencias hipertensivas refleja fundamentalmente las consecuencias macrovasculares y microvasculares de la alteración de la perfusión y la oxigenación tisulares.

      **1. Neurológico:** encefalopatía con los síntomas y signos de aumento de la presión intracraneal secundario a hiperperfusión cerebral, entre ellos cefalea, náuseas, vómitos, alteraciones visuales, papiledema, alteración del estado psíquico, confusión, obnubilación, actividad comicial localizada o generalizada, e ictus.

      **2. Cardiovascular:** angina de pecho, síndrome coronario agudo con signos electrocardiográficos y enzimáticos de isquemia, IAM, o ambas cosas y disección aórtica aguda.

      **3. Respiratorio:** disnea, edema pulmonar agudo e insuficiencia respiratoria.

      **4. Renal:** oliguria e insuficiencia renal aguda.

      **5. Obstétrico:** preeclampsia grave, síndrome HELLP (*hemolysis, elevated liver, enzymes and low platelets;* hemólisis, enzimas hepáticas elevadas y un número de plaquetas bajo) y eclampsia.

      **6. Hematológico:** anemia hemolítica y coagulopatía.

   **B. Tratamiento.** El **objetivo terapéutico** es limitar la lesión en los órganos periféricos y restablecer el equilibrio entre el aporte y la demanda de oxígeno a los tejidos. En el caso de las urgencias hipertensivas no complicadas por un accidente cerebrovascular isquémico reciente o una disección aórtica aguda, un objetivo general es reducir la presión arterial no más del 25 % en 1 h y, a continuación, hasta 160/100 mm Hg a 110 mm Hg en las siguientes 2 h a 6 h, siempre que el paciente permanezca clínicamente estable. Si estos cambios se toleran bien, puede reducirse más la presión arterial hacia unos valores normales durante las siguientes 24 h a 48 h. La reducción demasiado rápida de la presión arterial puede provocar que el flujo sanguíneo orgánico dependa de la presión, y precipitar una isquemia cerebral, coronaria o renal.

      **1. Ictus isquémico agudo.** En los pacientes que han sufrido un ictus isquémico agudo, pueden tolerarse presiones mayores, en un intento por mejorar la perfusión de tejidos metabólicamente comprometidos. En los pacientes en los que no puede recurrirse a un tratamiento trombolítico (v. cap. 31) y no existen signos de afectación de otros órganos periféricos, la American Stroke Association recomienda la intervención farmacológica para presiones sistólicas de más de 220 mm Hg y/o presiones diastólicas de más de 140 mm Hg, intentando una reducción del 10-15 % de la presión arterial. Los pacientes que sí pueden recibir tratamiento trombolítico necesitan intervención cuando las presiones sistólicas son de más de 185 mm Hg, y las presiones diastólicas de más de 110 mm Hg.

      **2. Disección aórtica aguda.** En los pacientes con disección aórtica aguda, varias directrices acordadas publicadas en el año 2001 recomiendan alcanzar una presión arterial sistólica de entre 100 mm Hg y 120 mm Hg, siempre que no aparezcan signos de afectación neurológica o renal. En general, los objetivos de la intervención farmacológica son reducir la fuerza de la contracción del ventrículo izquierdo y disminuir el ritmo de aumento de la onda de presión del pulso aórtico (el cociente «dP/dT»), mientras se mantiene la presión arterial lo más baja posible sin que ello afecte a la función orgánica. Si puede disminuirse la potencia de la contracción del ventrículo izquierdo y mitigarse la velocidad de aumento de la presión arterial en función del tiempo, se reducirá al mínimo el riesgo de que la disección se extienda y se rompa.

## C. Tratamientos farmacológicos

### 1. Vasodilatadores

**a.** El **nitroprusiato sódico** es un potente vasodilatador arterial y (en menor medida) venoso. El inicio rápido y la corta duración de su acción lo convierten en un fármaco ideal para la administración en infusión continua. Se prefiere la **administración central**. El intervalo normal de la dosis es de 20 $\mu$g/min a 200 $\mu$g/min. Como el nitroprusiato sódico es fotodegradable, es necesario protegerlo con papel de estaño. Entre sus **efectos adversos** destaca la **toxicidad por cianuro**: iones cianuro ($CN^-$) libres se unen a la citocromooxidasa y desacoplan el metabolismo oxidativo, lo que causa hipoxia tisular. Con velocidades de infusión lentas, el cianuro puede convertirse en tiocianato (por tiosulfato y rodanasa), que es menos tóxico que el $CN^-$. El riesgo de toxicidad por cianuro y tiocianato depende de la dosis y aumenta con la alteración renal. Los **signos de la toxicidad por cianuro** son: taquifilaxia, aumento de la $Po_2$ en sangre venosa mixta y acidosis metabólica. El tratamiento farmacológico depende de la facilitación del metabolismo del cianuro a través de dos vías no tóxicas proporcionando **nitrito sódico** (para aumentar la producción de metahemoglobina) o **tiosulfato sódico** (para proporcionar donantes de azufre adicionales). Además, puede administrarse **hidroxocobalamina**, que se combina con el cianuro para formar cianocobalamina (vitamina $B_{12}$), que se excreta por los riñones. Otros posibles efectos adversos de la infusión de nitroprusiato son el aumento de la presión intracraneal con vasodilatación cerebral, el robo intracoronario con vasodilatación coronaria y la alteración de la vasoconstricción pulmonar hipóxica. Puede producirse **hipertensión de rebote** cuando se interrumpe la administración de nitroprusiato sódico de forma brusca.

**b.** La **nitroglicerina** es un vasodilatador venoso y (en menor medida) arterial. Al dilatar los vasos de capacitancia venosa, la nitroglicerina reduce la precarga y poscarga cardíacas, disminuyendo la presión telediastólica ventricular, el trabajo miocárdico y la demanda miocárdica de oxígeno. Al mismo tiempo, la nitroglicerina dilata grandes vasos coronarios y alivia el vasoespasmo coronario, promueve la redistribución del flujo coronario hacia regiones isquémicas y disminuye la agregación plaquetaria, todo lo cual sirve para mejorar el aporte de oxígeno al miocardio. Los efectos beneficiosos de la nitroglicerina sobre el equilibrio entre el aporte y la demanda de oxígeno en el miocardio hacen que tenga un uso especial en las urgencias hipertensivas asociadas a síndromes coronarios agudos o a edema pulmonar cardiógeno agudo. La **administración intravenosa** de nitroglicerina es fácil de ajustar al efecto, y es la vía que se prefiere en los pacientes graves. Las velocidades habituales de infusión oscilan entre 25 $\mu$g/min y 1 000 $\mu$g/min. La nitroglicerina es absorbida por los tubos intravenosos de cloruro de polivinilo, por lo que la dosis puede disminuir a los 30 min a 60 min, una vez que la vía intravenosa está totalmente saturada. Son frecuentes la **hipotensión**, la **taquicardia refleja** y la **cefalea**. La administración de nitroglicerina puede **empeorar la hipoxemia** durante la insuficiencia respiratoria aguda, al aumentar el flujo sanguíneo pulmonar hacia áreas pulmonares poco ventiladas, lo que puede empeorar el desequilibrio entre ventilación y perfusión y el cortocircuito. Es frecuente que se produzca **taquifilaxia** con la exposición continua al fármaco.

c. El **nicardipino** es un bloqueante de los canales de calcio del grupo de las dihidropiridinas de segunda generación, que causa vasodilatación vascular y coronaria a través de la relajación de la musculatura lisa vascular. La reducción de la poscarga y del trabajo cardíaco, acompañada por la vasodilatación coronaria y el aumento del flujo sanguíneo coronario lo convierten en un fármaco útil en las crisis hipertensivas asociadas a angina de pecho y a enfermedad coronaria. El intervalo normal de la dosis es de 5 mg/h a 15 mg/h. La aparición de taquicardia refleja puede limitar su efectos positivos en algunos pacientes. La FDA ha autorizado recientemente el uso de una dihidropiridina de tercera generación, más reciente, el **clevidipino,** para tratar la hipertensión perioperatoria. El clevidipino, un vasodilatador arteriolar selectivo y de acción ultracorta, reduce la poscarga y aumenta el gasto cardíaco sin causar taquicardia refleja. Es metabolizado por esterasas eritrocitarias, de forma que su eliminación no se prolonga en los casos en que existe insuficiencia renal o hepática.

d. El **fenoldopam** es un vasodilatador arteriolar que actúa fundamentalmente como agonista de los receptores de dopamina $\delta_1$. En dosis bajas (hasta 0,04 μg/min) produce vasodilatación renal y natriuresis, sin efectos hemodinámicos sistémicos. En dosis superiores es un antihipertensivo potente. Su acción empieza en 5 min, y la duración de la acción es de 30 min a 60 min. Además de los efectos antihipertensivos, se ha demostrado que el fenoldopam mejora el aclaramiento de creatinina en pacientes con hipertensión grave con o sin alteración de la función renal. Su administración puede causar un aumento de la presión intraocular, por lo que hay que tener precaución en los pacientes con glaucoma.

e. La **hidralazina** es un vasodilatador arteriolar cuyo mecanismo de acción no está totalmente claro. El retraso en el inicio de la acción (5-15 min) dificulta su ajuste en la mayoría de las urgencias hipertensivas. Suele utilizarse a demanda (10-20 mg i.v.), como un medio adicional para controlar puntas elevadas de presión arterial. Las dosis elevadas pueden acompañarse de reacciones inmunitarias, entre ellas un síndrome seudolúpico con artralgias, mialgias, erupciones y fiebre.

2. **Inhibidores adrenérgicos**

a. El **labetalol** es un antagonista $\beta_1$ selectivo y $\alpha$ no selectivo, con una **proporción entre bloqueo $\alpha$ y $\beta$ de 1:7** tras la administración intravenosa. Con este perfil de receptores, el labetalol disminuye la presión arterial y la resistencia vascular sistémica, mientras que mantiene fundamentalmente la frecuencia cardíaca, el gasto cardíaco y el flujo sanguíneo coronario y cerebral. Las dosis intravenosas iniciales de 5 mg a 10 mg pueden aumentarse a 15 mg a 20 mg en intervalos de 5 min, y seguirse de una infusión continua de 1 mg/min a 5 mg/min.

b. El **esmolol** es un antagonista $\beta_1$ selectivo de acción ultracorta, con un inicio de acción rápido que hace que sea fácil de ajustar. Como sucede con el clevidipino, contiene un enlace éster que se hidroliza rápidamente por la acción de esterasas eritrocitarias. En los casos de urgencias hipertensivas que complican, y se complican por, una disección aórtica aguda, el esmolol es con frecuencia el $\alpha$-bloqueante de elección para combinar con un vasodilatador como el nitroprusiato con el fin de lograr el control hemodinámico.

**Bibliografía recomendada**

Annane D, Vignon P, Renault A, et al. Norepinephrine plus dobutamine versus epinephrine alone for management of septic shock: a randomised trial. *Lancet* 2007;370(9588):676–684.

Aronson S, Dyke CM, Stierer KA, et al. The ECLIPSE trials: comparative studies of clevidipine to nitroglycerin, sodium nitroprusside and nicardipine for acute hypertension treatment in cardiac surgery patients. *Anesth Analg* 2008;331(17):1105–1109.

Bickell WH, Wall MJ Jr, Pepe PE, et al. Immediate versus delayed fluid resuscitation for hypotensive patients with penetrating torso injuries. *N Engl J Med* 1994;331(17):1105–1109.

Chobanian AV, Bakris GL, Black HR, et al. Seventh report of the Joint National Committee on Prevention, Detection, Evaluation, and Treatment of High Blood Pressure. *Hypertension* 2003;42(6): 1206–1252.

Dellinger RP, Levy MM, Carlet JM, et al. Surviving sepsis campaign: international guidelines for management of severe sepsis and septic shock: 2008. *Crit Care Med* 2008;36(1):296–327.

Dutton RP. Current concepts in hemorrhagic shock. *Anesthesiol Clin* 2007;25(1):23–34.

Lacroix J, Hébert PC, Hutchison JS, et al. Transfusion strategies for patients in pediatric intensive care units. *N Engl J Med* 2007;356(16):1609–1619.

Marik PE, Varon J. Hypertensive crises: challenges and management. *Chest* 2007;131(6):1949–1962.

Mebazaa A, Nieminen MS, Packer M, et al. Levosimendan vs dobutamine for patients with acute decompensated heart failure: the SURVIVE Randomized Trial. *JAMA* 2007;297(17):1883–1891.

Reynolds HR, Hochman JS. Cardiogenic shock: current concepts and improving outcomes. *Circulation* 2008;117(5):686–697.

Russell JA, Walley KR, Singer J, et al. Vasopressin versus norepinephrine infusion in patients with septic shock. *N Engl J Med* 2008;358(9):877–887.

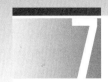

# Sedación y analgesia

*Houman Amirfazan, Ulrich Schmidt y Luca Bigatello*

El malestar que los pacientes presentan en la UCI tiene un origen multifactorial, e incluye una serie de sensaciones desagradables como el dolor, la disnea, la ansiedad, el temor y la confusión. Las revisiones realizadas en pacientes supervivientes confirman el escaso control de la ansiedad y el dolor. Por otro lado, el uso excesivo de sedantes y analgésicos contribuye a que la ventilación y la permanencia en la UCI sean prolongadas.

## I. Analgesia
**A. Evaluación del dolor.** El dolor puede comunicarse directamente o con ayuda de instrumentos de puntuación numérica o visual. En los pacientes con el nivel de consciencia alterado, la evaluación del dolor se complica debido a la ausencia de una comunicación subjetiva, por lo que se necesitará experiencia para poder realizar una evaluación de los signos indirectos.
   1. La **escala visual analógica (EVA)** consiste en una línea de 10 cm, cuyos extremos indican «ausencia de dolor» y «dolor insoportable», que representa un proceso continuo en el que los pacientes señalan su nivel actual de dolor. Aunque la escala EVA se ha utilizado en muchas poblaciones de pacientes, aparte de en aquellos ingresados en la UCI, y se contempla como la herramienta de referencia para evaluar la analgesia, no se ha confirmado su validez en el entorno de la UCI.
   2. El **sistema de gradación numérica** es una herramienta de evaluación similar a la EVA que también utiliza cifras concretas para cuantificar la intensidad del dolor. La escala de gradación (típicamente de 0 a 10) puede aplicarse verbalmente o por escrito, y necesita una coordinación motora mínima. Se ha validado de forma independiente, y muestra una buena correlación con la EVA en los pacientes sometidos a cirugía cardíaca. Por lo tanto, puede que sea preferible a la EVA en los pacientes graves.
   3. Las **escalas de caras** (feliz a ceñudo, fig. 7-1) son de comprensión inmediata y en el contexto de la UCI se usan con mayor frecuencia en niños que en adultos.
**B. Tratamiento del dolor**
   1. Los métodos **no farmacológicos** pueden reducir las necesidades analgésicas y sedantes. Acomodar de forma adecuada a los pacientes y prestar atención a las causas del dolor y la irritación, como los catéteres y sondas, sin duda aumentará el bienestar del paciente.
   2. **Analgesia regional**
      a. La **analgesia epidural continua** es la técnica regional más utilizada en la UCI. Proporciona un mayor alivio del dolor en determinadas categorías de pacientes de la UCI, como los que se recuperan de toracotomías, laparotomías superiores, o los que tienen múltiples fracturas costales. Además del efecto directo sobre el dolor, otras ventajas de la analgesia epidural continua son que facilita la respiración profunda y la tos, la eliminación de secreciones, la ambulación precoz y la reanudación de la función intestinal. A pesar de estas ventajas objetivas, no se ha demostrado de manera uniforme que la analgesia epidural ejerza un efecto beneficioso sobre resultados como la incidencia de insuficiencia respiratoria posoperatoria o la duración de la permanencia en la UCI. Recientemente, en el entorno de la UCI, se ha introducido la **analgesia epidural controlada por el paciente**.

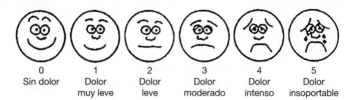

| 0 | 1 | 2 | 3 | 4 | 5 |
|---|---|---|---|---|---|
| Sin dolor | Dolor muy leve | Dolor leve | Dolor moderado | Dolor intenso | Dolor insoportable |

**FIGURA 7-1.** Ejemplo de escala de rostros.

**(1)** En el posoperatorio de muchos pacientes, el método analgésico más eficaz consiste en combinar un anestésico local y un opioide en infusión continua por vía epidural. Las combinaciones habituales contienen **bupivacaína** en una concentración del **0,1 %** y **fentanilo (2-5 μg/ml)** o **hidromorfona (1-20 μg/ml)**. En los ancianos suele preferirse el fentanilo, ya que su diseminación central puede ser menor y, por lo tanto, podría causar menos depresión respiratoria. En el capítulo 40 se expone con más detalle la analgesia epidural en los pacientes sometidos a cirugía torácica.

**(2)** Las **complicaciones** que se asocian habitualmente a la administración epidural se deben tanto al anestésico local como a los opioides administrados.

    **(a)** Es frecuente observar **hipotensión** secundaria al bloqueo simpático, que puede enfocarse de diferentes maneras, según el paciente. Las opciones terapéuticas adecuadas consisten en administrar **líquidos,** iniciar el tratamiento con un vasopresor a dosis baja (p. ej., **fenilefrina, 10-50 μg/min**), disminuir la velocidad de infusión o **interrumpir el anestésico local** de la mezcla.

    **(b)** La **debilidad** en las extremidades inferiores suele ser debida a la inhibición de las motoneuronas. Sin embargo, en el diagnóstico diferencial de un paciente ingresado en la UCI que experimenta debilidad o parálisis de las extremidades inferiores siempre debe tenerse en cuenta, si bien es poco frecuente, la aparición de un **absceso epidural** y **hematoma**. Por ello, será preciso realizar rápidamente una exploración física rigurosa, una consulta con neurología y una TC o RM de la columna vertebral.

    **(c)** Puede producirse **depresión respiratoria** secundaria a la absorción sistémica de los opiáceos epidurales, que se corrige disminuyendo o eliminando el narcótico de la solución epidural.

**b.** En la UCI pueden utilizarse **otras técnicas de analgesia regional,** como los bloqueos intercostales, femoral, paraespinal y del plexo braquial. Muchos de estos bloqueos nerviosos pueden prolongarse introduciendo un catéter en la vaina del plexo, que permite la administración continua de analgesia. En realidad, muy pocas de estas técnicas se utilizan de forma regular en la UCI, debido a obstáculos como las cardiopatías y la infección sistémica, y a que los pacientes que permanecen en la UCI durante períodos prolongados después de su intervención suelen estar intubados y reciben sedación/analgesia sistémica. Para obtener más detalles sobre las técnicas de bloqueo periférico, se remite al lector a la obra *Clinical Anesthesia Procedures of the Massachusetts General Hospital,* 7th ed., capítulo 17.

**c.** **Anticoagulación y catéteres epidurales.** La profilaxis de la trombosis venosa profunda y la anticoagulación terapéutica afectan a la colocación y la retirada de los catéteres epidurales. Por lo general se acepta que los catéteres epidurales pueden colocarse y retirarse con seguridad en los pacientes tratados con dosis profilácticas de heparina subcutánea, así como en aquellos con un recuento de plaquetas funcionales ≥ 100 000/mm$^3$. Las situaciones más polémicas son la administración de ácido acetilsalicílico (325 mg/dl) y la presencia de un recuento de plaquetas algo inferior a 100 000. Cuando se utiliza heparina de bajo peso molecular como profilaxis (v. cap. 26), los catéteres no deben manipularse durante, al menos, las 12 h siguientes a la administración. Los inhibidores plaquetarios IIb/IIIa tienen semividas prolongadas que obligan a la retirada epidural antes de iniciar su administración en el período posoperatorio. Las directrices de la American Association of Regional Anesthesia se actualizan periódicamente en la página web http://www.asra.com/consensus-statements/2html.

**3. Tratamiento sistémico del dolor**

**a.** Los **opioides** son los analgésicos más eficaces en la UCI. Se conocen bien los importantes efectos secundarios que estos fármacos tienen en los pacientes ingresados en estas unidades, entre ellos depresión ventilatoria, bradicardia e hipotensión, náuseas, estreñimiento, retención urinaria, prurito, taquifilaxia y adicción física. Tanto la analgesia como los efectos secundarios que aquí se enumeran están mediados principalmente por la activación de receptores μ. No se dispone de estudios clínicos comparativos sobre los opioides en pacientes ingresados en la UCI, y los fármacos específicos se eligen según el perfil farmacológico y la práctica local. Las **infusiones continuas** proporcionan un nivel constante de analgesia, pero también pueden causar una mayor acumulación de las dosis administradas y la consiguiente narcotización excesiva. La **analgesia controlada por el paciente** proporciona una analgesia excelente, disminuye el consumo de opioides y las complicaciones en comparación con las infusiones continuas, pero necesita que esté despierto y colabore para poder ser eficaz. Los opioides que suelen utilizarse en la UCI (v. tabla 7-1 y Apéndice) son:

**(1) Morfina:** la acción se inicia a los 5 min y el efecto es máximo entre 10 min y 40 min después de la administración intravenosa, con una duración variable de la acción de 2 h a 5 h. Cuando se administra como una inyección en bolo, la morfina induce la liberación de histamina, lo que aumenta la probabilidad de aparición de hipotensión. En la orina se excreta un metabolito activo, la morfina-6-glucurónido, que puede acumularse en caso de insuficiencia renal.

**(2) Hidromorfona:** es de cinco a siete veces más potente que la morfina, con un tiempo de inicio máximo de 10 min a 20 min y una duración de la acción de 4 h a 6 h. La hidromorfona no se acumula de forma significativa en los tejidos grasos y carece de metabolitos activos. Por lo tanto, resulta adecuada para infusiones continuas incluso en pacientes con insuficiencia renal moderada.

**(3) Fentanilo:** es unas 100 veces más potente que la morfina, y presenta un inicio de acción casi inmediato y una duración promedio de ésta de 30 min a

**TABLA 7-1** Opioides intravenosos usados habitualmente en la UCI

| | Dosis única (mg) | Ritmo de infusión (mg/h) | Inicio (min) | Duración del efecto de una dosis | Comentarios |
|---|---|---|---|---|---|
| Remifentanilo | 0,025-0,25 | 0,025-0,25 | 2 | 10 min | Bradicardia, taquifilaxia |
| Fentanilo | 0,025-0,25 | 0,025-0,25 | 5 | 0,5-2 h | La infusión prolongada aumenta la duración |
| Morfina | 1-10 | 1-50 | 5 | 2-4 h | Metabolitos activos con insuficiencia renal |
| Hidromorfona | 0,25-2 | 0,25-5 | 10 | 4-6 h | Duración previsible en la insuficiencia renal |

60 min. Durante las infusiones prolongadas, la duración de la acción puede alargarse dada su elevada liposolubilidad.

(4) **Petidina:** casi nunca se utiliza en la UCI más que para el tratamiento de los escalofríos. Tiende a causar taquicardia y cuenta con un metabolito activo, la norpetidina, que se acumula en caso de insuficiencia renal y reduce el umbral ictal.

(5) **Metadona:** es aproximadamente equipotente con respecto a la morfina cuando se administra por vía parenteral y su potencia se reduce a la mitad cuando la administración se realiza por vía oral. La duración de su acción es de 15 h a 40 h, aunque suele parecer menor en los pacientes ingresados en la UCI. La metadona se utiliza fundamentalmente en pacientes que consumen opiáceos de forma crónica por vía intravenosa.

(6) **Remifentanilo:** es un opioide con una acción extremadamente corta, adecuado para proporcionar analgesia en procedimientos como el cambio de vendajes y en las broncoscopias. La rápida aparición de tolerancia y el coste elevado del fármaco limitan su uso como infusión prolongada.

b. El **paracetamol** es un analgésico y antipirético que puede aliviar el dolor leve o moderado, particularmente como complemento de los opioides. Debe utilizarse con precaución en los pacientes con alteración de la función hepática. El **paracetamol con oxicodona o codeína** es un analgésico oral que se utiliza cuando ya no son necesarios los narcóticos parenterales. Al igual que sucede con los opioides parenterales, es posible la aparición de **depresión respiratoria** y **sedación,** sobre todo en pacientes ancianos. Las dosis máximas de paracetamol no deben ser superiores a 4 g/día.

c. Los **antiinflamatorios no esteroideos (AINE)** proporcionan una analgesia eficaz a través de la inhibición no selectiva de la ciclooxigenasa.

(1) **Ketorolaco:** es el AINE parenteral más potente de los disponibles actualmente. La dosis de ketorolaco es de 15 mg a 30 mg cada 6 h a 8 h. El efecto analgésico de 30 mg es similar al que producen 10 mg de morfina. El uso de este fármaco se asocia a un mayor riesgo de hemorragia digestiva, insuficiencia renal y disfunción plaquetaria. Los pacientes ancianos y los que presentan una situación volumétrica débil son particularmente propensos a sufrir nefrotoxicidad. Para reducir al mínimo los efectos adversos, el ketorolaco se administra durante 3 días o menos.

(2) **Ibuprofeno:** es el AINE enteral más utilizado en Estados Unidos. Aunque es eficaz, parece ser menos potente que el ketorolaco. La dosis analgésica es de **200 mg a 600 mg cada 6 h a 8 h.** El perfil toxicológico del ibuprofeno es similar al del ketorolaco.

(3) **Diclofenaco:** se utiliza más con frecuencia en Europa. En Estados Unidos está contraindicado por la Food and Drug Administration (FDA) en el posoperatorio de la cirugía de revascularización coronaria, debido al mayor riesgo de aparición de episodios trombóticos cardiovasculares. Su perfil analgésico, antiinflamatorio y de efectos secundarios es similar al del ibuprofeno. La formulación parenteral no está disponible en Estados Unidos.

(4) **Naproxeno:** es similar en todos los aspectos (eficacia y efectos tóxicos) al diclofenaco.

d. Los anticonvulsivos y los antidepresivos tricíclicos pueden ser particularmente útiles en el tratamiento del dolor neuropático. En la UCI, el fármaco que se utiliza con mayor frecuencia es la **gabapentina,** un agonista de los receptores del ácido γ-aminobutírico (GABA) con propiedades anticonvulsivas poco importantes, pero un potente regulador del dolor neuropático. Sus principales efectos secundarios son la sedación y el mareo. Suele empezar a administrarse con dosis relativamente bajas, **100 mg tres veces al día,** que se aumentan a demanda cada 2-3 días hasta **300 mg** por dosis o incluso más, vigilando que no se produzca una sedación excesiva.

**e.** La **ketamina** es un analgésico potente y un anestésico estructuralmente relacionado con la fenciclidina. En las dosis utilizadas para la analgesia en la
UCI **(en bolo i.v. de 0,25-1 mg/kg, o 0,25-1 [mg/kg]/h en infusión continua)**, la ketamina respeta los reflejos faríngeos-laríngeos y el impulso ventilatorio, sin
afectar de forma significativa a la función cardiovascular. Aunque se sabe
que produce alucinaciones y pesadillas, no está claro si esto sucede con dosis bajas y en pacientes ingresados en la UCI, donde la confusión y las pesadillas consiguientes son habituales, y es difícil diferenciar cuáles se deben al
fármaco. La ketamina puede ser un analgésico eficaz en procedimientos como el desbridamiento y los cambios de vendajes, y también se utiliza como
un analgésico complementario ahorrador de opioides.

**f.** La **lidocaína parenteral** en dosis de **1-1,5 (mg/kg)/h tras un bolo de 1 mg/kg a
1,5 mg/kg** puede proporcionar analgesia eficaz y reducir la necesidad de administrar opioides. La sedación, la depresión miocárdica, la arritmia y las
convulsiones son efectos secundarios posibles, aunque no frecuentes. La eficacia de la lidocaína parenteral es variable y en la UCI no se ha documentado en estudios controlados.

**II. Sedación.** La sedación farmacológica de los pacientes ingresados en la UCI puede estar indicada tanto para su bienestar como para facilitar intervenciones como la ventilación mecánica o procesos cruentos. Sin embargo, la sedación excesiva se asocia
a una mayor duración de la ventilación mecánica, la estancia en la UCI y la morbilidad. Por lo tanto, los médicos necesitan indicar el equilibrio adecuado entre lo que
es necesario y lo que puede ser, finalmente, contraproducente. Los protocolos destinados a proporcionar sedación dirigida, en particular los que incluyen **la interrupción diaria de todos los fármacos sedantes**, han sido eficaces para disminuir la cantidad de sedantes administrados y pueden mejorar la evolución de los pacientes.

**A. Evaluación de la sedación.** Existen numerosas escalas para ayudar a los médicos
a describir objetivamente el nivel de sedación, tanto si se evalúa en tiempo real
como si está dirigida. En muchas UCI se dispone de una escala de sedación en la
gráfica del paciente, y se señalan los objetivos de la sedación para el turno actual
y los siguientes.

**1.** La **Escala de sedación de Ramsay** puntúa seis niveles de agitación, desde la ansiedad e intranquilidad hasta la imposibilidad de despertar. La principal limitación de esta escala es que las categorías individuales no son todas mutua-
mente excluyentes.

**2.** La **Richmond Agitation-Sedation Scale** (**RASS**, fig. 7-2) se utiliza habitualmente
en Estados Unidos. En la escala RASS, se distribuyen 10 categorías individuales por encima (agitación) y por debajo (sedación) de un punto 0 de respuesta
normal. La RASS también forma parte del Confusion Assessment Method-ICU
(CAM-ICU), un instrumento diseñado para diagnosticar la confusión en los
pacientes ingresados en la UCI (v. sección III.C.1).

**3.** La monitorización objetiva de la sedación a través de alguna forma de **procesamiento del electroencefalograma (EEG)** suele utilizarse durante la anestesia general y, en ocasiones, en la UCI. Ninguno de estos dispositivos ha sido validado adecuadamente en los pacientes de la UCI, donde los niveles de sedación y
los fármacos administrados son diferentes a los de la anestesia general, que es
donde estos monitores han sido validados. Sin embargo, hay quien ha defendi-
do su utilización en algunos pacientes paralizados farmacológicamente y, por
lo tanto, más difíciles de monitorizar desde un punto de vista de bienestar y
posible conocimiento (v. sección IV.B).

**B. Tratamiento: sedantes, ansiolíticos e hipnóticos** (tabla 7-2; v. también Apéndice).

**1.** Las **benzodiazepinas** son **ansiolíticos** y **sedantes potentes**. Actúan sobre los receptores GABA, y tienen una farmacodinámica y un perfil de toxicidad que dependen de la dosis. Con dosis bajas, su principal efecto es la eliminación de la
ansiedad y la sedación leve; con dosis mayores, las benzodiazepinas inducen

| +4 | Combativo, violento o con peligro inmediato para sí mismo o el personal |
|---|---|
| +3 | Muy agitado, agresivo, estira y arranca tubos y catéteres |
| +2 | Movimiento agitado frecuente y sin finalidad, ausencia de sincronía con el respirador |
| +1 | Intranquilo, con ansiedad, pero sin agresividad |
| 0 | Consciente y tranquilo |
| −1 | Somnoliento, no totalmente despierto, pero mantiene los ojos abiertos/contacto ocular en respuesta a la *voz* (> 10 s) |
| −2 | Sedación leve: despierta brevemente y existe contacto ocular en respuesta a la *voz* (< 10 s) |
| −3 | Sedación moderada: se mueve o abre los ojos en respuesta a la *voz* (pero no hay contacto ocular) |
| −4 | Sedación profunda. No hay respuesta a la voz. Se mueve o abre los ojos en respuesta a la estimulación *física* |
| −5 | No despierta. No hay respuesta a la *voz* ni a la estimulación *física* |

**FIGURA 7-2.** Richmond Agitation and Sedation Scale (RASS).

una sedación más profunda, así como depresión respiratoria e hipotensión. Es frecuente la **taquifilaxia**, y pueden producirse síntomas de **abstinencia** cuando se interrumpe tanto el consumo crónico en el paciente ambulatorio como la administración aguda y prolongada en la UCI. Las benzodiazepinas pueden causar **agitación paradójica** y confusión, sobre todo en ancianos, y se han asociado repetidamente a la aparición de confusión en la UCI. También tienen efecto anticonvulsivo (cap. 31) y constituyen la pieza esencial del tratamiento del **síndrome de abstinencia alcohólico** (cap. 33). Las benzodiazepinas que se utilizan habitualmente en la UCI (v. también el Apéndice) son:

**a. Midazolam.** Actualmente, es el que presenta una acción más corta entre los fármacos de esta clase, lo que lo convierte en adecuado para administrarlo en infusión continua. Sin embargo, durante infusiones prolongadas se acumula, sobre todo en pacientes con un aumento de los depósitos de grasa (obesidad mórbida). También produce **taquifilaxia** con mayor rapidez que el resto de las benzodiazepinas.

**b. Lorazepam.** Es, posiblemente, el sedante más utilizado en la UCI. Cuando se administra por vía intravenosa, el inicio de la acción es rápido y la duración

**TABLA 7-2** Sedantes/hipnóticos utilizados habitualmente en la UCI

| | Dosis en bolo | Ritmo de infusión | Tiempo de inicio | Duración | Comentarios |
|---|---|---|---|---|---|
| Midazolam | 1-2 mg | 0,5-5 mg/h | 0,5-2 min | 1-3 h | Taquifilaxia rápida |
| Lorazepam | 0,25-2 mg | 0,25-3 mg/h | 2,5 min | 4-10 h | Duración demasiado prolongada para infusiones efectivas |
| Propofol | 0,2-2 mg/kg | 0,5-3 (mg/kg)/h | Pocos segundos | 10-20 min | Hipotensión |
| Desmedetomidina | 1 μg/kg | 0,2-0,7 (μg/kg)/h | 15 min | 2 h | Mínima depresión ventilatoria, hipotensión previsible, taquicardia |

de la misma varía ampliamente en los pacientes graves, donde oscila desde pocas horas hasta 8 h a 12 h. La duración de la acción tras la inyección en bolo es algo mayor que la del midazolam y, al igual que todas las benzodiazepinas, se ve afectada fundamentalmente por la función hepática, ya que carece de metabolitos activos. Las características que han hecho que el lorazepam sea muy popular en el entorno de la UCI son su cinética bastante previsible, el perfil de efectos secundarios y el bajo coste. Sin embargo, también se ha asociado, de un modo reproducible, a la aparición de confusión, y su comparación desfavorable con sedantes de acción más corta como el propofol y la dexmedetomidina pueden hacer que disminuya su uso general.

   **c. Diazepam.** Es la más antigua de las benzodiazepinas intravenosas. Su semivida prolongada y la presencia de metabolitos activos la han convertido en un fármaco que se utiliza sobre todo en la UCI.

2. El **propofol** es un potente **sedante hipnótico.** Tras una sola dosis intravenosa de 0,5 mg/kg a 2 mg/kg, la acción se inicia de forma casi inmediata, y el efecto es breve (la semivida sensible al contexto es de 10-15 min) debido a la rápida penetración en el sistema nervioso central y la posterior redistribución. Estas características farmacocinéticas lo convierten en un fármaco ideal para la infusión continua. Tras la interrupción de una infusión, los pacientes pueden despertar rápidamente, lo que permite una exploración más fiable y la rápida reinstauración de la sedación, si es necesario. Al igual que las benzodiazepinas, el propofol es un agonista de los receptores GABA, aunque se desconoce su relación con la aparición de confusión. Como las benzodiazepinas, el propofol es un potente **amnésico** y carece de efecto analgésico. La infusión prolongada de propofol produce la acumulación en depósitos lipídicos y la prolongación de la duración de la acción, aunque no de forma tan significativa como con el midazolam. Cuando se administra en infusión continua, el propofol necesita una **vía intravenosa propia** debido a la posible incompatibilidad farmacológica. Causa una importante depresión respiratoria dependiente de la dosis, y su uso en la UCI quirúrgica del Massachusetts General Hospital se limita a los pacientes que están intubados. Con el uso del propofol, también es frecuente la aparición de **hipotensión,** debida generalmente a vasodilatación y, en dosis elevadas y en pacientes inestables, también a la depresión miocárdica. Otros efectos adversos del propofol son:

   **a. Contaminación bacteriana.** Puede producirse debido a la emulsión lipídica a concentración elevada (10%). Para evitar la contaminación bacteriana, recomendamos desechar las ampollas y viales tras un solo uso, desechar los recipientes de mezcla y las vías cada 6 h, y desechar las infusiones directamente de las botellas cada 12 h.

   **b.** Debido a su emulsión lipídica, también puede producirse **hipertrigliceridemia** y, en ocasiones, **elevación de las enzimas pancreáticas.** Recomendamos comprobar periódicamente los niveles séricos de triglicéridos, amilasa y lipasa durante la administración prolongada de propofol. Hay que tener en cuenta la cantidad administrada del fármaco durante 24 h al solicitar soluciones de nutrición parenteral total (v. cap. 11).

   **c.** El **síndrome por infusión de propofol (SIP)** es una complicación poco frecuente, aunque posiblemente mortal, de la infusión prolongada de este sedante, que se caracteriza por depresión miocárdica y shock, acidosis metabólica intensa, rabdomiólisis e insuficiencia renal. El SIP sólo se observa con dosis muy elevadas de propofol (4-5 [mg/kg]/h durante al menos 48-72 h), y se desconoce su etiología. El grupo de mayor riesgo entre los pacientes en situación grave son los niños, sobre todo los que sufren lesión cerebral traumática, que reciben dosis elevadas no sólo de propofol, sino también de catecolaminas, corticoesteroides o ambos. No obstante, también se ha documentado SIP en pacientes adultos. Debido a la clara relación con la administración de dosis muy elevadas, se recomienda evitar llegar a dosis de 4 (mg/kg)/h utilizando pautas de sedación multimodales que pueden incluir opioides, benzodiazepinas, antipsicóticos o agonistas de receptores $\alpha_2$, dependiendo de la necesidad de cada paciente concreto.

3. Los **agonistas de los receptores** $\alpha_2$ tienen efectos sedantes y hemodinámicos específicos.

a. La **clonidina** es el agonista $\alpha_2$ más utilizado. Aunque se ha prescrito fundamentalmente como antihipertensivo, la clonidina se ha usado como complemento en la anestesia general y regional, y como sedante en la UCI. Desde el punto de vista hemodinámico, la clonidina disminuye uniformemente la presión arterial y la frecuencia cardíaca. Su utilidad más frecuente en la UCI es como complemento de las benzodiazepinas o los opioides para mejorar los síndromes de abstinencia alcohólica y de abstinencia a opioides. Puede administrarse por vía parenteral, transdérmica e intravenosa. Si se interrumpe la administración bruscamente, puede aparecer hipertensión y taquicardia de rebote.

b. La **desmedetomidina** es un agonista selectivo de los receptores $\alpha_2$, con efectos sedantes más previsibles que los de la clonidina y una acción muy corta, lo que lo convierte en un fármaco adecuado para la infusión continua. Su uso está actualmente limitado por la FDA a una dosis baja **(0,2-0,7 [μg/kg]/h)** durante un corto período, con la indicación de proporcionar sedación a pacientes intubados. Según esto, la indicación más frecuente de este fármaco es proporcionar sedación a corto plazo a pacientes que, por lo demás, están preparados para la retirada de la intubación, pero a quienes no se les pueden retirar otros sedantes-hipnóticos. En estudios clínicos controlados recientes, en los que se permitió la administración de dosis superiores, se demostró que la desmedetomidina era un fármaco seguro y, al menos, tan eficaz como el lorazepam y el midazolam para proporcionar sedación enfocada, y se asoció a una menor incidencia de confusión y a un número inferior de días de permanencia con conexión a un respirador y en la UCI. Lo que limita la dosis de la desmedetomidina es la previsible aparición de **hipotensión** y **bradicardia**. Esta última tendría una incidencia de hasta el 40 %, pero casi nunca (menos del 5 %) necesita tratamiento.

C. La **interrupción diaria de todos los fármacos sedantes** puede disminuir el tiempo de permanencia con conexión a un respirador, la necesidad de un estudio neurológico adicional (p. ej., TC craneales) y la estancia en la UCI. La combinación de la **interrupción diaria de la sedación** y la realización de una **prueba de respiración espontánea** (v. cap. 23) puede ser un beneficio añadido a la evolución. Estas observaciones han influido considerablemente en el modo en que se proporciona sedación en la UCI. Está claro que la sedación en sí no debe ser un objetivo, sino un tratamiento de una necesidad específica, como facilitar la ventilación mecánica, aliviar la agitación peligrosa, etc. No existe acuerdo sobre si es necesaria o no la interrupción real de la sedación. En la UCI quirúrgica del Massachusetts General Hospital no suele interrumpirse toda la sedación diariamente, sino que se establece un **objetivo diario en la RASS** destinado a proporcionar el menor nivel posible de sedación compatible con el bienestar y las necesidades fisiológicas del paciente.

III. Las **alteraciones cognitivas y conductuales** que suelen observarse en los pacientes ingresados en la UCI son: ansiedad, temor, agitación, confusión, intranquilidad y delirio. Estas alteraciones se producen con frecuencia al mismo tiempo, y puede resultar difícil diagnosticarlas y cuantificarlas con precisión.

A. La **ansiedad** y el temor son frecuentes, dado que muy pocos pacientes saben de antemano qué esperar cuando son ingresados en una UCI. Pueden ser útiles las intervenciones que consisten en tranquilizar y dar explicaciones, a menudo de forma repetitiva. También puede ser útil ayudar a los pacientes y a los familiares. El elemento esencial del tratamiento de la ansiedad es la administración de **benzodiazepinas**.

**B.** La **agitación,** la **intranquilidad** y la **confusión** son habituales entre los pacientes de la UCI. Al igual que en todas las alteraciones del estado psíquico, siempre hay que tener en cuenta **posibles etiologías orgánicas,** como la hipoxemia y los síndromes de abstinencia. Sin embargo, en la mayoría de los casos no se encuentra una etiología específica. Las intervenciones que pueden mejorar estas conductas complejas son el restablecimiento de un ciclo día/noche con un período de sueño suficiente durante la noche, la disminución del ruido y, posiblemente, la administración de sedantes y antipsicóticos (v. a continuación en delirio). En la mayoría de los casos, estos síntomas desaparecen a medida que el estado general del paciente mejora.

**C.** El **delirio o estado confusional** es una combinación de varios de los síntomas descritos hasta ahora. Se define como una **alteración aguda y fluctuante del estado psíquico** que se caracteriza por una alteración de la capacidad cognitiva, la atención y la conducta. Con mayor frecuencia, se asocia a agitación psicomotora (delirio **hiperactivo**), durante la cual el paciente puede suponer un peligro para sí mismo. Con menor frecuencia, puede ser de la variedad tranquila (o **hipoactiva**), que es más difícil de diagnosticar y que es posible que no se trate de modo adecuado. El estado confusional es prevalente entre los pacientes quirúrgicos y médicos de la UCI, particularmente en los ancianos y en los que reciben ventilación mecánica. Se asocia a duración prolongada del soporte ventilatorio, aumento de la estancia en la UCI y aumento de la morbilidad. El *delirium tremens* está relacionado específicamente con la abstinencia alcohólica, y se describe en el capítulo 33.

1. La **evaluación del estado confusional** es algo relativamente sencillo cuando se asocia a una agitación psicomotora grave (delirio hiperactivo). Sin embargo, incluso en este caso, no todos los médicos lo valoran y lo tratan de un modo uniforme. Por este motivo, y para permitir el diagnóstico de formas menos evidentes de delirio (delirio hipoactivo), se han diseñado instrumentos para el diagnóstico objetivo de esta afección. Dos escalas han recibido una amplia validación: el Confusion Assessment Method para la UCI **(CAM-ICU)** y la Intensive Care Delirium Screening Checklist **(ICDSC)**. El CAM-ICU (fig. 7-3) es más habitual en Estados Unidos, mientras que la ICDSC se usa preferentemente en Canadá.

2. **Tratamiento del delirio.** Las **intervenciones conductuales** del tipo de las descritas en las secciones III.A y B pueden ayudar en los pacientes con estado confusional. La corrección de las alteraciones metabólicas, el tratamiento del dolor y el hecho de favorecer el sueño nocturno también pueden facilitar el tratamiento de estos pacientes. Sin embargo, suele necesitarse el control farmacológico. Aunque no se ha demostrado que haya un fármaco específico que sea superior a otros o incluso a la ausencia de tratamiento, los **antipsicóticos** son el elemento esencial del tratamiento del delirio.

   a. El **haloperidol,** un antipsicótico del grupo de las butirofenonas, es el fármaco más utilizado para tratar el delirio en los pacientes ingresados en la UCI. Puede administrarse por vía intravenosa y con un amplio intervalo de dosis. Sin embargo, se recomienda precaución, ya que presenta un inicio de acción lento y una larga duración de la misma, por lo que puede acumularse. En los pacientes ancianos, en particular, recomendamos iniciar el tratamiento con dosis muy bajas **(1-2 mg i.v. cada 8 h)** y utilizar otras intervenciones (preferentemente conductuales) mientras se espera que haga efecto. En los pacientes más jóvenes y sanos, pueden administrarse de **2 mg** a **5 mg por vía intravenosa** a intervalos de tiempo más cortos, aunque siempre hay que estar pendiente de la posible aparición de efectos secundarios. Además de la edad y la gravedad de la enfermedad, el efecto y la duración de la acción de todos los antipsicóticos aumenta en caso de insuficiencia hepática, ya que todos estos fármacos se metabolizan ampliamente en el hígado. Los **efectos secundarios** del haloperidol son:

   (1) **Sedación:** es previsible y dependiente de la dosis. La edad y la gravedad de la enfermedad pueden aumentarla. En los pacientes intubados, se permi-

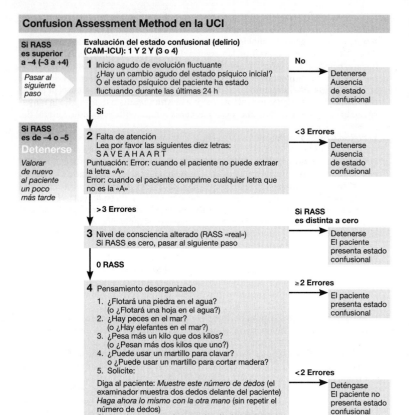

**FIGURA 7-3.** Gráfico de flujo del Confusion Assessment Method-ICU (CAM-ICU), modificado. RASS, Richmond Agitation-Sedation Scale. (Harvard CAM-ICU Flowsheet © by Houman Amirfarzan, MD. Derechos reservados.)

te una mayor libertad con respecto a este efecto secundario, pero la sedación excesiva prolongará el tiempo de permanencia de la conexión al respirador y aumentará la morbilidad.

(2) Los movimientos **extrapiramidales,** particularmente la discinesia tardía, se producen con cualquier dosis, sobre todo, aparentemente, cuando el haloperidol se administra por vía oral. No están claros los motivos de esta observación.

(3) La **arritmia ventricular grave** y la **muerte súbita** se han documentado de un modo constante con la administración de haloperidol. La arritmia clásica es la **taquicardia ventricular de tipo *torsades de pointes*** (cap. 28), que suele ir precedida por una prolongación del **intervalo QT** en el ECG (fig. 7-4). Por lo tanto, se recomienda la monitorización diaria del ECG en todos los pacientes de la UCI tratados con más de una dosis mínima o con una dosis creciente de haloperidol. El intervalo QT, corregido para la longitud del intervalo RR, suele calcularse generalmente de forma automática por

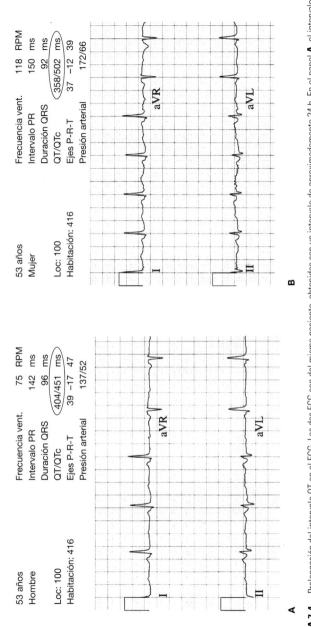

| 53 años | Frecuencia vent. | 75 | RPM |
| Hombre | Intervalo PR | 142 | ms |
| | Duración QRS | 96 | ms |
| | QT/QTc | 404/451 | ms |
| Loc: 100 | Ejes P-R-T | 39  −17  47 | |
| Habitación: 416 | Presión arterial | 137/52 | |

**A**

| 53 años | Frecuencia vent. | 118 | RPM |
| Mujer | Intervalo PR | 150 | ms |
| | Duración QRS | 92 | ms |
| | QT/QTc | 358/502 | ms |
| Loc: 100 | Ejes P-R-T | 37  −12  39 | |
| Habitación: 416 | Presión arterial | 172/66 | |

**B**

**FIGURA 7-4.** Prolongación del intervalo QT en el ECG. Los dos ECG son del mismo paciente, obtenidos con un intervalo de aproximadamente 24 h. En el panel **A,** el intervalo QT corregido está dentro de los límites normales (451 ms) y en el panel **B** está anormalmente prolongado (502 ms). Obsérvese que la duración absoluta del intervalo QT es realmente menor en el panel **B,** debido a la frecuencia cardíaca significativamente más elevada. Obsérvese también la uniformidad de la duración del complejo QRS entre los dos trazados. ECG, electrocardiograma.

algoritmos de la monitorización ECG. Sin embargo, se recomienda precaución a la hora de confiar en las lecturas automáticas, en particular si existe arritmia y prolongación del complejo QRS, como en el bloqueo de rama. Una norma sencilla es que **el intervalo QT no debe ser más prolongado que la mitad del intervalo RR.** Se desconocen las posibilidades de la duración exacta del intervalo QT normal. La mayoría utilizan un límite superior de 490 ms a 500 ms (ligeramente inferior en las mujeres) o un aumento de más del 20 % a partir de la línea basal. Cuando se produce un aumento significativo del intervalo QT, debe interrumpirse la administración de haloperidol y todos los esfuerzos han de ir dirigidos a evitar la irritabilidad ventricular (p. ej., corregir la hipopotasiemia, la hipomagnesiemia, etc.). Además, algunos de los fármacos que se utilizan habitualmente en la UCI pueden aumentar el riesgo de prolongación del intervalo QT y deben evitarse, si es posible, cuando se utiliza el haloperidol (p. ej., amiodarona, metadona, antibióticos del grupo de las quinolonas, etc.; v. cap. 19, tabla 19-2).

**(4)** El **síndrome neuroléptico maligno** es una complicación poco frecuente de las butirofenonas y otros antibióticos, y se describe en el capítulo 32.

**b.** Actualmente, en Estados Unidos, se dispone de **antipsicóticos atípicos** para la administración por vía oral o sublingual. La eficacia en el tratamiento del estado confusional, así como el perfil de seguridad, en comparación con el haloperidol, no están del todo claros. Aunque esta familia cuenta con diversos fármacos, tan sólo mencionaremos la **quetiapina** y la **olanzapina,** que son los antipsicóticos atípicos más utilizados para esta indicación en Estados Unidos. Ambos fármacos presentan un **perfil toxicológico** similar. Los **movimientos extrapiramidales** parecen ser menores, en comparación con el haloperidol. La **sedación** es importante, posiblemente mayor que la observada con el haloperidol. Estos fármacos no parecen tener un perfil más seguro que el haloperidol en lo que respecta al efecto secundario más grave, la **arritmia ventricular** y la **muerte.** Datos recientes sugieren que, al menos en la población general, los antipsicóticos atípicos pueden tener una mayor incidencia de muerte súbita que los antipsicóticos tradicionales. Al igual que los antipsicóticos típicos, estos fármacos se metabolizan fundamentalmente en el hígado, por lo que deberá ajustarse la dosis en los pacientes con insuficiencia hepática.

**(1)** La **quetiapina** sólo está disponible para la administración oral, empezándose con dosis bajas, debido al importante efecto sedante y a la tendencia a causar hipotensión; una dosis inicial adecuada es la administración de **12,5 mg a 25 mg dos o tres veces al día,** que puede aumentarse progresivamente hasta llegar a 300 mg/día a 600 mg/día. Sin embargo, estas dosis elevadas casi nunca se utilizan en la UCI.

**(2)** La **olanzapina** está relacionada estructuralmente con la quetiapina. Está disponible en forma oral, **oral absorbible** e intramuscular. La forma que se disuelve en la boca tiene un inicio de acción más rápido. Al igual que con la quetiapina, recomendamos empezar con dosis bajas, como **2,5 mg a 5 mg cada 12 h,** y aumentar progresivamente, si es necesario, hasta un máximo de 20 mg a 30 mg diarios.

**IV. Bloqueo neuromuscular (BNM,** para una revisión más exhaustiva, se remite al lector a la obra *Clinical Anesthesia Procedures of the Massachusetts General Hospital,* 7th edition, cap. 12)

**A.** El **BNM** se utiliza actualmente en menos del 10 % de los pacientes de la UCI. Las indicaciones más frecuentes son:

**1.** Facilitar la **ventilación mecánica.**

**a.** Los **pacientes con hipoxemia grave** pueden beneficiarse del BNM por dos vías. En primer lugar, el BNM elimina la contribución del paciente a la ventilación, lo cual, en situaciones de insuficiencia grave, puede ser ineficaz y generar una falta de sincronía con el respirador. En segundo lugar, disminuirá el consumo de oxígeno, lo cual, en determinados pacientes como los que tienen una temperatura central elevada o presentan escalofríos, puede contribuir a la génesis de hipoxemia.

**b.** Los **pacientes con lesión pulmonar aguda/síndrome de distrés respiratorio agudo** (cap. 20) pueden necesitar sedación intensa y, finalmente, BNM para poder recibir ventilación con volumen corriente bajo, protectora para los pulmones. Sigue sin llegarse a un acuerdo sobre si la necesidad de instaurar un BNM puede ser una contraindicación relativa para llevar a cabo una estrategia de protección pulmonar estricta.

**2. Intubación endotraqueal** (v. cap. 4).

**3.** Los **procedimientos/estudios diagnósticos** como la traqueostomía, la gastrostomía endoscópica percutánea y la RM pueden necesitar un BNM. No está claro si este uso limitado en el tiempo constituye un factor de riesgo para la aparición de polineuropatía del paciente crítico (cap. 32).

**B.** Las **complicaciones** del BNM son:

**1. Consciencia.** La monitorización del nivel de consciencia durante el BNM es difícil, ya que se pierden los signos típicos de agitación y dolor, y los médicos deben basarse en signos autónomos de sedación inadecuada, que pueden bloquearse por la medicación. Suelen utilizarse monitores de **señal EEG procesada** para proporcionar signos de que un paciente está suficientemente sedado. Aunque la ausencia de interferencia muscular puede aumentar la validez de esta tecnología, no se cuenta todavía con una validación satisfactoria de su rendimiento.

**2.** El uso del BNM puede causar **debilidad prolongada** (v. cap. 32), que puede prolongar la estancia hospitalaria y aumentar la morbilidad.

**3. Retraso en el diagnóstico.** La ausencia de movimientos espontáneos y provocados, respuesta adecuada a los estímulos, etc., supone una limitación importante a la eficacia de la exploración física, en particular la exploración neurológica y la exploración abdominal, cuando se sospecha la presencia de un proceso agudo.

**C. Bloqueantes neuromusculares** (v. también Apéndice)

**1.** La **succinilcolina** es un BNM no despolarizante cuyo inicio de acción es el más rápido de todos los disponibles actualmente (menos de 1 min) y se utiliza sobre todo para facilitar la intubación endotraqueal (v. cap. 4). La succinilcolina está **contraindicada en pacientes con lesiones por denervación y aplastamiento, quemaduras** e **inmovilidad,** debido al riesgo de **hiperpotasemia** y **muerte** a causa de la liberación masiva de potasio de los receptores neuromusculares abdominales que se produce en estas circunstancias.

**2.** El **cisatracurio** es un derivado del curare particularmente útil en los pacientes en estado grave, debido a su **farmacocinética fiable** por su independencia tanto del metabolismo hepático como del metabolismo renal. Una **dosis inicial** útil sería de **0,15 mg/kg,** seguida por una infusión adaptada al efecto.

**3.** El **rocuronio** es un derivado esteroideo con un inicio de acción muy rápido (60-90 s) y, básicamente, la mejor alternativa a la succinilcolina cuando se planifica una intubación mediante secuencia rápida (v. cap. 4). Otros BNM de base esteroidea son el **vecuronio** y el **pancuronio.** Aunque muy atractivos desde el punto de vista de ahorro de costes, ninguno de ellos se usará en infusión continua en la asistencia intensiva moderna, debido a su prolongada semivida, que puede prolongarse más si existe insuficiencia renal o hepática.

**D.** La **monitorización** del nivel de BNM es sensible, y puede evitar la sobredosis y la prolongación innecesaria del bloqueo. Para controlar la duración del bloqueo, el método más utilizado es la **«sucesión de cuatro»,** en el que una estimulación conocida (60-70 mA) se repite cuatro veces a intervalos estándar, por vía transcutánea en el nervio cubital, y se cuantifica visualmente la respuesta en el músculo aductor del pulgar. Una extensa bibliografía sobre anestesia apoya la observación de que la presencia de al menos una «contracción» leve en el aductor del pulgar es compatible con una ocupación de los receptores por el relajante que no llega a ser completa, y la consiguiente posibilidad de invertir farmacológicamente el bloqueo. Sin embargo, la falta de familiaridad con la técnica, la colocación incorrecta de los electrodos, la frialdad de las extremidades, la neuropatía y el edema contribuirán a que las evaluaciones no sean precisas.

## Bibliografía recomendada

Cabello B, Thille AW, Drouot X, et al. Sleep quality in mechanically ventilated patients: comparison of three ventilatory modes. *Crit Care Med* 2008;36:1749–1755.

Ely EW, Shintani A, Truman B, et al. Delirium as predictor of mortality in mechanically ventilated patients in the intensive care unit. *JAMA* 2004;291:1753–1762.

Girard TD, Kress JP, Fuchs BD, et al. Efficacy and safety of a paired sedation and ventilator weaning protocol for mechanically ventilated patients in intensive care (Awakening and Breathing Controlled trial): a randomised controlled trial. *Lancet* 2008;371:126–134.

Herroeder S, Pecher S, Schonherr ME, et al. Systemic lidocaine shortens length of hospital stay after colorectal surgery: a double-blinded, randomized, placebo-controlled trial. *Ann Surg* 2007;246: 192–200.

Himmelseher S, Durieux ME. Ketamine for perioperative pain management. *Anesthesiology* 2005;102: 211–220.

Kam PCA, Cardone D. Propofol infusion syndrome. *Anaesthesia* 2007;62:690–671.

Kress JP, Pohlman AS, O'Connor M, Hall JB. Daily interruption of sedative infusions in critically ill patients undergoing mechanical ventilation. *New Eng J Med* 2000;342:1471–1472.

Pandharipande PP, Pun BT, Herr DL, et al. Effect of sedation with dexmedetomidine vs lorazepam on acute brain dysfunction in mechanically ventilated patients: the MENDS randomized controlled trial. *JAMA* 2007;298:2644–2653.

Riker RR, Shehabi Y, Bokesh PM, et al. Dexmedetomidine vs. midazolam for sedation of critically ill patients. *JAMA* 2009;301:489–499.

Sessler CN, Gosnell MS, Grap MJ, et al. The Richmond Agitation-Sedation scale: validity and reliability in adult intensive care unit patients. *Am J Respir Crit Care Med* 2002;166:1338–1344.

R. Phillip Dellinger MD, Mitchell M, Levy, MD, Jean M. Carlet, MD, et al. Surviving sepsis campaign: international guidelines for management of severe sepsis and septic shock: 2008. *Crit Care Med* 2008;36:296–327.

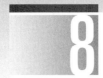

# Líquidos, electrólitos y control acidobásico

*Cosmin Gauran y David Steele*

Para lograr el control óptimo de los líquidos, electrólitos y el estado acidobásico en los pacientes graves, es necesario comprender su composición y regulación normales. Las enfermedades, los traumatismos y las intervenciones quirúrgicas pueden influir en el modo en que el organismo controla su equilibrio hidroelectrolítico.

**I. Compartimentos líquidos.** El organismo cuenta con múltiples compartimentos líquidos que están separados por membranas y estructuras semipermeables.

    **A.** El **agua corporal total (ACT)** oscila entre el 50 % y el 70 % de la masa corporal, y viene determinada por la masa magra corporal, el sexo y la edad (tabla 8-1). Existe una relación inversa entre el ACT y el porcentaje de grasa corporal debido al escaso contenido hídrico de los tejidos adiposos.

    **B. Compartimentos del agua corporal total (ACT)**

        **1.** El compartimento **intracelular** constituye un 66 % del ACT (alrededor del 40 % de la masa corporal).

        **2.** El compartimento **extracelular** constituye un 34 % del ACT (alrededor del 20 % de la masa corporal), y puede dividirse en:

            **a.** El compartimento **intravascular**, que está compuesto por el plasma y constituye un 5 % de la masa corporal total.

            **b.** El compartimento **extravascular**, que está compuesto por la linfa, el líquido intersticial, el líquido óseo, los líquidos de las diversas cavidades corporales y los líquidos de las mucosas/secretores. El compartimento extravascular representa un 15 % de la masa corporal total.

    **C. Composición iónica de los compartimentos líquidos.** Las concentraciones de los iones en una solución se describen mediante varios términos fisiológicos:

        **1. Molaridad:** moles de soluto por litro de solución.

        **2. Molalidad:** moles de soluto por kilogramo de disolvente.

        **3. Osmolaridad:** osmoles por litro de solución. El número de osmoles se determina multiplicando el número de moles de soluto por el número de partículas libremente disociadas de una molécula de soluto. Por ejemplo, 1 mol de NaCl proporcionará 2 osmoles (Osm) en solución.

        **4. Osmolalidad:** osmoles por kilogramo de disolvente.

        **5. Equivalencia eléctrica:** moles de sustancia ionizada multiplicados por su valencia. Por ejemplo, **1 mol de calcio es igual a 2 equivalentes en solución.** Para que una solución de calcio sea eléctricamente neutra, tiene que combinarse con 2 moles de carga opuesta, como el cloruro.

        **6.** En fisiología, los electrólitos suelen describirse en términos de miliequivalentes por litro (mEq/l). Los líquidos de cada compartimento son eléctricamente neutros. En la tabla 8-2 se muestra la concentración promedio de cada electrólito en varios compartimentos.

        **a.** La osmolalidad sérica ($S_{osm}$) puede calcularse con la ecuación:

$$S_{osm} \text{ (mOsm/kg H}_2\text{O)} = (2 \times [Na] + ([BUN]/2,8) + ([glucosa]/18)$$

        donde la concentración del nitrógeno ureico en sangre (BUN) y de glucosa se expresan en miligramos por decilitro, y la concentración de sodio se expresa en miliequivalentes por litro. En general, este cálculo está dentro del 10 % de la osmolalidad medida.

| | Agua corporal total como porcentaje (%) del peso corporal |
|---|---|

| | **Hombre** | **Mujer** |
|---|---|---|
| Delgado | 65 | 55 |
| Promedio | 60 | 50 |
| Obeso | 55 | 45 |
| Recién nacido | 75-80 | |
| Primer año | 65-75 | |
| Edades 1-10 años | 60-65 | |
| 10 años a adultos | 50-60 | |

 **b.** En el caso de una distribución desigual de proteínas no permeables entre compartimentos, el **efecto de Gibbs-Donnan** permite concentraciones desiguales de pequeños iones difusibles entre los compartimentos.

**D. Movimiento del agua en el organismo**

 **1.** El agua suele pasar fácilmente a través de las membranas celulares y se desplaza libremente por los diferentes compartimentos líquidos. El movimiento del agua viene determinado fundamentalmente por la **presión osmótica** y la **presión hidrostática.** La presión osmótica depende del número de moléculas osmóticamente activas en la solución, y es mucho mayor que la presión hidrostática. En situaciones normales, todos los compartimentos líquidos son esencialmente isoosmolares. El agua difunde según un gradiente osmótico para mantener los medios extracelular e intracelular en una situación isoosmolar.

 **2.** El desplazamiento del agua entre los compartimentos extracelulares intersticial e intravascular se describe mediante la **ecuación de Starling:**

$$Q_f = K_f[(P_c - P_i) - \sigma(\pi_c - \pi_i)]$$

donde $Q_f$ es el flujo de líquido a través de la membrana capilar, $K_f$ es una constante, $P_c$ y $P_i$ son las presiones hidrostáticas en los capilares y el intersticio, respectivamente, $\sigma$ es el *coeficiente de reflexión* (v. a continuación), y $\pi_c$ y $\pi_i$ son las presiones coloidosmóticas en los capilares y el intersticio, respectivamente.

 **a.** Las grandes proteínas intravasculares cargadas negativamente para las que las membranas vasculares son impermeables son las responsables del gradiente de presión osmótica entre los compartimentos intravascular e intersticial. Este componente de la presión osmótica, conocido como **presión oncótica** o **presión coloidosmótica,** contribuye en menor medida a la presión osmótica total de los líquidos. Los iones positivos asociados a las proteínas cargadas negativamente también contribuyen a la presión osmótica. La **albúmina** es el principal tipo de proteína responsable de la presión oncótica, y supone aproximadamente dos tercios de la presión oncótica total. Las células no contribuyen a la presión oncótica.

 **b.** El **coeficiente de reflexión** $\sigma$ describe la permeabilidad de una sustancia a través de una membrana capilar específica. Su valor oscila entre 0 (completamente permeable) y 1 (impermeable), y varía en diferentes estados patológicos; en los tejidos sanos, tiene un valor de aproximadamente 0,7.

 **c. Dinámica básica en los capilares.** Los líquidos salen de los capilares en el extremo arteriolar, donde la presión hidrostática es mayor que la presión oncótica. Esto aumenta la presión oncótica del plasma. A medida que el plasma sale de los capilares, la presión hidrostática disminuye. Hacia el extremo venoso de los capilares, el líquido se reabsorbe porque la presión oncótica es mayor que la presión hidrostática. Las alteraciones de este

| TABLA 8-2 | Composición electrolítica de los compartimentos corporales | | |
|---|---|---|---|
| | **Plasma (mEq/l)** | **Intersticial (mEq/l $H_2O$)** | **Intracelular[1] (mEq/l $H_2O$)** |
| Cationes | | | |
| Na | 142 | 145 | 10 |
| K | 4 | 4 | 159 |
| Ca | 5 | 5 | < 1 |
| Mg | 2 | 2 | 40 |
| Aniones | | | |
| Cl | 104 | 117 | 3 |
| $HCO_3$ | 24 | 27 | 7 |
| Proteínas | 16 | < 0,1 | 45 |
| Otros | 9 | 9 | 154 |

[1] Los electrólitos intracelulares son difíciles de medir, y la mayoría de las mediciones se realizan a partir de los miocitos, pudiendo o no aplicarse a otros tipos celulares.

equilibrio pueden causar un aumento del líquido intersticial. Cuando la velocidad de acumulación del líquido intersticial es mayor que la velocidad de eliminación de líquidos intersticiales por el sistema linfático, se produce **edema**.

## II. Déficits de líquidos y tratamiento restitutivo

**A.** Los **déficits de líquidos** y la fluidoterapia adecuada dependen de la causa y del tipo de líquido perdido. Dado que todas las membranas son permeables al agua, los déficits del líquido de un compartimento afectarán al resto de compartimentos. Las pérdidas de líquido pueden clasificarse ampliamente según la causa inicial de la pérdida. Estas pérdidas también producirán alteraciones electrolíticas.

1. Los déficits del **compartimento líquido intracelular (LIC)** se deben a una **pérdida de agua libre**.

   **a.** Las **causas de la pérdida de agua libre** son:
      **(1) Pérdidas insensibles** a través de la piel y las vías respiratorias.
      **(2) Pérdidas renales** secundarias a la incapacidad para recuperar agua, como sucede en la diabetes insípida neurógena o nefrógena (v. sección III.C).

   **b.** Con la pérdida de agua libre, tanto el volumen intracelular como el extracelular disminuyen en proporción a los volúmenes corporales; por lo tanto, dos tercios de la pérdida serán intracelulares. Igualmente, la **reposición del agua libre** se distribuirá en proporción a sus volúmenes corporales, y sólo un tercio del agua libre administrada acabará en el espacio extracelular.

   **c.** El tratamiento consiste en la reposición de agua con **solución salina** (suero fisiológico) **hipotónica** (solución glucosada al 5 % con cloruro sódico al 0,45 %) o **agua libre** (solución glucosada al 5 %). Los electrólitos (especialmente, el sodio) deben controlarse con el tratamiento.

2. Déficit del **compartimento líquido extracelular (LEC)**

   **a.** En general, las pérdidas de LEC son isotónicas. Pueden producirse pérdidas en cada compartimento, y las pérdidas de líquido de un compartimento se reflejarán rápidamente en los otros.

   **b.** Las manifestaciones clínicas son:
      **(1)** Pérdida del 3 % al 5 %: sequedad de mucosas y oliguria.
      **(2)** Del 6 % al 10 %: taquicardia e hipotensión ortostática.
      **(3)** Del 11 % al 15 %: **hipotensión**.
      **(4)** Mayor del 20 %: anuria y colapso circulatorio.

c. Las **causas de la pérdida de LEC** son: **hemorragia, vómitos, diarrea** y **alteraciones en la distribución.**

(1) Las **alteraciones en la distribución** del volumen del LEC se deben a la trasudación de líquidos isotónicos desde un compartimento intersticial funcional a un compartimento no funcional. Son ejemplos la lesión tisular por cirugía o traumatismo («tercer espacio»), las lesiones por quemaduras, la formación de ascitis, la acumulación de líquido en el interior del intestino obstruido y los derrames pleurales.

(2) Para la **reposición** de la pérdida de volumen de LEC suelen necesitarse soluciones salinas isotónicas. Los volúmenes necesarios para reponer los déficits de LEC pueden variar de forma considerable entre los pacientes, según el acontecimiento causal y la presencia de afecciones coincidentes.

3. Déficit de **líquido intravascular** (volumen plasmático)

a. Los déficits de volumen intravascular causarán disminución del líquido intersticial cuando los dos compartimentos se equilibren.

b. Las manifestaciones son:

(1) Pérdida del 15 % al 30 % del volumen intravascular: taquicardia sinusal con el paciente en decúbito supino.

(2) Pérdida de volumen intravascular superior al 30 %: disminución de la presión arterial, disminución de las presiones venosas centrales.

B. **Tratamiento de reposición de líquidos** (v. también cap. 35)

1. **Soluciones cristaloides** (tabla 8-3)

a. Se utilizan **líquidos de mantenimiento** para reponer las pérdidas esenciales de líquidos y electrólitos.

(1) Las **pérdidas insensibles de agua** son las pérdidas normales que se producen a través de la piel y los pulmones, y que suponen, aproximadamente, un total de 600 ml/día a 800 ml/día. Las **pérdidas sensibles** de agua son pérdidas que se producen por los riñones y el aparato digestivo. La diuresis mínima obligada es de 0,3 (ml/kg)/h, y la diuresis promedio es de 1 (ml/kg)/h en una persona de un peso promedio de 70 kg (aproximadamente, 1 700 ml/día).

(2) **Electrólitos.** La pérdida diaria de sodio es de aproximadamente 1 mEq/kg a 2 mEq/kg. La pérdida diaria de cloruro y potasio es de alrededor de 1 mEq/kg a 1,5 mEq/kg. Cada día debe reponerse un total de 1 mEq/kg de cada electrólito.

(3) El complemento de **glucosa** como fuente calórica debe oscilar entre 100 (mg/kg)/h y 200 (mg/kg)/h. Sin embargo, la glucosa no debe formar parte sistemáticamente de los líquidos de reposición en los pacientes

**TABLA 8-3** Composición de las soluciones cristaloides

| | Na | Cl | K | Ca | Amortiguador | Glucosa | pH | Osmolaridad |
|---|---|---|---|---|---|---|---|---|
| D₅ W | 0 | 0 | 0 | 0 | 0 | 5 | 4,5 | 252 |
| D₅ NaCl 0,45 % | 77 | 77 | 0 | 0 | 0 | 5 | 4,0 | 406 |
| NaCl 0,9 % | 154 | 154 | 0 | 0 | 0 | 0 | 5,0 | 308 |
| NaCl 7,5 % | 1 283 | 1 283 | 0 | 0 | 0 | 0 | 5,0 | 2 567 |
| Solución de lactato sódico compuesta (Ringer) | 130 | 109 | 4 | 3 | 28 | 0 | 6,5 | 273 |

D₅ NaCl 0,45 %, solución glucosada al 5 % con solución de cloruro sódico al 0,45 %; D₅W, solución glucosada al 5 %. Las concentraciones de Na, Cl, K, Ca y amortiguador son en miliequivalentes por litro; la concentración de glucosa es en gramos por 100 ml.

graves, debido a los posibles desequilibrios metabólico y neurológico causados por su rápida administración. La nutrición enteral o parenteral proporciona la glucosa alimentaria necesaria (v. cap. 11).

**(4)** Las **directrices generales para la reposición hídrica de mantenimiento por hora** se basan en el peso corporal

  **i.** 0-10 kg: 4 (ml/kg)/h
  **ii.** 11-20 kg: 40 ml + 2 (ml/kg)/h por cada kilogramo > 10 kg
  **iii.** > 20 kg: 60 ml + 1 (ml/kg)/h por cada kilogramo > 20 kg

**(5) Composición de los líquidos de mantenimiento.** En general, para reponer pérdidas insensibles, se utilizan **líquidos de mantenimiento hipotónicos.** En los pacientes graves, suelen producirse pérdidas adicionales desde otras localizaciones (p. ej., a través de drenajes, fístulas, etc.) y se requiere una **reposición con líquidos isotónicos.**

**b.** Para la **reposición del LEC,** se utilizan soluciones isotónicas

**(1)** Como los electrólitos pasan a través de las membranas capilares, los cristaloides se redistribuirán rápidamente desde el compartimento intravascular por todo el LEC, según la distribución normal del 75 % extravascular y el 25 % intravascular.

**(2)** La **solución de cloruro sódico al 0,9 % (solución salina normal [SN])** contiene sodio y cloruro (154 mEq/l de ambos) y tiene una osmolaridad de 308 mOsm/l y un pH de 5. Por lo tanto, la solución SN es hipertónica y más ácida que el plasma, tiene un elevado contenido de cloruro y puede causar acidosis hiperclorémica.

**(3)** La **solución de lactato sódico compuesta (Ringer)** contiene sodio (130 mEq/l), potasio (4 mEq/l), calcio (3 mEq/l), cloruro (109 mEq/l) y lactato (28 mEq/l). Tiene una osmolaridad de 272,5 mOsm/l y un pH de 6,5. Es una solución ligeramente hipotónica y no causa hipercloremia.

**c.** Las soluciones cristaloides isotónicas se utilizan para reponer déficits de volumen por **hemorragia.** Se infunden volúmenes de reposición de 2 ml a 5 ml de solución isotónica por 1 ml de pérdida de sangre.

**2. Soluciones coloides** (tabla 8-4). Las soluciones coloides se utilizan con mayor frecuencia para la expansión del volumen intravascular. A diferencia de las soluciones cristaloides, los elementos coloides no atraviesan libremente las membranas capilares intactas y, por lo tanto, no se redistribuyen tan fácilmente por todo el compartimento del LEC. En general, las soluciones coloides tardan dos a seis veces menos que las soluciones cristaloides en alcanzar el mismo nivel de expansión del volumen intravascular.

**a.** La **albúmina** es un coloide sanguíneo natural y la proteína plasmática más abundante. Las infusiones de albúmina pueden mantener la presión oncótica plasmática y, por lo tanto, pueden ser más eficaces que los cristaloides a la hora de expandir el volumen intravascular. Sin embargo, se ha demostrado que el uso de la albúmina como medio de expansión del volumen intravascular tiene un efecto equivalente a los cristaloides en la evolución de los pacientes en estado grave. Existen en el mercado soluciones de **albúmina**

**TABLA 8-4    Características fisiológicas y químicas de las soluciones coloides**

| Líquido | Peso-peso molecular promedio (kd) | Presión oncótica (mm Hg) | Semivida sérica (h) |
|---|---|---|---|
| Albúmina al 5 % | 69 | 20 | 16 |
| Albúmina al 25 % | 69 | 70 | 16 |
| Hetastarch (hetalmidón) al 6 % | 450 | 30 | 2-17 |

al **5%** (5 g/dl) y al **25%** (25 g/dl). Se preparan en solución salina isotónica, con la preparación de albúmina al 25% en volúmenes pequeños (denominada «hiposalina» debido a la carga salina relativamente baja). La presión oncótica de la albúmina al 5% es similar a la del plasma; la albúmina al 25% tiene una mayor presión oncótica y puede lograr una expansión del volumen plasmático de cuatro a cinco veces el volumen infundido.

   b. El **hetastarch (hetalmidón)** es un coloide sintético de elevado peso molecular (hidroxietilalmidón, polímeros de glucosa ramificados). En Estados Unidos existe en **solución al 6% en solución SN y en solución de lactato sódico compuesta (Ringer)**. La presión oncótica de estas preparaciones es de aproximadamente 30 mm Hg. El aumento de las presiones oncóticas plasmáticas tras la infusión puede durar 2 días. Los efectos secundarios son la elevación de la amilasa sérica, y la aparición de reacciones anafilácticas y **coagulopatía**. El uso de hetastarch en situaciones de coagulopatía es polémico, y se recomienda una dosis máxima de 20 (ml/kg)/día.

3. Las transfusiones de sangre y hemoderivados son importantes para mantener la capacidad transportadora de oxígeno de la sangre y la coagulación. En el capítulo 35 se ofrece una exposición detallada de las transfusiones como parte del tratamiento con líquidos.

## III. Electrólitos y alteraciones electrolíticas: sodio

   A. Los valores normales de la concentración sérica (plasmática) de sodio son de 136 mEq/l a 145 mEq/l. La presencia de alteraciones del sodio sérico sugiere la existencia de alteraciones tanto del equilibrio hídrico como del sodio. Las necesidades de sodio del adulto oscilan entre **1-2 (mEq/kg)/día.** Las necesidades son mayores en los lactantes. Los riñones de las personas sanas controlan con precisión el balance de sodio excretando la cantidad exacta que se ingiere (con un intervalo de 0,25-6 + [mEq/kg]/día). Este proceso está regulado por sistemas neurohumorales, entre ellos el sistema renina-angiotensina-aldosterona, el péptido natriurético auricular, la hormona antidiurética (ADH), la hormona paratiroidea (PTH) y el sistema nervioso simpático.

   B. La **hiponatriemia** se define como un valor de sodio sérico inferior a 136 mEq/l. La hiponatriemia grave puede causar alteraciones del sistema nervioso central (SNC) y cardíacas, como crisis convulsivas y arritmias. La hiponatriemia puede clasificarse según la tonicidad plasmática coincidente.

   1. **Hiponatriemia isotónica** (aproximadamente, 290 mOsm/kg $H_2O$). Se produce cuando existen niveles elevados de otros componentes del LEC como las proteínas y los lípidos. Esta forma de hiponatriemia se conoce también como **seudohiponatriemia** y es un artefacto de medición debido al desplazamiento del volumen de lípidos y proteínas para un determinado volumen de plasma. Esta hiponatriemia no necesita tratamiento.

   2. **Hiponatriemia hipertónica.** Se debe al movimiento del agua intracelular al compartimento de LEC bajo la influencia de **sustancias osmóticamente activas** (p. ej., glucosa, manitol), con la consiguiente dilución del sodio del LEC. Un ejemplo frecuente de hiponatriemia hipertónica es el que se observa con la **hiperglucemia,** que puede disminuir la concentración sérica de sodio en aproximadamente 1,6 mEq/l por cada 100 mg/dl de glucemia. Los objetivos terapéuticos son la eliminación de la sustancia etiológica osmóticamente activa y el restablecimiento del volumen.

   3. **Hiponatriemia hipotónica.** Es la forma más frecuente de hiponatriemia. Este tipo de hiponatriemia real se debe a una cantidad mayor de agua corporal total con respecto al sodio corporal total. La hiponatriemia hipotónica se clasifica, además, según la situación del volumen del LEC (hipovolémica, hipervolémica e isovolémica). En las tres circunstancias, la situación del volumen del compartimento extracelular no siempre está relacionada con la situación del volumen intravascular o arterial efectivo.

**a.** La **hiponatriemia hipotónica hipovolémica** puede tener una etiología renal o no renal. En ambos casos, se pierde agua y sal, aunque la pérdida de sodio es mayor que la pérdida de agua.

**(1)** Las causas renales son la administración de diuréticos (particularmente, tiazidas), el déficit de mineralocorticoides, el hipotiroidismo y, en raras ocasiones, la nefropatía con pérdida de sal, la pérdida cerebral de sal y determinados tipos de acidosis tubular renal (ATR).

**(2)** Las causas no renales son las pérdidas de líquido desde el tracto gastrointestinal y la disminución del volumen intravascular a través del tercer espacio.

**(3)** Las causas renales y no renales pueden distinguirse por los electrólitos urinarios. Una concentración urinaria de sodio de más de 20 mEq/l sugiere una etiología renal, mientras que un sodio urinario inferior a 10 mEq/l sugiere una causa no renal.

**(4) El objetivo del tratamiento es reponer el volumen extracelular con soluciones sódicas isotónicas** y permitir la excreción renal adecuada de agua libre.

**b.** La **hiponatriemia hipotónica hipervolémica** se asocia a insuficiencia cardíaca congestiva (ICC), insuficiencia renal con síndrome nefrítico y cirrosis.

**(1)** Mecanismo: en estos procesos patológicos, el volumen intravascular *arterial* efectivo es bajo incluso si el volumen intravascular *total* es normal o mayor. La activación del sistema renina-angiotensina-aldosterona y el sistema nervioso simpático, así como la liberación de ADH, causan oliguria y retención de sal. Como resultado se produce la expansión del volumen del LEC.

**(2)** Las manifestaciones clínicas son: edema, elevación de la presión venosa yugular, derrames pleurales y ascitis.

**(3)** El objetivo del tratamiento es controlar la afección primaria. También puede ser adecuado limitar los líquidos y la sal, así como la administración de diuréticos del asa proximal.

**c. Hiponatriemia hipotónica isovolémica**

**(1)** Causas: síndrome de secreción inadecuada de ADH **(SIADH)**, polidipsia psicógena, fármacos (p. ej., oxitocina), estímulo fisiológico no osmótico para la liberación de ADH (p. ej., náuseas, ansiedad, dolor), hipotiroidismo e insuficiencia suprarrenal.

**(2)** A pesar de la ausencia de déficit de volumen y estímulos osmóticos, la cantidad de ADH es mayor, lo que aumenta la retención de agua libre.

**(3)** El tratamiento depende de la etiología primaria y del cuadro clínico; en general, consiste en una restricción hídrica. En algunos casos, se usa la **demeclociclina** para inducir una diabetes insípida nefrógena que equilibre el efecto del exceso de secreción de ADH.

**(4)** Los **vaptanos** son **antagonistas de receptores no peptídicos de vasopresina** activos que se encuentran recientemente disponibles. En un estudio clínico, se han demostrado sus efectos positivos en el tratamiento de la hiponatriemia euvolémica e hipervolémica, que incluye a pacientes con insuficiencia cardíaca crónica, cirrosis, SIADH o hiponatriemia por otras causas. El **conivaptán** es un antagonista no selectivo de receptores de vasopresina V1a/V2 cuyo uso ha sido autorizado por la Food and Drug Administration (FDA) como infusión intravenosa para tratamiento hospitalario. El **tolvaptán** es un antagonista de receptores V2 que se administra por vía oral. La experiencia con estos fármacos es escasa.

**d. Directrices generales** para el tratamiento de la **hiponatriemia hipotónica.** En los pacientes hipovolémicos o con hiponatriemia inducida por diuréticos, hay que utilizar solución **SN.** Si el paciente presenta euvolemia, el tratamiento variará dependiendo del cuadro clínico. Con frecuencia, el mejor tratamiento para los pacientes euvolémicos es la restricción hídrica. Los pacientes hipervolémicos se tratan con diuréticos y con restricción de agua libre.

e. En los pacientes con hiponatriemia sintomática (náuseas, vómitos, letargo, alteración del nivel de consciencia y crisis comiciales) es necesario **intervenir de manera urgente**. Puede calcularse el **déficit de sodio**:

$$\text{Déficit de sodio} = \text{ACT} \times (140 - [\text{Na}]_{\text{sérico}})$$

La **velocidad de corrección** del sodio sérico es importante y deberá ajustarse a cada paciente. Tanto la corrección demorada como la corrección rápida pueden asociarse a una lesión neurológica. Puede lograrse una corrección segura utilizando **solución salina hipertónica (NaCl 3 %)**, en los pacientes euvolémicos, y con la infusión de solución SN, en los pacientes hipovolémicos. El ritmo de infusión debe lograr una corrección del sodio sérico de 1 mEq/l a 2 mEq/l por hora durante las primeras 24 h o hasta que el sodio sérico alcance un nivel de 120 mEq/l, reduciéndose a continuación el ritmo de corrección hasta 0,5-1 (mEq/l)/h.

C. La **hipernatriemia** se define por una concentración sérica de sodio mayor de 145 mEq/l. También es una descripción del contenido corporal total de sodio con respecto al ACT, y puede existir en situaciones hipovolémicas, euvolémicas e hipovolémicas. En todos los casos, existe hipertonía sérica. Las manifestaciones clínicas de la hipernatriemia son: temblores, irritabilidad, espasticidad, confusión, convulsiones y coma. Es más probable observar los síntomas cuando la alteración se produce rápidamente. Cuando lo hace de forma gradual y crónica, las células del SNC aumentarán la osmolalidad celular, impidiendo así la pérdida de agua celular y la deshidratación. Este proceso empieza aproximadamente 4 h después del inicio y se estabiliza en 4-7 días. El cambio en la osmolalidad celular del SNC es un concepto importante cuando se considera el tratamiento.

1. **Hipernatriemia hipovolémica**

   a. Está causada por la pérdida de líquidos hipotónicos a través de fuentes extrarrenales (p. ej., sudación excesiva y diarrea osmótica) o renales (p. ej., diuresis osmótica e inducida por fármacos). Se pierda agua y sal, siendo mayor la proporción de pérdida de agua, lo que produce un descenso del volumen del LEC y del volumen intravascular arterial efectivo.

   b. Para la reposición volumétrica inicial, se recomienda el uso de solución salina isotónica, seguida de soluciones cristaloides hipotónicas, como la solución SN al 0,45 %.

2. **Hipernatriemia euvolémica**

   a. Está causada por la pérdida de agua libre a través de fuentes extrarrenales (p. ej., pérdida insensible excesiva a través de la piel o la respiración) o renales (p. ej., diabetes insípida).

   b. Es importante medir la osmolalidad urinaria (OsmU). Los procesos extrarrenales causan una osmolalidad urinaria elevada (> 800 mOsm/kg $H_2O$), mientras que las afecciones renales causan una osmolalidad urinaria baja (aproximadamente, 100 mOsm/kg $H_2O$).

   c. En la mayoría de los casos de hipernatriemia por pérdida de agua libre, los **volúmenes** de los líquidos intravascular y extracelular **son normales**.

   d. El tratamiento consiste en la reposición de agua libre.

   e. La **diabetes insípida central** y **nefrógena (DI;** v. también el cap. 27) se encuentra entre las causas renales de hipernatriemia euvolémica. La evaluación de la osmolalidad urinaria y la respuesta a la ADH ayudarán a determinar la localización de la lesión.

      (1) La **DI central (neurógena)** puede deberse a lesión hipofisaria por tumor, traumatismo, cirugía, enfermedad granulomatosa y causas idiopáticas. La DI central se trata con desmopresina (intranasal, 5-10 µg/día o 2 veces al día).

**(2)** La **DI nefrógena** puede deberse a hipopotasiemia grave con lesión tubular renal, y a fármacos (p. ej., litio, amfotericina, demeclociclina). El tratamiento consiste en la corrección de la causa primaria, si es posible, y probablemente en la reposición de agua libre.
**3.** La **hipernatriemia hipervolémica** se debe a la adición de un exceso de sodio y suele producirse por la infusión o el consumo de soluciones con grandes concentraciones de sodio. La carga salina total produce deshidratación intracelular con expansión del LEC, lo que puede causar edema o ICC. El objetivo del tratamiento es eliminar el exceso de sodio, lo que puede lograrse administrando diuréticos que no interfieran en el gradiente medular (p. ej., tiazidas).
**4. Déficit de agua libre** y corrección de la hipernatriemia

$$\text{Déficit de agua libre} = ACT \times \{1 - (140/[Na])\}$$

La corrección de la hipernatriemia debe producirse a un ritmo aproximado de 1 (mEq/l)/h. Aproximadamente la mitad del déficit de agua calculado se administra durante las primeras 24 h, y el resto, durante los siguientes 1-2 días. La corrección agresiva es peligrosa, en especial en la hipernatriemia crónica, donde la corrección rápida puede causar edema cerebral; si la hipernatriemia es aguda (< 12 h), la corrección rápida será adecuada. Hay que vigilar rigurosamente el estado neurológico del paciente durante la corrección, y su velocidad deberá reducirse si se observa alguna alteración de la función neurológica.

## IV. Alteraciones electrolíticas: potasio

**A.** En un adulto promedio, el potasio corporal total es de un 40 mEq/kg a un 50 mEq/kg. La mayor parte del potasio se encuentra en el compartimento del LIC. En general, existe un equilibrio entre el aporte y la excreción de potasio. **El aporte diario promedio es de 1 mEq/kg a 1,5 mEq/kg.** Aunque el potasio sérico se utiliza como un marcador del potasio corporal total, este elemento puede tener una redistribución transcelular dinámica dependiendo del estado acidobásico, la tonicidad, y los niveles de insulina y catecolaminas. El **ECG** es útil para diagnosticar el desequilibrio real del potasio, porque el nivel de polarización de una célula excitable y la capacidad de repolarización vienen determinados por las concentraciones extracelular e intracelular de potasio.
**B. Hipopotasiemia.** Se define como la concentración sérica de potasio inferior a 3,5 mEq/l. Una norma general es que la disminución de 1 mEq/l de potasio sérico representa un déficit de potasio corporal total de unos 200 mEq a 350 mEq.
**1. Causas** de hipopotasiemia
  **a.** Redistribución transcelular.
    **(1) Alcalemia** (un cambio de 0,1-0,7 mEq/l por 0,1 UI de cambio en el pH).
    **(2)** Aumento de las **catecolaminas** circulantes.
    **(3)** Aumento de la **insulina**.
  **b.** Causas asociadas a los riñones.
    **(1)** Sin hipertensión.
      **i.** Con **acidosis**.
        **(a)** Cetoacidosis diabética (CAD) y ATR de tipos 1 y 2.
      **ii. Con alcalosis.**
        **(a)** Diuréticos.
        **(b)** Vómitos.
        **(c)** Aspiración nasogástrica (que causa hiperaldosteronismo).
        **(d)** Defectos de transporte.
          ■ Asa ascendente gruesa: síndrome de Bartter.
          ■ Túbulo colector cortical: síndrome de Gitelman.
    **(2)** Con hipertensión.
      **i.** Estenosis de la arteria renal.
      **ii.** Hiperaldosteronismo debido a un tumor (síndrome de Conn, adenoma suprarrenal).

    **iii.** Hiperadrenocorticismo mediado por glucocorticoides.
    **iv.** Seudohiperadrenocorticismo.
      **(a)** Ingestión de regaliz.
      **(b)** Síndrome de Cushing.
      **(c)** Síndrome de Liddle.
  **c.** Hipomagnesiemia.
  **d.** Leucemia aguda.
  **e.** Pérdidas gastrointestinales excesivas.
  **f.** Carencia alimenticia.
  **g.** Efectos tóxicos del litio.
  **h.** Hipotermia.

**2.** Las **manifestaciones clínicas** de la hipopotasiemia son: mialgias, calambres, debilidad, parálisis, retención urinaria, íleo e hipotensión ortostática. Las **manifestaciones en el ECG**, en orden de progresión del empeoramiento de la hipopotasiemia, son: disminución de la amplitud de la onda T, intervalo QT prolongado, onda U, arrastre del segmento ST y aumento de la duración del complejo QRS. Las **arritmias** son frecuentes, entre ellas la fibrilación auricular, las extrasístoles ventriculares, la taquicardia supraventricular y de la unión, y el bloqueo auriculoventricular de segundo grado Mobitz I (v. cap. 19).

**3.** **Tratamiento: la reposición intravenosa de potasio** es adecuada en los pacientes con hipopotasiemia grave o en los que no pueden ingerir preparaciones orales. La velocidad de la reposición irá regida por los signos clínicos. La máxima velocidad de infusión recomendada es de 0,5-0,7 (mEq/kg)/h, con un control ECG continuo. Las preparaciones orales de potasio pueden ser de liberación lenta o inmediata. Durante la reposición, hay que controlar rigurosamente los niveles de potasio sérico. Los diuréticos ahorradores de potasio se utilizan a veces para tratar pérdidas renales de potasio. Hay que corregir la **hipomagnesiemia** antes de iniciar la reposición de potasio (v. sección V.C).

**C. Hiperpotasiemia.** Se define como la concentración de potasio sérico superior a 5,5 mEq/l.

  **1. Causas** de hiperpotasiemia
    **a.** Hemólisis de la muestra.
    **b.** Leucocitosis (recuento de leucocitos > 50 000/mm$^3$).
    **c.** Trombocitosis (recuento de plaquetas > 1 000 000/mm$^3$).
    **d.** Redistribución transcelular:
      **(1)** Acidemia.
      **(2)** Déficit de insulina.
      **(3)** Fármacos (digitálicos, β-bloqueantes, succinilcolina).
    **e.** Hipertermia maligna.
    **f.** Necrosis celular (rabdomiólisis, hemólisis, quemaduras).
    **g.** Aumento del aporte a través de tratamiento restitutivo y transfusiones.
    **h.** Disminución de la secreción renal de potasio.
      **(1)** Insuficiencia renal.
      **(2)** Hipoaldosteronismo.
      **(3)** Fármacos: heparina, inhibidores de la enzima conversora de la angiotensina y diuréticos ahorradores de potasio.

  **2.** Las **manifestaciones** de la hiperpotasiemia son la debilidad y las alteraciones de la conducción cardíaca. Las **alteraciones del ECG** comprenden: ectopia auricular y ventricular (potasio sérico de 6-7 mEq/l), acortamiento del intervalo QT y ondas T picudas. El empeoramiento de la hiperpotasiemia tendrá como resultado un ensanchamiento del complejo QRS y, finalmente, **fibrilación ventricular**.

  **3.** El **tratamiento** de la hiperpotasiemia es urgente cuando existen alteraciones electrocardiográficas, en particular con niveles séricos de potasio > 6,5 mEq/l. Se recomienda la monitorización continua del ECG.

**a.** Debe administrarse **cloruro cálcico** o **gluconato cálcico** para estabilizar la membrana celular y disminuir la excitabilidad celular. El calcio carece de efecto sobre el potasio extracelular. La duración del tratamiento con calcio es de unos 60 min, por lo que pueden necesitarse dosis repetidas.

**b.** Las medidas urgentes para desplazar el potasio extracelular al interior de las células y, por lo tanto, restablecer el estado de polarización celular, consisten en la utilización de **bicarbonato sódico** e **insulina con glucosa** (insulina, 1 UI por vía i.v. por 2 g de glucosa).

**c.** El potasio corporal total puede disminuirse utilizando diuréticos del asa (p. ej., **furosemida**) o resinas de intercambio como el sulfato de poliestireno sódico (**kayexalato**, por vía oral o rectal; el tiempo para que produzca efecto por vía oral es de 120 min, y por vía rectal es de 60 min).

**d.** Deberá iniciarse la **hemodiálisis** si estas medidas no logran el control adecuado de la hiperpotasemia.

## V. Alteraciones electrolíticas: calcio, fósforo y magnesio

**A.** El calcio actúa como un elemento esencial de señalización para muchas funciones celulares, y es el electrólito más abundante del organismo. La mayor parte del calcio se almacena en los huesos, aunque el intestino y los riñones desempeñan papeles esenciales en la homeostasis del mismo (v. cap. 28). Los valores normales del calcio sérico total oscilan entre 8,5 mg/dl y 10,5 mg/dl (4,5-5,5 mEq/l). Sin embargo, como el calcio se fija a las proteínas (aproximadamente, el 40 %), la cantidad adecuada de calcio sérico total que puede proporcionar un calcio ionizado adecuado depende del calcio sérico total y de la cantidad de proteínas séricas (en particular, albúmina). El **calcio ionizado** proporciona una mejor evaluación funcional, con **valores normales que oscilan entre 4 mg/dl y 5 mg/dl (2,1-2,6 mEq/l, 1,05-1,3 mmol/l)**. El calcio ionizado puede verse afectado por el pH sérico, de forma que la acidemia aumenta el calcio ionizado y la alcalemia lo disminuye. Los reguladores de la homeostasis del calcio son la PTH y la 1,25-vitamina D, que aumentan los niveles del calcio, y la calcitonina, que los disminuye.

**1. Hipercalcemia** (v. también cap. 28): se define como una concentración de calcio sérico total mayor de 10,5 mg/dl, o una concentración de calcio ionizado mayor de 5 mg/dl (2,6 mEq/l o 1,29 mmol/l).

**a. Causas** de hipercalcemia

**(1)** Hiperparatiroidismo primario.

**(2)** Inmovilización.

**(3)** Tumores malignos.

**(4)** Enfermedades granulomatosas (tuberculosis, sarcoidosis), debido al aumento de la producción de 1,25-vitamina D por el tejido granulomatoso.

**(5)** Tirotoxicosis.

**(6)** Alteraciones primarias de la resorción ósea (enfermedad de Paget).

**(7)** Insuficiencia suprarrenal.

**(8)** Feocromocitoma.

**(9)** Síndrome de leche y alcalinos: aporte elevado de calcio (> 5 g/día).

**(10)** Fármacos (tiazidas, vitamina D, litio y estrógenos).

**b. Diagnóstico**

**(1)** Niveles de PTH: están bajos en la hipercalcemia asociada a tumores malignos, y están elevados en el hiperparatiroidismo primario, secundario y terciario.

**(2)** Niveles de 1,25-vitamina D: están elevados en las enfermedades granulomatosas.

**(3)** Proteína relacionada con la PTH: está elevada en la hipercalcemia asociada a tumores malignos (mama, pulmón, glándula tiroidea, células renales).

**(4)** Electroforesis de proteínas: banda monoclonal asociada a mieloma.

**(5)** Tirotropina (TSH).

**(6)** Radiografías de tórax: para evaluar la posible existencia de tumores malignos y enfermedad granulomatosa.

c. Las **manifestaciones clínicas** de la hipercalciemia son: síntomas gastrointestinales, artralgias, debilidad, dolor óseo, letargo, shock y coma. Las **alteraciones del ECG** son: acortamiento del intervalo QT, aumento de los intervalos PR y QRS, aplanamiento de la onda T y bloqueo auriculoventricular. Se producen **poliuria y deshidratación** debido a una incapacidad de los riñones para concentrar la orina.

d. El **tratamiento** se describe con detalle en el capítulo 28. Aquí se resumen las principales consideraciones desde un punto de vista nefrológico. El tratamiento debe iniciarse si existen síntomas neurológicos, el calcio sérico total es > 12 mg/dl a 13 mg/dl o el producto calcio/fosfato es > 75.

**(1) Hidratación** inmediata con solución SN para restablecer el estado volumétrico y disminuir la concentración del calcio sérico por dilución.

**(2)** Tras establecer la euvolemia, puede añadirse un diurético del asa a la solución SN, con el fin de generar una **diuresis** de 3-5 (ml/kg)/h.

**(3)** Hay que procurar la reposición de otros electrólitos.

**(4) Hemodiálisis,** si el tratamiento anterior no es eficaz.

**(5)** En el capítulo 28 se describe con detalle el empleo de **pamidronato, calcitonina y glucocorticoides.** También pueden utilizarse **bloqueantes de los canales de calcio** para tratar los efectos cardiotóxicos de la hipercalciemia.

2. **Hipocalciemia** (v. también cap. 28): se define como un nivel del calcio ionizado inferior a 4 mg/dl.

a. **Causas** de hipocalciemia:

**(1) Fijación del calcio:** puede deberse a hiperfosfatemia (por insuficiencia renal), pancreatitis, citrato intravascular (por concentrados de hematíes) y alcalemia.

**(2) Déficit de PTH:** el déficit de PTH puede deberse a escisión quirúrgica de las glándulas paratoiroideas, enfermedad paratiroidea autoinmunitaria, infiltración amiloide de las glándulas paratiroideas, hipermagnesiemia grave, hipomagnesiemia, infección por el VIH y hemocromatosis.

**(3) Resistencia a la PTH:** la resistencia a la PTH se debe a una anomalía congénita o es secundaria a hipomagnesiemia.

**(4) Déficit de vitamina D:** se debe a malabsorción, escaso aporte nutritivo, hepatopatía, anticonvulsivos (fenitoína), carencia de luz solar e insuficiencia renal.

**(5) Depósito inadecuado de calcio:** puede deberse a la formación de complejos con el fósforo en estados hiperfosfatémicos (rabdomiólisis), pancreatitis aguda y tras la paratiroidectomía.

**(6) Sepsis** y **síndrome del shock tóxico.**

b. Las **manifestaciones clínicas** de la hipocalciemia son la irritabilidad generalizada de las membranas excitables, que causa parestesias y la progresión hacia la tetania y las crisis comiciales. Los hallazgos clásicos de la exploración física son el **signo de Trousseau** (espasmo de los músculos de las extremidades superiores que causa flexión de la muñeca y el pulgar, con extensión de los dedos; puede desencadenarse con la oclusión de la circulación del brazo) y el **signo de Chvostek** (contracción de los músculos faciales homolaterales desencadenada por el golpeteo sobre el nervio facial en la mandíbula). Las **alteraciones del ECG** son: prolongación del intervalo QT y bloqueo cardíaco.

c. **Diagnóstico**

**(1)** Confirmar la hipocalciemia real comprobando el calcio ionizado y el pH.

**(2)** Descartar la hipomagnesiemia.

**(3)** Comprobar el nivel de PTH: si es bajo o normal, puede existir hipoparatiroidismo; si está elevado, se comprobará el nivel de fósforo. El nivel bajo de fósforo indica pancreatitis o déficit de vitamina D, mientras que el nivel de fósforo elevado sugiere rabdomiólisis e insuficiencia renal.

**d. Tratamiento** de la hipocalcemia: infusión de calcio, 4 mg/kg de calcio elemental con **gluconato cálcico al 10 %** (93 mg de calcio/10 ml) o **cloruro cálcico al 10 %** (272 mg de calcio/10 ml). Un bolo debe ir seguido de una infusión, porque el bolo aumentará la forma ionizada del calcio durante 1 h a 2 h. Para evitar la precipitación de sales de calcio, **las soluciones intravenosas de calcio no deben mezclarse con soluciones intravenosas de bicarbonato.** El cloruro cálcico tiene un efecto cáustico sobre las venas periféricas y, si es posible, debe administrarse a través de una vía venosa central. El presunto déficit de vitamina D o PTH se trata con calcitriol (0,25 μg hasta 1,5 μg v.o. una vez al día). La reposición oral de calcio con al menos 1 g de calcio elemental al día debe proporcionarse junto con el tratamiento con vitamina D.

**B.** El **fósforo** se encuentra principalmente en el organismo en forma de ión libre. Aproximadamente, se excreta 0,8 g a 1 g de fósforo al día por la orina. La excreción de fósforo se ve afectada por la PTH (que inhibe la reabsorción proximal y distal de fósforo en la nefrona), la vitamina D, el consumo elevado de fósforo con la alimentación, el cortisol y la hormona del crecimiento.

**1.** Se produce **hipofosfatemia** en el 10 % al 15 % de los pacientes hospitalizados.

**a. Causas**

**(1) Gastrointestinales:** desnutrición, malabsorción, déficit de vitamina D, diarrea y uso de antiácidos que contienen aluminio.

**(2) Pérdidas renales:** hiperparatiroidismo primario, trasplante renal, expansión del LEC, diuréticos (acetazolamida), síndrome de Fanconi, necrosis tubular postobstructiva y postaguda, glucosuria, CAD.

**(3) Redistribución:** alcalosis, abstinencia alcohólica, hiperalimentación parenteral, quemaduras y hemofiltración venovenosa continua.

**b.** Los **síntomas clínicos** suelen producirse cuando el fósforo es menor de 1 mg%.

**(1)** Neurológicos: encefalopatía metabólica.

**(2)** Musculares: miopatía, insuficiencia respiratoria, miocardiopatía.

**(3)** Hematológicos: hemólisis, disfunción leucocitaria.

**c. Diagnóstico**

**(1)** El fósforo urinario inferior a 100 mg/día indica pérdidas gastrointestinales.

**(2)** El fósforo urinario superior a 100 mg/día sugiere pérdida renal.

**(3)** La concentración elevada del calcio sérico sugiere hiperparatiroidismo.

**(4)** La PTH elevada sugiere hiperparatiroidismo primario o secundario, o raquitismo resistente a la vitamina D.

**d. Tratamiento**

**(1)** Aumento del aporte oral hasta 1000 mg/día.

**(2)** Fósforo elemental, 450 mg por 1000 kcal de hiperalimentación.

**(3)** La dosis administrada de fósforo intravenoso no debe ser superior a 2 mg/kg (0,15 mmol/kg) de fósforo elemental.

**2. Hiperfosfatemia**

**a. Causas**

**(1) Renal:** disminución de la filtración glomerular (FG), aumento de la reabsorción tubular, hipoparatiroidismo, seudohipoparatiroidismo, acromegalia, tirotoxicosis.

**(2) Endógena:** lisis tumoral, rabdomiólisis.

**(3) Exógena:** administración de vitamina D, enemas de fosfato.

**b.** Los **síntomas clínicos** están relacionados con la hipocalcemia debida al depósito de fosfato cálcico y a la disminución de la producción renal de 1,25-vitamina D.

**c. Tratamiento**

**(1)** Fijadores de fosfato para disminuir la absorción gastrointestinal.

**(2)** La expansión de volumen y la solución glucosada al 10 % con insulina pueden reducir los niveles elevados de fósforo.

**(3)** Hemodiálisis y diálisis peritoneal.

**C. Magnesio:** el magnesio sérico se mantiene entre 1,8 mg/dl y 2,3 mg/dl (1,7-2,1 mEq/l); el 15 % está fijado a proteínas.

**1.** La **hipermagnesiemia** es poco frecuente en los pacientes con una función renal normal.

   **a. Causas**

   **(1)** Insuficiencia renal aguda y crónica.

   **(2)** Administración de magnesio en la toxemia del embarazo, antiácidos y laxantes que contienen magnesio.

   **b. Signos y síntomas**

   **(1)** Arritmias cardíacas.

   **(2)** Disminución de la transmisión neuromuscular.

   **(3)** Disfunción del SNC: confusión, letargo.

   **(4)** Hipotensión.

   **(5)** Depresión respiratoria.

   **(6)** Muerte, si los niveles son superiores.

   **c. Tratamiento**

   **(1)** Calcio intravenoso.

   **(2)** Hemodiálisis para eliminar el magnesio y la insuficiencia renal.

**2.** La **hipomagnesiemia** se define como la concentración sérica de magnesio inferior a 1,8 mg/dl.

   **a. Causas**

   **(1) Gastrointestinales**

   i. Disminución del aporte (alcoholismo crónico).

   ii. Inanición.

   iii. Alimentación enteral sin magnesio.

   iv. Disminución del aporte por vía gastrointestinal debido a aspiración nasogástrica y malabsorción.

   **(2) Pérdidas renales**

   i. Tratamiento con diuréticos.

   ii. Diuresis postobstructiva.

   iii. Recuperación (fase poliúrica) de la necrosis tubular aguda.

   iv. CAD.

   v. Hipercalciemia.

   vi. Hiperaldosteronismo primario.

   vii. Síndrome de Bartter.

   viii. Nefrotoxicidad por aminoglucósidos, cisplatino y ciclosporina.

   **(3) Manifestaciones**

   i. Hipopotasiemia e hipocalciemia: la hipopotasiemia se debe a pérdidas urinarias excesivas que sólo pueden corregirse con reposición de magnesio.

   ii. Las alteraciones electrocardiográficas se parecen a las de la hipopotasiemia.

   iii. La toxicidad por digoxina aumenta con la hipomagnesiemia.

   iv. Pueden existir fasciculaciones neuromusculares con signos de Chvostek y Trousseau.

   **(4)** El **tratamiento** de la hipomagnesiemia debe iniciarse cuando existen alteraciones ECG, tetania o ambas cosas.

   i. Intravenoso: con $MgSO_4$, 6 g en 1 l de solución glucosada al 5 % durante 6 h.

   ii. Vía oral: con óxido de magnesio, 250 mg a 500 mg cuatro veces al día.

**VI. Introducción a la fisiología acidobásica.** La concentración extracelular normal de hidrogeniones ($H^+$) es de 40 nEq/l (una millonésima parte de las concentraciones en miliequivalentes de sodio, potasio y cloruro). El mantenimiento de la homeostasis acidobásica depende de la presencia de amortiguadores. El enfoque estándar del equilibrio acidobásico se basa en el sistema amortiguador del bicarbonato:

$$H^+ + HCO_3^- \leftrightarrow H_2CO_3 \leftrightarrow H_2O + CO_2$$

Aunque en el plasma existen otros amortiguadores (p. ej., $H^+$ + proteína $\leftrightarrow$ HProteína y otros ácidos fijados), el sistema amortiguador del bicarbonato es el más importante, porque los pulmones y los riñones pueden regular el ácido y la base conjugada, respectivamente. El $H_2CO_3$ está en equilibrio con el $CO_2$ disuelto; por lo tanto, la ecuación de **Henderson-Hasselbalch** que describe los ácidos débiles y su base conjugada establece que:

$$pH = 6,1 + \log \{[HCO_3^-]/(0,03 \times Paco_2\}$$

Como $pH = -\log[H^+]$, la ecuación puede reordenarse:

$$[H^+] = 24 \times (Paco_2/[HCO_3^-])$$

y usarse para calcular el bicarbonato para una $Paco_2$ específica a un pH específico. La concentración de hidrogeniones puede calcularse rápidamente cuando el pH está próximo a 7,4 añadiendo o restando 10 mEq/l por variación de 0,1 unidades del pH a partir de 40 mEq/l. Aunque los amortiguadores mantienen la homeostasis acidobásica a corto plazo, los cambios compensadores del $CO_2$ y el bicarbonato son responsables del mantenimiento continuo del pH. En la tabla 8-5 se muestran los aspectos básicos de los trastornos acidobásicos sencillos y los cambios compensadores. En general, para determinar el trastorno primario, se utilizan el pH, la $Paco_2$ y el bicarbonato. La idoneidad de la compensación se determina a continuación (v. tabla 8-5). Si no existe una compensación adecuada, es probable que exista una alteración acidobásica mixta.

A. La **acidosis metabólica** causa una disminución primaria del bicarbonato sérico debido a uno de tres posibles mecanismos: *a)* se genera un ácido fuerte por producción endógena o por aporte/administración exógena, que se amortigua con bicarbonato; *b)* se pierde bicarbonato por el tracto gastrointestinal, o se produce de forma escasa o se pierde por el riñón, y *c)* existe una dilución del LEC debido a la administración por vía intravenosa de dosis elevadas de líquidos que no contienen bicarbonato (grandes infusiones de solución SN). Las acidosis metabólicas se clasifican como acidosis metabólicas con hiato o intervalo aniónico *(anion gap)* y sin hiato o intervalo aniónico (tabla 8-6).

  1. **Acidosis metabólica con hiato aniónico:** el hiato o intervalo aniónico se basa en la presencia de aniones no medidos y se calcula como $Na^+ - (Cl^- + HCO_3^-)$, con valores normales de entre 7 mEq/l y 14 mEq/l. La **albúmina** es el mayor de los componentes de los aniones no medidos. Si la albúmina es escasa, la presencia de otros aniones no medidos, como el ácido láctico, será falsamente baja según el hiato aniónico calculado. Si la concentración de albúmina es inferior a 4 g/dl, los valores normales del hiato aniónico deben corregirse sustrayendo 2,5 mEq/l por cada 1 g/dl de albúmina inferior a 4 g/dl.

    a. Se produce **acidosis láctica** cuando no existe un aporte adecuado de $O_2$ a los tejidos.

      (1) **Causas.** Shock séptico, cardiógeno e hipovolémico, convulsiones.

      (2) **Tratamiento.** El objetivo principal es restablecer la perfusión tisular. El tratamiento con bicarbonato puede no ser eficaz porque sólo produce una elevación transitoria del pH y causa un aumento de la producción local de $CO_2$, que puede empeorar la acidemia intracelular. El tratamiento con bicarbonato también puede reducir la utilización endógena del lactato hepático. Sin embargo, en la acidemia grave suelen infundirse pequeñas cantidades de bicarbonato sódico para mantener el pH arterial por encima de 7,20.

**TABLA 8-5**    Trastornos acidobásicos sencillos y variaciones compensadoras

| Trastorno | Mecanismo | Alteración primaria | Compensación | Cambio compensador |
|---|---|---|---|---|
| Acidosis metabólica, pH < 7,37 | Retención o producción de H⁺; pérdida de HCO₃⁻ | $\downarrow HCO_3^-$ desde 24 mEq/l | $\downarrow PaCO_2$ | $\Delta PaCO_2 =$ $1,2 \times \Delta HCO_3^-$ |
| Alcalosis metabólica, pH > 7,43 | Retención o producción de HCO₃⁻; pérdida de H⁺ | $\uparrow HCO_3^-$ desde 24 mEq/l | $\uparrow PaCO_2$ | $\Delta HCO_3^- =$ $0,7 \times \Delta PaCO_2$ |
| Acidosis respiratoria, pH < 7,37 | Retención de PaCO₂ | $\uparrow PaCO_2$ desde 40 mm Hg | $\uparrow HCO_3^-$ | Aguda: $\Delta HCO_3^- =$ $0,1 \times \Delta PaCO_2$ $\Delta pH = 0,08/10$ mm Hg $\Delta PaCO_2$ <br><br> Crónica: $\Delta HCO_3^- =$ $0,4 \times \Delta PaCO_2$ $\Delta pH = 0,03/10$ mm Hg $\Delta PaCO_2$ |
| Alcalosis respiratoria, pH > 7,43 | Reducción excesiva de PaCO₂ | $\downarrow PaCO_2$ desde 40 mm Hg | $\downarrow HCO_3^-$ | Aguda: $\Delta HCO_3^- =$ $0,2 \times \Delta PaCO_2$ $\Delta pH = 0,08/10$ mm Hg $\Delta PaCO_2$ <br><br> Crónica: $\Delta HCO_3^- = 0,5 \times \Delta PaCO_2$ $\Delta pH = 0,03/10$ mm Hg $\Delta PaCO_2$ |

b. **Cetoacidosis diabética (CAD,** cap. 27). El déficit de insulina y el exceso de glucagón causan la producción hepática de cetoácidos; la administración de
insulina detendrá esta producción. La CAD se trata con la infusión intravenosa de insulina y solución salina, para reponer las pérdidas de líquido por
diuresis osmótica estimulada por la glucosuria. También aquí suelen infundirse por vía intravenosa pequeñas cantidades de bicarbonato para mantener el pH arterial por encima de 7,20.

c. **Cetosis por inanición.** Existen cetonas en suero y orina. El tratamiento consiste en volver a alimentar al paciente y corregir las alteraciones metabólicas y electrolíticas asociadas, como la hipofosfatemia y la hipopotasiemia.

d. **Cetoacidosis alcohólica.** Esta afección se debe al alcoholismo crónico y a
los consumos excesivos de alcohol en poco tiempo. Los niveles séricos de
alcohol y lactato son mayores. El tratamiento debe consistir en la hidratación con solución salina, glucosa con 100 mg de tiamina y fósforo intravenoso.

e. **Intoxicación por salicilatos** (v. cap. 31). Las manifestaciones son la alcalosis
respiratoria secundaria a la estimulación del centro respiratorio y la acidosis metabólica secundaria a la interferencia con el metabolismo oxidativo.

**f.** La **ingestión de etilenglicol** (cap. 31), un componente del anticongelante de los automóviles, causa insuficiencia renal. Los pacientes presentan hiato aniónico y osmolar, así como cristales de oxalato cálcico en la orina.

**g.** La **ingestión de metanol** (cap. 31) produce una acidosis con un hiato aniónico y un hiato osmolar elevados.

**2. Acidosis metabólica sin hiato aniónico.** El **hiato aniónico urinario (HAU)** es un instrumento útil en el diagnóstico diferencial de la acidosis sin hiato aniónico.

$$HAU = (Na_{orina} + K_{orina}) - Cl_{orina}$$

El HAU es negativo si la causa de la acidosis no es renal (p. ej., pérdidas gastrointestinales) y el catión no explicado es $NH_4^+$, y es positivo si la causa de la acidosis tiene un origen renal.

**a. Acidosis sin hiato aniónico de causa no renal**

**(1) Acidosis metabólica asociada a pérdidas gastrointestinales.** La pérdida de bicarbonato y la consiguiente acidosis metabólica sin hiato aniónico se observa con frecuencia con la diarrea, el íleo, las fístulas enterocutáneas, las ostomías, el consumo excesivo de laxantes y el adenoma velloso del recto. El tratamiento consiste en la reposición de bicarbonato. En los pacientes con contracción volumétrica y una retención renal ávida de sodio, la disminución de la provisión de sodio renal distal puede alterar la capacidad de la parte distal de la nefrona para excretar hidrogeniones. Por lo tanto, también es esencial la reposición de volumen.

**(2) Ureterosigmoidostomía.** La derivación de la orina a través de segmentos intestinales puede causar una acidosis metabólica sin hiato aniónico, hipopotasiemia y, en ocasiones, hipocalciemia e hipomagnesiemia. Debido a la frecuencia de estas alteraciones cuando se deriva la orina al colon sigmoide, actualmente se realiza esta derivación de modo preferente con conductos ileales (que causa acidosis hiperclorémica con menos frecuencia).

**b. Acidosis tubular renal (ATR)**

**(1) ATR de tipo 1**

    **i. Mecanismos:** alteración directa de la $H^+$/ATPasa de la membrana apical y disminución de la capacidad para la excreción distal de pro-

**Clasificación de las acidosis metabólicas**

**Acidosis metabólica con hiato o intervalo aniónico**
Endógena
    Cetoacidosis diabética; cetoacidosis grave (alcohol, inanición); uremia; lactato
Exógena
    Sustancias tóxicas
        Etilenglicol, metanol, salicilatos

**Acidosis metabólica sin hiato o intervalo aniónico**
Pérdidas gastrointestinales
    Diarrea; fístulas pancreáticas, biliares y enterocutáneas; ostomías
    Ureterosigmoidostomía
Infusión e ingestión de sales que contienen cloruro: nutrición parenteral total; colestiramina
ATR
    ATR distal
    ATR proximal
    ATR de tipo IV
Acidosis metabólica de la insuficiencia renal

ATR, acidosis tubular renal.

tones; aumento de la permeabilidad de la membrana apical o las uniones intercelulares herméticas para los protones, lo que permite el regreso por difusión de hidrogeniones; o disminución de la absorción de Na en células principales, que puede causar una reducción de la electronegatividad luminal e impedir la excreción de hidrogeniones en células intercaladas adyacentes.

ii. **Diagnóstico:** HAU positivo, pH urinario mayor de 5,5, porcentaje de bicarbonato filtrado excretado inferior a 10, potasio sérico bajo, y posible nefrocalcinosis y nefrolitiasis.

iii. **Tratamiento:** reposición de bicarbonato (1-2 [mEq/kg]/24 h) y complementos de potasio.

**(2) ATR de tipo 2 (proximal)**

i. **Mecanismo:** alteración de la reabsorción **proximal de bicarbonato** con pérdida transitoria de bicarbonato en la orina.

ii. **Diagnóstico:** el HAU no es una medida fiable debido a la presencia de anión adicional (bicarbonato) en la orina, pH urinario menor de 5,5, porcentaje de bicarbonato filtrado mayor de 15 y potasio sérico bajo. Si se asocia a un trastorno generalizado de la absorción tubular, se observa la presencia en la orina de fosfatos, aminoácidos y glucosa (síndrome de Fanconi).

iii. **Tratamiento:** dosis elevadas de bicarbonato (10-25 [mEq/kg]/24 h), administración enérgica de complementos de potasio, y complementos de calcio y vitamina D.

**(3) ATR hiperpotasiémica (tipo 4)**

i. **Mecanismos:** déficit selectivo de aldosterona (habitual en pacientes con nefropatía diabética de tipos 1 y 2) e hipoaldosteronismo hiporreninémico. Esta ATR se observa con frecuencia en pacientes con enfermedad tubulointersticial con insuficiencia renal leve o moderada.

ii. **Diagnóstico:** HAU positivo, pH urinario menor de 5,5, porcentaje de bicarbonato filtrado inferior a 10, potasio sérico elevado.

iii. **Tratamiento:** resinas de intercambio (sulfonato de poliestireno sódico) para la hiperpotasiemia (que también fomentarán la excreción de amoníaco y, por lo tanto, la secreción ácida) y diuréticos del asa.

**(4) Insuficiencia renal**

i. **Mecanismo de la acidosis.** Con la pérdida de nefronas, la excreción ácida neta se mantiene por el aumento de la producción de amonio por las nefronas funcionantes; sin embargo, cuando el FG desciende a menos de 30 ml/min a 40 ml/min, la producción de amonio disminuye por debajo del nivel necesario para excretar la carga ácida diaria. El ácido retenido (hidrogeniones) es amortiguado en el LEC por bicarbonato, y en los tejidos por células y hueso, y los niveles de bicarbonato disminuyen al mismo tiempo.

ii. **Tratamiento.** La administración de bicarbonato sódico oral (650 mg v.o. 2 o 3 veces al día; 30-45 mEq de bicarbonato) para mantener un nivel de bicarbonato sérico de más de 20 mEq/l puede ser adecuada para reducir los efectos adversos de la acidosis prolongada (atrofia muscular y desmineralización ósea).

**B. Alcalosis metabólica**

**1. Causas**

a. **Pérdidas gastrointestinales.** Existen pérdidas de protones desde el tracto gastrointestinal superior por aspiración nasogástrica y vómitos.

b. **Diuréticos.** Causan una alcalosis por contracción y pérdida de cloruro y potasio, que alteran el manejo renal normal de los protones y el bicarbonato. La **alcalosis por contracción** es la reducción del volumen del LEC alrededor de una cantidad fija de bicarbonato, como se observa cuando los diuréticos causan disminución del LEC por la excreción de una orina sin bicarbonato.

   c. El **hiperaldosteronismo** genera una alcalosis metabólica al aumentar la excreción distal de hidrogeniones.

   d. **Otros**

     (1) Alcalosis poshipercápnica.

     (2) Hipopotasiemia por translocación celular de protones.

     (3) Administración de bicarbonato o citrato.

2. La **alcalosis metabólica** puede caracterizarse basándose en las concentraciones de cloruro urinario y en la sensibilidad a la infusión de cloruro (ya sea en forma de NaCl o de KCl).

   a. Las alcalosis metabólicas que **no responden al cloruro** se deben a una hiperproducción endógena de aldosterona o de derivados mineralocorticoides.

   b. Las alcalosis metabólicas **sensibles al cloruro** son reversibles con la reposición de cloruro, y son varios los factores que intervienen en el mantenimiento de una alcalosis metabólica sensible al cloruro ya establecida.

     (1) Disminución del volumen circulante efectivo.

     (2) Disminución de cloruro y cloruro urinario bajo.

     (3) Disminución de potasio.

**C.** La **acidosis respiratoria** es un aumento primario de la $PaCO_2$ debido a una excreción inadecuada de $CO_2$. El aumento de $CO_2$ causa un incremento de la producción de ácido carbónico que es atenuado por amortiguadores tisulares. La compensación renal causa una elevación de la producción de bicarbonato. La compensación total suele tardar más de 24 h.

**D.** La **alcalosis respiratoria** es una disminución primaria de la $PaCO_2$ que suele deberse a hiperventilación alveolar. La alcalemia se amortigua con protones intracelulares. La compensación renal durante unos días causa una excreción neta de bicarbonato. Las manifestaciones clínicas son: anestesia peribucal, calambres musculares e hiperreflexia, convulsiones y arritmias cardíacas.

**E. Trastornos acidobásicos mixtos.** A diferencia de lo que sucede en los pacientes en el servicio de urgencias y en el quirófano (que normalmente presentan una situación acidobásica normal), los pacientes en estado grave suelen sufrir múltiples alteraciones acidobásicas a lo largo del tiempo, de etiologías diferentes y coexistentes. El diagnóstico de las alteraciones acidobásicas mixtas destaca la necesidad de aplicar un enfoque sistemático al análisis de los trastornos acidobásicos. Hay que buscar información en la anamnesis, que incluya la exposición a drogas y tóxicos, y el consumo de fármacos (como los diuréticos) que puedan afectar a la homeostasis acidobásica. Hay que considerar la presencia de una afección subyacente de los principales sistemas orgánicos, como una enfermedad cardíaca, pulmonar, hepática o renal. La presencia de diarrea y el uso de nutrición parenteral son ejemplos de otra información importante. En las pruebas analíticas deben incluirse: electrólitos, urea y creatinina, electrólitos urinarios, hiato aniónico y gasometría arterial. Mientras que las proporciones de pH, $PaCO_2$ y bicarbonato varían de un modo fijo en los trastornos acidobásicos sencillos (v. tabla 8-5), estos cocientes no se comportan según estas propiedades en las alteraciones acidobásicas mixtas. Hay que tener en cuenta una serie de normas generales:

1. En los trastornos primarios **no se produce una compensación excesiva.** Por lo tanto, si la variación en la proporción de la $PaCO_2$ con respecto al bicarbonato, o del bicarbonato con respecto a la $PaCO_2$ no está dentro de los límites que se muestran en la tabla 8-5, existe un trastorno acidobásico mixto.

2. Una **concentración baja de bicarbonato** se debe a acidosis primaria o a alcalosis respiratoria. Un nivel de bicarbonato inferior a 15 mEq/l suele deberse a una acidosis metabólica.

3. Una **concentración elevada de bicarbonato** se debe a alcalosis metabólica o a acidosis respiratoria. Un nivel de bicarbonato superior a 40 mEq/l suele deberse a alcalosis metabólica.

4. La **acidemia grave puede deberse a una combinación** de acidosis metabólica y respiratoria en la que la $Paco_2$ y el bicarbonato pueden no estar muy alterados, pero el pH puede ser muy bajo.

5. En la **acidosis metabólica y alcalosis respiratoria mixta** hay una disminución tanto del bicarbonato como de la $Paco_2$, y la $Paco_2$ tendrá un valor inferior al previsto según la compensación respiratoria esperada para la acidosis metabólica.

6. La **acidosis y alcalosis metabólica mixta** afecta principalmente al bicarbonato; el pH y el bicarbonato pueden estar elevados, bajos o normales; un hiato aniónico elevado sugiere una acidosis con hiato aniónico subyacente; los vómitos son un componente habitual de este trastorno mixto.

7. La **combinación de alcalosis metabólica y acidosis respiratoria** se produce con un bicarbonato y una $Paco_2$ elevados. La elevación del bicarbonato será mayor que la prevista para la compensación primaria de una acidosis respiratoria. El trastorno se observa con frecuencia en pacientes con enfermedades pulmonares y cardíacas tratados con diuréticos.

8. La **alcalosis metabólica y respiratoria mixta causa una alcalemia grave;** se observa un trastorno mixto de este tipo cuando una alcalosis respiratoria no se acompaña de un descenso adecuado del bicarbonato o cuando una alcalosis metabólica no se acompaña de un aumento adecuado de la $Paco_2$; la ventilación mecánica y la administración de diuréticos suelen ser la causa de este trastorno.

9. Un **trastorno acidobásico triple** con acidosis y alcalosis metabólicas, y acidosis o alcalosis respiratoria puede observarse en pacientes alcohólicos o diabéticos que acuden con acidosis láctica o cetoacidosis, vómitos y alcalosis respiratoria debida a sepsis o cirrosis.

**VII. Modelo fisicoquímico de la fisiología acidobásica**

A. La ecuación de Henderson-Hasselbalch ofrece sólo una imagen parcial de un sistema complejo. Aunque las variaciones en el bicarbonato pueden utilizarse como un indicador de alteraciones acidobásicas no respiratorias, estos cambios del bicarbonato no son primarios, sino que se deben a los efectos acumulados de múltiples procesos, tanto metabólicos como respiratorios. Por lo tanto, el método habitual para el análisis acidobásico necesita el cálculo de la compensación, el hiato o intervalo aniónico, la posterior manipulación del hiato aniónico en situaciones de ácidos débiles escasos o elevados, y cálculos del bicarbonato ($\Delta - \Delta$) para demostrar todas las alteraciones acidobásicas encontradas en el sistema. Un método alternativo, más riguroso, consiste en definir primero el sistema, todos sus componentes y las leyes que rigen sus interacciones. Los componentes que pueden verse afectados, principalmente y de manera individual, son las variables independientes, mientras que los componentes del sistema que varían debido a cambios en las variables independientes son las variables dependientes. El **modelo fisicoquímico de Stewart** para la fisiología acidobásica analiza y describe matemáticamente los determinantes del equilibrio acidobásico en soluciones acuosas. El sistema se basa en tres variables independientes: *a)* la **diferencia de iones fuertes (DIF)**, *b)* los **ácidos débiles totales ($A_{tot}$)** y *c)* la **$Paco_2$**. Los límites que controlan la interacción de las variables se establecen por la ley de acción de masas (el equilibrio de disociación debe explicarse tanto por los iones fuertes como por los ácidos débiles), la ley de conservación de masas y el mantenimiento de la electroneutralidad en solución. Otras variaciones del sistema, entre ellas las variaciones en los hidrogeniones y el bicarbonato, se deben a cambios en una o más de las variables independientes.

1. **DIF.** Los iones fuertes son iones derivados de compuestos con una constante de disociación del equilibrio $K$ mayor de $10^{-4}$ (ácidos) o menor de $10^{-12}$ (bases), y que están totalmente disociados para el pH del sistema ($[HA] = [H^+] + [A^-]$). La DIF es la diferencia entre la suma de las concentraciones de todos los cationes completamente disociados y todos los aniones completamente disociados: DIF = $[Na] + [K] + [Ca] + [Mg] + [Cl] +$ [otros aniones fuertes no medidos, indicados como $XA^-$]. En condiciones normales, no existen otros aniones fuertes, y las contribuciones de Ca y Mg son mínimas; por lo tanto, la DIF se aproxima a $[Na] + [K] + [Cl]$, y es aproximadamente igual a 40 mEq/l. La DIF es un concepto relacionado con el hiato aniónico, y se basa en respetar la electroneutralidad. Puede representarse gráficamente bajo la forma de un «diagrama de Gamble» (fig. 8-1). La acumulación de aniones totalmente disociados no medidos (y los correspondientes protones) proporcionaría un valor de DIF inferior a 40 mEq/l, y representa acidosis metabólica. Por el contrario, un aumento de la DIF por encima de 40 mEq/l significa la acumulación de ácidos débiles (amortiguadores [$A_{tot}$]), y representa alcalosis metabólica.

2. **$A_{tot}$.** Los ácidos débiles son compuestos con constantes de disociación del equilibrio entre $10^{-4}$ y $10^{12}$ que sólo están parcialmente disociados a pH corporal ($k \times [HA_{tot}] = [H^+] \times [A_{tot}^-]$). Estos compuestos representan la actividad amortiguadora del sistema, e incluyen proteínas (la albúmina es el amortiguador predominante en el plasma), sulfatos y fosfatos.

3. La **Paco₂** proporciona la relación entre los procesos metabólicos y respiratorios en el sistema. El $CO_2$ disuelto en plasma está regulado por la ventilación.

B. Con el sistema definido, pueden evaluarse las variables independientes para determinar el tipo de alteración acidobásica que existe (tabla 8-7). Se aplican las siguientes normas:

1. **Alcalosis metabólica**

   a. $A_{tot}$ bajos: secundario a una albúmina baja por síndrome nefrótico y cirrosis.

   b. DIF elevada: por pérdida de cloruro secundaria a vómitos, adenoma velloso, o aumento del Na por hiperaldosteronismo, síndrome de Bartter y carga de Na por nutrición parenteral total.

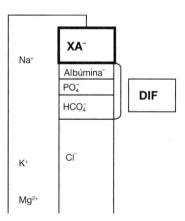

**FIGURA 8-1.**   «Diagrama de Gamble». La suma de los aniones es igual a la suma de los aniones en solución. DIF, diferencia de iones fuertes; $XA^-$, iones fuertes no medidos.

| TABLA 8-7 | Trastornos acidobásicos según el modelo fisicoquímico de Stewart | |
|---|---|---|
| | **Acidosis** | **Alcalosis** |
| I. Respiratoria | $\uparrow CO_2$ | $\downarrow CO_2$ |
| II. Metabólica | | |
| 1. DIF anómala | | |
| a. Exceso/déficit de agua | $\downarrow$DIF $\downarrow$Na$^+$ | $\uparrow$DIF $\uparrow$Na$^+$ |
| b. Desequilibrio aniones fuertes | | |
| i. Exceso/déficit de cloruro | $\downarrow$DIF $\uparrow$Cl$^-$ | $\uparrow$DIF $\uparrow$Cl$^-$ |
| ii. Aniones sin identificar | $\downarrow$DIF $\uparrow$XA$^-$ | — |
| 2. Ácidos débiles no volátiles | | |
| a. Albúmina | $\uparrow$Albúmina | $\downarrow$Albúmina |
| b. Fosfato | $\uparrow$Fosfato | $\downarrow$Fosfato |

**2. Acidosis metabólica**
   **a.** DIF baja debido a un aumento de cloruro o una disminución de sodio.
   **b.** $A_{tot}$ elevados: debido a aumentos de la albúmina o los fosfatos.
**3.** Para detallar más el diagnóstico de **acidosis metabólica,** puede calcularse el **hiato** o **intervalo de iones fuertes (IIF),** empezando a partir de la ecuación de electroneutralidad:

[Na] + [K] + [Mg] + [Ca] = [Cl] + [HCO$_3$] + [albúmina] + [PO$_4$] + [XA$^-$]

Reordenando:

[Na] + [K] + [Mg] + [Ca] − [Cl] = [albúmina] + [PO$_4$] + [HCO$_3$] + [XA$^-$]

[Na] + [K] + [Mg] + [Ca] − [Cl] se denomina **DIF aparente (DIF$_{ap}$),**
y [proteína] + [PO$_4$] + [HCO$_3$] se denomina **DIF efectiva (DIF$_{ef}$).**

Por lo tanto, el IIF = DIF$_{ap}$ − DIF$_{ef}$ = [XA$^-$].

Si el IIF es mayor de 0 mEq/l, existen más aniones no explicados que causan la acidosis (p. ej., ácido láctico, cetonas, formiato, metanol y salicilatos); si el IIF es igual a 0, la acidosis se debe a la retención de Cl$^-$ (secundaria a ATR, infusión rápida de solución salina y resinas de intercambio aniónico).
**4.** Las alteraciones respiratorias se describen de modo similar por el método tradicional, que se basa en la variable independiente Paco$_2$.
**C. El modelo de Stewart es polémico.** Los que lo proponen opinan que los trastornos acidobásicos complejos son más fáciles de entender, explicar y racionalizar usando el modelo de Stewart, y que este modelo es válido desde el punto de vista matemático. Usando la tecnología actual, todas las variables descritas pueden proporcionarse directamente por el laboratorio para facilitar la interpretación. Los detractores señalan que el modelo añade poco desde el punto de vista clínico, ya que los estudios no muestran diferencias en la evolución de los pacientes tratados con uno u otro método. Implantar el modelo de Stewart en la práctica clínica diaria necesitaría un esfuerzo importante y un cambio cultural.

**Bibliografía recomendada**
Adrogue HJ, Madias NE. Management of life-threatening acid-base disorders. First of two parts. *N Engl J Med* 1998;338(1):26–34.
Adrogue HJ, Madias NE. Management of life-threatening acid-base disorders. Second of two parts. *N Engl J Med* 1998;338(2):107–111.
Adrogue HJ, Madias NE. Hypernatremia. *N Engl J Med* 2000;342:1493–1499.
Adrogue HJ, Madias NE. Hyponatremia. *N Engl J Med* 2000;342:1581–1589.

Choi PT, Yip G, Quinonez LG, et al. Crystalloids vs. colloids in fluid resuscitation: a systematic review. *Crit Care Med* 1999;27:200–210.

Fencl V, Jabor A, et al. Diagnosis of metabolic acid-base disturbances in critically ill patients. *Am J Respir Crit Care Med* 2000;162:2246–2251.

Fencl V, Leith DE. Stewart's quantitative acid-base chemistry: applications in biology and medicine. *Respir Physiol* 1993;91:1–16.

Finfer S, Bellomo R, Boyce N, et al. A comparison of albumin and saline for fluid resuscitation in the intensive care unit. *N Engl J Med* 2004;350:2247–2256.

Gunnerson K, Kellum J. Acid base and electrolyte analysis in critically ill. *Curr Opp Crit Care* 2003;9: 468–473.

Jones NL. A quantitative physicochemical approach to acid-base physiology. *Clin Biochem* 1990;23: 189–195.

Morgan HG. Acid-base balance in blood. *Brit J Anaesth* 1969;41:196–212.

Narins RG, Emmett M. Simple and mixed acid-base disorders: a practical approach. *Medicine* 1980;59:161–186.

Sirker AA, Rhodes A, et al. Acid-base physiology: the 'traditional' and the 'modern' approaches. *Anaesthesia* 2002;57:348–356.

# Cuidados intensivos en el paciente de traumatología

*Jeffrey Ustin y Hasan Alam*

## INTRODUCCIÓN

En Estados Unidos, las lesiones producidas por traumatismos son la principal causa de muerte entre las personas de edades comprendidas entre 1 y 44 años. Este tipo de lesiones provoca más defunciones en los estadounidenses de 1 a 34 años que todas las demás causas juntas. Las lesiones constituyen aproximadamente 1 de cada 6 ingresos hospitalarios, y casi un 20 % de los ingresos por causas traumatológicas son en la UCI, por lo que es crucial que los médicos intensivistas estén familiarizados con la asistencia a este tipo de pacientes. Aunque se aplican muchos de los principios utilizados para tratar a otros pacientes en estado grave, algunos aspectos son característicos de los que han sufrido traumatismos. En este capítulo, se analizan la fisiopatología, la evaluación y el tratamiento de estas afecciones. En el capítulo 10 se tratan las lesiones **encefálicas** y de la **médula espinal,** así como la afectación de la columna cervical.

### I. Evaluación de los traumatismos

**A. Evaluación primaria (ABC, *airway, breathing, circulation;* vía respiratoria, respiración, circulación).** Se trata de una exploración rápida que pretende identificar las lesiones que suponen el peligro más inmediato para la vida del paciente.

**1. Control de la vía respiratoria con la columna cervical:** evaluación de la permeabilidad de las vías respiratorias y determinación de la necesidad de establecer una vía aérea definitiva y segura.

**2. Respiración:** evaluación de la calidad del movimiento del aire, con tratamiento del neumotórax a tensión o abierto, el tórax inestable *(volet costal)* o el hemotórax masivo.

**3. Circulación:** evaluación de la situación hemodinámica con el establecimiento de una vía de acceso vascular y control electrocardiográfico.

**4. Discapacidad:** exploración del estado neurológico que incluye el movimiento global de las extremidades y la Escala del coma de Glasgow (cap. 10).

**5. Exposición/control ambiental:** retirada de la ropa del paciente para poder realizar una evaluación completa, al mismo tiempo que se evita la hipotermia.

**B. Evaluación secundaria.** Se trata de una exploración completa, desde la cabeza a los pies, incluidos el dorso y la columna vertebral. Se examina cada parte del paciente para detectar la presencia de lesiones, deformidades y dolor. En este punto de la evaluación, suele incluirse la **exploración FAST** *(Focused Assessment with Sonography for Trauma).*

**C. Evaluación terciaria.** Hasta en un 65 % de los pacientes puede haber lesiones que no se reconozcan, y éstas son clínicamente significativas en un 15 % de ellos. Por lo tanto, a las 24 h del ingreso suele realizarse otra evaluación exhaustiva.

### II. Lesiones específicas

**A. Traumatismos neurológicos:** véase capítulo 10.

**B.** El **traumatismo facial** se manifiesta en ocasiones con una obstrucción potencialmente mortal de las **vías respiratorias** causada por inflamación o hemorragia masiva. Pueden ser necesarios la intubación, la traqueostomía, o el taponamiento nasal anterior y posterior.

**1.** Las **fracturas** pueden afectar a cualquier región, entre ellas la mandíbula, el hueso malar, la nariz, la órbita y los senos. Suelen observarse patrones de lesión, entre ellos el complejo cigomático-maxilar (fractura en trípode), y **Le Fort I** (separación maxilar), **II** (separación nasomaxilar) y **III** (separación craneofacial, fig. 9-1).

2. Las consideraciones **terapéuticas** específicas son:

   **a.** Vigilar la posible aparición de hematomas en el tabique nasal, que necesitan drenaje.

   **b.** Evitar las intubaciones nasales (nasotraqueales, nasogástricas, etc.) en los casos en que existan fracturas de la base del cráneo.

   **c.** Evaluar las urgencias oftalmológicas, entre ellas los cuerpos extraños, la compresión del globo ocular, la hemorragia retrobulbar, el hipema (presencia de sangre en la cámara anterior), la rotura del globo ocular, las abrasiones y laceraciones corneales, y las lesiones de los conductos lagrimales.

   **d.** Considerar la realización de un estudio angiográfico con TC en las lesiones de tipo Le Fort II y III.

   **e.** Explorar detalladamente los pares craneales V y VII.

**C.** El **traumatismo cervical** obliga con frecuencia a la intervención inmediata durante la evaluación primaria para asegurar la vía respiratoria y controlar las hemorragias. El cuello es una región rica desde el punto de vista anatómico, con importantes estructuras respiratorias, digestivas, vasculares, endocrinas y neurológicas en una área transversal pequeña.

1. Desde un punto de vista quirúrgico, el cuello se divide en **tres zonas anatómicas.** La zona I se sitúa entre las clavículas y el cartílago cricoides. La zona II se encuentra entre el cartílago cricoides y el ángulo de la mandíbula. La zona III es la comprendida entre el ángulo de la mandíbula y la base del cráneo.

2. No existe acuerdo sobre qué lesiones necesitan una exploración quirúrgica, otra evaluación diagnóstica o un mayor control. Los «signos graves» de lesión importante, como la hemorragia activa, el hematoma progresivo, el soplo o frémito, la ronquera, el enfisema subcutáneo, la herida traumatopneica (penetrante del pulmón) y la disfagia necesitan una exploración urgente. En otros casos se considerará la angiografía, la laringoscopia, la broncoscopia y la esofagoscopia.

3. **Lesiones de la columna cervical:** véase el capítulo 10.

**D. Traumatismo torácico**

1. **Lesión miocárdica**

   **a. Penetrante.** Hasta que se demuestre lo contrario, siempre debe suponerse que toda lesión penetrante en la región precordial ha causado una lesión

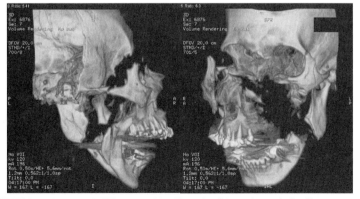

**FIGURA 9-1.** Imágenes de TC (reconstrucción tridimensional) de una fractura Le Fort III que muestran una separación craneofacial.

cardíaca. El **ventrículo izquierdo** es la región con mayor riesgo de sufrir lesión. Las lesiones penetrantes (arma blanca) suelen manifestarse con taponamiento, mientras que las heridas por arma de fuego tienden a crear lesiones de mayor tamaño que se manifiestan con hemorragia y shock hipovolémico.

(1) **Evaluación.** Los pacientes pueden acudir con la clásica tríada de Beck del taponamiento pericárdico (tonos cardíacos amortiguados, hipotensión y distensión de las venas cervicales). Se realizará una ecocardiografía a los pacientes hemodinámicamente estables para evaluar la presencia de líquido pericárdico. Si los resultados son dudosos, se realizará una fístula pericárdica subxifoidea en el quirófano.

(2) **Tratamiento.** En la reanimación, se utilizarán las directrices del Advanced Trauma Life Support (ATLS) con reposición volumétrica a través de vías intravenosas de gran calibre. Los pacientes estables que presentan líquido pericárdico deben ser trasladados rápidamente al quirófano. En los pacientes inestables o en situación límite, se realizará una toracotomía de urgencia para aliviar el taponamiento y, a continuación, se trasladarán al quirófano. La pericardiocentesis carece de utilidad alguna en el diagnóstico del taponamiento, debido al elevado índice de resultados negativos falsos. En muy raras ocasiones, puede desempeñar un papel terapéutico en un contexto en el que no es posible realizar rápidamente una toracotomía.

b. El **traumatismo cardíaco cerrado (TCC),** antiguamente denominado contusión cardíaca, se produce en el 8 % al 71 % de todos los pacientes que sufren un traumatismo torácico cerrado. Puede englobar diversas lesiones, entre ellas la mionecrosis, la rotura valvular, la disección de arterias coronarias y/o la trombosis.

(1) Lamentablemente, el TCC tiene pocos **signos y síntomas** fiables, por lo que hay que sospechar la presencia de tal lesión en los pacientes con un mecanismo de lesión adecuado o en aquellos que presentan una respuesta cardiovascular inadecuada para el nivel de la lesión.

(2) **Evaluación.** En el momento del ingreso, deberá realizarse a todos los pacientes con una presunta lesión cardíaca cerrada un **ECG** de 12 derivaciones, que tiene un valor predictivo negativo de más del 95 %. Si el ECG está alterado (arritmia, alteraciones en el segmento ST, bloqueo cardíaco), hay que ingresar al paciente para realizar un control electrocardiográfico de 24 h a 48 h. La determinación de las enzimas cardíacas es polémica. La creatina cinasa (CK) y la fracción CK-MB tienden a mostrar escasa sensibilidad y especificidad. Las mediciones de **troponina I y T** han demostrado mayor especificidad y sensibilidad. No se ha determinado cuál es el momento ideal para medir la troponina, y puede necesitarse una segunda determinación de 4 h a 6 h después de producirse la lesión. La ecocardiografía se usará como prueba complementaria en los pacientes con resultados anómalos en la exploración física y en los que muestren síntomas persistentes durante más de 12 h, o en aquellos que se encuentren hemodinámicamente inestables.

(3) **Tratamiento.** En los pacientes estables, el tratamiento del TCC es principalmente sintomático. Si existen signos ecocardiográficos de la presencia de líquido pericárdico y el cuadro clínico es compatible con un taponamiento, se realizará una pericardiotomía subxifoidea en el quirófano o una toracotomía anterolateral si el paciente se encuentra en una situación extrema. La discinesia cardíaca grave puede necesitar apoyo hemodinámico con inótropos o con una bomba con balón intraaórtico.

2. **Rotura aórtica traumática (RAT).** Es la segunda causa, en orden de frecuencia, de muerte tras los accidentes de circulación. La localización más frecuente es el

istmo aórtico (90%), donde la aorta descendente se fija relativamente a la arteria pulmonar principal por el *ligamento arterioso*. La sección puede afectar a parte del grosor, de modo similar a un desgarro en la disección aórtica, o a todo el grosor, de forma similar a la rotura de un aneurisma (fig. 9-2).

a. **Evaluación.** Debe sospecharse una rotura traumática de la aorta en todo paciente con un traumatismo craneoencefálico grave, con fracturas múltiples en las extremidades, con fracturas costales múltiples y/o con un mecanismo de lesión en el que intervenga una desaceleración rápida. Los síntomas son inespecíficos, con dolor torácico, dolor dorsal y disnea como los más frecuentes. Las observaciones físicas también son inespecíficas. En el 70% al 90% de los pacientes es evidente la existencia de un traumatismo torácico externo, aunque menos de un tercio presentará pulsos o presiones arteriales desiguales en las extremidades. La evaluación debe iniciarse con una **radiografía de tórax,** que muestra un ensanchamiento mediastínico. Otras observaciones posibles son: pérdida del arco aórtico, depresión del bronquio principal izquierdo, desviación lateral de la tráquea, hematoma pleural apical, hemotórax izquierdo, fracturas escapulares y fracturas de la primera y la segunda costillas. Una radiografía de tórax normal no descarta el diagnóstico de RAT. En la mayoría de los centros, la **angiografía** ha sido sustituida por la **TC helicoidal** como prueba de cribado primaria. La TC puede mostrar la ausencia de un hematoma mediastínico, con lo que se descarta la RAT, o evidenciar signos de rotura. En caso de que exista un hematoma mediastínico aislado sin otros signos de lesión aórtica, puede producirse una situación dudosa, y deberá realizarse una **ecocardiografía transesofágica** (ETE), si se tiene experiencia.

b. **Tratamiento.** La reanimación inicial sigue las directrices del ATSL. Sin embargo, se limitará la reposición volumétrica para mantener una presión arterial sistólica en torno a 100 mm Hg. Debe instaurarse un control hemodinámico invasivo con una vía en la arteria radial derecha. Se utilizarán β-**bloqueantes intravenosos** y un vasodilatador como el **nitroprusiato sódico** para mantener la presión arterial sistólica por debajo de 100 mm Hg y la frecuencia cardíaca en torno a 60 lpm. También es importante instaurar una analgesia y una sedación adecuadas. El mejor tratamiento es el **tratamiento quirúrgico inmediato,** si el estado general del paciente lo permite. El tratamiento quirúrgico puede demorarse en los pacientes politraumatizados mientras se estabilizan otras lesiones. En un subgrupo de pacientes, ancianos o con afecciones coincidentes que contraindican la cirugía torácica urgente, como la sepsis, las quemaduras extensas o la lesión del sistema nervioso central, se puede administrar un tratamiento médico antihipertensivo estricto que se varía de parenteral a entérico. La reparación que se prefiere en los pacientes estables es la colocación de **endoprótesis aórticas percutáneas.** Tras la intervención, hay que observar rigurosamente al paciente por la posibilidad de que aparezca una paraplejía relacionada con la oclusión de la arteria espinal anterior (v. también cap. 39).

3. **Lesiones pulmonares**

a. **Neumotórax.** Se produce cuando queda aire atrapado en la cavidad pleural por fuera del pulmón, causando atelectasia pulmonar. La colocación de una sonda pleural es el tratamiento inicial habitual del neumotórax, aunque en caso de neumotórax mínimos observados mediante TC puede bastar únicamente con la observación rigurosa. Los datos recientes indican que un neumotórax con una distancia máxima de < 3 cm desde el pulmón a la pared torácica observado mediante TC tiene una probabilidad del 95% de resolverse de forma espontánea. Una vez evacuado el neumotórax, y si no existen fugas durante 24 h, se conecta la sonda pleural a un sistema con cierre hidráulico. Si no se produce neumotórax con este cierre hermético, puede retirarse la sonda pleural.

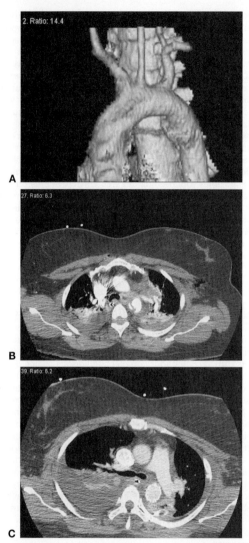

**FIGURA 9-2.** Rotura aórtica traumática. **A)** Imagen reconstruida de TC tridimensional que muestra una lesión aórtica inmediatamente distal al punto de salida de la arteria subclavia izquierda. **B)** TC transversal de la misma lesión antes de la reparación. **C)** TC transversal de la lesión tras la reparación con una endoprótesis endoluminal.

    **b. Hemotórax.** Se produce cuando se acumula sangre en la cavidad pleural procedente de una lesión pulmonar o de la pared torácica. Es una afección que debe tratarse rápidamente. El retorno de más de 1 000 cm³ de sangre o la salida continua de más de 200 cm³/h durante 4 h sugiere la necesidad de una evaluación quirúrgica. Si la evacuación no es completa en 48 h a 72 h, hay que considerar seriamente otras intervenciones, entre ellas la instilación de

**activador tisular del plasminógeno (t-PA, *tissue plasminogen activator*)** o la ciru-gía torácica videoasistida (**VATS,** *video-assisted thoracic surgery*). Hay que pro-curar que el hemotórax haya quedado completamente evacuado antes de 7 días, ya que en torno a ese tiempo se produce la organización del coágulo, con lo que aumenta la dificultad para la evacuación, así como el índice de empiema y fibrotórax.

**c. Contusión pulmonar.** Es frecuente cuando se produce un traumatismo toráci-co. El tratamiento consiste en la reposición adecuada de líquidos, junto con el control del dolor y la ventilación con protección pulmonar (cap. 20) en los pacientes intubados.

**d. Laceración pulmonar.** Se produce con las lesiones penetrantes y cerradas que causan hemotórax, neumotórax o neumatoceles (bolsas de aire atrapado en el parénquima pulmonar). La mayoría de las laceraciones se tratan median-te toracostomía con sonda y se resuelven sin más intervenciones quirúrgi-cas, aunque las que afectan a los bronquios más proximales sí pueden nece-sitar una reparación quirúrgica.

**e. Fístula broncopleural.** Se produce cuando el aire se escapa desde una vía res-piratoria más proximal, de mayor tamaño, y debe sospecharse cuando el aire sale de forma persistente y abundante por la sonda pleural. El trata-miento inmediato requiere la evaluación broncoscópica con intervención quirúrgica.

4. La **rotura diafragmática** puede apreciarse a veces con facilidad en la radiografía de tórax, pero suele ser más sutil y detectarse únicamente cuando se sospecha su existencia. Pueden ser de ayuda los estudios con contraste y la TC con cor-tes finos (fig. 9-3). El lado izquierdo se afecta con mayor frecuencia que el lado derecho. La lesión puede causar parálisis diafragmática y alteración respirato-ria importante.

5. Las lesiones de la **pared torácica** pueden afectar a cualquier parte de la estruc-tura ósea o los tejidos blandos del tórax.

   **a.** Las **fracturas costales** suelen complicar el traumatismo torácico cerrado.

   **(1)** Las fracturas de la primera y la segunda costillas indican un mecanismo de lesión de gran energía, y una mayor asociación con lesiones pulmona-res, neurológicas y vasculares subyacentes.

   **(2)** Las fracturas de la parte inferior del tórax (costillas 8-12) deben hacer sospechar la presencia de una lesión diafragmática, hepática, esplénica o renal.

   **(3)** En caso de fracturas múltiples, puede existir inestabilidad mecánica *(vo-let costal)* que cause alteración respiratoria o incluso insuficiencia respi-ratoria. La ventilación con presión positiva actúa como un entablillado en estos casos. El dolor tiende a ser intenso, y también puede causar una alteración respiratoria importante. La **analgesia epidural** proporciona un alivio excelente en caso de fracturas costales múltiples. Suelen utilizarse bloqueos intercostales múltiples para proporcionar un alivio inicial tem-poral y para romper el ciclo del dolor mientras se alcanza la analgesia sis-témica. En caso de fracturas múltiples con gran desplazamiento óseo, la fijación interna puede acelerar la curación y la recuperación.

   **(4)** Las **fracturas escapulares** también indican un potente mecanismo de le-sión. No suelen necesitar intervención quirúrgica, salvo que la fractura se extienda a la fosa glenoidea.

   **b.** Las **fracturas claviculares** son frecuentes, no tienden a presentar lesiones asociadas y suelen tratarse con un vendaje en ocho.

**E. Abdomen**

1. **Órganos sólidos**

   **a.** El tratamiento de la lesión de los órganos sólidos ha evolucionado durante el último decenio. Empezando con la población infantil de traumatología, se ha producido un desplazamiento gradual hacia el **tratamiento no quirúrgi-**

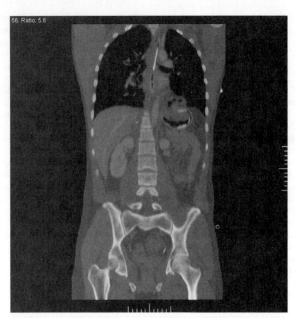

**FIGURA 9-3.** Tomografía computarizada que muestra una lesión diafragmática izquierda con herniación gástrica parcial en el hemitórax izquierdo.

co de un determinado grupo de pacientes con lesiones hepáticas y esplénicas. El acuerdo reciente de la Eastern Association for the Surgery of Trauma (EAST) ha llegado a la conclusión de que existen datos suficientes de clase II para sostener el tratamiento no quirúrgico de las lesiones hepáticas y esplénicas cerradas en los pacientes hemodinámicamente estables (tabla 9-1).

b. **Evaluación/tratamiento.** La mayoría de los centros recurren actualmente a la **exploración FAST** en lugar de al lavado peritoneal para evaluar la presencia de sangre intraperitoneal. En los pacientes hemodinámicamente inestables, con una exploración positiva, debe realizarse una exploración quirúrgica. En los pacientes estables con una exploración FAST positiva ha de realizarse una TC abdominal con contraste intravenoso para identificar y evaluar la gravedad de la lesión. Sin embargo, el grado de lesión y el grado de hemoperitoneo no pueden predecir totalmente la evaluación del tratamiento no quirúrgico (tabla 9-2). La situación hemodinámica del paciente es el criterio más fiable para decidir entre el tratamiento quirúrgico y el no quirúrgico. Otro factor predictivo es la observación de la acumulación de contraste o la extravasación activa del mismo en la TC, que indica la presencia de hemorragia activa (fig. 9-4). Sin embargo, en el 2 % al 15 % de los pacientes, las TC pueden pasar por alto una lesión de una víscera hueca. La **angiografía** se utiliza cada vez más, tanto para diagnosticar como para tratar (por **embolización**) la hemorragia en las lesiones hepáticas y en las esplénicas.

c. El **hígado** es el órgano abdominal sólido que se lesiona con mayor frecuencia tanto en los traumatismos penetrantes como en los cerrados. La incidencia del nuevo sangrado tras la lesión hepática es inferior al 3 % de todos los pacientes que no se tratan quirúrgicamente. Además, si la hemorragia reaparece, no sigue el patrón de hemorragia catastrófica que puede asociarse a las lesiones esplénicas. Se ha demostrado que la necesidad de transfusión

**TABLA 9-1** Criterios para el tratamiento no quirúrgico de la lesión de órganos sólidos

Estabilidad hemodinámica
Documentación de la lesión por TC
Ausencia de extravasación activa o acumulación del contraste en la TC
Ausencia de otras lesiones que necesiten laparotomía
Ausencia de necesidad de transfusión sanguínea progresiva o un descenso
   persistente del hematócrito que no se explica por otras lesiones no abdominales
Posibilidad de realizar exploraciones abdominales seriadas

es realmente mayor en los casos quirúrgicos que en los que no lo son. Otras complicaciones posibles son el absceso hepático y la lesión de las vías biliares, con aparición de bilomas y hemobilia. Son alteraciones poco frecuentes, y suelen manifestarse mediante signos y síntomas físicos.

**d. Bazo.** A diferencia de lo que sucede en los traumatismos hepáticos, el tratamiento no quirúrgico de las lesiones esplénicas presenta un índice de fracaso del 5% al 10%, y la hemorragia puede ser rápida, pudiendo llegar a causar inestabilidad hemodinámica. Puede producirse un nuevo sangrado días después de la lesión, aunque es posible que se retrase hasta varias semanas. Unos 7 días después de la lesión suele producirse un segundo máximo de incidencia. En los pacientes con lesiones esplénicas debe comprobarse con frecuencia el hematócrito. La necesidad de transfusión continua puede indicar la necesidad de una intervención quirúrgica o una angiografía y embolización. Los pacientes a los que se practica una esplenectomía pueden presentar una **trombocitosis** transitoria de 600 000 a 1 000 000. Si el recuento de plaquetas es superior a 1 000 000, se recomienda la administración de **325 mg/día de ácido acetilsalicílico,** para tratar de reducir al mínimo la trombosis. Debe **vacunarse** también a los pacientes contra *Pneumococcus, Haemophilus influenzae* y *Meningococcus,* aunque no existe acuerdo sobre el momento en que debe realizarse la vacunación. Hay quien defiende la vacunación posoperatoria inmediata (los pacientes de traumatología no siempre regresan para los controles de seguimiento), y otros prefieren esperar 2 se-

**TABLA 9-2** Escala de la American Association para la cirugía de la lesión hepática traumática

| Grado | | Descripción de la lesión |
|---|---|---|
| I | Hematoma | Subcapsular, no expansiva, área de superficie < 10 |
| | Laceración | Capsular, no hemorrágica, profundidad de menos de 1 cm |
| II | Hematoma | Subcapsular, no expansiva, área de superficie del 10-50% |
| | | Intraparenquimatosa, no expansiva, < 2 cm de diámetro |
| | Laceración | Capsular, hemorragia activa, profundidad de 1-3 cm, longitud < 10 cm |
| III | Hematoma | Subcapsular, expansiva o área de superficie > 50 |
| | | Rotura subcapsular con hemorragia activa |
| | | Intraparenquimatosa > 2 cm de diámetro o expansiva |
| | Laceración | Profundidad de más de 3 cm |
| IV | Hematoma | Rotura de hematoma central con hemorragia activa |
| | Laceración | Rotura parenquimatosa lobular del 25-50% |
| V | Hematoma | > 50% de rotura parenquimatosa lobular |
| | Laceración | Rotura venosa: venas hepáticas principales, vena cava inferior retrohepática |
| VI | Avulsión hepática | |

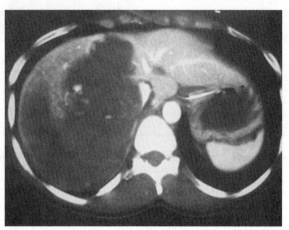

**FIGURA 9-4.** Lesión hepática de gran tamaño con «extravasación» de contraste en la tomografía computarizada, que sugiere hemorragia activa.

manas. En estos pacientes, hay que administrar antibióticos cuando aparecen los primeros signos de infección y en caso de procedimientos cruentos, en lugar de hacerlo en forma de una dosis diaria profiláctica.

**e. Seguimiento.** En todos los pacientes con traumatismo hepático y esplénico deben realizarse exploraciones abdominales y comprobaciones del hematócrito seriadas. No están indicadas las TC sistemáticas de seguimiento, salvo que exista un cambio de la situación clínica o un descenso del hematócrito sin causa aparente, que podría representar una hemorragia progresiva. No existen datos que indiquen que sea necesario el reposo en cama, aunque el momento para reanudar la actividad normal es variable y depende de la magnitud y la gravedad de la lesión.

**2.** Las **lesiones pancreáticas** suelen observarse junto con lesiones duodenales y con fracturas lumbares superiores, y se acompañan de un índice elevado de complicaciones y mortalidad. Es importante sospechar su presencia cuando se constatan elevaciones de la amilasa y la lipasa. Puede recurrirse a la TC para buscar la fractura del páncreas, la presencia de líquido peripancreático o la presencia de líquido en la transcavidad de los epiplones (fig. 9-5).

**3.** Las lesiones de **vísceras huecas** se producen tanto con traumatismos cerrados como con traumatismos penetrantes, y existe una importante asociación con otras lesiones. El **intestino delgado** es la víscera que se lesiona con más frecuencia en los traumatismos penetrantes. Los cinturones de seguridad, cuando no están colocados adecuadamente sobre las alas ilíacas, pueden causar rotura del intestino delgado o el colon. La presencia de aire libre obliga a realizar una exploración quirúrgica. El líquido libre que se observa en la TC suele ser sangre, y no contenido intestinal. Sin embargo, la presencia de líquido libre sin lesión de órganos sólidos debe hacer sospechar al médico y, en estas situaciones, es esencial realizar exploraciones abdominales seriadas con una evaluación rigurosa de las constantes vitales, la gasometría arterial y el hemograma completo del paciente. Del mismo modo, las lesiones penetrantes, especialmente las producidas por mecanismos de escasa energía, como las heridas por arma blanca, se controlan con más frecuencia de un modo no quirúrgico. El método expectante exige una gran vigilancia por parte del médico, por si aparecen alteraciones en la exploración física o en las pruebas analíticas. Una lesión intestinal pasada por alto suele manifestarse al cabo de 12 h a18 h.

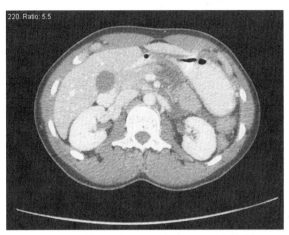

**FIGURA 9-5.** Lesión pancreática. Tomografía computarizada transversal del abdomen que demuestra una transección completa del páncreas inmediatamente lateral a los vasos mesentéricos superiores. Se trata de la clásica localización de esta lesión tras un traumatismo cerrado.

**F.** Las **lesiones urológicas** se producen tanto con traumatismos penetrantes como con traumatismos cerrados, y es útil considerar si están afectados los órganos superiores (uréteres y riñones) o los inferiores (vejiga y uretra).

1. **Evaluación.** La **hematuria** macroscópica y la hematuria microscópica persistente necesitan un estudio mediante TC, que puede desvelar la presencia de una lesión renal o una lesión vesical con signos de extravasación. Si no se observa nada, la cistografía es más sensible que la TC para detectar lesiones vesicales, y una uretrografía retrógrada puede demostrar la presencia de una lesión uretral.

2. Las **lesiones renales** suelen tratarse de forma expectante, salvo que el paciente se encuentre hemodinámicamente inestable. Los urinomas posteriores que pueden producirse suelen tratarse por vía percutánea.

3. Las **lesiones ureterales** son poco frecuentes en los traumatismos cerrados, y suelen observarse en el momento de la exploración por traumatismos penetrantes.

4. Las **roturas vesicales** se dividen en lesiones intraperitoneales y extraperitoneales. El mecanismo de la lesión es una laceración directa de la vejiga típicamente adyacente a la sínfisis del pubis o una rotura relacionada con un aumento repentino de la presión intraabdominal con la vejiga llena. Las lesiones intraperitoneales necesitan reparación quirúrgica, mientras que en las lesiones extraperitoneales deberá utilizarse el sondaje vesical y el drenaje.

5. Las **lesiones uretrales** suelen deberse a fracturas pélvicas o a lesiones producidas en una postura a horcajadas. La uretra del hombre tiene mayor longitud, por lo que es más propensa a la lesión. Ésta suele producirse con mayor frecuencia en el punto de unión de la uretra prostática y la uretra membranosa. La presencia de lesiones uretrales puede sospecharse en la exploración clínica, ante signos como la presencia de sangre en el meato uretral, hematoma perineal o escrotal, y una próstata alta. Estos signos obligan a realizar una uretrografía retrógrada antes de colocar una sonda urinaria. El tratamiento inicial es el sondaje prolongado.

**G.** Las **fracturas pélvicas** suelen asociarse a otros traumatismos importantes, especialmente lesiones cerebrales. Es frecuente la hemorragia abundante, que necesitará una reposición agresiva con una vía intravenosa múltiple de gran calibre y la activación del protocolo de transfusión masiva. **Las lesiones pélvicas se clasifican,** según el mecanismo de la lesión, en: compresión anteroposterior, compresión lateral y por cizalla. Las lesiones anteroposteriores y por cizalla graves son las que producen la mayor lesión al aumentar el volumen de la pelvis y romper el extenso plexo de venas retroperitoneales. El tratamiento inicial consiste en disminuir el volumen mediante la fijación interna o externa de la pelvis, que puede realizarse con un vendaje o faja abdominal, fijación externa o placas internas. Otras opciones terapéuticas son la embolización angiográfica y el empaquetamiento preperitoneal.

**H.** Las **lesiones de las extremidades** suelen afectar a los huesos, músculos, nervios y vasos sanguíneos.

1. Los huesos necesitan estabilización mediante férulas, seguido de fijación externa y, finalmente, fijación interna. En las fracturas abiertas, es necesaria la intervención quirúrgica urgente con irrigación, desbridamiento y vendaje. Las fracturas de los huesos largos pueden causar grandes pérdidas de sangre, incluso cuando las fracturas son cerradas. Una fractura de fémur puede causar la pérdida de 1 l de sangre en el muslo. Además, las fracturas de los huesos largos pueden producir un **síndrome de embolia grasa (SEG),** ya sea directamente relacionado con la fractura o tras la manipulación del hueso durante la reparación. Se cree que el SEG se debe al depósito de glóbulos de grasa en el sistema venoso a partir de la médula ósea. Los glóbulos se depositan en la circulación pulmonar y cerebral, provocando una respuesta inflamatoria. La inflamación causa taquicardia, que empeora por la hipoxia debida a un aumento del desequilibrio entre la ventilación y la perfusión. Con una exploración meticulosa, puede demostrarse la presencia de hemorragias petequiales en la parte superior del cuerpo, así como hemorragias subconjuntivales y retinianas. Entre los síntomas neurológicos, destacan el estado confusional, las convulsiones o la alteración del nivel de consciencia con empeoramiento de las puntuaciones de la Escala del coma de Glasgow.

2. Tan pronto como la situación clínica lo permita, deberá completarse una exploración neurológica minuciosa para tratar de detectar lesiones neurológicas ocultas. En la tabla 9-3 se muestra una lista de las fracturas y las lesiones nerviosas que suelen observarse con la fractura.

3. Cualquier sospecha de afectación vascular debe comprobarse mediante la determinación del índice tobillo-braquial (ITB) o el índice braquiobraquial (IBB). Un resultado inferior a 0,9 en el primero o un IBB inferior a 1 debe llevar a la evaluación angiográfica de los vasos sanguíneos de la extremidad en cuestión.

4. Las lesiones de los tejidos blandos pueden conllevar una morbilidad elevada en relación con la pérdida prolongada de la función, así como en la aparición de efectos sistémicos inmediatos importantes.

   **a.** La **lesión por aplastamiento** es la forma más grave de lesión de los tejidos blandos. Puede manifestarse como un síndrome de aplastamiento con lesión de la membrana celular y liberación de contenidos intracelulares, causante de hipotensión sistémica, shock circulatorio, inflamación muscular e insuficiencia renal mioglobinúrica aguda. La insuficiencia renal es secundaria al shock y a la precipitación de mioglobina, urato y fosfato en los túbulos contorneados distales, y forma cilindros tubulares.

   **b.** En la **evaluación** de los pacientes con una lesión por aplastamiento, se incluye el control de los **niveles séricos de CK.** Se ha demostrado que el nivel máximo de CK se relaciona con la aparición de insuficiencia renal, siendo los pacientes con niveles de CK superiores a 75 000 los que presentan un mayor riesgo.

   **c. Tratamiento.** Tras la evaluación del traumatismo inicial, deberá colocarse una sonda urinaria a los pacientes con lesión por aplastamiento para poder determinar la diuresis horaria. Para evitar la aparición de insuficiencia renal, debe mantenerse la diuresis (> 0,5 [ml/kg]/h) y considerarse la alcalini-

| **TABLA 9-3** | Fracturas habituales y lesiones nerviosas asociadas |
|---|---|
| Fractura del cuello del húmero | Nervio axilar |
| Fractura proximal del húmero | Nervio radial |
| Fractura o luxación del codo | Nervio cubital |
| Fractura proximal de la tibia | Nervio peroneo |

zación de la orina, con 2-3 ampollas de bicarbonato por litro de líquidos intravenosos, y el control del pH.

### III. Consideraciones especiales

#### A. Síndrome del compartimento abdominal (SCA)

**1.** Aunque suele relacionarse con la laparotomía de control de la lesión, el SCA no se asocia únicamente a los traumatismos. Puede observarse en pacientes con rotura de aneurismas abdominales, pancreatitis, neoplasias, ascitis masiva, trasplante hepático, hemorragia retroperitoneal, neumoperitoneo, reanimación masiva con líquidos o quemaduras del perímetro abdominal. El SCA se define como la elevación de la presión intraabdominal (PIA) asociada a disfunción orgánica. La PIA normal es igual a la presión atmosférica. No se ha establecido a qué nivel la PIA causa SCA, aunque una presión por encima de 15 mm Hg se asocia a cambios fisiológicos, y es probable que la congestión vascular se produzca con presiones en torno a 25 mm Hg.

**2. Fisiopatología.** El SCA produce muchas alteraciones en la fisiología normal.

**a.** El **gasto cardíaco** disminuye a causa de la disminución del retorno venoso desde la vena cava inferior (VCI). La presión intratorácica extracardíaca también aumenta y altera el llenado diastólico ventricular, disminuyendo más el volumen sistólico y el gasto cardíaco. La presión venosa central y la presión de enclavamiento de la arteria pulmonar están elevadas. En las pruebas de imagen cardíacas se observará un ventrículo izquierdo pequeño pero hiperdinámico.

**b. Pulmonar.** Los pulmones se comprimen por la elevación del diafragma, lo que causa una reducción de los volúmenes pulmonares, atelectasias e hipoxemia. La distensibilidad pulmonar disminuye, y aumentan las presiones en las vías respiratorias.

**c.** La perfusión **renal** y la filtración glomerular disminuyen progresivamente a medida que aumenta la PIA. Se produce una disminución de la diuresis con oliguria con una PIA de 15 mm Hg a 20 mm Hg, y aparece anuria cuando la PIA supera los 30 mm Hg. Esto se produce a causa de la disminución del gasto cardíaco y la compresión directa del parénquima renal. Los niveles elevados de renina, hormona antidiurética y aldosterona contribuyen también a la escasa diuresis.

**d.** La **perfusión de todas las vísceras abdominales** se ve comprometida, lo que puede causar alteraciones en la función de barrera de la mucosa intestinal, translocación bacteriana y, finalmente, isquemia intestinal.

**3. Evaluación.** La presión intraabdominal puede medirse de forma indirecta a través de una sonda urinaria permanente. El método más fácil es instilar 50 ml a 100 ml de solución salina (suero fisiológico) estéril en la vejiga conectada a un conector en T. A continuación, se pinza la sonda, y puede medirse la presión intravesical con un manómetro o un transductor de presión conectado al otro brazo del conector en T. Se utiliza la sínfisis del pubis como punto de referencia cero.

**4. Tratamiento.** El tratamiento inicial consiste en la parálisis farmacológica, que relaja la musculatura de la pared abdominal y suele bastar para disminuir la presión. El siguiente paso es la reducción del volumen intraabdominal mediante la retirada de la sangre peritoneal, cuerpos extraños como almohadillas de laparotomía, líquido o un tumor. Habitualmente, se deja el abdomen abierto con un vendaje estéril con una bolsa de vacío o silastic. El tratamiento debe instaurarse de forma urgente. La disminución de la presión elevada debe producir una mejoría casi inmediata de los parámetros cardiopulmonares. Las alteraciones renales y viscerales mejorarán siempre que no se haya producido una lesión isquémica irreversible.

**B.** El **síndrome compartimental de las extremidades** se debe a un aumento de la presión intracompartimental, con obstrucción del flujo venoso y los lechos capilares en la extremidad. Se produce por una lesión por aplastamiento, una lesión vascular con posterior isquemia y reperfusión de la extremidad, o de forma secundaria a una reanimación masiva tras otra lesión.

1. **Signos y síntomas.** El síndrome compartimental se caracteriza por la presencia de **dolor** (desproporcionado para la lesión) y **parestesias.** En la exploración, uno o todos los compartimentos **están inflamados y existe pérdida sensitiva y dolor con los movimientos pasivos del músculo.** La pérdida de pulso es un signo tardío. Lamentablemente, la mayoría de los signos y síntomas no pueden evaluarse fácilmente en el paciente de la UCI sedado, por lo que es necesario que el médico sospeche la presencia de tal síndrome. Cualquier duda sobre la posibilidad de una elevación de la presión compartimental deberá conducir a la medición inmediata con algún tipo de manometría. La presión normal se sitúa entre 0 mm Hg y 8 mm Hg en el músculo en reposo. No existe acuerdo sobre la presión crítica para diagnosticar un síndrome compartimental. Una presión constante superior a 25 mm Hg o una diferencia entre la presión diastólica y la PIC de menos de 30 mm Hg conduce característicamente a la intervención quirúrgica. Hay que señalar que la sensibilidad de la exploración clínica es considerablemente escasa.

2. **Tratamiento.** El tratamiento primario consiste en la descompresión con fasciotomías de todos los compartimentos de la extremidad afectada. Normalmente, se deja que las heridas de fasciotomía cicatricen por segunda intención, o bien se demora la sutura cutánea hasta varios días después de la descompresión.

**C. Cirugía de control de la lesión**

1. **Introducción.** Durante los últimos 15-20 años, se ha abandonado la intervención quirúrgica inicial definitiva con reparación de todas las lesiones en favor de la cirugía de control de la lesión. El objetivo de una intervención de este tipo es **controlar la hemorragia y la contaminación intestinal.** Acto seguido, el paciente se reanima en la UCI para restablecer la reserva fisiológica y evitar la aparición de hipotermia, coagulopatía y acidosis metabólica. Posteriormente, se regresa con el paciente al quirófano, a veces en varias ocasiones, para el tratamiento adicional. El equipo de cuidados intensivos debe estar preparado para tratar las consecuencias de una hemorragia masiva y la contaminación peritoneal, con el fin de permitir la reparación definitiva de las lesiones lo antes posible.

2. **Hipotermia.** Los estudios han demostrado que en los pacientes de traumatología con temperaturas centrales inferiores a 32 °C la mortalidad es del 100 %. La hipotermia tiene un efecto inhibidor tanto sobre la cascada de la coagulación como sobre la función plaquetaria, efecto que está infravalorado por las pruebas analíticas habituales, porque la mayoría de los laboratorios calientan de nuevo el plasma hasta 37 °C antes de determinar los tiempos de coagulación. Las técnicas externas de recalentamiento, como las mantas o el aire templado por convección, pueden ayudar a reducir la pérdida de calor, pero no son muy eficaces para transferir éste de nuevo al paciente. El lavado pleural o peritoneal con líquido templado puede producir una transferencia térmica importante, pero se necesitan grandes cantidades de líquido. Es vital la administración de líquidos intravenosos templados y, sobre todo, de hemoderivados que se recalientan, ya que se conservan a 4 °C. Los métodos más rápidos disponibles son la derivación cardiopulmonar y el recalentamiento arteriovenoso continuo.

3. **Coagulopatía.** Los pacientes de traumatología pueden sufrir una disminución de los factores de coagulación que producirá una coagulopatía de consumo y la activación de la fibrinólisis. El shock puede causar por sí mismo una trombocitopenia dilucional que es independiente de la pérdida de sangre. El tratamiento debe empezarse con transfusiones de plasma fresco congelado, factores de coagulación y plaquetas. El inicio precoz de los **protocolos de transfusión masiva** (v. cap. 35) ofrece la mejor oportunidad para evitar la coagulopatía. Se desconocen las proporciones de eritrocitos con respecto al plasma o a las plaquetas, pero parece que la administración precoz de 1 U de plasma para 2 U de sangre y 10 de plaquetas por cada 10 U de producto administrado mejora la coagulopatía y reduce la mortalidad. Es importante que el tratamiento se inicie pronto y de forma agresiva, lo que a menudo significa que se inician los protocolos de transfusión masiva antes de recibir los valores analíticos.

4. **Acidosis.** El shock hipovolémico puede causar hipoperfusión tisular y acidosis metabólica. Esto puede producir, a su vez, un descenso del gasto cardíaco, hipotensión y arritmias, lo que empeora más el estado de shock. La incapacidad de reanimar a tiempo al paciente y corregir la acidosis da lugar a una mayor incidencia de insuficiencia orgánica multisistémica y muerte.

D. **Consideraciones sobre la reanimación**

1. **Hipotensión optativa.** Hay datos que señalan que la hipotensión es una respuesta adaptativa para disminuir la hemorragia y permitir la formación del coágulo. Por lo tanto, en el paciente sin lesiones craneoencefálicas, muchos médicos recomiendan la reanimación hasta una presión sistólica de 70 mm Hg a 80 mm Hg hasta controlar la hemorragia.

2. **Albúmina y cristaloides.** No se dispone de datos que indiquen de un modo definitivo la superioridad de la albúmina frente a los cristaloides para la reanimación de los pacientes de traumatología. Sin embargo, sí hay indicios para **desaconsejar el uso de la albúmina en el paciente con traumatismo craneal.**

3. **Solución de lactato sódico compuesta (de Ringer) o solución salina.** En los pacientes con lesiones craneoencefálicas cerradas, la solución salina es el líquido de elección para ayudar a mantener las concentraciones plasmáticas de sodio. Por lo demás, **se prefiere la solución de lactato sódico compuesta** porque la solución salina tiende a contribuir a la acidosis metabólica hiperclorémica. No obstante, cada vez es más numerosa la bibliografía que sugiere que todos los líquidos cristaloides tienen efectos secundarios y que deben utilizarse con precaución y en pequeñas dosis. Y lo que es más importante: la reposición agresiva de líquidos puede empeorar la hemorragia, lo que hace que el control precoz de ésta sea incluso más importante.

4. **Consideraciones sobre la colocación de vías.** Existen algunas consideraciones adicionales para la colocación de vías intravenosas en los pacientes de traumatología. Las vías colocadas de forma urgente deben cambiarse a las 24 h, si no se mantuvieron precauciones de esterilidad completa. La colocación en la subclavia presenta un menor índice de infección que la localización femoral o yugular interna, y su uso es preferente. Hay que procurar evitar la colocación de cánulas intravenosas en extremidades lesionadas y no administrar líquidos en puntos distales con respecto a un vaso ligado o reparado. Igualmente, hay que tratar de evitar la introducción de un catéter a través de un vaso reparado.

IV. **Procedimientos**

A. La **traqueostomía percutánea** suele realizarse bajo guía broncoscópica. Se anestesia el tejido situado sobre la tráquea y se realiza una incisión vertical. Se expanden los tejidos y se utiliza la técnica de Seldinger para dilatar un orificio traqueal y, finalmente, introducir un tubo de traqueostomía. Se ha demostrado que la técnica es tan segura como una traqueostomía abierta. El trayecto está preparado al quinto día, y entonces puede cambiarse el tubo o reducirse de tamaño. No existe acuerdo sobre el momento óptimo para la realización de la traqueostomía en los pacientes de traumatología. Algunos datos indican que si se realiza en la primera semana reduce la incidencia de neumonía y la duración de la ventilación. Sin embargo, no se han detectado diferencias en lo que respecta a la supervivencia.

**B.** La **gastrostomía endoscópica percutánea** puede completarse bajo guía ecográfica o con visualización directa a través de un gastroscopio. Las complicaciones son la infección, a menudo a nivel cutáneo, la lesión intraabdominal o el desplazamiento del tubo.

**V. Profilaxis de la trombosis venosa profunda (TVP)** (v. también cap. 13). Los pacientes de traumatología tienen un mayor riesgo de sufrir TVP debido a la inmovilidad, la alteración de la función vascular a causa de la lesión y la inflamación, y la disminución del flujo sanguíneo. En la cirugía ortopédica programada, se ha demostrado que la **heparina de bajo peso molecular** es superior a la heparina no fraccionada para prevenir la TVP. Sin embargo, los estudios realizados con pacientes de traumatología han proporcionado resultados mixtos. Se utilizan ampliamente los **dispositivos de compresión secuencial,** aunque se carece de datos que demuestren su eficacia. Las actuales directrices de la EAST sugieren el uso de la **heparina de bajo peso molecular** considerando los dispositivos de compresión tan sólo como un complemento. En la mayoría de los casos, la heparina de bajo peso molecular debe iniciarse lo antes posible, preferiblemente en las primeras 24 h del ingreso. También existe polémica sobre la colocación de **filtros en la VCI.** Aunque se carece de datos de clase I que demuestren el beneficio prolongado en la prevención de embolia pulmonar o la mortalidad, ha llegado a ser un procedimiento habitual en la población de traumatología, con la acumulación de datos de clase II y III. Los filtros en la VCI deben colocarse en pacientes que presentan nuevos émbolos o en los que se propaga un trombo antiguo mientras están recibiendo tratamiento anticoagulante, así como en pacientes con émbolos o trombos proximales en los que la anticoagulación está contraindicada. No existe acuerdo sobre el uso de filtros profilácticos en los pacientes con riesgo elevado, pero que no son candidatos a la anticoagulación.

**VI. Shock en el paciente de traumatología**

**A. Hipovolémico.** Los orígenes de las hemorragias son las hemorragias externas, intratorácicas, intraperitoneales o retroperitoneales, así como la hemorragia en las extremidades en las fracturas de huesos largos. Además, las lesiones por cizalla de los tejidos blandos pueden crear grandes espacios, que pueden llenarse con volúmenes masivos de sangre. El tratamiento consiste en establecer múltiples vías de acceso intravenoso de gran calibre e iniciar protocolos de transfusión masiva. Los hemoderivados deben calentarse y administrarse en las proporciones descritas anteriormente (sección III.C.3). Como medida más importante, debe localizarse el origen de la hemorragia.

**B. Obstructivo.** El taponamiento pericárdico con una lesión cardíaca o neumotórax a tensión con rotación cardíaca y bloqueo del retorno venoso puede causar hipotensión y shock.

**C. Cardiógeno.** El shock puede deberse al fallo de la bomba cardíaca relacionado con la lesión miocárdica directa o la lesión de las arterias coronarias. El tratamiento suele ser sintomático. En raras ocasiones existe una lesión cardíaca que tratar.

**D. Distributivo.** La lesión de la médula espinal puede causar la pérdida de tono vascular con posterior incapacidad para mantener la presión arterial y la perfusión. Esto se debe con mayor frecuencia a una lesión cervical, por encima del nivel de C5, pero puede producirse incluso con lesiones torácicas hasta un nivel de T4. El tratamiento consiste en aumentar el volumen circulante mediante reanimación y, a continuación, utilizar vasopresores para mejorar la perfusión orgánica.

## Bibliografía recomendada

Alam HB, Rhee P. New developments in fluid resuscitation. *Surg Clin North Am* 2007; 87(1):55–72.

Cameron JL. *Current surgical therapy*. 9th ed. St. Louis: Mosby, 2008.

Demetriades D, Velmahos GC, Scalea TM, et al; American Association for the Surgery of Trauma Thoracic Aortic Injury Study Group. Operative repair or endovascular stent graft in blunt traumatic thoracic aortic injuries: results of an American Association for the Surgery of Trauma Multicenter Study. *J Trauma* 2008;64(3):561–570.

Eastern Association for the Surgery of Trauma (2009). Trauma practice guidelines. Chicago, IL. http://www.east.org/Portal/Default.aspx?tabid=57.

Feliciano D, Mattox K, Moore E. *Trauma*. 6th ed. New York: McGraw-Hill, 2007.

Hoffman JR, Mower WR, Wolfson AB, et al. Validity of a set of clinical criteria to rule out injury to the cervical spine in patients with blunt trauma. *N Engl J Med* 2000;343:94–99.

Lee JC, Peitzman AB. Damage-control laparotomy. *Curr Opin Crit Care* 2006;12:346–350.

MacKenzie EJ, Rivara FP, Jurkovich GJ, et al. A national evaluation of the effect of trauma-center care on mortality. *N Engl J Med* 2006;354:366–378.

Maerz L, Kaplan LJ. Abdominal compartment syndrome. *Crit Care Med* 2008; 36(suppl): S212–S215.

Neschis DG, Scalea TM, Flinn WR, Griffith BP. Blunt aortic injury. *N Engl J Med* 2008; 359:1708–1716.

Velmahos GC, Alam HB. Advances in surgical critical care. *Curr Probl Surg* 2008;45(7):453–516.

Wilson WC, Grande CM, Hoyt DB. *Trauma*. New York: Informa Healthcare, 2007.

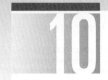

# Cuidados intensivos del paciente neurológico

*Kevin Sheth y Lee Schwamm*

**I.** El objetivo de los cuidados intensivos neurológicos es la **protección neurológica**.

   **A.** Los **síntomas iniciales habituales** que necesitan una intervención neurológica en el ámbito de los cuidados intensivos son la debilidad, la alteración de la función cognitiva, la disminución del estado de consciencia con o sin afectación de los reflejos de las vías respiratorias, la presencia de crisis convulsivas no controladas y la insuficiencia de los músculos respiratorios.

   **B.** Los **diagnósticos** que probablemente producen estos síntomas son: hemorragia subaracnoidea, subdural o intracerebral; ictus isquémico; tumor cerebral, meningoencefalitis infecciosa o inflamatoria; lesión traumática encefálica o de la médula espinal; estado epiléptico; encefalopatía toxicometabólica; esclerosis lateral amiotrófica; miastenia grave y miopatías agudas, y polineuropatías.

   **C.** Debido a que la isquemia y la hipoxemia cerebrales son los mecanismos más habituales de lesión cerebral secundaria, es necesario comprender la regulación del **flujo sanguíneo cerebral (FSC)**. Hay que estar familiarizado con la exploración neurológica del paciente para reconocer pronto la lesión cerebral secundaria, así como para la posterior evaluación de la eficacia de las intervenciones terapéuticas.

   **D.** Tres aspectos distinguen el control hemodinámico en cuidados intensivos neurológicos del control en otros pacientes en estado grave:

   **1.** La evaluación de la perfusión de los órganos periféricos es a veces más difícil de determinar.

   **2.** Debido a la falta de reservas energéticas locales, el intervalo hasta el fallo orgánico en situaciones adversas es más rápido.

   **3.** A diferencia de la mayoría del resto de los órganos, incluso la lesión de regiones encefálicas pequeñas puede tener consecuencias devastadoras.

**II. Hemodinámica intracraneal**

   **A. Distensibilidad intracraneal.** El cráneo es una caja rígida que está llena de parénquima encefálico no compresible. Cuando el volumen en el interior del cráneo aumenta, sale líquido cefalorraquídeo (LCR) al espacio subaracnoideo extracraneal y se produce un rápido ascenso de la **presión intracraneal** (**PIC;** fig. 10-1). La **PIC** suele ser menor de 10 mm Hg, tolerándose bien las elevaciones transitorias de hasta 30 mm Hg. Cuando la PIC se eleva por encima de 20 mm Hg (o la **presión de perfusión cerebral [PPC]** desciende por debajo de 60 mm Hg), el FSC puede no ser adecuado. Además, la anatomía de varias bóvedas craneales y reflexiones durales puede permitir la compartimentalización de las presiones. Pueden existir gradientes de presión entre compartimentos y causar una herniación clínica incluso aunque la PIC medida o global no sea significativamente elevada.

   **B. Aparatos para el control de la presión intracraneal y posibles complicaciones**

   **1.** El dispositivo más habitual es un **drenaje ventricular externo (DVE)** en el que se conecta un catéter ventricular a un transductor. El sistema presenta una columna externa de líquido y es análogo a los que se utilizan para el control de la presión arterial y la presión venosa central (PVC). El riesgo de complicaciones es máximo con este dispositivo (especialmente de hemorragia intracraneal con la inserción) y la infección aumenta a medida que se prolonga la presencia del DVE. La principal ventaja es que permite el drenaje del LCR y que puede ca-

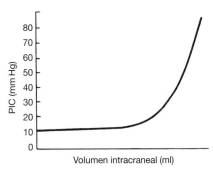

**FIGURA 10-1.**   Curva de distensibilidad intracraneal. En el intervalo de valores normales de PIC, los aumentos del volumen intracraneal producen cambios mínimos en la PIC inicialmente. Sin embargo, pequeños aumentos adicionales del volumen intracraneal en el «codo» de la curva pueden producir un aumento brusco de la PIC. PIC, presión intracraneal.

librarse nuevamente según las necesidades. También es menos probable que se produzcan lecturas falsas.

2. Menos invasivos son los **catéteres intraparenquimatosos de fibra óptica** con transductor en la punta, que pueden colocarse a través de una minicraneotomía. Estos dispositivos han sustituido esencialmente al anterior tornillo subaracnoideo conocido habitualmente como «perno de PIC» que realizaba la transducción de la presión a través de un diafragma que estaba directamente en contacto con el líquido subaracnoideo. El dispositivo de fibra óptica moderno se coloca varios milímetros en el interior de la corteza cerebral, pero no puede volver a calibrarse una vez que se ha colocado. Se necesitan monitores de transducción de señal especiales, que pueden no ser compatibles con los sistemas de control disponibles si los pacientes se trasladan de un centro a otro. Los transductores externos necesitan calibrarse de forma periódica para seguir siendo precisos; es lo que a veces se denomina «puesta a cero», debido a la tarea de calibrar a cero a nivel del agujero de Monro. Está indicado el tratamiento antibiótico, y es esencial el control para evitar coagulopatías.

C. El **FSC** equivale a la presión de perfusión cerebral (PPC) dividida por la resistencia cerebrovascular (RCV), según la ley de Ohm. La PPC es la diferencia entre la presión arterial intracerebral media (difícil de medir) y la PIC media (fácil de medir). La RVC (difícil de medir) es la capacidad que tienen las arteriolas precapilares de dilatarse y contraerse en respuesta a los cambios de presión o a factores metabólicos. Como el FSC es difícil de medir de forma directa y se mantiene relativamente constante con una presión arterial media (PAM) entre 50 mm Hg y 150 mm Hg en las personas jóvenes y sanas, es probable que una PPC de 60 mm Hg a 90 mm Hg proporcione un FSC adecuado (fig. 10-2).

D. La **autorregulación del FSC suele estar afectada** en los pacientes con una lesión cerebral aguda. En este contexto, las reducciones de la PPC por debajo de 60 mm Hg pueden disminuir el FSC y causar isquemia cerebral. Los aumentos de la PPC por encima de 80 mm Hg pueden incrementar el FSC y causar edema vasógeno y aumento de la PIC. Por lo tanto, un objetivo óptimo de PPC debe incluir tanto un valor máximo como uno mínimo.

E. **Aporte de oxígeno a los tejidos.** Dado que el metabolismo energético cerebral depende del aporte continuo de oxígeno a los tejidos, el objetivo primario debe ser el aporte óptimo de oxígeno a los tejidos. A lo largo de un amplio intervalo de temperatura y pH, el aporte de oxígeno es proporcional a la saturación de oxígeno, el contenido de hemoglobina y el gasto cardíaco. El gasto cardíaco puede verse afectado por la hipovolemia, la sepsis, y la alteración de la contractilidad mio-

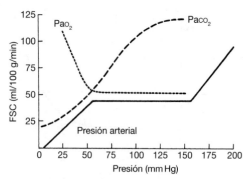

**FIGURA 10-2.** La autorregulación mantiene un nivel constante de FSC durante un amplio intervalo de presión arterial media en la arteria carótida. Independientemente de este efecto, el FSC aumenta con la hipercapnia (Paco$_2$) y la hipoxemia (Pao$_2$); la hipocapnia disminuye el FSC. FSC, flujo sanguíneo cerebral.

cárdica o una arritmia cardíaca como una complicación de la lesión encefálica o de la médula espinal.

**F. Extracción de oxígeno.** La gran necesidad energética del encéfalo requiere un sistema de aporte de oxígeno que pueda tolerar aumentos repentinos de la demanda (p. ej., convulsiones) o descensos del aporte (p. ej., hipotensión e hipoxemia). A diferencia de otros órganos, existe un sistema de «reserva de oxígeno» en el que el encéfalo puede variar su extracción de oxígeno desde un punto basal de aproximadamente el 30 % hasta un extremo del 70 % en situaciones de oligohemia (FSC de 20-30 [ml/100 g]/min) o hipoxemia. Tan sólo cuando el FSC disminuye por debajo de 20 (ml/100 g)/min se interrumpen las funciones celulares eléctricas y químicas, y aparecen síntomas de isquemia. Puede demostrarse el aumento de la extracción de oxígeno con muestras de oxígeno marcadas radiactivamente utilizando la tomografía computarizada por emisión de positrones (PET, *positron emission tomography*) o la tomografía computarizada por emisión de fotón único (SPECT, *single photon emission computed tomography*) (algo poco práctico en el tratamiento de los pacientes en situación más grave), o como un descenso de la **saturación de oxígeno en sangre venosa mixta cerebral** a través de una muestra de sangre venosa del bulbo yugular **(Sjvo$_2$).**

**G. Fármacos que influyen en la presión intracraneal**

**1.** Los **vasodilatadores** como la **hidralazina**, el **nitroprusiato sódico**, la **nitroglicerina** y, en menor medida, el **nicardipino** pueden inducir vasodilatación cerebral. En los pacientes con una escasa distensibilidad intracraneal, esto puede aumentar la PIC.

**2.** Los **bloqueantes β-adrenérgicos** como el **labetalol** o el **propranolol** tienen un efecto directo mínimo sobre el FSC o la PIC, y se ajustan fácilmente. Como el labetalol también bloquea el tono α-adrenérgico, puede disminuir la vasoconstricción de grandes vasos mediada por el sistema simpático. Esto estimula mejor los mecanismos endógenos de reducción de la presión arterial y ayuda a evitar la isquemia regional cuando se reduce la presión arterial farmacológicamente.

**3.** Los **barbitúricos** como el **tiopental** y el **pentobarbital**, aunque se administran típicamente para disminuir la PIC, son también potentes antihipertensores, que disminuyen el tono venoso y la contractilidad cardíaca. Este efecto secundario generalmente no deseado puede necesitar el uso de agonistas α-adrenérgicos, β-adrenérgicos, o ambos, como la **fenilefrina** y la **norepinefrina,** para mantener una PPC adecuada.

**4.** Las **catecolaminas** tienen un potencial imprevisible para aumentar el índice metabólico cerebral y el FSC. Es probable que estos efectos sean más pronunciados cuando la presión arterial aumenta por encima de los valores normales y cuando existe una alteración de la barrera hematoencefálica.

5. Las **soluciones hipoosmolares e isoosmolares** como la solución de lactato sódico compuesta (de Ringer) y la solución salina 0,5 normal (suero fisiológico) con glucosa al 5 % pueden empeorar el edema cerebral en el contexto del tratamiento diurético osmótico. Las **soluciones que contienen glucosa** pueden causar hiperglucemia y un empeoramiento neurológico tras la isquemia cerebral.

**H. Otros factores que influyen en la presión intracraneal**

1. La PIC aumenta por muchas de las complicaciones de las **vías de acceso venoso central,** entre ellas el neumotórax, la punción carotídea, la estimulación dolorosa y la posición corporal (p. ej., Trendelenburg, rotación lateral de la cabeza, compresión yugular). Hay que mantener a los pacientes en la posición óptima para el control de la PIC hasta el último momento posible anterior a la punción.

2. Diversos **estímulos nocivos** pueden aumentar la PIC, el FSC y el índice metabólico cerebral, y deben evitarse y tratarse de forma enérgica.

**III. Hemodinámica extracraneal.** El principal objetivo del tratamiento de la presión arterial sistémica viene definido por el tipo de lesión del sistema nervioso central (SNC) o lesión sistémica que existe. Hay que mantener en todo momento una PPC óptima. Dado que la PAM disminuye en la misma magnitud (< 20 %) entre la raíz aórtica y la parte distal de las arterias cerebrales medias o las arterias radiales, la PAM sistémica medida convencionalmente es un sustituto adecuado para la presión arterial intracerebral media.

**A. Disminución de la PPC.** En caso de reducción de la PPC, el principal objetivo debe ser disminuir la PIC, pero puede que sea necesario aumentar farmacológicamente la PAM sistémica mientras se inician estrategias de reducción de la PIC. La primera elección en los pacientes con una contractilidad miocárdica adecuada debe ser un **agonista α-adrenérgico** puro como la **fenilefrina,** porque se tolera bien y causa una vasoconstricción cerebrovascular mínima. Si esto no produce una elevación suficiente de la presión arterial o la contractilidad es insuficiente para mantener el aumento de la resistencia vascular sistémica, se necesitará un apoyo inótropo adicional.

**B. PPC excesiva.** Cuando existen datos de que hay un FSC excesivo por una hipertensión grave o una alteración de la permeabilidad de la barrera hematoencefálica (p. ej., eclampsia, tumor cerebral), debe reducirse la PAM de un modo fiable y muy adaptable. La sola presencia de hipertensión sin FSC excesivo ni disfunción miocárdica no debe tratarse, porque suele reflejar una respuesta homeostática a la isquemia cerebral aguda. Las disminuciones de la presión arterial pueden causar isquemia cerebral en este contexto.

1. Los **antagonistas simpáticos** como el **labetalol** disminuyen los efectos sistémicos de las situaciones con una producción elevada de catecolaminas, con frecuencia asociadas a una lesión del SNC, como hipertensión arterial, taquicardia, irritabilidad cardíaca, lesión vascular pulmonar neurógena y vasoconstricción de grandes vasos.

2. A menudo son necesarios fármacos adicionales, y el **nicardipino** y el **nitroprusiato sódico** proporcionan una respuesta fiable y ajustable. Ambos pueden causar una vasodilatación cerebral importante y, por lo tanto, elevar la PIC.

3. **Se evitará la administración sublingual** de bloqueantes de los canales de calcio de acción corta, que disminuyen la presión de un modo imprevisible sin reducir la estimulación simpática.

**C. Arritmias cardíacas**

1. En grandes ictus y en la hemorragia subaracnoidea, pueden observarse **alteraciones del segmento ST** en el ECG, aunque no predicen futuras afecciones cardiovasculares coincidentes. Las alteraciones electrocardiográficas pueden ser difusas o limitarse a un territorio cardiovascular. Hay que descartar siempre la isquemia miocárdica.

2. La **estimulación simpática** asociada a la lesión cerebral puede provocar arritmias ventriculares en pacientes con enfermedad coronaria, y el **síndrome de Guillain-Barré** puede causar una cardioneuropatía autónoma o vegetativa.

3. La **lesión de la médula cervical** puede causar denervación cardíaca simpática y tono vagal sin oposición, causantes de bradiarritmias.

## IV. Vía respiratoria y ventilación

A. **Indicaciones para la intubación endotraqueal.** En el paciente con lesión encefálica se produce con frecuencia una alteración de los reflejos de las vías respiratorias que predispone a la aspiración y a las dificultades para eliminar las secreciones. Puede observarse una **insuficiencia respiratoria neuromuscular** en la esclerosis lateral amiotrófica, la miastenia grave, la polineuropatía desmielinizante inflamatoria aguda y en la miopatía o la polineuropatía en cuidados intensivos. La **apnea transitoria** en el contexto de una convulsión generalizada que se resuelve de forma espontánea no es una indicación para la intubación ni para la ventilación asistida.

B. Entre las **complicaciones de la intubación endotraqueal** (v. también cap. 4), se encuentran la hipotensión, la disminución del FSC y el aumento paradójico de la PIC debido a un aumento de las presiones transtorácicas. Cuando se realiza la intubación de un paciente con hemorragia o hipertensión intracraneal, debe contarse con la presencia de un anestesista con experiencia.

C. **Puntos a tener en cuenta en la extubación.** Al retirar la intubación a un paciente con una afección neurológica, la máxima preocupación es evitar la aspiración y proteger las vías respiratorias. Tras confirmar que existe fuga del manguito, que la oxigenación y la ventilación son suficientes para mantener la función respiratoria independiente, el médico deberá evaluar también la capacidad del paciente para proteger de forma adecuada sus vías respiratorias. Lo ideal es: que exista reflejo tusígeno y nauseoso, que la succión faríngea para mantener limpias las vías respiratorias sea con una frecuencia inferior a la horaria y que no se aumente. Se pedirá al paciente que saque la lengua, se la pase por los labios, frunza los labios y tosa intencionadamente. Aunque no es necesario que el paciente no presente una afección neurológica para realizar con éxito la extubación, un control oral deficiente puede dar lugar a un fallo rápido de ésta. Además, dado que los pacientes con edema cerebral importante o alteración de la autorregulación pueden tolerar mal la hipercapnia, el paciente deberá ser capaz de mantener la normocapnia sin ayuda ventilatoria, y deberá haberse superado el período de máxima tumefacción cerebral prevista.

D. La **hipercapnia optativa** (v. cap. 20) suele estar contraindicada en los pacientes con hipertensión intracraneal o lesiones de la barrera hematoencefálica, porque puede causar elevaciones inaceptables de la PIC.

E. La **hiperventilación espontánea o inducida** causa vasoconstricción cerebral aguda en un cerebro en el que se mantiene la reactividad al $CO_2$. Esto disminuye el **volumen sanguíneo cerebral (VSC)** y, por lo tanto, la PIC. Si se conserva la autorregulación de la presión, el aumento de la presión de perfusión cerebral puede restablecer el FSC adecuado.

1. El **cerebro equilibra rápidamente** los cambios de la $Pco_2$. En la mayoría de los pacientes, se alcanza una nueva situación estable en 3 h a 4 h, gracias tanto al sistema amortiguador de la anhidrasa carbónica como a un sistema amortiguador distinto del bicarbonato.

2. **Con una hipocapnia excesiva** la vasoconstricción excesiva puede producir isquemia cerebral regional o generalizada.

3. Un **retorno rápido a la $Pco_2$ basal** puede causar vasodilatación cerebral, causante de un aumento del VSC y de un aumento adicional nocivo de la PIC. Por lo tanto, deberá recurrirse a la hiperventilación como medida temporal hasta poder iniciar medidas más eficaces y duraderas.

4. La **falta de respuesta a la hiperventilación** es un signo de mal pronóstico.

**F. Edema pulmonar neurógeno.** Minutos u horas después de una lesión del SNC, puede producirse un aumento de líquido alveolar e intersticial pulmonar. Esta entidad puede ser difícil de distinguir —desde el punto de vista clínico— de la aspiración, aunque habitualmente no se observa fiebre ni presencia de infiltrados focales. El líquido alveolar suele ser un trasudado, lo que está a favor de que el mecanismo responsable sea una alteración de la presión hidrostática intersticial. Hay quien opina que una descarga simpática masiva en el momento de producirse la lesión aguda del SNC puede causar elevaciones espectaculares de la presión en la arteria pulmonar y conducir a la fractura capilar, con el consiguiente edema pulmonar incluso aunque las presiones ya no estén elevadas en el último momento de la medición; sin embargo, no se conoce por completo el mecanismo fisiopatológico exacto. Se necesita tratamiento sintomático y fluidoterapia rigurosa.

## V. Homeostasis hidrosalina

**A.** El objetivo de la reposición con líquidos en el paciente con lesión encefálica es mantener la **euvolemia hiperosmolar,** algo que se consigue con el uso de diuréticos osmóticos (p. ej., **manitol**) y soluciones hiperosmolares (p. ej., **solución salina hipertónica**). Es importante señalar que la distinción entre la solución de NaCl al 23,4 % como diurético osmótico en lugar de la reposición con un líquido hiperosmolar intravenoso se debe a la acción predominantemente diurética de la primera cuando se administra en bolo. La lesión cerebral puede alterar el balance de sodio de diferentes modos, a veces simultáneamente. Los desplazamientos rápidos de sodio plasmático subagudo pueden causar desmielinización o empeorar el edema cerebral.

**1. Hiponatriemia**

   **a.** La lesión cerebral puede causar la liberación de **factores natriuréticos,** lo que conlleva una importante **pérdida de sal,** que puede necesitar una reposición de hasta 200 ml/h de solución salina normal o el uso de una infusión continua de solución al 3 %, además de fludrocortisona (0,1-0,3 mg v.o., una o dos veces al día). Esto suele observarse fundamentalmente en el vasoespasmo que se produce tras la hemorragia subaracnoidea.

   **b. El síndrome de liberación inadecuada de hormona antidiurética (SIADH)** debe tratarse de forma enérgica con solución salina normal o hipertónica (3 %) y con diuréticos del asa cuando la reposición del volumen intravascular es esencial y está contraindicada la restricción de líquidos.

   **c.** La **administración de dosis elevadas de diuréticos osmóticos** (manitol ≥ 50 g i.v. cada 4 h) raras veces puede necesitar la excreción renal de solutos hasta el punto de causar una retención paradójica de agua libre. Se trata fácilmente con pequeñas dosis de un diurético del asa hasta degradar la capacidad de concentración renal.

   **d.** La **disminución del volumen intravascular** sigue siendo la causa más frecuente de hiponatriemia en la UCI de neurología. Es esencial el sondaje vesical, así como el control de la PVC y el sodio plasmático.

**2.** Puede observarse **hipernatriemia debida a diabetes insípida** tras la extirpación de un tumor hipofisario, una lesión cerebral traumática, síndromes de herniación central y, en ocasiones, vasoespasmo tras una hemorragia subaracnoidea. Puede estar indicado el tratamiento con **líquidos hipotónicos** y **vasopresina,** y es necesario controlar cada hora la diuresis y la densidad de la orina.

**B. Equilibrio osmótico**

**1.** La **osmolalidad plasmática** = $(2 \times [Na^+]) + [BUN]/2,8 + [Glucosa]/18$, donde el BUN es el nitrógeno ureico en sangre, y es normalmente de 280 mOsm/kg a 290 mOsm/kg.

**2.** Cuando la osmolalidad plasmática aumenta por encima de los valores normales durante más de 48 h, se generan partículas osmóticas intracelulares (osmoles idiógenos) y se alcanza una nueva situación de estabilidad para restablecer el volumen celular. Cualquier corrección rápida de la osmolalidad plasmática a partir de aquí causará un desplazamiento de agua libre al interior del compartimento intracraneal. Por lo tanto, una vez iniciados los agentes osmóticos con una osmolalidad mantenida, deberán retirarse gradualmente para permitir la excreción de estos osmoles idiógenos. Esto se produce independientemente del agente osmótico.

3. Debe administrarse **manitol** (bolo i.v. de 0,5-1 g/kg cada 4-6 h) para alcanzar la osmolalidad mínima suficiente para producir los efectos deseados, que suelen causar un aumento escalonado del intervalo o hiato osmolar (hiato osmolar = mOsm medidos – mOsm calculados; el valor normal es ≤ 10). El objetivo del tratamiento es continuar hasta que el hiato de osmolalidad sea igual o superior a 15. Un exceso de osmolalidad de 320 mOsm/kg con manitol no produce más beneficios, y suele asociarse a un mayor hiato osmolar e insuficiencia renal aguda.

4. La **solución salina hipertónica** también puede utilizarse para alcanzar una osmolalidad deseada, ya que afecta directamente a los niveles plasmáticos de sodio. Cuando se administran soluciones salinas hipertónicas, debe determinarse con frecuencia el nivel sérico de Na para evitar que la concentración plasmática de éste sufra un cambio rápido. Las soluciones salinas hipertónicas pueden empeorar o contribuir a la aparición de una insuficiencia cardíaca congestiva, y deben utilizarse con precaución en los pacientes en situación de riesgo; puede administrarse **NaCl al 3%** en forma de bolo de 150 ml cada 4 h a 6 h o en forma de una infusión continua de 0,5-1 (ml/kg)/h. Hay quien administra **NaCl al 23,4%** en forma de bolo intravenoso de 30 ml a 60 ml cada 6 h.

5. Aunque los **corticoesteroides** son útiles en el tratamiento del edema vasógeno asociado a tumores cerebrales u otras afecciones que alteran la barrera hematoencefálica, su utilidad en el tratamiento del aumento de la PIC es bastante limitada. En los estudios sobre administración de esteroides en el ictus, la hemorragia intracerebral y la lesión craneoencefálica, no se ha demostrado que estos fármacos tengan efectos positivos.

## VI. Control de la glucosa

A. Los niveles elevados de glucemia tras las lesiones encefálicas y medulares agudas aumentan la acidosis tisular y el edema en el tejido lesionado y alrededor del mismo, y alteran los mecanismos antiinflamatorios endógenos de reparación. Se ha demostrado que la **hiperglucemia** (≥ 200 mg/dl) es un factor predictivo de una evolución desfavorable en los pacientes ingresados en la UCI y en muchas formas de lesión cerebral aguda. La hipoglucemia (< 60 mg/dl) también puede causar déficits neurológicos focales, y los niveles de glucosa deben restablecerse de inmediato con un bolo de **solución glucosada al 50%** junto con 100 mg de **tiamina** intravenosa para evitar la complicación de la encefalopatía de Wernicke. En general, el objetivo terapéutico es lograr la normoglucemia (80-140 mg/dl) con la administración de insulina.

## VII. Regulación de la temperatura

A. Tras una lesión encefálica, la aparición de **hipertermia** es muy frecuente, y se ha demostrado que aumenta la liberación de neurotransmisores excitadores, hace progresar la lesión de la barrera hematoencefálica y empeora la evolución clínica. Una vez investigado adecuadamente el origen de la fiebre y una vez que se ha iniciado el tratamiento adecuado, deberán instaurarse medidas antipiréticas, como la administración de paracetamol (650 mg cada 4-6 h), la refrigeración superficial (mantas de refrigeración, bolsas de hielo) y/o catéteres para enfriamiento intravascular. En todos los pacientes de la UCI neurológica, el objetivo debe ser la **normotermia** (temperatura de 37 °C).

B. Se ha demostrado que la **hipotermia inducida** tiene un efecto neuroprotector en la lesión cerebral isquémica global tras la parada cardíaca, pero no en la lesión cerebral focal, como la lesión cerebral traumática, el ictus isquémico y la hemorragia intracerebral. Debido a los efectos adversos potencialmente importantes, entre ellos las alteraciones electrolíticas, las arritmias cardíacas y la coagulopatía, la aplicación de la hipotermia inducida es limitada.

**VIII. Exploración neurológica dirigida por hipótesis**

**A.** En la **exploración neurológica** del paciente grave debe documentarse la función cortical, del tronco encefálico y de la médula espinal de un modo sencillo y fácil de reproducir, que posteriormente pueda comprender un colega.

   **1.** **Se evitarán los acrónimos confusos** y las abreviaturas sin contenido (p. ej., «EM no focal»).

   **2.** **Se documentará la exploración neurológica** en el siguiente orden: funciones cognitivas (vigilia, orientación, atención, lenguaje), pares craneales, fuerza, sensibilidad, reflejos osteotendinosos y otros.

   **3.** **Se usará un estímulo mínimo** en primer lugar, aumentándose a continuación según sea necesario (p. ej., hablar antes que gritar, gritar antes que pellizcar).

   **4.** El **coma** se produce por la disfunción bilateral del tronco encefálico o la disfunción cortical bilateral.

**B. Función cortical.** En el cerebro humano, el **lenguaje** y la **atención** están lateralizados, y esencialmente todas las personas diestras y el 85 % de las zurdas procesan el lenguaje en el hemisferio izquierdo, y la atención en el hemisferio derecho. La **corteza motora** (circunvolución precentral) controla las extremidades contralaterales y dirige la mirada voluntaria (movimientos sacádicos) hacia el campo contralateral. La **sensibilidad** la procesa la circunvolución poscentral de los hemisferios contralaterales. La **falta de atención** es habitual en los pacientes graves (una característica del estado confusional/delirio), y suele deberse a agresiones metabólicas o farmacológicas. Sin embargo, la presencia de hemiparesia, pérdida de sensibilidad o desviación de la mirada lateralizante debe conducir a una investigación urgente. La lesión cortical produce con frecuencia debilidad facial y del brazo, debido a la gran área de representación en la superficie cerebral.

**C. Función del tronco encefálico.** El tronco encefálico controla los movimientos oculares involuntarios, la función pupilar, la sensibilidad facial y las funciones vitales. Es esencial conocer estas funciones para poder realizar la evaluación del paciente en coma y los síndromes de ictus agudo de la circulación posterior (tabla 10-1).

**TABLA 10-1** Hallazgos habituales en las lesiones del tronco encefálico

| Nivel de la lesión | Hallazgos habituales | Vía anatómica |
|---|---|---|
| Mesencéfalo | Pupilas fijas en posición media | Vías del reflejo fotomotor |
| | Oftalmoplejía | Núcleos oculomotores |
| | Hemiparesia, signo de Babinski | Pedúnculos cerebrales |
| Parte superior de la protuberancia | Pupilas puntiformes, reactivas | Fibras simpáticas |
| | Oftalmoplejía internuclear | Fascículo longitudinal medial |
| | Debilidad facial | Nervio facial |
| | Disminución de la sensibilidad corneal | Nervio trigémino |
| Parte inferior de la protuberancia | Parálisis horizontal de la mirada refleja | Nervio motor ocular externo, centro de la mirada horizontal |
| | Hemiparesia, signo de Babinski | Vías corticoespinales, corticobulbares |
| Bulbo raquídeo | Alteración de la respiración | Centro respiratorio |
| | Hipotensión, hipertensión, arritmias | Centro vasomotor |

**D. Función de la médula espinal.** A diferencia de las lesiones corticales y del tronco encefálico, la lesión de la médula espinal de cualquier tipo (vascular, traumática, desmielinizante) suele producir una alteración bilateral y simétrica de las extremidades, pero nunca debilidad facial. Hay que distinguir siempre la función de la columna anterior (fuerza, sensación de pinchazo/sensibilidad térmica) de la función de la columna posterior (sensibilidad vibratoria o palestesia, propiosensibilidad) y documentar las funciones sacras (tono del esfínter anal, reflejo bulbocavernoso). La **arteria espinal anterior** recibe contribuciones de las arterias vertebrales en la región cervical y de la arteria de Adamkiewicz (una rama de la aorta abdominal) en la región toracolumbar. Esta anatomía crea un territorio vascular «limítrofe», propenso a la hipoperfusión, en la parte superior de la médula torácica.

1. El **síndrome de Brown-Séquard** de disfunción hemimedular se caracteriza por pérdida homolateral de las funciones motora y propioceptiva, y pérdida contralateral de la sensibilidad dolorosa y térmica.
2. El **síndrome medular central** se caracteriza por debilidad en los brazos más que en las piernas, y una variable disfunción sensitiva, vesical e intestinal. Esta predilección por la afectación de los brazos se debe a la laminación medial de las fibras de los brazos en las vías corticoespinales descendentes.
3. El **síndrome de la arteria espinal anterior** se caracteriza por debilidad motora bilateral simétrica y pérdida sensitiva disociada, con alteraciones de la sensibilidad dolorosa y térmica y conservación de la sensibilidad propioceptiva y vibratoria (palestesia).
4. El **síndrome de la cola de caballo** se caracteriza por grados variables de debilidad bilateral de las motoneuronas inferiores en las piernas (respetando los brazos), pérdida sensitiva de las extremidades inferiores y el sacro, y disfunción vesical e intestinal.
5. En las lesiones traumáticas de la médula espinal suelen producirse **síndromes de varias vías (tractos)**. El objetivo de la localización es identificar el nivel más elevado de la lesión.

IX. **Técnicas de neuroimagen.** Los avances registrados en el ámbito de la **TC** y la **RM** posibilitan la obtención no invasiva de imágenes de estructuras neurovasculares, así como la identificación de localizaciones de trombosis de senos venosos, oclusión arterial, disección no oclusiva, isquemia tisular focal y lesión axónica difusa (fig. 10-3). Se pueden identificar áreas de desequilibrio entre hipoperfusión tisular (oligohemia) e isquemia tisular para medir tejidos en situación de riesgo. También puede evaluarse rápidamente la compresión o la isquemia de la médula espinal. Con una planificación adecuada, es posible realizar la RM con un halo para fijación de la columna o monitorización invasiva. Pueden introducirse longitudes superiores de tubos rígidos, a través de un pequeño orificio colocado en la pared de la pantalla, y hacia el equipo de monitorización y bombas de infusión localizadas en la sala de control de la RM. Es útil la obtención de **imágenes del flujo sanguíneo mediante medicina nuclear** para evaluar la perfusión cerebral en caso de presunta muerte cerebral, sobre todo cuando existen factores que crean confusión en la evaluación clínica. La **ecografía Doppler transcraneal** puede identificar regiones de mayor velocidad del flujo sanguíneo compatibles con estrechamiento arterial focal (p. ej., ateroesclerosis, vasoespasmo), flujo retrógrado (que proporciona información sobre circulación colateral) o ausencia de flujo sanguíneo (que puede indicar la presencia de una oclusión completa).

X. **Control fisiológico.** Incluso con exploraciones neurológicas meticulosas y frecuentes pueden producirse variaciones en la situación clínica que no es posible detectar en la exploración junto al lecho del paciente. Además, el control fisiológico y multimodal puede ofrecer oportunidades para anticipar la detección precoz de la isquemia.

A. **EEG continuo.** Las crisis comiciales suelen ser breves y paroxísticas. El control electroencefalográfico continuo puede ayudar a detectar episodios clínicos que

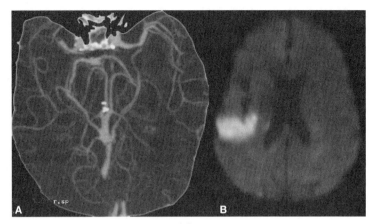

**FIGURA 10-3.**   La imagen angiográfica con TC **(A)** muestra una oclusión aguda de la arteria cerebral media derecha. La imagen de resonancia magnética con difusión **(B)** identifica un área de hiperintensidad que refleja una isquemia hiperaguda. Estas técnicas han revolucionado el tratamiento del ictus agudo al posibilitar la rápida identificación de la oclusión vascular y la lesión tisular precoz.

pueden pasarse por alto fácilmente con un EEG sistemático. En los pacientes con encefalopatía o sedados, también pueden identificarse las crisis subclínicas y el estado epiléptico no convulsivo. El EEG cuantitativo, que utiliza el análisis de la transformada de Fourier, también ayuda a detectar pequeñas variaciones del EEG que pueden estar relacionadas con cambios en la PIC o con una isquemia inminente.

**B. Presión de oxígeno en el bulbo yugular.** La saturación de la oxigenación continua del bulbo yugular puede proporcionar información sobre la extracción de oxígeno del tejido encefálico cuando se compara con la saturación arterial de oxígeno. Los pacientes con una saturación yugular inferior al 50 % tienden a presentar una evolución desfavorable.

**C. Oxigenación del tejido encefálico.** Las determinaciones de la presión parcial de oxígeno pueden realizarse utilizando catéteres de fibra óptica colocados en el tejido encefálico, generalmente formando parte de catéteres de monitorización de la PIC. Este tipo de monitorización proporciona información sobre la concentración de oxígeno local en el tejido encefálico. Otros catéteres pueden medir temperatura y pH. Cuando sea necesario, se realizarán ajustes en la perfusión cerebral, la oxigenación sistémica, el control de la temperatura y las estrategias de transfusión.

**D. Microdiálisis del líquido cefalorraquídeo.** Pueden insertarse sondas de microdiálisis del LCR en el tejido encefálico, que permiten la obtención de muestras seriadas de marcadores fisiológicos como la glucosa, el lactato, el piruvato, los aminoácidos y concentraciones de fármacos. Estas mediciones pueden proporcionar información sobre una isquemia cerebral inminente, y permitir también ajustes más precisos en fármacos como los antibióticos o la insulina. Tanto esto como el uso de sondas encefálicas para determinar la temperatura, el pH y la oxigenación, avanzan gradualmente desde la mesa de trabajo hasta la cabecera del paciente a medida que los estudios de investigación empiezan a analizar sus ventajas.

**XI. Trastornos de la coagulación.** A causa de la liberación de grandes cantidades de tromboplastina tisular cerebral, la lesión cerebral masiva puede asociarse a la activación de la cascada de la coagulación, coagulación intravascular diseminada, y posterior hemorragia clínica o formación de coágulos. En caso de una hemorragia cerebral, puede administrarse plasma fresco congelado y factores de la coagulación recombinantes (factores VII y IX) para tratar coagulopatías.

## Bibliografía recomendada

Adams RD, Victor M. *Principles of neurology*. New York: McGraw-Hill, 1993.

Arieff AI, Kerian A, Massry SG, et al. Intracellular pH of brain: alterations in acute respiratory acidosis and alkalosis. *Am J Physiol* 1976;230:804–812.

Fisher CM. The neurological examination of the comatose patient. *Acta Neurol Scand* 1969;45(suppl 36):1–56.

Guarantors of Brain. *Aids to the examination of the peripheral nervous system*. London: Bailliere Tindall, 1986.

Paulson OB, Standgaard S, Edvinsson L. Cerebral autoregulation. *Cerebrovasc Brain Metab Rev* 1990;2:161–192.

Plum F, Posner JB. *Diagnosis of stupor and coma*. 3rd ed. Philadelphia: FA Davis, 1982.

Ropper AH. *Neurological and neurosurgical intensive care*. 4th ed. New York: Raven Press, 2003.

Schwamm LH, Koroshetz WJ, Sorensen AG, et al. Time course of lesion development in patients with acute stroke: serial diffusion- and hemodynamic-weighted magnetic resonance imaging. *Stroke* 1998;29:2268–2276.

Suarez JI, ed. *Critical care neurology and neurosurgery*. New York: Humana Press, 2004.

Wijdicks EF. *The clinical practice of critical care neurology*. New York: Lippincott-Raven, 1997.

# 11

# Nutrición

*Elizabeth Sailhamer y Hasan Alam*

**I. Introducción.** El tracto gastrointestinal tiene importantes funciones nutricionales e inmunitarias, y la **nutrición entérica (intestinal) (NE)** precoz proporciona grandes beneficios a los pacientes quirúrgicos y médicamente graves. Cuando no sea posible la NE, se administrará una **nutrición parenteral total (NPT)** por vía intravenosa, aunque con costes superiores, mayores índices de complicaciones y unos beneficios menos evidentes.

**II. Fisiopatología de la nutrición en las enfermedades graves.** Los pacientes graves o intervenidos quirúrgicamente tienen el riesgo de sufrir una desnutrición proteicocalórica. El organismo responde a la enfermedad (traumatismo, quemaduras, inflamación o cirugía) con un aumento del gasto energético (hipermetabolismo) y una mayor secreción de hormonas contrarreguladoras (glucagón, glucocorticoides y catecolaminas), mediadores inflamatorios (citocinas y proteínas de la fase aguda) y otros reguladores hormonales como la vasopresina.

    **A.** Se produce desplazamiento de líquido y edema debido a la retención de agua y a un aumento de la permeabilidad vascular.

    **B.** Aparece hiperglucemia por un aumento de la glucogenólisis hepática, la gluconeogénesis y la resistencia periférica de los tejidos a la insulina.

    **C.** Durante situaciones de estrés, se utilizan preferentemente las proteínas de los músculos esqueléticos para la gluconeogénesis (en particular, glutamina y alanina).

    **D.** Aumenta la lipólisis (la grasa se convierte en la principal fuente de energía).

**III. Cálculo de las necesidades calóricas y proteicas.** La evaluación del estado nutritivo de un paciente debe incluir información clínica (anamnesis, anamnesis del aporte nutritivo y exploración física), así como datos analíticos y pruebas básicas junto al lecho del paciente. Semanalmente, se evaluará y se controlará de nuevo el apoyo nutricional.

    **A. Anamnesis clínica**

        **1.** Las afecciones preexistentes (pérdida importante de peso/caquexia, enfermedad crónica, consumo de alcohol u otras sustancias tóxicas) aumentan el riesgo de que un paciente sufra una desnutrición proteicocalórica.

        **2.** La gravedad de la enfermedad actual (quemaduras, sepsis, traumatismo, insuficiencia orgánica o fiebre) se asocia a hipermetabolismo y a un aumento de las necesidades nutritivas.

        **3.** Otras afecciones agudas alteran las necesidades nutritivas (estado acidobásico, problemas cardiopulmonares, desequilibrio electrolítico, etc.) y, si es posible, deben corregirse antes de iniciar el apoyo nutricional.

    **B.** Determinaciones del peso corporal

        **1. Índice de masa corporal (IMC)** = peso (kg)/estatura (m$^2$)

            **a.** Normal = 18,5 kg/m$^2$ a 24,9 kg/m$^2$

            **b.** Sobrepeso = 25 kg/m$^2$ a 29,9 kg/m$^2$

            **c.** Obesidad = 30 kg/m$^2$ o más

        **2. Peso corporal ideal (PCI)**

            **a.** PCI en los hombres (kg) = 50 + 2,3 [estatura (pulgadas) – 60]

            **b.** PCI en las mujeres (kg) = 45,5 + 2,3 [estatura (pulgadas) – 60]

**3. Peso corporal ajustado (PCA)** (kg) = PCI + 0,4 (peso real – PCI)

   **a.** Se calculará el PCA si el peso corporal real es > 30 % del PCI

**C. Índices analíticos nutricionales**

   **1.** Albúmina: marcador a largo plazo del estado nutritivo (semivida de 21 días).

   **2.** Prealbúmina y transferrina: proteínas séricas con semividas cortas (2-3 y 8 días, respectivamente); son útiles para controlar el apoyo nutricional.

   **3.** Perfil bioquímico, glucosa, pruebas funcionales hepáticas (PFH) para obtener valores basales.

**D. Gasto energético en reposo (GER).** Existen diversos métodos para calcular las necesidades calóricas diarias, necesidades que deben satisfacerse con proteínas y «calorías no proteicas» (hidratos de carbono y lípidos). Las necesidades proteicas se calculan aparte (sección IV.A).

   **1. Calorimetría indirecta** («gráfica metabólica»). Mide el consumo de oxígeno **(VO$_2$)** y la producción de dióxido de carbono **(VCO$_2$)** durante un período de 10 min a 30 min para calcular el **cociente respiratorio (CR)**. Para que sea fiable, la calorimetría debe realizarse en un paciente intubado, respirando a una fracción de oxígeno inspirado relativamente baja (FiO$_2$ < 0,6), sin fugas por una sonda pleural o agitación del paciente.

   **a.** CR = VO$_2$/VCO$_2$

   **b.** GER = (3,94 [VO$_2$] + 1,1 [VCO$_2$]) 1,44 – (2,17 [NUU])

   **2.** Ecuación de **Harris-Benedict.** Calcula el **índice metabólico basal (IMB)** basándose en el sexo, el peso (kg), la estatura (cm) y la edad (años).

   **a. IMB en los hombres** (kcal/día) = 66 + 13,7 (peso) + 5 (estatura) – 6,8 (edad)

   **b. IMB en las mujeres** (kcal/día) = 66,5 + 9,6 (peso) + 1,8 (estatura) – 4,7 (edad)

   **c. GER** = (IMC) × (factor de actividad) × (factor de estrés)

   **(1)** El *factor de actividad* es de 1,2 a 1,3 en la mayoría de los pacientes hospitalizados (pacientes no ambulatorios y ambulatorios, respectivamente).

   **(2)** El *factor de estrés* depende del nivel de enfermedad grave:

   **i.** Posoperatorio/traumatismo = 1,2-1,3

   **ii.** Sepsis = 1,6-1,7

   **iii.** Quemaduras graves = 2 o más.

   **3.** En muchos pacientes, puede calcularse que el GER es de 25 (kcal/kg)/día. Se multiplicará por el *factor de estrés* en los pacientes gravemente enfermos.

**E. Necesidades proteicas.** Puede calcularse el balance nitrogenado midiendo el nitrógeno ureico en orina (NUU) de 24 h para evaluar la idoneidad del aporte proteico.

   **1.** Pérdida de nitrógeno (g/día) = 1,2 [NUU (g/dl) × diuresis (ml/día) × (1 g/1 000 mg) × (1 dl/100 ml)] + 2 g/día.

   **2.** Balance nitrogenado (g/día) = [aporte total de proteínas (g/día)/6,25 (g proteína/g nitrógeno)] – [pérdida de nitrógeno (g/día)].

   **3.** El objetivo es un balance nitrogenado positivo (estado anabólico). El balance nitrogenado negativo indica degradación muscular (estado catabólico) y debe aumentarse el aporte proteico.

   **4.** Se calcula un cociente calorías:nitrógeno de 150:1, que se proporciona en la mayoría de las fórmulas entéricas isotónicas. En las enfermedades graves, puede que sea necesario complementarlo (tabla 11-1).

**IV. Componentes nutritivos** (tabla 11-1)

   **A.** Las **proteínas** proporcionan 4 kcal/g de calorías, con un CR de 0,8. El aporte proteico adecuado (tanto aminoácidos esenciales como no esenciales) es vital para el desarrollo muscular y el mantenimiento de un balance nitrogenado positivo (estado anabólico), especialmente durante las enfermedades graves. Hay que utilizar las directrices siguientes para calcular las necesidades proteicas:

   **1.** Paciente normal = 0,8-1 g/kg

   **2.** Posoperatorio, traumatismo leve = 1,25-1,5 g/kg

| Componente | Conversión de calorías | CR | Administración diaria máxima | Calorías totales (%) |
|---|---|---|---|---|
| Aminoácidos | 4 kcal/g | 0,8 | 0,8-1 g/kg (normal)<br>1,25-1,5 g/kg (tras cirugía, traumatismo leve)<br>1,5-2 g/kg (traumatismo grave, sepsis, fallo orgánico)<br>≥ 2 g/kg (quemadura de > 20 % del ASCT, traumatismo craneoencefálico grave) | 15-25 |
| Glucosa | 3,4 kcal/g | 1 | 5-7 g/kg (350-500 g o 1 190-1 700 kcal en 70 kg) | $40-60^2$ |
| Lípidos | 9 kcal/g | 0,7 | 2,5 g/kg$^1$ (175 g o 1 575 kcal en 70 kg) | $20-30^2$ |
| Calorías totales | – | – | 25 kcal/kg más factor de estrés (~1 750 + kcal en 70 kg) | – |
| Líquido/volumen | – | – | 30 ml/kg (~2 100 ml en 70 kg) | – |

ASCT, área de superficie corporal total; CR, cociente respiratorio.
$^1$ Los pacientes en estado crítico pueden no ser capaces de oxidar más de 1-1,5 (g/kg)/día.
$^2$ Cociente 70:30 de calorías no proteicas (hidratos de carbono:lípidos).

**3.** Traumatismo grave, sepsis, insuficiencia orgánica = 1,5-2 g/kg
**4.** Quemaduras (más del 20 % del área de la superficie corporal total) o lesión craneoencefálica grave ≥ 2 g/kg.

**B.** Los **hidratos de carbono** proporcionan 4 kcal/g (glucosa i.v. = 3,4 kcal/g) con un CR de 1. Entre el 40 % y el 60 % de las necesidades calóricas totales (o el 70 % de las calorías no proteicas) debe completarse con hidratos de carbono.

**C.** Los **lípidos** proporcionan 9 kcal/g con un CR de 0,7. Entre el 20 % y el 30 % de las necesidades calóricas totales (o el 30 % de las calorías no proteicas) debe derivar de los lípidos. Las grasas poliinsaturadas (ω-6 y ω-3) son ácidos grasos esenciales y deben obtenerse de la alimentación.

**V. Directrices para la nutrición basadas en la evidencia**
**A.** Indicaciones para iniciar el apoyo nutricional
   **1.** Paciente con una buena nutrición, previamente sano, al que no se ha nutrido durante 7 días (p. ej., tras una intervención quirúrgica).
   **2.** Pacientes en los que se espera que la duración de la enfermedad sin nutrición sea superior a 7 días.
   **3.** Pacientes gravemente enfermos (traumatismo grave, sepsis, quemaduras, pancreatitis o disfunción orgánica).
   **4.** Pacientes con desnutrición preexistente o pérdida de peso importante (> 15 % del peso habitual).
**B. Nutrición entérica (NE) o nutrición parenteral total (NPT)** (fig. 11-1)
   **1.** La **NE** es superior a la NPT en los pacientes con un tracto gastrointestinal funcional, y reduce las complicaciones infecciosas, mejora la curación de las heridas, disminuye la permeabilidad de la mucosa gastrointestinal y reduce los costes de los pacientes. La NPT se asocia a inmunodepresión y a un mayor riesgo de sufrir infecciones.
   **2.** Si la NPT es la principal fuente de nutrición, la alimentación «trófica» por sonda (10-20 ml/h) ayuda a mantener la integridad de la mucosa gastrointestinal y la función inmunitaria. Los enterocitos metabolizan preferentemente la **glutamina** como principal fuente de energía.

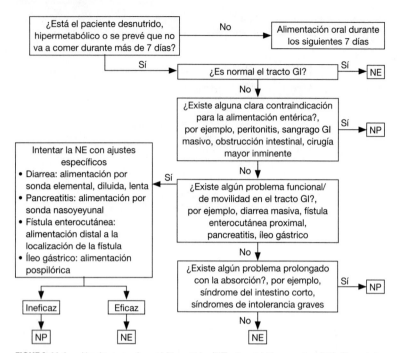

**FIGURA 11-1.** Algoritmo para la nutrición entérica (NE) y la nutrición parenteral (NP). GI, gastrointestinal.

**3.** La NE está contraindicada cuando existe: inestabilidad hemodinámica, distensión abdominal (íleo u obstrucción), perforación intestinal, hemorragia gastrointestinal masiva, diarrea intensa o fístulas enterocutáneas importantes.

**C. Nutrición entérica temprana o retardada**

**1.** En los pacientes con enfermedades graves, la NE debe iniciarse en las primeras 24 h a través de una sonda nasogástrica o nasoyeyunal. Incluso un ritmo lento (alimentación trófica) puede disminuir la **posterior gastroparesia e intolerancia alimentaria.**

**D. Vía de administración** de la nutrición entérica

**1.** Pueden utilizarse sondas nasogástricas o nasointestinales en los casos de apoyo nutricional intestinal a corto plazo (< 1 mes).

**2.** Las sondas **pospilóricas** pueden ser útiles si la gastroparesia impide la tolerancia de la alimentación gástrica, aunque no se ha demostrado que los índices de aspiración sean menores en comparación con la alimentación gástrica. Pueden colocarse a ciegas o mediante guía endoscópica o radioscópica. La **colocación** a ciegas **de sondas pospilóricas con estiletes** deben realizarla, con precaución, médicos con experiencia. Cuando se introducen en pacientes sedados, con ventilación mecánica, estas sondas blandas y con punta afilada pueden introducirse en la vía respiratoria en lugar de hacerlo en el tracto gastrointestinal. Las complicaciones pueden ser la perforación pulmonar con neumotórax y la infección/absceso pulmonar debido a la entrada de alimentos en la vía respiratoria. En nuestra UCI, se utiliza el esquema que se muestra en la figura 11-2 para dirigir con seguridad la colocación de sondas nasogástricas con estiletes en los pacientes intubados.

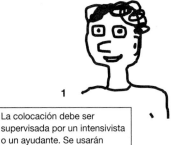

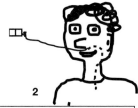

1

La colocación debe ser supervisada por un intensivista o un ayudante. Se usarán **detectores de $CO_2$** en todos los pacientes, o se introducirán mediante **laringoscopia directa.**

2

Se introducen 30-35 cm desde la nariz (20-25 cm desde la boca) y se comprueba el $CO_2$ mediante el fuelle del detector de $CO_2$. Si en la primera prueba no se produce un cambio de color, se avanzarán 5 cm y se comprobará de nuevo.

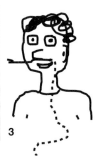

Tras comprobar la localización gastrointestinal, se avanza la sonda hasta la posición deseada (generalmente todo el trayecto), y se asegura su posición. Se solicitará una radiografía portátil de abdomen para poder evaluar la posición. Un intensivista o un radiólogo deben ver la radiografía antes de iniciar la alimentación.

3

Otras consideraciones:
• Conozca la longitud real de la sonda y la distancia entre las marcas
• Espere que la sonda entre en el estómago a unos 50-60 cm desde la nariz, 40-50 cm desde la boca.
• No inserte de nuevo un estilete una vez que ha sido retirado.

**FIGURA 11-2.** Esquema para la colocación segura de una sonda blanda con estilete. Cortesía de Jonathan Charmin, MD.

**3.** Está indicada la colocación quirúrgica de una sonda alimentaria gástrica o yeyunal cuando se necesita un apoyo nutricional prolongado (> 1 mes) o si se realiza a un paciente una laparotomía por otro motivo.

**4.** Hay que mantener elevada más de 30° la cabecera de la cama para evitar la aspiración.

**E.** Se ha demostrado que las **dietas que estimulan el sistema inmunitario** son beneficiosas para los pacientes de traumatología con lesiones graves del torso (puntuación de gravedad de la lesión > 18) y los pacientes desnutridos a los que se realiza una intervención quirúrgica gastrointestinal programada (albúmina < 3,5 mg/dl en cirugía gastrointestinal superior, y < 2,8 mg/dl en cirugía gastrointestinal inferior), aunque debe evitarse en pacientes sépticos (los datos son confusos, pero puede aumentar la mortalidad). Cuando esté indicado, puede ser más beneficioso el inicio de la inmunonutrición 5-7 días antes de la intervención que la administración posquirúrgica únicamente. Hay otras poblaciones de pacientes que pueden beneficiarse de la inmunonutrición, aunque las pruebas no son concluyentes. Las fórmulas actuales que estimulan el sistema inmunitario incluyen los siguientes nutrientes:

**1. Glutamina.** Es un aminoácido condicionalmente esencial, que puede estar deficitario en pacientes en situaciones de estrés/hipermetabolismo. Es el principal sustrato de los enterocitos y los linfocitos T, y puede proteger la integridad de la mucosa gastrointestinal y el sistema inmunitario. La administración de complementos parenterales es problemática debido a la escasa solubilidad y la inestabilidad en solución. La administración entérica disminuye las infecciones y la duración de la estancia hospitalaria, y una dosis elevada de glutamina puede disminuir la mortalidad.

2. **Arginina.** Es un aminoácido condicionalmente esencial durante períodos de estrés, y desempeña funciones importantes en el metabolismo del nitrógeno y la formación de óxido nítrico. La administración de arginina disminuye las infecciones y la duración de la permanencia hospitalaria y los días de conexión al respirador, pero tiene resultados mixtos en lo que respecta a la mortalidad.

3. **Ácidos grasos poliinsaturados ω-3 (aceites de pescado).** Se incorporan a las membranas celulares y compiten con el sustrato habitual (ácidos grasos ω-6 o ácido araquidónico) para la ciclooxigenasa. Por lo tanto, los ácidos grasos ω-3 impiden el metabolismo del ácido araquidónico a prostaglandinas, prostaciclinas, leucotrienos y tromboxanos, que son mediadores proinflamatorios. Se han demostrado beneficios a largo plazo de los ácidos grasos ω-3 (disminuyen las cardiopatías), y también pueden tener efectos beneficiosos antiinflamatorios en casos agudos.

4. **Nucleótidos.** Pueden sintetizarse *de novo* o reciclarse por el organismo para incorporarse al ADN y el ARN. Durante períodos de estrés, la administración de nucleótidos con la alimentación puede evitar su disminución en células que se dividen rápidamente, como las células de la mucosa gastrointestinal y los linfocitos. Sin embargo, se carece de pruebas sobre su eficacia clínica.

## VI. Nutrición parenteral

**A.** La nutrición parenteral está indicada en los pacientes que necesitan un apoyo nutricional agresivo, pero que no pueden tolerar la NE (ausencia de función del tracto gastrointestinal).

**B. Nutrición parenteral periférica (NPP) frente a nutrición parenteral total**

1. La **NPP** proporciona un apoyo nutricional parcial y puede administrarse a través de una vena periférica debido a que las soluciones son menos osmóticas (< 900 mOsm/l). La glucosa, los lípidos y las proteínas pueden administrarse por una vía periférica, pero necesitan un gran volumen de infusión y no completarán las exigencias metabólicas totales.

2. La **NPT** contiene cantidades superiores de glucosa y aminoácidos para completar todas las exigencias metabólicas, y es, por lo tanto, hipertónica (necesita una vía venosa central).

3. Se ha cuestionado la proporción entre los riesgos y los beneficios de la NPP, porque se asocia al mismo riesgo de inmunodepresión y a un mayor riesgo de infecciones que la NPT, pero sin contar con los beneficios del apoyo nutricional total.

**C.** Componentes de la NPT (tabla 11-1)

1. La **D-glucosa** es la principal fuente de calorías no proteicas (3,4 kcal/g). La administración diaria máxima es de 5-7 (g/kg)/día. Si se supera este ritmo máximo de oxidación de la glucosa, puede producirse una síntesis de lípidos con acumulación de $CO_2$ y esteatosis hepática.

2. La **emulsión lipídica** es otra fuente de calorías no proteicas (9 kcal/g) y también proporciona ácidos grasos esenciales (grasas poliinsaturadas ω-6 y ω-3). La administración máxima de emulsión lipídica es de 2,5 g/kg, y debe comprender < 30 % de calorías totales. La emulsión lipídica proporciona 1,1 kcal/ml (para una emulsión i.v. al 10 %), 2 kcal/ml (para una emulsión i.v. al 20 %) y 3 kcal/ml (para una emulsión i.v. al 30 %). Se evitará la infusión > 110 (mg/kg)/h a causa de la alteración de los neutrófilos y los monocitos y el empeoramiento del intercambio gaseoso.

3. Los **aminoácidos** (esenciales y no esenciales) son necesarios para el desarrollo muscular y para mantener un balance nitrogenado positivo, pero también constituyen una fuente de calorías (4 kcal/g). Al igual que en la NE, las deman-

| Aditivo | Dosis diaria recomendada o habitual |
|---|---|
| **Electrólitos** | |
| Sodio | 100-150 mEq/día |
| Potasio | 60-120 mEqdía |
| Gluconato de calcio | 10-20 mEq/día |
| Fosfato | 15-30 mM/día |
| Magnesio | 8-24 mEq/día |
| Cloruro o acetato | Anión para sodio y potasio |
| **Vitaminas** | |
| Vitamina C (ácido ascórbico) | 75-70 mg/día |
| Vitamina A | 3 300 UI/día |
| Vitamina D | 400 UI/día |
| Tiamina ($B_1$) | 1,1-1,2 mg/día |
| Piridoxina ($B_6$) | 1,3-1,7 mg/día |
| Riboflavina ($B_2$) | 1,1-1,3 mg/día |
| Niacina | 14-16 mg/día |
| Ácido pantoténico | 5 mg/día |
| Vitamina E | 15 mg/día |
| Biotina | 30 $\mu$g/día |
| Ácido fólico | 400 $\mu$g/día |
| Vitamina $B_{12}$ | 2,4 $\mu$g/día |
| Vitamina K | 90-120 $\mu$g/día |
| **Oligoelementos** | |
| Cinc | 8-11 mg/día |
| Cobre | 900 $\mu$g/día |
| Manganeso | 1,8-2,3 mg/día |
| Cromo | 20-35 $\mu$g/día |
| Selenio | 55 $\mu$g/día |

El cloruro puede causar acidosis metabólica; se usará acetato en los pacientes con acidosis metabólica (convertido a bicarbonato en el hígado).

das de proteínas deben calcularse según el nivel de estrés, y controlarse mediante la determinación semanal del NUU y el balance nitrogenado.

**D.** Cálculo de la formulación para la nutrición parenteral total (NPT)

   **1.** Calcular las necesidades calóricas totales (sección III.D, tabla 11-1).

   **2.** Calcular las necesidades proteicas (secciones III.E y IV.A, tabla 11-1).

   **3.** Calcular las cantidades máximas de hidratos de carbono y lípidos (secciones IV.B y IV.C, tabla 11-1), y proporcionar estas «calorías no proteicas» en una proporción 70:30 (ideal).

   **4.** Las necesidades de líquido/volumen suponen un promedio de 30 (ml/kg)/día, pero el peso diario y la determinación estricta de las pérdidas líquidas (orina, heces, pérdidas insensibles) ayuda a controlar el estado hídrico.

   **5.** Hay que añadir electrólitos, minerales, vitaminas y oligoelementos según las dosis habituales o recomendadas (tabla 11-2). En los pacientes graves, o en determinadas afecciones (insuficiencia renal o fístulas importantes), pueden necesitarse ajustes, y hay que controlar de forma sistemática las concentraciones séricas.

   **6.** Otros aditivos a la nutrición parenteral total (NPT)

   **a.** La **glutamina** es difícil de disolver de forma que sea segura para la administración intravenosa, pero nutre los enterocitos y protege la mucosa gastrointestinal, incluso cuando se administra por vía parenteral.

**b.** La **insulina** puede añadirse directamente a la solución para NPT (hasta la mitad de la necesidad diaria de insulina según los valores de la glucemia).

**VII. Fórmulas entéricas.** En la tabla 11-3 se muestran las fórmulas entéricas que se utilizan habitualmente en el Massachusetts General Hospital. Varían en cuanto a la proporción de hidratos de carbono, proteínas y lípidos, así como en la concentración calórica, la osmolalidad, los componentes elementales y diversos aditivos. Algunas fórmulas están destinadas concretamente a determinados grupos de pacientes (enfermedades pulmonares y renales).

**VIII. Modificaciones nutritivas según la enfermedad**
   **A. Diabetes.** Pocos monosacáridos, fibra abundante y abundantes lípidos para reducir al mínimo la hiperglucemia.
   **B. Insuficiencia renal.** Calorías abundantes, pocas proteínas y electrólitos bajos (fósforo, potasio) para evitar la sobrecarga de volumen, la hiperamoniemia y el desequilibrio electrolítico. Sin embargo, en los pacientes tratados con diálisis las necesidades proteicas pueden aumentar.
   **C. Insuficiencia hepática.** Pocas proteínas, abundantes aminoácidos de cadena ramificada para evitar la encefalopatía.
   **D. Insuficiencia respiratoria.** Calorías abundantes, grasas abundantes (pocos hidratos de carbono) para evitar la acumulación de $CO_2$.
   **E. Pancreatitis.** La alimentación entérica, pospilórica (nasoyeyunal) es mejor que la NPT.
   **F. Otras enfermedades gastrointestinales.** Si está alterada la función del tracto gastrointestinal puede ser necesaria una NPT.
   **G. Traumatismos.** Se considerará una dieta que refuerce la función inmunitaria.

**IX. Monitorización (control) de la nutrición.** Tras iniciar el apoyo nutricional, deben controlarse los parámetros analíticos básicos para poder evaluar la idoneidad de la nutrición y detectar posibles complicaciones.
   **A.** Glucosa
      **1.** Determinación de la glucemia con insulina según los valores de ésta (gota s.c. o i.v.) para evitar la hiperglucemia y las complicaciones relacionadas (infección y deficiente cicatrización de las heridas).
      **2.** El control riguroso de la glucemia (glucemia <150 mg/dl) disminuye la mortalidad.
   **B.** Hay que determinar de forma sistemática los electrólitos séricos y las PFH.
   **C.** Albúmina, prealbúmina, transferrina y NUU: para asegurar la idoneidad del aporte proteico y evitar el estado catabólico (destrucción muscular).
   **D.** Niveles de triglicéridos en los pacientes a los que se administran emulsiones grasas (i.v.). Se disminuirá el ritmo de infusión o se mantendrá si los niveles séricos son > 500 mg/dl.
   **E.** Residuos gástricos
      **1.** Si se alimenta al paciente a través de una sonda nasogástrica, se comprobarán los residuos gástricos cada 4 h. Si hay más de 200 ml a 250 ml (o el 50 % del volumen administrado), se mantiene la alimentación y se comprobará de nuevo al cabo de 1 h. Si los residuos siguen siendo elevados, se reduce el ritmo 25 ml/h hasta que la cantidad de residuos sea aceptable.
      **2.** Se inicia la administración de fármacos procinéticos (metoclopramida o eritromicina).
      **3.** Si no se logra una buena nutrición con la alimentación gástrica en 24 h, se considerará la colocación de una sonda pospilórica o nasoyeyunal para una alimentación entérica.
      **4.** El cambio a una fórmula elemental puede mejorar la tolerancia.

TABLA 11-3

Fórmulas entéricas del Massachusetts General Hospital

| | Osmolite® | Osmolite HN® | Jevity Plus® | Ensure Plus HN® | TwoCal HN® | Glucerna® | Promote with Fiber® |
|---|---|---|---|---|---|---|---|
| Calorías/ml | 1,06 | 1,06 | 1,2 | 1,5 | 2,0 | 1,0 | 1,0 |
| Proteínas (g/l) (% cal) | 37,1 (14,0 %) | 44,3 (16,7 %) | 55,5 (18,5 %) | 62,6 (16,7 %) | 83,7 (16,7 %) | 41,8 (16,7 %) | 62,5 (25 %) |
| Lípidos (g/l) (% cal) | 34,7 (29 %) | 34,7 (29 %) | 39,3 (29,0 %) | 50 (30 %) | 89,1 (40,1 %) | 54,4 (49 %) | 28,2 (25 %) |
| Hidratos de carbono (g/l) (% cal) | 151,1 (57 %) | 143,9 (54,3 %) | 172,7 (52,5 %) | 199,9 (53,3 %) | 216,1 (43,2 %) | 95,6 (34,3 %) | 138,3 (50 %) |
| Osmolalidad (mOsm) | 300 | 300 | 450 | 650 | 690 | 355 | 380 |
| Comentarios | Isotónica | Isotónica | Proteínas moderadas, 12 g/l de fibra | Calorías abundantes, proteínas abundantes | Hipermetabólica: pacientes con restricción de líquidos | Pocos hidratos de carbono, 14,4 g/l de fibra | Proteínas abundantes, lípidos escasos, 14,4 g/l de fibra |

| | Pulmocare® | Suplene® | Nepro® | Peptamen® | Alitraq® | Tolerex® | Vital HN® | Vivonex Plus® |
|---|---|---|---|---|---|---|---|---|
| Calorías/ml | 1,5 | 2,0 | 2,0 | 1,0 | 1,0 | 1,0 | 1,0 | 1,0 |
| Proteínas (g/l) (% cal) | 62,6 (16,7 %) | 30,0 (6 %) | 69,9 (14 %) | 40,0 (16 %) | 52,5 (21 %) | 21 (8,0 %) | 41,7 (16,7 %) | 45 (18 %) |
| Lípidos (g/l) (% cal) | 93,3 (55,1 %) | 95,6 (43 %) | 95,6 (43 %) | 39 (33 %) | 15,5 (13 %) | 1,5 (1,0 %) | 10,8 (9,5 %) | 6,7 (6 %) |
| Hidratos de carbono (g/l) (% cal) | 105,7 (28,2 %) | 255,2 (51 %) | 222,3 (43 %) | 127 (51 %) | 165 (66 %) | 230 (91 %) | 185,0 (73,8 %) | 190 (76 %) |
| Osmolalidad (mOsm) | 475 | 600 | 665 | 380 | 575 | 550 | 500 | 650 |
| Comentarios | Proteínas abundantes, lípidos abundantes, pocos hidratos de carbono (para reducir al mínimo la producción de $CO_2$) | Insuficiencia renal: prediálisis (proteínas bajas, electrólitos bajos), calorías abundantes | Insuficiencia renal: en la diálisis (proteínas moderadas, pocos electrólitos) | Basada en péptidos, sin gluten, glutamina (3 g/l) | Elemental, glutamina (14,2 g/l) | Elemental, pocas proteínas | Elemental, proteínas más abundantes | Elemental, glutamina (10 g/l) |

## X. Complicaciones de la nutrición parenteral

**A.** Complicaciones de la colocación del catéter (neumotórax, hemotórax o arritmia).

**B.** Infección del catéter.

**C.** Otras infecciones (inmunodepresión por NPT).

**D.** Alteraciones metabólicas (hiperglucemia, hipoglucemia, desequilibrios electrolíticos, sobrecarga de líquido).

### Bibliografía recomendada

Heyland DK, Dhaliwal R, Drover JW, et al. Canadian clinical practice guidelines for nutritional support in mechanically ventilated, critically ill adult patients. *JPEN J Parenter Enteral Nutr* 2003;27: 355–373.

Kalfarentzos F, Kehagias J, Mead N, et al. Enteral nutrition is superior to parenteral nutrition in severe acute pancreatitis: results of a randomized prospective trial. *Br J Surg* 1997;87:695–707.

Kieft H, Roos AN, van Drunen JDE, et al. Clinical outcome of immunonutrition in a heterogeneous intensive care population. *Intensive Care Med* 2005;31:524–532.

Koretz RL, Avenell A, Lipman TO, Braunschweig CL, Milne AC. Does enteral nutrition affect clinical outcome? A systematic review of the randomized trials. *Am J Gastroenterol* 2007;102:412–429.

Marik PE, Zaloga GP. Gastric versus post-pyloric feeding: a systematic review. *Crit Care* 2003;7:R46–R51.

Matarese L, Steiger E. Parenteral nutrition support. In: Hark L, Morrison G, eds. *Medical nutrition and disease: a case-based approach*. 3rd ed. Maulden, MA: Blackwell Publishing Company, 2003: 378–391.

Mazaki T, Ebisawa K. Enteral versus parenteral nutrition after gastrointestinal surgery: a systematic review and meta-analysis of randomized trials in the English language [published online ahead of print]. *J Gastrointest Surg* 2007 Oct 16.

Novak R, Heyland DK, et al. Glutamine supplementation in serious illness: a systematic review of the evidence. *Crit Care Med* 2002;30:2022–2029.

Peter JV, Moran JL, Phillips-Hughes J. A metaanalysis of treatment outcomes of early enteral versus early parenteral nutrition in hospitalized patients. *Crit Care Med* 2005;33:213–220.

Proceedings from the summit on immune-enhancing enteral therapy. *JPEN J Parenter Enteral Nutr* 2001;25(suppl):S1–S63.

Rolandelli RH, Gupta D, Wilmore DW. Chapter 24: nutritional support. In: *ACS surgery: principles and practice*. WebMD, Inc., 2003:1–22.

Simpson F, Doig GS. Parenteral vs enteral nutrition in the critically ill patient: a meta-analysis of trials using the intention to treat principle. *Intensive Care Med* 2005;31:12–23.

The Veteran Affairs TPN Cooperative Study Group. Perioperative TPN in surgical patients. *N Eng J Med* 1991;325:525–532.

Thomson C, Sarubin-Fragakis A. Vitamins, minerals, and phytochemicals. In: Hark L, Morrison G, eds. *Medical nutrition and disease: a case-based approach*. 3rd ed. Maulden, MA: Blackwell Publishing Company, 2003:39–74.

Van Den Berghe G, Wouters P, Weekers F, et al. Intensive insulin therapy in critically ill patients. *N Eng J Med* 2001;345:1359–1367.

Velmahos GC, Alam HB. Advances in surgical critical care. *Curr Probl Surg* 2008;45(7):453–516.

Zaloga GP. Parenteral nutrition in adult inpatients with functioning gastrointestinal tracts: assessment of outcomes. *Lancet* 2006;367:1101–1111.

# 12

## Enfermedades infecciosas: generalidades

*Laura Leduc y Judith Hellman*

## I. Introducción

**A.** El **diagnóstico de infección** en los enfermos ingresados en la UCI puede complicarse por el hecho de que suelen presentar signos clínicos de infección, como fiebre e inestabilidad hemodinámica, por causas no infecciosas. Además, existen numerosas localizaciones posibles de infección (tabla 12-1). Es esencial realizar una evaluación exhaustiva para localizar los puntos de infección y descartar etiologías no infecciosas, con el fin de poder iniciar las intervenciones adecuadas.

**B.** Las **infecciones nosocomiales** son infecciones adquiridas en el hospital que aparecen después de 48 h de hospitalización. Con frecuencia están causadas por microorganismos con una mayor resistencia antimicrobiana. En la tabla 12-2 se presentan los factores de riesgo para la aparición de infecciones graves en la UCI.

**C.** Las infecciones pueden estar causadas por diversos organismos, como bacterias, hongos, virus y parásitos. En la tabla 12-3 se presenta una clasificación de los organismos más frecuentes.

## II. Antibacterianos

**A.** Los antimicrobianos **β-lactámicos** interfieren en la síntesis de la pared celular bacteriana. El espectro de los diversos β-lactámicos varía ampliamente. Son fármacos que presentan actividad bactericida frente a los microorganismos sensibles. Sin embargo, tan sólo tienen actividad bacteriostática frente a especies de *Enterococcus*. Para lograr una actividad bactericida frente a estas especies de *Enterococcus*, se necesita una combinación sinérgica de un β-lactámico (o vancomicina) más un aminoglucósido. La **resistencia a los β-lactámicos** se debe a la producción de β-lactamasa, a la alteración de la fijación a proteínas fijadoras de penicilina o a la disminución de la penetración del antibiótico en las bacterias. El tratamiento de especies de *Enterobacter,* especies de *Citrobacter* y especies de *Acinetobacter* con β-lactámicos, en especial cefalosporinas, puede complicarse por la rápida aparición de resistencia ya que albergan una β-lactamasa cromosómica inducible.

1. **Penicilinas** (penicilina, nafcilina, ampicilina, ticarcilina, piperacilina)

   a. **Espectro de acción**

      (1) La **penicilina** y la **nafcilina** son activas frente a bacterias grampositivas aerobias y anaerobias. La **penicilina** se muestra activa frente a cocos grampositivos como *Streptococcus,* bacilos grampositivos como *Listeria monocytogenes* y frente a muchos organismos anaerobios. *Staphylococcus aureus* y *Staphylococcus epidermidis* suelen ser resistentes. La **nafcilina** es eficaz frente a *S. aureus,* exceptuando *S. aureus* resistente a meticilina **(SARM).** La nafcilina tiene menos actividad que la penicilina frente a especies de *Streptococcus.*

      (2) La **ampicilina** es activa frente a muchos cocos grampositivos y bacilos gramnegativos entéricos, como *Escherichia coli, Proteus* y *Serratia.* La adición de **sulbactam** (un inhibidor de la β-lactamasa) a la ampicilina aumenta la actividad frente a *S. aureus* (no SARM), organismos gramnegativos productores de β-lactamasa y anaerobios.

      (3) La **ticarcilina** y la **piperacilina** son activas frente a bacterias grampositivas, gramnegativas y anaerobias. La resistencia a la β-lactamasa con-

| | Posibles localizaciones de infección en los pacientes de la UCI |
|---|---|
| **Localización** | **Infección** |
| Quirúrgica | Infección superficial y profunda de heridas, rotura anastomótica, absceso |
| Tórax | Neumonía, traqueobronquitis, mediastinitis, absceso pulmonar, empiema, endocarditis |
| Abdomen | Peritonitis, absceso, colecistitis, colangitis, infección de las vías urinarias, colitis por *Clostridium difficile* |
| Cabeza y cuello | Sinusitis, parotiditis, infección del sistema nervioso central, absceso periamigdalino |
| Catéteres permanentes, drenajes y monitores | Sonda urinaria, catéter intravascular, catéter epidural, drenaje de líquido cefalorraquídeo, monitor de presión intracraneal |
| Sistema nervioso central | Meningitis, encefalitis, absceso epidural, absceso cerebral |

fiere una mayor cobertura frente a gramnegativos que la ampicilina, y puede incluir algunas especies de *Pseudomonas* y de *Enterobacter*. La **piperacilina** también es activa frente a algunas especies de *Klebsiella*. Aunque estas penicilinas antipseudomonas son activas frente a muchas bacterias grampositivas, *S. aureus* suele ser resistente. Con la adición de clavulanato (inhibidor de la β-lactamasa) a la ticarcilina, y la adición de tazobactam a la piperacilina, se amplía el espectro para incluir *S. aureus* (excepto SARM), *Bacteroides fragilis* y algunas bacterias gramnegativas aerobias productoras de β-lactamasa.

   **b.** Entre las **reacciones adversas** a las penicilinas, se encuentran las reacciones de hipersensibilidad que oscilan desde el exantema a la anafilaxia, la hemorragia debida a la alteración de la función plaquetaria (ticarcilina), la sobrecarga de volumen o la hipernatriemia debida a un aporte de sal abundante (ticarcilina, piperacilina), la nefritis intersticial (especialmente, la nafcilina), la neutropenia (nafcilina en dosis elevadas), la fiebre y los efectos tóxicos sobre el sistema nervioso central (SNC). Suele obtenerse un antecedente de «**alergia**» a la penicilina en pacientes sin una documentación clara de que se haya producido una verdadera reacción alérgica. Las **pruebas cutáneas** pueden ser útiles para diagnosticar una verdadera alergia a los β-lactámicos. Cuando un fármaco de este grupo es esencial para el tratamiento de una infección bacteriana potencialmente mortal en un paciente con antecedentes de alergia grave a los β-lactámicos, la **desensibilización** puede ser una opción. Es posible lograr una desensibilización rápida mediante la admi-

| | Factores de riesgo de infección en la UCI |
|---|---|

1. Edad > 70 años
2. Shock
3. Traumatismo grave
4. Coma
5. Tratamiento antibiótico anterior
6. Ventilación mecánica
7. Fármacos que afectan al sistema inmunitario (esteroides, quimioterapia)
8. Catéteres permanentes
9. Estancia prolongada en la UCI (> 3 días)
10. Insuficiencia renal aguda

| Grupos generales | Microorganismos específicos |
|---|---|
| Bacterias: aerobias grampositivas | *Staphylococcus aureus, S. epidermidis* (estafilococos coagulasa negativos), especies de *Streptococcus,* especies de *Enterococcus* |
| Bacterias: aerobias gramnegativas intestinales y anaerobias facultativas | *Escherichia coli, Klebsiella pneumoniae, Proteus mirabilis,* especies de *Enterobacter,* especies de *Acinetobacter,* especies de *Citrobacter, Serratia marcescens,* especies de *Salmonella* |
| Bacterias: aerobias gramnegativas no intestinales y anaerobias facultativas | *Pseudomonas aeruginosa, Burkholderia cepacia,* especies de *Neisseria, Haemophilus influenzae, H. parainfluenzae* |
| Bacterias: anaerobias (grampositivas y gramnegativas) | *Bacteroides fragilis* y otras especies de *Bacteroides, Clostridium difficile* y otras especies de *Clostridium,* especies de *Peptostreptococcus* |
| Hongos | Especies de *Candida,* especies de *Aspergillus, Histoplasma capsulatum, Pneumocystis jiroveci* |
| Virus | Virus de la varicela-zóster, virus del herpes simple I y II, citomegalovirus, virus de Epstein-Barr |

Clasificación de los microorganismos que causan infecciones en la UCI (TABLA 12-3)

nistración intravenosa de dosis escalonadas del antibiótico deseado en un entorno rigurosamente controlado. El proceso de desensibilización puede causar complicaciones graves, por lo que debe realizarlo un médico con la experiencia adecuada.

**2. Cefalosporinas**

**a. Espectro**

**(1)** Las **cefalosporinas de primera generación,** como la **cefazolina,** son activas frente a muchas bacterias grampositivas y algunas gramnegativas. Los bacilos intestinales gramnegativos como *E. coli,* algunas especies de *Klebsiella* y anaerobios bucales grampositivos suelen ser sensibles. Entre los microorganismos que son resistentes a las cefalosporinas de primera generación se encuentran especies de *Enterococcus, S. epidermidis* resistente a meticilina (SERM) y anaerobios gramnegativos como especies de *Bacteroides.*

**(2)** Las **cefalosporinas de segunda generación** son más activas frente a gramnegativos y menos frente a grampositivos, al compararse con las de primera generación. Existen dos subgrupos principales de cefalosporinas de segunda generación. Uno de ellos, en el que se incluye la **cefuroxima,** es activo frente a *Haemophilus influenzae.* El otro grupo, en el que se incluyen la **cefoxitina** y el **cefotetán,** es activo frente a anaerobios, como especies de *Bacteroides.*

**(3)** Las **cefalosporinas de tercera generación** presentan mayor actividad frente a bacilos gramnegativos que las de segunda generación. Se muestran activas frente a la mayoría de los bacilos gramnegativos intestinales y algunos que no lo son (*H. influenzae* y especies de *Neisseria*). Especies de *Enterobacter,* de *Citrobacter* y de *Actinobacter* suelen llegar a mostrar resistencia a las cefalosporinas de tercera generación debido a la producción inducible de β-lactamasa. La **ceftazidima** tiene una potente actividad frente a especies de *Pseudomonas,* pero se muestra poco activa frente a microorganismos grampositivos. La **ceftriaxona** y la **cefotaxima** son activas frente a algunos grampositivos (no lo son frente a especies de *Enterococcus, L. monocytogenes,* SARM ni SERM), pero no suelen ser eficaces frente a especies de *Pseudomonas.* Las cefalosporinas de tercera generación penetran bien en el SNC y suelen utilizarse en el tratamiento de la meningitis bacteriana.

(4) Las **cefalosporinas de cuarta generación,** como la **cefepima,** tienen un espectro similar al de la ceftriaxona frente a los cocos gramnegativos, pero una mayor cobertura frente a gramnegativos, que incluye bacterias con β-lactamasa inducible, como especies de *Enterobacter* y especies de *Citrobacter.* La cefepima también puede mostrar una gran actividad frente a *Pseudomonas aeruginosa* resistente a la ceftazidima.

    **b.** Entre las **reacciones adversas** a las cefalosporinas, se encuentran las reacciones de hipersensibilidad (incidencia de reactividad cruzada con la alergia a la penicilina de un 5 % a un 10 %) y la hemorragia debida a la inhibición de la síntesis de factores de la coagulación dependientes de la vitamina K (cefotetán).

**3.** Los **carbapenémicos** tienen una amplia actividad antibacteriana. Ofrecen la ventaja de una cobertura extensa frente a microorganismos grampositivos, gramnegativos y anaerobios. Es prudente reservar estos fármacos para el tratamiento de infecciones nosocomiales documentadas o siempre que se sospeche que son debidas a bacterias con resistencia antibiótica.

    **a. Espectro.** El **imipenem/cilastatina** y el **meropenem** tienen espectros similares. Son activos frente a la mayoría de microorganismos gramnegativos, muchos grampositivos y anaerobios. Aunque son los que tienen el mayor espectro entre los β-lactámicos, algunas cepas patógenas llegan a desarrollar resistencia. Entre los gramnegativos resistentes se han incluido *Stenotrophomonas maltophilia, Burkholderia* (conocida anteriormente como *Pseudomonas*) *cepacia* y, en ocasiones, *P. aeruginosa, Enterobacter cloacae* y *Serratia marcescens.* Entre los grampositivos resistentes, se han incluido algunas especies del género *Enterococcus,* SARM, especies de *Corynebacterium* y especies de *Bacteroides.* El **ertapenem** tiene un espectro similar al de los anteriores carbapenémicos, con la excepción de que presenta una actividad limitada frente a *Pseudomonas* y especies de *Acinetobacter.* Por lo tanto, no se recomienda el uso de ertapenem como tratamiento empírico en las infecciones nosocomiales. Es más adecuado para tratar una infección causada por un patógeno que se sabe que es sensible a su acción. Las ventajas del ertapenem son que no necesita ajustes de dosis en caso de insuficiencia renal y que puede administrarse una vez al día.

    **b.** Entre las **reacciones adversas** se encuentran las crisis convulsivas y las reacciones de hipersensibilidad. Los datos sobre seguridad obtenidos de estudios clínicos en los que se ha utilizado el meropenem sugieren que puede asociarse con menos frecuencia a crisis convulsivas que el imipenem/cilastatina. También se ha documentado que el ertapenem tiene una menor incidencia de actividad comicial en comparación con el imipenem/cilastatina.

**4. Monobactámicos**

    **a. Espectro.** El **aztreonam** es activo frente a muchas bacterias gramnegativas, y no lo es frente a bacterias grampositivas o anaerobios. Algunos microorganismos gramnegativos no intestinales pueden ser resistentes, entre ellos *S. maltophilia,* especies de *Acinetobacter* y *P. aeruginosa.*

    **b.** Entre las **reacciones adversas,** se encuentran las reacciones de hipersensibilidad. A pesar de la estructura β-lactámica, parece existir muy poca reactividad cruzada entre el aztreonam y otros β-lactámicos, y el fármaco suele utilizarse en pacientes que han presentado reacciones alérgicas leves a los β-lactámicos. Existe una preocupación teórica acerca de que los pacientes con una respuesta anafiláctica a la ceftazidima también puedan reaccionar al aztreonam porque ambos fármacos tienen una cadena lateral en común; sin embargo, son escasos los datos clínicos que lo corroboran.

**B.** Los **glucopéptidos,** como la **vancomicina** y la **teicoplanina,** interfieren en la síntesis de la pared celular bacteriana.

**1. Espectro.** Los glucopéptidos son fármacos bactericidas para la mayoría de las bacterias grampositivas. Son activos frente a las cepas estafilocócicas muy resistentes, SARM y SERM, así como frente a especies de *Enterococcus* y especies de *Streptococcus*. Al igual que los β-lactámicos, la vancomicina no es bactericida frente a especies de *Enterococcus,* y debe combinarse con un aminoglucósido para lograr una cobertura sinérgica si se necesita una actividad bactericida.

**2.** Entre las **reacciones adversas** a la vancomicina, se encuentran: «síndrome del hombre rojo», exantema, ototoxicidad, nefrotoxicidad y neutropenia. El «síndrome del hombre rojo» es un síndrome de liberación histamínica que se caracteriza por un enrojecimiento del rostro, el cuello y el tronco, con diversos grados de hipertensión. No se trata de una verdadera alergia, en cuanto que no interviene la inmunoglobulina E. Este síndrome es frecuente y puede evitarse o reducirse al mínimo administrando el fármaco en un gran volumen de líquido, disminuyendo la dosis y la velocidad de infusión, y administrando previamente un antihistamínico. Las demás reacciones adversas mencionadas son poco frecuentes. La ototoxicidad suele ser reversible y puede asociarse a una alteración de la marcha.

**3. Bacterias grampositivas resistentes a la vancomicina.** Se han hecho habituales las cepas aisladas de *Enterococcus* resistentes a la vancomicina (ERV). Además, han aparecido también cepas de *S. aureus* resistentes a la vancomicina.

**C.** El **linezolid,** una oxazolidinona, es un fármaco bacteriostático que actúa inhibiendo la síntesis de las proteínas bacterianas. Hay que destacar que la administración oral y la intravenosa tienen una biodisponibilidad equivalente.

**1. Espectro.** El linezolid se muestra activo frente a bacterias grampositivas muy resistentes, entre ellas SARM, *Streptococcus pneumoniae* resistente a la penicilina y ERV.

**2.** Entre las **reacciones adversas** al linezolid se encuentran: cefalea, diarrea, decoloración lingual, trombocitopenia, anemia leve reversible, leucocitopenia, neuropatía periférica, neuropatía óptica y acidosis láctica. Dado que el linezolid inhibe de forma reversible la monoaminooxidasa, puede existir una interacción con fármacos adrenérgicos y serotoninérgicos. Se ha documentado la aparición de un **síndrome serotoninérgico** en pacientes tratados al mismo tiempo con linezolid y fármacos que aumentan los niveles de serotonina, como diversas clases de antidepresivos y varios analgésicos.

**D. Quinupristina/dalfopristina.** Es una mezcla de estreptogranina A y antibióticos B que actúa inhibiendo la síntesis proteica bacteriana.

**1. Espectro.** Es un fármaco activo frente a SARM, estafilococos coagulasa negativos resistentes a la meticilina, *S. pneumoniae* y la mayoría de las cepas de *Enterococcus faecium. Enterococcus faecalis* puede ser resistente.

**2.** Las **reacciones adversas** son: molestias o inflamación en el punto de infusión, náuseas, vómitos, diarrea, exantema, mialgias, artralgias, aumento de la bilirrubina, aumento de la gammaglutamil transferasa y, en raras ocasiones, aumento de la creatinina sérica, trombocitopenia y anemia.

**3.** La combinación quinupristina/dalfopristina tiene múltiples interacciones farmacológicas, entre otras con la ciclosporina, la carbamazepina, los bloqueantes de los canales de calcio, el diazepam, el midazolam, la disopiramida, la lidocaína, la metilprednisolona, el astemizol, la cisaprida y las estatinas.

**E. Daptomicina.** Es un lipopéptido cíclico bactericida.

**1. Espectro.** La daptomicina es activa frente a SARM, SERM y ERV.

**2.** Las **reacciones adversas** son: náuseas, diarrea, estreñimiento y elevación de las creatina fosfocinasas.

**3.** La daptomicina se utiliza para tratar infecciones complicadas cutáneas y de estructuras cutáneas, así como infecciones del torrente circulatorio y endocarditis derecha por *S. aureus.* No se ha establecido la eficacia de este fármaco para el tratamiento de la endocarditis izquierda. La daptomicina no debe utilizarse para tratar la neumonía.

**4.** La daptomicina se elimina por los riñones, por lo que se recomienda reducir la dosis en los pacientes con un aclaramiento de creatinina < 30 ml/min.

**F.** Los **aminoglucósidos** son antibióticos bactericidas que interfieren en la síntesis proteica bacteriana. Los más utilizados en la UCI son la gentamicina, la tobramicina y la amikacina. Se puede disponer de ellos en formulaciones nebulizadas o para administración por vía parenteral.

1. **Espectro.** Los aminoglucósidos son activos frente a microorganismos gramnegativos y tienen una acción sinérgica con los fármacos que actúan sobre la pared celular (β-lactámicos, vancomicina) frente a especies de *Enterococcus*, especies de *Staphylococcus* y *Streptococcus viridans*. La mayoría de las bacterias gramnegativas intestinales son sensibles a los aminoglucósidos. La resistencia aparece regularmente entre bacterias gramnegativas no intestinales, como *B. cepacia* y *S. maltophilia*. En las infecciones causadas por *P. aeruginosa*, suele preferirse la tobramicina en lugar de la gentamicina.

2. **Consideraciones ambientales** y **penetración en líquidos y tejidos.** Los aminoglucósidos no son eficaces en las afecciones ácidas o anaeróbicas, como la ascitis o el interior de los abscesos. Las concentraciones tisulares son variables. Por ejemplo, la penetración de los aminoglucósidos sistémicos es escasa en las secreciones traqueobronquiales, la bilis, la próstata y el SNC.

3. Las **reacciones adversas** son: nefrotoxicidad, ototoxicidad, debilidad y potenciación del bloqueo neuromuscular. La nefrotoxicidad suele ser leve, sin oliguria y reversible. Los factores de riesgo de nefrotoxicidad son la edad avanzada, el debilitamiento general, la disfunción renal basal, la hipotensión, la hipovolemia y la administración coincidente de otros fármacos nefrotóxicos. En circunstancias extremas, como la endocarditis por *Enterococcus* o *Pseudomonas*, está indicada la administración de aminoglucósidos a pesar de la posible toxicidad renal.

4. **Dosis y control del nivel del fármaco**
   a. El control de los niveles de los aminoglucósidos suele utilizarse para orientar el tratamiento. Los niveles máximos pueden verificar que se han alcanzado concentraciones bactericidas, y los niveles mínimos pueden confirmar la eliminación adecuada y, por lo tanto, contribuir a evitar los efectos tóxicos.
   b. Si existe **disfunción renal,** es necesario ajustar la dosis de los aminoglucósidos administrados por vía parenteral. Los ajustes específicos se basan en el grado de alteración de la función renal y en el tipo de tratamiento restitutivo renal (TRR) si se continúa con éste.
   c. La **administración una vez al día** puede ofrecer algunas ventajas, entre ellas la menor nefrotoxicidad, el aumento al máximo de la actividad bactericida dependiente de la concentración y un «efecto posterior al antibiótico» con el que disminuye el crecimiento bacteriano incluso después de que el nivel sérico descienda por debajo de la concentración mínima inhibitoria. Los estudios realizados en animales han demostrado que la nefrotoxicidad tiende a disminuir con la dosificación diaria.

**G. Fluoroquinolonas (levofloxacino, ciprofloxacino, ofloxacino).** Son antibióticos bactericidas que actúan inhibiendo la síntesis de ADN. La absorción intestinal de estos fármacos es excelente, pero disminuye con la administración coincidente de hierro, zinc, antiácidos, sucralfato y con la alimentación por sonda. Las fluoroquinolonas se concentran en la orina, la próstata, los riñones, el intestino y los pulmones.

1. **Espectro.** El **ciprofloxacino,** el **ofloxacino** y el **levofloxacino** son activos fundamentalmente frente a bacilos gramnegativos aerobios, como *P. aeruginosa*. El levofloxacino es activo frente a algunas bacterias grampositivas, como *S. pneumoniae* resistente a la penicilina, pero no muestra una actividad uniforme frente a las anaerobias. El **levofloxacino** suele utilizarse combinado con fármacos que abarquen los microorganismos grampositivos y anaerobios, como la clindamicina; es activo también frente a bacterias atípicas como especies de *Legionella*, especies de *Chlamydia* y algunas especies de micobacterias. Pueden ser útiles en

numerosas afecciones, como infecciones óseas y articulares, infecciones complicadas de las vías urinarias, gastroenteritis bacteriana e infecciones intraabdominales.

2. Las **reacciones adversas** comprenden: molestias gastrointestinales, disfunción neurológica (cefalea, mareo, confusión, alucinaciones, convulsiones) y reacciones de hipersensibilidad.

3. Las **interacciones farmacológicas** suelen deberse al hecho de que las fluoroquinolonas se metabolizan a través del sistema enzimático P-450 hepático. La administración de ciprofloxacino a pacientes tratados con teofilina puede dar lugar a la aparición de efectos tóxicos causados por la teofilina.

4. **Fluoroquinolonas y alimentación entérica.** Los estudios indican que la alimentación continua por sonda puede disminuir considerablemente la absorción de las fluoroquinolonas. Por lo tanto, suele recomendarse interrumpir la alimentación entérica desde 2 h antes y hasta 4 h después de la administración intestinal de fluoroquinolonas.

**H. Metronidazol.** Es un fármaco bactericida que actúa descomponiendo el ADN bacteriano. Se absorbe bien en el tracto gastrointestinal y se metaboliza en el hígado.

1. **Espectro.** El metronidazol sólo es activo frente a microorganismos anaerobios. Constituye el tratamiento de elección en la colitis seudomembranosa debida a colitis por *Clostridium difficile.* Puede utilizarse combinado con otros fármacos para el tratamiento de infecciones peritoneales o torácicas que se originan en el tracto gastrointestinal, y de la neumonía por aspiración.

2. Las **reacciones adversas,** aunque son poco frecuentes, pueden consistir en síntomas gastrointestinales (sabor metálico, anorexia y náuseas) y disfunción neurológica (neuropatía periférica, crisis comiciales, ataxia y vértigo).

**I. Clindamicina.** Es un antibiótico bacteriostático que inhibe la síntesis proteica bacteriana. Se absorbe bien a partir del tracto gastrointestinal y se metaboliza en el hígado.

1. **Espectro.** La clindamicina es activa frente a la mayoría de los aerobios gramnegativos y los anaerobios. Los microorganismos resistentes son: aerobios gramnegativos y anaerobios facultativos, especies de *Enterococcus* y algunas cepas aisladas de *B. fragilis.* La clindamicina puede utilizarse sola o asociada a otros fármacos para el tratamiento de la neumonía por aspiración, o para tratar infecciones torácicas o abdominales cuyo origen se sitúa en el tracto gastrointestinal superior.

2. Las **reacciones adversas** son: molestias gastrointestinales, exantema y elevación de las enzimas hepáticas. La clindamicina es el antibiótico que se asocia con mayor frecuencia a la aparición de colitis por *C. difficile.*

**J.** Los **macrólidos,** como la eritromicina, la claritromicina y la azitromicina, son antibióticos bacteriostáticos que actúan inhibiendo la síntesis proteica bacteriana. Se absorben bien a partir del tracto gastrointestinal, se metabolizan en el hígado y se excretan por la bilis.

1. **Espectro.** La eritromicina es activa frente a muchos microorganismos grampositivos (fundamentalmente, especies de *Streptococcus*), especies de *Legionella, L. monocytogenes, Chlamydia pneumoniae* y *Mycoplasma pneumoniae.* La principal indicación para la eritromicina en los pacientes en estado crítico es la neumonía atípica. La **azitromicina** y la **claritromicina** tienen un espectro de actividad similar al de la eritromicina, pero con mayor actividad frente a *H. influenzae,* y se toleran mucho mejor debido al menor número de efectos secundarios gastrointestinales que producen, en comparación con la eritromicina.

2. Las **reacciones adversas** son: molestias gastrointestinales con la administración entérica, tromboflebitis con la administración intravenosa, acúfenos y, en muy raras ocasiones, sordera transitoria.

**K. Cloranfenicol.** Inhibe la síntesis proteica.

1. **Espectro.** El cloranfenicol es activo frente a un amplio espectro de microorganismos grampositivos y gramnegativos aerobios y anaerobios. Está indicado para el tratamiento de la meningitis o la endocarditis debida a ERV.

**2.** La principal **reacción adversa** que limita considerablemente el uso del cloranfenicol es la anemia aplásica. Los efectos hematológicos adversos oscilan desde una depresión medular dependiente de la dosis, pero reversible, hasta la anemia aplásica mortal (aproximadamente, 1 caso por cada 25 000-50 000). Otras reacciones adversas son las molestias gastrointestinales, las reacciones de hipersensibilidad y la neuritis óptica.

## III. Antimicóticos

**A.** La **amfotericina B** actúa creando poros en la membrana celular. Se administra por vía intravenosa o intratecal, o por instilación local vesical.

   **1. Espectro.** La amfotericina B tiene una amplia actividad frente a la mayoría de las especies de *Candida,* entre ellas *Candida* no *albicans* (*glabrata* y *krusei*), y frente a muchas cepas aisladas de *Aspergillus.*

   **2.** Las **reacciones adversas** son múltiples. Son frecuentes la fiebre y los escalofríos, y también pueden producirse hipotensión e hipoxemia. La incidencia y la gravedad de los efectos secundarios mencionados pueden disminuir con un tratamiento previo con paracetamol, antihistamínicos, corticoesteroides en dosis bajas y petidina. En ocasiones, hay que reducir la dosis diaria para poder continuar el tratamiento. En la mayoría de los pacientes tratados con amfotericina B se produce cierto grado de disfunción renal. Entre los factores de riesgo para la aparición de una **insuficiencia renal grave** se encuentra la administración simultánea de otros fármacos nefrotóxicos, la existencia previa de nefropatía o trasplante renal, y los pacientes graves con hipotensión, hipovolemia o ambas cosas. La pauta de dosificación a días alternos y la administración de solución salina (1 l/día por encima de las necesidades basales de líquidos) pueden ser útiles para evitar o amortiguar la nefrotoxicidad.

   **3.** Actualmente, suelen utilizarse **formulaciones lipídicas** de amfotericina B, en lugar de las formulaciones habituales, para reducir las complicaciones renales.

**B.** Los **triazoles,** como el **fluconazol** y el **voriconazol,** actúan inhibiendo la síntesis de esterol de la membrana micótica. La absorción intestinal del fluconazol es excelente (≥ 90 %) en los pacientes que toleran la alimentación por sonda. La penetración en el SNC es razonablemente buena. El voriconazol también muestra una excelente biodisponibilidad intestinal.

   **1. Espectro.** Los triazoles son activos frente a muchas especies de *Candida* (*albicans, parapsilosis* y *tropicalis*) y *Cryptococcus neoformans. Candida krusei* y *Candida glabrata* son con frecuencia resistentes. El voriconazol tiene un mayor espectro de actividad en el que se incluyen mohos como *Aspergillus.* Entre los posibles usos del fluconazol se encuentran la profilaxis frente a infecciones micóticas invasivas en pacientes inmunodeprimidos, el tratamiento de la candidemia y el tratamiento de infecciones micóticas masivas en pacientes estables debidas a especies de *Candida,* con la excepción de algunas cepas aisladas de *C. krusei* y *glabrata.* Es posible utilizar el fluconazol para tratar infecciones por *C. krusei* y *C. glabrata* si el laboratorio de microbiología documenta que las cepas aisladas son sensibles a este fármaco.

   **2.** Las **reacciones adversas** son: molestias gastrointestinales, exantema, cefaleas, aumento de los niveles de las enzimas hepatocelulares y, en raras ocasiones, dermatitis exfoliativa y hepatotoxicidad grave.

   **3.** Las **interacciones farmacológicas** importantes son la potenciación de los efectos de la cumarina, la fenitoína y la ciclosporina, el aumento de los niveles de fluconazol con la administración de rifampicina, y la prolongación del intervalo QT o la aparición de taquicardia polimorfa ventricular cuando se administra con cisaprida.

**C. 5-Fluorocitosina.** Es un antimetabolito que inhibe la síntesis micótica de ADN y proteínas. Tiene una acción sinérgica con la amfotericina B en el tratamiento de la candidosis sistémica grave o la meningitis por criptococos. Los efectos tóxicos (fundamentalmente hematológicos) se relacionan con unos niveles séricos elevados.

**D.** Las **equinocandinas,** como la **caspofungina** y la **micafungina,** inhiben la síntesis de β-(1,3)-D-glucano, un componente de las paredes celulares micóticas.

    **1. Espectro.** La caspofungina y la micafungina son fármacos activos frente a especies de *Candida,* entre ellas las que muestran resistencia al fluconazol. Las equinocandinas están indicadas en el tratamiento de infecciones candidósicas en pacientes que no toleran o no responden a los fármacos tradicionales, o que tienen un riesgo elevado de sufrir insuficiencia renal durante el tratamiento con amfotericina B. La caspofungina también es activa frente a *Aspergillus,* y puede considerarse para tratar a los pacientes en estado crítico que sufren una infección por *Aspergillus* y que no responden al tratamiento convencional, o que tienen un riesgo elevado de que éste les cause una insuficiencia renal. No se ha establecido aún la eficacia de la micafungina frente a *Aspergillus.*

    **2.** Los **efectos adversos** son poco frecuentes y comprenden el aumento de los niveles de las transaminasas y la aparición de prurito en el punto de infusión.

**IV. Antivíricos**

    **A.** El aciclovir inhibe la replicación del ADN vírico, y está disponible en formulaciones entéricas y parenterales.

        **1. Espectro.** El aciclovir es activo frente al virus del herpes simple (VHS) y el virus de la varicela-zóster (VVZ). El aciclovir oral está indicado en el tratamiento del VHS mucocutáneo. El tratamiento parenteral está indicado en infecciones graves como la neumonía causada por la varicela y la encefalitis herpética.

        **2.** Entre las **reacciones adversas** se encuentran la disfunción renal, especialmente en pacientes hipovolémicos y en los que presentan una nefropatía previa, así como la neurotoxicidad, con confusión, temblor y crisis comiciales.

    **B.** El **famciclovir** y el **valaciclovir** son antivíricos con espectros similares al del aciclovir. Sólo están disponibles como formulaciones entéricas.

    **C. Ganciclovir**

        **1. Espectro.** El ganciclovir es activo frente al VHS, el VVZ y los citomegalovirus (CMV). Se utiliza en el tratamiento de infecciones por CMV, entre ellas retinitis, colitis y neumonitis en pacientes inmunodeprimidos. También puede utilizarse como profilaxis frente a las infecciones por CMV en los receptores de trasplantes.

        **2.** Las **reacciones adversas** comprenden la mielodepresión y la nefrotoxicidad.

**V. Infecciones en pacientes inmunodeprimidos.** Las personas inmunodeprimidas tienen un mayor riesgo de sufrir infecciones adquiridas en la comunidad, nosocomiales y oportunistas. Se necesita una intervención rápida para tratar con éxito estas infecciones, cuyo diagnóstico suele ser difícil debido a la ausencia de claros signos de localización. Es esencial realizar un estudio exhaustivo con el fin de localizar el origen de la infección, y para ello se realizarán cultivos de sangre, orina y esputo, así como una radiografía de tórax. Las causas de inmunodepresión son numerosas, entre ellas el tratamiento inmunodepresor, las quemaduras, las neoplasias, la infección por el virus de la inmunodeficiencia humana (VIH), la quimioterapia, los corticoesteroides y la desnutrición grave. Aunque las complicaciones infecciosas son variables, la localización más frecuente de infección en los pacientes inmunodeprimidos son los pulmones.

    **A.** Infecciones en los pacientes con neutrocitopenia

        **1.** La **neutrocitopenia** se define como un **recuento absoluto de neutrófilos (RAN)** $< 500/mm^3$ o $< 1\,000/mm^3$ **con disminución prevista de más de 500/mm$^3$ en 48 h;** la **neutrocitopenia grave** suele definirse como un **RAN $< 100/\mu l.$** La neutrocitopenia se debe con mayor frecuencia a leucemia, quimioterapia o trasplante de médula ósea. En ocasiones, puede deberse a reacciones farmacológicas o anemia aplásica. Las bacterias, en particular las bacterias gramnegativas intestinales y no intestinales y las bacterias grampositivas, y los hongos (especies de *Candida,* especies de *Aspergillus*) suelen causar infección en los pacientes con neutrocitopenia. También pueden producirse infecciones víricas graves (VHS, CMV y virus de Epstein-Barr).

2. Siempre hay que suponer que la presencia de **fiebre** en los pacientes con neutrocitopenia se debe a una infección.

3. **Tratamiento de la fiebre en el paciente con neutrocitopenia**

   a. El **tratamiento inicial** consiste en la administración de antibacterianos de **amplio espectro** dirigidos contra bacterias grampositivas y gramnegativas, tales como especies de *Pseudomonas*. Los antibióticos deben mantenerse durante un mínimo de 10 días o hasta que el RAN aumente por encima de 500/µl. En los pacientes en situación grave, debe administrarse un **tratamiento combinado.** El tratamiento empírico consiste en el uso de fármacos probablemente activos frente a microorganismos nosocomiales resistentes a antibióticos, y microorganismos como especies de *Enterobacter* y especies de *Citrobacter* que se vuelven rápidamente resistentes a los β-lactámicos. Las posibles combinaciones comprenden una cefalosporina de tercera o cuarta generación, un carbapenémico o una combinación penicilina/β-lactamasa antipseudomonas, así como un aminoglucósido o una fluoroquinolona. Si se sospecha la existencia de una infección debida a bacterias grampositivas resistentes, debe añadirse vancomicina. En los pacientes que no se encuentran en situación crítica, puede ser adecuada la **monoterapia.** En estos casos, es posible utilizar una cefalosporina de tercera o cuarta generación, un carbapenémico o una combinación penicilina/β-lactamasa antipseudomonas.

   b. El **tratamiento posterior** puede incluir **antimicóticos** como la amfotericina o una equinocandina si la fiebre progresa durante 4 a 7 días a pesar del tratamiento antibacteriano de amplio espectro.

B. **Infecciones en los receptores de trasplantes.** Los receptores de trasplantes son más propensos a sufrir infecciones potencialmente mortales durante los primeros 6 meses tras un trasplante orgánico. Durante este tiempo, tienen una inmunodepresión máxima, están expuestos a numerosos microorganismos nosocomiales y pueden sufrir el **rechazo del aloinjerto** de **la enfermedad injerto contra huésped (EICH).** Las infecciones pueden estar causadas por bacterias, hongos, virus, protozoos, parásitos y micobacterias. Las infecciones bacterianas se deben a bacterias aerobias grampositivas y gramnegativas. Las infecciones micóticas se deben con mayor frecuencia a *Candida* y especies de *Aspergillus*. Algunas infecciones, como las producidas por CMV, pueden transmitirse desde el órgano al receptor, o a través de los hemoderivados transfundidos. La fiebre sin signos de localización suele ser la primera manifestación de infección. Antes y después de trasplantar un órgano sólido, suelen administrarse ciclos cortos de antibióticos por vía parenteral. Los factores ambientales y los relacionados con el propio paciente determinan la elección de los antibióticos, algunos de los cuales interaccionan de manera importante con fármacos inmunodepresores. El metabolismo de la ciclosporina por el sistema del citocromo P-450 puede aumentar o disminuir por la administración de fluoroquinolonas, macrólidos, fluconazol, rifampicina e isoniazida. Los aminoglucósidos, la amfotericina B, la vancomicina, la pentamidina y las dosis elevadas de trimetoprima-sulfametoxazol fomentan la nefrotoxicidad de la ciclosporina. Los niveles de esta última deben controlarse en los pacientes tratados con estos fármacos.

1. **Trasplante de órganos sólidos**

   a. **Durante el primer mes** después del trasplante, las infecciones suelen deberse a las mismas bacterias y hongos que causan infecciones en los pacientes inmunocompetentes tras una intervención quirúrgica. Las primeras infecciones tras el trasplante suelen ser nosocomiales y se producen en la localización quirúrgica o a causa de una intubación endotraqueal prolongada o de catéteres permanentes.

   b. **Entre el primer y el sexto mes** predominan las infecciones víricas y oportunistas, como la neumonía por *Pneumocystis jiroveci* y la aspergilosis.

c. **Transcurridos 6 meses,** las infecciones dependen del grado de inmunodepresión y de las exposiciones ambientales. Los pacientes con un tratamiento inmunodepresor mínimo sufren infecciones similares a las de las personas inmunocompetentes. Las dosis elevadas de inmunodepresores predisponen a los pacientes a sufrir infecciones por patógenos oportunistas como *P. jiroveci, L. monocytogenes, Aspergillus fumigatus* y *C. neoformans.* Las infecciones víricas preexistentes pueden progresar y lesionar los órganos infectados. La infección por CMV puede causar fiebre aislada, hepatitis, neumonitis, hipotensión, enterocolitis y glomerulonefritis. Las manifestaciones de las infecciones del SNC (generalmente causadas por *L. monocytogenes* o patógenos oportunistas) pueden ser atípicas. En los pacientes trasplantados con fiebre sin causa aparente o cefalea, es necesario realizar una TC craneal y una punción lumbar. La TC torácica puede ser útil para evaluar a los pacientes trasplantados y con síntomas pulmonares, porque los signos radiográficos típicos de inflamación suelen estar disminuidos.

2. **Trasplante de médula ósea.** Los trasplantes de médula ósea alogénicos y autólogos se realizan para tratar las leucemias agudas y crónicas, el linfoma, tumores sólidos, el mieloma múltiple y la anemia aplásica grave. Tras este tipo de trasplante, existen tres fases de complicaciones infecciosas:

a. El **primer mes** se caracteriza por una neutropenia progresiva desde la quimioterapia previa. Se producen infecciones bacterianas, víricas y micóticas. Las infecciones bacterianas se deben a aerobios grampositivos, como *Staphylococcus* coagulasa negativo, *S. viridans, S. aureus* y especies de *Corynebacterium,* aerobios gramnegativos intestinales y no intestinales, y anaerobios facultativos. También puede producirse la reactivación del VHS. El **tratamiento antibiótico empírico** para los pacientes con trasplante medular neutropénicos y febriles debe incluir fármacos que proporcionen cobertura frente a bacterias grampositivas y gramnegativas. Hay que contemplar también la cobertura frente a *Pseudomonas.* La cobertura empírica suele intentarse con una combinación de β-lactámicos (una cefalosporina contra *Pseudomonas* y una penicilina contra *Pseudomonas* como la piperacilina o la mezlocilina), o un β-lactámico frente a *Pseudomonas* más vancomicina, o un carbapenémico (imipenem o meropenem) más vancomicina. Hay que considerar la **cobertura antimicótica** si la fiebre persiste a pesar de la amplia cobertura antibacteriana.

b. **Desde el primer al tercer mes,** los pacientes son propensos a sufrir infecciones víricas (CMV), infecciones oportunistas e infecciones bacterianas grampositivas y gramnegativas.

c. Las **infecciones tardías,** que suelen producirse después de los 3 meses del trasplante, suelen afectar a las vías respiratorias y están causadas por virus respiratorios y microorganismos encapsulados como *S. pneumoniae* y *H. influenzae.* La lesión mucocutánea debida a la EICH también predispone a estos pacientes a sufrir infecciones por la microflora cutánea.

C. **Virus de la inmunodeficiencia humana (VIH).** Los avances en el tratamiento con antirretrovirales y la profilaxis frente a infecciones oportunistas han desembocado en una supervivencia más prolongada de los pacientes infectados por el VIH y en una mejoría en cuanto a la supervivencia de estos pacientes ingresados en la UCI. El recuento de linfocitos **T-4 colaboradores (CD4)** es un factor predictivo fiable de las localizaciones y de los microorganismos implicados en la infección de los pacientes con VIH, como se indica en la tabla 12-4. La infección por el VIH predispone a los pacientes a sufrir infecciones oportunistas y aumenta la predisposición a la infección por bacterias encapsuladas, como *S. pneumoniae* y *H. influenzae.*

1. Las **infecciones pulmonares** en los pacientes infectados por el VIH se deben a diversos microorganismos. En los pacientes con recuentos normales de CD4, la neumonía puede deberse a microorganismos adquiridos en la comunidad. A medida que el recuento de CD4 disminuye, aumenta la probabilidad de que la

| TABLA 12-4 | Relación entre el recuento de CD4 y la infección en los pacientes infectados por el VIH |
|---|---|

| Recuento de CD4 (μl) | Predisposición microbiológica |
|---|---|
| >800 | Microorganismos adquiridos en la comunidad |
| <800 | *Mycobacterium tuberculosis* (pulmonar) |
| <500 | Especies de *Candida, Cryptococcus neoformans, Histoplasma capsulatum,* especies de *Coccidioides* |
| <300 | *Pneumocystis jiroveci* |
| <100 | *Mycobacterium avium intracellulare, M. tuberculosis* (diseminado), *Cryptosporidium,* citomegalovirus |

infección pulmonar se deba a infecciones oportunistas, en particular *P. jiroveci* y CMV. La evaluación de la etiología de la neumonitis debe ser rápida, y ha de incluir el examen del esputo inducido, la aspiración profunda o la broncoscopia con lavado broncoalveolar. La antibioticoterapia empírica ha de abarcar los patógenos más probables según el recuento de CD4 y la localización geográfica. Por encima de un recuento de CD4 de unos 200/μl a 300/μl, los antibióticos deben cubrir los microorganismos adquiridos en la comunidad. Cuando el recuento de CD4 sea inferior a 200, el tratamiento deberá proteger también frente a *P. jiroveci.*

2. En los pacientes infectados por el VIH, las **infecciones del SNC,** como los abscesos cerebrales, la meningitis y la encefalitis, pueden estar causadas por diversos microorganismos, entre ellos bacterias, hongos, virus y parásitos. Si se sospecha la existencia de una infección del SNC, debe realizarse la evaluación pertinente, con TC y RM craneales y punción lumbar, y se administrará un tratamiento antibiótico empírico mientras se esperan los resultados.

**Bibliografía recomendada**

Bochud PY et al. Antimicrobial therapy for patients with severe sepsis and septic shock: an evidence-based review. *Crit Care Med* 2004;32:S495.

Cohen J, Powderly WG. *Infectious diseases.* 2nd ed. New York: Elsevier, 2004.

Cunha BA. Sepsis and septic shock: selection of empiric antimicrobial therapy. *Crit Care Clin* 2008;24:313–334.

David N, Gilbert RC, Moellering GM, et al. *The Sanford guide to antimicrobial therapy.* 38th ed. Vienna, VA: Antimicrobial Therapy, 2008.

Dellinger RP, Levy MM, Carlet JM, et al. Surviving Sepsis Campaign: International guidelines for management of severe sepsis and septic shock: 2008. *Crit Care Med* 2008;36:296–327.

Endo S, Aikawa N, Fujishima S, et al. Usefulness of procalcitonin serum level for the discrimination of severe sepsis from sepsis: a multicenter prospective study. *J Infect Chemother* 2008;14:244–249.

Fishman JA. Infection in solid-organ transplant recipients. *N Engl J Med* 2007;357(25): 2601–2614.

Kumar A, Roberts D, Wood KE, et al. Duration of hypotension before initiation of effective antimicrobial therapy is the critical determinant of survival in human septic shock. *Crit Care Med* 2006;34:1589.

Lawrence KR, Adra M, Gillman PK. Serotonin toxicity associated with the use of linezolid: a review of postmarketing data. *Clin Infect Dis* 2006;42(11):1578–1583.

Mehrotra R, De Gaudio R, Palazzo M. Antibiotic pharmacokinetic and pharmacodynamic considerations in critical illness. *Intensive Care Med* 2004;30:2145–2156.

Rivers E, Nguyen B, Havstad S, et al. Early goal-directed therapy in the treatment of severe sepsis and septic shock. *N Engl J Med* 2001;345:1368–1377.

Schuetz P, Christ-Crain M, Müller B. Biomarkers to improve diagnostic and prognostic accuracy in systemic infections. *Curr Opin Crit Care* 2007;13:578–585.

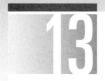

# Mejora de la calidad y profilaxis

*Karsten Bartels y Ulrich Schmidt*

## I. Mejora de la calidad y seguridad del paciente

**A. Mejora de la asistencia al paciente.** En Estados Unidos, los pacientes tan sólo reciben aproximadamente el 50 % de la asistencia recomendada. Se han emprendido iniciativas para mejorar la calidad de la asistencia tanto por parte de diversas instituciones como a escala nacional. La medición y la mejora de la calidad de la asistencia llegarán a ser algo esencial para todos los profesionales sanitarios. La Deficit Reduction Act federal de 2005 autorizó a los Centros para Medicare y Medicaid a implementar un plan de adquisición según el valor en el año 2009. Este sistema vincula el pago a la calidad de la asistencia proporcionada midiendo y recompensando la asistencia clínica eficaz y de calidad.

**B. Determinación de la calidad de la asistencia.** Las medidas de calidad destinadas a informes públicos deben ser posibles de medir y contar con apoyo científico. Esto constituye una dificultad continua. Especialmente en la UCI, donde suele disponerse tan sólo de una serie limitada de datos para orientar una decisión clínica. Los signos de los efectos beneficiosos de determinadas intervenciones están sometidos constantemente a cambios y a nuevos análisis. Por ejemplo, la administración perioperatoria de β-bloqueantes ha estado incluida en varias iniciativas de retribución por rendimiento antes de disponerse de datos adicionales que contradijeron las recomendaciones iniciales.

**C. Diseño e implantación de los protocolos institucionales.** Para desarrollar, implantar y adaptar mejoras de calidad y medidas de seguridad para los pacientes, las instituciones y centros deben elaborar sus propios protocolos. Para que cualquier medida de mejora de la calidad tenga éxito y sea eficaz, es imperativa la creación de un equipo multidisciplinar que guíe el proceso de mejora y asegure el apoyo de todos los implicados. El esquema siguiente sirve de ejemplo de esta estrategia en un área habitual de mejora de calidad: la higiene de las manos.

**1.** Identificar el problema: *la ausencia de higiene de las manos produce infecciones hospitalarias que pueden evitarse. Hay que obtener mediciones basales del cumplimiento actual de las directrices para la higiene de las manos.*

**2.** Seleccionar áreas de mejora del cumplimiento: *higiene manual que el personal médico de la UCI lleva a cabo, evaluada por índices de desinfección/lavado de manos antes y después de cada contacto con un paciente.*

**3.** Probar la estrategia para el cambio: *formación del personal, que asegure el fácil acceso a soluciones desinfectantes, pago de beneficios al personal en relación con los índices de cumplimiento.*

**4.** Evaluar los datos para observar si el cumplimiento mejora: *control de los índices de higiene adecuada de las manos antes y después de implantar la medida para mejorar el cumplimiento.*

**5.** Crear planes para implantar la mejora por todo el sistema: *crear un equipo institucional que desarrolle un plan para implantar procesos similares por todo el sistema.*

**6.** Continuar controlando la eficacia y realizar cambios si es necesario: *evaluar el impacto de las mejoras en la higiene de las manos sobre los índices de infecciones hospitalarias.*

En la figura 13-1 se resume una estrategia para iniciar medidas de mejora del cumplimiento en la UCI.

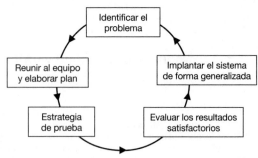

**FIGURA 13-1.** Estrategia para iniciar medidas de mejora del rendimiento en la UCI (empezando en «Identificar el problema» y siguiendo las flechas).

**II. Control de la infección en la UCI.** Los pacientes ingresados en la UCI tienen un mayor riesgo de sufrir infecciones nosocomiales, de las que las más frecuentes son la neumonía, las infecciones de las vías urinarias y la bacteriemia. En la aparición de estas infecciones son importantes tanto los factores del paciente como los del entorno. Los pacientes ancianos y los inmunodeprimidos tienen mayor riesgo de sufrir infecciones. Las enfermedades crónicas aumentan el riesgo de aparición de infecciones de localización específica. Los pacientes con una neumopatía subyacente tienen mayor riesgo de sufrir neumonía, mientras que aquellos con una nefropatía crónica y diabetes son propensos a sufrir infecciones de las vías urinarias. Los factores ambientales alteran las defensas del paciente. Los antibióticos varían la microflora colonizadora endógena. La manipulación instrumental de la vía respiratoria para proporcionar ventilación mecánica constituye una vía de entrada de patógenos nosocomiales y altera la eliminación de las secreciones bronquiales. Los sistemas de monitorización invasivos rompen las barreras cutáneas y mucosas. Esta alteración de las defensas facilita la transmisión de microorganismos a los pacientes por parte del personal, el material o los sistemas de ventilación.

**A. Control general de la infección.** En los hospitales, los microorganismos se transmiten por contacto a través de gotitas, de partículas transportadas por el aire y de materiales contaminados.

**1. Contacto.** La diseminación de los microorganismos puede producirse por contacto directo o indirecto. La transmisión manual a la superficie corporal es mucho más frecuente que el contacto indirecto con una superficie contaminada. Por ejemplo, casi todos los casos de infección por *Staphylococcus aureus* resistente a la meticilina se transmiten por contaminación manual de los profesionales sanitarios.

**2.** Las **gotitas** son partículas de más de 5 μm de diámetro que sólo pueden transmitirse a una corta distancia (menos de 9 m). A través de la tos y el estornudo, se transmiten microorganismos como *Neisseria meningitidis, Haemophilus influenzae, Mycoplasma pneumoniae,* adenovirus y el virus de la rubéola.

**3.** Las **partículas transmitidas por el aire** son de menor tamaño (< 5 μm) que las gotitas, y pueden permanecer en el aire durante mucho tiempo. A través de estas partículas se transmite la **tuberculosis,** el **sarampión,** la **varicela** y el virus de la **varicela-zóster diseminado.**

**4. Materiales contaminados.** La infección causada por material contaminado es poco frecuente. Sin embargo, la esterilización inadecuada de los broncoscopios y endoscopios ha causado infecciones por microorganismos como *Pseudomonas aeruginosa* y *Serratia marcescens.*

**B. Medidas específicas para el control de la infección.** Disminuyen el riesgo de sufrir infecciones nosocomiales y evitan la transmisión de organismos patógenos desde

| **TABLA 13-1** | Medidas de precaución en la transmisión de enfermedades infecciosas | |
|---|---|---|
| Precauciones habituales | Todos los pacientes hospitalizados | Lavado y desinfección de manos. Guantes, batas y protección ocular. Eliminación segura del material punzante y cortante, eliminación segura de materiales contaminados |
| Precauciones frente a la transmisión aérea | Tuberculosis, sarampión, varicela, virus de la varicela-zóster | Habitación de aislamiento Mascarilla especial |
| Precauciones frente a las gotitas | *Neisseria meningitidis, Haemophilus influenzae, Rubella Mycoplasma,* adenovirus, síndrome respiratorio agudo grave | Habitación individual Mascarilla facial para los contactos |
| Precauciones frente a la transmisión por contacto | Bacterias con resistencia múltiple | Guantes y batas no estériles Lavado de manos |

el personal de la UCI a los pacientes y viceversa. Las estrategias de vigilancia intensiva pueden ayudar a disminuir las infecciones nosocomiales. Los **Centers for Disease Control and Prevention (CDC)** han elaborado un sistema que se basa en las precauciones habituales y precauciones centradas en la transmisión (tabla 13-1).
1. Las **precauciones habituales** van destinadas a todos los pacientes. Disminuyen el riesgo de infecciones en los pacientes y en los profesionales sanitarios, y consisten en:
   **a. Higiene de las manos.** Se ha identificado como un factor importante en la transmisión de enfermedades infecciosas en el entorno hospitalario. Las manos deben desinfectarse **antes y después de cada contacto con un paciente.** Si las manos muestran suciedad visible o se sospecha la presencia de *Clostridium difficile,* deben lavarse con agua y jabón. Curiosamente, se ha documentado una relación inversa entre el nivel de formación de los profesionales y el cumplimiento con el lavado de las manos.
   **b.** Se recomienda el uso de **guantes, batas** y **protectores oculares** cuando se trabaja con pacientes en la UCI.
   **c.** La **eliminación segura de agujas y elementos cortantes** en contenedores especialmente diseñados está justificada. Según la Occupational Safety and Health Administration (OSHA), se producen anualmente 385000 lesiones por agujas y otros instrumentos cortantes en los hospitales estadounidenses. Entre los patógenos transmitidos, los más importantes son el virus de la inmunodeficiencia humana **(VIH),** el virus de la hepatitis B **(VHB)** y el virus de la hepatitis C **(VHC).** La OSHA necesita que todos los centros sanitarios implanten estrategias para disminuir la transmisión de los **patógenos transmitidos por la sangre.** Estas estrategias comprenden las siguientes medidas:
   **(1)** Programas de formación anual para los profesionales sanitarios sobre las medidas para reducir al mínimo la transmisión de los patógenos transmitidos por la sangre.
   **(2)** Precauciones habituales para trabajar con todos los pacientes.
   **(3)** Vacunación contra la hepatitis B como profilaxis previa a la exposición.
   **(4)** Disminución del uso de material cortante o punzante (p. ej., uso de jeringas llenadas previamente, sistemas seguros y cerrados para la recogida de muestras de sangre), y diseño de instrumentos para disminuir el riesgo de lesión con filos cortantes (sistemas con agujas incorporadas, recipientes especiales, etc.).

**d.** Tras una exposición a sangre, tejidos u otros líquidos corporales, las heridas deben limpiarse minuciosamente con agua y jabón. El profesional sanitario deberá ser evaluado de inmediato por un médico con experiencia en salud laboral y enfermedades infecciosas. Esta evaluación debe incluir la documentación de la incidencia. Tras obtener el consentimiento, se analizará tanto la sangre del profesional sanitario como la del paciente para detectar la posible presencia de VHB, VHC y VIH. Para obtener más detalles sobre la profilaxis posterior a la exposición, pueden consultarse las directrices regularmente actualizadas de los CDC. http://www.cdc.gov/ncidod/dhqp/wrkr-Protect_bp.html.

**e.** El material sucio debe depositarse en bolsas especiales. Las heces y la orina deben desecharse en recipientes destinados a ello.

**2.** Las **precauciones frente a la transmisión aérea** se utilizan en los pacientes con una infección, presunta o confirmada, por *Mycobacterium tuberculosis,* virus de la varicela y virus de la varicela-zóster diseminado. Para este tipo de pacientes, se necesitará una habitación de aislamiento con presión negativa.

**a. Consideraciones especiales para la tuberculosis**

**(1)** Las **habitaciones con presión negativa** deben contar con 12 o más recambios de aire cada hora, deben vaciarse al exterior y deben tener antesalas que las separen eficazmente del resto de la sala.

**(2)** Las **mascarillas de protección respiratoria (N-95)** están diseñadas para filtrar el aire inhalado. Filtran pequeñas partículas ($< 1\ \mu m$) con una eficacia de, al menos, el 95 %. Las mascarillas deben adaptarse previamente al rostro de cada paciente con objeto de asegurar un ajuste óptimo y limitar las fugas. Las personas que están en contacto con los pacientes de riesgo deben llevar una mascarilla quirúrgica cuando abandonen la habitación de aislamiento. Estas mascarillas están diseñadas para evitar que las secreciones pasen al ambiente.

**(3) Interrupción del aislamiento en la tuberculosis.** Cuando se ha descartado la presencia de tuberculosis o cuando se considera que ésta ha sido tratada de forma eficaz, puede trasladarse al paciente a una habitación normal. Los pacientes tratados deben mostrar signos clínicos de mejoría y dar un resultado negativo para bacilos acidorresistentes en tres muestras de esputo consecutivas.

**3.** Se utilizan **precauciones frente a las gotitas** para limitar la diseminación de agentes infecciosos que se transmiten a corta distancia a través de la tos o el estornudo. Los pacientes deben instalarse en una habitación individual. El personal y las personas que visitan y se aproximan mucho a estos pacientes deben llevar una mascarilla quirúrgica.

**4.** Las **precauciones frente al contacto** reducen al mínimo la diseminación de los microorganismos por contacto directo o por contacto indirecto con superficies del entorno.

**a.** Se utilizan en pacientes colonizados o infectados por bacterias resistentes a los antibióticos.

**b.** Los pacientes deben mantenerse en habitaciones individuales.

**c.** Los profesionales sanitarios deben utilizar guantes y bata, para reducir al mínimo el contacto directo con los pacientes y las superficies.

**d.** Hay que desinfectarse las manos antes y después de cada contacto con el paciente.

**e.** Tras el traslado de un paciente a un nuevo entorno, todas las superficies deben limpiarse.

**C. Prevención de infecciones relacionadas con los catéteres intravasculares.** En Estados Unidos, el índice promedio de infecciones del torrente circulatorio relacionadas con un **catéter venoso central (CVC)** es de 5,3 por 1 000 días con catéter. Esto causa alrededor de 80 000 infecciones al año, y se ha documentado que la morbilidad aumenta hasta un 35 % cuando se relaciona con la gravedad de la enfermedad. Se ha calculado que el coste anual atribuido a las infecciones sanguíneas relacionadas con un CVC es de 2 300 millones de dólares estadounidenses. Por lo tanto, las infecciones de las vías se han convertido en una de las principales preocupaciones de las administraciones hospitalarias y de los organismos reguladores. Los datos recientes demuestran que, si se hiciera un mejor seguimiento de los protocolos, las infecciones relacionadas con los CVC podrían reducirse considerablemente. Las medidas recomendadas son:

1. La **formación** de los médicos sobre las mejores prácticas para controlar la infección constituye el eje central para poder llevar a cabo un programa eficaz que disminuya las infecciones del torrente circulatorio relacionadas con CVC.

2. Debe proporcionarse un **carro para vías centrales** que cuente con todo el material necesario.

3. **Selección del punto de colocación del catéter.** Las vías centrales se colocan principalmente en las venas yugular interna, subclavia y femoral. Los catéteres de la vena subclavia son los que tienen el menor riesgo de infección. Si es posible, se evitará la vena femoral en los pacientes adultos.

4. Se recomienda utilizar una **técnica aséptica** para la inserción de los CVC. La importancia de las prácticas para controlar las infecciones debe incluirse en la formación de los profesionales sanitarios. El personal que interviene en el proceso debe desinfectarse las manos. Para realizar la inserción de vías centrales, ha de utilizarse mascarilla quirúrgica, gorro, bata y guantes estériles, y hay que emplear una barrera completa con tallas estériles.

5. Se ha demostrado que **preparar la piel con una solución de clorhexidina al 2 %** disminuye el número de infecciones de las vías centrales.

6. Durante la inserción de una vía, un miembro del equipo debe llevar una **lista de comprobación** para asegurar que se cumplen las prácticas para el control de la infección y poder interrumpir el procedimiento (en situaciones no urgentes) si no se están cumpliendo estas prácticas. En la figura 13-2 se muestra la lista de comprobación que se utiliza en nuestro centro.

7. La necesidad de la vía venosa central debe volver a evaluarse cada día, y los catéteres deben retirarse tan pronto como sea posible. Otras estrategias son:
   a. **Selección de los catéteres.** El material y el revestimiento de los catéteres influyen en la incidencia de las infecciones de las vías.
      **(1) Material.** Si los catéteres son de poliuretano, teflón y elastómeros de silicona, disminuye la adherencia bacteriana, por lo que se recomienda utilizar catéteres fabricados con alguno de estos materiales.
      **(2) Revestimiento**
         i. La fijación con heparina sódica disminuye la incidencia de trombos relacionados con el catéter como posible fuente de infección. Los catéteres fijados con heparina disminuyen la incidencia de infección del catéter.
         ii. La impregnación con **clorhexidina/sulfadiazina argéntica** disminuye de forma considerable la colonización de los catéteres y la bacteriemia relacionada con éstos.
         iii. Los catéteres impregnados con **minociclina/rifampicina** disminuyen la tasa de infecciones. La impregnación no produce cambios en cuanto a la resistencia a los antibióticos.
      **(3) Número de luces del catéter.** En los catéteres con múltiples luces se produce un mayor número de infecciones. Siempre que sea posible, se recomienda colocar catéteres con un número menor de luces.
   b. Debe proporcionarse regularmente al equipo sanitario **información** sobre el número y los índices de infecciones del torrente circulatorio (bacteriemias) relacionadas con el catéter.
   c. **Cambio de la vía central.** Al parecer, el cambio sistemático de las vías centrales, mediante el cambio por un nuevo mandril o fiador, no disminuye la incidencia de infección de la vía. En lugar de realizar cambios programados de las vías, se recomienda evaluar continuamente su estado, por si aparece infección.

**Lista de comprobación para la prevención de infecciones de la vía central**  MASSACHUSETTS GENERAL HOSPITAL

| | |
|---|---|
| Objetivo | Reducir la afectación del paciente por infecciones sanguíneas relacionadas con el catéter |
| Quién | Un cirujano y una persona que comprueba |
| Qué | Asegurar el cumplimiento y la documentación de los elementos de la lista de comprobación |
| Dónde | En el lugar donde se realiza el procedimiento |
| Cuándo | Durante la inserción o el recambio de vías venosa centrales |
| Cómo | El comprobador verifica que se han efectuado los pasos, informa inmediatamente al cirujano/supervisor de las desviaciones y completa la lista |

**Funciones:**
*Cirujano*: médico que coloca la vía central.
*Supervisor*: profesional con experiencia que enseña al que inserta la vía central.
*Comprobador*: persona cualificada para observar el procedimiento y vigilar que se cumpla la técnica estéril. Si se observa algún fallo en la técnica estéril, el comprobador indica al cirujano que se repita la parte del procedimiento tras la corrección del fallo observado.
Identifique un comprobador para esta inserción.

| Planificación del procedimiento | | | |
|---|---|---|---|
| Punto de inserción de la vía ☐ Subclavia | ☐ Yugular interna | ☐ Femoral ☐ CPIC | ☐ Otros (especificar) |
| | **Sí** | **No** | **Comentarios/razón** |
| Colocación urgente | ☐ | ☐ | |
| Intervalo documentado aparte | ☐ | ☐ | |
| Consentimiento documentado aparte | ☐ | ☐ | |

Si existe una desviación de alguno de los pasos esenciales, se notificará inmediatamente al cirujano y se interrumpirá el procedimiento hasta su corrección. Si el paso se completa adecuadamente, se cumplimenta el recuadro «Sí». Si el paso no se completa adecuadamente, se marca el recuadro «No», y se indica el problema en la sección «Comentarios/razón». Contacte con el médico responsable si no se cumple alguno de los puntos de la lista o si aparecen problemas.

| Paso esencial para la inserción de la vía | Sí | No | Comentarios/razón |
|---|---|---|---|
| *Antes del procedimiento, el cirujano:* | | | |
| Confirmará la higiene de las manos o el uso de jabón antimicrobiano inmediatamente antes | ☐ | ☐ | |
| Desinfectará el lugar del procedimiento (clorhexidina) cepillando durante 30 s. En los pacientes de menos de 2 meses de edad, se usará povidona yodada en lugar de clorhexidina | ☐ | ☐ | |
| Se esperará 30 s hasta que seque | ☐ | ☐ | |
| Cirujano(s): gorro, mascarilla, bata/guantes estériles, protección ocular | ☐ | ☐ | |
| Ayudante/comprobador: gorro, mascarilla y precauciones habituales (si existe riesgo de entrada en el campo estéril, usarán bata y guantes estériles) | ☐ | ☐ | |
| Uso de técnica estéril para cubrir la cabeza a los dedos de los pies; en los niños, se determinará la extensión de las tallas | ☐ | ☐ | |
| *Durante el procedimiento, el cirujano:* | | | |
| Mantendrá un campo estéril | ☐ | ☐ | |
| Irrigará y tapará la vía antes de retirar las tallas | ☐ | ☐ | |
| *Tras el procedimiento, el cirujano:* | | | |
| Limpiará la sangre con un antiséptico (clorhexidina), si existe, antes de colocar un vendaje estéril | ☐ | ☐ | |
| Colocará una pegatina adecuada (verde = todo «sí», roja = 1 o más «no») con la fecha sobre la vía del paciente | ☐ | ☐ | |

| Fecha y hora: | | Unidad: | |
|---|---|---|---|
| Cirujano: | MD/RN | Comprobador: | Credenciales: |

**FIGURA 13-2.** Lista de comprobación para la inserción de una vía central.

   **d.** Los **catéteres centrales introducidos por vía percutánea** se colocan a través de venas periféricas del brazo, generalmente en la fosa antecubital. El mantenimiento y el control son importantes, ya que el riesgo de infección de la vía en el entorno hospitalario es comparable, o incluso superior, al de las vías centrales.

**D. Prevención de infecciones de las vías urinarias asociadas a sondas.** Las infecciones de las vías urinarias afectan aproximadamente a 600 000 pacientes al año en los hospitales de asistencia a pacientes con enfermedades agudas. Alrededor del 1 % de estos pacientes sufre una sepsis grave causada por bacterias gramnegativas que suelen presentar resistencia antibiótica múltiple. Al igual que sucede en las infecciones de las vías de acceso venoso, las infecciones urinarias pueden considerarse complicaciones previsibles con implicaciones futuras sobre el coste.

   **1. Colocación de la sonda.** Las sondas urinarias permanentes sólo deben colocarse en aquellos pacientes en quienes sea necesario determinar la diuresis con frecuencia. Deben considerarse alternativas a estas sondas, como la sonda tipo condón o el sondaje intermitente. Las sondas urinarias permanentes deberán colocarlas, utilizando una técnica aséptica estricta, personas con experiencia. En la mayoría de los pacientes adultos, las sondas de calibre 14 French a 18 French son las de tamaño adecuado. Se prefieren sondas más pequeñas cuando se intenta evitar la aparición de infecciones.

**2. Mantenimiento y retirada de las sondas.** Los médicos deben lavarse las manos y utilizar guantes antes de manipular la sonda permanente o los tubos de drenaje. Hay que utilizar sistemas de drenaje cerrados. La incidencia de infecciones de las vías urinarias aumenta cuando se producen roturas en el sistema de drenaje. La sonda debe asegurarse a la pierna del paciente para evitar que se realicen movimientos de tracción sobre ella. No deben cambiarse las sondas salvo que exista una oclusión frecuente de la misma que necesite irrigación repetida; hay que evitar la irrigación sistemática. Las estrategias mencionadas con mayor frecuencia para evitar las infecciones de las vías urinarias asociadas a las sondas son:

**a.** Retirar la sonda urinaria tan pronto como sea posible. La necesidad de mantener la sonda debe evaluarse cada día.

**b.** Utilizar sistemas de drenaje cerrados.

**E. Prevención de la neumonía asociada al respirador (NAR).** La NAR (cap. 29) es una de las infecciones nosocomiales más frecuentes en la UCI y causa un aumento de la duración de la estancia, del coste de la asistencia y de la mortalidad. Las estrategias de prevención van destinadas a reducir al mínimo la aspiración y a evitar la colonización de las vías respiratorias y del tracto gastrointestinal por organismos patógenos. La incidencia de la NAR es, al parecer, un posible objetivo para la implantación de políticas de retribución por rendimiento; sin embargo, sigue siendo un tema de debate. En la tabla 13-2 se resumen los métodos farmacológicos y no farmacológicos habituales y su eficacia.

**1. Postura**

**a.** La **postura en semidecúbito** disminuye la incidencia de aspiración y de NAR. Se recomienda, por lo tanto, mantener la cabecera de la cama elevada más de 30° siempre que sea posible.

| **TABLA 13-2** | Medidas de prevención frente a la neumonía asociada al respirador | |
|---|---|---|
| **Método** | | **Recomendación** |
| **No farmacológico** | | |
| Postura | Posición de semidecúbito | ++ |
| | Camas con movilidad | + |
| Vía aérea | Intubación de corta duración | ++ |
| | Intubación oral y uso de sondas orogástricas | + |
| | Drenaje de las secreciones subglóticas | + |
| | Cambio poco frecuente de humidificador y sin cambios en el circuito ventilatorio | + |
| Otros | Ventilación mecánica no invasiva en los pacientes con EPOC y edema pulmonar cardiógeno | + |
| | Protocolos normalizados para la retirada o alimentación por sonda | ++ |
| **Farmacológico** | Ninguna profilaxis frente a la aparición de úlceras gastroduodenales agudas en los pacientes con escaso riesgo | + |
| | Restricción de antibióticos | + |
| | Descontaminación bucal con clorhexidina | ++ |
| | Profilaxis frente a la TVP | + |

EPOC, enfermedad pulmonar obstructiva crónica; TVP, trombosis venosa profunda.
Nota: ++, pruebas importantes; +, algunos datos que apoyan la recomendación.

b. **Tratamiento cinético.** Se ha demostrado que el cambio de postura del paciente facilita la movilización de las secreciones y disminuye la aparición de atelectasias. Las pruebas son limitadas y, dado el coste elevado, se recomienda limitar el uso de estas camas a los pacientes que son difíciles de movilizar.

2. **Control de la vía respiratoria**

   a. **Duración de la intubación.** La intubación de la vía respiratoria es un requisito previo para la aparición de una NAR. La ventilación no invasiva (cap. 5) ha surgido como una alternativa eficaz a la intubación, en especial en los pacientes con insuficiencia cardíaca congestiva y enfermedad pulmonar obstructiva crónica (EPOC). La aparición de NAR aumenta cuanto mayor es la duración de la ventilación mecánica. Las estrategias para reducir el tiempo de conexión al respirador pueden disminuir la NAR.

   b. **Vía de intubación.** Se recomienda la vía oral para la intubación traqueal. La presencia de una sonda nasotraqueal o nasogástrica fomenta la aparición de sinusitis y NAR.

   c. **Revestimiento del tubo endotraqueal.** Recientemente se ha demostrado que el revestimiento argéntico del tubo endotraqueal disminuye la incidencia de NAR. Sin embargo, la ausencia de una diferencia en cuanto a la mortalidad y el coste elevado de los tubos endotraqueales puede limitar la ampliación del uso de estos tubos a poblaciones con mayor riesgo.

   d. **Succión subglótica.** La mayoría de los pacientes intubados tiene secreciones en las vías respiratorias superiores que tienden a acumularse por encima del globo del tubo endotraqueal, con lo que se producen microaspiraciones constantes. Las estrategias para disminuir estas secreciones pueden ayudar a evitar la NAR. Se han fabricado tubos endotraqueales especiales con un orificio dorsal aparte que permite la succión continua. El uso de estos tubos ha reducido la incidencia de NAR en los pacientes intubados durante más de 48 h. En aquellos en los que no se utilizan estos tubos, se recomienda la succión intermitente de la parte posterior de la faringe.

3. **Profilaxis de las úlceras gastroduodenales agudas.** La disminución de la acidez intragástrica mediante el uso de bloqueantes histamínicos 2 o inhibidores de la bomba de protones puede aumentar la incidencia de NAR. Sin embargo, los pacientes intubados tienen un mayor riesgo de sufrir hemorragia gastrointestinal, y la transfusión es un factor de riesgo de NAR. En estos pacientes, se recomienda, por lo tanto, continuar la profilaxis frente a la hemorragia digestiva.

4. **Prevención de la colonización del tracto gastrointestinal.** La colonización de la orofaringe es un factor fisiopatológico importante en la aparición de NAR.

   a. La **descontaminación bucal** es eficaz para reducir la incidencia de NAR. Se ha demostrado que el tratamiento tópico de la cavidad bucal con clorhexidina en los pacientes intubados durante más de 24 h disminuye la incidencia de NAR, por lo que se recomienda. Aunque también se ha demostrado que los antibióticos orales tópicos disminuyen la incidencia de NAR, su uso se ha asociado a la aparición de resistencia antibiótica, por lo que puede ser una medida universalmente no recomendada.

   b. La **descontaminación selectiva** del tracto digestivo (DSD) usa una combinación de antibióticos tópicos y no absorbibles para erradicar los microorganismos patógenos del tracto gastrointestinal. Se ha demostrado que disminuye la incidencia de neumonía nosocomial y la mortalidad en la UCI. Sin embargo, preocupa que la DSD pueda fomentar la aparición de resistencia a los antibióticos, por lo que esta técnica no suele aplicarse habitualmente en Estados Unidos.

5. **Antibióticos.** El uso de antibióticos en general se asocia a la aparición de bacterias resistentes a los mismos, y esto se asocia a un aumento de la incidencia de NAR que no responde a los antibióticos. Las estrategias siguientes han demostrado ser eficaces a la hora de reducir la incidencia de neumonía causada por bacterias resistentes a los antibióticos.

a. **Antibióticos profilácticos.** El uso prolongado de antibióticos profilácticos se asocia a una mayor incidencia de NAR, por lo que se recomienda limitar a 24 h la duración de la profilaxis antibiótica.

b. **Rotación de antibióticos.** Se ha demostrado que el tratamiento antibiótico cíclico disminuye la incidencia de NAR. Esta estrategia debe formar parte de un método más amplio para limitar la aparición de infecciones con resistencia antibiótica.

c. Se ha demostrado que la **disminución de la pauta de antibióticos empíricos** reduce la aparición de bacterias resistentes. Este método puede ayudar a disminuir la incidencia de infecciones posteriores, entre ellas la NAR.

**III. Profilaxis de la hemorragia digestiva.** La mayoría de los pacientes ingresados en la UCI presentan lesiones de las mucosas del tracto gastrointestinal. Entre un 2 % y un 15 % de los pacientes en estado crítico sufren hemorragias digestivas clínicamente significativas, que conllevan una mortalidad elevada. La ventilación mecánica durante más de 48 h y las coagulopatías se han identificado como factores de riesgo de esta afección. Estos pacientes tienen una mayor probabilidad de beneficiarse de las medidas profilácticas. En los pacientes sin coagulopatías y que no están intubados, puede no ser necesaria la profilaxis gastrointestinal. Para disminuir la incidencia de hemorragia gastrointestinal se recurre a las siguientes estrategias:

A. **Antagonistas de los receptores histamínicos 2 (H$_2$).** Disminuyen los efectos de estimulación de la histamina sobre la producción ácida. Los bloqueantes H$_2$ disminuyen la incidencia de hemorragia gastrointestinal en el entorno de la UCI. Pueden administrarse por vía entérica o intravenosa. La infusión continua ejerce el mejor control sobre el pH gástrico. El uso de bloqueantes H$_2$ se ve limitado por la aparición de tolerancia. No está claro si estos bloqueantes H$_2$ aumentan el riesgo de NAR.

B. **Inhibidores de la bomba de protones (IBP).** Inactivan la bomba de hidrógeno-potasio ATPasa y, por lo tanto, disminuyen el pH gástrico. Los IBP reducen eficazmente la hemorragia gastrointestinal. A diferencia de lo que sucede con los bloqueantes H$_2$, no se produce tolerancia frente a los IBP. Hasta la fecha, no hay estudios clínicos que hayan demostrado la superioridad de los IBP sobre la ranitidina en cuanto a la prevención de la hemorragia gastrointestinal.

C. La **alimentación por sonda (entérica)** puede reducir la incidencia de hemorragia gastrointestinal en los pacientes en situación grave, aunque se desconocen los mecanismos. En aquellos con riesgo de hemorragia gastrointestinal se recomienda combinar la alimentación por sonda con la farmacoterapia.

D. Los **antiácidos** disminuyen la acidez gástrica mediante la neutralización directa del ácido gástrico. La eficacia de estos fármacos en los pacientes graves es cuestionable. Además, deben administrarse en grandes volúmenes (30-60 ml) cada 1 h a 2 h. En general, no se recomiendan los antiácidos en los ingresados en la UCI.

E. **Citoprotección.** El sucralfato es un polisacárido que protege la mucosa gástrica recubriendo su superficie. En los pacientes con ventilación mecánica, el sucralfato ha demostrado ser menos eficaz que la ranitidina en cuanto a la prevención de hemorragias gastrointestinales clínicamente significativas. Sin embargo, el sucralfato es más barato y no se ha asociado a un aumento de la NAR. Los análogos de las prostaglandinas también han demostrado ejercer una acción citoprotectora. No se dispone de datos suficientes que apoyen un uso generalizado en los pacientes en situación grave.

**IV. Profilaxis de la trombosis venosa profunda (TVP) y de la embolia pulmonar (EP).** Entre el 13 % y el 31 % de los pacientes ingresados en la UCI sufren una TVP, que se asocia a una morbilidad importante. Se ha documentado que entre los pacientes fallecidos en la UCI se detectó EP en un porcentaje que oscilaba entre el 7 % y el 27 % de los casos.

A. Los pacientes con **riesgo elevado** son los que se encuentran inmovilizados o en reposo absoluto, y que presentan un traumatismo craneoencefálico grave (puntuación del coma de Glasgow ≤ 8), lesión abdominal o torácica cerrada y grave, fracturas pélvicas, lesiones graves en las extremidades inferiores y determinadas quemaduras, en especial las quemaduras por electricidad.

**B.** Los **pacientes con inmovilidad relativa** deben recibir profilaxis, cuando es posible, si presentan otros factores de riesgo como antecedentes de TVP o EP, obesidad, edad superior a los 60 años, presencia de un catéter venoso femoral, embarazo, cáncer y reserva cardiopulmonar marginal.

**C. Pacientes en situación crítica.** Todos estos pacientes necesitan recibir profilaxis.

**D.** La **profilaxis** consiste en medidas farmacológicas y no farmacológicas.

1. **Medias elásticas** y **botas de compresión secuencial.** Se utilizan de forma sistemática, pero su eficacia es escasa. Si se aumenta la movilidad del paciente, se disminuye la estasis venosa y la aparición de TVP. Estas medidas deben complementarse habitualmente con profilaxis farmacológica, en especial en los pacientes en estado grave, aunque no se haya evaluado la eficacia del tratamiento combinado. En los pacientes en estado grave y con riesgo elevado de hemorragia, deben utilizarse las botas de compresión secuencial.

2. Cuando existe un riesgo leve o moderado de hemorragia, puede administrarse **heparina no fraccionada (HNF) por vía subcutánea** (en el adulto, 5 000 U cada 12 h, o cada 8 h en los pacientes con riesgo elevado o con un peso > 100 kg) o **heparina de bajo peso molecular (HBPM)**. Ambos tipos de heparina disminuyen la incidencia de EP y TVP.

3. **Si la anticoagulación está contraindicada,** habrá que realizar cribados ecográficos sistemáticos y periódicos, para detectar la posible aparición de TVP. En los pacientes con riesgo elevado, suele realizarse dos veces a la semana.

4. Si no puede llevarse a cabo una vigilancia adecuada, puede considerarse la colocación profiláctica de un **filtro en la vena cava inferior** en los pacientes de mayor riesgo.

5. En los pacientes que presentan trombocitopenia asociada a trombocitopenia inducida por heparina (TIH), puede administrarse **lepirudina, argatrobán** y **fondaparinux** como profilaxis. Puesto que el argatrobán se metaboliza en el hígado, deberá evitarse en aquellos con alteración grave de la función hepática. La lepirudina se elimina por vía renal, por lo que no debe administrarse a los pacientes con problemas renales. El fondaparinux es un polisacárido sintético, que se une a la antitrombina, con lo que indirectamente inhibe de forma selectiva el factor Xa. Puede administrarse para la prevención y el tratamiento del tromboembolismo venoso en los pacientes con TIH. La semivida de este fármaco aumenta cuando existe alteración renal.

**Bibliografía recomendada**

Bouza E, Pérez MJ, Muñoz P, Rincón C, Barrio JM, Hortal J. Continuous aspiration of subglottic secretions in the prevention of ventilator-associated pneumonia in the postoperative period of major heart surgery. *Chest* 2008;134(5):938–946.

Craven DE. Preventing ventilator-associated pneumonia in adults: sowing seeds of change. *Chest* 2006; 130(1):251–260.

Kantorova I, Svoboda P, Scheer P, et al. Stress ulcer prophylaxis in critically ill patients: a randomized controlled trial. *Hepatogastroenterology* 2004;51(57):757–761.

Kollef M. SMART approaches for reducing nosocomial infections in the ICU. *Chest* 2008;134(2):447–456.

Kollef MH, Afessa B, Anzueto A, et al; NASCENT Investigation Group. Silver-coated endotracheal tubes and incidence of ventilator-associated pneumonia: the NASCENT randomized trial. *JAMA* 2008;300(7):805–813.

Limpus A, Chaboyer W, McDonald E, Thalib L. Mechanical thromboprophylaxis in critically ill patients: a systematic review and meta-analysis. *Am J Crit Care* 2006;15(4):402–410.

McGlynn EA, Asch SM, Adams J, et al. The quality of health care delivered to adults in the United States. *N Engl J Med* 2003;348(26):2635–2645.

Proceedings of the National Sharps Injury Prevention Meeting, September 12, 2005 Crown Plaza Atlanta Airport Hotel, Atlanta GA. Accessed at: http://www.cdc.gov/sharpssafety/ pdf/proceedings.pdf.

Pronovost P, Needham D, Berenholtz S, et al. An intervention to decrease catheter-related bloodstream infections in the ICU. *N Engl J Med* 2006;355:2725.

Pronovost PJ, Berenholtz SM, Goeschel CA. Improving the quality of measurement and evaluation in quality improvement efforts. *Am J Med Qual* 2008;23(2):143–146.

# Cuestiones éticas y legales sobre la práctica en la UCI

*Rae Allain y Sharon Brackett*

**I. Introducción.** Cuando se atiende a pacientes en estado grave, hay que ser conscientes de que algunos fallecerán a pesar de recibir el mejor tratamiento médico. Los índices de mortalidad en la UCI varían ampliamente, dependiendo del tipo de práctica y de la población de pacientes, aunque es típico un índice de mortalidad mínimo del 10 %. Alrededor de una de cada cinco defunciones de las que se producen actualmente en Estados Unidos tiene lugar durante o después de un ingreso en la UCI, y **la mayoría de las que tienen lugar en la UCI van precedidas por decisiones de mantener o retirar alguna forma de tratamiento.** Por lo tanto, la muerte inminente suele ser un acontecimiento previsible que ya se ha comentado entre el equipo de cuidados intensivos, la familia del paciente y el propio paciente, si es posible. En este contexto, las cuestiones éticas y terminales pasan a un primer plano y, en ocasiones, son causa de conflicto. En este capítulo, se exploran las cuestiones éticas y legales que surgen con frecuencia en la UCI, y se ofrecen sugerencias para evitar y resolver conflictos. Las costumbres, las leyes, los principios éticos y las prácticas religiosas difieren considerablemente entre las distintas culturas y sociedades. En este capítulo se describe la práctica predominante en el Massachusetts General Hospital (MGH) y se pretende que sea una exposición exhaustiva más que definitiva.

**II. Decisiones terapéuticas**

**A.** Nuestra sociedad valora considerablemente la **autonomía** de los pacientes (respeto por las preferencias individuales) como un principio ético orientador en medicina. Los adultos competentes pueden elegir aceptar o rechazar los tratamientos médicos que se les ofrece. Si puede ponerse en duda la competencia de un paciente, un psiquiatra debería evaluarle para determinar si tiene **capacidad para tomar decisiones.** Esto significa ser capaz de recibir información médica y comprenderla, distinguir las diversas opciones presentadas y elegir una pauta según la información ofrecida y los propios valores.

**B.** El **consentimiento informado** es el proceso mediante el cual se obtiene libremente la autorización del paciente para recibir el tratamiento. El proceso consiste en un diálogo entre el paciente y el profesional sanitario, donde se describen los riesgos y las ventajas de cada tratamiento cuando se aplican a la situación del paciente, y es un medio para preservar la autonomía. Lo ideal es que el consentimiento informado se obtenga para:

1. **Procedimientos** (p. ej., intubación endotraqueal, ventilación mecánica, canulación venosa central, broncoscopia con fibroscopio flexible).

2. **Tratamientos** (p. ej., vasopresores, transfusiones sanguíneas, quimioterapia).

3. **Investigación.** Los problemas para obtener el consentimiento informado para estudios de investigación que incluyan a pacientes en estado grave son enormes. Muchos pacientes carecen de capacidad para tomar decisiones debido a la gravedad de la enfermedad o a causa de los sedantes/analgésicos que les administran para aliviar su sufrimiento. Con frecuencia, no se cuenta con personas que puedan sustituirles en la toma de decisiones hasta después de tener que decidir su inclusión en un estudio de investigación, sobre todo si el estudio es con tratamiento nuevos. Mientras se espera el consenso para una solución práctica a este problema, el U.S. Code of Federal Regulations for the Protection of Human Subjects limita las esperas a situaciones específicas, en-

tre ellas la necesidad de que la participación en la investigación proporcione un «beneficio directo» a la persona implicada. Los investigadores que planifican la inclusión de pacientes gravemente enfermos en protocolos de estudio son derivados al equipo institucional local, que lo revisará y proporcionará una orientación adicional.

**C.** Como se ha comentado, los pacientes **que carecen de capacidad para tomar decisiones** son frecuentes en las UCI, lo que plantea problemas para lograr una asistencia que sea congruente con la autonomía del paciente.

   **1.** Una **voluntad anticipada** es una declaración que especifica los deseos del paciente en cuanto a la asistencia sanitaria en caso de que quede incapacitado para poderse comunicar, y es muy útil en estas circunstancias. La forma exacta de las voluntades anticipadas varía según cada estado (en Estados Unidos) o país.

   **a.** Un **poder para asuntos médicos** o **poder notarial permanente para asuntos médicos** es un documento legal que el paciente prepara en previsión de un posible estado de incapacidad. En él se indica a la persona **(apoderado o representante para asuntos médicos)** que desea que tome las decisiones sanitarias en esas circunstancias. En estos documentos, suelen proporcionarse los datos de otra persona más, por si la primera no puede o no está dispuesta a desempeñar el papel designado. Lo ideal es que el paciente haya compartido su voluntad en cuanto a los tratamientos y consideraciones vitales con la persona designada, de modo que ésta pueda cumplir exactamente sus deseos (v. sección II.D.6.d).

   **b.** Un **testamento vital** es un documento en el que se describen los tratamientos o intervenciones que un paciente desea recibir o rechazar en circunstancias específicas. Estos documentos pueden aclarar los deseos previamente expresados por un paciente y deben considerarse como parte del proceso de toma de decisiones, aunque su ajuste a la ley varíe según los distintos estados (Estados Unidos). Son documentos que pueden variar desde muy generales a extraordinariamente detallados, dependiendo de la persona. Ya que suele ser imposible que los pacientes puedan predecir exactamente qué circunstancias sanitarias van a producirse, algunos testamentos vitales sólo ofrecen una ayuda escasa en el moderno contexto de los cuidados intensivos. Por ejemplo, en muchos documentos se especifica que un paciente no desea que se le mantenga con soporte vital si llega a un estado vegetativo persistente (EVP) o si los médicos están de acuerdo en que no existen esperanzas de recuperación significativa. Sin embargo, el EVP es una evolución poco frecuente de lesión neurológica y la «inexistencia de esperanzas de recuperación significativa» requiere un pronóstico absoluto, así como la interpretación subjetiva de qué es lo que el paciente entiende como «recuperación significativa». El médico intensivista puede no ser capaz de proporcionar esta información. El mejor complemento para la interpretación de los testamentos vitales es la comunicación con las personas más próximas al paciente (v. sección II.D).

   **c.** El sistema judicial está reconociendo, cada vez más, que las **voluntades anticipadas pueden ser verbales,** y que lo que un paciente indicó a la familia, los amigos íntimos o los profesionales sanitarios en cuanto a las preferencias terapéuticas puede proporcionar una base aceptable para tomar decisiones de cuidados sanitarios cuando no se dispone de documentos escritos.

   **2.** Cuando no se cuenta con unas voluntades anticipadas, las opciones para la toma de decisiones son:

   **a.** Un **sustituto** *de facto,* generalmente el familiar más próximo o, en algunas circunstancias, un amigo de confianza. Debe recordarse a esta persona que tiene que dar **una opinión en nombre** del paciente, tomando las decisiones que tomaría éste si pudiera hacerlo.

**b.** Un **tutor (guardián)** legal, que puede ser el último recurso cuando el paciente no tiene familiares ni amigos, o éstos no pueden tomar las decisiones que suponen el mejor interés del paciente. En un estudio reciente, se sugiere que hasta el 25 % de los fallecimientos en la UCI pueden producirse en este grupo de pacientes, aunque el promedio fue del 5 %. En un intento por determinar a quién dejaría esta población vulnerable la misión de tomar decisiones determinantes para su vida si lo necesitaran, un estudio realizado con personas sin hogar y sin familia señaló la preferencia de éstos hacia su médico, frente a un tutor nombrado por los tribunales. No existe acuerdo médico sobre quién debe tomar las decisiones en estas circunstancias, aunque existe un gran número de recomendaciones de varias organizaciones médicas profesionales. Algunos recomiendan una revisión judicial, mientras que otros están en contra, y sugieren, en su lugar, que es el médico que está a cargo del paciente quien tiene la mejor posición para tomar decisiones. El equipo de cuidados intensivos debe estar familiarizado con la política del hospital y la ley estatal cuando se encuentre ante un paciente incapacitado que no ha proporcionado voluntades anticipadas, no ha designado un representante, ni cuenta con familiares ni amigos. Esta situación es una indicación para la intervención del comité de ética del centro (v. sección II.F).

**D. Intervención familiar**

**1.** Las **conversaciones** con los familiares acerca del tratamiento de un paciente sin capacidad para decidir son vitales para que la asistencia sea adecuada y en un **entorno** privado y tranquilo, y sin apresuramientos. Cuando el paciente esté capacitado, se le incluirá en las conversaciones siempre que sea posible. Los médicos deben abstenerse de mantener estas conversaciones en la UCI o en los pasillos del hospital, porque las distracciones reales o aparentes y las brechas en la confidencialidad pueden llegar a destruir la confianza de la familia en el equipo de cuidados intensivos, además de correr el riesgo de cometer una infracción legal según la **Health Insurance Portability and Protection Act (HIPPA)**. Es posible utilizar la habitación individual del paciente cuando éste pueda participar; en otros casos, puede utilizarse una sala de reuniones próxima a la UCI para conversar.

**2.** Los **asistentes** a la reunión familiar deben ser:

**a.** Los familiares próximos al paciente, incluida la persona que puede actuar como **sustituto** para tomar las decisiones sanitarias.

**b.** El **médico de atención primaria** del paciente u otro médico con quien el paciente haya tenido una relación de confianza prolongada.

**c.** El **médico y la enfermera que atienden al paciente en la UCI**. En ocasiones, puede ser útil que asistan otros miembros del equipo (p. ej., terapeuta respiratorio, fisioterapeuta o ergoterapeuta).

**d. Especialistas consultores.** Cuando es necesaria su presencia, para proporcionar información sobre la situación del paciente, las opciones terapéuticas o el pronóstico.

**e.** Personal de apoyo, como el **trabajador social** y el **sacerdote**.

**3.** El equipo de la UCI debe prever y respetar las **diferencias culturales** en cuanto al enfoque de las enfermedades graves y los cuidados terminales.

**4.** Durante las conversaciones con la familia, pueden **revelarse errores** sucedidos en la UCI o durante la estancia hospitalaria. Esta tendencia del sistema médico estadounidense hacia la transparencia es, en parte, una diferencia con respecto a una era anterior de asistencia paternalista, así como un reconocimiento de la gran posibilidad de que se produzca algún error durante la hospitalización, especialmente en los pacientes en estado grave. Las estimaciones señalan que hasta una tercera parte de los pacientes ingresados en la UCI sufre algún error farmacológico durante su estancia. La compleja asistencia que se imparte en la UCI, incluidos los procedimientos con un riesgo significativo, la gran cantidad de datos recopilados por paciente y la intervención de múltiples cuidadores como parte del equipo, hacen posible que se cometan errores. Cuando esto sucede, la mayoría de los expertos consideran que deben revelarse si: *1)* se han producido daños al paciente y *2)* si una persona con la misma experiencia que hubiera llevado a cabo otra acción habría reconocido el error. **La intención de revelar este tipo de errores es disculparse, ser honestos** y **expresar empatía por la situación del paciente (y la familia).** Los datos procedentes de la observación sugieren que, a pesar de los temores del profesional, esta forma de enfocar los errores médicos puede reducir el riesgo de denuncias por mala práctica. Se aconseja a los médicos que consulten con expertos de sus centros específicos para preparar una reunión de este tipo. La formación para este tipo de comunicación, similar al concepto de «cómo comunicar malas noticias», puede ayudar a los miembros del equipo en esta tarea.

5. La **presencia de la familia en la reanimación del paciente** es un tema polémico que cuenta cada vez más con el apoyo de algunos profesionales y organizaciones. Como parte del movimiento en favor de la «asistencia centrada en la familia», que pretende continuar el tratamiento del paciente grave en el contexto del entorno social donde suele vivir, la presencia de la familia durante la reanimación del paciente puede proporcionar ventajas como el apoyo familiar tangible al paciente durante la experiencia vida/muerte, mejorar el manejo de la pena por parte de la familia y reforzar la unión de la familia con el equipo que atiende al paciente. Los argumentos contrarios a la presencia de la familia son la posible disminución del rendimiento del equipo de reanimación, los impedimentos físicos a los esfuerzos de reanimación y el empeoramiento del trauma de la familia que presencia la naturaleza terrible de algunas reanimaciones. Las claves para que la presencia de la familia sea eficaz son la aceptación por parte de todos los miembros del equipo, la preparación previa mediante situaciones simuladas, un cribado y apoyo rigurosos a los familiares antes y durante la presencia, y una conversación después de un episodio real. Los estudios sugieren que los profesionales de enfermería apoyan más la presencia de familiares durante los episodios de reanimación que los médicos, y que pueden existir variaciones regionales en Estados Unidos en cuanto a la aceptación de este nuevo concepto por parte de los profesionales sanitarios.

6. Los **objetivos del tratamiento en la UCI** deben confirmarse con la familia. En muchos pacientes, los objetivos evidentes serán evitar la muerte inminente, curar la enfermedad aguda, evitar y aliviar el dolor y el sufrimiento, y finalmente devolver al paciente al nivel funcional que presentaba antes de esta situación. Algunos pacientes pueden tan sólo esperar que la afección se demore lo suficiente para obtener algunos meses o años de vida digna. A veces, se solicita la asistencia en la UCI para prolongar la vida del paciente el tiempo suficiente para que lleguen sus familiares más próximos, de modo que tengan tiempo de despedirse o dar el consentimiento para la donación de órganos.

   a. El **pronóstico** del paciente es muy importante a la hora de establecer unos objetivos terapéuticos realistas. Es importante que el equipo de profesionales sanitarios comente el pronóstico y llegue a un acuerdo antes de reunirse con la familia.

   (1) Es importante la **coherencia** del mensaje. La existencia de diversas opiniones sobre el pronóstico de un paciente sólo sirve para confundir a la familia, causando con frecuencia demoras en las decisiones, una angustia añadida y, en ocasiones, hostilidad hacia el equipo profesional. Si las opiniones de los especialistas a los que se consulta difieren, es el intensivista o el médico de confianza del paciente quien debe asumir la responsabilidad de resumir la situación global del enfermo a la familia.

   (2) Durante las conversaciones con la familia se necesita mucha **paciencia**. La comunicación de un mal pronóstico puede tener efectos devastadores; hay que procurar manifestar compasión y empatía. Debe darse a la

familia el tiempo adecuado para asumir lo que se ha comunicado y para que haga preguntas. Es frecuente que la primera respuesta sea la negación de la afección que sufre la persona querida. El intensivista debe corroborar suavemente lo que se ha comunicado y permitir que los familiares expresen su pesar. La aceptación de un pronóstico desfavorable puede necesitar varias conversaciones a lo largo de días o incluso durante semanas.

(3) Pueden sugerirse **pruebas terapéuticas por un tiempo limitado.** Por ejemplo, puede iniciarse una prueba de corta duración (p. ej., 7 días) de tratamiento restitutivo renal en el paciente que presenta una insuficiencia renal aguda cuyo pronóstico de recuperación no está claro. Es importante que, cuando concluya esta prueba, el equipo se reúna de nuevo con la familia para comentar la respuesta (o la ausencia de ésta) al tratamiento, así como para determinar los siguientes planes de acción.

b. Durante las conversaciones sobre los objetivos, deben aclararse y destacarse los **valores** y creencias del paciente. Para ello, el equipo sanitario tiene la misión de escuchar. Deben plantearse preguntas abiertas del tipo «¿qué es lo que da más sentido a su vida (su padre, su hermana, etc.)?». Si el pronóstico es desfavorable y se espera la muerte del paciente, la pregunta «¿ha presenciado la muerte de un familiar o amigo y, si es así, qué es lo que fue bien o mal?» puede ayudar a tener una idea de las experiencias anteriores de la familia con respecto a la muerte y enfocar los problemas.

c. Una vez que se ha comentado el pronóstico, la familia puede solicitar o el médico puede sugerir una **limitación del tratamiento de soporte vital** para el paciente, también definido como **«paciente no reanimable (PNR)»**. Esta situación trata de aclarar qué tratamientos se ofrecerán al paciente en caso de que se produzca una inestabilidad aguda, potencialmente mortal, que necesite un tratamiento inmediato para evitar la muerte. Hay que proporcionar **instrucciones claras,** que deben documentarse en la ficha, acerca de las preferencias por intervenciones específicas como la reanimación cardiopulmonar, la intubación endotraqueal, el tratamiento eléctrico y el tratamiento médico en caso de parada cardíaca o insuficiencia respiratoria. La simple frase «paciente no reanimable (PNR)» en las instrucciones médicas no es suficiente, porque su significado puede ser diferente para los distintos cuidadores. Cuando se comentan las limitaciones terapéuticas con la familia, los médicos deben utilizar su mejor criterio clínico para describir cada tratamiento, incluyendo los posibles riesgos y beneficios, y la evolución que se espera o el pronóstico sobre la recuperación. El médico también debe guiar a la familia hacia la coherencia interna en la toma de decisiones; por ejemplo, la decisión de realizar un tratamiento quirúrgico agresivo sin aceptar la intubación endotraqueal perioperatoria y la ventilación mecánica puede indicar una falta de comprensión por parte de la familia, por lo que quizá sea necesaria una conversación más prolongada acerca de las opciones terapéuticas y las consecuencias previstas. También debe insistirse a la familia en que cualquier limitación acordada sobre la situación terapéutica no significa que no haya esperanza para la afección del paciente ni que no deban realizarse otros tratamientos aparte de los específicamente comentados. En este sentido, los pacientes y cuidadores han asociado inadecuadamente el término PNR a la retirada general de cuidados, y a menudo conlleva una intervención nefasta. Hay que tranquilizar a las familias en cuanto a que va a continuarse con los tratamientos actuales destinados a mejorar el estado del paciente salvo que se tome una decisión adicional sobre mantener o retirar el tratamiento (v. a continuación).

d. Finalmente, puede tomarse una decisión para **retirar** o **mantener** tratamientos. La mayoría de los pacientes en estado grave no pueden tomar esta decisión y, por lo tanto, interviene un **sustituto.** Al igual que sucede a la hora de decidir las posibles limitaciones de los cuidados, el sustituto o representante del paciente deberá afrontar esta decisión poniéndose en la situación del paciente para determinar qué tipo de asistencia **habría deseado el paciente para sí mismo**. El sustituto debe remitirse a indicaciones escritas de las preferencias del paciente o a conversaciones mantenidas sobre los deseos en situaciones terminales. Debe abstenerse de introducir sus propias preferencias o valores a la hora de tomar las decisiones. Si se desconocen los deseos del paciente en cuanto a los cuidados en situaciones terminales, puede utilizarse el principio del **beneficio relativo frente al daño**. En este proceso, se sopesan los posibles efectos beneficiosos frente a los nocivos, tomando la decisión de aceptar o rechazar cada tratamiento. Por lo tanto, el representante puede elegir, por ejemplo, aceptar o no la administración de antibióticos al paciente con la esperanza de curar una neumonía, pero rechazar una biopsia a causa del dolor asociado al procedimiento. No existe distinción ética ni legal entre retirar y mantener tratamientos, incluidas la hidratación y la nutrición, aunque algunas familias pueden considerar una ventaja psicológica el mantenimiento de las medidas de soporte vital, en lugar de la retirada de las mismas.

   **e.** El momento en que la familia decide retirar o mantener el tratamiento puede ser una buena oportunidad para encauzar cuestiones sobre los deseos para después de la muerte. Por ejemplo, si la familia o el equipo asistencial pueden tener interés en un **estudio post mórtem** para determinar o confirmar la causa del fallecimiento. También puede preguntarse sobre los deseos del paciente o la familia en cuanto a la **donación de órganos** (v. sección VI). Aunque la conversación puede contemplarse como algo delicado o inconveniente si el paciente permanece aún con vida, la mayoría de las familias valoran los intentos sinceros del equipo asistencial por prepararles para aquello a lo que se van a enfrentar. Además, suele ser más fácil mantener estas conversaciones de forma anticipada, fuera de los momentos de intensa pena que se producen cuando tiene lugar el fallecimiento.

**7.** Si el equipo de la UCI determina que es **inútil** seguir con la asistencia (sólo sirve para prolongar la agonía), puede aconsejar la retirada de los tratamientos para disminuir el sufrimiento del paciente que agoniza. Determinar esa **inutilidad** puede resultar problemático, porque la tecnología puede prolongar la supervivencia de los pacientes con fallo multiorgánico y porque hay pocos médicos capaces de afirmar de un modo inequívoco que un paciente fallecerá en la UCI. Todos los miembros del equipo de la UCI deberán estar de acuerdo en que es inútil seguir tratando al paciente antes de reunirse con los familiares. Una vez más, la paciencia y la comprensión son esenciales para que la familia acepte esta determinación. Si surgen conflictos, es aconsejable recurrir al comité de ética del centro (v. sección II.F).

**E.** El **niño enfermo** merece una consideración especial. Desde el punto de vista legal, las decisiones finales en los pacientes terminales corresponden a los padres. Sin embargo, desde el punto de vista ético, el niño puede participar en estas decisiones dependiendo del nivel de desarrollo y de su capacidad para tomar decisiones. Si el niño es demasiado inmaduro para participar en las decisiones, los padres son los encargados de hacerlo siempre en interés del niño y sopesando el beneficio frente a los inconvenientes de cada tratamiento. Los intensivistas de la UCI infantil deben mostrarse sensibles a la dinámica familiar individual y estilos de vida de los padres a la hora de enfocar las decisiones finales de los niños ingresados en la UCI.

**F.** Los **comités de ética de los centros** suelen estar integrados por un grupo de profesionales sanitarios que han recibido formación en cuestiones de ética médica.

**1.** El **objetivo** de este comité de ética es formar y aconsejar a los médicos sobre los dilemas éticos y facilitar la resolución de los **conflictos** éticos. El comité ofrece un análisis objetivo del caso y puede establecer unos principios éticos básicos para orientar al paciente, los médicos y la familia hacia un acuerdo acerca de la evolución terapéutica. El comité de ética:

**a.** Debe ser **accesible** a todos los miembros del equipo asistencial, al paciente y a la familia. Esto reduce las desigualdades de poder que existen en el entorno hospitalario y fomenta un clima de respeto hacia todos los puntos de vista.

**b.** Debe responder a **cuestiones o preguntas específicas** que se le planteen, documentando la afección y el pronóstico del paciente.

**c. No debe ser un sustituto** para la comunicación con la familia en lo que respecta a las cuestiones terminales.

**2.** La política del centro o del hospital puede **obligar** a consultar con el comité de ética en determinadas circunstancias. Por ejemplo, la retirada de decisiones asistenciales en poblaciones tradicionalmente «vulnerables» como los niños o quienes carecen de alguien que tome decisiones en su nombre puede ser apoyada por la consulta al comité de ética.

**3.** Los comités de ética pueden intervenir en la elaboración e implantación de la **política para la resolución de conflictos** del centro. Esta política es útil en aquellas situaciones, poco frecuentes, en las que existen diferencias irreconciliables entre el médico y el paciente o la familia, y donde los mecanismos habituales para la toma de decisiones (p. ej., conversaciones informales, reuniones entre el equipo asistencial y la familia, ayuda de trabajadores sociales, un sacerdote o asesores éticos) no han sido eficaces. La política debe describir un proceso específico y escalonado dirigido a alcanzar un acuerdo o, si éste no puede alcanzarse, puede describir el proceso por el que la asistencia del paciente debe transferirse a otro médico, equipo asistencial o centro que lo acepte.

**III. Directrices para retirar los tratamientos de soporte vital**

**A.** Los **objetivos** de la retirada de los tratamientos de soporte vital son:

**1.** Procurar el bienestar y respetar los deseos del paciente.

**2.** Procurar el bienestar de la familia.

**3.** Mantener o lograr la comunicación del paciente.

**4.** Retirar tratamientos onerosos.

**5.** Permitir que llegue la muerte.

**B.** Deben examinarse de nuevo todas las órdenes médicas, centrándose en los **cuidados paliativos** y para el **bienestar** del paciente. Puede solicitarse una **consulta con el equipo de cuidados paliativos,** fundamentalmente si el paciente va a seguir recibiendo atención médica fuera de la UCI. Deben continuarse, o añadirse, los tratamientos que aumenten el bienestar o alivien el dolor, la ansiedad o la agitación del paciente (tabla 14-1). Los tratamientos dirigidos a mantener la homeostasis fisiológica o tratar la enfermedad subyacente ya no están indicados, y pueden interrumpirse. Aquí se incluyen muchos de los procedimientos e intervenciones «habituales» asociados al hecho de ser un paciente ingresado en

| TABLA 14-1 | Ejemplos de medidas paliativas y para el bienestar del paciente |
|---|---|

Eliminación de las secreciones bucales
Continuación de las medidas de limpieza y cuidados generales de enfermería
Ofrecer alimentos/agua a los pacientes que están conscientes
Tratamientos anticonvulsivos o antiepilépticos
Narcóticos
Sedantes
Antipiréticos
Antiinflamatorios no esteroideos
Profilaxis de hemorragias gastrointestinales
Antieméticos
Aire humidificado

**TABLA 14-2    Ejemplos de medidas habituales que pueden interrumpirse durante el proceso de retirada de los tratamientos de soporte vital**

Flebotomía frecuente para pruebas analíticas
Determinaciones frecuentes de las constantes vitales
Colocación de vías intravenosas y centrales
Estudios radiológicos
Fisioterapia respiratoria intensa y succión endotraqueal
Desbridamiento de las heridas

la UCI (tabla 14-2). Debe utilizarse la relación beneficio:inconveniente de cada intervención para determinar cuáles son las que deben eliminarse. El orden concreto de interrupción suele venir determinado por la preferencia del paciente o la familia, o por la situación del enfermo. Lo más habitual es seguir un método escalonado, retirándose la ventilación mecánica sólo tras la retirada de los vasopresores, antibióticos o sondas de alimentación. Puede no existir un sustituto para la presencia continua de un personal médico preocupado y atento, que incluye especialmente al médico con experiencia, junto al lecho del paciente, por lo que deben planificarse claramente con la familia que va a estar con el paciente los métodos para controlar el nivel de malestar del paciente y poder intervenir con fármacos adicionales. La decisión de retirar el tratamiento de soporte vital debe acompañarse de una mayor vigilancia y atención junto al paciente, y no de la retirada del personal médico.

C. Hay que anticiparse a una gran diversidad de **situaciones individuales.** Cada una de ellas es única, y lo esencial durante el proceso es la voluntad del paciente o de su representante. Debe respetarse la autonomía del paciente. Inmediatamente secundario a ello está asegurar el bienestar del paciente y el de la familia. Hay que identificar y respetar las prácticas y creencias culturales tanto de éste como de la familia. En cada situación, el proceso de retirada debe explicarse claramente, y se informará a la familia sobre qué es lo que puede esperar. Por ejemplo, es útil describir los cambios de color de la piel que se producen durante la cianosis, los ruidos debidos a las secreciones retenidas por la afectación respiratoria y el patrón respiratorio irregular que antecede a la muerte. Los deseos prácticos del paciente y la familia en lo que respecta al posible deseo de extubación suelen poder acomodarse fácilmente. Sin embargo, la rapidez anticipada del proceso de morir o las realidades de la afección médica del paciente pueden obligar a elecciones específicas en cuanto a qué tratamientos retirar, el ritmo de la retirada y la posibilidad de acomodar las peticiones de las familias. Cuando se prevé una muerte rápida, puede ser imposible responder a las peticiones de extubar y comunicarse con el paciente o mantener vigilias prolongadas.

D. Los tratamientos de soporte vital específicos que pueden retirarse son:
1. **Vasopresores** o **inótropos.** El soporte circulatorio químico continuo puede interrumpirse sin retirarse gradualmente. La retirada gradual del soporte circulatorio no parece ofrecer ventaja alguna para el bienestar del paciente.
2. Los pacientes y las familias suelen considerar bastante cruentos los tratamientos de **soporte extracorporal.** Son tratamientos que necesitan el mantenimiento de cánulas vasculares y la presencia de equipo y personal adicional junto a la cama del paciente. El soporte extracorporal intermitente (p. ej., hemodiálisis intermitente) puede, sencillamente, no reanudarse. El soporte renal continuo (p. ej., hemofiltración venovenosa continua) puede interrumpirse. **Tras la interrupción de la diálisis, la muerte no suele ser inmediata,** produciéndose con frecuencia más de una semana después de la interrupción. El soporte circulatorio continuo (p. ej., asistencia ventricular, oxigenación con membrana extracorporal, bomba con balón intraaórtico) puede interrumpirse, y la muerte puede anticiparse poco después de la retirada del soporte. Las decisiones en cuanto a

la retirada de los dispositivos de acceso vascular deben ser el reflejo del bienestar del paciente o las preferencias de la familia, pero también tienen que tener en cuenta el riesgo de que se produzca una hemorragia excesiva debida a una coagulopatía no corregible.

3. **Antibióticos** y otros fármacos curativos. Una vez tomada la decisión de finalizar los tratamientos de soporte vital, no es lógico seguir considerando tratamientos que están dirigidos a la curación del enfermo. En estos tratamientos se incluyen la quimioterapia, la radioterapia, los esteroides y los antibióticos. Sin embargo, sí es razonable seguir con tratamientos del tipo de los antimicóticos tópicos utilizados para la higiene bucal o los antibióticos destinados a tratar lesiones dolorosas.

4. **Oxígeno complementario.** Dado que evitar la hipoxemia ya no constituye un objetivo terapéutico, puede interrumpirse el oxígeno complementario y hacer que el paciente respire de nuevo el aire ambiental, algo que es razonable incluso si se decide continuar con la ventilación mecánica. Si se retira al paciente del respirador, pero sigue teniendo colocada una vía aérea artificial (p. ej., tubo endotraqueal o traqueostomía), puede administrarse **aire humidificado** para evitar la irritación de la sequedad de las vías respiratorias y las secreciones traqueales.

5. **Ventilación mecánica.** Varios estudios han sugerido que la ventilación mecánica es el tratamiento que se retira con mayor frecuencia cuando se interrumpen los tratamientos de soporte vital. Sin embargo, algunos médicos prefieren retirar otros tratamientos (los vasopresores) y no la ventilación mecánica, con la esperanza de que el paciente fallezca recibiendo todavía esta ventilación. Del mismo modo, durante una enfermedad prolongada, las familias de los pacientes pueden haber llegado a sentirse cómodos con el entorno de la UCI, los monitores, la vía aérea artificial y el respirador mecánico, y es posible que teman que el paciente pueda sufrir si se retira la ventilación mecánica o el soporte respiratorio. En estos casos, es razonable continuar con estas medidas mientras se interrumpen otros tratamientos. No obstante, la ventilación mecánica no difiere moral ni legalmente de otros tratamientos de soporte vital como la diálisis, y puede interrumpirse si el paciente o quien le representa opina que constituye un tratamiento no deseado.

   a. **La ventilación mecánica puede retirarse de forma gradual** disminuyendo el oxígeno inspirado con respecto al aire ambiental, disminuyendo la presión teleespiratoria positiva y lentificando, a continuación, la frecuencia ventilatoria. El ritmo de disminución es bastante variable según los profesionales. Una retirada relativamente lenta puede prolongar el proceso de la muerte y dar a la familia una esperanza engañosa de supervivencia.

   b. **La ventilación mecánica puede retirarse totalmente** y humidificarse el aire administrado a través de una pieza en T, o sencillamente puede desconectarse el paciente del respirador y retirarse la intubación. La extubación puede causar la muerte con más rápidez si se compara con la disminución gradual de la intensidad de la ventilación mecánica. Es importante que la extubación no parezca objetivamente asociada a un mayor malestar o a la administración de dosis mayores de opioides. Cada técnica puede aplicarse en situaciones determinadas. La capacidad del paciente para mantener permeable la vía respiratoria, la presencia de secreciones, las percepciones del paciente y la familia, y la presencia de anestésicos y bloqueantes musculares pueden inclinar hacia un método concreto de interrupción de la ventilación mecánica. La monitorización invasiva y el análisis de las presiones arteriales de los gases o la saturación de oxígeno no son necesarios durante la retirada de la ventilación mecánica.

   c. **El momento de la muerte** tras la retirada de la ventilación mecánica es dudoso, y depende de la etiología y la gravedad de la insuficiencia respiratoria. Generalmente, la muerte se produce al cabo de unas horas o un día. Sin embargo, en algunos estudios se observó cómo una pequeña proporción de pacientes con enfermedad pulmonar crónica evolucionaba bien y recibía el alta hospitalaria con vida tras decidir renunciar a la ventilación mecánica.

6. La **nutrición** (entérica o parenteral), la reposición de líquidos, la reposición de sangre y la hidratación intravenosa son tratamientos cuyo objetivo es recuperar la salud del paciente, por lo que pueden interrumpirse. Pueden retirarse las ondas nasogástricas y orogástricas. Los informes de casos y los estudios controlados sugieren que **la retirada de la nutrición entérica y la hidratación intravenosa apenas produce malestar, si es que lo provoca.**

**E. Indicaciones para las intervenciones farmacológicas**

1. **Medidas de bienestar** y momento de la muerte. Los médicos no deben suspender medidas de bienestar por miedo a acelerar la muerte. Los pacientes tratados con dosis elevadas de opioides para aliviar el malestar durante la retirada de tratamientos de soporte vital viven, en promedio, tanto como aquellos que no reciben estos fármacos, lo que sugiere que es la afección subyacente, y no la administración de fármacos paliativos, lo que suele determinar el momento de la muerte.

2. **Tratamiento de referencia (normas asistenciales).** La administración de sedantes y analgésicos durante el mantenimiento o la retirada de tratamientos de soporte vital es compatible con las normas asistenciales para los pacientes en estado grave. La mayoría de los pacientes ingresados en la UCI reciben estos fármacos durante el mantenimiento o la retirada de este soporte. Evidentemente, los pacientes lúcidos pueden rechazar la intervención farmacológica para conservar esta facultad. Los fármacos pueden no estar indicados para aquellos que no van a obtener beneficios de ellos (p. ej., pacientes en estado de coma).

**F. Indicaciones específicas**

1. **Dolor.** La manifestación de dolor o malestar por parte del paciente es, evidentemente, la mejor guía para el tratamiento. Con frecuencia, el paciente no puede comunicarse de forma eficaz. Pueden valorarse otros signos y síntomas de dolor, como las vocalizaciones, la sudación, la agitación, la taquipnea y la taquicardia.

2. **Avidez por el aire/disnea.** Especialmente con la retirada del oxígeno complementario y el apoyo de la ventilación mecánica, cabe esperar la aparición de malestar, por lo que deben administrarse de forma anticipada dosis de ansiolíticos y opioides. Debe contarse con dosis adicionales para una disponibilidad inmediata, y los opioides se prolongarán en forma de infusión continua. Los médicos deben estar disponibles de forma inmediata y continua para evaluar el nivel de consciencia del paciente y proporcionar fármacos adicionales si es necesario.

3. **Respiración agónica.** Los pacientes que están a punto de morir pueden presentar una respiración ruidosa, como gargarismos, sobre todo si han sido extubados. Aunque estos sonidos pueden acompañarse de síntomas disneicos en el paciente, suelen causar más sufrimiento a los familiares que están presentes que al propio enfermo. El tratamiento puede consistir en la modificación de la postura, la succión orofaríngea suave, la administración de anticolinérgicos, y la preparación y tranquilización de los familiares.

4. **Ansiedad.** Los pacientes que están lúcidos pueden presentar diversos grados de ansiedad ante la perspectiva de la interrupción del soporte vital. Aunque los medios no farmacológicos para aliviar la ansiedad pueden ser extremadamente eficaces, los pacientes solicitan a veces estar profundamente sedados o inconscientes antes de la interrupción de medidas de soporte como la ventilación mecánica. Aunque la muerte puede acelerarse con la sedación profunda, estas peticiones deben respetarse.

5. **Agitación o actividad motora excesiva.** Algunos pacientes pueden presentar una actividad motora inespecífica, que a veces se interpreta como malestar o sufrimiento por parte de los que atienden al paciente. En estas situaciones,

es razonable que se aumente el nivel de sedación. Nunca está indicado el bloqueo neuromuscular porque no tratará el presunto sufrimiento subyacente del enfermo.

6. **Evitar la retirada de fármacos.** Con frecuencia, los pacientes ya están siendo tratados con dosis elevadas de opioides o sedantes durante la evolución de la enfermedad. Los intervalos de dosis individuales del paciente pueden utilizarse como guía para proporcionar cantidades superiores de opioides y sedantes durante la interrupción de las medidas de soporte. Evidentemente, parece haber pocas razones para disminuir las dosis terapéuticas de estos fármacos antes de interrumpir el soporte por temor a que el paciente no respire adecuadamente tras la retirada del respirador.

**IV. Elecciones farmacológicas** (v. también cap. 7 y Apéndice)

A. Los **opioides** constituyen el tratamiento de primera línea para el dolor, la disnea o la taquipnea durante la interrupción de las medidas de soporte vital. La vía de administración, la dosis y la pauta deben individualizarse siempre. La administración intravenosa es, con diferencia, la vía más habitual, siendo la administración en bolo la que proporciona el alivio más rápido del dolor, seguida por la infusión continua y dosis en bolos adicionales disponibles a demanda. En los pacientes en los que no se dispone de una vía intravenosa adecuada, las opciones son las vías de administración subcutánea, oral o transdérmica. En la tabla 14-3 se exponen brevemente los opioides que suelen utilizarse y sus dosis. Las dosis de estos fármacos no están tan bien establecidas para los niños como lo están para los adultos. En los recién nacidos y lactantes, pueden administrarse infusiones continuas de morfina 10-25 [$\mu$g/kg]/h tras un bolo inicial (0,1-0,2 mg/kg i.v. como punto de inicio). En ocasiones, pueden necesitarse dosis elevadas para asegurarse la ausencia de malestar.

B. **Benzodiazepinas.** Son los fármacos de elección para el tratamiento de la ansiedad. El lorazepam es una opción habitual, debido a su previsibilidad farmacodinámica tanto en la forma intravenosa como en la oral.

C. El **haloperidol** puede estar indicado cuando existe delirio (estados confusionales agudos) o agitación no controlados con las benzodiazepinas y los opioides. Según una encuesta realizada a profesionales, casi un 25 % de los médicos recurría por lo menos ocasionalmente al haloperidol como complemento a la hora de interrumpir las medidas de soporte vital. Este fármaco no afecta al impulso respiratorio.

D. El **propofol** es un hipnótico potente que puede utilizarse en la sedación o la inducción rápida de la inconsciencia. Puede ser útil para realizar procedimientos y para alcanzar rápidamente el nivel de sedación deseado. Hay que esperar descensos en la presión arterial y en el impulso ventilatorio dependiendo de la dosis.

E. Los **barbitúricos,** como el tiopental, son hipnóticos potentes que producen inconsciencia rápidamente. Los efectos farmacodinámicos son similares a los del

---

| TABLA 14-3 | Ejemplos de dosis iniciales de opioides | |
|---|---|---|
| **Nombre genérico** | **Dosis en bolo** | **Infusión** |
| Hidromorfona | 0,015-0,05 mg/kg | 0,25-2 mg/h |
| Fentanilo | 0,5-1,5 $\mu$g/kg | 2-4 ($\mu$g/kg)/h |
| Metadona | 0,1 mg/kg | – |
| Petidina | 0,5-1 mg/kg | 0,5 (mg/kg)/h |
| Morfina | 0,05-0,1 mg/kg | 0,1-0,5 (mg/kg)/h |

Se trata de dosis iniciales típicas para un paciente sin tolerancia. La dosis debe ajustarse al efecto sin considerar una dosis máxima.

propofol, aunque su perfil farmacocinético es mucho menos favorable. Por lo tanto, el propofol ha sido sustituido esencialmente por los barbitúricos de corta acción en la mayoría de las UCI.

**F.** Los **anticolinérgicos** (como la **atropina,** el **bromuro de ipratropio** y el **glucopirrola-to**) pueden utilizarse para disminuir las abundantes secreciones bucales y respiratorias que pueden causar la respiración agónica. En general, debe evitarse la atropina por sus posibles efectos secundarios sobre el sistema nervioso central (SNC). El glucopirrolato es un antisialogogo potente, que puede administrarse por vía intravenosa o en nebulización (5-10 μg/kg cada 4 h por una u otra vía). La escopolamina tiene la ventaja de que se halla disponible en administración transdérmica.

**G.** Los **bloqueantes neuromusculares** se administran a veces en la UCI para facilitar la ventilación mecánica en los pacientes con insuficiencia respiratoria aguda grave (cap. 7). **La indicación para el uso de bloqueantes neuromusculares desaparece** una vez que se toma la decisión de interrumpir las medidas de soporte vital. Estos fármacos no contribuyen al bienestar del paciente y carecen de propiedades sedantes y analgésicas. Los pacientes paralizados no pueden expresar malestar intentando comunicarse, mediante el movimiento o con la presencia de taquipnea. Las dosis precisas de opioides y ansiolíticos necesarios para evitar el malestar son, por lo tanto, difíciles de determinar. Aunque puede ser preferible permitir la inversión del bloqueo neuromuscular antes de la retirada de la ventilación mecánica, a veces existe una debilidad profunda o un efecto farmacológico prolongado que impide la inversión adecuada. Muchos médicos no se sienten cómodos si tienen que extubar a un paciente que no es capaz de mantener la ventilación espontánea o una vía respiratoria permeable. En estos casos, pueden decidir no retirar la ventilación mecánica o hacerlo sólo tras la administración de dosis elevadas de sedantes y opioides, para asegurarse que el paciente no está consciente.

**H.** La **eutanasia** es ilegal en Estados Unidos (v. sección VIII). Los fármacos no deben administrarse con el único y expreso motivo de causar la muerte. Estas intervenciones consisten en la administración de bloqueantes neuromusculares para causar apnea o en la administración de cloruro potásico para producir asistolia.

## V. Muerte cerebral

**A.** La **muerte cerebral** significa que se ha determinado la muerte mediante la evaluación de la función cerebral, y como una forma distinta a la muerte cardíaca. Desde el punto de vista ético y legal, la muerte cerebral equivale a la muerte, incluso cuando otros órganos, como el corazón, sigan funcionando. En ocasiones, este concepto es difícil de comprender para los pacientes y familias de culturas y religiones que no entienden el concepto de muerte cerebral del mismo modo que aquí se expresa. Cuando estos pacientes han fallecido, los médicos están obligados a finalizar la asistencia, incluso si es doloroso para la familia. Según nuestra experiencia en el MGH, las familias entienden este concepto, aunque a veces sea necesario contar con la ayuda adicional de trabajadores sociales y de religiosos que compartan la misma cultura o religión, y en los que la familia confíe. Desde el punto de vista práctico, el diagnóstico de muerte cerebral significa que un paciente puede ser un donante de órganos si se cumplen las condiciones de consentimiento (antes de la muerte por parte del paciente o, después de ella, por parte de la familia) y de aceptabilidad médica.

**B.** Para establecer el diagnóstico de muerte cerebral se recurre a las **normas y directrices aceptadas localmente.** En el capítulo 36 se exponen otras normas.

## VI. Donación de órganos. 
Tradicionalmente, la mayoría de las donaciones de órganos proceden de **pacientes diagnosticados de muerte cerebral en los que el corazón sigue latiendo.** Sin embargo, recientemente se ha producido un interés renovado por la **donación tras la muerte cardíaca (DMC),** debido al enorme desequilibrio entre el número

de órganos disponibles para trasplante y el número de pacientes en las listas de espera. Con frecuencia, los pacientes en estado crítico no pueden llegar a ser donantes de órganos a causa de la naturaleza de la enfermedad (p. ej., sepsis) o por el fallo de los órganos vitales, pero como algunos sí pueden ser candidatos y un número importante fallece en la UCI, esta unidad es un entorno natural para hablar sobre el tema.

**A.** El **contacto rápido** con la organización de trasplantes (OT) es importante. En un esfuerzo por aumentar el número de posibles donantes de órganos en Estados Unidos, los Centers for Medicare and Medicaid Services (CMS) han dictaminado que el hospital debe notificar a la OT todas las defunciones, entre ellas las que son inminentes. Además, la OT local debe intervenir en colaboración con los médicos cuando se plantea a las familias la posible donación de órganos, porque se ha demostrado que es más probable obtener este consentimiento si lo solicita alguien con experiencia en ello. El personal de la UCI debe conocer las preferencias de la OT en cuanto a tratamientos médicos (vasopresores, diuréticos), tipos de respiradores mecánicos y estudios analíticos tras la muerte de los pacientes. La United Network for Organ Sharing publica una lista de comprobación conveniente para los donantes de órganos (tanto para los casos de DMC como con muerte cerebral), a la que puede accederse fácilmente en la siguiente URL: http://www.unos.org/resources/donorManagement.asp?index=2.

**B.** El **planteamiento a la familia** de la posible donación de órganos debe realizarse con tacto y delicadeza, y consultando con profesionales con experiencia de la OT. En caso de DMC, el tratamiento ético del paciente obliga a que la conversación sobre la donación de órganos se realice después de que el profesional sanitario o la familia haya acordado retirar los tratamientos de soporte vital. Lo ideal es que la conversación sea supervisada por un médico con el que la familia tenga confianza. El tema puede presentarse preguntando a la familia si el paciente había manifestado en alguna ocasión su opinión en cuanto al uso de sus órganos una vez muerto. A muchas familias les consuela la idea de que partes del cuerpo de la persona que aman pueden salvar la vida a otras personas y que, en cierto sentido, éstas pueden llevar consigo la vida que se ha perdido.

**C.** Los **cuidados del paciente** para la donación de órganos son delicados y difíciles. Los problemas fisiológicos suelen ser la hipotensión, las arritmias, la hipoxemia y la diabetes insípida. Para que se produzca una donación eficaz, es necesario un acuerdo entre la asistencia vigilante del personal de la UCI y la dirección de la OT. En el caso de una DMC, los cuidados dirigidos a asegurar el bienestar del paciente, incluida la administración de opioides y amnésicos, es prioritaria frente a la conservación de los órganos. La DMC requiere una consideración exhaustiva por parte del centro y se dirige mejor mediante un protocolo escrito en el que se estipule claramente lo siguiente:

**1.** No deben superponerse las funciones de los cuidadores de los pacientes donantes y de los receptores, con el fin de evitar los conflictos de intereses.

**2.** El médico responsable de determinar la muerte cardíaca.

**3.** El intervalo de tiempo que debe transcurrir tras la asistolia para declarar la muerte cardíaca; actualmente, en el MGH, es de **5 min.**

**4.** El proceso para obtener el consentimiento y administrar fármacos/tratamientos necesarios para la obtención de los órganos (p. ej., heparina).

**5.** El proceso para facilitar la presencia de la familia en el momento de la muerte (ya sea en la UCI o en el quirófano).

**6.** El intervalo de tiempo tras el cual no se intentará la obtención del órgano en caso de una supervivencia inesperada del paciente tras la retirada de los tratamientos de soporte vital; actualmente, es de **2 h** en el MGH.

**D.** Si el equipo de trasplantes del centro va a participar en la obtención o el trasplante de los órganos, es prudente establecer contacto con ellos y comunicarles inmediatamente cualquier cambio que se produzca en la situación del donante que pudiera justificar una intervención apresurada.

## VII. Apoyo a los supervivientes

**A.** El **apoyo a las personas que sobreviven al paciente** durante el proceso de la muerte y después de ésta empieza con la comunicación sincera, frecuente y compasiva de los médicos y enfermeras de la UCI. Las familias valoran las orientaciones y consejos de los profesionales con experiencia para prepararles para lo que se espera que suceda durante el proceso de agonía, especialmente cuando se hayan retirado los tratamientos de soporte vital. Hay que tranquilizarles en cuanto a que se tomarán las medidas para asegurar el bienestar del paciente, y que algunos gestos (p. ej., boqueos) y sonidos (p. ej., tipo gárgaras) son normales durante la agonía y que no pueden anularse completamente. El entorno en el que el paciente fallece debe acomodarse lo más posible a los deseos de éste y de la familia.

   **1.** Es importante la **privacidad** para que la muerte sea digna, lo que puede lograrse cerrando cubículos de la UCI y aislando al paciente y la familia del ajetreo habitual de una UCI atareada. Por otro lado, el paciente o la familia pueden solicitar el traslado a una habitación privada en una sala del hospital para el momento de la muerte. Si la situación del paciente permite el traslado antes de que se produzca el fallecimiento, deben cumplirse esos deseos.

   **2.** El **entorno cultural y los valores individuales** influirán en la persona que se encuentre junto al paciente agónico. Habrá pacientes que serán asistidos por uno o dos familiares cercanos; en otros casos, la espera afectará a numerosos miembros de la familia. El personal de la UCI debe esforzarse en mostrarse flexible ante cada situación.

     **a.** El trabajador social médico puede ser un factor importante para entender el entorno cultural y religioso de la familia, así como para comunicar los deseos de ésta al equipo médico asistencial.

     **b.** Muchos pacientes y familias encuentran alivio en la presencia de un sacerdote a la hora de morir. Si es así, pueden ponerse los medios para que esté presente el representante religioso del paciente o uno que pertenezca al hospital.

**B.** El **apoyo al equipo asistencial** también es importante. Los miembros del equipo (fundamentalmente, los que están en período de formación y tienen menos experiencia) suelen sufrir por el proceso de dejar al paciente morir. En las facultades de medicina se enseña muy poco sobre las situaciones terminales, y los médicos y profesionales de enfermería aprenden con la experiencia. Son muy útiles las **reuniones posteriores** (cap. 38) con todo el equipo, al que se suma personal experimentado y ético del hospital.

## VIII. Consideraciones legales.
Los médicos que llevan a cabo el proceso anterior con una comunicación abierta y sincera con los pacientes y las familias sobre la asistencia terminal y ética casi nunca deben enfrentarse a la situación de tener que resolver estos temas en los tribunales. Las resoluciones federales han esbozado unos principios generales sobre los cuidados terminales, aunque los estatutos de cada estado pueden contener detalles específicos. Por este motivo, es aconsejable que los médicos se familiaricen con las leyes de sus respectivos estados en todo lo concerniente a los cuidados terminales. A continuación, se presenta una exposición general de los principios legales y de sus implicaciones, que puede ser útil al médico a la hora de enfrentarse a situaciones terminales y éticas.

**A.** La **autonomía del paciente** es fundamental en la toma de decisiones. Se ha afirmado repetidamente que los pacientes pueden rechazar tratamientos de soporte vital o de otra índole.

**B.** Las **voluntades anticipadas** constituyen la mejor fuente de información para guiar las decisiones médicas en los pacientes que carecen de la capacidad para hacerlo. En este sentido, la mayoría de los estados reconocen las voluntades anticipadas de otro estado o ejecutadas de un modo no habitual. Las comunicaciones verbales referentes a las preferencias pueden utilizarse como voluntades anticipadas. Se ha apoyado el papel de un sustituto o representante para proporcionar una opinión en nombre del paciente.

**C.** La vida humana tiene una cualificación que va más allá de la mera existencia biológica. Por lo tanto, la decisión de un representante para retirar la asistencia puede basarse en la posibilidad de una existencia digna **(calidad de vida).**

**D. Los cuidados que se han aplicado pueden retirarse.** La idea de que un tratamiento de soporte vital que se ha instaurado nunca puede retirarse no es válida.

**E.** Las **últimas decisiones** las toman mejor los médicos y el paciente o la familia, con la ayuda de personal del centro (p. ej., comité de ética) cuando es necesario. En la gran mayoría de las circunstancias, no debe necesitarse la intervención judicial, y sólo debe solicitarse cuando la ley estatal así lo obliga o la política del hospital lo exige. Esta última circunstancia suele aplicarse a situaciones en las que se producen conflictos irresolubles con pacientes que carecen de capacidad para tomar decisiones terapéuticas.

**F. La retirada de la hidratación y la nutrición no es diferente desde el punto de vista legal** a la retirada de otras medidas de soporte vital. Además de por decisiones legales, esta postura ha sido apoyada por numerosas sociedades médicas, entre las cuales la American Medical Association y la American Academy of Neurology. Más recientemente, la acción judicial en el caso Terri Schiavo en el año 2005 apoyó esta sentencia, a pesar de los intentos de intervención por parte del Congreso.

**G. Los médicos no están obligados a proporcionar una asistencia que consideran inútil.** Aunque sigue siendo algo polémico, esto fue apoyado por la decisión de un jurado sobre un paciente del Massachusetts General Hospital al que se retiró el soporte ventilatorio a pesar de la objeción de un miembro de la familia. Sin embargo, es aconsejable que el médico busque cualquier vía de resolución de conflictos (v. sección II.F.3), entre ellas apartarse de la asistencia al paciente, antes de ejecutar esta decisión en contra de los deseos de una familia.

**H.** Proporcionar fármacos que pretenden aliviar el dolor y el sufrimiento, pero que desembocan en la consecuencia no intencionada de acelerar la muerte del paciente (principio de **«doble efecto»**), no coloca al médico que los prescribe en una situación de riesgo de denuncia criminal. En los pacientes con dolor o sufrimiento intratables cuando la muerte es inminente puede ofrecerse legalmente la sedación terminal.

**I.** El **suicidio asistido por un médico** actualmente es tan sólo legal en el estado de Oregón.

**J.** La **eutanasia** no es por ahora legal en Estados Unidos.

**K.** Los **directores de riesgo hospitalario** no necesitan ser consultados antes de interrumpir los tratamientos de soporte vital. Algunos centros pueden sugerir o exigir esta intervención, pero no existen precedentes legales. Los médicos deben saber, además, que estos profesionales están encargados de proteger los intereses del centro, y que no representan necesariamente la mejor práctica clínica y ética para el paciente.

**L. En casos inusuales o dudosos,** lo adecuado es solicitar tanto asesoramiento del comité de ética del centro como asesoramiento legal antes de ejecutar decisiones.

**Bibliografía recomendada**

Annas GJ. "Culture of life" politics at the bedside—the case of Terri Schiavo. *N Engl J Med* 2005; 352:1710–1715.

Bigatello LM, George E, Hurford WE. Ethical considerations for research in critically ill patients. *Crit Care Med* 2003;31:3(suppl):S178–S181.

Bloche MG. Managing conflict at the end of life. *N Engl J Med* 2005;352:2371–2373.

Boyle D, O'Connell D, Platt FW, et al. Disclosing errors and adverse events in the intensive care unit. *Crit Care Med* 2006;34:1532–1537.

McClenathan BM, Torrington KG, Uyehara CFT. Family member presence during cardiopulmonary resuscitation. *Chest* 2002;122:2204–2211.

Meisel A, Snyder L, Quill T. Seven legal barriers to end-of-life care: myths, realities, and grains of truth. *JAMA* 2000;284:2495–2501.

Quill TE. Initiating end-of-life discussions with seriously ill patients: addressing the "elephant in the room." *JAMA* 2000;284:2502–2507.

Sharma BR. Withholding and withdrawing of life support: a medicolegal dilemma. *Am J Forensic Med Pathol* 2004;25:150–155.

Truog RD, Campbell ML, Curtis JR, et al. Recommendations for end-of-life care in the intensive care unit: a consensus statement by the American Academy of Critical Care Medicine. *Crit Care Med* 2008;953–963.

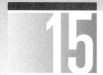

# Práctica basada en la evidencia y estadística básica en el entorno de cuidados intensivos

*Ala Nozari, H. Thomas Stelfox y Edward Bittner*

**I.** La **medicina basada en la evidencia (MBE)** se define como el uso cuidadoso, explícito y juicioso de los mejores datos actuales para tomar decisiones sobre la asistencia a pacientes concretos. Para ello, se necesita la integración de los mejores datos de investigación con la experiencia clínica y los valores y circunstancias característicos del paciente. Al fomentar que los médicos expliquen de forma explícita los procesos de la toma de decisiones médicas, incluyendo la información sobre la que basan sus decisiones, podemos aumentar la oportunidad de llegar a evoluciones clínicas óptimas. Nunca se dispondrá de la evidencia científica para poder orientar todas las decisiones médicas, pero con una clara comprensión de los beneficios y los límites de la MBE se ayudará a optimizar la asistencia a los pacientes. La práctica de la MBE puede organizarse en cuatro etapas (fig. 15-1).

**A. Realizar una pregunta clínica que pueda responderse.** Cuanto más precisa sea la pregunta, más probable es que el médico encuentre una respuesta adecuada en la bibliografía. En cada pregunta, deberá especificarse:

**1.** Un paciente o un problema.

**2.** Una intervención o una prueba diagnóstica (si tiene relevancia).

**3.** Un grupo de comparación (si es importante).

**4.** Un resultado, evolución o respuesta.

**B. Buscar la mejor información** que proporcionará una respuesta. Dos bases de datos excelentes para la medicina clínica son **Medline** (www.pubmed.gov) y la **Cochrane Library** (www.cochrane.org).

**C. Evaluar la información** formulando dos preguntas sencillas:

**1.** ¿Es válida la información?

**2.** ¿Son importantes los resultados?

En las revisiones sistemáticas, por poner un ejemplo, hay que determinar si se ha realizado un esfuerzo importante para localizar todos los artículos originales sobre el tema de interés, si los artículos se han evaluado de forma crítica y si se han extraído conclusiones a partir de una síntesis de los estudios que cumplen los criterios de calidad establecidos previamente. La revisión debe incluir **intervalos de confianza** (v. sección II.A) de todos los resultados, tanto de estudios individuales como de metaanálisis.

**D.** Una vez que se ha establecido que la evidencia (información) es válida, es necesario preguntar si **los resultados ayudarán en la asistencia a los pacientes.** La evaluación y aplicación de una parte específica de información puede orientarse mediante la realización de más preguntas, que dependerán de la naturaleza exacta de la evidencia (tabla 15-1).

**1. Estudios diagnósticos.** Entre los pacientes que presentan o no una enfermedad casi nunca es posible hacer la distinción completa sólo por un signo, un síntoma, una prueba analítica, o cualquier combinación de ellos. La enfermedad se define más bien a partir de un patrón de referencia, y es esencial el uso de métodos formales para estudios que evalúan instrumentos para el diagnóstico, con el fin de que los fundamentos para la toma de decisiones diagnósticas constituyan una base sólida.

**2. Estudios pronósticos.** El pronóstico es una predicción de la evolución del proceso de una enfermedad. Describe la duración, la cronología y la naturaleza de la enfermedad a medida que avanza en su evolución clínica.

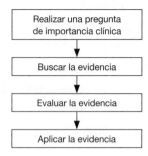

**FIGURA 15-1.** Método de medicina basada en la evidencia.

3. **Estudios terapéuticos o de prevención.** La evolución de la enfermedad puede verse afectada considerablemente por la elección de opciones terapéuticas. No todos los tratamientos tienen la misma eficacia y, de hecho, algunos pueden ser nocivos.

4. **Revisiones sistemáticas, visiones generales y metaanálisis.** Los términos revisión sistemática y visión general se utilizan para cualquier resumen de la bibliografía médica, y el término metaanálisis se utiliza para las revisiones que utilizan métodos cuantitativos para resumir resultados.

5. **Análisis de decisiones clínicas.** La toma de decisiones es la elección de una vía de acción tras sopesar los beneficios y los riesgos de las alternativas. El análisis de decisiones clínicas es la aplicación de métodos cuantitativos para tomar decisiones en situaciones de duda.

6. Los **análisis económicos** comparan estrategias clínicas alternativas con respecto a los resultados y el uso de los recursos.

7. Las **directrices para la práctica clínica** son recomendaciones publicadas que emplean expertos para sintetizar la bibliografía médica en recomendaciones prácticas con el fin de orientar la práctica clínica.

## II. Diseño del estudio y medición de la validez y la importancia de la evidencia
### A. Definiciones
1. **Sesgo.** Es el error o desviación sistemáticos de la verdad. En los estudios clínicos preocupan dos formas de sesgo: el sesgo de selección y el sesgo de información. El sesgo de selección corresponde a la ausencia de la posibilidad de comparar en cuanto al modo en que los participantes han sido seleccionados. El sesgo de información corresponde a la ausencia de la posibilidad de comparar en cuanto al modo en que la información se obtiene o documenta.

2. **Confusión.** Es una mezcla de efectos entre la variable del estudio, la evolución o resultado, y un tercer factor que se asocia a la variable del estudio y que afecta de forma independiente al riesgo de presentar la evolución. El factor ajeno se denomina variable de confusión.

3. **Modificación del efecto.** Es un cambio en la magnitud de un efecto según el valor de alguna tercera variable.

4. **Cointervención.** Es una intervención realizada en el grupo de intervención, el grupo de control o ambos, que está fuera del protocolo del estudio y que podría contribuir a la evolución de éste.

5. **Eficacia.** Es la magnitud (extensión) hasta donde las intervenciones médicas logran mejorías en la salud en circunstancias ideales (p. ej., estudios clínicos).

6. **Efectividad.** Es la magnitud (extensión) hasta donde las intervenciones médicas logran mejorías de salud en contextos prácticos, reales.

7. **Valor *p*.** Es la probabilidad de obtener un valor al menos tan extremo como el que se observó realmente, dado que la hipótesis nula es cierta. En otras pala-

Guía básica para la evaluación y la aplicación sistemáticas de la medicina basada en la evidencia

| Estudio | ¿Es válida la evidencia? | ¿Cuáles son los resultados? | ¿Me ayudarán los resultados a tratar a mis pacientes? |
|---|---|---|---|
| **Diagnóstico** | ¿Hubo una comparación independiente, a ciegas con un modelo de referencia? ¿Incluía la muestra de pacientes un espectro de pacientes adecuado? ¿Se aplicó el modelo de referencia a todos los pacientes? | ¿Se presentaron cocientes de verosimilitud? | ¿Serán los resultados de la prueba reproducibles y aplicables a los pacientes de mi entorno clínico? ¿Cambiarán los resultados de la prueba mi tratamiento? |
| **Pronóstico** | ¿Incluye la muestra de pacientes un espectro adecuado y bien definido de pacientes en una etapa similar de la enfermedad? ¿Hubo un seguimiento adecuado? ¿Fueron objetivos los criterios de los resultados? ¿Se midieron y tuvieron en cuenta factores pronóstico importantes? | ¿De qué magnitud y precisión (intervalo de confianza del 95 %) son los cálculos de la probabilidad de un resultado en un periodo determinado? | ¿Eran los pacientes del estudio similares a los míos? ¿Cambiará los resultados mi tratamiento? ¿Puedo utilizar los resultados para aconsejar a mis pacientes? |
| **Tratamiento y prevención** | ¿Se asignaron los pacientes de forma aleatoria para que recibieran tratamiento? ¿Se tuvieron en cuenta todos los pacientes al sacar las conclusiones del estudio? ¿Se analizaron los pacientes en los grupos en los que se distribuyeron aleatoriamente (análisis por intención de tratar)? ¿Eran los pacientes, los profesionales sanitarios y el personal del estudio ajenos (a ciegas) al tratamiento? ¿Eran los grupos del estudio similares cuando se inició éste? ¿Se trataron los grupos del mismo modo salvo por el tratamiento asignado? | ¿Qué magnitud y precisión (intervalo de confianza del 95 %) tienen los cálculos del efecto terapéutico? | ¿Eran los pacientes del estudio similares a los míos? ¿Se consideraron todas las evoluciones clínicamente significativas (positivas y negativas)? ¿Merecen la pena los beneficios frente a los efectos no deseados y los costes? |
| **Revisión sistemática** | ¿Se realizó una pregunta clínica enfocada? ¿Se utilizaron criterios adecuados para seleccionar los artículos concretos? | ¿Qué magnitud y precisión (intervalo de confianza del 95 %) tienen los resultados? | ¿Eran los pacientes del estudio similares a los míos? ¿Se consideraron todas las evoluciones clínicamente importantes? ¿Merecen la pena los beneficios frente a los efectos no deseados y los costes? |

*(Continúa)*

| | **Guía básica para la evaluación y la aplicación sistemáticas de la medicina basada en la evidencia** *(cont.)* | | |
|---|---|---|---|
| **Estudio** | **¿Es válida la evidencia?** | **¿Cuáles son los resultados?** | **¿Me ayudarán los resultados a tratar a mis pacientes?** |
| **Análisis de decisiones clínicas** | ¿Es probable que se hayan pasado por alto estudios importantes? ¿Se ha valorado la validez de los estudios seleccionados? ¿Se encontraron resultados similares entre los diferentes estudios? ¿Se examinaron todas las estrategias clínicas y resultados importantes? ¿Se utilizó un proceso explícito y razonable para asignar probabilidades? ¿Se utilizó un proceso explícito y razonable para asignar utilidades? ¿Se realizaron análisis de sensibilidad para determinar el posible impacto de cualquier duda en la evidencia? | ¿Desembocó una estrategia en una diferencia clínica importante? ¿Hasta dónde llega la solidez de la evidencia usada en el análisis? ¿Hasta qué punto se permitió que la duda cambiara los resultados? | ¿Se aproximan los cálculos de probabilidad a las características clínicas de mis clientes? ¿Reflejan las utilidades los valores de mis pacientes? |
| **Análisis económicos** | ¿Se proporcionó una comparación económica completa de estrategias diferentes? ¿Se midieron adecuadamente todos los costes y resultados? ¿Se tuvieron en cuenta las dudas? ¿Están relacionados los costes y los resultados con el riesgo basal de la población que se trata? | ¿Cuáles fueron los costes incrementales y los resultados de cada estrategia? ¿Podría la duda en la evidencia variar los resultados? | ¿Podrían mis pacientes esperar resultados sanitarios y costes similares? ¿Merecen la pena los beneficios frente a los efectos no deseados y costes? |
| **Directrices para la práctica clínica** | ¿Se especificaron claramente todas las opciones y resultados importantes? ¿Se usó un método explícito y razonable para identificar, seleccionar y combinar la evidencia? ¿Está la directriz razonablemente actualizada? ¿Ha sido estudiada la directriz por revisores externos? | ¿Son las recomendaciones prácticas y clínicamente relevantes? ¿Qué efecto produce la duda y cualquier opinión de valor? | ¿Es compatible con mis objetivos el objetivo primario de las directrices? ¿Pueden aplicarse las recomendaciones a mis pacientes? |

Adaptado de Guyatt G, Dennie D. *User's guide to the medical literature essentials of evidence-based clinical practice.* Chicago: American Medical Association, 2001.

bras, es la probabilidad de observar un resultado particular o uno más extremo debido únicamente al azar. Refleja el tamaño de la muestra y la magnitud de la asociación. Por acuerdo, $p \leq 0,05$ se considera estadísticamente significativo.

8. El **intervalo de confianza** es el intervalo de valores calculado dentro del cual se encuentra la magnitud o efecto real con un cierto grado de probabilidad o confianza. Los intervalos de confianza proporcionan información sobre la significación o importancia estadística **(un intervalo de confianza del 95 % es el complemento de $p$ = 0,05)** y la variabilidad de los datos.

9. Se comete un **error de tipo I** si se rechaza la hipótesis nula cuando en realidad es cierta. La probabilidad de cometer un error de tipo I se designa mediante la letra α.

10. Se comete un **error de tipo II** si no se rechaza la hipótesis nula cuando, de hecho, es falsa. La probabilidad de cometer un error de tipo II se designa mediante la letra β. La potencia de un estudio se calcula restando la probabilidad de un error de tipo II de un error de tipo I (Potencia = 1 − β).

11. **Validez interna.** Es la extensión hasta donde es válida una asociación observada entre una exposición y un resultado.

12. **Validez externa.** Es la extensión hasta donde pueden generalizarse las conclusiones del estudio a las poblaciones y contextos fuera del mismo.

B. Los **estudios epidemiológicos** pueden dividirse ampliamente en dos grupos: estudios descriptivos y estudios analíticos. Los **estudios descriptivos** están destinados a generar hipótesis, mientras que los estudios analíticos son para comprobarlas. Los estudios descriptivos son estudios de series de casos, de series relacionadas y transversales. Los **estudios analíticos** pueden subdividirse en estudios de observación (estudios de casos y controles y estudios de cohortes) y estudios experimentales (estudios de intervención o estudios clínicos, como suelen denominarse en medicina).

1. Los **estudios de casos y de series de casos** documentan sucesos médicos inusuales, y pueden representar los primeros indicios para la identificación de nuevas enfermedades, efectos adversos de exposiciones o la presencia de una epidemia.

   a. Potencia
      (1) Son muy útiles para generar hipótesis. Si la evolución es inusual y lo suficientemente llamativa, estos estudios de casos o series darán lugar a una hipótesis.

   b. Limitaciones
      (1) La interpretación está limitada por la falta de grupo de comparación.
      (2) No pueden usarse para comprobar una asociación estadística válida.
      (3) Se basan en experiencias de una sola persona o de un grupo reducido de personas.

2. Los **estudios de correlación** describen una variable de interés en relación con la evolución en toda una población.

   a. Potencia
      (1) Suelen poder realizarse rápidamente y con mínimos recursos, porque la información ya suele estar disponible.
      (2) Pueden permitir comparaciones geográficas.

   b. Limitaciones
      (1) No pueden asociar exposición y evolución en los participantes porque los datos se han añadido a un nivel mayor (p. ej., ciudad, estado, país).
      (2) No pueden controlar la confusión.

3. Los **estudios transversales (estudios de prevalencia)** evalúan tanto la exposición como el estado de evolución de los participantes en un momento cronológico específico.

   a. Potencia
      (1) Tanto los datos de la exposición como de la evolución se obtienen de participantes.

**b.** Limitaciones

**(1)** Imposibilidad de establecer una secuencia temporal entre la exposición y el resultado.

**(2)** Se evalúan evoluciones o resultados prevalentes, por lo que cualquier asociación entre la exposición y la evolución puede reflejar determinantes de supervivencia.

**4.** Los **estudios casos-controles** son estudios de observación en los que los participantes del estudio se seleccionan según presenten (casos) o no (controles) una evolución concreta. A continuación, se examina en los grupos un antecedente de una exposición o una característica particular.

**a.** Potencia

**(1)** Son útiles para estudiar evoluciones poco frecuentes.

**(2)** Pueden evaluar múltiples exposiciones.

**(3)** Son eficientes desde una perspectiva tanto temporal como económica.

**(4)** Son particularmente adecuados para estudiar enfermedades con períodos de latencia prolongados.

**b.** Limitaciones

**(1)** No permiten un cálculo directo de los índices de resultados.

**(2)** No son eficaces para evaluar exposiciones poco frecuentes.

**(3)** Son propensos a sufrir sesgos de selección y de información.

**(4)** Puede ser difícil establecer la secuencia temporal de la exposición y los resultados o evolución.

**5.** Los **estudios de cohortes** son estudios de observación en los que se seleccionan participantes que no están afectados y se clasifican según hayan estado o no expuestos y, a continuación, se realiza un seguimiento a lo largo del tiempo (retrospectiva o prospectivamente) para ver si aparecen resultados de interés.

**a.** Potencia

**(1)** Establecer una relación temporal entre la exposición y el resultado.

**(2)** Permitir una valoración directa de la incidencia del resultado.

**(3)** Son útiles para evaluar exposiciones poco frecuentes.

**(4)** Permiten la evaluación de múltiples resultados.

**(5)** Reducen al mínimo el sesgo en la evaluación de la exposición.

**b.** Limitaciones

**(1)** Los estudios prospectivos de cohortes tienen numerosas consideraciones de viabilidad, entre ellas la disponibilidad de participantes, la capacidad para asegurar un seguimiento completo, y el tiempo y el coste necesarios.

**(2)** Los estudios retrospectivos de cohortes necesitan acceso a una cantidad suficiente de registros de calidad adecuada.

**(3)** No son eficaces para analizar una respuesta o resultado poco frecuente.

**6.** Los **estudios o ensayos clínicos** suelen considerarse el modelo de referencia de la investigación clínica porque es el investigador quien asigna el grado de exposición. En la mayoría de estos estudios, los participantes se distribuyen al azar en grupos de exposición.

**a.** Potencia

**(1)** Proporcionan la evidencia causal más sólida.

**b.** Limitaciones

**(1)** Las consideraciones éticas hacen que muchas intervenciones sean difíciles de evaluar en un estudio clínico.

**(2)** Puede resultar difícil encontrar una población de participantes lo suficientemente grande dispuesta a renunciar a una intervención considerada beneficiosa incluso si se carece de datos que confirmen esta suposición.

**(3)** Los estudios clínicos suelen contar con numerosas consideraciones de viabilidad, entre ellas tener muchos recursos intensivos.

**(4)** Los hallazgos pueden reflejar la relación entre una exposición y un resultado en el contexto de un estudio clínico (eficacia), pero no necesariamente en el marco del mundo real (efectividad).

## C. Medidas cuantitativas

1. La **selección e interpretación de pruebas diagnósticas** es un proceso secuencial cuyo objetivo es disminuir la incertidumbre sobre el diagnóstico de un paciente hasta alcanzar el umbral para tratar o no tratar al paciente. El resultado de una prueba se interpretará mejor teniendo en cuenta la probabilidad de que existe la enfermedad antes de obtener el resultado de la prueba diagnóstica. Cuando la **probabilidad** de enfermedad **antes de la prueba** es elevada, un resultado positivo de esta última confirma la presencia de la afección, pero un resultado negativo no es suficiente para descartarla. Cuando la probabilidad de enfermedad antes de la prueba es baja, un resultado negativo de esta última descarta la presencia de la enfermedad, pero una prueba positiva no es suficiente para considerarla (tabla 15-2).

   a. **Sensibilidad.** Es la proporción de pacientes con la enfermedad que presentan un resultado positivo en la prueba:

   $$A/(A + C)$$

   b. **Especificidad.** Es la proporción de pacientes sin la enfermedad que presentan un resultado negativo en la prueba:

   $$D/(B + D)$$

   c. **Valor predictivo positivo.** Es la proporción de pacientes con un resultado positivo en la prueba y con la enfermedad:

   $$A/(A + B)$$

   d. **Valor predictivo negativo.** Es la proporción de pacientes con un resultado negativo en la prueba y sin la enfermedad:

   $$D/(C + D)$$

   e. **Cociente de verosimilitud para un resultado de la prueba positivo.** Es la probabilidad relativa de tener la enfermedad dado un resultado positivo en la prueba:

   $$[A/(A + C)] / [B/(B + D)]$$

   f. **Cociente de verosimilitud para un resultado de la prueba negativo.** Es la probabilidad de tener la enfermedad dado un resultado negativo de la prueba:

   $$[C/(A + C)] / [D/(B + D)]$$

   g. **Probabilidades *(odds)* antes de la prueba.** Son las probabilidades de que el paciente tenga la enfermedad antes de llevar a cabo la prueba:

   (Probabilidad de que exista la enfermedad) =
   (1 – Probabilidad de ausencia de la enfermedad)

   h. **Probabilidades *(odds)* después de la prueba.** Son las probabilidades de que el paciente tenga la enfermedad después de realizar la prueba:

   (Probabilidades antes de la prueba) × (Cociente de verosimilitud para el resultado de la prueba)

**TABLA 15-2** Tabla de dos por dos para evaluar una prueba diagnóstica

| | Enfermedad | |
| --- | --- | --- |
| **Resultado de la prueba** | **Presente** | **Ausente** |
| Enfermedad presente | Positivo verdadero (A) | Positivo falso (B) |
| Enfermedad ausente | Negativo falso (C) | Negativo verdadero (D) |

| TABLA 15-3 | Datos presentados en tablas de dos por dos para el cálculo de medidas de asociación |

|  | Resultado | |
| --- | --- | --- |
| Exposición | Sí | No |
| Sí | A | B |
| No | C | D |

 

**i. Probabilidad después de la prueba.** Es la proporción de pacientes con un resultado concreto en la prueba que presentan la enfermedad:

(Probabilidades después de la prueba)/(Probabilidades antes de la prueba + 1)

2. **Medidas de asociación.** Son valores estadísticos que se usan para determinar el grado en que cambia una variable en relación con otra, por ejemplo, la asociación entre una exposición y una evolución o resultado. Suele consistir en el cálculo del cociente o la diferencia absoluta de las medidas de los resultados de dos grupos, que indicará en una escala absoluta o relativa, respectivamente, hasta qué punto es mayor la probabilidad que tiene un grupo de presentar el resultado (o evolución) con respecto al otro (tabla 15-3).

a. **Riesgo relativo.** Es la probabilidad de presentar un resultado en un grupo (p. ej., pacientes tratados o expuestos) con respecto a otro grupo (p. ej., pacientes no tratados o no expuestos):

$$[A/(A + B)] / [C/(C + D)]$$

b. **Reducción del riesgo relativo.** Es la reducción proporcional de los índices de acontecimientos (episodios) entre dos grupos:

$$(1 - \text{Riesgo relativo})$$

c. **Reducción de riesgo absoluto.** Es la diferencia absoluta de índices de acontecimientos (episodios):

$$[A + (A + B)] - [C/(C + D)]$$

d. **Número con necesidad de tratar.** Es el número de pacientes que necesitan ser tratados para evitar un episodio adicional:

$$1/(\text{Reducción del riesgo absoluto})$$

e. **Cociente de probabilidades.** Es el cociente de la probabilidad de exposición o resultado (dependiendo del diseño del estudio) entre dos grupos de estudio:

$$(A/B) / (C/D)$$

f. Cuando la evolución es no deseable, un riesgo relativo o cociente de probabilidades inferior a 1 indica que el tratamiento es beneficioso.

3. **Niveles de evidencia.** Existen muchos sistemas diferentes para graduar la solidez (potencia) de una serie de evidencia científica. Aunque no existe un acuerdo universal sobre el mejor método, sí existe un acuerdo general sobre que determinados métodos de investigación tienen menos probabilidad de sufrir sesgo y, por lo tanto, son adecuados para proporcionar unos niveles más sólidos de evidencia científica (tabla 15-4). La Agency for Health Care Research and Quality ha identificado tres elementos importantes para cualquier sistema utilizado para graduar la solidez de la evidencia científica.

a. La **calidad** es una medida añadida de índices de calidad para los estudios individuales que se basa en la medida en que reduce al mínimo el sesgo.

| **TABLA 15-4** | Niveles de evidencia |
|---|---|

Solidez cada vez mayor de la evidencia ▲ Estudios clínicos controlados aleatorizados
Series de casos de todo o nada[1]
Estudios de cohortes
Estudios de casos y controles
Series de casos
Opinión de expertos

Las revisiones sistémicas pueden usarse para añadir información cuando se dispone de más de un estudio, y pueden tener especial valor si los estudios incluidos tienen gran calidad y demuestran hallazgos consistentes.
[1] La serie de casos de todo o nada se refieren a escenarios en los que la evaluación científica rigurosa de nuevas intervenciones resultó difícil debido a que, o todos los pacientes fallecieron antes de poder disponer del tratamiento y actualmente algunos sobreviven, o algunos pacientes fallecieron antes de poder disponer del tratamiento, pero ahora ninguno fallece (p. ej., la penicilina).

**b.** La **cantidad** es una medida añadida de la magnitud del efecto global basada en la cantidad de estudios, el tamaño total de la muestra o la potencia global.

**c.** La **consistencia** es la magnitud en que se documentan hallazgos similares en estudios diferentes utilizando diversos métodos.

**D. Gradación de las directrices y recomendaciones para la práctica clínica**

1. Se han utilizado diversos sistemas para evaluar la calidad de las directrices y recomendaciones para la práctica clínica. Las diferencias de criterio entre los sistemas pueden dar lugar a importantes diferencias en las recomendaciones en función del sistema aplicado. Por lo tanto, es deseable contar con un método sistemático para juzgar sobre la calidad de la evidencia y la solidez de las recomendaciones, con el fin de disminuir los errores, mejorar la comunicación de esta información y apoyar elecciones bien informadas en la práctica clínica.

2. El sistema **Grades of Recommendation, Assessment, Development and Evaluation (GRADE)** es un método basado en la evidencia que sirve para evaluar y puntuar la calidad de la misma y la solidez o potencia de las recomendaciones para las directrices clínicas. El método GRADE se basa en una evaluación secuencial de calidad de la evidencia, seguido por la evaluación del equilibrio entre los beneficios y los riesgos, las cargas y el coste, y según lo anterior, el desarrollo y la gradación de las recomendaciones. Una característica esencial del sistema GRADE es mantener la puntuación para la «calidad de la evidencia» apartada de la «solidez de la recomendación».

**a.** La **calidad de la evidencia** se clasifica como elevada (grado A), moderada (grado B), baja (grado C) o muy baja (grado D), y se basa en cuatro elementos esenciales:

**(1) Diseño del estudio.** Diseño básico del estudio, clasificado ampliamente como aleatorizado o de observación.

**(2) Calidad del estudio.** Métodos y ejecución detallados del estudio, como la idoneidad de ocultar la asignación, realización a ciegas y seguimiento.

**(3) Consistencia o coherencia.** Similitud de los cálculos de los efectos en los estudios. La dirección, la magnitud y la importancia de las diferencias determinan la importancia de la ausencia de consistencia.

**(4) Exactitud.** Grado en que los participantes, las intervenciones y las medidas de los resultados son similares a los de la población o intervención de interés.

**b.** Los **estudios aleatorizados** empiezan como evidencias de calidad elevada, pero pueden degradarse a causa de limitaciones en la realización, inconsistencia o imprecisión de los resultados, ausencia de exactitud de la evidencia y, posiblemente, la documentación de sesgo.

c. Los **estudios de observación** empiezan como evidencia de calidad baja, pero pueden aumentar de grado por la gran magnitud del efecto. Cualquier otra evidencia se clasifica como muy baja.

d. Las **recomendaciones** se clasifican como sólidas (grado 1) o débiles (grado 2).

(1) Una recomendación sólida a favor de una intervención refleja que los efectos deseables del cumplimiento de una recomendación superarán claramente a los efectos no deseables (beneficio neto).

(2) Una recomendación débil indica que los efectos deseables del cumplimiento de una recomendación probablemente superen a los efectos no deseables (compensación entre beneficios y daños), pero el beneficio de esta compensación es dudoso.

## III. Medicina basada en la evidencia en la UCI

A. Los **sistemas para puntuar la gravedad de la enfermedad** utilizan elementos de la anamnesis, la exploración física y las pruebas diagnósticas para calibrar objetivamente la gravedad de la enfermedad y determinar un pronóstico. Existen cuatro aplicaciones principales para estos sistemas de puntuación: investigación clínica, evaluación del rendimiento, ubicación de los recursos y orientación para las decisiones de pacientes concretos. Los sistemas de puntuación más utilizados en los cuidados intensivos son: el sistema **Acute Physiology and Chronic Health Evaluation (APACHE)**, el **Simplified Acute Physiology Score (SAPS)** y el **Mortality Probability Model (MPM)**. Además, se han desarrollado varias puntuaciones para disfunciones orgánicas que se utilizan en los enfermos en estado grave. Aunque estas puntuaciones se han elaborado principalmente para describir disfunciones orgánicas, existe claramente una relación entre el fallo del órgano y la evolución del paciente.

1. El sistema **APACHE (I-IV)** se basa en la premisa de que la gravedad de la enfermedad al ingresar en la UCI se fundamenta en la reserva fisiológica del paciente (edad y presencia de afecciones coincidentes) y en la magnitud de cualquier alteración fisiológica aguda habitual (peores alteraciones en las 24 h del ingreso), entre ellas la temperatura corporal, la presión arterial, la frecuencia cardíaca, un índice de oxigenación arterial, etc. Las puntuaciones APACHE II pueden calcularse acudiendo a páginas Web de fácil acceso, como http://www.sfar.org/scores2/apache22.html. El sistema APACHE II se desarrolló debido a la complejidad del modelo original, y se precisó más adelante para que funcionara mejor en cuanto a la discriminación y predicción de resultados en los siguientes modelos (APACHE III y IV). El sistema APACHE IV incluye también un sistema de puntuación aparte para pacientes con revascularización coronaria.

2. **SAPS (I-III)** se desarrolló inicialmente como una simplificación del sistema de clasificación APACHE I. El SAPS II utiliza 17 variables y actúa de modo similar al sistema APACHE II. En el SAPS III se añaden tres subsistemas de puntuación (características del paciente antes del ingreso, circunstancias del ingreso y fisiología aguda) para evitar los graves defectos que son inherentes a los sistemas de puntuación basados exclusivamente en la fisiología.

3. **MPM (I y II)**. Es un sistema de modelo estadístico que usa variables clínicas de los pacientes para predecir la probabilidad de la mortalidad hospitalaria, en lugar de determinar la gravedad de la enfermedad. La potencia radica en la sencillez de la puntuación y en la posibilidad de realizar una evaluación secuencial del riesgo de mortalidad durante la estancia en la UCI.

4. **Trauma and Revised Injury Severity Score (TRISS)**. Es un sistema de puntuación de gravedad de la lesión para pacientes de traumatología, pero no es específico para los ingresos por traumatismos en la UCI.

5. **Multiple Organ Dysfunction Score (MODS)**. Es una puntuación para la disfunción orgánica que se calcula basándose en las funciones respiratoria, renal, hepática, cardiovascular, hematológica y neurológica del paciente.

6. **Sequential Organ Failure Assessment (SOFA)**. Es una puntuación de disfunción orgánica que difiere principalmente de la MODS en que incluye intervencio-

nes terapéuticas en la evaluación de la función cardiovascular de un paciente. También tiene en cuenta la variación de la gravedad durante el tiempo del proceso de disfunción orgánica.

## B. Resultados de especial interés en la UCI

1. La **mortalidad intrahospitalaria** es la incidencia de muerte en una población concreta durante el período de hospitalización.

2. La **mortalidad a los 28 días** es la incidencia de muerte en una población concreta durante un período específico (suele utilizarse el período de 28 días).

3. La **duración de la estancia en el hospital** se evalúa con frecuencia para estudiar la duración de la enfermedad aguda de un paciente. Puede subdividirse en duración de la estancia en la UCI, en el hospital, así como en cualquier centro de rehabilitación posteriormente.

4. Los **días sin respirador** constituyen una medida del número de días que los pacientes pasan en la UCI con vida pero sin estar conectados al respirador en un período específico (p. ej., 28 días). Es una medida de uso bastante habitual, debido a la frecuencia de la insuficiencia respiratoria en la mayoría de las UCI.

### Bibliografía recomendada

Boyd CR, Tolson MA, Copes WS. Evaluating trauma care: the TRISS methodology. *J Trauma* 1987;27: 370–378.

GRADE Working Group. Grading quality of evidence and strength of recommendations. *BMJ* 2004; 328:1490–1498.

Guyatt G, Rennie D. *User's guide to the medical literature: essentials of evidence-based clinical practice.* Chicago: American Medical Association, 2001.

Knaus WA, Draper EA, Wagner DP, et al. APACHE II: a severity of disease classification system. *Crit Care Med* 1985;13:818–829.

Le Gall JR, Lemeshow S, Saulnier F. A new simplified acute physiology score (SAPS II) based on European/North American multicenter study. *JAMA* 1993;270:2957.

Lemeshow S, Teres D, Klar J, et al. Mortality probability models (MPM II) based on an international cohort of intensive care unit patients. *JAMA* 1993;270:2478.

Marshall JC, Cook DJ, Christou NV, et al. Multiple Organ Dysfunction Score: a reliable descriptor of a complex clinical outcome. *Crit Care Med* 1995;23:1638–1652.

Sackett DL, Strauss SE, Richardson WS, et al. *Evidence-based medicine: how to practice and teach EBM.* 2nd ed. Edinburgh: Churchill Livingstone, 2000.

Strand K, Flaatten H. Severity scoring in the ICU: a review. *Acta Anaesthesiol Scand* 2008;52:467–478.

Vincent JL, Moreno R, Takala J, et al. The SOFA (Sepsis-related Organ Failure Assessment) score to describe organ dysfunction/failure. *Intensive Care Med* 1996;22:707–710.

# 16

## Traslado del paciente de la UCI

*Emily Apsell y Michael Fitzsimons*

**I.** Los pacientes en estado grave necesitan ser trasladados por el interior del hospital para someterse a procedimientos diagnósticos y terapéuticos, así como entre hospitales para poder recibir una mejor asistencia. Se espera que los médicos de la UCI estén familiarizados con las indicaciones, complicaciones, aspectos técnicos y directrices publicadas para el traslado de pacientes, en su función de directores de las UCI, como responsables de los quirófanos y como profesionales de la atención médica directa.

   **A.** El **traslado o transporte intrahospitalario** se refiere al desplazamiento del paciente a diversos puntos dentro del mismo hospital, para que pueda someterse a procedimientos diagnósticos o terapéuticos que no es posible llevar a cabo con seguridad o con un gran nivel de seguridad en su anterior ubicación. Por ejemplo, los pacientes que se consideran demasiado enfermos para ser atendidos en el quirófano pueden trasladarse a los servicios de endoscopia o radiología para un procedimiento alternativo. El **traslado interhospitalario** se refiere al traslado de un paciente desde un hospital a otro para recibir una asistencia de nivel superior. A menudo, el destino es un «centro de referencia» que cuenta con personal con un nivel superior de formación, que ofrece un mayor número de servicios o especializado en un campo concreto.

   **B.** Las **indicaciones** relativas al traslado son específicas para el paciente o, en el caso de un traslado interhospitalario, específicas del centro. Siempre deben sopesarse los riesgos frente a los posibles beneficios para el paciente.

      **1.** El traslado intrahospitalario suele realizarse a centros terapéuticos o de diagnóstico. **Un «viaje» fuera de la UCI provoca un cambio en el tratamiento del paciente hasta en el 40 % de los casos.** El servicio de radiología sigue siendo el destino más habitual. La angiografía y la tomografía computarizada abdominal suelen proporcionar un diagnóstico que lleva a cambiar el tratamiento del paciente.

      **2.** En diferentes estudios se ha demostrado que es beneficioso para los pacientes, tanto en términos de mortalidad como de morbilidad, trasladarles a centros especializados en determinadas áreas médicas o quirúrgicas. Es lo que se denomina «regionalización». Se han observado beneficios en medicina neonatal y perinatal, traumatología, tratamiento de las quemaduras y lesiones medulares. Puede disponerse de un mayor nivel de formación médica, de un mayor número de servicios de consulta y de investigación clínica. Otra asistencia especializada que sólo se encuentra en determinados centros médicos es el de la medicina hiperbárica y la asistencia cardíaca mecánica.

         **a.** Las **pacientes embarazadas** pueden ser trasladadas por causas maternas o neonatales. La evolución neonatal mejora cuando se traslada a la madre a un centro de atención terciaria antes del parto, en lugar de trasladar al recién nacido que puede presentar sufrimiento. Al trasladar a la paciente gestante es necesario contar con el material y la capacidad técnica para responder ante un parto prematuro, una rotura de aguas prematura, preeclampsia, eclampsia, hemorragia y parto. Con frecuencia, es posible que durante el traslado sea difícil mantener simultáneamente el acceso tanto a la vía respiratoria materna como a la pelvis, por lo que la postura óptima para el traslado de la paciente debe determinarse individualmente. Al trasladar a pacien-

**TABLA 16-1**   Posibles causas de inestabilidad hemodinámica durante el traslado

| Específicas del paciente | Técnicas |
|---|---|
| Ansiedad | Interrupción de las infusiones |
| Dolor | Ventilación mecánica |
| Nivel de sedación | Profesional sanitario no familiarizado |
| Redistribución de líquidos | con los sistemas de infusión |
| Hemorragia | |
| Empeoramiento de la enfermedad | |
| Interrupción de la monitorización | |
| Urgencia para la anestesia | |
| Anestesia neuroaxial | |

tes gestantes, hay que mantener el desplazamiento uterino izquierdo para asegurar el retorno venoso adecuado en la madre.

  **b. Lesiones medulares.** Se ha demostrado que, en el caso de pacientes con lesiones medulares, es beneficioso trasladarlos de manera precoz a un centro especializado, sobre todo si se realiza en las primeras 12 h. Es de vital importancia reducir al mínimo cualquier movimiento adicional de la columna para evitar empeorar la lesión medular.

  **b.** Los **niños en estado grave** y los pacientes con cardiopatías congénitas se benefician del tratamiento en centros especializados. Además, el traslado realizado por equipos especialmente preparados para trasladar a niños mejora la evolución una vez que éstos llegan al centro.

**C.** Los **riesgos que conlleva el traslado del paciente** deben sopesarse siempre frente a los beneficios percibidos. Entre los riesgos se encuentran desde complicaciones aparentemente leves, como una disminución de la presión arterial, hasta alteraciones importantes que causan la muerte del paciente. Hasta en un 70 % de los pacientes pueden producirse cambios hemodinámicos y respiratorios. En los pacientes que necesitan ser trasladados fuera de la UCI se observa, a la larga, un mayor índice de mortalidad, aunque probablemente esté relacionado con la gravedad de la enfermedad y no sólo con el traslado.

**D.** Se producen **cambios fisiológicos** y complicaciones relacionados con el traslado casi en todos los sistemas orgánicos.

  **1.** La **inestabilidad hemodinámica** (hipertensión o hipotensión) es probablemente el episodio adverso que se produce con mayor frecuencia durante el traslado, pudiendo observarse en el 25 % al 50 % de los desplazamientos. Aparecen arritmias hasta en la mitad de los traslados. Las causas de las variaciones hemodinámicas pueden ser específicas del paciente o deberse a factores técnicos (tabla 16-1).

  **2.** Las **alteraciones respiratorias** como la hipoxemia pueden producirse hasta en el 86 % de los pacientes intubados que precisan ser trasladados (tabla 16-2). Aquellos que necesitan presión teleespiratoria positiva (PTEP) o una concen-

**TABLA 16-2**   Posibles complicaciones respiratorias durante el traslado

Hipercapnia con acidosis respiratoria
Hipocapnia con alcalosis respiratoria
Sequedad de las secreciones
Descolocación del tubo endotraqueal
Hipoxemia
Aspiración del contenido gástrico

tración elevada de oxígeno inspirado ($FiO_2$) antes del traslado corren al parecer un mayor riesgo de sufrir hipoxemia. Hay que considerar las complicaciones respiratorias secundarias, entre ellas los efectos de la hipercapnia sobre la hipertensión intracraneal, la hipertensión pulmonar o la acidosis existente. La **extubación accidental** es, lamentablemente, habitual en los enfermos en estado grave, y el traslado constituye un factor de riesgo. Por último, la hiperinsuflación dinámica y la PTEP intrínseca (cap. 2) como resultado de una ventilación demasiado agresiva pueden alterar el retorno venoso y causar hipotensión.

3. Puede producirse **hipotermia** cuando se traslada al paciente desde la calidez de la UCI a otro lugar aislado como el servicio de radiología, que no suele estar preparado para el mantenimiento de la temperatura. Puede producirse un empeoramiento de la vasoconstricción pulmonar, coagulopatías, arritmias y depresión del estado psíquico. Los niños y los ancianos son los que se encuentran en una situación de mayor riesgo.

4. Pueden producirse **otras lesiones** cuando el profesional sanitario responsable del paciente está ocupado en controlar y mantener la estabilidad. Es posible que la descolocación de las vías centrales interrumpa la administración de fármacos esenciales y cause una inestabilidad hemodinámica aguda. La descolocación de la sonda pleural puede convertir un simple neumotórax en un neumotórax a tensión. El movimiento de lesiones y fracturas inestables de la columna vertebral (v. cap. 36) puede empeorar la lesión.

E. Las **complicaciones** durante el traslado pueden estar **relacionadas con el equipo** y **con el personal/tratamiento del paciente.** El Australian Incident Monitoring Study in Intensive Care demostró que el 39 % de los incidentes estaban relacionados con el equipo y que el 61 % se debía a cuestiones relacionadas con el tratamiento del paciente/personal. La mayoría de las complicaciones se producen en el lugar de destino del traslado, y probablemente están relacionadas con la diferencia entre los monitores, los sistemas de infusión de fármacos, la necesidad de desconectar al paciente del respirador y la duración escasa de las baterías de los sistemas de transporte. Para reducir al mínimo las complicaciones relacionadas con el equipo, deben tenerse en cuenta y cumplirse determinadas exigencias mínimas: hay que activar las alarmas que advierten de la desconexión del respirador, del aporte de oxígeno escaso y de la presión baja; las pilas o baterías deben estar totalmente cargadas; debe poderse disponer rápidamente de material de repuesto para la administración de fármacos de soporte vital (vasopresores) y el paciente debe ir acompañado por los instrumentos necesarios para tratar y mantener la vía respiratoria.

F. La **evaluación del paciente y la planificación** previa al traslado es esencial para poder garantizar una asistencia segura. Incluso los pacientes en situación más grave, entre ellos los que están conectados a circulación extracorpórea y dispositivos de asistencia ventricular, pueden trasladarse con seguridad. Hay que mantener continuamente el nivel de asistencia y control proporcionado. Se han

**TABLA 16-3**    Principios de seguridad para el traslado de los pacientes

1. Personal con experiencia
2. Equipo adecuado
3. Evaluación e investigación completas
4. Monitorización exhaustiva
5. Estabilización rigurosa del paciente
6. Nueva evaluación
7. Asistencia continua durante el traslado
8. Transferencia directa
9. Documentación y comprobación

descrito **nueve principios para el traslado seguro de los pacientes** (tabla 16-3). Los estudios que han considerado las puntuaciones de las lesiones demuestran que cuanto mayor es la gravedad de la afección de un paciente, mayor es la probabilidad de que éste sufra un episodio adverso durante un traslado. En otros estudios en los que se consideran pruebas analíticas y medidas de soporte, no se ha podido demostrar un factor predictivo de riesgo uniforme. Debe evaluarse cada sistema orgánico, y hay que planificar el transporte y las posibles complicaciones que puedan surgir.

1. **Vía aérea.** Antes de cualquier traslado, debe evaluarse la estabilidad de la vía aérea del paciente. La posición, la función y la estabilidad de un tubo endotraqueal (TET) deberá confirmarse antes de realizar cualquier desplazamiento. Los estudios señalan que puede realizarse con seguridad una intubación durante el traslado; sin embargo, en algunos pacientes puede ser mejor realizar una intubación programada antes de trasladarle (tabla 16-4).

2. Antes de un desplazamiento, hay que confirmar y documentar que la **respiración** y la **ventilación** son adecuadas. El aumento de la $PaCO_2$ y la acidosis respiratoria pueden indicar una ventilación inadecuada, mientras que un descenso de la $PaO_2$ o la hipoxemia pueden necesitar PTEP, un aumento de la $FiO_2$ en los ajustes del respirador o diuresis. La presencia de un simple neumotórax puede hacer necesaria la colocación de una sonda pleural, sobre todo si el traslado interhospitalario va a realizarse por el aire. No están claras las ventajas de la ventilación mecánica frente a la ventilación manual. Los fisioterapeutas respiratorios, los anestesistas y el personal de enfermería con experiencia pueden realizar una ventilación manual segura y efectiva cuando se conocen los ajustes y parámetros antes de emprender el traslado. En el traslado de pacientes con métodos especiales de ventilación o en los que se trasladan a una gran distancia, probablemente sea más seguro y beneficioso mantener la ventilación mecánica.

3. Los pacientes tratados con apoyo **cardiovascular** antes del traslado es probable que sufran algún tipo de inestabilidad durante el mismo. Deben registrarse las dosis actuales de vasopresores e inótropos. Hay que comprobar el funcionamiento adecuado de los monitores para el traslado, incluyendo la actividad, la carga suficiente de las baterías y un sistema de repuesto. El personal responsable de atender al paciente durante el traslado debe estar familiarizado con el uso del equipo y la resolución de sus problemas. Hay que determinar y proporcionar el nivel adecuado de monitorización hemodinámica para la enfermedad y los tratamientos del paciente. Los monitores de presión arterial no invasivos pueden sufrir errores y lecturas no fiables con el movimiento asociado al traslado por tierra o por el aire.

**TABLA 16-4**   Indicaciones para la intubación traqueal antes del traslado

Puntuación del coma de Glasgow menor de 9
Acidosis respiratoria e insuficiencia inminente
Estado asmático
Shock (séptico, hemorrágico, cardiógeno, neurógeno)
Politraumatismo
Crisis epilépticas recurrentes o estado epiléptico
Quemaduras faciales o extensas
Epiglotitis aguda
Angioedema
Anafilaxia
Traumatismo laringotraqueal
Pacientes agitados

4. Antes de cualquier desplazamiento, hay que evaluar el **estado neurológico,** el **nivel de sedación** y la **idoneidad del tratamiento analgésico.** Las complicaciones del tipo hipercapnia, hipocapnia, hipoxemia e hipotensión durante el traslado pueden empeorar la evolución neurológica al alterar la perfusión cerebral. Hay que planificar el modo de enfocar un aumento de la presión intracraneal, incluyendo la ventilación, la elevación de la cabecera de la cama, el drenaje de líquido cefalorraquídeo o la administración de manitol. Es frecuente que los pacientes con una presión intracraneal elevada lleven colocado un dispositivo para monitorizar esta presión. Hay que tener cuidado para evitar que se descoloque y procurar que se haya establecido la referencia cero adecuada. El control adecuado del dolor y la sedación son necesarios para asegurar el bienestar del paciente, ya que se ha demostrado la presencia de un mayor nivel de adrenalina y noradrenalina en voluntarios sometidos a traslados. Para controlar la agitación y las molestias, pueden utilizarse fármacos de acción corta, como el midazolam y el fentanilo, cuyo riesgo es aceptable.

5. Cuando se desplaza al paciente para someterle a un procedimiento dentro del mismo hospital, suele contarse con el **consentimiento** y la exposición de riesgos. Los riesgos asociados al transporte en sí se separan de los del procedimiento, y deben explicarse al paciente o a la familia. Las directrices actuales sugieren que un paciente competente o un representante del mismo, legalmente autorizado, proporcione un consentimiento informado cuando se traslada al paciente a otro centro. **Un traslado motivado simplemente por causas económicas es ilegal** según la Emergency Medical Treatment and Active Labor Law (EMTALA, 1986).

6. Es necesario que exista **comunicación entre los profesionales** cuando se traslada a un paciente a otro hospital o a diferentes localizaciones dentro del mismo hospital. La comunicación verbal entre los profesionales sanitarios es una necesidad cuando se va a transferir la asistencia de un paciente a otro profesional, incluso aunque sólo sea temporalmente. Esta comunicación debe realizarse tanto entre los médicos como entre los profesionales de enfermería. Existen abundantes datos sobre los traspasos entre los profesionales de enfermería, pero pocos sobre los traspasos realizados entre médicos o entre el médico y el profesional de enfermería. No hay una fórmula normalizada, pero suelen utilizarse determinadas directrices para que los traspasos se realicen de forma segura. Una transferencia asistencial adecuada obliga a comunicar la siguiente información: identificación del paciente, afección primaria y motivo para la transferencia, antecedentes médicos, fármacos o infusiones actuales y fármacos pertinentes que el paciente pueda estar tomando en su domicilio, alergias, hallazgos físicos importantes y constantes vitales, valores analíticos significativos, procedimientos realizados y sus resultados, dispositivos como vías arteriales, intravenosas periféricas, vías centrales, tubos endotraqueales, sondas pleurales, etc., y cualquier dificultad surgida durante la colocación de los mismos; líquidos o hemoderivados administrados (y pérdidas, si son significativas); instrucciones del paciente sobre la reanimación o no, y plan para el tratamiento durante el traslado. El profesional que recibe la información debe tener la oportunidad de aclarar detalles y formular preguntas. Puede solicitar que se obtenga una vía adicional antes del traslado. Cuando se traslada a un paciente a otro centro, deben acompañarle copias de todos los estudios, registros y gráficas importantes, además de un resumen completo de la evolución hospitalaria hasta ese momento. Cuando se desplaza a un paciente dentro del mismo hospital, incluso para una prueba o estudio breve, debe acompañarle su historia y gráfica.

G. **Equipo** y **monitorización.** No existen pautas específicas que definan el tipo de equipo que debe acompañar a un paciente durante su traslado. Como mínimo, debe controlarse la frecuencia y el ritmo cardíacos, la presión arterial no invasiva, la pulsioximetría y la frecuencia respiratoria. Como norma general, el equipo debe ser pequeño, portátil y diseñado para poder funcionar en movimiento. Los testigos deben estar encendidos, las alarmas deben ser fáciles de identificar y los botones de ajuste tienen que estar protegidos para que no se produzca un cambio accidental.

1. En todos los traslados, debe contarse con un equipo para el **control de la vía respiratoria** (cap. 4) que incluya el material necesario para realizar una intubación urgente. Hay que contar con laringoscopios y diversas hojas de laringoscopia, tubos endotraqueales de distintos tamaños, vías aéreas nasales y bucales, y dispositivos de último recurso como un dilatador o una mascarilla laríngea. Esta última se ha utilizado de forma eficaz para controlar los casos de fracaso de la intubación durante el traslado. Una traqueostomía reciente que sufre un desplazamiento puede constituir un verdadero problema, y debe planificarse la forma de controlar esta situación.

2. Debe asegurarse la **respiración** y la **oxigenación adecuadas.** La capnografía (cap. 2) asegura la posición correcta del tubo endotraqueal y la presencia de ventilación, y puede ser útil en el traslado del paciente con traumatismo craneoencefálico. La capnografía puede sufrir menos errores por el movimiento que la pulsioximetría, pero esta última debe controlarse en todos los pacientes trasladados desde una UCI. Los respiradores portátiles tienen la ventaja de que no es necesario manipularlos y de que los parámetros respiratorios sufren menos variaciones (para traslados prolongados), pero, además de ser caros, existe el riesgo de que tenga lugar una disfunción mecánica.

3. También es necesaria la monitorización continua del **estado circulatorio.** El control de la presión intraarterial es más exacto (cap. 1) que los métodos no invasivos durante el traslado. En todos los monitores hemodinámicos invasivos debe calcularse de nuevo la posición «cero» tras colocar al paciente en el medio de transporte y cuando vuelve a ubicarse en el destino que le recibe. La descolocación accidental de los monitores invasivos puede dar lugar a decisiones clínicas inadecuadas, a la interrupción de la administración de fármacos, a la afectación neuromuscular y a la aparición de hemorragias.

H. **Personal para el traslado.** No hay unas normas claras que definan quién debe acompañar al paciente durante los desplazamientos. Cuando se trata de trasladar a un paciente de cuidados intensivos, es necesario que le acompañen al menos dos personas. Una de ellas puede ser un profesional de enfermería, un auxiliar con experiencia o un médico, capacitados para llevar a cabo el control de las vías respiratorias y el tratamiento intravenoso, para interpretar la existencia de arritmias, realizar un control hemodinámico y aplicar el tratamiento, así como estar familiarizados con todos los monitores. Los estudios han señalado que los equipos de traslado de la UCI con formación especial sufren menos problemas. Se recomienda que todos los pacientes inestables vayan acompañados por un médico. Los pacientes sometidos al mayor nivel de soporte hemodinámico, como la circulación extracorpórea, la asistencia ventricular y la contrapulsación con globo intraaórtico, sólo deben trasladarse acompañados por alguien especializado en el manejo de estos aparatos.

I. El **transporte por carretera** es seguro para la gran mayoría de los pacientes que deben ser trasladados a otro hospital. Las ventajas de este sistema son el menor coste, la mejor monitorización y el desplazamiento rápido. El médico que transfiere al paciente debe conocer la práctica del personal que interviene en el traslado. El transporte por tierra es probablemente más rápido que el aéreo para distancias inferiores a unos 15 km.

J. El **transporte aéreo** puede realizarse en avión o en helicóptero. El transporte en helicóptero suele ser más eficaz que el terrestre para distancias superiores a 70 km, mientras que el traslado en avión se utiliza más para distancias superiores a 400 km. Las principales ventajas del transporte aéreo son la eficacia para el desplazamiento a grandes distancias y, en el caso de los aviones, la menor vibración y el mayor espacio para la labor de los profesionales sanitarios. Los helicóp-

**TABLA 16-5**    Afecciones médicas que pueden empeorar con la altitud

Neumotórax
Neumopericardio
Enfisema subcutáneo
Gangrena gaseosa
Enfermedad por descompresión
Embolia gaseosa sistémica
Distensión gástrica
Neumoencefalia

teros pueden movilizarse con mayor rapidez y aterrizar en el hospital o cerca de éste. Con el transporte aéreo, los pacientes sufren determinadas variaciones fisiológicas que los profesionales sanitarios deben conocer.

1. La $Fio_2$ del aire permanece al 21 % a una altitud de 1 500-2 500 m por encima del nivel del mar, pero la disminución de la presión atmosférica hace que el paciente pueda sufrir **hipoxemia**. Todos los pacientes trasladados en avión o helicóptero deben recibir oxígeno complementario. Cuando presentan unas demandas elevadas de $O_2$, puede ser más eficaz aumentar la PTEP que la $Fio_2$. Los aviones pueden volar a menor altitud para aumentar la disponibilidad de $O_2$, pero con el riesgo de aumentar las turbulencias, reducir la velocidad y consumir más combustible.

2. La **disminución de la presión ambiental** puede permitir la expansión de gases en una cavidad cerrada, poniendo al paciente en riesgo de sufrir múltiples complicaciones (tabla 16-5). Hay que colocar tubos de drenaje de descompresión antes de despegar.

3. La temperatura y la humedad disminuyen con la altitud, contribuyendo posiblemente a la aparición de hipotermia, secreciones más resecas y deshidratación.

4. La **aceleración**, la **desaceleración** y la **vibración** contribuyen a aumentar el dolor y la ansiedad, al mismo tiempo que pueden interferir en el funcionamiento adecuado de los aparatos.

K. Es obligado **revisar los incidentes críticos acaecidos durante el traslado** para mantener y mejorar su funcionamiento dentro de un sistema. La revisión de los incidentes críticos permite analizar la causa de los problemas, con el fin de mejorar la asistencia de los pacientes sin establecer culpas. Con ello se logrará una mejor formación, la elaboración de unas pautas y una modificación continua de las prácticas.

### Bibliografía recomendada

Andrews PJ, Piper IR, Dearden NM, Miller JD. Secondary insults during intrahospital transport of head injured patients. *Lancet* 1990;335:327–330.

Austin PN, Campbell RS, Johanningman JA, et al. Transport ventilators. *Respir Care Clin* 2002;8:119–150.

Beckmann U, Gillies DM, Berenholtz SM, et al. Incidents relating to the intrahospital transfer of critically ill patients. Analysis of the reports submitted to the Australian Incident Monitoring Study in Intensive Care. *Intensive Care Med* 2004;30:1579–1585.

Chang DM. Intensive care air transport: the sky is the limit; or is it? *Crit Care Med* 2001;29:2227–2230.

Diaz MA, Hendey GW, Bivins HG. When is the helicopter faster? A comparison of helicopter and ground ambulance transport times. *J Trauma* 2005;58:148–153.

Fitzsimons M, Sims N. Transport and monitoring of the critically ill patient. In: Longnecker D, Brown D, Newman M, Zapol W, eds. *Principles and practice of anesthesiology*. McGraw-Hill, 2008:1811–1827.

Indek M, Peterson S, Smith J, Brotman S. Risk, cost, and benefit of transporting ICU patients for special studies. *J Trauma* 1988;28:1020–1025.

Insel J, Weissman C, Kemper M, et al. Cardiovascular changes during transport of critically ill and postoperative patients. *Crit Care Med* 1986;14:539–542.

Kanter RK, Tomkins JM. Adverse events during interhospital transport: physiologic deterioration associated with pretransport severity of illness. *Pediatrics* 1989;84:43–48.

Low RB, Martin D, Brown C. Emergency air transport of pregnant patients: the national experience. *J Emerg Med* 1988;41–48.

Sheldon P, Day MW. Sedation issues in transportation of acutely and critically ill patients. *Crit Care Nurs Clin N Am* 2005;205–210.

Smith AF, Pope C, Goodwin D, Mort M. Interprofessional handover and patient safety in anaesthesia: observational study of handovers in the recovery room. *Br J Anaesth* 2008:101:332–337.

Smith I, Fleming S, Cernaianu A. Mishaps during transport from the intensive care unit. *Crit Care Med* 1990;18:278–281.

Szem JW, Hydo LJ, Fischer E, et al. High-risk intrahospital transport of critically ill patients: safety and outcome of the necessary "road trip." *Crit Care Med* 1995;23:1660–1666.

Warren J, Fromm RE, Orr RA, et al. Guidelines for the inter- and intrahospital transport of critically ill patients. *Crit Care Med* 2004;32:256–262.

Waydhas C. Intrahospital transport of critically ill patients. *Crit Care* 1999;3:R83–R89.

Woodward GA, Insoft RM, Pearson-Shaver AL, et al. The state of pediatric interfacility transport: consensus of the second National Pediatric and Neonatal Interfacility Transport Leadership Conference. *Ped Emerg Care* 2002;18:38–43.

# Enfermedad coronaria

*Corry «Jeb» Kucik y Michael Fitzsimons*

**I. Introducción.** La enfermedad coronaria (EC) es la principal causa de morbilidad y mortalidad en los adultos estadounidenses. Más de 64 millones de estadounidenses presentan alguna forma de enfermedad cardiovascular como la EC, la insuficiencia cardíaca, la hipertensión arterial (HTA), la vasculopatía periférica y el ictus. Casi el 39 % de las muertes que se producen en Estados Unidos derivan de estas etiologías. Mientras que alrededor de un tercio de los pacientes con infarto de miocardio (IM) agudo fallecen inmediatamente, la mayoría de las muertes se deben a arritmias precoces antes de la llegada del paciente al hospital. El tratamiento médico se centra en la identificación de los pacientes de riesgo y en la prevención de las secuelas a través de la modificación de los riesgos. Los principales **factores de riesgo** de la EC son la HTA, la diabetes mellitus (DM), el tabaquismo, la dislipidemia (LDL elevadas o HDL bajas), la edad superior a los 45 años (en los hombres) o a los 55 años (en las mujeres), la obesidad, los niveles elevados de homocisteína, la inactividad física y los antecedentes familiares de EC. Los pacientes afroamericanos, estadounidenses de origen mexicano y los estadounidenses nativos también tienden a mostrar una mayor incidencia de EC.

**A. Definición**

   **1.** La **angina de pecho** es la sensación de dolor, presión o tirantez retroesternal que se produce en reposo o con el estrés físico o emocional, y que dura hasta 10 min; puede irradiarse a la espalda, la mandíbula, el brazo o el hombro, generalmente izquierdos. La angina de pecho suele reflejar la afectación de al menos una arteria epicárdica y conlleva isquemia, pero no necesariamente necrosis miocárdica. Entre los síntomas, también se encuentran las náuseas, los vómitos, la sudoración y la disnea. Puede aparecer angina de pecho en las valvulopatías cardíacas, la miocardiopatía hipertrófica o la HTA no controlada. El Canadian Cardiovascular Society Classification System establece un sistema de gradación para la angina de pecho, que va desde la clase I (el esfuerzo físico habitual no produce angina de pecho) hasta la clase IV (presencia de angina con el mínimo esfuerzo o en reposo).

   **a.** La **angina de pecho estable** muestra un patrón que no ha presentado cambios en cuanto a frecuencia, duración o facilidad de alivio durante varios meses. Los síntomas previsibles aparecen con el esfuerzo y desaparecen con el reposo. La causa suele ser un ateroma coronario fijo con una cubierta fibrosa.

   **b.** La **angina de pecho variante (angina de Prinzmetal)** se produce en reposo, suele empeorar por la mañana, dura varios minutos y se acompaña de una elevación transitoria del segmento ST, de arritmias ventriculares o de ambas cosas. Puede inducirse con el esfuerzo, y se produce por vasoespasmo en una arteria coronaria que puede no presentar una afectación ateromatosa significativa. El tabaquismo es un factor de riesgo importante. También pueden intervenir la hiperventilación, la hipocalciemia, la cocaína, la seudoefedrina y la efedrina.

2. **Síndromes coronarios agudos (SCA).** Son tres afecciones que se asocian a isquemia miocárdica aguda secundaria a un aporte de sangre deficiente al miocardio: angina de pecho inestable, infarto de miocardio sin elevación del segmento ST **(IMSEST)** e infarto de miocardio con elevación del segmento ST **(IMEST)**.

   **a.** La **angina inestable** se caracteriza por un inicio reciente (2 meses), una frecuencia e intensidad crecientes, y recidiva con niveles progresivamente menores de estrés, incluso en reposo. El pronóstico es malo, ya que el 10 % de los pacientes tiene una afectación importante de la arteria coronaria principal izquierda, y aproximadamente el 20 % de los pacientes sufrirá un IM agudo en los 3 meses siguientes. Las causas subyacentes son la rotura de la placa de ateroma, la agregación plaquetaria, la trombosis y el vasoespasmo.

   **b.** El **IMSEST** indica la existencia de isquemia miocárdica. En el contexto de la angina de pecho indicativa, el IMSEST se manifiesta con depresiones del segmento ST u ondas T prominentes, y puede asociarse a una elevación de los biomarcadores cardíacos. El tratamiento del IMSEST se centra en mejorar el aporte de oxígeno ($O_2$) y reducir las demandas en un miocardio en situación de riesgo, con lo que se evita que la lesión progrese. Hay que tener siempre en cuenta que **un ECG no diagnóstico no descarta la presencia de un IM**.

   **c.** El **IMEST** refleja una lesión grave, posiblemente irreversible, del miocardio, con la aparición de una nueva elevación del segmento ST en el punto J en dos derivaciones contiguas ($\geq 0,2$ mV en los hombres o $\geq 0,15$ mV en las mujeres en las derivaciones V2-V3, y/o $\geq 0,1$ mV en otras derivaciones). El bloqueo de rama izquierda, la hipertrofia ventricular izquierda, la hiperpotasiemia, la pericarditis, la repolarización precoz y los ritmos ectópicos complican el diagnóstico. El tratamiento se centra en la reperfusión a tiempo.

3. El **dolor torácico de origen no cardíaco** no está relacionado con isquemia coronaria, pero puede ser potencialmente mortal. Hay que descartar de inmediato la presencia de disección aórtica, embolia pulmonar y neumotórax.

4. El **IM perioperatorio** es una de las principales amenazas en la cirugía mayor no cardíaca. Los pacientes que sufren un IM tras la intervención quirúrgica tienen un riesgo del 15 % al 25 % de morir en el hospital, y un considerable aumento de la morbilidad y la mortalidad en los 6 meses siguientes. Aunque no existe acuerdo sobre las definiciones aceptadas para el IM perioperatorio, la incidencia puede llegar a ser del 6 % en los pacientes con enfermedad coronaria. Mientras que un IM suele diagnosticarse normalmente basándose en tres criterios (dolor torácico, niveles de los biomarcadores, alteraciones en el ECG), un IM perioperatorio puede quedar enmascarado por el dolor o las técnicas para controlar el dolor hasta el punto de llegar a ser «silente». Es esencial que se mantenga un índice de sospecha elevado, y hay que tener más en cuenta el ECG y las enzimas cardíacas.

**B. Fisiopatología**

1. **Equilibrio entre aporte y demanda de $O_2$ en el miocardio.** Incluso en reposo, el miocardio extrae $O_2$ al máximo. Durante el esfuerzo, el aporte de $O_2$ debe aumentar para atender las demandas. Cuando las demandas de $O_2$ superan al aporte, se produce isquemia e IM.

   **a.** El **aporte de $O_2$ al miocardio** viene determinado por:

   **(1) Flujo sanguíneo coronario.** Está determinado por la diferencia entre la presión en la raíz aórtica al principio de la diástole y la resistencia de la presión transmural. Como la resistencia transmural es baja en la diástole, el flujo sanguíneo miocárdico es mayor durante este período. La taquicardia, que reduce al mínimo la duración de la diástole, puede, por lo tanto, inducir la aparición de isquemia. Las arterias coronarias sanas compensan esta situación dilatándose, para aumentar el flujo sanguíneo cuatro o cinco veces durante el esfuerzo o el estrés. Sin embargo, las estenosis pueden reducir la capacidad de las arterias coronarias para dilatarse y, de este modo, limitar el aporte de $O_2$ de forma anterógrada. La policitemia, la hiperviscosidad y la drepanocitosis pueden comprometer aún más el flujo coronario.

   **(2)** El contenido de $O_2$ depende de la concentración de hemoglobina (Hb) y de la saturación de ésta con $O_2$ ($SaO_2$), y en menor medida, de la concentración de $O_2$ disuelto (cap. 2). No se ha establecido un nivel ideal de Hb, pero en la anemia se produce una compensación a través del aumento del gasto cardíaco (GC).

   **b.** La **demanda miocárdica de $O_2$** está influida por:

   **(1)** La **tensión de la pared ventricular (T),** que según la ley de Laplace es:

$$T = PR/2h$$

   donde $P$ es la presión transmural, $R$ es el radio ventricular y $h$ es el grosor de la pared. El aumento de la presión o del radio aumentará la demanda de $O_2$.

   **(2)** La **frecuencia cardíaca (FC),** que aumenta la demanda de $O_2$ al aumentar la contractilidad. La taquicardia acorta la diástole y la máxima perfusión coronaria en los vasos ateroescleróticos, limitando también el aporte de $O_2$. El hipertiroidismo, los simpaticomiméticos (p. ej., cocaína) o la ansiedad pueden aumentar la FC y la demanda de $O_2$.

   **(3)** La **contractilidad,** que es la propiedad intrínseca del miocito para contraerse contra una carga; es proporcional a la demanda de $O_2$. Los inótropos positivos (p. ej., digoxina, norepinefrina) aumentan la demanda de $O_2$ en un miocardio que puede estar ya en situación de riesgo.

**2. Etiologías del desequilibrio de las demandas miocárdicas de $O_2$.** Más del 90 % de los casos de isquemia e IM se deben a ateroesclerosis. Según éstos, la mayoría de los IM perioperatorios se producen por una oclusión parcial o completa, brusca e imprevisible, debida a la rotura de una placa ateroesclerótica. Otros casos se deben a vasoespasmo o tromboembolia coronarios, vasculitis, traumatismos, valvulopatías (p. ej., estenosis aórtica), miocardiopatías hipertróficas o dilatadas, y tirotoxicosis.

## II. Angina de pecho

**A.** En la **anamnesis** debe averiguarse si existen factores de riesgo (DM, tabaquismo, HTA, antecedentes familiares de enfermedad coronaria precoz). El dolor se diagnostica por el carácter, la localización, la duración, la irradiación y los factores de empeoramiento (estrés emocional, comer, clima frío) o alivio (reposo, fármacos). El dolor suele parecerse a la sensación de «presión», «peso» o «constricción», e irradia hacia el brazo o la mandíbula. Una constelación de síntomas inestables y cambiantes debe diferenciarse del patrón de una angina estable. La angina de pecho grave y de inicio reciente, la angina en reposo, o la angina de duración, frecuencia o intensidad crecientes se clasifica como inestable, y se considera como una parte del espectro de los SCA.

**B.** La **exploración física** puede ser inespecífica. Los signos de distrés, ansiedad, taquicardia, HTA, un ritmo de galope $S_4$, estertores pulonares, xantomas o ateroesclerosis periférica pueden ser evidentes. El edema pulmonar, un nuevo soplo de regurgitación mitral o el empeoramiento del mismo, y la angina de pecho con HTA se asocian a un riesgo elevado de evolución hacia un IM no mortal o la muerte.

**C. Estudios no invasivos**

**1.** El **ECG en reposo** es normal en muchos pacientes con isquemia. Las alteraciones del ECG que indican isquemia miocárdica que puede evolucionar a IM son las nuevas elevaciones del segmento ST en el punto J en dos o más derivaciones contiguas, de $\geq 0,2$ mV en las derivaciones $V_1$ a $V_3$ y de $> 0,1$ m en el resto de derivaciones. La isquemia por vasoespasmo coronario puede manifestarse con una elevación del segmento ST. La depresión del segmento ST o las alteraciones de la onda T pueden indicar también riesgo de IM. Sin embargo, en los adultos jóvenes y sanos puede producirse la elevación aislada en el punto J como una variante normal. Las ondas Q significativas son indicativas de un IM previo. Un bloqueo de

| | Localización de la isquemia o el infarto según criterios electrocardiográficos | |
|---|---|---|
| **Región** | **Derivaciones** | **Vaso** |
| Anterior | $V_2$-$V_5$ | Descendente anterior izquierda |
| Anteroseptal | $V_1$-$V_2$ | Descendente anterior izquierda |
| Apical | $V_5$-$V_6$ | Descendente anterior izquierda |
| Lateral | I, aVL | Circunfleja |
| Inferior | II, III, aVF | Arteria coronaria derecha |
| Posterior (inferolateral) | Onda R grande en $V_1$, $V_2$ o $V_3$, con depresión de ST | Arteria coronaria derecha[†] |
| Ventricular derecha | $V_3$R, $V_4$R | Arteria coronaria derecha |

[†]Los términos posterior e inferolateral designan el mismo segmento del ventrículo izquierdo. Un infarto de miocardio posterior puede deberse a la afectación de la arteria coronaria derecha o de una rama marginal obtusa de la circunfleja.

rama o un marcapasos artificial pueden complicar la detección de alteraciones del segmento ST o de la onda T. Los ECG seriados a intervalos de 15 min a 20 min pueden determinar si la isquemia está evolucionando. En general, la reversibilidad de las alteraciones electrocardiográficas tras las intervenciones terapéuticas es muy indicativa de isquemia. En la tabla 17-1 se muestran las alteraciones electrocardiográficas asociadas a regiones específicas de miocardio isquémico.

2. **ECG de esfuerzo.** En las pruebas de esfuerzo, se monitoriza la presión arterial (PA) y el ECG mientras el paciente realiza el esfuerzo sobre una cinta sin fin o una bicicleta estática. Las indicaciones para las pruebas de esfuerzo son: diagnóstico de EC obstructiva, evaluación del riesgo y pronóstico en una EC diagnosticada o presunta, pacientes asintomáticos con múltiples factores de riesgo y determinadas situaciones tras la revascularización. Cada nivel de esfuerzo refleja un aumento de la captación de $O_2$ o equivalentes metabólicos (MET). Un MET equivale a 3,5 $(cm^3 O_2/kg)/min$. La prueba se interrumpe cuando un paciente alcanza del 85 % al 95 % de la FC máxima prevista, cuando el paciente pide que finalice la prueba, o cuando se observa la aparición de angina de pecho, arritmias graves, síntomas del SNC, disminución de la PA o signos de perfusión periférica deficiente. Una **prueba positiva** (prueba en la que se demuestra una elevación o depresión del segmento ST, un descenso de la PA con el esfuerzo, la aparición de arritmias graves o la aparición de dolor torácico anginoso con el esfuerzo) indica que la probabilidad de que exista una EC importante es elevada. La sensibilidad para la EC obstructiva aumenta con la gravedad de la afección estenótica. En la EC que afecta a la arteria coronaria principal izquierda o en la afectación de los tres vasos, la sensibilidad es del 86 % y la especificidad es del 53 %. Si las pruebas son positivas, hay que considerar rápidamente el cateterismo cardíaco y la revascularización. Las contraindicaciones absolutas para realizar pruebas de esfuerzo son: IM reciente (2 días), estenosis aórtica grave, insuficiencia cardíaca sintomática, arritmias que causan alteración hemodinámica, embolia pulmonar aguda y disección aórtica. Son contraindicaciones relativas: HTA no controlada (PA sistólica [PAS] > 200 mm Hg o PA diastólica [PAD] > 110 mm Hg), taquiarritmias o bradiarritmias, miocardiopatía hipertrófica, bloqueo auriculoventricular importante y una limitación física o mental para realizar esfuerzo físico. Las alteraciones electrocardiográficas que se producen con menores esfuerzos suelen ser más importantes que las que se producen con esfuerzos superiores.

3. **Enzimas que indican lesión miocárdica.** El análisis de biomarcadores se realiza inmediatamente para ayudar a determinar si la angina es estable o inestable. Los resultados negativos en las 6 h siguientes al inicio de los síntomas necesitan una comprobación posterior a intervalos de 6 h a 8 h si se sospecha la presencia de un síndrome coronario agudo. Cuando están lesionados (p. ej., por traumatis-

mo o infarto), los miocitos cardíacos liberan a la sangre varias proteínas, como la **fracción MB de la creatina cinasa (CK-MB),** la **troponina** y la mioglobina. Se considera que la troponina miocárdica es el marcador más exacto. Los niveles de troponina pueden tener un valor especial en el período perioperatorio, donde la CK-MB puede estar elevada por otras razones y puede no reflejar necrosis miocárdica.

4. La **gammagrafía de perfusión** evalúa tanto la perfusión como la función miocárdica en un paciente con angina estable.

   a. **Imágenes de perfusión miocárdica con el esfuerzo.** El talio 201 es un análogo del potasio radioactivo que el miocardio viable extrae con avidez en proporción al flujo sanguíneo miocárdico regional durante el esfuerzo. Las regiones con una disminución de la captación se relacionan con la gravedad de la estenosis de las coronarias que irrigan las regiones. Las imágenes tras el reposo pueden mostrar un «defecto fijo» que casi no capta marcador, que representa un área de infarto previo, mientras que se considera que un «defecto reversible», una región que vuelve a captar, corresponde a miocardio con riesgo de sufrir isquemia. Esta prueba tiene una sensibilidad del 85 % y una especificidad del 90 % en la detección de tejido miocárdico con riesgo de sufrir isquemia.

   b. **Ventriculografía de esfuerzo con radionúclidos.** El tecnecio-99m sestamibi intravenoso se acumula en el miocardio en proporción al flujo sanguíneo, y se obtienen múltiples imágenes ventriculares sincronizadas con el ciclo cardíaco en reposo y durante el esfuerzo. Las alteraciones regionales de la movilidad de la pared y la incapacidad para aumentar la fracción de eyección del ventrículo izquierdo (FEVI) durante el esfuerzo sugieren isquemia.

   c. **Imágenes de perfusión tras estrés farmacológico.** La adenosina y el dipiridamol son vasodilatadores coronarios que suelen utilizarse en las pruebas de imagen de estrés. La adenosina aumenta el flujo sanguíneo en los vasos coronarios sanos. El dipiridamol inhibe la captación celular y la degradación de la adenosina, y aumenta indirectamente el flujo coronario en los vasos sin estenosis. Como las áreas estenóticas ya están dilatadas al máximo, la dilatación de los vasos no afectados crea patrones de flujo diferencial en las imágenes coronarias. Ambos fármacos pueden causar angina de pecho, cefalea o broncoespasmo, y deben utilizarse con precaución en los pacientes con enfermedad pulmonar obstructiva. La dobutamina, un inótropo, aumenta la FC, la PAS y la contractilidad, causando secundariamente un aumento del flujo sanguíneo. Las imágenes tras la administración de dobutamina pueden mostrar un flujo heterogéneo debido a áreas estenóticas que no se dilatan.

D. **Estudios invasivos.** La **angiografía coronaria** sigue siendo el método de referencia para cuantificar la extensión de la EC y dirigir la intervención coronaria percutánea (IPC; p. ej., angioplastia, endoprótesis *[stent],* aterectomía) o injertos de revascularización coronaria. La angiografía coronaria puede mostrar alteraciones en los parámetros hemodinámicos, la anatomía cardíaca y coronaria, y en la movilidad de la pared. Una obstrucción coronaria es clínicamente significativa cuando se estrecha más del 70 % del diámetro de la luz. La angiografía coronaria no carece de riesgos; el índice de mortalidad se sitúa en torno al 0,5 %.

E. **Tratamiento médico.** Una vez que se haya determinado que la angina es estable, deberá iniciarse el tratamiento adecuado.

   1. **Abandono del tabaquismo.**

   2. **Control de la PA** hasta un objetivo de 140 mm Hg a 90 mm Hg.

   3. **Modificaciones en la alimentación.**

   4. **Actividad física y disminución de peso bajo supervisión médica.**

   5. **Ácido acetilsalicílico (AAS).** Inhibe las plaquetas acetilando de forma irreversible la ciclooxigenasa y disminuyendo los niveles de tromboxano. Si no existen contraindicaciones, se empezará administrando 81 mg/día a 325 mg/día.

   6. **Inhibidores de la enzima conversora de la angiotensina (IECA).** Disminuyen el tono simpático y producen un efecto beneficioso en la insuficiencia cardíaca. Deben

instaurarse en todos los pacientes sin contraindicaciones y con una fracción de eyección de menos del 40 %, especialmente si el paciente también presenta HTA, DM o una afección renal.

**7. β-bloqueantes.** Deberá iniciarse la administración de β-bloqueantes en todos los pacientes con antecedentes de IM o SCA, salvo que existan contraindicaciones (tabla 17-2).

**8. Inhibidores de la HMG-CoA reductasa («estatinas»).** Mejoran los perfiles lipídicos, y limitan el avance de la enfermedad ateroesclerótica y el depósito de calcio en las arterias coronarias, al mismo tiempo que estabilizan las placas de ateroma ya existentes.

**F.** El **tratamiento invasivo** de la angina inestable consiste en la **intervención coronaria percutánea (ICP).** En ocasiones, puede estar indicado de forma urgente el injerto de revascularización coronaria.

**III. Síndromes coronarios agudos.** Independientemente de si el SCA se debe a angina inestable, IMSEST o IMEST, el objetivo será reducir al mínimo la duración de la isquemia y, cuando sea adecuado, iniciar el tratamiento de reperfusión con trombólisis, ICP o injerto de revascularización coronaria.

**A.** En la **anamnesis,** hay que intentar diferenciar entre angina inestable (AI) e IM, ya que con frecuencia los síntomas son indistinguibles (v. sección II.A).

**B.** No es probable que la **exploración física** distinga la AI de un IM agudo (v. sección II.B).

**C.** Al igual que en la angina de pecho, los estudios consisten en la realización de ECG y la determinación de las enzimas cardíacas.

**1.** Hay que realizar, lo antes posible, un **ECG de 12 derivaciones** para determinar si se está produciendo un IMEST y es necesaria una revascularización inmediata. Es probable que las elevaciones ($\geq 0,05$ mV) transitorias del segmento ST que desaparecen con el reposo indiquen una isquemia real y una EC grave subyacente. La elevación inferior a 0,05 mV, la depresión del segmento ST o la inversión de la onda T suelen asociarse con mayor frecuencia a IMSEST o AI. Un ECG normal **no** descarta la presencia de un IM, ya que hasta el 6 % de los pacientes en los que posteriormente se confirma que han sufrido un IM pueden no mostrar alteraciones en un ECG. Los ECG seriados son más fiables y precisos que un estudio aislado.

**2.** La mejor confirmación a través de los **biomarcadores** es una elevación de la troponina I o T cardíaca (> percentil 99). Si la sospecha clínica de IM es elevada, deben determinarse los niveles de troponinas a las 0 h, 6-9 h y 12-24 h. Las troponinas I y T cardíacas son muy específicas de la lesión miocárdica, pero no indican el mecanismo de la misma. La CK-MB tiene menor sensibilidad, pero puede utilizarse cuando no es posible realizar una determinación de troponinas.

**3.** La **radiografía de tórax** puede detectar complicaciones del IM como la congestión venosa pulmonar, y descartar la presencia de disección aórtica, neumonía, derrame pleural y neumotórax.

**4.** La **ecocardiografía transtorácica (ETT)** no es un estudio diagnóstico inicial en la mayoría de los cuadros clínicos de SCA. Si los biomarcadores y el ECG son dudosos, la ETT puede desvelar la presencia de complicaciones de la isquemia o el IM, como las alteraciones regionales de la movilidad de la pared, episodios

| **TABLA 17-2** | Contraindicaciones para la administración de β-bloqueantes en los síntomas coronarios agudos |
|---|---|

Bloqueo auriculoventricular de primer grado importante
Cualquier forma de bloqueo de segundo o de tercer grado
Antecedentes de asma
Signos de disfunción del ventrículo izquierdo
Riesgo elevado de shock (p. ej., retraso hasta que el paciente llega, presión arterial menor)

tromboembólicos, morfologías valvulares y alteraciones de la función ventricular global. Si se dispone de la ETT y el ecocardiografista tiene experiencia, esta técnica es un método adecuado por el que puede obtenerse un cuadro clínico más completo mientras se esperan los resultados de los análisis de biomarcadores.

**D. Tratamiento del infarto agudo de miocardio**

1. El **enfoque general** del IM agudo se centra en reducir al mínimo la duración total de la isquemia (desde el inicio de los síntomas hasta empezar la reperfusión). Lo ideal es que este tiempo sea inferior a 90 min. Cuando no se dispone de ICP, el inicio de la trombólisis en menos de 30 min es el objetivo sistémico en los IMEST.

2. **Medidas de apoyo.** Debe iniciarse la administración de $O_2$ complementario, obtenerse una vía de acceso intravenoso, determinar las constantes vitales y realizar un ECG continuo. Salvo que se produzca insuficiencia cardíaca o hipoxemia ($SpO_2 < 90\%$), el oxígeno complementario sólo suele necesitarse durante 2 h a 3 h tras un IM que no presenta complicaciones. Los pacientes con insuficiencia cardíaca grave o shock cardiógeno pueden necesitar intubación y ventilación mecánica. Las pruebas analíticas consistirán en la determinación de electrólitos con magnesio, perfil lipídico y hemograma completo, para detectar anemia. La pulsioximetría continua es esencial para evaluar la oxigenación, especialmente en los pacientes con insuficiencia cardíaca o shock cardiógeno.

3. **Tratamientos.** En el **apéndice** puede encontrarse más información farmacológica. Salvo que existan contraindicaciones, debe administrarse un β-bloqueante, AAS, anticoagulación, un inhibidor de glucoproteína IIb/IIIa y una tienopiridina.

   a. El bloqueo β parece disminuir el consumo de $O_2$ por el miocardio, al reducir la FC y la contractilidad cardíaca. Sin embargo, hay datos que señalan que los β-bloqueantes pueden ser nocivos en los pacientes con insuficiencia cardíaca aguda (tabla 17-2). Si no existen contraindicaciones, deberá iniciarse el tratamiento con β-bloqueantes. En un principio, puede administrarse **metoprolol** (5 mg por vía intravenosa cada 5 min hasta un total de 15 mg). Si se tolera, pueden administrarse 25 mg a 50 mg de metoprolol por vía oral cada 6 h durante 2 días y, a continuación, aumentarse hasta 100 mg por vía oral dos veces al día. El **carvedilol**, 6,25 mg por vía oral dos veces al día, aumentándose hasta un máximo de 25 mg dos veces al día, puede reducir la mortalidad en los pacientes con un IM agudo y disfunción del ventrículo izquierdo (VI).

   b. Las ventajas de los **bloqueantes de los canales de calcio** en los SCA están relacionadas con la disminución de los síntomas en los pacientes ya tratados con β-bloqueantes y nitratos, o en los que no pueden tolerar estos fármacos. Puede administrarse **nifedipino**, 30 mg a 90 mg por vía oral. Si se tolera, puede iniciarse la administración de un fármaco de acción más prolongada, como el diltiazem (liberación lenta), 120 mg a 360 mg una vez al día, o el verapamilo (liberación lenta), 120 mg a 480 mg por vía oral una vez al día.

   c. Los **nitratos** aumentan la capacitancia venosa, con lo que disminuyen la precarga y el trabajo cardíaco. Estos fármacos dilatan las arterias coronarias epicárdicas y la circulación colateral, y también inhiben la función plaquetaria. Los datos no apoyan el tratamiento sistemático prolongado con nitratos en el IM, salvo que el dolor persista. Se inicia la infusión intravenosa de nitroglicerina (NTG) a un ritmo de 10 μg/min, y se va aumentando hasta que los síntomas se alivian o la PA responde. Los pacientes con IM agudo o insuficiencia cardíaca, grandes infartos anteriores, isquemia persistente o HTA pueden beneficiarse de la NTG intravenosa durante las primeras 24 h a 48 h. Los que presentan edema pulmonar continuo o isquemia o angina recurrentes pueden sacar provecho de una administración incluso más prolongada de la NTG. Lo ideal es cambiar la NTG intravenosa a vía oral en 24 h; por ejemplo, **dinitrato de isosorbida**, 5 mg a 80 mg por vía oral dos o tres veces al día. La NTG no suele estar indicada en la hipotensión ni en la bradicardia persistente.

   d. Los **IECA** son eficaces en los pacientes diabéticos con un IM reciente asociado a disfunción del VI.

**e. Analgesia.** Es razonable el uso del sulfato de morfina (1-5 mg i.v.) para tratar el dolor y la ansiedad, salvo que esté contraindicado por hipotensión o por antecedentes de intolerancia a la morfina. Ligeros descensos de la FC y la PA reducen el consumo de $O_2$. Los efectos secundarios son la hipotensión, la depresión respiratoria, la bradicardia y las náuseas.

**f. Tratamiento antiplaquetario.** Debe tenerse en cuenta en todos los pacientes que acuden con un SCA. Los fármacos se eligen según cuál vaya a ser el tratamiento propuesto, conservador o invasivo (p. ej., injerto de revascularización coronaria o ICP, que conlleva un mayor riesgo de hemorragia).

(1) Todos los pacientes deben tratarse con 325 mg de **AAS** por vía oral, salvo que esté contraindicado por hipersensibilidad o por antecedentes de hemorragia digestiva importante. Al inhibir de forma irreversible la ciclooxigenasa 1 en las plaquetas, el AAS impide la formación de tromboxano A2 y disminuye la agregación plaquetaria.

(2) Si el AAS está contraindicado, puede administrarse una dosis inicial oral de 300 mg de **clopidogrel**, seguido por 75 mg una vez al día. Si se prevé la realización de un tratamiento invasivo, se administrarán clopidogrel y AAS juntos.

(3) La adición de **inhibidores de la glucoproteína IIb/IIIa** dependerá de si se pretende realizar un tratamiento conservador o invasivo.

**g.** La **anticoagulación** posterior depende también de si se pretende realizar un tratamiento conservador o invasivo. Puede escogerse entre heparina no fraccionada **(HNF)**, heparina de bajo peso molecular **(HBPM)**, un inhibidor directo de la trombina (bivalirudina) o un inhibidor del factor Xa (fondaparinux).

(1) La **HNF** tiene la ventaja del uso habitual, pero el inconveniente del riesgo de aparición de trombocitopenia inducida por la heparina (TIH). La dosis inicial va dirigida a alcanzar un tiempo de tromboplastina parcial activada de una y media a dos veces el valor normal. La dosis normal es de 60 UI/kg en bolo, seguida de 12 (UI/kg)/h.

(2) La **HBPM** tiene menos riesgo de causar TIH y es más fácil de administrar. Los problemas sobre la capacidad de controlar la eficacia de la HBPM en comparación con la HNF, y la inversión menos eficaz con protamina han limitado su uso cuando se prevé realizar una ICP.

(3) Los **inhibidores directos de la trombina** no tienen riesgo de causar TIH, y se asocian a más complicaciones hemorrágicas y a una incapacidad para invertir los efectos con protamina o plasma fresco congelado. La bivalirudina es una antitrombina sintética de acción directa que actúa contra la trombina fijada al coágulo con una semivida corta (25 min). Su principal ventaja puede ser un menor índice de hemorragia cuando se compara con la HNF más un inhibidor de GP IIb/IIIa.

(4) El **fondaparinux** es un **inhibidor del factor Xa** que confiere un menor riesgo de hemorragia en comparación con la HNF y los inhibidores de GP IIb/IIIa.

**h.** El **magnesio** dilata las arterias coronarias, inhibe la actividad plaquetaria, suprime el automatismo y puede proteger contra la lesión por reperfusión. Está indicada la administración de magnesio complementario en la hipomagnesiemia y la taquicardia ventricular en entorchado *(torsades de pointes)*. La hipomagnesiemia se corrige con sulfato de magnesio, 2 mg por vía intravenosa durante 5 min, mientras que la taquicardia ventricular en entorchado se trata con 1 g a 2 g por vía intravenosa durante 5 min. Dado que la mayor parte del magnesio del organismo es intracelular, los pacientes con hipomagnesiemia pueden necesitar dosis restitutivas múltiples para lograr unos niveles normales. No está indicada la administración profiláctica en el IM agudo.

**i.** En los pacientes que acuden con un SCA, una infusión de **insulina** debe mantener una homeostasis de la glucosa que, generalmente, persigue un objetivo de 119 mg/dl a 150 mg/dl.

**j.** El **tratamiento de reperfusión** farmacológico o mecánico disminuye la gravedad del infarto y la mortalidad, y mejora la función, incluso tras un período prolon-

**TABLA 17-3**  Comparación de los fármacos trombolíticos

|  | t-PA | Estreptocinasa | APSAC |
|---|---|---|---|
| Semivida | 6 min | 20 min | 100 min |
| Dosis | 100 mg[1] | 1,5 millones U | 30 U |
| Administración | 90 min | 60 min | 5 min |
| Selectivo para la fibrina | Sí | No | Parcial |
| Índice de permeabilidad arterial[2] | 79% | 40% | 63% |
| HIC | 0,6% | 0,3% | 0,6% |
| Vidas salvadas/1000 tratadas | 35 | 25 | 25 |
| Antigénico | No | Sí | Sí |
| Hipotensión | No | Sí | Sí |
| Necesidad de heparina | Sí | No | No |

APSAC, complejo activador plasminógeno-estreptocinasa anisoilado; HIC, hemorragia intracraneal; t-PA, activador tisular del plasminógeno.

[1] Bolo de 15 mg, a continuación 0,75 mg/kg durante 30 min (máximo 50 mg), después 0,5 mg/kg durante 60 min (máximo 35 mg) para proporcionar un total de 100 mg durante 90 min.

[2] Índice de permeabilidad arterial 90 min después del tratamiento.

gado. Tras invertir la lesión, puede existir una alteración miocárdica temporal («miocardio aturdido»). En general, se prefiere la ICP si se realiza antes de que transcurra una hora desde el inicio. Si el tiempo previsto es superior a una hora, se prefiere la trombólisis. La reperfusión se evalúa de forma no invasiva a través del alivio de los síntomas, el restablecimiento de la estabilidad respiratoria, o una reducción del 50% o más en la elevación inicial del segmento ST.

(1) La **trombólisis** sólo está indicada cuando existen elevaciones del segmento ST de >0,1 mV en, al menos, dos derivaciones contiguas. La trombólisis tiene la mayor eficacia cuando se inicia en las 6 h siguientes a la aparición de los síntomas, aunque existe un claro beneficio incluso a las 12 h. Los pacientes que acuden en las primeras 12 h a 24 h pero con síntomas continuos también pueden beneficiarse. La respuesta al tratamiento produce una mejoría en la elevación del segmento ST y la resolución del malestar torácico. Los síntomas y la elevación del segmento ST que persisten 60 min a 90 min después de la trombólisis son indicaciones para la realización de una angiografía urgente y una posible ICP. La trombólisis no es útil en los pacientes sin elevación del segmento ST o con un nuevo bloqueo de rama, o en aquellos que presentan un IM complicado con insuficiencia cardíaca o shock cardiógeno. En la tabla 17-3 se muestra una comparación de los trombolíticos usados habitualmente. Las **contraindicaciones absolutas** son: cualquier hemorragia intracraneal previa, una neoplasia o malformación cerebrovascular, una presunta disección aórtica, la hemorragia activa, o un traumatismo craneoencefálico importante o un ictus isquémico en los 3 meses anteriores (no incluye un accidente cerebrovascular agudo en las 3 h anteriores). Las **contraindicaciones relativas** son: diátesis hemorrágica diagnosticada, anticoagulación coincidente, traumatismo reciente (2-4 semanas), reanimación cardiopulmonar prolongada (> 10 min), cirugía importante reciente (< 3 semanas), hemorragia interna reciente (2-4 semanas), HTA grave (PAS > 180/110 mm Hg), otras patologías intracraneales, puntos de punción vascular no compresibles, gestación, úlcera gastroduodenal activa, o exposición previa (5 días a 2 años) a estreptocinasa o complejo activador plasminógeno-estreptocinasa anisoilado (APSAC). Los **pacientes que necesitan tratamiento,** y en los que no ha sido eficaz la estreptocinasa ni el APSAC, deben tratarse con activador tisular del plasminógeno. En los que presentan contraindicaciones para la trombólisis debe considerarse la ICP.

i. La **estreptocinasa** es una proteína bacteriana producida por estreptococos α-hemolíticos. Induce la activación del plasminógeno libre y el asociado al coágulo, fomentando un estado fibrinolítico sistémico inespecífico. Puede reducir la mortalidad en un 18 %. Los efectos secundarios son la hipertensión y las reacciones de tipo alérgico.

ii. El **activador tisular del plasminógeno (t-PA)** es una proteína natural recombinante. Al aumentar la fijación de plasmina a la fibrina, proporciona una fibrinólisis relativa, selectiva para el coágulo, sin inducir una situación lítica sistémica. Cuando se administra con heparina, el índice de reperfusión inicial es ligeramente mejor que con otros agentes. En comparación con la estreptocinasa, es menos probable que cause una hemorragia que necesite transfusión, y tiene un mayor efecto sobre la supervivencia (10 vidas más en 1 000 pacientes tratados).

iii. El **APSAC** (anistreplasa) tiene características clínicas que se sitúan entre las del t-PA y las de la estreptocinasa (tabla 17-3).

**(2)** La **ICP** y la **colocación de endoprótesis** *(stent)* ha sustituido a la angioplastia transluminal percutánea a medida que la aterectomía y las endoprótesis han mejorado los índices de permeabilidad por encima de los logrados sólo con la angioplastia. Además de la ausencia de toracotomía y las complicaciones asociadas, se producen menos secuelas neurológicas con la ICP en comparación con el injerto de revascularización coronaria. La principal limitación de la ICP es la disponibilidad de personal y servicios de apoyo adecuados, con los que sólo cuentan aproximadamente el 20 % de los hospitales estadounidenses. Los complementos de la ICP que disminuyen la reoclusión son la **heparina intravenosa**, el **AAS**, la **ticlopidina** y los **inhibidores de GP IIb/IIIa**. El efecto beneficioso de la HBPM, en comparación con la HNF, en la ICP no está claro en estos momentos. Un inhibidor de GP IIb/IIIa (p. ej., abciximab) puede disminuir la mortalidad, la recidiva del IM y la necesidad de una revascularización urgente.

**(3)** La **reperfusión quirúrgica aguda** puede estar indicada como medida de urgencia en los pacientes con una anatomía coronaria operable que no responden al tratamiento médico pero no son candidatos a la ICP, en los pacientes en los que la ICP no ha tenido éxito, en los que presentan isquemia persistente, inestabilidad hemodinámica o shock cardiógeno, en los que tienen complicaciones del IM que pueden corregirse quirúrgicamente (p. ej., regurgitación mitral grave o comunicación interventricular) o en los que sufren arritmias potencialmente mortales con una afectación grave de la coronaria principal izquierda o de los tres vasos.

**k.** La **contrapulsación con balón intraaórtico** con una bomba con un balón intraaórtico puede estar indicada en los pacientes en espera para realizar una ICP o un injerto de revascularización coronaria que presentan un bajo GC que no responde a los inótropos, o que muestran congestión pulmonar que no responde al tratamiento. Los efectos de la contrapulsación con balón intraaórtico son el aumento de la PAD (lo que aumenta la perfusión coronaria) y la reducción de la PAS (con lo que disminuye la impedancia para la eyección).

## IV. Complicaciones del infarto de miocardio

**A. Isquemia e infarto recurrentes.** Las causas habituales de dolor torácico tras el IM son la pericarditis, la isquemia y un nuevo infarto. Hasta el 58 % de los pacientes presentan angina de pecho recurrente poco después de la reperfusión. Se produce un nuevo infarto en aproximadamente el 3 % al 4 % de los pacientes en los 10 días siguientes a la trombólisis y la administración de AAS. Los pacientes con un nuevo infarto tienen riesgo de sufrir shock cardiógeno y arritmias mortales. El enfoque inicial optimiza los tratamientos médicos y puede incluir la repetición de la trombólisis o la ICP. El injerto de revascularización coronaria urgente puede ser eficaz en los pacientes en los que el tratamiento médico o la ICP han fracasado o en los que no son candidatos a recibirlos. Los pacientes con isquemia activa que no responde al tratamiento médico pueden tratarse con una bomba con balón intraaórtico mientras se espera la angiografía.

**B. Complicaciones mecánicas**

1. Puede producirse **regurgitación mitral** por rotura de los músculos papilares, que se manifiesta unos 3 o 5 días después del infarto y que suele asociarse a un IM inferoposterior. Puede detectarse edema pulmonar, hipotensión, shock cardiógeno y un nuevo soplo sistólico apical. En una gráfica de la presión de oclusión de la arteria pulmonar es posible encontrar grandes ondas V. En la ecocardiografía puede demostrarse la rotura del músculo papilar y la regurgitación mitral. El tratamiento consiste en la reducción de la poscarga, la administración de inótropos y el uso de la bomba con balón intraaórtico mientras se espera la reparación quirúrgica urgente. Sólo con tratamiento médico, la mortalidad se sitúa en torno al 75 % en las primeras 24 h.

2. **Comunicación interventricular (CIV).** Suele producirse entre el tercero y el quinto día después de un IM anterior. Los signos clínicos son un nuevo soplo holosistólico con frémito sistólico y shock cardiógeno. En la ecocardiografía, se observará una comunicación a través del tabique. Un aumento de la SaO$_2$ entre la muestra de sangre obtenida de la aurícula derecha y el ventrículo derecho puede confirmar la existencia de un cortocircuito interventricular. El tratamiento consiste en la reducción de la poscarga, la administración de inótropos y el uso de la bomba con balón intraaórtico. Los pacientes hemodinámicamente estables pueden no necesitar tratamiento quirúrgico urgente, pero la mortalidad de los pacientes con shock cardiógeno puede llegar a ser del 90 % sin intervención quirúrgica.

3. La **rotura de la pared ventricular libre** explica aproximadamente el 10 % de los casos de muerte que acontecen alrededor del infarto. Los factores de riesgo son la hipertensión mantenida después del IM, un gran IM transmural, la trombólisis tardía, el sexo femenino, la edad avanzada, y la exposición a esteroides o antiinflamatorios no esteroideos (AINE). Es más frecuente en las primeras 2 semanas después del IM, con una incidencia máxima 3 a 6 días después del mismo. El dolor torácico recurrente, la insuficiencia cardíaca aguda y la insuficiencia circulatoria sugieren la rotura de la pared ventricular libre. La muerte puede producirse rápidamente y la mortalidad global es elevada. El diagnóstico se realiza mediante ecocardiografía. Antes de la reparación quirúrgica urgente coinciden la expansión de volumen, la descompresión del taponamiento y la bomba con balón intraaórtico.

4. **Aneurisma ventricular.** Suele deberse al adelgazamiento de la pared ventricular infartada. Se caracteriza por una prominencia de tejido cicatricial asociada a insuficiencia cardíaca, arritmias malignas y embolia sistémica. La elevación persistente del segmento ST puede ser evidente, mientras se confirma el diagnóstico mediante ecocardiografía. Se necesitan anticoagulantes, especialmente en los pacientes en los que se ha documentado la presencia de un trombo mural. Puede ser necesaria la corrección quirúrgica de la geometría ventricular.

5. **Pericarditis.** Debida a la extensión de la necrosis miocárdica al epicardio, se produce en aproximadamente el 25 % de los pacientes en las semanas siguientes al IM. Puede observarse dolor torácico pleurítico o molestias según la postura, irradiación al hombro izquierdo, roce pericárdico, elevación difusa del punto J, elevación cóncava del segmento ST, depresión recíproca del intervalo PR y derrame pericárdico en la ecocardiografía. El tratamiento consiste en la administración de **AAS,** 162 mg a 325 mg diarios, que se aumentan hasta 650 mg cada 4 h a 6 h, si es necesario. Hay que evitar la administración de indometacina, ibuprofeno y corticoesteroides, ya que el adelgazamiento de la pared en la zona de necrosis miocárdica puede predisponer a la rotura de la pared ventricular.

**C.** Las **arritmias** son frecuentes en el contexto de un IM, y entre ellas destacan: extrasístoles ventriculares, bradicardia, fibrilación auricular, bloqueos auriculoventriculares, fibrilación ventricular, taquicardia ventricular y ritmos idioventriculares.

Entre las múltiples etiologías se encuentran: insuficiencia cardíaca, ritmos de reentrada, reperfusión, acidosis, alteraciones electrolíticas (p. ej., hipopotasiemia, hipomagnesiemia, hipercalciemia intracelular), hipoxemia, hipotensión, efectos farmacológicos, y aumento del reflejo simpaticosuprarrenal y de la actividad vagal. Debe iniciarse inmediatamente el tratamiento de cualquier causa precipitante. En el capítulo 18 se exponen con detalle estas arritmias y los tratamientos.

**D. Insuficiencia cardíaca y shock cardiógeno.** La incidencia de shock cardiógeno tras un IM es de alrededor del 7,5 %, y la mortalidad es extremadamente elevada. Para que se produzca shock cardiógeno, debe perderse la contractilidad de aproximadamente el 40 % del miocardio ventricular. Las causas son: CIV, regurgitación mitral aguda, taponamiento e insuficiencia ventricular derecha. El tratamiento consiste en el soporte hemodinámico con vasopresores, bomba con balón intraaórtico o revascularización inmediata.

**E.** La **hipertensión** aumenta la demanda miocárdica de $O_2$ y puede empeorar la isquemia. Las causas de hipertensión tras el IM son la hipertensión previa, la insuficiencia cardíaca y la elevación de las catecolaminas a causa del dolor y la ansiedad. El tratamiento consiste en el tratamiento antianginoso adecuado, analgesia, ansiolíticos, NTG intravenosa, β-bloqueantes e IECA. Los bloqueantes de los canales de calcio (verapamilo o diltiazem) pueden estar indicados en los pacientes con contraindicaciones para ser tratados con otros fármacos. Si la hipertensión es grave, puede llegar a necesitarse el nitroprusiato.

## V. Isquemia e infarto miocárdicos perioperatorios

**A. Definición, incidencia e implicaciones.** A medida que el tratamiento médico y quirúrgico de la enfermedad cardiovascular avanza y mejora, mayor es el número de pacientes con estas afecciones que viven más y mejor (más sanos). Sin embargo, debido a ello, también son cada vez más numerosos los pacientes con enfermedad coronaria o factores de riesgo relacionados (edad avanzada, hipertensión, DM, insuficiencia cardíaca, disminución de la tolerancia al esfuerzo y nefropatía) en los que se realizan intervenciones quirúrgicas cardíacas y no cardíacas, y sólo se espera que este número aumente. Los riesgos normales de la cirugía y la anestesia (dolor, taquicardia, hipertensión, aumento del tono simpático, vasoconstricción coronaria, hipoxia, anemia, escalofríos, hipercoagulabilidad) hacen que esta población de pacientes presente un mayor riesgo de sufrir isquemia y un IM perioperatorio. De los más de 27 millones de pacientes sometidos a cirugía no cardíaca cada año, aproximadamente 1 millón presentan algún tipo de complicación cardíaca perioperatoria, lo que contribuye a un aumento de los costes de la asistencia sanitaria en más de 20 mil millones de dólares. En los pacientes con EC preexistente, alrededor del 6 % sufrirá un IM perioperatorio. Los pacientes que sufren un IM tras la cirugía tienen un riesgo del 15 % al 25 % de morir en el hospital, y un aumento significativo de la morbilidad y la mortalidad en los 6 meses siguientes a la intervención.

**B. Monitorización y diagnóstico perioperatorios.** En circunstancias normales, el IM se diagnostica por la anamnesis (v. secciones I.A, II.A), el aumento de los biomarcadores (v. sección III.C.2) y las alteraciones características del ECG (v. sección III.C.1). Sin embargo, el dolor posoperatorio y las técnicas para controlarlo pueden hacer que un IM perioperatorio llegue a ser «silente». Dado que el IM perioperatorio se produce con más frecuencia el día de la intervención o durante el día siguiente a la misma, debe otorgarse mayor peso diagnóstico a las alteraciones del ECG y las enzimas cardíacas en el posoperatorio inmediato, debiéndose mantener un índice de sospecha elevado, en especial en una población en la que probablemente existían ya alteraciones del ECG (p. ej., arritmias, bloqueo de rama, hipertrofia ventricular izquierda, marcapasos). La comparación de un ECG diario con el ECG basal es un método de control rentable. Los biomarcadores deben determinarse como método de confirmación, más que de vigilancia, teniendo en cuenta que estas enzimas pueden estar elevadas como consecuencia directa de la cirugía (p. ej., en el injerto de revascularización coronaria). La ecocardiografía transtorácica y la transesofágica (cap. 3) son métodos de estudio excelentes cuando se sospecha que existe un episodio cardíaco adverso, ya que las alteraciones regionales de la movilidad de la pared precederán tanto a las alteraciones electrocardiográficas como al aumento de los valores de los biomarcadores.

**C. Estrategias preventivas.** El estrés quirúrgico y la anestesia provocan numerosas alteraciones bioquímicas en las que se puede influir para mejorar la asistencia posoperatoria.

1. **Bloqueo β.** Hay datos que apoyan el uso del bloqueo β perioperatorio para reducir las complicaciones cardiovasculares en los pacientes en situación de riesgo, entre ellos los de más de 65 años o los que presentan EC, hipertensión, DM, tabaquismo, hipercolesterolemia o antecedentes familiares de EC. Los β-bloqueantes prescritos deben continuarse hasta la mañana (incluida) de la cirugía. Los pacientes que no están siendo tratados pueden recibir **metoprolol** (5 mg i.v.), salvo que la FC sea inferior a 60 lpm o la PAS sea < 110 mm Hg. El metoprolol también puede administrarse en el quirófano o en la sala de recuperación, para mantener una FC de 50 lpm a 80 lpm. Tras finalizar la cirugía, deberá reanudarse el bloqueo β crónico y, en los pacientes en situación de riesgo, puede iniciarse el metoprolol (25 mg v.o. dos veces al día) durante al menos 2 semanas. Las contraindicaciones son: broncoespasmo, insuficiencia cardíaca sintomática, bloqueo cardíaco de tercer grado o una reacción adversa previa a los β-bloqueantes.

2. **Control del dolor.** El paciente puede presentar dolor posoperatorio o isquémico, pero debido a la sedación, la intubación o los métodos para controlar el dolor puede no ser capaz de comunicarlo. El dolor quirúrgico puede causar taquicardia, HTA, descarga simpática y vasoconstricción coronaria, todo lo cual puede aumentar el consumo miocárdico de $O_2$ al mismo tiempo que se compromete el aporte. La **sedación** y la **analgesia** adecuadas (con opioides, benzodiazepinas, propofol o anestesia regional) son elementos esenciales de la asistencia posoperatoria que pueden contribuir a mejorar la evolución cardíaca. Los AINE, como el **ketorolaco,** tienen efectos tanto analgésicos como antiplaquetarios. La **clonidina,** un agonista α-2, inhibe la liberación presináptica de noradrenalina y produce efectos beneficiosos en la FC, la PA y la trombosis.

3. **Capacidad para transportar $O_2$.** Puede producirse una anemia real o dilucional por una pérdida excesiva de sangre intraoperatoria o posoperatoria, o por una hidratación intravenosa agresiva, respectivamente. Cualquiera de las etiologías puede limitar el aporte de $O_2$ a un miocardio que ya está en situación de riesgo. El tratamiento debe individualizarse para cada paciente y procedimiento, y deberá tener en cuenta el riesgo de complicaciones de la alteración de la oxigenación. Al mismo tiempo que se deben evitar «desencadenantes» de transfusión absoluta, la práctica de una reposición hídrica y transfusión prudentes debe mantener un hematócrito entre el 25 % y el 30 %.

4. **Regulación de la temperatura.** Las alteraciones homeotérmicas posteriores a la anestesia pueden causar tiritonas y un aumento de la demanda de $O_2$. Las bajas temperaturas también pueden afectar a la homeostasis posquirúrgica. Salvo que esté contraindicado, los pacientes deben mantenerse normotérmicos mediante la limitación de exposiciones innecesarias, calentadores de aire y líquidos intravenosos y hemoderivados templados. En un paciente intubado y ventilado, un bloqueante muscular no despolarizante puede evitar la aparición de escalofríos y tiritonas.

5. **Homeostasis de la glucosa.** El estrés quirúrgico puede empeorar la DM preexistente o la alteración de la tolerancia a la glucosa. Los niveles elevados de glucemia pueden empeorar hasta la disfunción endotelial. La infusión de insulina o la administración de insulina según los valores de glucemia deben mantener unos valores de 110 mg/dl a 150 mg/dl.

6. **Coagulación.** La cirugía puede inducir un estado homeostático protector que puede ser nocivo para el paciente con EC. La disminución de la fibrinólisis, el

aumento de la función y el recuento de plaquetas , y el aumento de los niveles de fibrinógeno y factores de la coagulación pueden causar trombosis intracoronaria. El AAS, los AINE y los agonistas α-2 desempeñan un papel en la prevención de la aparición de complicaciones trombóticas.

## D. Tratamiento

1. La **consulta** con un cardiólogo, el equipo quirúrgico primario y, cuando está indicado, con un cirujano cardíaco debe realizarse en el momento en que se sospecha que existe un IM perioperatorio, ya que la reperfusión urgente mediante ICP o injerto de revascularización coronaria puede estar justificada (v. sección III.D.3.j). Debido a la cirugía reciente del paciente, la trombólisis estará probablemente contraindicada.

2. Las **medidas de apoyo** consisten en el ECG continuo, la determinación de biomarcadores y el control invasivo, cuando es adecuado, al igual que la intervención en todos los parámetros mencionados en «Estrategias preventivas» (v. sección V.C); pueden contribuir a mejorar la evolución tras una complicación cardíaca.

3. Los **fármacos** actuales (como se comenta en las secciones II.E, III.D.3 y V.C) deben revisarse ante las variaciones del cuadro clínico. Si aún no se han iniciado, se empezará a administrar AAS, β-bloqueantes, IECA y estatinas, si no existen contraindicaciones. Una vez más, la trombólisis puede no ser una opción debido a la cirugía reciente del paciente.

4. Como se comentó con anterioridad, hay que considerar las estrategias de **tratamiento invasivo**, como la ICP o el injerto de revascularización coronaria. Puede ser útil la bomba con balón intraaórtico para mejorar el flujo sanguíneo coronario, aunque la colocación del dispositivo puede ser complicada en los pacientes con vasculopatía.

### Bibliografía recomendada

Antman EM, Anbe DT, Armstrong bates ER, et al. ACC/AHA guidelines for the management of patients with ST-elevation myocardial infarction—executive summary: a report of the American College of Cardiology/American Heart Association Task Force on Practice Guidelines (Writing Committee to Revise the 1999 Guidelines for the Management of Patients with Acute Myocardial Infarction). *Circulation* 2004;110;588–636.

Antman EM, Hand M, Armstrong PW, Bates ER, et al. 2007 Focused update of the ACC/AHA 2004 guidelines for the management of patients with ST-elevation myocardial infarction. A report of the American College of Cardiology/American Heart Association Task Force on Practice Guidelines. *Circulation* 2008;117:296–329.

Auerbach AD, Goldman L. β-blockers and reduction of cardiac events in noncardiac surgery scientific review. *JAMA* 2002;287:1435–1444.

Butterworth J, Furberg CD. Improving cardiac outcomes after noncardiac surgery. *Anesth Analg* 2003; 97:613–615.

Devereaux PJ, Goldman L, Yusuf S, et al. Surveillance and prevention of major perioperative ischemic cardiac vents in patients undergoing noncardiac surgery: a review. *CMAJ* 2005;173:779–788.

Eagle KA, Guyton RA, Davidoff R, et al. ACC/AHA 2004 guideline update for coronary artery bypass graft surgery: a report of the American College of Cardiology/American Heart Association Task Force on Practice Guidelines (Committee to Update the 1999 Guidelines for Coronary Artery Bypass Graft Surgery). *Circulation* 2004;110:340–437.

Fraker TD, Fihn SD, Gibbons RJ, Abrams J, et al. 2007 Chronic angina focused update of the ACC/AHA 2002 guidelines for the management of patients with chronic stable angina. *J Am Coll Cardiol* 2007;50:2264–2276.

Landesberg G. The pathophysiology of perioperative myocardial ischemia: facts and perspectives. *J Cardiothorac Vasc Anesth* 2003;17:90–100.

Lubbrook GL, Webb RK, Currie M, Watterson LM. Crisis management during anaesthesia: myocardial ischaemia and infarction. *Qual Saf Health Care* 2005;14:e13.

Podgoreanu MV, White WD, Morris RW, Mathew JP, et al. Inflammatory gene polymorphisms and risk of perioperative myocardial infarction after cardiac surgery. *Circulation* 2006;114:1275–1281.

Priebe HJ. Perioperative myocardial infarction—aetiology and prevention. *Br J Anaesth* 2005;95:3–19.

Thygesen K, Alpert JS, White HD. Universal definition of myocardial infarction. *Circulation* 2007;116: 2634–2653.

# 18

## Valvulopatías cardíacas

*Jonathan Bloom y Theodore Alston*

Cada una de las válvulas cardíacas puede sufrir una alteración de su función. Los avances de la ecocardiografía portátil permiten la evaluación cuantitativa de la función valvular como ayuda en el tratamiento de los pacientes en estado grave.

**I.** La **estenosis aórtica (EA)** suele ser **valvular**, aunque puede ser **supravalvular** y **subvalvular.** La cardiopatía reumática, la presencia de una válvula bicúspide congénita y la degeneración senil son las principales causas de la EA valvular.

**A. Fisiopatología**

**1.** A medida que el orificio valvular disminuye, el corazón mantiene el volumen sistólico, por lo que genera más presión, lo que causa una **hipertrofia concéntrica** del ventrículo izquierdo (VI). La EA crítica produce finalmente una disfunción del VI con edema pulmonar, isquemia miocárdica o arritmias repentinas mortales.

**2.** Existen diversas causas de morbilidad en el paciente con EA:

**a.** La elevación de las presiones intracavitarias puede comprimir el subendocardio y alterar la perfusión. Ante esta situación, la isquemia puede ser difícil de tratar. **Aunque aumenta la poscarga, puede ser necesaria una presión aórtica elevada para mantener una perfusión coronaria adecuada.**

**b.** El aumento de las presiones sistólica y diastólica en el VI aumenta la tensión de la pared y, por lo tanto, incrementa la demanda miocárdica de oxígeno.

**c.** La taquicardia o las arritmias supraventriculares pueden reducir el volumen sistólico y causar isquemia. La contracción auricular contribuye normalmente al 20-25 % del volumen sistólico total. Por lo tanto, es esencial que exista una contracción auricular normal para que la función cardíaca sea óptima en los pacientes con EA.

**d.** La disminución de la resistencia vascular sistémica (RVS) puede causar hipotensión que puede ser difícil de tratar en vista de la incapacidad del corazón para compensar a través de una válvula estenótica fija y la aparición de isquemia. Incluso, quizá en contra de lo que podría pensarse, la administración cuidadosamente incrementada de nitroprusiato mejora en ocasiones el gasto cardíaco.

**B. Signos, síntomas y diagnóstico**

**1.** La EA puede permanecer asintomática durante años. El inicio de los síntomas indica la presencia de enfermedad grave. La tríada de angina de pecho, síncope e insuficiencia cardíaca congestiva (ICC) indica unas expectativas de vida de menos de 5 años en la EA no tratada.

**2.** La **angina de pecho** pude deberse a afectación coronaria ateroesclerótica coincidente o a la EA únicamente.

**3.** Los **hallazgos físicos** que indican la presencia de EA son.

**a.** Soplo sistólico fuerte, que se oye mejor en la base cardíaca y que se irradia hacia el cuello.

**b.** Impulso apical intenso.

**c.** Pulso carotídeo de ascenso lento.

**4.** El **grado de EA** se determina mediante ecocardiografía o por cateterismo cardíaco (fig. 18-1). La **estenosis** se clasifica como muy leve, débil, moderada o grave. El **área normal de la válvula aórtica (AVA) en el adulto** es de 2,5 cm$^2$ a 3,5 cm$^2$.

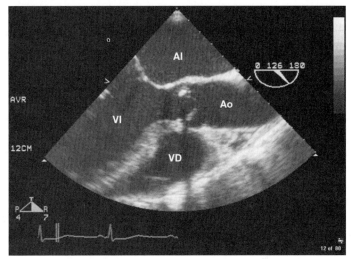

**FIGURA 18-1.** Ecocardiografía transesofágica de una estenosis de la válvula aórtica. Se indican la aurícula izquierda (AI), el ventrículo derecho (VD), el ventrículo izquierdo (VI) y la aorta (Ao). (Cortesía de Mark S.Adams RDCS.)

Se produce una estenosis grave cuando la AVA es menor de 0,7 cm o el gradiente de presión sistólica media es de más de 50 mm Hg.

**C. Alteraciones hemodinámicas**

1. La **onda de presión arterial sistémica** muestra típicamente un ascenso lento. La muesca anácrota aparece pronto en la onda de presión, y no suele observarse muesca dícrota.

2. La **presión de oclusión de la arteria pulmonar (POAP)** está aumentada en la EA debido al aumento de la presión telediastólica en el VI. A medida que la enfermedad avanza, se produce una hipertrofia auricular y el anillo de la válvula mitral se ensancha, causando una prominente onda *v* de regurgitación mitral.

**D. Tratamiento**

1. La **hipertensión** debe tratarse rápidamente. La isquemia debida al descenso de la presión aórtica por debajo de la presión subendocárdica puede iniciar una espiral anterógrada de más isquemia, arritmias e inestabilidad hemodinámica. Los esfuerzos de reanimación cardiopulmonar pueden no ser eficaces debido al engrosamiento del miocardio y a la pequeña área valvular.

2. Las **arritmias** pueden producir rápidamente inestabilidad hemodinámica, que puede no responder al tratamiento farmacológico. El VI hipertrófico depende considerablemente de la contracción auricular para un llenado adecuado. Tanto la **taquicardia** como la **bradicardia** se toleran mal. La taquicardia puede no permitir el tiempo suficiente para que se produzca un llenado diastólico adecuado. La bradicardia puede distender en exceso el corazón o inhibir la perfusión adecuada. Los depresores cardíacos (β-bloqueantes, bloqueantes de los canales de calcio) y los estimulantes cardíacos (atropina, dopamina) deben utilizarse con precaución. Los **ritmos nodales** se toleran mal. La atropina (0,4 mg) puede convertir un ritmo nodal lento en un ritmo sinusal normal. Puede necesitarse un marcapasos auricular.

3. Cuando es necesaria, la **nitroglicerina** debe administrarse con precaución porque puede necesitarse una presión venosa elevada para mantener el volumen sistólico.

4. Los **catéteres en la arteria pulmonar (CAP)** pueden ayudar a enfocar el balance hídrico y a controlar el rendimiento cardíaco. La inserción de un CAP puede desencadenar arritmias. En ocasiones es útil un catéter con capacidad de **electroestimulación cardíaca**.

5. En la EA grave, puede necesitarse **apoyo inótropo**. Puede ser útil la **norepinefrina** por sus efectos inótropos y vasoconstrictores combinados; también pueden ser útiles la milrinona y la dobutamina, aunque disminuyen la RVS y pueden reducir la presión en la raíz aórtica más de lo deseado. Los agonistas β tienen el riesgo de producir taquiarritmias.

E. **Cuidados posoperatorios tras la comisurotomía o la restitución de la válvula aórtica.** Aunque el volumen sistólico aumenta y la presión telediastólica en el VI disminuye tras la reparación o la restitución de la válvula aórtica, el VI permanece **hipertrofiado** durante meses. Es esencial mantener la perfusión adecuada de las arterias coronarias, así como el ritmo sinusal. Una vez que el miocardio hipertrofiado ha regresado a su estado casi normal, las presiones subendocárdicas aumentadas son menos problemáticas.

F. **Miocardiopatía obstructiva hipertrófica (MCOH).** A diferencia de la EA valvular, la MCOH produce una obstrucción dinámica al flujo de sangre desde el VI. La gran masa muscular de la región subaórtica obstruye el tracto de salida del VI. La obstrucción dinámica del tracto de salida empeora con la taquicardia, los agonistas β y los escasos volúmenes de llenado. El tratamiento consiste en el mantenimiento de una frecuencia cardíaca lenta que permita un llenado diastólico más prolongado, la reposición adecuada de volumen intravascular y el mantenimiento de una presión adecuada en la raíz aórtica (a menudo con fenilefrina). Los pacientes con MCOH son propensos a sufrir arritmias ventriculares mortales.

II. **Regurgitación aórtica (RA).** Puede ser aguda o crónica, y las causas son: fiebre reumática, aortitis sifilítica, endocarditis bacteriana, disección aórtica, traumatismo (con frecuencia, un traumatismo torácico cerrado) y anomalías congénitas.

A. **Fisiopatología**

1. La respuesta compensadora a la RA es el aumento del tono simpático, que produce taquicardia y aumento de la inotropía. Si esta respuesta no es adecuada, aparece ICC. En la RA aguda, el VI no ha tenido tiempo para remodelarse con una hipertrofia excéntrica (aumento de tamaño de la cavidad ventricular y del grosor del miocardio). Tanto la presión telediastólica como el volumen telediastólico del VI (PTDVI y VTDVI) aumentan rápidamente. Además, una reducción de la presión arterial diastólica sistémica puede disminuir la presión de perfusión coronaria y causar isquemia.

2. En la **RA crónica**, la elevación del VTDVI produce una hipertrofia miocárdica excéntrica. Aunque el VTDVI aumenta, la presión telediastólica varía poco debido a los cambios compensadores que se producen en el tamaño y la masa muscular del VI. Por lo tanto, el corazón puede funcionar normalmente durante años. En general, la función permanece casi normal si la fracción de regurgitación se mantiene por debajo del 40 %. Suelen aparecer síntomas cuando la fracción de regurgitación supera el 60 %. Una PTDVI de más de 20 mm Hg es un signo de una compensación deficiente.

B. **Signos, síntomas y diagnóstico**

1. La **RA aguda** suele manifestarse en forma de ICC, angina de pecho y taquicardia. La **RA crónica** puede permanecer asintomática durante años. Cuando aparecen síntomas (disnea, palpitaciones, cansancio o angina de pecho), la supervivencia promedio, si no se sustituye la válvula, es de unos 5 años.

2. Los **hallazgos físicos** que señalan la presencia de RA son:

a. Ensanchamiento de la presión del pulso arterial.

b. Pulsos periféricos saltones.

c. Pulsos de Quincke (pulsaciones visibles de los capilares con la compresión del lecho ungueal).

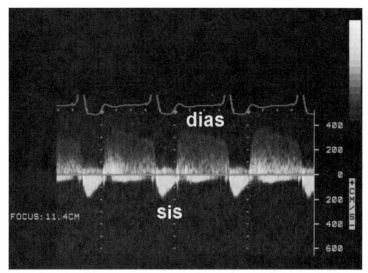

**FIGURA 18-2.** Registro Doppler de la inversión del flujo diastólico (dias) en la regurgitación aórtica. La velocidad de flujo se muestra como una función del tiempo. Los flujos anterógrados se representan hacia abajo. El chorro de regurgitación retrógrado (desviación positiva) tiene mayor velocidad que el flujo sistólico anterógrado (sis) (desviación negativa). (Cortesía de Mark S. Adams, RDCS.)

    **d.** Soplo diastólico decreciente a lo largo del borde esternal izquierdo.

    **e.** Soplo de Austin-Flint (retumbo diastólico apical causado por el flujo regurgitante que presiona sobre la valva mitral anterior).

    **f.** Máximo impulso cardíaco desplazado hacia abajo y hacia la izquierda.

  **3.** El **grado de la RA** depende del estado hemodinámico (poscarga, frecuencia cardíaca, inotropía). El sistema de gradación ecocardiográfico distingue entre categorías grave, moderada, leve y muy leve, dependiendo de la anchura y la altura del flujo regurgitante (fig. 18-2). Los chorros de líquido que pasan a través de un orificio estrecho sufren una constricción hidráulica que se produce inmediatamente después del orificio. La anchura de este estrechamiento, denominado ***vena contracta*** por Newton, es de más de 6 mm en la RA grave, en la que el estudio Doppler muestra la inversión del flujo holodiastólico en la aorta descendente.

**C. Alteraciones hemodinámicas**

  **1.** La presión del pulso arterial sistémico suele estar ampliada, con un ascenso muy rápido debido al gran volumen sistólico.

  **2.** El descenso rápido de la gráfica de la presión arterial se debe al flujo rápido de la sangre que retorna al VI.

  **3.** La POAP puede mostrar ondas *v* prominentes debido a la sobrecarga de volumen del VI y a la regurgitación mitral acompañante. La POAP puede infravalorar la PTDVI porque el chorro aórtico regurgitante causa el cierre prematuro de la válvula mitral.

**D. Tratamiento**

  **1.** En el tratamiento inmediato, la **reducción de la poscarga,** el **aumento de la frecuencia cardíaca** (para reducir el tiempo de llenado y, por lo tanto, disminuir el VTDVI) y el **apoyo inótropo** son elementos esenciales. Puede ser necesaria una intervención quirúrgica urgente.

2. La ecocardiografía puede ser útil para orientar el tratamiento. Las imágenes muestran alteraciones dinámicas en el chorro regurgitante, el estado inótropo y el llenado del VI.

3. La **dobutamina** suele ser el inótropo de elección en los pacientes con RA. Aumenta la contractilidad, reduce la resistencia periférica y mantiene una frecuencia cardíaca relativamente rápida. La milrinona también proporciona apoyo inótropo y reduce la poscarga, aunque aumenta menos la frecuencia cardíaca.

E. **Cuidados posoperatorios tras la reparación o sustitución de la válvula aórtica a causa de una RA**

1. Debido a la cardiomegalia persistente de los pacientes con RA prolongada, el llenado ventricular adecuado sigue siendo esencial para mantener una buena función cardíaca.

2. Puede necesitarse apoyo inótropo tras la cirugía.

3. En los pacientes con RA está contraindicado el uso de la bomba con balón intraaórtico antes de la sustitución valvular. Esta bomba aumenta la presión diastólica aórtica y, por lo tanto, empeora la regurgitación. Sin embargo, el dispositivo sí puede proporcionar apoyo tras la sustitución de la válvula.

## III. Estenosis mitral

A. **Fisiopatología.** La **fiebre reumática** produce cicatrización y calcificación de los bordes de las valvas valvulares, con fibrosis final de las comisuras. Los pacientes con cardiopatía reumática pueden permanecer asintomáticos durante años. Cuando aparecen los síntomas, existe una posibilidad de muerte del 20 % en el primer año. La **calcificación senil** es otro mecanismo de la estenosis mitral (EM), y puede iniciarse con la calcificación del anillo valvular.

B. **Signos, síntomas y diagnóstico**

1. Los **síntomas** suelen aparecer en primer lugar durante el esfuerzo o en otras situaciones de gasto elevado. Los pacientes inactivos pueden acudir tras el inicio de una fibrilación o un aleteo *(flutter)* auricular causados por distensión auricular.

2. Los pacientes refieren disnea, palpitaciones, cansancio, dolor torácico y disnea paroxística nocturna. Algunos presentan ronquera debida a la compresión del nervio laríngeo recurrente izquierdo por la arteria pulmonar izquierda o la aurícula izquierda dilatadas. Los pacientes también pueden presentar hemoptisis a causa de las presiones venosas pulmonares elevadas.

3. La **fibrilación auricular** puede desencadenar una ICC, debido a la disminución del tiempo de llenado diastólico y al aumento de la presión arterial izquierda (PAI).

4. El diagnóstico de EM se confirma mediante un **ecocardiograma** (fig. 18-3). El área de la válvula mitral (AVM) es inversamente proporcional al tiempo medio de llenado (TML), siendo éste el tiempo para que la velocidad máxima a través de la válvula en el Doppler disminuya un 30 %. El AVM ($cm^2$) es igual a 220 dividido por el TML (ms). Un TML de más de 220 ms indica que existe una estenosis grave (AVM < 1 $cm^2$).

5. Los **hallazgos físicos** que indican la presencia de una EM son:
   a. Primer tono cardíaco ($S_1$) fuerte en la auscultación.
   b. Arrastre presistólico o mesodiastólico.
   c. Onda *a* yugular prominente.

C. El **grado de EM** puede evaluarse mediante ecocardiografía o angiografía.

1. El área de la válvula mitral normal es de 4 $cm^2$ a 6 $cm^2$.

2. Los pacientes con una **EM moderada** (1,5-2,5 $cm^2$) suelen mostrar síntomas sólo cuando aumenta la demanda cardíaca. Los síntomas (disnea, cansancio) están relacionados con el aumento de la presión auricular izquierda.

3. La **EM crítica** se define como un área valvular inferior a 1 $cm^2$. Los pacientes con EM crítica suelen estar asintomáticos en reposo, pero toleran mal el esfuerzo. El aumento de las presiones vasculares pulmonares puede precipitar la aparición de un edema pulmonar.

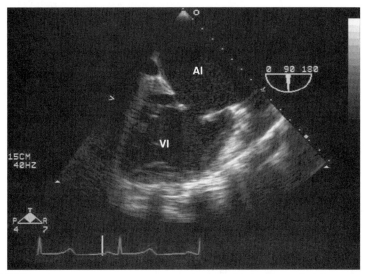

**FIGURA 18-3.** Ecocardiografía transesofágica de una estenosis de la válvula mitral. Se indican la aurícula izquierda (AI) y el ventrículo izquierdo (VI). (Cortesía de Mark S. Adams, RDCS.)

### D. Alteraciones hemodinámicas

1. La POAP aumenta y puede no reflejar con precisión la PTDVI.
2. La gráfica de la POAP puede mostrar una gran onda *a* si existe un ritmo sinusal normal. Como la EM suele asociarse a un cierto grado de regurgitación mitral, también pueden existir grandes ondas *v*.
3. Es habitual que exista **hipertensión pulmonar**. Debido al aumento de las presiones en la arteria pulmonar y a la disminución de la distensibilidad de la misma, existe mayor riesgo de rotura de la arteria pulmonar al inflar el globo de un catéter colocado en la misma. La hipertensión pulmonar grave puede causar insuficiencia ventricular derecha (cardiopatía pulmonar).

### E. Tratamiento

1. Para mantener una buena función cardíaca, es esencial que exista una **precarga adecuada.** El flujo que atraviesa la válvula mitral depende de las presiones elevadas de la aurícula izquierda. Esta necesidad debe equilibrarse con la tendencia de los pacientes con EM a sufrir ICC. No hay una POAP que sea universalmente correcta. Los parámetros usados para calibrar la precarga óptima en un paciente concreto son los signos y síntomas de perfusión orgánica, la oxigenación y la ICC.
2. Una **frecuencia cardíaca lenta** facilita el llenado del VI. Dado que el flujo sanguíneo a través de la válvula mitral se produce durante la diástole, las frecuencias cardíacas demasiado rápidas no darán tiempo suficiente para que el llenado sea el adecuado. Esta consideración deberá equilibrarse con el hecho de que una frecuencia cardíaca demasiado lenta disminuirá el gasto cardíaco. El objetivo será lograr una frecuencia cardíaca que mantenga la perfusión orgánica adecuada sin que se produzca ICC.
3. Si se necesita electroestimulación AV, un intervalo PR prolongado (0,2 s) proporcionará más tiempo para que el flujo de sangre atraviese la válvula mitral.
4. Los pacientes con EM pueden necesitar **apoyo inótropo.** En estos pacientes, suele utilizarse la digoxina porque tiene efectos cronótropos negativos y efectos inótropos positivos. Si se necesita un apoyo inótropo más agresivo, pueden ser útiles los fármacos sin efectos cronótropos positivos (como la milrinona).

5. Las **arritmias supraventriculares** hemodinámicamente significativas (que causan una disminución de la presión arterial) deben tratarse de forma enérgica, generalmente con electrocardioversión. Muchos médicos sugieren empezar con energía elevada (200 J monofásicos o el equivalente bifásico). Cuando existe una estenosis de la válvula mitral, la reanimación cardiopulmonar no suele ser eficaz.

6. La **valvulopastia con globo percutánea** suele mejorar considerablemente la estenosis sin necesidad de utilizar anticoagulación posoperatoria. Los mejores candidatos son los pacientes que no tienen trombos en la aurícula izquierda, y que presentan una regurgitación mitral leve o inexistente, y unas puntuaciones ecocardiográficas bajas para inmovilidad de las valvas, engrosamiento valvular, engrosamiento subvalvular y calcificación valvular. La regurgitación mitral no mejora, y existe riesgo de regurgitación mitral grave tras la valvuloplastia con globo.

F. **Cuidados posoperatorios tras la comisurotomía o la sustitución de la válvula mitral**

1. El **aumento de la precarga** suele ser necesario en el período posoperatorio. El volumen sistólico, la POAP y la ecocardiografía transesofágica (ETE) pueden guiar la restitución hídrica adecuada.

2. La **reducción de la poscarga** puede mejorar la hemodinámica en el posoperatorio, aunque antes de la intervención tiene escaso efecto debido a la estenosis fija.

3. Puede necesitarse **apoyo inótropo** tras la reparación o la sustitución de la válvula, debido a una disminución subyacente de la función del VI a causa del deficiente llenado crónico del ventrículo.

4. Es frecuente que aparezca **fibrilación auricular crónica** en los pacientes con EM prolongada. El uso de amiodarona o electroestimulación cardíaca de sobrecarga puede ser eficaz.

5. Si se produce un descenso repentino de la presión arterial tras la reparación o sustitución de la válvula mitral, hay que considerar las posibilidades, muy poco frecuentes, de rotura auriculoventricular o (en el caso de la sustitución valvular) una válvula colocada en la posición cerrada. Ambas situaciones son urgencias que suelen necesitar la cirugía allí donde esté el paciente.

IV. **Regurgitación mitral**

A. **Fisiopatología.** La etiología de la regurgitación mitral (RM) puede ser reumática o no reumática.

1. La **RM reumática** suele producirse coincidiendo con la EM. Al igual que sucede con esta última, el período asintomático puede durar años.

2. La **RM no reumática** puede deberse a disfunción de los músculos papilares (se observa a menudo en pacientes con isquemia o infarto septal posterior o septal anterior), endocarditis bacteriana o rotura de las cuerdas tendinosas.

3. La **RM aguda** se produce cuando existe un retroceso repentino del flujo sanguíneo a través de la válvula mitral hacia el interior de la aurícula izquierda. Esto produce una sobrecarga repentina de volumen en la aurícula, causa un aumento de las presiones vasculares pulmonares y, con frecuencia, ICC. La respuesta compensadora de mayor estimulación simpática produce taquicardia y aumento inótropo. El aumento de volumen del VI puede causar la dilatación del anillo de la válvula mitral y empeorar la magnitud de la regurgitación. Puede producirse **isquemia miocárdica** a causa de la mayor demanda de oxígeno por el miocardio (por el aumento de la estimulación simpática) y el aumento de la PTDVI.

4. La **RM crónica** difiere de la RM aguda en que hay tiempo para que el VI compense la mayor carga de volumen. Las medidas de adaptación consisten en la hipertrofia excéntrica del VI, lo que causa dilatación cardíaca y permite que exista una PTDVI relativamente constante a pesar de un VTDVI considerablemente mayor. La aurícula izquierda aumenta de tamaño y puede mantener una presión normal. Al final del proceso compensador, la dilatación del VI puede causar la dilatación del anillo mitral y, de este modo, aumentar la RM. La fracción de eyección del VI suele mantenerse normal, aunque el flujo ante-

rógrado puede disminuir. Cuando la fracción de regurgitación supera el 60 %, la probabilidad de que aparezca una ICC aumenta espectacularmente. Una disminución de la fracción de eyección (< 50 %) indica el fallo de la función del VI. En las etapas finales de la RM crónica, el aumento de las presiones pulmonares puede precipitar el fallo del ventrículo derecho (cardiopatía pulmonar).

**B. Signos, síntomas y diagnóstico**

1. La **RM aguda** suele manifestarse en forma de disnea repentina, cansancio o ICC aguda. Los pacientes pueden presentar palpitaciones debido a fibrilación auricular; algunos refieren dolor torácico. La **RM crónica** puede permanecer asintomática durante años, pero el inicio de los síntomas suele indicar un rápido empeoramiento. Los pacientes pueden acudir con disnea, cansancio, ICC o fibrilación auricular.

2. La **exploración física** a menudo ayudará al diagnóstico. Los hallazgos físicos que indican la presencia de RM son:

   **a.** Latido de la punta hiperdinámico con o sin elevación o frémito apical.

   **b.** Soplo holosistólico que se escucha mejor en la punta (puede irradiar a la axila izquierda).

   **c.** En raras ocasiones, existe un retumbo mesodiastólico.

3. El grado de RM depende de la situación hemodinámica (poscarga, frecuencia cardíaca e inotropía). Al evaluar la RM con la ecocardiografía, muchos médicos utilizan el sistema de gradación que la clasifica en grave, moderada, leve y muy leve, dependiendo de la anchura y la altura del chorro de regurgitación (fig. 18-4).

4. **Ecocardiografía.** La ecocardiografía bidimensional puede visualizar una valva basculante o un músculo papilar roto. En la RM grave, el Doppler puede demostrar la inversión del flujo sistólico en las venas pulmonares. Esta inversión del flujo puede no observarse si el chorro de RM no se dirige hacia la vena pulmonar en el examen. Un chorro de color que alcanza la pared posterior de la

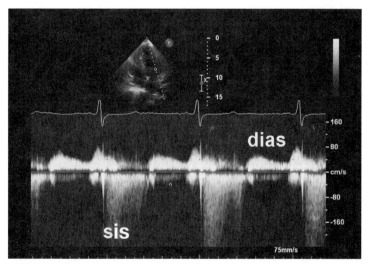

**FIGURA 18-4.** Registro Doppler de la inversión del flujo sistólico (sis) en la regurgitación mitral. La velocidad de la sangre se muestra como una función del tiempo. Los flujos anterógrados se representan hacia arriba (hacia la sonda en la punta del sector que se observa como un recuadro ampliado). El chorro de regurgitación retrógrado (desviación negativa) tiene mayor velocidad que el flujo diastólico anterógrado (dias) (desviación positiva). (Cortesía de Mark S. Adams, RDCS.)

aurícula izquierda o que abarca más del 40% de la aurícula izquierda indica que existe una RM grave. La parte estrecha de la base del chorro es la *vena contracta*. Una *vena contracta* de una anchura superior a 6,5 mm indica que existe una regurgitación grave. La aurícula izquierda puede estar aumentada de tamaño hasta un diámetro de más de 5,5 cm.

**C. Alteraciones hemodinámicas**

1. La gráfica de la POAP se caracteriza por la presencia de ondas *v* gigantes. El tamaño de la onda *v* depende de la distensibilidad de la aurícula izquierda y la vasculatura pulmonar, y puede no reflejar la magnitud de la regurgitación.
2. Las ondas *v* gigantes pueden hacer que la POAP sea difícil de diferenciar de la gráfica de la presión en la arteria pulmonar. Un signo útil es que el punto máximo de la gráfica de presión se desplaza a la derecha, en comparación con la gráfica de la presión arterial sistémica, cuando se infla el globo en la arteria pulmonar y se obtiene un registro de la POAP.

**D. Tratamiento**

1. La **frecuencia cardíaca** debe mantenerse dentro de unos valores normales o elevados-normales. Una frecuencia cardíaca lenta puede causar sobrecarga de volumen del VI.
2. El **mantenimiento de una precarga adecuada en el VI** debe sopesarse frente a la posibilidad de que el exceso de volumen del VI dilate el anillo mitral y empeore la gravedad de la regurgitación.
3. Con frecuencia es necesario **reducir la poscarga**. Una disminución de la resistencia periférica aumenta la eyección anterógrada del volumen sistólico. En los pacientes con enfermedad coronaria y RM, la administración de nitroglicerina puede ser una intervención razonable, ya que logrará una vasodilatación coronaria y cierta reducción de la poscarga. También se han utilizado los bloqueantes de los canales de calcio.
4. Los **inótropos** pueden aumentar el flujo anterógrado. La dobutamina y la milrinona aumentan la contractilidad y pueden ser eficaces para disminuir la poscarga.
5. En los casos graves de RM se produce **hipertensión pulmonar** que puede causar insuficiencia cardíaca derecha. En los pacientes frágiles, es prudente evitar aumentar más las presiones en la AP (evitar la hipoxia, la hipercapnia y la acidosis). En los pacientes con insuficiencia cardíaca derecha pueden ser útiles la prostaglandina $E_1$, la prostaciclina o la inhalación de óxido nítrico. La contrapulsación con balón intraaórtico puede salvar la vida al paciente.

**E. Cuidados posoperatorios tras la reparación o sustitución de la válvula mitral a causa de una regurgitación mitral**

1. Tras la reparación de la RM, todo el volumen sistólico es impulsado hacia la aorta. El VI puede fallar debido al aumento de la poscarga.
2. Suele ser necesario el **apoyo inótropo**. En los casos graves, la contrapulsación con balón intraaórtico puede necesitarse para aumentar el flujo anterógrado y la perfusión coronaria.
3. En el posoperatorio, la **fibrilación auricular** no se tolera bien. Deben realizarse todos los esfuerzos por mantener un ritmo sinusal normal. Pueden ser necesaria la administración de antiarrítmicos (como la amiodarona) o la electroestimulación auricular de sobrecarga.
4. La **ecocardiografía transesofágica** puede ser útil para determinar la función valvular y el rendimiento del VI.

**V. Estenosis tricuspídea**

**A. Fisiopatología.** La incidencia de estenosis tricuspídea (ET) es escasa en comparación con las lesiones valvulares mencionadas anteriormente. Los pacientes con ET suelen tener también una EM asociada. La ET suele deberse a fiebre reumática, síndrome carcinoide, lupus eritematoso diseminado o fibroelastosis endomiocárdica. Existe generalmente un largo período asintomático. A medida que la

ET empeora, el flujo a través de la válvula disminuye, y el tamaño y la presión de la aurícula derecha aumentan. Son frecuentes las taquiarritmias auriculares.

**B. Signos, síntomas y diagnóstico**

**1.** La ET puede causar edema periférico, distensión venosa yugular, ascitis, hepatomegalia y disfunción hepática, todo como consecuencia de la elevación de las presiones en la aurícula derecha. Al igual que sucede con la EM y la EA, los síntomas de cansancio con el esfuerzo pueden ser la manifestación inicial. Además, los pacientes pueden acudir primero con palpitaciones causadas por arritmias supraventriculares.

**2.** Los hallazgos físicos que indican la presencia de ET son:

**a.** Soplo holosistólico que se oye mejor en el borde esternal izquierdo y que suele aumentar durante la inspiración.

**b.** Elevación del ventrículo derecho (VD).

**c.** Soplos asociados por otras alteraciones valvulares.

**d.** Pulsaciones hepáticas, ascitis y cianosis periférica en los casos graves.

**3.** El área normal de la válvula tricúspide es de 7 cm$^2$ a 9 cm$^2$. La estenosis tricuspídea se considera importante cuando el área valvular disminuye a 1,5 cm$^2$. El gradiente tricuspídeo normal es de 1 mm Hg. Un gradiente de tan sólo 3 mm Hg indica una estenosis moderada, mientras que un gradiente de 5 mm Hg indica estenosis grave.

**C. Alteraciones hemodinámicas**

**1.** En la gráfica de presión venosa central (PVC) es evidente la presencia de una gran onda *v*, que corresponde a la contracción de la aurícula derecha contra un orificio que presenta una gran resistencia.

**2.** La PVC puede estar aumentada debido a la sobrecarga de volumen sistémico.

**D. Tratamiento**

**1.** Es esencial mantener una **frecuencia cardíaca normal lenta** para permitir el llenado diastólico suficiente del VD.

**2.** Las **taquiarritmias** pueden disminuir el gasto cardíaco y aumentar la PVC.

**3.** La **precarga adecuada** es esencial para mantener el flujo anterógrado. Sin embargo, hay que procurar no llenar excesivamente la aurícula derecha porque se dilatará y tenderá a presentar taquiarritmias supraventriculares.

**4.** Aunque la disminución de la poscarga del VD y el aumento de la contractilidad no afectarán directamente al grado de la ET, estas maniobras pueden contribuir a mantener el gasto cardíaco.

**E. Cuidados posoperatorios tras la reparación o sustitución de la válvula tricúspide por estenosis**

**1.** El paciente puede presentar disfunción del hemicardio derecho debido al escaso llenado crónico del VD. Pueden necesitarse la reducción de la poscarga y el apoyo inótropo.

**2.** Es esencial evitar el aumento de las presiones en la arteia pulmonar. La prostaciclina, la prostaglandina E$_1$ o la inhalación de óxido nítrico pueden reducir la presión en la AP, con lo que se disminuye la poscarga del VD.

**3.** Debe evitarse la aparición de **taquiarritmias,** por lo que pueden ser necesarios los antiarrítmicos como la amiodarona.

**4.** Debido a la prótesis valvular, los pacientes suelen tratarse sin contar con una vía en la AP. Si se considera necesario colocar un catéter en la arteria pulmonar, deberá hacerse quirúrgicamente cuando se ha implantado una prótesis no tisular. Por otro lado, puede utilizarse una vía colocada quirúrgicamente en la aurícula izquierda.

**VI. Regurgitación tricuspídea**

**A. Fisiopatología**

**1.** La regurgitación tricuspídea (RT) suele acompañar a otras lesiones valvulares, como la EM o la EA. En raras ocasiones, la RT puede deberse a endocarditis, traumatismo torácico o síndrome carcinoide.

**2.** La RT produce sobrecarga de volumen en la aurícula y un aumento de presión en el sistema venoso sistémico. La RT aislada puede tolerarse bien. Cuando esta lesión valvular se debe a hipertensión pulmonar por anomalías valvulares o disfunción del VI, la capacidad de compensación es escasa.

**B. Signos, síntomas y diagnóstico**

**1.** La mayor carga de volumen en la aurícula derecha puede distender la aurícula y causar **fibrilación auricular.**

**2.** Los **hallazgos físicos** que indican la existencia de una RT son:

**a.** Galope $S_3$ (acentuado con la inspiración).

**b.** Soplo sistólico que aumenta durante la inspiración.

**c.** Tono cardíaco $P_2$ acentuado.

**3.** En el Doppler, los signos de inversión del flujo sistólico en las venas hepáticas indica una RT grave. En la ecocardiografía, puede observarse un diámetro anular de más de 4 cm o un chorro de regurgitación que abarca más del 30 % del área auricular derecha.

**C. Alteraciones hemodinámicas**

**1.** La **PVC** puede ser normal o estar aumentada.

**2.** La gráfica de la PVC puede mostrar **ondas *v*** gigantes, que corresponden al gran chorro de regurgitación durante la sístole ventricular derecha. El tamaño de la onda *v* depende en parte de la distensibilidad de la aurícula derecha y no corresponde simplemente a la magnitud del volumen regurgitante.

**D. Tratamiento**

**1.** Una **frecuencia cardíaca elevada** contribuye a reducir al mínimo la congestión periférica y la sobrecarga de volumen del VD, al mismo tiempo que aumenta el flujo anterógrado desde el VD.

**2.** Es frecuente que se produzca **fibrilación auricular.** Los parámetros hemodinámicos casi siempre mejoran si puede alcanzarse un ritmo sinusal.

**3.** Una **precarga adecuada** es esencial para el flujo anterógrado. El menor llenado del VD puede limitar gravemente el gasto cardíaco.

**4. Reducir al mínimo la resistencia vascular pulmonar** (evitar la hipoxemia, la hipertensión y la acidosis) ayudará al flujo anterógrado.

**5.** El **apoyo inótropo** al VD que falla puede ser útil en la RT. La dobutamina y la milrinona son ejemplos de fármacos con mayor efecto inótropo, pero no aumentan mucho las presiones en la AP. Los fármacos que disminuyen las presiones en la PA (p. ej., prostaglandina $E_1$, prostaciclina y óxido nítrico inhalado) pueden ser útiles cuando se utilizan junto con los inótropos.

**E. Cuidados posoperatorios tras la sustitución o reparación de la válvula tricúspide a causa de una regurgitación tricuspídea**

**1.** Como ya no hay RT que «limite» la presión en el VD, la carga de presión de éste puede aumentarse inmediatamente después de la reparación de la válvula tricúspide. Puede alterarse la función del VD, lo que hará necesario el apoyo inótropo.

**VII. Afectación de la válvula pulmonar**

**A.** La estenosis pulmonar congénita se manifiesta en forma de insuficiencia cardíaca derecha. La estenosis pulmonar adquirida es poco frecuente.

**B.** La **regurgitación pulmonar** se tolera bien mientras la función del VD es la adecuada. La regurgitación pulmonar adquirida puede deberse a endocarditis infecciosa o a cardiopatía reumática. La intervención quirúrgica en la regurgitación pulmonar debida a endocarditis suele consistir en la escisión de la válvula afectada sin sustitución por una prótesis valvular.

**VIII. Endocarditis.** A partir de válvulas naturales o prótesis valvulares puede producirse bacteriemia. La endocarditis bacteriana induce metaplasia de las células endoteliales, que pierden contacto entre sí. Se eliminan fibras de colágeno, que dan lugar a la aparición de grandes cavidades. La hiperplasia localizada produce vegetaciones valvulares que suelen poder observarse mediante ecocardiografía, y que pueden causar una valvulopatía regurgitante. La endocarditis puede causar la rotura de músculos papilares, lo que produce una incompetencia grave y brusca de la válvula mitral. En el capítulo 29 se exponen con más detalle la microbiología, las manifestaciones, las complicaciones, el diagnóstico y el tratamiento de la endocarditis infecciosa.

**IX. Profilaxis antibiótica frente a la endocarditis bacteriana.** La bacteriemia transitoria que se produce tras procedimientos invasivos, cirugía y procedimientos dentales puede causar una endocarditis valvular. Las bacterias transportadas por la sangre se alojan en tejidos dañados y anómalos. Debido a la ausencia de datos que demuestren la eficacia de la profilaxis, las recomendaciones recientes se han vuelto más conservadoras desde el año 2005. En el año 2007, la American Hearth Association publicó tres nuevas directrices en las que recomendaba la profilaxis antibiótica sólo en los pacientes con riesgo elevado (endocarditis infecciosa previa, prótesis valvular, cardiopatía congénita cianótica no reparada o reparada de forma incompleta, cardiopatía congénita reparada con material protésico menos de 6 meses antes y valvulopatía en pacientes con trasplante cardíaco) a los que se van a realizar procedimientos dentales que conllevan la manipulación de los tejidos gingivales, la región periapical dental, la perforación de la mucosa bucal, procedimientos invasivos de las vías respiratorias en los que se necesitan incisiones o biopsia de la mucosa respiratoria. No se recomienda la profilaxis cuando existe un mayor riesgo de adquisición de endocarditis infecciosa a lo largo de la vida, ni en los pacientes a los que se realiza un procedimiento que afecta a las vías genitourinarias o el tracto gastrointestinal. La ecocardiografía transesofágica no se asocia a bacteriemia. En función de las alergias y de la vía de administración, en las pautas antibióticas para los procedimientos dentales que pueden realizarse se incluyen: ampicilina, amoxicilina, ceftriaxona, cefalexina, clindamicina, azitromicina o claritromicina.

**Bibliografía recomendada**

Abaci A, Oguzhan A, Unal S, et al. Application of the vena contracta method for the calculation of the mitral valve area in mitral stenosis. *Cardiology* 2002;98:50–59.

Buffington CW, Nystrom EUM. Neither the accuracy nor the precision of thermal dilution cardiac output measurements is altered by acute tricuspid regurgitation in pigs. *Anesth Analg* 2004;98:884–890.

Khot UN, Novaro GM, Popovic GC, et al. Nitroprusside in critically ill patients with left ventricular dysfunction and aortic stenosis. *N Engl J Med* 2003;348:1756–1763.

Krishnagopalan S, Kumar A, Parrillo JE, et al. Myocardial dysfunction in the patient with sepsis. *Curr Opin Crit Care* 2002;8:376–388.

Levine RA, Vlahakes GJ, Lefebvre X, et al. Papillary muscle displacement causes systolic anterior motion of the mitral valve. Experimental validation and insights into the mechanism of subaortic obstruction. *Circulation* 1995;91:1189–1195.

Oh JK, Seward JB, Tajik AJ. *The echo manual.* 2nd ed. Philadelphia: Lippincott Williams & Wilkins, 1999.

Palacios IF, Sanchez PL, Harrell LC, et al. Which patients benefit from percutaneous mitral balloon valvuloplasty? Prevalvuloplasty and postvalvuloplasty variables that predict long-term outcome. *Circulation* 2002;105:1465–1471.

Quere JP, Tribouilloy C, Enriquez-Sarano M. Vena contracta width measurement: theoretic basis and usefulness in the assessment of valvular regurgitation severity. *Curr Cardiol Rep* 2003;5:110–115.

Wison W et al. Prevention of infective endocarditis: guidelines from the American Heart Association: a guideline from the American Heart Association Rheumatic Fever, Endocarditis, and Kawasaki Disease Committee, Council on Cardiovascular Disease in the Young, and the Council on clinical Cardiology, Council on Cardiovascular Surgery and Anesthesia, and the Quality of Care and Outcomes Research Interdisciplinary Working Group. *Circulation* 2007;116(15):1736–1754.

Yoerger DM, Weyman AE. Hypertrophic obstructive cardiomyopathy: mechanism of obstruction and response to therapy. *Rev Cardiovasc Med* 2003;4:199–215.

# 19

## Arritmias cardíacas

*Cosmin gauran y Jagmeet Singh*

**I. Epidemiología**
   **A.** En los pacientes en estado grave son habituales las arritmias, tanto supraventriculares como ventriculares. Las más frecuentes son las arritmias supraventriculares.
   **B.** De todas las arritmias perioperatorias, la **fibrilación auricular (FA)** posoperatoria es la que se ha estudiado más, debido a la elevada incidencia (10-65 %) y a la mortalidad asociada.

**II. Importancia clínica.** Las arritmias perioperatorias se asocian a mayor mortalidad, morbilidad cardíaca y no cardíaca (principalmente, neurológica y pulmonar), y utilización de recursos en cuanto a aumento de días en la UCI, reingresos en la UCI y duración de la estancia hospitalaria.

**III. Clasificación.** Los tipos de arritmia pueden dividirse esencialmente en **estables** e **inestables**
   **A.** Las **arritmias inestables** se definen por la presencia de inestabilidad hemodinámica (hipotensión, isquemia miocárdica, insuficiencia congestiva, etc.) o hipoperfusión cerebral (desvanecimiento, alteración del estado psíquico) junto con arritmia.
   **B.** Las **arritmias estables** pueden subclasificarse teniendo en cuenta los factores siguientes:
      **1.** Frecuencia (bradiarritmias y taquiarritmias).
      **2.** Presencia o ausencia de ondas P.
      **3.** Relación de las ondas P con el complejo QRS.
      **4.** Anchura del complejo QRS (estrecho o ancho).
      **5.** Regularidad del complejo QRS (regular e irregular).

**IV. Bradiarritmias**
   **A. Clasificación**
      **1. Disfunción del nódulo sinusal**
         **a.** Describe una serie de bradiarritmias que afectan al nódulo sinusal, entre ellas la bradicardia sinusal, las pausas sinusales y el síndrome taquicardia-bradicardia.
         **b.** Los factores de riesgo son la edad avanzada y las cardiopatías estructurales.
         **c.** Se asocia con frecuencia a una evolución desfavorable en la que se produce una disfunción nodal progresiva.
         **d.** Es una de las causas más frecuentes de colocación de marcapasos permanentes en Estados Unidos.
      **2. Disfunción del nódulo auriculoventricular (AV)**
         **a. Bloqueo AV de primer grado**
            **(1)** Se caracteriza por un intervalo PR de más de 200 ms (normal: 120 ms a 200 ms).
            **(2)** Es típicamente una afección benigna, salvo que se asocie a otra forma de alteración de la conducción o a problemas con la sincronía AV.
         **b. Bloqueo AV de segundo grado**
            **(1) Mobitz de tipo I (Wenckebach)**

    **i.** Se caracteriza por un ensanchamiento progresivo del intervalo PR con la consiguiente ausencia de conducción de una onda P (contracción auricular no conducida).

    **ii.** La afección se localiza típicamente elevada en el nódulo AV.

**(2) Mobitz de tipo II**

    **i.** Se caracteriza por un intervalo PR normal, fijo, con ausencia episódica de conducción de ondas P.

    **ii.** La afección se localiza típicamente más baja en el nódulo AV o el haz de His.

**(3)** Si el bloqueo AV es 2:1, no pueden diferenciarse los tipos Mobitz I y II. Esto es importante porque el riesgo de progresar a un bloqueo cardíaco completo es más elevado en el caso del bloqueo Mobitz II.

**c. Bloqueo AV de tercer grado** (bloqueo cardíaco completo)

**(1)** No hay conducción de las ondas P a través del nódulo AV y existe una **disociación AV completa.**

**(2)** Puede asociarse a un escape de la unión o ventricular.

**(3)** La presencia de un escape de la unión (la frecuencia típica de 40-50 lpm) sugiere una afectación elevada del nódulo AV. La presencia de un escape ventricular (frecuencia típica de 30-40 lpm) sugiere que la afectación está en una localización más inferior de la vía de conducción.

**d. Bloqueos fasciculares**

**(1)** El sistema de conducción está integrado por el **nódulo sinusal (NS),** el nódulo AV, el haz de His, y las ramas izquierda y derecha del haz. La rama izquierda del haz de His se divide en los fascículos anterior y posterior.

**(2)** Un bloqueo bifascicular se define como un **bloqueo de rama derecha (BRD)** junto con un hemibloqueo anterior izquierdo o un hemibloqueo posterior izquierdo.

**(3)** Un bloqueo trifascicular es un bloqueo bifascicular junto con un bloqueo AV de primer grado.

**B.** La **etiopatogenia** de las bradiarritmias puede dividirse en causas intrínsecas y extrínsecas.

  **1.** Las **causas intrínsecas habituales** que se observan en los pacientes graves son la disfunción de un nódulo sinusal degenerativo y la isquemia/infarto.

    **a.** El NS y el nódulo AV están irrigados principalmente por la circulación coronaria derecha.

    **b.** El sistema His-Purkinje está irrigado principalmente por la circulación coronaria izquierda.

    **c.** Por lo tanto, la coronariopatía derecha se asocia con más frecuencia a alteraciones de los nódulos sinusal y AV, mientras que la coronariopatía izquierda se asocia más frecuentemente a bloqueos de rama.

  **2.** Las **causas extrínsecas habituales** observadas en los pacientes graves son: causas neurocardiógenas (p. ej., respuesta vagal a la intubación o a la succión traqueal, desequilibrio del tono simpático/parasimpático en el posoperatorio o relacionado con sepsis, o la respuesta inflamatoria sistémica), fármacos, hipotermia, desequilibrios electrolíticos, infección (endocarditis/miocarditis) y traumatismos (p. ej., yatrógenos debidos a cirugía vascular o a colocación de un catéter venoso central). Se ha calculado que la incidencia de la producción de un BRD mientras se coloca un catéter en la arteria pulmonar es del 3%. Por lo tanto, se recomienda disponer de un sistema de electroestimulación ventricular a mano cuando se coloca un catéter en la arteria pulmonar en un paciente con un **bloqueo de rama izquierda (BRI)** preexistente.

**C. Opciones terapéuticas**

  **1.** Corrección de trastornos subyacentes.

  **2.** Observación, si el paciente se encuentra «estable».

  **3.** Electroestimulación cardíaca temporal o permanente.

**a.** Los **tipos de electroestimulación** son: epicárdicos, transvenosos (directamente o a través de un catéter de la arteria pulmonar), transesofágicos y transcutáneos. En la mayoría de los casos, se prefiere el método transvenoso.

**b.** La electroestimulación cardíaca transesofágica sólo facilita la captura auricular. Por lo tanto, es una modalidad que no debe utilizarse en los pacientes con trastornos de la conducción AV.

**c.** La electroestimulación cardíaca transcutánea permite la captura ventricular. La pérdida de sincronía AV puede asociarse a hipotensión. Esta modalidad también se asocia a molestias considerables en un paciente consciente.

**d.** Los umbrales pueden verse afectados por múltiples factores en los enfermos graves, entre ellos la isquemia o infarto miocárdicos, la hipotermia, los desequilibrios electrolíticos, los fármacos y los episodios de desfibrilación/cardioversión.

**e.** La **electroestimulación bicameral (AV fisiológica)** se prefiere en los pacientes con debilidad hemodinámica y que pueden presentar una disminución de la función ventricular. Los datos más recientes sugieren que la electroestimulación fisiológica es mejor porque reduce el riesgo de progresión hacia la FA, disminuye los ingresos hospitalarios por insuficiencia cardíaca congestiva y mejora las puntuaciones de calidad de vida.

## V. Taquiarritmias

**A.** La **etiopatogenia** está relacionada con una compleja interacción entre patología preexistente (isquemia, cicatriz, etc.), factores desencadenantes (extrasístoles, tono simpático elevado, etc.) y factores agravantes (dilatación auricular, traumatismo, etc.).

**B. Clasificación**

**1. Complejo QRS estrecho, ritmo regular**

**a.** Taquicardia sinusal.

**b.** Reentrada en el nódulo sinusal.

(1) La morfología de la onda P es similar a la onda de origen sinusal con frecuencias cardíacas no superiores, normalmente, a 160 lpm.

(2) Puede diferenciarse de la taquicardia sinusal por el inicio y la finalización bruscos, lo que sugiere un circuito de reentrada. Suele desaparecer por estímulos auriculares extra.

(3) Responde a los bloqueantes de los canales de calcio.

**c.** Taquicardia auricular ectópica

(1) Se debe a un foco auricular ectópico con automatismo aumentado que sobrecarga el nódulo sinusal. La frecuencia auricular es regular y típicamente entre 100 lpm y 200 lpm. La frecuencia ventricular variará en función de la presencia de un bloqueo del nódulo AV coincidente.

(2) La morfología de la onda P depende del origen del foco ectópico. El intervalo PR depende de la frecuencia, y la morfología del complejo QRS viene dictada por la presencia de una conducción normal o alterada.

(3) Las causas habituales de taquicardia auricular son: aumento del tono simpático, enfermedad pulmonar, enfermedad coronaria, hipoxia y desequilibrios electrolíticos. Una de las causas más habituales de taquicardia auricular paroxística con bloqueo es la **toxicidad de la digoxina**.

(4) El **tratamiento** va dirigido a la etiología. Los **fármacos que controlan la frecuencia cardíaca** como los β-bloqueantes y los **antagonistas del calcio** pueden utilizarse para disminuir la frecuencia ventricular. La **digoxina** es típicamente menos eficaz en cuadros asociados a un tono simpático elevado, como se observa con frecuencia en el paciente en estado grave. Pueden administrarse otros fármacos, como la **procainamida**, el **sotalol** y la **amiodarona**, en casos de taquicardia que no responde a otros tratamientos. En las situaciones en las que el tratamiento médico no es eficaz, está contra-

indicado o se rechaza, puede emplearse la ablación con catéter. Es importante distinguir la taquicardia sinusal de la taquicardia auricular ectópica. En la taquicardia sinusal, hay que tratar la etiología primaria en lugar de usar una estrategia antiarrítmica, mientras que esta última es más eficaz en la taquicardia auricular ectópica.

**d. Aleteo *(flutter)* auricular**

**(1)** La forma más habitual se clasifica como aleteo *(flutter)* auricular de tipo 1, y consiste en un circuito de reentrada en la aurícula derecha, que se desplaza en sentido contrario a las agujas del reloj.

**(2)** Se asocia clásicamente a una frecuencia auricular de 300 lpm con bloqueo AV 2:1, causante de una frecuencia ventricular de 150 lpm. El *flutter* auricular típico muestra un patrón en dientes de sierra (fig. 19-1).

**(3)** El **tratamiento** es similar al de la FA (sección V.B.b). Si existe inestabilidad clínica, debe intentarse la cardioversión con corriente directa.

    **i.** No se ha establecido un papel claro para la anticoagulación en el aleteo auricular. Sin embargo, dada la frecuente coexistencia de FA, hay que considerarla.

    **ii.** En determinadas circunstancias (p. ej., en pacientes con marcapasos implantados), puede intentarse la finalización del ritmo sobrecargado. También puede intentarse la ablación con catéter por radiofrecuencia como cura definitiva tanto en la forma típica de aleteo auricular como en la atípica.

**e. Taquicardia por reentrada en el nódulo AV (TRNAV)**

**(1)** Típica

    **i.** Se asocia a una conducción descendente por una extremidad anterógrada lenta y conducción ascendente por una extremidad retrógrada rápida (fig. 19-2).

    **ii.** Los tiempos de activación auricular y ventricular resultantes son tales que las ondas P están típicamente escondidas dentro del complejo QRS (fig. 19-3). Con frecuencia, las ondas P pueden producir un patrón de «seudoondas» R en la derivación $V_1$.

**(2)** Atípica

    **i.** Se asocia a una conducción descendente por la extremidad anterógrada rápida y ascendente por la extremidad retrógrada lenta.

    **ii.** Los tiempos de activación auricular y ventricular resultantes son tales que las ondas P típicamente preceden a cada complejo QRS. Sin embargo, debido a que las aurículas se despolarizan desde el nódulo AV hacia arriba (en oposición a la despolarización descendente desde el nódulo sinusal normal), la TRNAV se asocia a la presencia de ondas P invertidas en las derivaciones inferiores.

**f. Taquicardia por reentrada AV (TRAV) ortodrómica**

**(1)** Se asocia a un circuito de reentrada que incluye el nódulo AV y una vía accesoria en la pared ventricular (fig. 19-2).

**(2)** Produce un ritmo con complejos estrechos porque la extremidad anterógrada del circuito de reentrada afecta al nódulo AV y al sistema de His-Purkinje (en oposición a la TRAV *antidrómica* descrita en la sección V.B.3.b).

**(3)** El inicio brusco suele sugerir una TRNAV o una TRAV.

**(4)** Puede utilizarse la maniobra de Valsalva o el masaje carotídeo para diagnosticar (o tratar) las taquicardias que dependen del nódulo AV.

**g. Síndrome de Wolff-Parkinson-White (WPW)**

**(1)** Los signos de preexcitación (acortamiento del intervalo PR y onda delta) en el ECG pueden indicar la existencia de una vía accesoria (fig. 19-4).

**(2)** El bloqueo del nódulo AV con WPW puede facilitar la rápida conducción descendente por la vía accesoria y precipitar una taquicardia/fibrilación ventricular. Por lo tanto, debe contarse con la posibilidad de realizar una

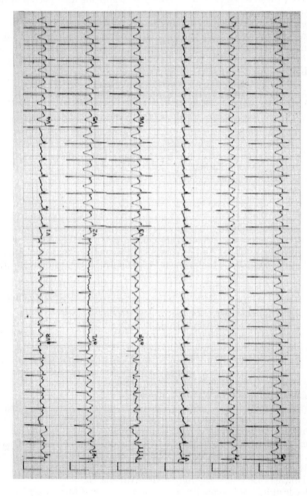

**FIGURA 19-1.** Electrocardiograma de 12 derivaciones de un aleteo *(flutter)* auricular típico. Ondas P en dientes de sierra, con una frecuencia ventricular de 150 lpm.

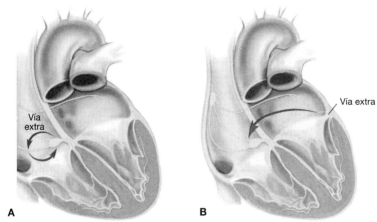

**FIGURA 19-2.** Representación esquemática de una taquicardia por reentrada del nódulo AV (TRNAV, **A**) y una taquicardia por reentrada auriculoventricular (TRAV, **B**). El esquema de la izquierda muestra la presencia de una vía accesoria a lo largo de la pared lateral izquierda. (De Wang PJ, Estes M. Supraventricular tachycardia. *Circulation* 2002;106:e206-e208, con autorización.)

cardioversión/desfibrilación siempre que se utilice un fármaco con acción nodal para tratar una taquicardia con un posible síndrome de preexcitación.

**h. Taquicardia de la unión**

   **(1)** Se produce por el mayor automatismo del nódulo AV, y se caracteriza por frecuencias cardíacas de 60 lpm a 120 lpm.

   **(2)** Los factores que inducen esta taquicardia son los efectos tóxicos de la digoxina, el aumento de los niveles de catecolaminas, la miocarditis, los desequilibrios electrolíticos y los traumatismos (tras cirugía cardíaca).

   **(3)** El ECG característico muestra ondas P retrógradas en las derivaciones inferiores. El complejo QRS, aunque típicamente estrecho, puede ser en ocasiones ancho, debido a una anomalía coincidente.

   **(4)** En determinadas circunstancias, como sucede en la disociación AV isorrítmica que se observa con la inhalación de anestesia, una taquicardia de la unión puede coexistir con una disociación AV por activación competitiva de ambos nódulos, sinusal y AV. En este caso, la relación entre las ondas P y el complejo QRS puede variar.

   **(5)** Típicamente, las taquicardias de la unión AV son benignas y se resuelven de forma espontánea. El tratamiento va dirigido a los factores desencadenantes y a la retirada de los agentes agresores. La electroestimulación **auricular de sobrecarga** puede suprimir un foco de la unión, y permitir que el nódulo sinusal retome el control de la conducción y se normalice la sincronía AV. También pueden ser útiles la **fenitoína**, la **lidocaína** y los **antagonistas β-adrenérgicos**.

      **i.** Entre las taquicardias supraventriculares que se producen en la población general, la incidencia de la TRNAV (50-65 %) es mayor que la de la TRAV (30-40 %) y la taquicardia auricular (10 %). La taquicardia auricular es relativamente más frecuente en el paciente grave.

**2. Complejo QRS estrecho, ritmo irregular**

  **a. Taquicardia auricular multifocal (TAM)**

   **(1)** Taquicardia irregular, con complejos QRS estrechos, que muestra al menos tres formas de onda P separadas e intervalos PR asociados.

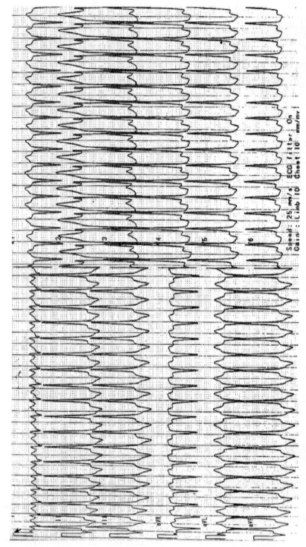

**FIGURA 19-3.** Electrocardiograma de 12 derivaciones de una taquicardia con complejos estrechos. Las ondas P no se aprecian bien, y probablemente estén escondidas dentro del complejo QRS.

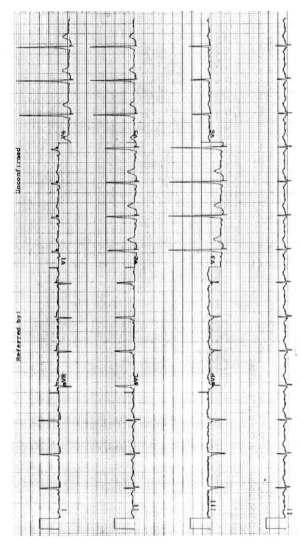

**FIGURA 19-4.** Electrocardiograma de 12 derivaciones con patrón de síndrome de Wolff-Parkinson-White. Se observa un intervalo PR corto y ondas delta positivas (que se ven mejor en las derivaciones $V_2$-$V_5$). Se aprecian ondas delta negativas en las derivaciones III y aVF.

**(2)** Un ritmo similar con una frecuencia cardíaca inferior a 100 lpm se denomina **marcapasos auricular errante.**

**(3)** Suele observarse en pacientes con enfermedad pulmonar obstructiva crónica o insuficiencia cardíaca congestiva.

**(4)** El **tratamiento** es similar al de la taquicardia auricular ectópica (sección V.B.1.c).

**b. Fibrilación auricular**

**(1)** La incidencia documentada de la FA posoperatoria varía entre el 10 % y el 65 %, siendo del 26,5 % en un reciente metaanálisis de gran tamaño.

**(2)** Los factores de riesgo son: sexo masculino, edad avanzada, antecedentes de FA previa, cardiopatía estructural, hipertensión, enfermedad pulmonar obstructiva crónica, obesidad, tipo de cirugía (cirugía que afecta a las válvulas cardíacas, cirugía de revascularización coronaria), retirada de fármacos (β-bloqueantes, inhibidores de la enzima conversora de angiotensina, antiinflamatorios no esteroideos) y ventilación mecánica prolongada.

**(3)** La **FA posoperatoria** (v. también cap. 40) puede deberse a una alteración en la velocidad de conducción de los miocitos auriculares o un período refractario debido a traumatismo, dilatación o isquemia auricular. La hipoxia, los desequilibrios electrolíticos o el aumento de la actividad del sistema nervioso simpático pueden desencadenar una FA.

**(4)** Los datos recientes también apoyan la activación de focos en las venas pulmonares distales o, con menor frecuencia, en la aurícula derecha como factores que desempeñan un papel central en la génesis de la FA.

**(5)** Independientemente de la causa, la vía común final en la patogenia de la FA es la formación de bucles de reentrada con múltiples circuitos en las aurículas.

**(6)** Se ha demostrado una reducción significativa (50-75 %) de la frecuencia de la FA posoperatoria mediante el uso de β-bloqueantes, sotalol y amiodarona oral o parenteral durante el posoperatorio.

**(7)** Clasificación

   **i.** La FA aislada es la FA sin cardiopatía estructural ni hipertensión. En los pacientes de menos de 60 años, la FA aislada se asocia a un pronóstico favorable.

   **ii.** FA recurrente o paroxística.

   **iii.** La FA persistente se caracteriza por una FA que dura más de 1 semana.

**(8)** Más del 50 % de los episodios de FA se convertirán espontáneamente en ritmo sinusal en 24 h. Pasado este tiempo, la incidencia de conversión espontánea a ritmo sinusal desciende precipitadamente. La tasa de conversión espontánea de la FA persistente es insignificante.

**(9)** Las **opciones terapéuticas** son el tratamiento eléctrico o farmacológico.

   **i. Eléctrico**

     **(a)** Si el paciente presenta una situación inestable, está indicada la cardioversión sincronizada.

     **(b)** La cardioversión puede iniciarse a 50 J y aumentarse escalonadamente según sea necesario (150 J con dispositivos de corriente bifásica o 360 J con los dispositivos monofásicos más antiguos). Para reducir al mínimo la lesión miocárdica, debe utilizarse la menor energía posible.

     **(c)** Los factores de riesgo de que la respuesta a la cardioversión sea desfavorable son la presencia de un tono simpático elevado, una enfermedad grave, una aurícula izquierda de gran tamaño y los antecedentes de arritmia crónica.

   **ii.** El tratamiento farmacológico específico para la FA puede dividirse en tres componentes.

**(a) Anticoagulación.**
**(b) Control de la frecuencia cardíaca.**
**(c) Control del ritmo.**

**iii.** En un paciente estable, puede realizarse una **cardioversión** sin anti-coagulación para el control del ritmo si la duración de la FA es inferior a 48 h.

**iv.** La cardioversión sin anticoagulación para la FA de duración superior a 48 h se asocia a un mayor riesgo de complicaciones tromboembólicas.

**v.** Si se planifica una cardioversión programada en un paciente con una FA de duración desconocida o superior a 48 h, los datos recomiendan:

**(a)** Descartar la presencia de trombosis auricular mediante ecocardiografía transesofágica, tratamiento con heparina sistémica con un **tiempo parcial de tromboplastina activada (TPTa)** objetivo de 1,5 a 2,5 veces el valor de referencia, y tratamiento con warfarina después de la cardioversión con un **índice internacional normalizado** (**INR**, *international normalized ratio*) objetivo de 2 a 3 durante 3-4 semanas.

**(b)** Tratamiento con warfarina antes de la cardioversión con un INR objetivo de 2 a 3 durante 3-4 semanas, seguido de tratamiento con warfarina después de la cardioversión con un INR objetivo similar durante 3-4 semanas.

**vi.** No existe acuerdo sobre el beneficio relativo del control del ritmo sobre el control de la frecuencia cardíaca en poblaciones específicas.

**(a)** El **control de la frecuencia** *no parece ser inferior* al control del ritmo en los pacientes ancianos con FA recurrente o persistente. Los estudios controlados recientes sugieren que el control de la frecuencia puede ser superior al control del ritmo en los pacientes ancianos con FA recurrente o paroxística. En el entorno de los cuidados intensivos, la aparición de una nueva FA puede deberse a un factor desencadenante, y el método terapéutico deberá individualizarse. La necesidad del control de la frecuencia o del ritmo en esta situación suele decidirse según el cuadro clínico subyacente y la situación cardíaca. Por ejemplo, puede preferirse el control del ritmo si existe una contraindicación para la anticoagulación y/o el paciente es hipertenso y, por lo tanto, no tolera los fármacos de acción nodal.

**vii.** Los datos actuales indican que se producen **complicaciones tromboembólicas cerebrales** en los pacientes con FA persistente o recurrente cuando la anticoagulación es inadecuada (INR < 2) o discontinua. La mayoría de los ictus embólicos tienen su origen en las orejuelas de la aurícula izquierda. Existen actualmente estudios clínicos en los que se utilizan dispositivos que obstruyen la orejuela izquierda y, en caso de que se demuestre su seguridad, podrían solventar la necesidad de utilizar anticoagulación en los pacientes que presentan contraindicaciones.

**viii.** Puede intentarse el control de la frecuencia cardíaca utilizando fármacos de acción nodal que disminuyan la conducción AV. Los que se usan habitualmente son los β**-bloqueantes,** los **bloqueantes de los canales de calcio** y la **digoxina** (tabla 19-1).

**ix.** Conversión farmacológica aguda:

**(a)** El momento para la cardioversión química con respecto al riesgo tromboembólico es similar al de la cardioversión eléctrica.

**(b)** Cuando la cardioversión eléctrica no está justificada, pueden utilizarse fármacos de la mayoría de las clases de antiarrítmicos para realizar la cardioversión aguda. Con la administración de la ma-

| TABLA 19-1 | Fármacos administrados habitualmente para controlar la frecuencia en la fibrilación auricular | |
|---|---|---|

| Fármaco | Clase | Dosis |
|---|---|---|
| Metoprolol | β-bloqueante | 5 mg i.v. durante 2 min; puede repetirse si es necesario |
| Propranolol | β-bloqueante | 1 mg i.v. durante 2 min; puede repetirse si es necesario |
| Verapamilo | Bloqueante de los canales de calcio | 5-10 mg durante 2 min; puede repetirse a los 30 min |
| Diltiazem | Bloqueante de los canales de calcio | Bolo de 0,25 mg/kg (o 20 mg) i.v. durante 2 min; puede repetirse a los 15 min, con 0,35 mg/kg (25 mg)<br>Infusión continua de 5-10 mg/h; se aumenta en incrementos de 5 mg/h hasta 15 mg/h, se mantiene hasta 24 h |
| Digoxina | Inhibidor de la bomba NaK-ATPasa | 0,5 mg i.v.; a continuación, pueden administrarse 0,25 mg cada 6 h durante dos dosis hasta un máximo de 1 mg como dosis inicial |

yoría de los antiarrítmicos, los pacientes deben controlarse rigurosamente, por la posible aparición de prolongación del intervalo QT y arritmias inducidas por el fármaco, como la taquicardia ventricular en entorchado *(torsades de pointes)*. La mayoría de los antiarrítmicos también tienen un efecto inótropo negativo y, por lo tanto, está justificada la monitorización para detectar la aparición de hipotensión e insuficiencia cardíaca.

**x.** Los fármacos utilizados habitualmente son:

**(a) Amiodarona.** Se administra una dosis inicial intravenosa de 150 mg durante 10 min, seguida por una infusión de 1 mg/min durante 6 h y, a continuación, 0,5 mg/min durante otras 18 h. En caso de arritmia recurrente, puede considerarse la administración de otra dosis de 150 mg. La **dronedarona,** un nuevo fármaco con efectos secundarios significativamente más leves que la amiodarona, ha demostrado recientemente que es un fármaco útil por vía oral para el tratamiento de la FA.

**(b) Procainamida.** Se administra una dosis de 15 mg/kg por vía intravenosa a un ritmo inferior a 50 mg/min. Por otro lado, puede administrarse 500 mg a 750 mg por vía entérica, seguidos de una pauta de cuatro veces al día.

**(c) Ibutilida.** Se administra una dosis de 1 mg por vía intravenosa durante 10 min, que se repite una vez en caso necesario. Se recomienda tratar previamente con sulfato de magnesio.

**(d) Flecainida.** Se administra una dosis inicial de 300 mg por vía entérica, seguidos por una pauta de dos veces al día de 50 mg a 150 mg. Está contraindicada en los pacientes con coronariopatía.

**(e) Propafenona.** Se administra una dosis inicial de 600 mg por vía entérica, seguidos por una pauta de tres veces al día de 150 mg a 300 mg.

**(f) Sotalol.** Dosis entérica de 80 mg a 240 mg, dos veces al día.

**(g) Dofetilida.** Dosis entérica de 125 µg a 500 µg dos veces al día, dependiendo de la duración del intervalo QT y la función renal.

**(h) Clorhidrato de vernakalant.** Se trata de un nuevo fármaco intravenoso que puede estar disponible muy pronto para la conversión aguda de la FA. Se trata de un fármaco selectivo auricular con escaso riesgo de producir arritmias ventriculares.

**(i) Combinaciones de fármacos.** Aunque la combinación de fármacos (p. ej., propafenona e ibutilida) puede aumentar la probabilidad de la conversión farmacológica, existe un mayor riesgo de proarritmia ventricular, lo que no constituye ninguna ventaja por encima de la cardioversión eléctrica.

**xi.** Tratamiento prolongado

**(a)** Puede intentarse el control de la frecuencia utilizando bloqueantes de los canales de calcio, β-bloqueantes o digoxina, y necesita combinarse con anticoagulación prolongada.

**(b)** Puede intentarse el control del ritmo utilizando uno de los fármacos comentados anteriormente.

**3.** Ritmo regular con complejos anchos

**a. Taquicardia ventricular (TV)**

**(1)** La TV se define como la aparición de tres o más complejos consecutivos de origen ventricular con una frecuencia mayor de 110 lpm.

**(2)** La TV puede ser no sostenida (duración de < 30 s) o sostenida (duración de > 30 s). Desde el punto de vista morfológico, la TV se clasifica como monomorfa, cuando la morfología del complejo QRS es uniforme, y polimorfa, cuando la morfología del complejo QRS es variable. En general, la TV polimorfa es más ominosa que la TV monomorfa. En el corazón estructuralmente normal, la TV monomorfa, que se origina a partir del tracto de salida del ventrículo izquierdo o derecho (fig. 19-5), suele tolerarse bien, y suele poder tratarse de forma conservadora.

**(3)** Las consecuencias hemodinámicas están relacionadas con la función cardíaca, las afecciones coincidentes, la cavidad de origen y la frecuencia de la TV.

**(4)** Los factores de riesgo son: enfermedad coronaria con cicatriz anterior, isquemia aguda, miocardiopatía no isquémica, miocarditis, proarritmias inducidas por fármacos, trastornos infiltrantes, alteraciones electrolíticas y toxinas miocárdicas.

**(5) Tratamiento**

**i.** La TV inestable debe tratarse de inmediato con cardioversión sincronizada con corriente directa (cap. 34).

**ii.** Las formas estables pueden tratarse farmacológicamente.

**(a)** La elección del antiarrítmico debe determinarse según la función ventricular izquierda subyacente.

**(b)** Los pacientes con una función conservada pueden tratarse con lidocaína, procainamida o amiodarona (v. dosis en sección V.B.2.c). La **lidocaína** puede administrarse inicialmente en forma de bolo de 50 mg a 100 mg, seguida de una infusión de mantenimiento de 1 mg/min a 4 mg/min.

**(c)** Los pacientes en los que está alterada la función ventricular pueden tratarse con lidocaína y **amiodarona**. Por otro lado, puede intentarse la cardioversión urgente.

**(d)** En algunos pacientes con TV recurrente (TV monomorfa, v. figura 19-4), puede intentarse el bloqueo autónomo con dosis incrementales de β-bloqueantes. El esmolol intravenoso es en ocasiones un fármaco útil en el entorno de la UCI, ya que facilita un aumento cuidadoso de la dosis. Los casos que no responden pueden necesitar un método más definitivo como la ablación con catéter (tabla 19-2).

**iii.** Las estrategias a largo plazo y la selección de los antiarrítmicos dependen de la situación cardíaca (isquémica o no isquémica), factores precipitantes, función renal, pruebas de esfuerzo, función cardíaca y control ECG ambulatorio.

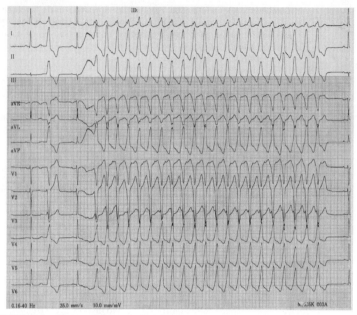

**FIGURA 19-5.** Electrocardiograma de 12 derivaciones que muestra una taquicardia ventricular monomorfa que se origina en el tracto de salida del ventrículo derecho. Los signos clásicos son una morfología similar a la de rama izquierda, signos de disociación auriculoventricular y eje inferior en las derivaciones inferiores (II, III y aVF).

**b. Taquicardia por reentrada AV antidrómica (TRAV)**

**(1)** Interviene una vía de reentrada con una extremidad anterógrada que afecta a una vía accesoria ventricular, y una extremidad retrógrada que afecta al sistema de His-Purkinje (a diferencia de la taquicardia por reentrada AV ortodrómica, descrita en la sección V.B.1.f).

**(2)** Se produce típicamente con un síndrome de preexcitación subyacente, como el WPW.

| TABLA 19-2 | Índices de éxito de la ablación con catéter en las arritmias |
|---|---|
| **Arritmia** | **Éxito (%)** |
| WPW o TRAV | 90+ |
| Reentrada en el nódulo AV | 95+ |
| Fibrilación auricular | |
|     Ablación del nódulo auriculoventricular | 95+ |
|     Aislamiento de la vena pulmonar | 75 |
| Aleteo *(flutter)* auricular típico | 90 |
| Taquicardia auricular | 80 |
| Taquicardia ventricular | |
|     Corazón normal | 95 |
|     Cardiopatía estructural | 70 |

TRAV, taquicardia por reentrada auriculoventricular; WPW, síndrome de Wolff-Parkinson-White.

(3) Hay que tener precaución con el uso de fármacos que actúan en el nódulo AV a la hora de tratar la FA en pacientes con preexcitación con estos fármacos. El bloqueo del nódulo AV puede aumentar, paradójicamente, la frecuencia ventricular al promover la conducción descendente por la vía accesoria.

### c. Ritmo idioventricular acelerado (RIVA)

(1) El RIVA es un ritmo automático anómalo que se origina a partir de la porción terminal del sistema de His-Purkinje.

(2) Los factores de riesgo son: isquemia aguda, toxicidad por digital y miocarditis.

(3) Se observa un ritmo monomorfo, de complejos anchos, con una frecuencia cardíaca de entre 60 lpm y 110 lpm en el ECG. También pueden aparecer ondas P retrógradas con disociación AV y latidos de captura sinusal.

(4) Es típicamente un ritmo benigno, que se resuelve de forma espontánea, salvo cuando el paciente depende de una sincronía AV para lograr un gasto cardíaco adecuado. En los pacientes que presentan síntomas, el tratamiento (electroestimulación auricular de sobrecarga, isoprenalina o atropina) va dirigido a aumentar la frecuencia del nódulo sinusal para sobrecargar y suprimir el foco ventricular ectópico.

### d. Taquicardia supraventricular (TSV) con anomalías

(1) Un bloqueo de rama preexistente o una anomalía dependiente de la frecuencia pueden causar confusión en cuanto al origen, supraventricular o ventricular, de una taquicardia con complejos anchos.

(2) La presencia de TV está apoyada por:
  **i.** Antecedente de cardiopatía estructural.
  **ii.** ECG antiguo sin signos de alteración de la conducción.
  **iii.** Signos de disociación AV: ondas *a* en cañón en un trazado de presión venosa central, latidos de fusión o latidos de captura en el ECG, signos de actividad auricular organizada, aunque disociada, en un ECG esofágico.
  **iv.** Otros signos electrocardiográficos de taquicardia ventricular son:
    **(a)** Concordancia positiva del complejo QRS a través de las derivaciones precordiales.
    **(b)** Bloqueo de rama izquierda con desviación del eje hacia la derecha, eje del QRS de menos de –90° o de más de 180°.
    **(c)** Duración del complejo QRS superior a 140 ms con BRD, o duración del QRS superior a 160 ms con BRI.

(3) En el paciente en estado grave, cuando existen dudas, suele ser más prudente tratar una taquicardia con complejos anchos como si fuera de origen ventricular.

**4.** Ritmo irregular con complejos anchos
### a. Fibrilación ventricular (FV, v. también cap. 34)

(1) ¡INICIAR MEDIDAS DE SOPORTE VITAL BÁSICO!

(2) Tratamiento farmacológico
  **i.** La **epinefrina** en bolos de 1 mg sigue siendo el elemento principal del tratamiento farmacológico. Los datos más recientes no confirman el uso del tratamiento con dosis elevadas de epinefrina.
  **ii.** Puede administrarse **vasopresina**, 40 UI por vía intravenosa, como dosis única, ya sea como tratamiento de primera línea o tras la administración de epinefrina.
  **iii.** Los datos procedentes de estudios sobre paradas cardíacas extrahospitalarias confirman la utilización de una sola dosis inicial de **amiodarona** de 300 mg por vía intravenosa.
  **iv.** Los datos y recomendaciones actuales no respaldan la administración sistemática de lidocaína.

**(3) Tratamiento eléctrico**

    **i. Desfibrilación.** Desfibrilación única con corriente bifásica a 150 J cada 5 ciclos de soporte vital básico (o series de desfibrilaciones de 300 J, 360 J y 360 J con los aparatos antiguos).

    **ii. Desfibriladores externos automáticos (DEA)**

        **(a)** Los datos disponibles actualmente respaldan el uso de DEA tanto en la prevención primaria como en la prevención secundaria de la muerte súbita en pacientes con miocardiopatía isquémica (fracción de eyección del ventrículo izquierdo < 35-40 %).

        **(b)** Los pacientes con miocardiopatía obstructiva hipertrófica y riesgo de muerte súbita pueden beneficiarse de la colocación de un DEA.

        **(c)** Los datos recientes respaldan el uso preventivo de los desfibriladores en la miocardiopatía dilatada no isquémica y en la insuficiencia cardíaca.

**b. Taquicardia ventricular en entorchado** *(torsades de pointes)* **(TVE)**

    **(1)** Se asocia clásicamente a un intervalo QT prolongado (v. fig. 7-4)

        **i.** Aunque no se ha definido un umbral absoluto para la TVE, en casi todos los casos se ha documentado un **valor de QT corregido superior a 500 ms.**

        **ii.** Puede producirse una prolongación del intervalo QT por: diversos fármacos (tabla 19-3) desequilibrios electrolíticos (hipomagnesiemia, hipopotasiemia, hipocalcemia) y afecciones asociadas (isquemia miocárdica, hipotiroidismo, anorexia/consunción, infección por el VIH, patología intracraneal, hipotermia).

        **iii.** El inicio de la TVE se asocia típicamente a secuencias corto-prolongado-corto del ciclo ventricular (medido por el intervalo RR).

        **iv.** En ocasiones, puede aparecer TVE en pacientes sin una prolongación importante del intervalo QT. Es el cambio relativo en el intervalo QT, en lugar de la duración absoluta del intervalo en estos pacientes, lo que predice la aparición de la arritmia.

    **(2)** Tiene un aspecto característico en el ECG, donde los picos ondulantes de secuencias de complejos QRS y ondas T proporciona un aspecto de giro alrededor de un eje (fig. 19-6).

    **(3)** Tratamiento

        **i.** Cardioversión/desfibrilación.

        **ii.** Tratamiento de cualquier factor precipitante coincidente interrumpiendo los fármacos que se sabe que prolongan el intervalo QT (tabla 19-3).

        **iii.** Sulfato de magnesio (1 g a 2 g i.v.) cuando existe hipomagnesiemia.

        **iv.** Electroestimulación cardíaca de sobrecarga con electroestimulación temporal o infusión de isoprenalina que actúa para acortar el intervalo QT y disminuir la probabilidad de secuencias corto-largo-corto.

        **v.** En los pacientes con un mayor riesgo de recidivas y sin causas claramente reversibles, puede ser eficaz la implantación de un DEA preventivo.

## VI. Ablación por radiofrecuencia (ARF)

**A.** La ARF es un método eficaz y definitivo en la mayoría de las arritmias supraventriculares y ventriculares.

**B.** En muchas situaciones, la ARF se convierte en el tratamiento de primera línea para las arritmias supraventriculares, entre ellas la TRNAV, la TRAV, el aleteo *(flutter)* auricular y la taquicardia auricular focal. Sigue siendo un tratamiento de segunda línea en la FA y las taquicardias ventriculares.

**C.** La ARF se realiza con sedación consciente y anestesia local. Se colocan de 3 a 5 catéteres transvenosos, necesitándose en ocasiones el uso de un catéter arterial

| **TABLA 19-3** | Fármacos que causan prolongación del intervalo QT, taquicardia ventricular en entorchado *(torsades de pointes)* o ambas |
|---|---|

| | |
|---|---|
| Antiarrítmicos | |
| – Clase III (documentación de TDP en todos) | Sotalol |
| | Amiodarona |
| | Ibutilida |
| | Amakalant |
| – No de clase III | |
| Bloqueantes de los canales de sodio | Quinidina |
| | Disopiramida |
| | Procainamida |
| | Encainida, flecainida |
| Otros fármacos cardiovasculares, diuréticos | Dobutamina |
| | Oxprenolol |
| | Amilorida |
| Fármacos no cardíacos | |
| Neurolépticos | Clorpromazina, perfenazina |
| | Haloperidol, droperidol |
| | Risperidona |
| | Tioridazina |
| | Olanzapina |
| Antidepresivos | Amitriptilina |
| | Citalopram |
| | Fluoxetina |
| | Imipramina |
| Antihistamínicos H1 | Terfenadina |
| | Difenhidramina |
| | Prometazina |
| | Hidroxizina |
| Antipalúdicos | Cloroquina |
| Antimicrobianos | Eritromicina |
| | Claritromicina |
| | Ketoconazol |
| | Levofloxacino |
| | Amantidina |
| | Pentamidina |
| Antagonistas de la serotonina (5-HT) | Ketanserina |
| Antineoplásicos | Tacrolimús |
| | Adriamicina |
| | Tamoxifeno |
| | 5-Fluorouracilo |

o transeptal. Se realiza una evaluación diagnóstica, que incluye la inducción de arritmia, la determinación del posible mecanismo y la evaluación del mapa de activación. Inmediatamente, se lleva a cabo la intervención terapéutica con corriente proporcionada a través de un electrodo que producirá la ablación del objetivo. Para finalizar el procedimiento, se evalúa de nuevo la posible presencia de arritmia.

**D.** En la tabla 19-2 se muestran los índices de éxito de la ARF.

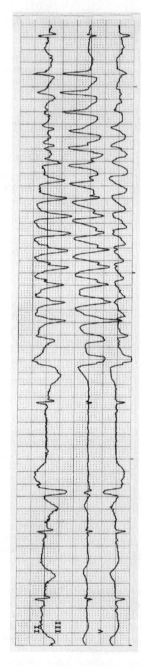

**FIGURA 19-6.** Tira de ritmo de un paciente con prolongación del intervalo QT inducida por hipopotasiemia y taquicardia ventricular en entorchado (*torsades de pointes*).

## Bibliografía recomendada

American College of Cardiologists, American Heart Association, European Society of cardiologists (ACC/AHAESC) 2006 guidelines for the management of the patients with atrial fibrillation. *Circulation* 2006;114:e257–e354.[c4]

Amar D. Perioperative atrial tachyarrhythmias. *Anesthesiology* 2002;97:1618–1623.

Bakhtiary F et al. Impact of high thoracic epidural anesthesia on incidence of perioperative atrial fibrillation in off-pump coronary bypass grafting: a prospective randomised study. *J Thorac Cardiovasc Surg* 2007;134:460–464.

Dimarco JP. Implantable cardioverter-defibrillators. *N Engl J Med* 2003;349:1836–1847.

Lamas GA et al. Ventricular pacing or dual-chamber pacing for sinus-node dysfunction. *N Engl J Med* 2002;346:1854–1862.

Mangrum JM, Dimarco JP. The evaluation and management of bradycardia. *N Engl J Med* 2000;342:703–709.

Opolski A et al. Rate control vs rhythm control in patients with nonvalvular persistent atrial fibrillation: the results of the Polish How to Treat Chronic Atrial Fibrillation (HOT CAFE) Study. *Chest* 2004;126:476–486.

Scott NB et al. A prospective randomized study of the potential benefits of thoracic epidural anesthesia and analgesia in patients undergoing coronary bypass artery grafting. *Anesth Analg* 2001;93:528–535.

Sick P et al. Initial worldwide experience with the WATCHMAN left appendage system for stroke prevention in atrial fibrillation. *J Am Coll Cardiol* 2007;49;13:1490–1495.

Singh B et al. Dronedarone for maintenance of sinus rhythm in atrial fibrillation or flutter. *N Engl J Med* 2007;357:987–989.

Stone KR, McPherson CA. Assessment and management of patients with pacemakers and implantable cardioverter defibrillators. *Crit Care Med* 2004;(4 suppl):S155–S165.

The AFFIRM Trial Investigators. A comparison of rate control and rhythm control in patients with atrial fibrillation. *N Engl J Med* 2002;347:1825–1833.

Zebis L et al. Practical regimen for amiodarone use in preventing postoperative atrial fibrillation. *Ann Thorac Surg* 2007;83:1326–1331.

# Síndrome de distrés respiratorio agudo

*Kathrin Allen y Luca Bigatello*

I. Aunque se han realizado grandes avances en la comprensión de la fisiopatología de la **lesión pulmonar aguda (LPA)** y el **síndrome de distrés respiratorio agudo (SDRA)**, el tratamiento sigue siendo fundamentalmente sintomático. Sin embargo, estudios clínicos aleatorizados recientes han proporcionado datos que señalan que la administración adecuada de ventilación mecánica puede evitar daños adicionales en los pulmones de los pacientes con LPA/SDRA y aumentar su supervivencia.

II. **Epidemiología**

   A. **Definición** (tabla 20-1). El SDRA define un síndrome de insuficiencia respiratoria aguda de diversa etiología, caracterizado por edema pulmonar no cardiógeno, hipoxemia y consolidación difusa del parénquima pulmonar. La LPA define una etapa clínica inicial del mismo síndrome, con un grado menor de hipoxemia. La razón por la que se identifica una etapa inicial del síndrome es por la que se pueden aplicar y comprobar medidas terapéuticas en una población mayor de pacientes antes de que se haya producido una afectación pulmonar importante.

   B. **Etiología.** En la tabla 20-2 se muestra una lista de las causas habituales de LPA/SDRA. La neumonía infecciosa, la neumonitis por aspiración y la contusión pulmonar son etiologías **pulmonares** frecuentes. La sepsis abdominal, la pancreatitis aguda y los politraumatismos son etiologías **extrapulmonares**. Independientemente del origen anatómico, el pulmón es el órgano objetivo, aunque el patrón radiológico de lesión puede variar considerablemente. La figura 20-1 muestra imágenes representativas de una tomografía computarizada (TC) de dos pacientes diferentes. El SDRA secundario a la pancreatitis aguda (fig. 20-1 A) muestra un patrón difuso, casi homogéneo, de consolidación. El SDRA secundario a una bronconeumonía (fig. 20-1 B) muestra consolidación densa localizada preferentemente en los campos pulmonares inferiores. Aunque no existen pruebas de que sean dos síndromes separados a partir de una situación fisiopatológica inicial, presentan características mecánicas diferentes que condicionarán la elección de estrategias terapéuticas (v. secciones VI.B y VI.C).

   C. **Incidencia.** En un reciente estudio de cohortes en un estado atendido por 21 hospitales se observó que la LPA/SDRA tiene una incidencia mayor de la que se creyó en un principio y que produce un impacto importante en la asistencia sanitaria estadounidense. La incidencia de la LPA es de 79 por 100 000 personas/año,

| **TABLA 20-1** | Definición de lesión pulmonar aguda (LPA) y síndrome de distrés respiratorio agudo (SDRA) |
|---|---|

Inicio repentino (agudo) de dificultad respiratoria
Hipoxemia
   LPA: $Pao_2/Fio_2 \leq 300$ mm Hg
   SDRA: $Pao_2/Fio_2 \leq 200$ mm Hg
Consolidación bilateral en la radiografía de tórax
Ausencia de signos clínicos de edema pulmonar cardiógeno

American-European Consensus Conference on ARDS. Bernard Gr, Artigas A, Brigham KL, et al. *Am J Respir Crit Care Med* 1994; 149:818-824.

| TABLA 20-2 | Etiologías habituales del síndrome de distrés respiratorio agudo |
|---|---|
| Lesión pulmonar directa | Aspiración y otras neumonitis químicas |
| | Neumonía infecciosa |
| | Contusión pulmonar, lesión torácica penetrante |
| Lesión a distancia | Inflamación, necrosis, lesión por isquemia-reperfusión |
| | Sepsis: intraabdominal, bacteriemia, fungemia, meningitis |
| | Traumatismo múltiple, quemaduras |
| | Shock |
| | Pancreatitis aguda |

y la incidencia del SDRA es de 59 por 100 000 personas/año. El impacto sobre la asistencia sanitaria se produce no sólo por el índice de mortalidad elevado, sino también porque los pacientes con SDRA que sobreviven presentan una morbilidad compleja, con períodos prolongados de rehabilitación y de bajas laborales.

**D.** La **supervivencia del SDRA** depende de diversos factores, tanto agudos (tipo y gravedad de la causa original, lesiones coexistentes y fallos orgánicos adicionales) como preexistentes (edad y comorbilidad). En general, el índice de mortalidad de los pacientes con LPA/SDRA parece haber mejorado durante los últimos 5-10 años, siendo de un promedio del 30 % al 40 %. Los factores asociados de forma inequívoca a un pronóstico desfavorable son la edad avanzada y la sepsis. Por otro lado, los traumatismos presentan uniformemente una evolución mejor, y se trata de una categoría de pacientes con SDRA en los que pueden estar justificados los tratamientos más intensos y prolongados, debido a la posibilidad realista de supervivencia.

**E. Recuperación.** Las mismas categorías de pacientes que presentan mayores índices de supervivencia, los pacientes jóvenes con menos afecciones coincidentes, también presentan la recuperación más rápida del SDRA. Durante los primeros 3-6 meses después del alta de la UCI, la función pulmonar mejora de un modo constante, alcanzando un nivel de, aproximadamente, el 70 % del normal, lo que permite que estos pacientes lleven una vida productiva. Sin embargo, las consecuencias del SDRA no se limitan al aparato respiratorio. Los pacientes sometidos a períodos prolongados de ventilación mecánica en la UCI pueden presentar atrofia y debilidad muscular prolongada, una peor calidad de vida en términos sanitarios y cierto grado de pérdida de la memoria, la capacidad intelectual y la capacidad de concentración.

## III. Patogenia

**A.** Independientemente del punto de origen, la agresión original desencadena una respuesta inflamatoria que lesiona los pulmones, así como otros órganos. Es posible que los propios pulmones sean una localización donde la respuesta inflamatoria se amplifique por una combinación de factores, entre ellos el estrés mecánico inducido por la ventilación con presión positiva (**lesión pulmonar inducida por el respirador [LPIR]**, v. a continuación). Los leucocitos activados liberan mediadores que amplían aún más las lesiones locales y sistémicas, y pueden contribuir al inicio de múltiples fallos de sistemas orgánicos.

**B.** La **LPIR** es la lesión directa producida en los pulmones por la ventilación mecánica, y puede inducirse por diversos mecanismos.

**1.** Se produce **traumatismo al final de la inspiración** cuando un exceso de volumen o presión proporcionados causa una hiperdistensión alveolar. Esta presión transalveolar excesiva puede causar lesión macroscópica (neumotórax, neumomediastino, neumoperitoneo) o celular, lo que empeora la inflamación y el proceso de la afección. En un paciente con SDRA, la parte normalmente aireada

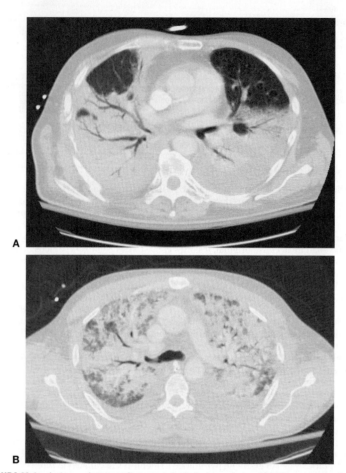

**FIGURA 20-1.** Imágenes de tomografía computarizada de dos pacientes. **A)** SDRA secundario a bronconeumonía que muestra consolidaciones densas localizadas predominantemente en los campos pulmonares inferiores. **B)** SDRA secundario a pancreatitis aguda que muestra un patrón de consolidación difuso, casi homogéneo.

del pulmón disminuye y, por lo tanto, si se proporciona un volumen corriente «normal», se puede inducir LPIR.

2. El **traumatismo al final de la espiración** se refiere a la apertura y cierre cíclicos de los alvéolos a lo largo del ciclo respiratorio. La apertura repetida de los alvéolos causa lesión epitelial por un mecanismo de cizalla o desgarro. Se ha demostrado que la **presión teleespiratoria positiva (PTEP)** mantiene abiertos los alvéolos y disminuye el traumatismo al final de la espiración.

3. **Toxicidad causada por el oxígeno.** La $Fio_2$ elevada conduce a la formación de radicales libres citotóxicos que pueden dañar las células epiteliales. También puede producirse atelectasia por absorción cuando la $Fio_2$ es elevada. Aunque se desconoce el nivel «seguro» para la $Fio_2$, parece razonable tratar de mantenerla, cuando es posible, en el 60% o menos.

**IV.** El pulmón tiende a responder a las lesiones agudas, no neoplásicas, de un modo reproducible, generando un cuadro anatómico conocido como **lesión alveolar difusa (LAD)**, cuyas principales características son.

**A. Lesión alveolar aguda.** La lesión inicial afecta tanto al lado **endotelial** como al lado **epitelial** de la membrana alveolocapilar. Esto es importante para poder entender la evolución del SDRA como un síndrome tanto de las vías respiratorias como de la vasculatura. El grado de lesión epitelial inicial puede afectar a la evolución final del síndrome. Particularmente importantes son la lesión de las células alveolares de tipo II, metabólicamente activas, que son las responsables de la producción del agente tensioactivo (surfactante), la eliminación del edema mediante el transporte de líquido, y la diferenciación en las células parietales, planas, de tipo I. La lesión de las células de tipo II fomenta la ampliación sistémica de la respuesta inflamatoria y afecta al grado de importante respuesta fibroproliferativa posterior.

**B. Fase exudativa.** Los edemas alveolar e intersticial de la LAD se producen por lesión endotelial más que por fuerzas hidrostáticas. El exudado contiene proteínas plasmáticas, leucocitos y hematíes, plaquetas y factores de la coagulación, y finalmente tapiza las paredes alveolares con membranas hialinas. Puede producirse la inactivación del agente tensioactivo existente y la producción de surfactante anómalo. El edema alveolar, la consolidación y la atelectasia producen hipoxemia y disminuyen la distensibilidad pulmonar.

**C. Lesiones vasculares.** La lesión tisular y la activación de la cascada de la coagulación puede causar hemorragia alveolar y trombosis de pequeñas arterias. Posteriormente, es posible que el remodelado obstruya secciones de la vasculatura pulmonar. La pérdida de área transversal vascular, los mediadores vasoconstrictores y la **vasoconstricción pulmonar hipóxica (VPH)** pueden contribuir al inicio de una hipertensión moderada en la arteria pulmonar, que fomenta la formación de edema pulmonar.

**D. Fase fibroproliferativa.** En unos 7-10 días, el infiltrado inflamatorio adquiere características crónicas, con un predominio de macrófagos, monocitos y, finalmente, fibroblastos. Las lesiones iniciales curan por depósito de colágeno, que obstruye los espacios aéreos y causa fibrosis intersticial. La intensidad de los fenómenos fibroproliferativos es variable y puede estar relacionada con la gravedad de la lesión inicial (v. sección IV.A).

**V. Fisiología.** La hipoxemia y la escasa distensibilidad pulmonar son las características fisiológicas del SDRA.

**A.** La **hipoxemia** en la LPA/SDRA se debe a edema alveolar, consolidación y colapso. A medida que la ventilación disminuye o cesa completamente en áreas diferentes del pulmón, sangre parcial o totalmente desaturada se mezcla con sangre oxigenada. Cuando el cortocircuito real (ausencia de ventilación), en lugar del desequilibrio ventilación/perfusión (escasa ventilación), es el principal factor determinante de la hipoxemia, como sucede en el SDRA, la $PaO_2$ sólo puede aumentarse mediante el reclutamiento de alvéolos no ventilados. En el SDRA, la hipoxemia se atenúa en parte por la respuesta fisiológica de la VPH, que aleja el flujo sanguíneo pulmonar de los alvéolos hipoventilados. La **VPH** puede inhibirse por la producción local de sustancias vasodilatadoras como los prostanoides y el óxido nítrico (NO) durante la inflamación. También puede amortiguarse por la administración de vasodilatadores como la nitroglicerina y el nitroprusiato sódico.

**B.** La disminución del flujo sanguíneo pulmonar, la oclusión vascular, la hiperdistensión de las vías respiratorias y la hipovolemia pueden crear áreas de elevada relación ventilación/perfusión y **espacio muerto** (ausencia de perfusión) real. Un aumento de la proporción entre el espacio muerto y el volumen corriente obstaculiza la eliminación de $CO_2$, y causa **hipercapnia** y acidosis respiratoria. Una fracción de ventilación del espacio muerto elevada a lo largo de la LPA/SDRA se ha asociado a un índice de mortalidad elevado.

**C. Distensibilidad pulmonar escasa.** En la fase inicial del SDRA, la distensibilidad pulmonar disminuye debido a edema alveolar difuso, consolidación y colapso. Dado que esta lesión no es homogénea, la escasa distensibilidad al inicio del SDRA es realmente el promedio de las diversas características mecánicas de regiones pulmonares individuales. Las dos imágenes de TC de la figura 20-1 muestran cómo un determinado valor de distensibilidad medido en pacientes con LPA/SDRA puede estar determinado por distribuciones muy diferentes de las lesiones, lo que tiene consecuencias en la elección del tratamiento ventilatorio (sección VI).

**D.** La **pared torácica** está formada por la parrilla costal y el abdomen. La pared torácica puede presentar escasa distensibilidad por deformidad esquelética, obesidad mórbida, ascitis, síndrome del compartimento abdominal, edema troncal masivo, quemaduras circunferenciales y vendajes torácicos apretados. La **distensión abdominal** es frecuente en los pacientes quirúrgicos. Es importante reconocer que una disminución de la distensibilidad de la pared torácica también disminuirá la presión transpulmonar (la presión de distensión de los alvéolos), por lo que estos pacientes pueden necesitar mayores presiones meseta para lograr un cambio adecuado del volumen pulmonar. Es posible calcular la presión intratorácica mediante un **globo esofágico,** que posibilita la separación de la mecánica del pulmón y de la pared torácica. Es útil **medir la distensibilidad respiratoria** para seguir la evolución del síndrome y comprobar el efecto de los cambios del entorno ventilatorio. En el capítulo 3 se describen los métodos para evaluar la distensibilidad respiratoria junto al lecho del paciente.

## VI. Tratamiento del síndrome de distrés respiratorio agudo

**A. Medidas generales.** La LPA/SDRA debe contemplarse como parte de una lesión inflamatoria sistémica que tiene una etiología específica y que suele asociarse al fallo de otros órganos vitales.

1. Debe emprenderse el **diagnóstico y tratamiento** de la afección subyacente, incluso cuando el cuadro clínico está dominado por la insuficiencia respiratoria. Las intervenciones iniciales importantes en los pacientes quirúrgicos son el drenaje de los abscesos, el desbridamiento de los tejidos desvitalizados, la fijación de las fracturas y los injertos de los tejidos quemados.

2. **Tratamiento hemodinámico.** La **restricción** prudente **de líquidos** limita la formación de edema pulmonar, y mejora el intercambio gaseoso y la mecánica respiratoria. En un estudio reciente de la ARDS Network ([ARDS-Net], un consorcio federal de centros académicos que realizan estudios clínicos destinados a aumentar la supervivencia de los pacientes con LPA/SDRA), un tratamiento conservador con líquidos mejoró la función pulmonar y disminuyó la duración de la ventilación mecánica y de la estancia en la UCI.

3. **Tratamiento de las infecciones.** El tratamiento antimicrobiano debe dirigirse a los microorganismos cultivados siempre que sea posible. Debe sopesarse el recurso de la profilaxis y cobertura con antibióticos de amplio espectro frente a los posibles efectos tóxicos y la selección de flora microbiana resistente (v. caps. 12, 13 y 29). La **neumonía nosocomial** es frecuente en los pacientes con insuficiencia respiratoria aguda y se asocia a una mortalidad elevada. El control de las vías respiratorias y las medidas para reducir los riesgos de aspiración (medidas de control de infecciones, posición con la cabecera de la cama incorporada, higiene bucal, descompresión gástrica) disminuyen la incidencia de la neumonía nosocomial.

4. La **nutrición** debe iniciarse pronto debido a que es probable que la estancia en la UCI sea prolongada. Suele preferirse la alimentación por sonda (cap. 11).

5. El **soporte de la función del resto de sistemas orgánicos** forma parte del tratamiento de la LPA/SDRA. La inestabilidad hemodinámica, la insuficiencia renal aguda, la hemorragia digestiva, las alteraciones de la coagulación y los trastornos neurológicos pueden complicar la evolución de estos pacientes en situa-

ción crítica. El lector puede acudir a los capítulos específicos para obtener más detalles sobre el tratamiento de estas afecciones.

**B. Ventilación mecánica** en los pacientes con LPA/SDRA

1. **El método actual de ventilación mecánica** de los pacientes con LPA/SDRA se basa en proporcionar **pequeños volúmenes corrientes ($V_T$)** y un **nivel moderado de PTEP.**

   a. Un gran $V_T$ y una presión alveolar elevada lesionan los pulmones. Esta lesión (**LPIR,** sección III.B) constituye la lesión alveolar original y puede afectar de forma adversa a la evolución de los pacientes con LPA/SDRA. La figura 20-2 muestra la radiografía torácica portátil (A) y la TC (B) de un paciente que presentó LPIR en la UCI. Sin embargo, en la mayoría de los casos la lesión de la LPIR no se aprecia en las radiografías ni las imágenes de TC, y es poco frecuente la aparición de neumotórax, neumomediastino y otros signos clásicos de traumatismo pulmonar por la ventilación mecánica.

   b. En un estudio clínico multicéntrico (ARDS-Net), se observó que la ventilación de los pacientes con LPA/SDRA con un **método de protección pulmonar** con $V_T$ bajo (6 ml/kg de peso corporal ideal) y escasa presión sobre las vías respiratorias (presión meseta inspiratoria < 30 cm $H_2O$) podía mejorar la supervivencia.

   c. Diversos estudios posteriores realizados en poblaciones de pacientes más pequeñas han confirmado el hallazgo anterior.

2. **Basándose en los datos actuales, se sugiere:**

   a. **Limitar el tamaño del $V_T$,** idealmente a 6 ml/kg. Se puede permitir un $V_T$ ligeramente mayor si la **presión meseta teleespiratoria en las vías respiratorias** medida en un paciente relajado (v. cap. 3) es menor de 25 cm $H_2O$ a 30 cm $H_2O$, si el paciente no presenta sincronía con el respirador o si presenta acidosis. Si el uso de un $V_T$ bajo causa acidemia importante, puede aumentarse primero la frecuencia respiratoria, tratando de lograr un valor de pH arterial (admitido de forma arbitraria) cercano a 7,30 (v. también sección VI.B.3.d).

   b. **Aplicar un nivel de PTEP** destinado a optimizar la mecánica respiratoria, es decir, evitar el colapso alveolar al final de la espiración (sección III.B.2), y a reclutar alvéolos que conduzca a una disminución del cortocircuito intrapulmonar. No se ha establecido con precisión el nivel ideal de PTEP, ya que la cantidad de pulmón que puede reclutarse es muy variable. En dos estudios recientes de LPA/SDRA que comparaban niveles de PTEP bajos y moderados, las estrategias destinadas a mejorar el reclutamiento con un nivel moderado de PTEP lograron una función pulmonar mejor, una disminución de la duración de la ventilación mecánica y un descenso del índice de defunciones por hipoxemia. Un método sencillo y práctico para comprobar el efecto de un cambio de la PTEP sobre el volumen pulmonar junto al lecho del paciente consiste en aplicar un aumento escalonado de PTEP mientras se mantiene un nivel establecido de presión por encima de la PTEP (**«prueba con PTEP»**), durante la ventilación totalmente controlada. Si el $V_T$ aumenta o permanece invariable, significa que el nuevo nivel de PTEP ha reclutado tejido pulmonar y no ha causado hiperdistensión de una parte significativa del pulmón previamente reclutado.

   c. **Reclutamiento pulmonar adicional.** La presión necesaria para abrir alvéolos colapsados puede ser varias veces superior a los niveles de PTEP usados habitualmente. Además, al ventilar con un $V_T$ bajo, se tiende a promover el colapso alveolar. Por lo tanto, las estrategias para la protección pulmonar con $V_T$ bajo y presión baja en las vías respiratorias tienden a incluir medios adicionales para reclutar tejido pulmonar (**maniobras de reclutamiento**) aplicando presiones superiores en la vía respiratoria durante períodos de tiempo limitados. Existen dos tipos de maniobras de reclutamiento:

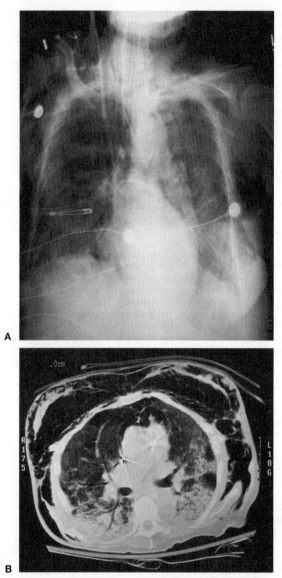

**FIGURA 20-2.** Radiografía de tórax portátil **(A)** y tomografía computarizada (TC) torácica **(B)** de un paciente con síndrome de distrés respiratorio agudo (SDRA) y lesión pulmonar inducida por el respirador. Obsérvese la llamativa diferencia en cuanto a la información morfológica proporcionada por ambas técnicas. En la imagen de TC pueden distinguirse áreas no homogéneas de consolidación, localizadas preferentemente en las regiones pulmonares declives, el enfisema subcutáneo masivo, el aire peribronquial y pericárdico, y los neumotórax loculados subpleurales.

**(1)** Una **insuflación sostenida** de 30 s a 60 s a una presión superior a la presión de insuflación, por ejemplo, de 40 cm $H_2O$ a 60 cm $H_2O$, aumenta la $Pao_2$ en la mayoría de los pacientes con LPA/SDRA. El efecto es transitorio, pero puede aumentarse incrementando el nivel de PTEP. Sin embargo, las insuflaciones sostenidas pueden causar **inestabilidad hemodinámica** y **lesión pulmonar.** Por lo tanto, deberán realizarlas médicos con experiencia, manteniendo una **monitorización continua** de la presión arterial, y sólo en pacientes en los que se sospeche que la hipoxemia se debe a colapso alveolar.

**(2)** Un «suspiro» es una gran respiración interpuesta entre las respiraciones de un $V_T$ o presión establecidos. Aunque no se trata de un concepto nuevo, los respiradores actuales pueden proporcionar una mayor versatilidad para establecer los parámetros de un suspiro. Una forma sencilla de proporcionarlo es mantener al paciente con ventilación con apoyo de presión y añadir una sola respiración con control de presión de la presión y duración deseadas.

**(3)** A pesar de sus aparentes beneficios inmediatos, las maniobras de reclutamiento no han demostrado ser eficaces más allá de su efecto transitorio sobre el intercambio gaseoso. Mientras que es posible que los pacientes con tejido pulmonar que puede reclutarse se vean beneficiados con estas maniobras, en otros pueden producirse lesiones por hiperdistensión alveolar e inestabilidad hemodinámica. Se recomienda analizar rigurosamente los riesgos de estas maniobras y tener en cuenta que el pulmón con SDRA puede no necesitar el reclutamiento completo en todos los casos.

**d. Control de la $Paco_2$.** Un $V_T$ bajo puede causar hipoventilación. El mejor método para evitar la acidemia aguda es aumentar la frecuencia respiratoria y/o administrar temporalmente un amortiguador como el bicarbonato sódico o la trometamina para un pH $< 7,20$. Por otro lado, un ascenso lento de la $Paco_2$ puede no ser nocivo mientras se espera a que se produzca la compensación del pH. Este método, denominado **hipercapnia permisiva o tolerante,** se ha aconsejado como una forma de limitar la lesión pulmonar aguda asociada al respirador. Estudios experimentales han sugerido la posibilidad de que la acidosis hipercápnica ejerza un beneficio protector frente al traumatismo volumétrico. Considerando los datos actuales, parece que permitir la hipercapnia para evitar la LPIR es una práctica segura; sin embargo, cada paciente debe evaluarse de forma individual. Las contraindicaciones para la hipercapnia permisiva son el aumento de la presión intracraneal, la insuficiencia ventricular izquierda y la acidemia miocárdica.

**3. Modos de ventilación.** En el capítulo 5 se exponen los conceptos básicos de la ventilación mecánica, así como los principios de los modos más habituales de ventilación mecánica, que se revisarán aquí brevemente en el contexto del paciente con LPA/SDRA.

**a. Ventilación con control de presión** y **con control de volumen.** Las posibles ventajas de la ventilación con **control de presión** son una **elevada y variable velocidad de flujo inspiratorio,** que puede aumentar la sincronía durante las respiraciones estimuladas por el paciente, y la capacidad para alcanzar **la presión establecida de las vías respiratorias al inicio de la inspiración,** proporcionando una mayor presión media en las vías respiratorias que en un contexto similar con el modo con control de volumen. La mayor presión media en las vías respiratorias puede promover el reclutamiento alveolar y aumentar la $Pao_2$. Sin embargo, los respiradores mecánicos actuales pueden proporcionar **ventilación con control de volumen** con patrones de flujo aéreo similares al descrito para el control de presión. Además, el control de volumen siempre **asegura la ventilación minuto establecida,** lo que puede ser deseable en algunos pacientes. Por lo tanto, la elección entre ventilación con presión y volumen cuando se utiliza un respirador moderno no es un factor que afecte a la evolución del paciente, sino más bien una preferencia individual.

b. **Ventilación obligada (mecánica) y espontánea**

(1) La **ventilación mandatoria (mecánica)** permite proporcionar niveles elevados de presión alveolar con gráficas de flujo complejas y a menudo «no fisiológicas» que pueden mejorar el intercambio gaseoso. Por ejemplo, un tiempo inspiratorio prolongado puede reclutar alvéolos y mejorar la $Pao_2$, pero un paciente que respira de forma espontánea no suele tolerarlo. Así pues, la ventilación con niveles elevados de apoyo puede necesitar sedación intensa y bloqueo neuromuscular (v. sección VI.B.5.a).

(2) Por el contrario, el mantenimiento de cierto nivel de actividad **respiratoria espontánea** puede tener efectos beneficiosos. Puede mejorar el intercambio gaseoso debido a la función predominante del diafragma durante la respiración espontánea, que aplica presión de insuflación a las bases pulmonares, un campo pulmonar mayor y menos expandido. Además, el mantenimiento de la actividad de la musculatura respiratoria puede disminuir el grado de debilidad y atrofia de los músculos respiratorios que es frecuente observar tras un cuadro prolongado de insuficiencia respiratoria aguda (v. sección II.E).

c. **Modos «con dos niveles de presión».** Incluyen los modos ventilatorios que proporcionan dos niveles de presión en las vías respiratorias y permiten varias combinaciones de respiración espontánea. La **ventilación con liberación de presión en la vía respiratoria** es un modo de doble nivel de presión en el que se mantiene el nivel elevado de presión durante unos segundos y, a continuación, se libera brevemente para permitir la espiración. Pueden producirse respiraciones espontáneas con ambos niveles de presión, pero fundamentalmente con el mayor de ellos, debido a su mayor duración. Estas respiraciones espontáneas se añaden a la ventilación minuto sin aumentar el nivel elevado de presión en las vías respiratorias. El desequilibrio ventilación/perfusión puede mejorarse por la actividad respiratoria espontánea. Siguen investigándose los beneficios finales de este tipo de ventilación en los pacientes con LPA/SDRA.

d. La **ventilación de alta frecuencia (VAF)** y la **oscilación de alta frecuencia (OAF)** proporcionan un volumen corriente ($V_T$) muy pequeño con frecuencias elevadas y una presión media en las vías respiratorias establecida. Proporcionan intercambio gaseoso con presiones mensurables bajas en las vías respiratorias, lo que probablemente limite la LPIR. Sin embargo, la limitación del flujo espiratorio puede causar niveles elevados de presión teleespiratoria intrínseca, que no se reflejan en las presiones medidas en las vías respiratorias. El uso de VAF y OAF en los adultos se limita a la espera de los resultados de los estudios clínicos en marcha.

e. La **ventilación con proporción inversa controlada por presión** aumenta las presiones medias en las vías respiratorias al prolongar el tiempo inspiratorio (cociente I:E aumentado). Por lo tanto, la $Pao_2$ aumenta con presiones alveolares inferiores. Las consecuencias adversas habituales de este modo de ventilación son: presión teleespiratoria intrínseca, disminución del gasto cardíaco y aumento de la necesidad de sedación.

4. **Otras estrategias**

a. La **sedación** y el **bloqueo neuromuscular** pueden mejorar el intercambio gaseoso estimulando la sincronía entre el paciente y el respirador, y permitiendo que se proporcionen niveles elevados de apoyo ventilatorio. La mayoría de los médicos limitan el uso del bloqueo neuromuscular a los casos con mayor dificultad para ventilar y oxigenar (v. cap. 7). El uso de bloqueantes neuromusculares, particularmente del grupo esteroideo, se ha asociado a debilidad prolongada y polineuropatía del paciente crítico (v. cap. 32).

**b. Ventilación en decúbito prono.** En más de la mitad de los pacientes con SDRA que se colocan en decúbito prono se produce un aumento importante de la $PaO_2$, que tiende a prolongarse durante el período de ventilación en esta posición y disminuye a ritmos variables cuando el paciente vuelve a adoptar la posición de decúbito supino. Puede mantenerse a los pacientes varias horas en decúbito prono, y colocarse de nuevo en decúbito supino para los cuidados de enfermería, la exploración física y el alivio de la presión sobre la piel. Las complicaciones de este modo de ventilación son poco frecuentes en manos expertas, y se relacionan fundamentalmente con la pérdida de las vías, los tubos (¡tubo endotraqueal!) y los dispositivos de monitorización durante el procedimiento de giro. En raras ocasiones pueden producirse úlceras de decúbito y lesión nerviosa a causa de posturas incorrectas, y también inestabilidad hemodinámica transitoria, que hace que la posición en decúbito prono sea una **maniobra de riesgo elevado en pacientes inestables.** Suele preferirse sedar totalmente a los pacientes que se ventilan en esta posición y, con frecuencia, utilizar el bloqueo neuromuscular para facilitarlo. El **mecanismo** de los efectos de la ventilación en decúbito prono sobre el intercambio gaseoso en el SDRA no está muy claro. Aunque factores gravitatorios redistribuyen la ventilación a las áreas pulmonares dorsales previamente colapsadas, no explican la persistencia del efecto del decúbito prono a lo largo del tiempo. También es posible que los cambios en la geometría y las propiedades mecánicas de la pared torácica puedan redirigir el flujo aéreo, alejándolo de las áreas pulmonares ventrales insufladas hacia las áreas dorsales previamente colapsadas. Si este último concepto es correcto, el intercambio gaseoso debiera mejorar simplemente comprimiendo la parte anterior del tórax con **sacos de arena** durante la ventilación en decúbito supino. En ocasiones, los efectos del uso de sacos de arena sobre el intercambio gaseoso son evidentes y reproducibles. Suelen usarse dos sacos de arena de 1 kg cada uno colocados sobre cada hemitórax, particularmente en los pacientes considerados de riesgo elevado para la ventilación en decúbito prono (v. exposición anterior).

## C. Otras opciones terapéuticas

**1.** La **inhalación de óxido nítrico (NO)** reduce la hipertensión pulmonar y aumenta la $PaO_2$ en la mayoría de los pacientes con SDRA. Lamentablemente, este efecto beneficioso es transitorio, y la mayor parte del tiempo no produce un cambio apreciable en el tratamiento ventilatorio. Actualmente, la mejor indicación para el NO inhalado en el SDRA parece ser como **puente hacia tratamientos más complejos** durante la estabilización inicial de pacientes con hipoxia grave.

**2.** La **oxigenación por membrana extracorpórea (OMEC)** proporciona un sustituto temporal a la respiración transpulmonar mientras se espera a que pulmones gravemente dañados reposen y se recuperen. Las técnicas de intercambio gaseoso extracorporal en los pacientes adultos están localizadas en algunos centros, muy especializados, para indicaciones limitadas.

**3. Corticoesteroides.** Debido a que el proceso patológico del SDRA conlleva inflamación persistente y proliferación de células parenquimatosas, se ha esperado que los corticoesteroides pudieran alterar este proceso. Inicialmente, estudios a pequeña escala realizados en un solo centro sugirieron el beneficio de tratar el SDRA terminal con dosis importantes de corticoesteroides. Sin embargo, en un estudio multicéntrico reciente no se logró detectar mejoría alguna aparte del efecto fisiológico, ya conocido, de aumentar la $PaO_2$ y, posiblemente, la distensibilidad pulmonar. No se demostró que la metilprednisolona tuviera algún beneficio sobre la supervivencia global, y se observó un aumento del riesgo cuando el tratamiento se iniciaba más de 13 días después del inicio del SDRA. Basándose en este estudio, no puede respaldarse la administración sistemática de corticoesteroides en el SDRA.

## Bibliografía recomendada

ARDS Clinical Trials Network (ARDS-Net, National Heart, Lung and Blood Institute). Ventilation with lower tidal volumes as compared with traditional tidal volumes for acute lung injury and the acute respiratory distress syndrome. "ARMA Trial". *N Engl J Med* 2000;342:1301–1308.

ARDS-Net. Comparison of two fluid-management strategies in acute lung injury. *N Engl J Med* 2006; 354:2564.

ARDS-Net. Efficacy and safety of corticosteroids for persistent acute respiratory distress syndrome. *NEngl J Med* 2006;354:1671.

Artigas A, Bernard G, Claret J, et al. The American-European consensus conference on ARDS, Part 2. *Am J Respir Crit Care Med* 1998;157:1332–1347.

Bernard GR, Artigas A, Brigham KL, et al. The American-European consensus conference on ARDS, Part 1. *Am J Respir Crit Care Med* 1994;149:818–824.

Dreyfuss D, Saumon G. Ventilator-induced lung injury. *Am J Respir Crit Care Med* 1998;157:294–323.

Gattinoni L, Caironi P, Massimo C, et al. Lung recruitment in patients with acute respiratory distress syndrome. *N Engl J Med* 2006;354:1775.

Herridge MS, Cheung AM, Tansey CM, et al. One-year outcomes of survivors of the acute respiratory distress syndrome. *N Engl J Med* 2003;348:683–693.

Hess D, Bigatello LM. The chest wall in acute lung injury/acute respiratory distress syndrome. *Curr Opin Crit Care* 2008;14:94.

Meade M, Cook D, Guyatt G, et al. Ventilation strategy using low tidal volumes, recruitment maneuvers, and high positive end-expiratory pressure for acute lung injury and acute respiratory distress syndrome. *JAMA* 2008;299(6):637.

Mercat A, Richard J, Vielle B, et al. Positive end-expiratory pressure setting in adults with acute lung injury and acute respiratory distress syndrome. *JAMA* 2008;299(6):646.

Rubenfeld GD, Caldwell E, Peabody E, et al. Incidence and outcomes of acute lung injury. *N Engl J Med* 2005;353:1685.

Stapleton RD, Wang BM, Hudson LD, et al. Causes and timing of death in patients with ARDS. *Chest* 2005;128:525–532.

Ware LB, Matthay MA. The acute respiratory distress syndrome. *N Engl J Med* 2000;342:1334–1349.

# 21

## Enfermedad pulmonar obstructiva crónica y asma

*Robert Owens y Fiona Gibbons*

**I. Introducción.** Los pacientes con una reagudización de la enfermedad pulmonar obstructiva crónica (EPOC) o del asma presentan un nivel de gravedad de la enfermedad muy variable. En este capítulo, se proporcionan directrices para el cuidado de los pacientes con enfermedad pulmonar obstructiva grave estable o inestable que necesitan estar ingresados en la UCI.

**A.** Las siguientes **definiciones** consideran cada enfermedad como una entidad aislada. Aunque se pueden producir formas relativamente puras de estas enfermedades, también se superponen. Por lo tanto, muchas de las observaciones clínicas y de las modalidades terapéuticas son similares. Sin embargo, la EPOC y el asma difieren lo suficiente en determinados aspectos (p. ej., respuesta celular, mediadores inflamatorios, grado de reversibilidad) como para que esté justificado explicarlos por separado.

   **1.** La **EPOC** es una enfermedad que se puede prevenir y tratar, y que se caracteriza por una **limitación del flujo aéreo** que no es totalmente reversible. Esta limitación suele ser progresiva y se relaciona con una respuesta inflamatoria anómala de los pulmones ante partículas o gases nocivos. En la EPOC, la limitación del flujo aéreo se debe a una afectación de las vías respiratorias pequeñas **(bronquiolitis obstructiva)** y a una destrucción parenquimatosa **(enfisema)**. El grado de ambas afecciones varía según los pacientes.

   **a.** El **enfisema** se define, desde el punto de vista anatómico, como el aumento de tamaño destructivo y permanente de los espacios aéreos (alvéolos) distales con respecto a los bronquíolos terminales, que se acompaña de destrucción de las paredes de los espacios aéreos.

   **b.** La **bronquitis crónica** es un término que se ha incluido en definiciones anteriores de EPOC, pero que no forma parte de la definición actual. La bronquitis crónica, definida como la presencia de tos y expectoración durante al menos 3 meses en cada uno de 2 años consecutivos, es un término clínicamente útil, pero no refleja el impacto importante de la limitación del flujo aéreo sobre la morbilidad y la mortalidad en los pacientes con EPOC. Aunque la tos y la expectoración pueden preceder a la aparición de limitación del flujo aéreo, algunos pacientes presentan esta última sin tos ni expectoración crónicas.

   **2.** El **asma** es un trastorno inflamatorio crónico de las vías respiratorias causado por la infiltración de células inflamatorias, entre ellas neutrófilos, eosinófilos, linfocitos, mastocitos y sus mediadores. Esta inflamación crónica se asocia a una hiperreactividad de las vías respiratorias que causa episodios recurrentes de sibilancias, disnea, tiraje costal y tos. Estos episodios se asocian a una amplia, pero variable, obstrucción del flujo aéreo que suele ser reversible espontáneamente o con tratamiento. En algunos pacientes, la inflamación crónica causa cambios persistentes en la estructura de las vías respiratorias, como fibrosis bajo la membrana basal, hipersecreción de mucosidad, lesión de las células epiteliales, hipertrofia de la musculatura lisa y angiogénesis.

   **3.** La **obstrucción del flujo aéreo** es característica tanto del asma como de la EPOC. En el asma, la limitación del flujo aéreo suele ser intermitente y reversible, mientras que en la EPOC existe una obstrucción progresiva. Sin embargo, las personas con asma que se exponen a agentes nocivos, como el humo de los cigarrillos, también pueden presentar una obstrucción fija de las vías respiratorias. Además, el asma crónica puede, por sí sola, causar una limitación fija del flujo aéreo. La obstrucción de las vías respiratorias suele mejorar con broncodilatadores y corticoesteroides en los pacientes con asma, mientras que en los pacientes con EPOC la respuesta a estos fármacos es menor. En el asma, la inflamación celular se caracteriza principalmente por linfocitos CD4+ y eosinófilos. En la EPOC, los linfocitos CD8+, los macrófagos y los neutrófilos desempeñan un papel más importante. Sin embargo, algunos pacientes con asma grave presentan infiltración de las vías respiratorias por neutrófilos, y algunos pacientes con EPOC pueden tener características del asma, como infiltración de las vías respiratorias por mastocitos y eosinófilos.

**B. Epidemiología**

1. La EPOC es la principal causa de morbilidad y mortalidad a escala mundial, calculándose que afecta a unos 210 millones de personas. La enfermedad se observa casi por igual en hombres y mujeres. La Organización Mundial de la Salud (OMS) documenta que más de 3 millones de personas fallecieron por EPOC en el año 2005, lo que globalmente representa el 5 % de todas las muertes en ese año. Casi el 90 % de las muertes por EPOC se producen en países con rentas bajas o medias. Se prevé que el total de muertes por EPOC aumente más del 30 % en los siguientes 10 años, si no se interviene para reducir riesgos como la exposición al humo del tabaco. En el año 2000, el Morbidity and Mortality Weekly Report (MMWR) documentó 726 000 hospitalizaciones y 119 000 defunciones por EPOC.

2. Se calcula que el asma afecta a unos 300 millones de personas en todo el mundo y a 20 millones en Estados Unidos. Es la enfermedad crónica más frecuente en niños. Se produce en todos los países, independientemente del nivel de desarrollo, aunque la mayoría de las muertes relacionadas con el asma se producen en los países con rentas bajas y medias. En el año 2004, la cifra calculada de altas hospitalarias en las que el asma constituía el diagnóstico principal fue de 497 100. En ese mismo año, el número de muertes atribuidas al asma fue de 3 816.

**II. Evaluación en la UCI**

**A. Anamnesis.** La entrevista con los pacientes que han sufrido un episodio agudo de enfermedad pulmonar obstructiva trata de identificar a los que están en situación de riesgo de necesitar ventilación mecánica o intubación, o a los que pueden morir.

1. En el asma, los **factores de riesgo de muerte** identificados durante una reagudización son:
   - Reagudización grave anterior (p. ej., intubación o ingreso en la UCI por asma).
   - Dos o más hospitalizaciones por asma durante el año anterior.
   - Tres o más visitas al servicio de urgencias por asma durante el año anterior.
   - Hospitalización o visita al servicio de urgencias por asma durante el mes anterior.
   - Uso de más de dos inhaladores de un agonista β de acción corta al mes.
   - Dificultad para percibir los síntomas de asma o la gravedad de los episodios de reagudización.
   
   a. Un subgrupo de pacientes con **asma con aparición repentina de síntomas** (< 6 h) también puede tener un mayor riesgo de intubación, muerte o ambas cosas.

2. El antecedente de intubación, una hospitalización por asma en los últimos 5 años y la observación de pulso paradójico en la exploración física se han validado también como **factores que predicen la duración de la estancia**, y pueden ser también, por lo tanto, marcadores de la gravedad de la enfermedad. Lamentablemente, la ausencia de alguno de estos factores de riesgo no descarta la posibilidad de que la enfermedad sea potencialmente mortal.

3. Deben revisarse los fármacos que han precipitado anteriormente episodios de sibilancias o reagudizaciones del asma, como el ácido acetilsalicílico, los antiinflamatorios no esteroideos o los β-bloqueantes.

4. Los pacientes con EPOC tienden a ser de mayor edad y a presentar más afecciones coincidentes que los pacientes con asma. Los **factores de predicción de mortalidad en las reagudizaciones de la EPOC** son:
   - Mayor edad.
   - Menor $FEV_1$ basal.
   - Presencia de cardiopatía.
   - Mayor puntuación en la escala APACHE II.

   Se ha previsto la mortalidad intrahospitalaria de los pacientes ingresados en la UCI por la intubación previa y la administración crónica de esteroides, y está inversamente relacionada con la albúmina sérica.

   a. La revisión de la gráfica del paciente puede mostrar una retención crónica de $CO_2$ (acidosis respiratoria crónica), y puede ser útil para interpretar la gasometría arterial.

   b. Si pueden obtenerse, los antecedentes de dificultades en la intubación pueden dar tiempo para conseguir los recursos necesarios.

5. En los pacientes con asma o reagudización de la EPOC, el antecedente de síntomas infecciosos (fiebre, tos, variaciones en la expectoración, contactos con enfermos) ayudará a orientar el tratamiento. En los pacientes con EPOC, la ausencia de estos síntomas habituales o de cualquier otro signo de infección podría sugerir una embolia pulmonar como la causa del empeoramiento.

B. **Exploración física.** Al igual que la anamnesis, la exploración física se centra en los marcadores de insuficiencia respiratoria inminente y en la necesidad de ventilación mecánica.

1. Muchas de las observaciones físicas en los pacientes con asma o EPOC empeoran progresivamente al aumentar las dificultades respiratorias, pero **pueden normalizarse a medida que se vuelve inminente la parada respiratoria** (tabla 21-1). Por ejemplo, las sibilancias suelen ser mayores al aumentar las dificultades respiratorias, pero su ausencia puede indicar falta de movimiento de aire debido a obstrucción progresiva o a cansancio de la musculatura respiratoria. Existe una secuencia típica de acontecimientos que conduce a la acidemia tras el cansancio muscular: aumento de la frecuencia respiratoria, seguido por la alternancia entre respiración abdominal y respiración de la caja torácica (respiración *alternante*), movimiento paradójico abdominal hacia dentro durante la inspiración (paradoja abdominal) y, finalmente, aumento de la $Paco_2$ asociado a un descenso de la ventilación minuto y de la frecuencia respiratoria, y empeoramiento de la acidemia respiratoria.

2. La auscultación torácica puede revelar otras causas de distrés respiratorio, como una neumonía o un neumotórax, y contribuir a orientar el tratamiento. **En los pacientes con asma o EPOC, las sibilancias constituyen el signo esperado,** a causa de la obstrucción de las vías respiratorias y el broncoespasmo. La ausencia de sibilancias puede ser un signo ominoso. En el paciente que respira espontáneamente, los roncus sugieren la presencia de secreciones de gran tamaño en las vías respiratorias. Los estertores crepitantes pueden sugerir una causa cardíaca de las sibilancias. La presencia de estridor inspiratorio sugiere la existencia de una obstrucción de las vías respiratorias superiores.

3. Si se dispone de tiempo, antes de intubar puede ser útil revisar la cabeza y el cuello, especialmente en lo que respecta a la anatomía. Pueden encontrarse: pólipos nasales (que sugieren sensibilidad al ácido acetilsalicílico y otros fármacos no esteroideos, que podrían obstaculizar la intubación nasotraqueal) o cicatrices de traqueotomía previa.

C. **Pruebas analíticas y de imagen**

1. La determinación del pH y la gasometría arterial pueden ser de utilidad, aunque los resultados deben interpretarse con precaución:

| TABLA 21-1 | Síntomas y hallazgos de la exploración durante una crisis asmática | | | |
|---|---|---|---|---|
| | **Leve** | **Moderada** | **Grave** | **Subgrupo: parada respiratoria inminente** |
| **Síntomas** | | | | |
| Disnea | Mientras anda, puede tumbarse | Durante el reposo (lactante: llanto más débil y corto, dificultad para alimentarse) Prefiere sentarse | Durante el reposo (lactante: se sienta erguido, interrumpe la alimentación) | |
| Habla con | Frases largas | Frases cortas | Palabras | |
| Consciencia | Puede estar agitado | Suele estar agitado | Suele estar agitado | Somnoliento o confuso |
| **Signos** | | | | |
| Frecuencia respiratoria | Aumentada | Aumentada con frecuencia >30/min[1] | | |
| Uso de músculos accesorios; retracciones supraesternales | Generalmente no | Con frecuencia | Generalmente | Movimiento toracoabdominal paradójico |
| Sibilancias | Moderadas, habitualmente sólo al final de la espiración | Intensas; durante toda la espiración | Generalmente intensas; durante la inspiración y la espiración | Ausencia de sibilancias |
| Pulso/min | <100 | 100-120 | >120[2] | Bradicardia |

| | | | | |
|---|---|---|---|---|
| Pulso paradójico | Ausente < 10 mm Hg | Puede existir 10-25 mm Hg | Suele existir, > 25 mm Hg (adultos) 20-40 mm Hg (niños) | La ausencia sugiere cansancio de los músculos respiratorios |
| **Evaluación funcional** | | | | |
| Porcentaje del PEF previsto o mejor porcentaje personal | ≥ 70 % | Aproximadamente 40-69 % o respuesta que dura < 2 h | < 40 % | < 25 %. Nota: puede no ser necesario comprobar el PEF en las crisis muy graves |
| $Pao_2$ (en el aire) y/o $Pco_2$ | Normal (no suele ser necesaria la prueba) < 42 mm Hg (no suele ser necesaria la prueba) | ≥ 60 mm Hg (no suele ser necesaria la prueba) < 42 mm Hg (no suele ser necesaria la prueba) | < 60 mm Hg: posible cianosis ≥ 42 mm Hg: posible insuficiencia respiratoria (v. págs. 393-394, 399) | |
| $Sao_2$ porcentaje (en el aire) a nivel del mar | > 95 % (no suele ser necesaria la prueba) | 90-95 % (no suele ser necesaria la prueba) | < 90 % aparece hipercapnia (hipoventilación) más rápidamente en los niños pequeños que en los adultos y los adolescentes | |

$Pao_2$, presión arterial de oxígeno; $Pco_2$, presión parcial de dióxido de carbono; PEF, flujo espiratorio máximo; $Sao_2$, saturación de oxígeno.

[1] Frecuencias respiratorias en niños despiertos:

| Edad | Frecuencia normal |
|---|---|
| < 2 meses | < 60/min |
| 2-12 meses | < 50/min |
| 1-5 años | < 40/min |
| 6-8 años | < 30/min |

[2] Frecuencias de pulso normales en los niños:

| Edad | Frecuencia normal |
|---|---|
| 2-12 meses | < 160/min |
| 1-2 años | < 120/min |
| 2-8 años | < 110/min |

Nota: la presencia de varios parámetros, pero no necesariamente todos, indica la clasificación general de la reagudización. Muchos de estos parámetros no se han estudiado de forma sistemática, especialmente porque se relacionan entre sí. Por lo tanto, sólo son orientaciones generales.
De *Expert Panel Report 3: Guidelines for the Diagnosis and Management of Asthma*. National Heart Lung and Blood Institute, National Asthma Education and Prevention Program, 2007. Disponible en: www.nhlbi.nih.gov/guidelines/asthma/asthgdln.htm.

    **a.** En los episodios de reagudización del asma, el distrés respiratorio inicial puede causar hiperventilación. A medida que el episodio empeora, o que el paciente se cansa, la $Paco_2$ aumenta. **Así pues, una $Paco_2$ de 40 mm Hg puede indicar una obstrucción grave y una insuficiencia respiratoria inminente.**

    **b.** En los pacientes con EPOC, la $Paco_2$ puede estar **crónicamente elevada,** por lo que este parámetro no debe dirigir la toma de decisiones. En su lugar, **la variación del pH** es una medición más útil de acidosis respiratoria aguda. Por otro lado, puede realizarse un seguimiento de la $Paco_2$ a lo largo del tiempo.

    **c.** El **pH venoso** suele estar relacionado con el pH arterial. Sin embargo, la $Pco_2$ venosa y arterial difieren. Una $Pco_2$ venosa de $> 45$ mm Hg es un límite sensible indicativo de hipercapnia arterial.

**2.** Además de las pruebas analíticas habituales, es adecuado determinar el nivel de **teofilina** en los pacientes tratados con este fármaco.

**3.** La **radiografía de tórax** puede ayudar a diagnosticar neumonía o complicaciones como el neumotórax, y también a revelar otras causas de sibilancias como la insuficiencia cardíaca congestiva.

**4.** El **ECG** puede mostrar una desviación del eje hacia la derecha, escasa progresión de ondas R y tensión cardíaca derecha con hiperinsuflación. También puede ser útil en los pacientes de edad avanzada para evaluar la presencia de taquicardia supraventricular, bien como resultado del distrés respiratorio o bien a causa de los broncodilatadores y esteroides utilizados en el tratamiento.

    **a.** La **taquicardia auricular multifocal (TAM)** se asocia a la EPOC, y el tratamiento se centra típicamente en resolver el distrés respiratorio. También puede anticipar una evolución desfavorable. Si es necesario, pueden utilizarse β-bloqueantes, bloqueantes de los canales de calcio, amiodarona y magnesio para contribuir a controlar la frecuencia y el ritmo cardíacos. La cardioversión y la digoxina no desempeñan papel alguno en el tratamiento.

**5.** En el cuadro agudo es posible utilizar el **flujo espiratorio máximo (FEM)** para evaluar la gravedad de una crisis asmática, y éste es un parámetro que proporciona información sobre la respuesta al tratamiento.

**III. Tratamiento en la UCI.** A pesar de las diferencias en cuanto a la fisiopatología, el tratamiento del asma y la EPOC en la UCI suele ser similar.

  **A.** Los pacientes con enfermedad pulmonar obstructiva suelen tratarse con **oxígeno complementario.**

    **1.** Suele existir preocupación a la hora de tratar a los pacientes con enfisema y acidosis respiratoria crónica con oxígeno complementario. El temor radica en que el oxígeno anulará el impulso respiratorio hipoxémico, disminuirá la ventilación minuto y conducirá a una insuficiencia respiratoria hipercápnica. En general, la eliminación del impulso respiratorio probablemente no influirá, y en los estudios se ha observado que el cambio en la ventilación minuto es mínimo o nulo cuando se administra oxígeno complementario.

    **a.** El oxígeno complementario invierte la vasoconstricción hipóxica protectora normal de los vasos pulmonares en áreas pulmonares poco ventiladas. Con el oxígeno complementario, la vasoconstricción se invierte y aumenta el flujo de sangre a través de áreas poco ventiladas, causando un **desequilibrio** entre ventilación/perfusión $(\dot{V}/\dot{Q})$.

    **b.** El oxígeno complementario también puede causar hipercapnia a través del **efecto Haldane,** que describe la disminución de la unión entre hemoglobina y $CO_2$ que se produce al aumentar la saturación de oxígeno de la hemoglobina. A medida que la $Pao_2$ aumenta, la hemoglobina fijará preferentemente oxígeno y soltará dióxido de carbono. Aunque el contenido total de $CO_2$ no variará, la presión parcial de la $Paco_2$ aumenta.

    **2.** Para reducir al mínimo los efectos del oxígeno complementario, tan sólo debe proporcionarse una cantidad suficiente para mantener la **presión arterial de oxígeno en 55 mm Hg a 60 mm Hg (saturación de oxígeno del 88 % al 92 %).**

**B.** El **heliox** es una combinación de helio y oxígeno (generalmente, en una proporción de 80:20 o 70:30) de densidad inferior a la del oxígeno o el aire.

1. Con un flujo turbulento, la velocidad de flujo de un gas menos denso será mayor. La disminución de la densidad favorece el flujo laminar, que es más eficaz que el flujo turbulento.

2. Se ha recomendado el heliox en la enfermedad pulmonar obstructiva para aumentar el flujo gaseoso, disminuir la hiperinsuflación y reducir el trabajo respiratorio. A pesar de estas afirmaciones, no existen suficientes pruebas. Aunque los estudios a pequeña escala generalmente muestran pocas ventajas, la mayoría de los metaanálisis no permiten respaldar el uso sistemático, ni para el asma ni para la EPOC. No obstante, el heliox se utiliza en ocasiones en un intento de evitar la intubación.

**C.** La **fisioterapia torácica** no suele estar indicada en los pacientes con reagudizaciones del asma o la EPOC.

**D. Ventilación con presión positiva no invasiva (VPPNI).** Cada vez son más numerosos los datos que confirman el uso de la VPPNI en pacientes adecuadamente seleccionados. Esta ventilación puede aumentar la ventilación alveolar y disminuir el trabajo respiratorio. La incapacidad del paciente para eliminar secreciones y para proteger las vías respiratorias son dos contraindicaciones importantes.

1. **En los pacientes con EPOC e insuficiencia respiratoria aguda con $Paco_2 > 45$ mm Hg se ha demostrado que la VPPNI disminuye la necesidad de intubación y la mortalidad en casi un 50 %.**

2. La ventilación no invasiva no ha sido tan bien estudiada en los pacientes con empeoramiento agudo del asma. En un metaanálisis sobre la VPPNI no se logró demostrar un beneficio uniforme. No obstante, en diversos estudios a pequeña escala se sugiere que la VPPNI puede ser beneficiosa en el asma.

3. Los pacientes tratados con VPPNI deben monitorizarse rigurosamente. Un problema es que la VPPNI puede demorar la intubación endotraqueal. **Hay que evaluar a los pacientes para comprobar la mejoría o el empeoramiento tras 30-60 min de VPPNI.**

**E.** Es necesario recurrir a la **intubación** y la ventilación mecánica en caso de insuficiencia respiratoria y pérdida de conocimiento. La determinación de **cuál es el momento para realizar la intubación suele ser una decisión clínica** basada en la percepción clínica de aumento del trabajo respiratorio, cansancio del paciente, alteración del estado psíquico, fracaso de la VPPNI, inestabilidad hemodinámica, hipercapnia o hipoxemia.

1. En estos pacientes, es frecuente que se produzca **hipotensión tras la intubación** por diversos motivos:
   - Deshidratación por aumento de las pérdidas respiratorias.
   - Dependencia de la precarga en pacientes con cardiopatía pulmonar.
   - Empeoramiento de la hipercapnia.
   - Presión teleespiratoria positiva intrínseca, que causa un descenso del retorno venoso sistémico, especialmente durante el período previo a la oxigenación.

   La hipotensión puede reducirse al mínimo con la administración de líquidos antes de la intubación y con vasopresores si es preciso.

**F.** El objetivo de la **ventilación mecánica** es lograr una oxigenación ($SpO_2$, 88-92 %) y una ventilación adecuadas. El control del respirador es un compromiso entre lograr una $Paco_2$ adecuada y evitar la hiperinsuflación. El aumento de la resistencia de las vías respiratorias y la presión teleespiratoria positiva (PTEP) intrínseca son las principales consideraciones durante la ventilación mecánica de los pacientes con enfermedad pulmonar obstructiva.

1. La **PTEP intrínseca** puede evaluarse cualitativamente, o medirse cuantitativamente:
   - Esfuerzos inspiratorios del paciente que no disparan el respirador.
   - El **flujo** espiratorio no regresa a 0 antes de iniciarse la siguiente respiración.

■ Pueden usarse la manometría esofágica o una **pausa teleespiratoria** para medir cuantitativamente la PTEP intrínseca.

2. La PTEP intrínseca puede contribuir a la ausencia de sincronía entre el paciente y el respirador, el desequilibrio ventilación/perfusión, la inestabilidad hemodinámica y el barotraumatismo.

3. **Estrategias para disminuir la presión teleespiratoria positiva (PTEP) intrínseca**

a. Tratamiento de la obstrucción del flujo aéreo subyacente (esteroides, broncodilatadores).

b. Si se **acorta el tiempo inspiratorio** (lo que aumenta el tiempo espiratorio), se puede disminuir la PTEP intrínseca sin alterar significativamente la ventilación minuto.

c. **Disminuir la ventilación minuto.** La disminución de la frecuencia respiratoria o el volumen corriente disminuirá la ventilación minuto. Estas variaciones también pueden causar una **«hipercapnia permisiva o tolerante»** o «hipoventilación controlada». La frecuencia respiratoria recomendada es de 10 resp/min a 15 resp/min, y los volúmenes corrientes, de 6 ml/kg a 8 ml/kg de peso corporal ideal.

d. Es posible reducir al mínimo la producción de $CO_2$ mediante sedación, analgesia y antipiréticos, lo que disminuirá la ventilación minuto necesaria.

e. También puede necesitarse **sedación profunda** para disminuir o eliminar el impulso respiratorio del paciente.

(1) Con frecuencia se prefiere el **propofol,** ya que también actúa como broncodilatador. Las benzodiazepinas y los opioides se añaden también a demanda para reducir el impulso respiratorio.

(2) El **bloqueo neuromuscular,** en el contexto del uso de esteroides, aumenta el problema de la miopatía, por lo que debe evitarse, si es posible. Dado que se ha demostrado que se produce miopatía de un modo dependiente de la dosis, cuando sea necesario se administrará en forma de bolos intravenosos, en lugar de como infusión continua.

f. El **equilibrio entre la PTEP intrínseca y la PTEP establecida** en el respirador puede mejorar la sincronía entre el paciente y el respirador. En algunos casos, disminuye la hiperinsuflación con el aumento de la PTEP establecida en el respirador. Cuando se usa la PTEP para equilibrar la PTEP intrínseca, hay que procurar evitar la hiperinsuflación adicional, que causaría un aumento de las presiones meseta inspiratorias.

4. **Ajustes iniciales del respirador** (fig. 21-1)

a. **Ventilación controlada por presión** y **ventilación controlada por volumen.** No hay datos que se inclinen a favor de la ventilación controlada por presión o controlada por volumen.

(1) La ventilación controlada por presión tiene la ventaja de limitar la hiperinsuflación, pero puede causar volúmenes corrientes bajos e hipoventilación si la PTEP intrínseca empeora.

(2) La ventilación controlada por volumen mantiene la ventilación minuto, pero puede contribuir a la hiperinsuflación con empeoramiento de la PTEP intrínseca.

b. Se recomienda un **volumen corriente** de 6 ml/kg a 8 ml/kg de peso corporal ideal.

c. Se establece una **frecuencia respiratoria** de 10-15 resp/min para permitir un tiempo espiratorio prolongado.

d. El **flujo** inspiratorio debe ser constante, en lugar de en pendiente descendente, y se establece elevado para disminuir el tiempo inspiratorio y aumentar al máximo el tiempo espiratorio.

e. Se **selecciona la PTEP para equilibrar la PTEP intrínseca,** pero se evitará aumentar la hiperinsuflación monitorizando la presión meseta y la PTEP intrínseca.

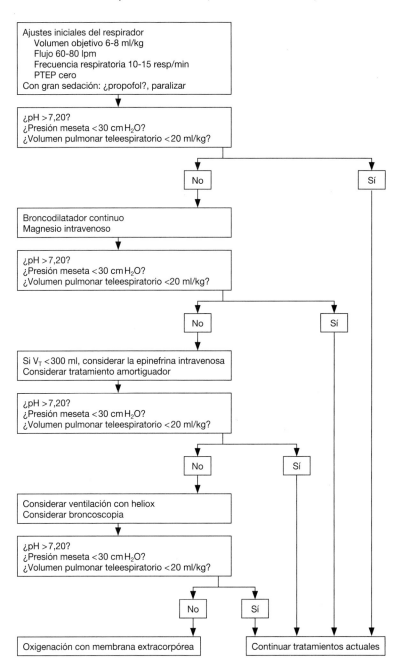

**FIGURA 21-1.** Ajustes iniciales del respirador y algoritmo terapéutico sugerido. Obsérvese que se permite la acidosis leve a moderada. (De Medoff BD. *Respir Care* 2008.)

**TABLA**

## 21-2 Anticolinérgicos inhalados habituales

| Fármaco | Administración | Dosis inicial en el adulto | Intervalo (h) |
|---|---|---|---|
| Bromuro de ipratropio | MDI (21 μg) | 2 inhalaciones | 4-6 |
| | Nebulizador (0,2 mg/ml) | 2,5 ml (500 μg) | 6-8 |
| Salbutamol/ipratropio | 120 μg de salbutamol/21 μg de ipratropio | 1-2 inhalaciones | 4 veces al día |
| Salbutamol/ipratropio | 3 mg de salbutamol/0,5 mg de ipratropio en 3 ml | 3 ml | 4 |
| Tiotropio | DPI (18 μg cápsula) | 1 cápsula | 24 |

DPI, inhalador de polvo seco; MDI, inhalador de dosis medida (fija).
Las dosis iniciales en los adultos son para aquellos que respiran espontáneamente. Pueden necesitarse dosis superiores en los pacientes con intubación traqueal.

**IV. Tratamiento farmacológico**

    **A. Broncodilatadores.** Los pacientes con EPOC y asma pueden obtener un beneficio importante de las pequeñas mejorías en la resistencia de las vías respiratorias. Por este motivo, los broncodilatadores constituyen el elemento esencial del tratamiento durante los episodios agudos de estas enfermedades.

        **1.** Los **anticolinérgicos** tienen efectos broncodilatadores directos. Puesto que el broncoespasmo en la EPOC suele localizarse en las vías respiratorias centrales, que tienen inervación parasimpática, estos fármacos, que se administran por inhalación, suelen ser eficaces en los pacientes con EPOC. Los fármacos de acción corta son el **bromuro de ipratropio** y el **glucopirrolato** (tabla 21-2).

            **a.** El ipratropio produce una broncodilatación rápida (en 15 min), probablemente por inhibición competitiva de receptores colinérgicos en los músculos lisos bronquiales (que antagonizan la acción de la acetilcolina en el receptor unido a la membrana), con lo que se bloquea la acción broncoconstrictora de los impulsos eferentes vagales.

            **b.** Mientras que los agonistas $\beta_2$ de acción corta son los fármacos de elección en los episodios de crisis asmáticas, el ipratropio es una alternativa para los pacientes que sufren efectos secundarios importantes con los agonistas β o con una coronariopatía grave, para evitar un aumento perjudicial de la frecuencia cardíaca.

            **c.** En un metaanálisis reciente, se observó una **mejoría de la función pulmonar** estadísticamente significativa y una **disminución del índice de ingresos hospitalarios cuando se añadió ipratropio** al tratamiento con agonistas β. Este efecto es más importante en los pacientes con obstrucción grave. Sin embargo, no se ha demostrado que la adición de ipratropio al salbutamol tenga otras ventajas una vez que el paciente está hospitalizado.

        **2. Simpaticomiméticos:** los agonistas de los receptores $\beta_2$-adrenérgicos causan broncodilatación mediante la relajación de la musculatura lisa bronquial mediada por la vía del monofosfato de adenosina cíclico (AMPc).

            **a.** En el cuadro agudo, está indicada la administración de fármacos de acción corta como el **salbutamol** (tabla 21-3).

            **b.** Los agonistas β suelen administrarse por inhalación, aunque también pueden proporcionarse por vía intravenosa.

            **c.** En un metaanálisis que comparaba la administración continua o intermitente de agonistas β en el asma aguda se demostró una disminución de los ingresos hospitalarios y una mejoría pequeña, pero estadísticamente significativa, de la función pulmonar con la administración continua de agonistas β. Los pacientes con una obstrucción grave de las vías respiratorias se beneficiarían al parecer de la mayoría de estas intervenciones.

**TABLA 21-3** Agonistas $\beta_2$-adrenérgicos habituales

| Fármaco | Administración | Dosis inicial en el adulto | Intervalo (h) |
|---|---|---|---|
| Salbutamol | MDI (108 $\mu$g) | 2 inhalaciones | 4-6 |
| | 0,083 % 3 ml | 2,5 mg (1 vial) | 4-6 |
| | 5 mg/ml (0,5%) 20 ml | 2,5 mg (0,5 ml) | 4-6 |
| | | | 10-15 mg/h continuo |
| Levalbuterol | MDI (45 $\mu$g) | 2 inhalaciones | 4-6 |
| | 0,31, 0,63, 1,25 mg en 3 ml | 0,63-1,25 mg | 6-8 |
| Formoterol | DPI (12 $\mu$g cápsula) | 1 cápsula | 12 |
| | 20 $\mu$g en 2 ml | 20 $\mu$g | 12 |
| Arformoterol | 15 $\mu$g en 2 ml | 15 $\mu$g | 12 |
| Pirbuterol | MDI (200 $\mu$g) | 2 inhalaciones | 4-6 |
| Epinefrina racémica | Nebulizador (2,25 %) | 0,25-0,5 ml | 3-4 |
| Epinefrina | Solución 1:1 000 | 0,1-0,5 mg s.c. | 20 min-4 h |
| | 0,25-2 $\mu$g/min i.v. | | Infusión continua |
| Terbutalina | | 0,25-0,5 mg s.c. | 15-20 min $\times$ 2 |

DPI, inhalador de polvo seco; MDI, inhalador de dosis medida (fija).
Las dosis iniciales en el adulto son para aquellos que respiran espontáneamente. Pueden necesitarse dosis superiores en pacientes con intubación traqueal.

    **d.** La **epinefrina** (en infusión continua, nebulización, inyección subcutánea o intramuscular) se administra cuando han fracasado otras medidas (tabla 21-3). La epinefrina intravenosa puede utilizarse con seguridad, aunque el médico debe reconocer la mayor probabilidad de que aparezcan arritmias y otros efectos secundarios adversos en los pacientes de edad avanzada. Además, no se ha demostrado que el tratamiento sistémico con epinefrina ofrezca ventajas sobre el tratamiento en forma de aerosol.

**3. Broncodilatadores de acción prolongada**

    **a.** El **tiotropio,** un anticolinérgico de acción prolongada, es útil en el tratamiento de la EPOC estable, pero no se ha estudiado en el contexto de las reagudizaciones de la enfermedad. No se ha estudiado tampoco en el tratamiento prolongado del asma, y no está autorizado por la Food and Drug Administration (FDA) para tratar esta enfermedad.

    **b.** Los agonistas $\beta$ de acción prolongada (p. ej., **salmeterol** o **formoterol**) nunca están indicados para tratar el broncoespasmo agudo, debido al lento inicio de la acción (30 min), pero son útiles en el tratamiento del asma crónica y la EPOC.

**4. Nebulizador o inhalador:** no existe acuerdo sobre el mejor uso del nebulizador o el inhalador para la administración de fármacos aerosolizados.

    **a.** En los episodios de empeoramientos leves o moderados, puede lograrse una broncodilatación adecuada mediante el uso de un inhalador de dosis fija o medida (MDI, *metered-dose inhaler*) con una cámara inhalatoria con una válvula, bajo la supervisión de personal con experiencia, o mediante un nebulizador.

    **b.** El uso de una cámara inhalatoria mejora el rendimiento de los inhaladores de dosis fija en los pacientes con una mala coordinación entre la mano y la respiración. Esta cámara también disminuye el depósito faríngeo, que es importante cuando se inhalan esteroides.

    **c.** Durante los episodios de reagudización, muchos pacientes tienen dificultades para utilizar correctamente el inhalador de dosis fija. Por lo tanto, en ocasiones es preferible usar un nebulizador en aquellos pacientes que no pueden usar de forma eficaz el inhalador debido a la edad, estado de agitación o gravedad del episodio.

| | | Dosis inicial | |
|---|---|---|---|
| **Fármaco** | **Administración** | **en el adulto** | **Intervalo (h)** |
| Beclometasona | 40 µg | 40-320 µg | 12 |
| | 80 µg | | |
| Fluticasona | Forma HFA (44, 110, 220 µg) | 80-880 µg | 12 |
| | Forma Diskus (50 µg) | 100-1 000 µg | |
| Furoato de | DPI (220 µg) | 220-880 µg | Diario o 12 |
| mometasona | | | |
| Salmeterol/ | DPI (50 µg de salmeterol + 100, 250 o | 1 inhalación | 12 |
| fluticasona | 500 µg de fluticasona) | | |
| | MDI (21 µg de salmeterol + 45, 115 o | 2 inhalaciones | 12 |
| | 220 µg de fluticasona | | |
| Budesónida/ | MDI (4,5 µg de formoterol + 80 µg o | 2 inhalaciones | 12 |
| formoterol | 160 µg de budesónida | | |
| Triamcinolona | MDI (75 µg) | 2 inhalaciones | 6-8 |
| | | 4 inhalaciones | 12 |
| Flunisolida | MDI (250 µg) | 2-4 inhalaciones | 12 |
| Budesónida | DPI (90, 180 µg) | | |
| | Forma Respules (0,25, 0,5, 1 mg/2 ml) | 360-720 µg | 12 |

**TABLA 21-4** Esteroides inhalados

DPI, inhalador con polvo seco; MDI, inhalador con dosis medida (fija).
Las dosis iniciales en el adulto son para aquellos que respiran espontáneamente. Pueden necesitarse dosis mayores en los pacientes con intubación traqueal.

    **d.** Los inhaladores con polvo seco cada vez están más extendidos. Al igual que sucede con los inhaladores de dosis fija, hay que enseñar a los pacientes cómo utilizar adecuadamente estos inhaladores (tabla 21-4).
**B.** Las **metilxantinas** son broncodilatadores débiles.
    **1.** La **teofilina** y la **aminofilina** son agentes específicos (80% de teofilina según el peso) (tabla 21-5).
    **2.** Estos fármacos pueden mejorar el impulso respiratorio y la función muscular, aunque esto es dudoso y su efecto es escaso.
    **3.** Los mecanismos de acción de estos broncodilatadores son complejos, múltiples y no totalmente claros. Entre ellos se encuentran la inhibición de la fosfodiesterasa para aumentar el AMPc intracelular, el bloqueo de la adenosina, la activación directa de desacetilasas de histonas y la liberación de catecolaminas endógenas.
    **4.** No se recomienda administrar estos fármacos para tratar las crisis asmáticas.
    **5.** No existe acuerdo sobre la administración de metilxantinas en el tratamiento de las reagudizaciones de la EPOC. Cuando se administran en la EPOC, se hace por vía intravenosa (con o sin una dosis inicial en bolo) en la UCI, y éstas tienen una semivida de 3 h a 4 h, que se prolonga de forma imprevisible en los pacientes con insuficiencia cardíaca derecha y que toman al mismo tiempo determinados fármacos.
    **6.** Las metilxantinas pueden causar síntomas gastrointestinales, como náuseas, y reacciones tóxicas más graves, como arritmias y crisis convulsivas.
    **7.** Las metilxantinas tienen un uso limitado. Cuando se utilizan, deben controlarse rigurosamente los signos clínicos y los niveles séricos, ajustándose las dosis según estos, manteniendo unos niveles séricos de teofilina de < 20 µg/dl. Actualmente, se consideran un tratamiento de segunda línea cuando existe una respuesta inadecuada o insuficiente a los broncodilatadores de acción corta.

**TABLA 21-5** Metilxantinas

| Fármaco | Administración | Dosis inicial en el adulto | Intervalo |
|---|---|---|---|
| Teofilina | 4,6 mg/kg de PCI/30 min<br>Dosis inicial i.v. | 0,4 (mg/kg)/h i.v.<br>Dosis máx. 900 mg/día | Infusión continua |
| Aminofilina | 5,7 mg/kg de PCI/30 min<br>Dosis inicial i.v. | 0,5 (mg/kg)/h<br>Dosis máx. 1.125 mg/día | Infusión continua |

Las dosis son para pacientes que no han sido tratados con teofilina, que no son fumadores, de entre 16 y 60 años. Están indicados los ajustes de dosis en los pacientes que han sido tratados con teofilina en las últimas 24 h o que tienen más de 60 años.

**C. Corticoesteroides.** Estos fármacos actúan a través de mecanismos complejos y no del todo claros reduciendo la inflamación de las vías respiratorias, la reactividad de las mismas, las secreciones mucosas y el edema. Los esteroides estimulan la sensibilidad β-adrenérgica y relajan la musculatura lisa bronquial.

**1.** En las reagudizaciones asmáticas, suele ser necesaria la administración sistémica de corticoesteroides.

**a.** En los pacientes con crisis moderadas (disnea que interfiere con la actividad habitual o la limita, FEM 40-69% del previsto o del mejor personal) y graves (disnea en reposo y al hablar, FEM < 40% del previsto o del mejor personal) está indicada la administración sistémica de corticoesteroides por vía oral. Se ha demostrado que la administración oral de prednisona tiene efectos equivalentes a los de la metilprednisolona administrada por vía intravenosa, siempre que no estén alterados el tiempo del tránsito gastrointestinal ni la absorción.

**b.** En los pacientes con asma potencialmente mortal, con disnea que impide hablar y FEM < 25% del previsto o del mejor personal, suelen administrarse corticoesteroides por vía intravenosa. Se ha demostrado que la **administración rápida (en la primera hora tras la llegada)** de corticoesteroides sistémicos en los pacientes con asma aguda que acuden al servicio de urgencias reduce significativamente el número de ingresos hospitalarios. Este efecto es más importante en los pacientes no tratados con esteroides sistémicos antes de acudir al servicio de urgencias, así como en los que presentan una afectación más grave.

**c.** Se recomiendan dosis de prednisona o **metilprednisolona de 40 mg/día a 80 mg/día** en una o dos dosis fraccionadas hasta alcanzar un FEM del 70% del previsto o del mejor personal. No se han observado ventajas de la administración de dosis superiores de corticoesteroides en las crisis asmáticas graves.

**2.** Se ha demostrado que los esteroides por vía oral o intravenosa disminuyen el fallo del tratamiento, y mejoran la función pulmonar, la hipoxemia y la disnea en las primeras 72 h de un empeoramiento de la EPOC.

**a.** Se desconoce la dosis recomendada exacta. Las dosis elevadas se asocian a un riesgo importante de efectos secundarios como hiperglucemia. Generalmente, la dosis de 30 mg/día a 40 mg/día de prednisona oral durante 7 a 10 días es eficaz y segura.

**D. Antibióticos.** Tanto las infecciones víricas como las bacterianas pueden ser un factor que contribuya a la reagudización de la EPOC. Los organismos patógenos más habituales son *Haemophilus influenzae, Streptococcus pneumoniae* y *Mor catarrhalis*.

**1.** Hay que administrar antibióticos a los pacientes con reagudizaciones de la EPOC en los que aumenta la disnea, el volumen de la expectoración y la purulencia del esputo, así como en los pacientes con reagudizaciones graves en las que se necesita la ventilación mecánica invasiva o no invasiva.

TABLA
21-6    Magnesio

| Fármaco | Dosis inicial en el adulto | Intervalo (h) |
| --- | --- | --- |
| Sulfato de magnesio | 2 g i.v. durante 20 min | ×1 |

2. *No* suelen recomendarse los antibióticos para el tratamiento de las crisis asmáticas agudas, salvo que el paciente presente fiebre, expectoración purulenta, o signos de sinusitis o neumonía bacterianas.

E. Los **mucolíticos** como la acetilcisteína nebulizada o la solución salina hipertónica (suero fisiológico) no suelen recomendarse en el tratamiento de las reagudizaciones del asma o la EPOC. Dado que inducen broncoespasmo, deben administrarse con precaución o combinados con agonistas $\beta_2$-adrenérgicos inhalados.

F. En el tratamiento de mantenimiento del asma crónica suelen administrarse **antagonistas de los receptores de leucotrienos (zafirlukast y montelukast) e inhibidores de la síntesis (zileutón).** Pueden tener algún beneficio en el tratamiento del asma aguda, ya que presentan un inicio de la acción relativamente rápido tras la administración oral.

1. En un estudio, se examinó la administración de montelukast intravenoso o placebo además del tratamiento habitual en pacientes que acudieron al servicio de urgencias con asma aguda moderada o grave. En los pacientes a los que se administró montelukast se observó, en comparación con los que recibieron un placebo, una mejoría del volumen espiratorio forzado en el primer segundo ($FEV_1$) que duró hasta 2 h, un uso menor de agonistas $\beta$ y menos fracasos terapéuticos.

2. Aunque en algunos estudios se sugiere la eficacia, no se cuenta actualmente con datos suficientes que permitan recomendar estos fármacos como tratamiento complementario en el asma aguda o la EPOC.

G. El **sulfato de magnesio** es un bloqueante de los canales de calcio que ha demostrado causar la relajación de la musculatura lisa *in vitro* e *in vivo*, por lo que existe cierto interés en el magnesio como tratamiento complementario en el asma aguda en el servicio de urgencias.

1. En los pacientes con asma aguda grave, el sulfato de magnesio mejora el flujo espiratorio máximo y el $FEV_1$, y se asocia a una disminución del índice de ingresos hospitalarios.

2. El sulfato de magnesio inhalado añadido a agonistas $\beta$ puede mejorar la función pulmonar en los pacientes asmáticos graves, aunque es necesario contar con más estudios de investigación.

3. Hay que considerar el sulfato de magnesio intravenoso en los pacientes con reagudizaciones potencialmente mortales y en aquellos cuyas reagudizaciones siguen siendo graves tras una hora de tratamiento intensivo convencional (tabla 21-6).

### Bibliografía recomendada

Aubier M, Murciano D, Milic-Emili J, et al. Effects of the administration of $O_2$ on ventilation and blood gases in patients with chronic obstructive pulmonary disease during acute respiratory failure. *Am Rev Respir Dis* 1980;122:747–754.

Behbehani NA, Al-Mane F, D'yachkova Y. Myopathy following mechanical ventilation for acute severe asthma: the role of muscle relaxants and corticosteroids. *Chest* 1999;115: 1627–1631.

Caramez MP, Borges JB, Tucci MR, et al. Paradoxical responses to positive end-expiratory pressure in patients with airway obstruction during controlled ventilation. *Crit Care Med* 2005;33:1519–1528.

Carmargo CA Jr, Spooner CH, Rowe BH. Continuous verus intermittent beta-agonists for acute asthma. *Cochrane Database Syst Rev* 2003;(4):Art. No.:CD001115. DOI:10.1002/ 14651858.CD001115.

Carmargo Jr CA, Smithline HA, Malice MP, et al. A randomized controlled trial of intravenous montelukast in acute asthma. *Am J Respir Crit Care Med* 2003;167:528–533.

Colebourn CL, Barber V, Young JD. Use of helium-oxygen mixture in adult patients presenting with exacerbations of asthma and chronic obstructive pulmonary disease: a systematic review. *Anaesthesia* 2007;62:34–42.

Expert Panel Report 3. Guidelines for the Diagnosis and Management of Asthma, National Heart Lung and Blood Institute, National Asthma Education and Prevention Program, 2007. Available from: www.nhlbi.nih.gov/guidelines/asthma/asthgdln.htm.

Global Strategy for Asthma Management and Prevention, Global Initiative for Asthma (GINA) 2007. Available from: http://www.ginasthma.org.

Global Strategy for the Diagnosis, Management and Prevention of COPD, Global Initiative for Chronic Obstructive Lung Disease (GOLD) 2007. Available from: http://www.goldcopd.org.

Medoff BD. Invasive and noninvasive ventilation in patients with asthma. *Respir Care* 2008;53:740–750.

Oddo M, Feihl F, Schaller MD, Perret C. Management of mechanical ventilation in acute severe asthma: practical aspects. *Intensive Care Med* 2006;32:501–510.

Ram FS, Picot J, Lightowler J, Wedzicha JA. Non-invasive positive pressure ventilation for treatment of respiratory failure due to exacerbations of chronic obstructive pulmonary disease. *Cochrane Database Syst Rev* 200;(3).

Rodrigo G, Rodrigo C, et al. A meta-analysis of the effects of ipratropium bromide in adults with acute asthma. *Am J Med* 1999;107:363–370.

Rowe BH, Bretzlaff JA, Bourdon C, et al. Magnesium sulfate for treating exacerbations of acute asthma in the emergency department. *Cochrane Database Syst Rev* 2000;(2):CD001490.

Soroksky A, Stav D, Shpirer I. A pilot prospective, randomized, placebo-controlled trial of bilevel positive airway pressure in acute asthmatic attack. *Chest* 2003;123:1018–1025.

# 22

## Embolia pulmonar
## y trombosis venosa profunda

### B. Taylor Thompson

**I. Introducción.** La embolización de trombos desde el sistema venoso profundo al lecho vascular pulmonar produce un cuadro clínico inespecífico que con frecuencia no se reconoce. La incidencia anual de embolia pulmonar (EP) en Estados Unidos se calcula en 500 000, y la prevalencia de EP no mortal se aproxima a 20 por cada 1 000 pacientes. El tratamiento con anticoagulantes reduce la mortalidad desde el 30-40 % hasta el 2-8 %, principalmente impidiendo nuevas embolizaciones. En los pacientes en estado grave, se ha estudiado menos la EP y la trombosis venosa profunda (TVP), aunque los estudios señalan que aproximadamente el 13 % de los pacientes graves puede sufrir TVP incluso con tratamiento profiláctico.

**II. Evolución natural**

   **A.** La **trombosis venosa profunda** suele iniciarse en las extremidades inferiores, aunque en ocasiones se forman trombos en las venas de la pelvis, las venas renales, las venas de las extremidades superiores y el hemicardio derecho. La mayoría de los trombos se originan en las venas del sóleo de la pantorrilla, cerca de las valvas de las válvulas o de las bifurcaciones. Los trombos de la pantorrilla pueden resolverse de forma espontánea, y no es frecuente la embolización hacia los pulmones. Aproximadamente el 20 % al 30 % de los coágulos se propaga hacia las venas poplíteas, femorales o ilíacas (lo que se denomina TVP proximal), y de un 10 % a un 20 % adicional de todas las TVP se inicia en el muslo sin afectación previa de la pantorrilla.

   **B. Embolia pulmonar.** Una vez en la circulación pulmonar, los émbolos de gran tamaño pueden alojarse en la bifurcación de las arterias pulmonares y lobulares, causando dilatación y disfunción agudas del ventrículo derecho (VD), lo que conlleva una disminución del llenado del ventrículo izquierdo e hipotensión. Los émbolos más pequeños continúan distalmente por las arterias pequeñas y las arteriolas. Los lóbulos pulmonares inferiores se afectan con mayor frecuencia que los lóbulos superiores, y en el momento de realizar el diagnóstico suelen existir múltiples émbolos. Tan sólo del 10 % al 20 % de los émbolos causa infarto, generalmente en pacientes con una afección cardiopulmonar ya existente.

**III. Factores de riesgo de trombosis venosa profunda y embolia pulmonar**

   **A.** Tromboembolia venosa previa.

   **B.** Factores que fomentan la estasis, como la inmovilidad durante más de 48 h, la insuficiencia cardíaca congestiva o la cirugía con anestesia general.

   **C.** Lesión endotelial, como la cirugía o los traumatismos en las extremidades inferiores.

   **D.** Estados hipercoagulables, como las trombofilias hereditarias (p. ej., factor V de Leiden o la mutación del gen de la protrombina) o las trombofilias adquiridas (p. ej., anticoagulante lúpico y anticuerpos antifosfolípido).

   **E.** Neoplasias. Aproximadamente el 15 % de los pacientes con enfermedad tromboembólica venosa sin factores de riesgo conocidos para TVP o EP tendrá una neoplasia oculta que se diagnosticará en unos 2 años.

   **F.** Lesión de la médula espinal. En los 3 primeros meses de parálisis, el 38 % de estos pacientes presentará TVP, con una frecuencia correspondiente de EP de alrededor del 5 %.

**G. Trombocitopenia inducida por la heparina (TIH).** Entre el 38 % y el 76 % de los pacientes que presentan TIH y que han interrumpido el tratamiento con heparina sufrirán más adelante TVP, EP o ambas.

**H.** Gestación o anticonceptivos orales, especialmente cuando se combinan con una trombofilia hereditaria.

**IV. Manifestaciones clínicas**

**A. Síntomas y signos**

**1. Trombosis venosa profunda.** Muchos trombos venosos de las extremidades inferiores son asintomáticos, probablemente porque permanecen sin producir oclusión o a causa de la aparición de vasos colaterales. Los trombos sintomáticos producen dolor en la pantorrilla, edema, distensión venosa, y dolor al realizar la flexión dorsal pasiva del pie (signo de Homan). Estos signos y síntomas son inespecíficos. En estudios prospectivos de pacientes ambulatorios con síntomas sugestivos de TVP, se observa realmente TVP mediante pruebas objetivas tan sólo en una tercera parte de los pacientes. En aquellos que presenten síntomas en la pierna que sugieran TVP pero en los que la flebografía es normal, las explicaciones habituales son la presencia de lesiones musculoesqueléticas, quistes de Baker, e insuficiencia venosa o linfática crónica.

**2. Embolia pulmonar.** Las series necrópsicas sugieren que muchas EP son silentes. Cuando son clínicamente manifiestas, los síntomas y signos dependen del tamaño del émbolo. Los síntomas causados por émbolos de tamaño pequeño o medio son disnea, dolor torácico y tos. En la mayoría de los pacientes se observa la presencia de taquipnea y taquicardia. Es habitual la presencia de fiebre inferior a 39 °C y se observan sibilancias en menos del 5 % de los pacientes. Si se produce infarto, se observará la presencia de hemoptisis, dolor pleurítico y roce pleural. Los émbolos masivos suelen producir un cuadro cercano al síncope, taquicardia e hipotensión, junto con signos de disfunción del VD como hipertrofia del VD, un $S_3$ del VD o un soplo de regurgitación tricuspídea. Si una EP masiva es la única explicación para la hipotensión, la presión venosa central estará elevada.

**B. Hallazgos hemodinámicos.** Tras una EP, el gasto cardíaco suele ser normal, pero en los pacientes hipotensos con EP masiva, el volumen sistólico disminuye y la taquicardia compensadora no suele ser suficiente para mantener el gasto cardíaco. En este contexto, las presiones medias en la aurícula derecha y diastólica del VD siempre están elevadas. La presión en la arteria pulmonar tiende a ser mayor, aunque muestra escasa relación con el tamaño del émbolo y puede ser normal incluso en casos de EP masiva.

**C. Diagnóstico diferencial.** La EP más pequeña puede parecer un neumotórax, hiperventilación, asma, infarto de miocardio, insuficiencia cardíaca congestiva, pleurodinia o serositis. Si existe infarto, los hallazgos clínicos pueden parecer neumonía, obstrucción bronquial por mucosidad o tumor, o derrame pleural. En el diagnóstico diferencial de la EP masiva se incluye el infarto del VD, el taponamiento pericárdico y la embolia gaseosa venosa.

**V. Diagnóstico**

**A.** El **electrocardiograma (ECG)** suele estar alterado en la EP leve o media, aunque los hallazgos son inespecíficos. El ECG es normal en el 23 % de los pacientes con embolia submasiva y en el 6 % de los pacientes con EP masiva.

**B. Radiografía de tórax.** Incluso sin infarto, se producen alteraciones radiológicas en la mayoría de los pacientes con EP, entre ellas elevación hemidiafragmática, atelectasia y derrame. Un infarto se muestra como un infiltrado de base pleural con un borde convexo dirigido hacia el hilio.

**C. Estudios no invasivos** para la TVP. El estudio **Doppler de flujo en color** con ecografía compresiva **(ecografía venosa)** tiene una sensibilidad elevada (89-100 %) y una especificidad también elevada (89-100 %), en comparación con la flebografía, para detectar una TVP proximal, y una sensibilidad y especificidad ligeramente menores cuando se trata de trombos en las venas de la pantorrilla. La ecografía venosa también se utiliza para detectar un quiste de Baker. La sensibilidad disminuye espectacularmente cuando se usa la ecografía venosa en pacientes de riesgo elevado (33%) pero asintomáticos. La **pletismografía de impedancia (PGI)** también presenta una sensibilidad elevada, una especificidad ligeramente inferior y un coste inferior, en comparación con la ecografía venosa, aunque no es un método preciso para la detección de trombos en las venas de la pantorrilla.

**D.** En el suero de los pacientes con EP, suele detectarse la presencia de **dímeros D,** aunque no son diagnósticos. Sin embargo, un nivel inferior a 500 ng/ml, determinado mediante ELISA cuantitativo o aglutinación en látex semicuantitativa, tiene un elevado valor de predicción negativo, y es suficiente para descartar la presencia de EP con una probabilidad de EP baja o moderada previa a la prueba. Sin embargo, los niveles de dímeros D menores de 500 ng/ml son poco frecuentes en los pacientes en situación grave, debido al recambio de fibrina durante las enfermedades graves, lo que limita el valor de la determinación de dímeros D para descartar la EP de las consideraciones diagnósticas.

**E. Anticuerpos TIH.** Hay que realizar pruebas de TIH en todos los pacientes tratados con cualquier forma de heparina cuando el recuento de plaquetas desciende en más del 50% del valor basal, o hasta un valor inferior a 100 000/μl. Deberá interrumpirse la heparina mientras se esperan los resultados de las pruebas de TIH.

**F. Gammagrafía pulmonar.** Las gammagrafías pulmonares de perfusión se realizan mediante la inyección de macroagregados o macroesferas de albúmina marcada radiactivamente. Es una prueba sensible; un resultado negativo en la gammagrafía de perfusión descarta prácticamente la presencia de EP. Los resultados también son inespecíficos. Como las arteriolas pulmonares se contraen en respuesta a la hipoxia, los defectos de perfusión, especialmente si no son segmentarios, pueden ser secundarios a una alteración ventilatoria y no a la obstrucción del flujo por una embolia. Las gammagrafías de perfusión pueden estar alteradas en: atelectasias, asma, obstrucción crónica de las vías respiratorias y otras causas de hipoventilación regional. El valor de la gammagrafía pulmonar en los pacientes intubados o inconscientes es limitado debido a la escasa calidad de la imagen, por lo que este método ha sido sustituido principalmente por la angiografía con TC espiral.

**G. Angiografía con TC espiral** (fig. 22-1). La TC espiral (o helicoidal) con contraste intravenoso tiene una gran sensibilidad para detectar trombos segmentarios o de mayor tamaño. Otra de sus ventajas es la capacidad para detectar otras patologías pulmonares que pueden explicar el cuadro clínico del paciente. Se necesita una gran experiencia para poder interpretar las imágenes de la TC espiral, especialmente si la cronología de la inyección del contraste y la obtención de la imagen no es perfecta, lo que en los pacientes en estado grave no es infrecuente. El mayor estudio para examinar sistemáticamente la precisión diagnóstica de la angiografía con TC en el diagnóstico de la EP fue el PIOPED II; el 83% de los pacientes con EP obtuvo resultados positivos en la TC espiral (sensibilidad) y el 96% de los pacientes sin EP obtuvo un resultado negativo en la TC (especificidad). La adición de la flebografía con TC (imagen de las venas durante la fase venosa de la circulación del contraste) mejoró la sensibilidad al 90%. La especificidad también fue elevada (95%). Si existe escaso riesgo clínico de EP y la TC espiral es negativa, no será necesario realizar más pruebas. Sin embargo, si los resultados de la TC espiral no coinciden con la sospecha clínica, deberán realizarse más estudios.

**H. Angiografía pulmonar.** A pesar de las ventajas de las técnicas no invasivas, en una proporción significativa de pacientes es necesario realizar una angiografía para confirmar o descartar con exactitud la presencia de una embolia pulmonar. La mortalidad del procedimiento es inferior al 0,5%. Se observa morbilidad en aproximadamente el 5%, por lo general relacionada con la inserción del catéter y con reacciones al contraste.

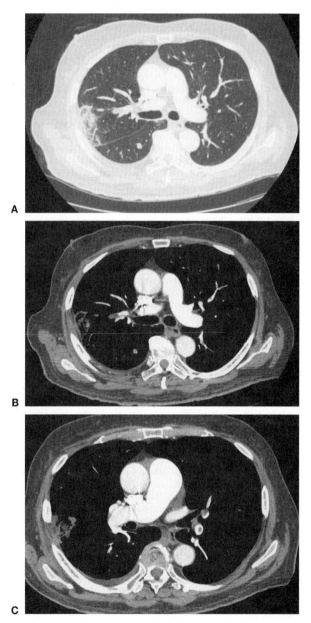

**FIGURA 22-1.** Tomografía computarizada del tórax de un paciente con tromboembolia aguda. La imagen **A** (ventanas pulmonares) muestra un infarto en el lóbulo superior derecho. La imagen **B** muestra una tromboembolia aguda del lóbulo superior derecho y arterias segmentarias del lóbulo inferior derecho. La imagen **C** muestra una tromboembolia aguda del lóbulo inferior izquierdo y arterias de la língula. (Cortesía de la Dra. Jo-Anne Shepard.)

I. La **angiografía con resonancia magnética (ARM)** tiene una sensibilidad y una especificidad elevadas. La disponibilidad de la ARM en situaciones urgentes y la monitorización adecuada de los pacientes inestables en el escáner son las posibles limitaciones.

## VI. Tratamiento

A. **Reanimación.** La EP causa hipoxemia al principio del cuadro al alterar el equilibrio entre ventilación y perfusión. El oxígeno complementario suele restablecer la presión arterial de oxígeno durante esta fase. Sin embargo, una EP masiva puede causar un cortocircuito intracardíaco en los pacientes con un agujero oval permeable o una comunicación interauricular, y la existencia de una hipoxemia que no responde al tratamiento tras una EP debe alertar al médico de esta posibilidad y de que es posible una embolización arterial paradójica. Más adelante (24-48 h de evolución de la EP), la atelectasia por disfunción del agente tensioactivo (surfactante) o, con menos frecuencia, un infarto o hemorragia pulmonar, produce una derivación intrapulmonar y más hipoxemia sin respuesta al tratamiento. Los pacientes con hipotensión necesitan una reposición volumétrica cuidadosa, ya que el aumento de los volúmenes del VD con la restitución de líquidos aumentará la tensión en la pared del mismo y el consumo de oxígeno en esta cavidad, en un momento en que la presión aórtica diastólica y el flujo sanguíneo coronario derecho están comprometidos. El efecto resultante puede ser la isquemia del VD y el empeoramiento del shock. Se recomienda administrar con precaución volúmenes de cristaloides isotónicos superiores a 500 ml a 1 000 ml. La hipotensión que no responde a la reposición volumétrica necesita tratamiento con vasopresores intravenosos. No se dispone de estudios clínicos aleatorizados. El tratamiento inicial con norepinefrina parece prudente. En la hipotensión que no responde al tratamiento, puede intentarse la adición de dobutamina para conseguir un apoyo inótropo adicional y, posiblemente, vasodilatación pulmonar, y parte de la resistencia vascular pulmonar elevada tras la EP parece deberse a vasoconstricción además de a la obstrucción física del lecho vascular por trombos. El NO inhalado también puede mejorar la hemodinámica en este contexto, mientras se prepara a los pacientes adecuados para una embolectomía.

B. **Heparina no fraccionada.** La anticoagulación con heparina no fraccionada (HNF) o con heparina de bajo peso molecular (HBPM) deberá considerarse tan pronto se sospeche de la presencia de una embolia pulmonar en pacientes sin contraindicaciones. La HBPM es el tratamiento de elección en la mayoría de los pacientes con EP hemodinámicamente estable. Sin embargo, en los pacientes con EP masiva, y en los pacientes graves con EP en la UCI, que necesitan numerosos procedimientos o intervenciones quirúrgicas, y en los que sufren insuficiencia renal, el mejor tratamiento inicial es la HNF, salvo que existan contraindicaciones para la anticoagulación.

1. **Dosis.** La infusión intravenosa constante de HNF es el tratamiento habitual actual para la mayoría de los pacientes con TVP o EP. Un bolo de 75 UI/kg debe ir seguido por aproximadamente 18 (UI/kg)/h en la mayoría de los pacientes. Hay que alcanzar un tiempo de tromboplastina parcial activada (TTPa) de 1,5 a 2,5 veces el valor analítico de referencia en 24 h, que debe corresponder a un nivel de heparina de 0,2 UI/ml a 0,4 UI/ml en plasma. Durante la primera semana después del diagnóstico, suelen producirse recidivas mortales estando con tratamiento anticoagulante, y la imposibilidad de alcanzar un TTPa terapéutico multiplica por 10 el riesgo de recidiva o extensión de la TVP.

2. La **duración** del tratamiento con heparina en caso de EP masiva debe ser de al menos 5-7 días, con 5 días de superposición con **cumarina**.

3. **Complicaciones.** La hemorragia es la principal complicación del tratamiento con heparina, que aparece diariamente en alrededor del 1 % de los pacientes a partir del primer día. La heparina también puede causar trombocitopenia (3-4 %) con o sin trombosis.

4. **Contraindicaciones.** Las contraindicaciones absolutas para el tratamiento con heparina son la hemorragia o el tumor intracraneales, la hemorragia gastrointestinal activa, la hemorragia retroperitoneal, la retinopatía proliferativa con hemorragia, la trombocitopenia asociada a la heparina y la pericarditis maligna. El diagnóstico de diátesis hemorrágica y la cirugía reciente son contraindicaciones relativas.

C. Las **heparinas de bajo peso molecular (HBPM)** se administran típicamente por inyección subcutánea, las características de respuesta a la dosis son más previsibles que las de la HNF y pueden administrarse sin necesidad de monitorizar el efecto anticoagulante. Son tan eficaces y posiblemente más seguras que las HNF. Es importante señalar que se han asociado **hematomas espinales o epidurales** a la anestesia espinal o epidural y a las punciones lumbares en los pacientes tratados con HBPM o heparinoides. El riesgo de formación de un hematoma epidural aumenta en los pacientes con catéteres epidurales permanentes o tratados con otros fármacos que pueden afectar de forma adversa a la hemostasia.

D. **Inhibidores directos de la trombina.** La **lepirudina** y el **argatrobán** son inhibidores directos de la trombina que pueden utilizarse en el tratamiento de la trombosis asociada a la TIH. El argatrobán se administra por vía intravenosa (0,5 [μg/kg]/min), ajustándose la dosis hasta alcanzar un TTPa de 1,5 a 3,5 veces el valor basal inicial (sin superar los 100 s). Debido a que el argatrobán eleva artificialmente el índice internacional normalizado (INR), cuando se inicia la warfarina se interrumpirá el argatrobán cuando el INR alcance el valor de 4. Se volverá a comprobar el INR al cabo de 4 h para confirmar que se ha alcanzado el intervalo terapéutico con warfarina. La lepirudina se administra por vía intravenosa con una dosis inicial de 0,4 mg/kg, seguida de 0,15 (mg/kg)/h hasta que el TTPa estable sea de 1,5 a 3,5 veces el valor basal inicial. La lepirudina no eleva artificialmente el INR.

E. **Anticoagulantes orales**

1. **Inicio de acción.** Dado que el efecto antitrombótico de la cumarina se debe a la disminución de protrombina (factor II), y a causa de que pasan aproximadamente 5 días hasta que la protrombina desciende hasta un nivel antitrombótico eficaz (alrededor del 20 % del nivel normal), no debe utilizarse la cumarina en solitario en este contexto.

2. **Monitorización.** En la mayoría de los pacientes, debe ponerse como objetivo un INR de 2,5.

3. **Duración del tratamiento.** En la trombosis de las venas de la pantorrilla, es suficiente un tratamiento con cumarina de 6 semanas. Se recomienda un período de 3 a 6 meses en los pacientes con TVP proximal y en los pacientes con EP. Es probable que quienes presentan trombosis venosa idiopática sufran recidivas incluso 6 meses después del tratamiento con cumarina (incidencia a los 2 años de hasta el 27 %), y en este caso es razonable el tratamiento anticoagulante durante 6 a 12 meses. En portadores homocigotos del factor V de Leiden o en caso de síndrome de anticuerpos antifosfolípido, se considerará la anticoagulación crónica ante episodios recurrentes o ante un primer episodio con un factor de riesgo no reversible, como el cáncer.

F. **Tratamiento trombolítico**

1. **Indicaciones.** Está autorizado el uso de tratamiento trombolítico en la TVP proximal y la EP masiva (émbolos que causan inestabilidad hemodinámica). Algunos autores recomiendan este tratamiento en los pacientes con signos ecocardiográficos de disfunción del VD durante la embolización aguda junto con signos, mediante biomarcadores, de lesión (troponina) o sobrecarga (péptido natriurético de tipo B) del VD. Sin embargo, se necesitan estudios clínicos aleatorizados para determinar si tal estrategia mejora la evolución a corto y a largo plazo con un riesgo aceptable para el perfil de beneficios. Dado que la mortalidad parece ser similar y las complicaciones son menores con la heparina, solemos inclinarnos hacia el uso del tratamiento trombolítico sólo en la EP

masiva aguda con alteración hemodinámica. Se recomienda la alteplasa en la dosis recomendada por la Food and Drug Administration (FDA) de 100 mg por vía intravenosa durante 2 h.

2. El **objetivo** de la trombólisis en la TVP es la eliminación rápida y completa del trombo, y la conservación de la función valvular venosa, lo que lleva a la reducción de las complicaciones posteriores a la flebitis. Las complicaciones graves tras la flebitis (p. ej., edema, dolor y ulceración) disminuyen probablemente con la estreptocinasa en comparación con la heparina, pero el efecto es pequeño. El objetivo de los fármacos trombolíticos en la EP es acelerar la lisis del coágulo, reducir la presión de la arteria pulmonar, mejorar la función del VD y aumentar la supervivencia. Aunque no se ha observado disminución alguna en cuanto a la mortalidad en comparación con la heparina en grandes series prospectivas, un estudio reciente a escala más reducida del activador tisular del plasminógeno (t-PA) insinuó una ventaja hacia la supervivencia con la lisis, aunque la pauta de dosificación de la heparina fue subóptima. El tratamiento trombolítico también puede mejorar la función pulmonar tras la recuperación, y en un reciente estudio de seguimiento a largo plazo se sugirió una posible mejoría de la tolerancia al esfuerzo 7 años después de la trombólisis.

3. **Contraindicaciones.** Las contraindicaciones absolutas son la hemorragia intracraneal o una gran posibilidad de llegar a sufrirla, y otras hemorragias importantes. Las contraindicaciones relativas son los traumatismos o la cirugía recientes (10 días).

4. **Complicaciones.** Las complicaciones hemorrágicas están poco relacionadas con los parámetros de la coagulación, pero aumentan si se realizan procedimientos invasivos. Los pacientes en los que se considera la posibilidad de un tratamiento trombolítico deben haber sido sometidos a procedimientos en los vasos distales, si es posible. Hasta en una tercera parte de los pacientes tratados con estreptocinasa se observa febrícula, y un número menor tiene reacciones alérgicas, manifestadas generalmente por urticaria, prurito o rubefacción. En alrededor del 10 % puede producirse hipotensión, lo que limita la administración de este fármaco en los pacientes inestables.

G. **Filtros en la vena cava inferior.** Si existen contraindicaciones importantes para la anticoagulación o si la embolia recidiva a pesar de una anticoagulación adecuada, debe realizarse un procedimiento de interrupción de la vena cava inferior para evitar embolizaciones posteriores desde las venas pélvicas o de las piernas. Actualmente se dispone de filtros extraíbles para la vena cava inferior, que ofrecen una alternativa atractiva ya que tras la colocación de un filtro en la vena cava existe un mayor riesgo de que se produzca una nueva TPV o de que ésta recidive. Dependiendo del tipo, los filtros pueden retirarse entre 2 semanas y 3 meses después de su colocación. Todavía son escasos los datos disponibles sobre la eficacia y la evolución a largo plazo.

H. **Embolectomía pulmonar.** La utilidad de la embolectomía pulmonar de urgencia en caso de una EP masiva es dudosa. El 80 % de los pacientes que fallecen por embolia lo hace en la primera hora, y en muy pocas ocasiones puede realizarse una embolectomía en ese intervalo de tiempo. La mortalidad publicada durante la embolectomía llega a ser de hasta el 57 % en los procedimientos urgentes y del 25 % en los semiurgentes. No se ha realizado ningún estudio comparativo aleatorizado con el tratamiento trombolítico. La embolectomía con catéter transvenoso o la fragmentación con catéter pueden considerarse como una alternativa a la embolectomía quirúrgica en aquellos pacientes que no son candidatos a la cirugía. En un número reducido de pacientes, se ha evaluado el uso de las técnicas más recientes de embolectomía pulmonar en aquellos con coágulos abundantes y disfunción del VD, observándose una mortalidad de tan sólo el 11 %, pero se necesitan más estudios sobre el uso de estas técnicas en los pacientes en situación crítica.

## Bibliografía recomendada

Aklog L, Williams CS, Byrne JG, et al. Acute pulmonary embolectomy: a contemporary approach. *Circulation* 2002;105:1416–1419.

Anderson FA, Spender FA. Risk factors for venous thromboembolism. *Circulation* 2003;107:9–16.

Brender E. Use of emboli-blocking filters increases, but rigorous data are lacking. *JAMA* 2006;295:989.

Dauphine C, Omari B. Pulmonary embolectomy for acute massive pulmonary embolism. *Ann Thorac Surg* 2005;79:1240.

Decousus H, Leizorovicz A, Parent F, et al. A clinical trial of vena caval filters in the prevention of pulmonary embolism in patients with proximal deep-vein thrombosis. *N Engl J Med* 1998;338: 409–415.

de Gregorio MA, Gamboa P, Gimeno MJ, et al. The Gunther Tulip retrievable filter: prolonged temporary filtration by repositioning within the inferior vena cava. *J Vasc Interv Radiol* 2003;14: 1259–1265.

Ghignone M, Girling L, Prewitt RM. Volume expansion versus norepinephrine in treatment of a low cardiac output complicating an acute increase in right ventricular afterload in dogs. *Anesthesiology* 1984;60:132.

Gulba DC, Schmid C, Borst HG, et al. Medical compared with surgical treatment for massive pulmonary embolism. *Lancet* 1994;343:576–577.

Horlander KT, Leeper KV. Troponin levels as a guide to treatment of pulmonary embolism. *Curr Opin Pulm Med* 2003;9:374.

Jardin F, Genevray B, Brun-Ney D, Margairaz A. Dobutamine: a hemodynamic evaluation in pulmonary embolism shock. *Crit Care Med* 1985;13:1009.

Kanne JP, Lalani TA, et al. Role of computed tomography and magnetic resonance imaging for deep venous thrombosis and pulmonary embolism. *Circulation* 2004;109:I15–I21.

Kucher N, Goldhaber SZ. Management of massive pulmonary embolism. *Circulation* 2005;112:e28.

Koning R, Cribier A, Gerber L, et al. A new treatment for severe pulmonary embolism: percutaneous rheolytic thrombectomy. *Circulation* 1997;96:2498–2500.

Kostantinides S, Geibel A, Heusel G, et al. Heparin plus alteplase compared with heparin alone in patients with submassive pulmonary embolism. *N Engl J Med* 2002;347:1143–1150.

Meyer G, Tamisier D, Sors H, et al. Pulmonary embolectomy: a 20-year experience at one center. *Ann Thorac Surg* 1991;51:232–236.

Mismetti P, Rivron-Guillot K, Quenet S, et al. A prospective long-term study of 220 patients with a retrievable vena cava filter for secondary prevention of venous thromboembolism. *Chest* 2007;131:223.

Rocha AT, Tapson VF. Venous thromboembolism in intensive care. *Clin Chest Med* 2003;24:103–122.

Sohne M, Ten Wolde M, Boomsma F, et al. Brain natriuretic peptide in hemodynamically stable acute pulmonary embolism. *J Thromb Haemost* 2006;4:552.

Stein PD, Fowler SE, Goodman LR, et al. Multidetector computed tomography for acute pulmonary embolism. *N Engl J Med* 2006;354:2317.

Tapson VF. Acute pulmonary embolism. *N Engl J Med* 2008;358:1037.

Tapson VF, Carroll BA, Davidson BL, et al. The diagnostic approach to acute venous thromboembolism: a clinical practice guideline. *Am J Respir Crit Care Med* 1999;160:1043–1066.

Velmahos GC, Vassiliu P, Wilcox A, et al. Spiral computed tomography for the diagnosis of pulmonary embolism in critically ill surgical patients: a comparison with pulmonary angiography. *Arch Surg* 2001;136:505–511.

Wells PS, Anderson DR, Rodger M, et al. Evaluation of D-dimer in the diagnosis of suspected deep-vein thrombosis. *N Engl J Med* 2003;349:1227–1235.

Wood KE. Major pulmonary embolism: review of a pathophysiologic approach to the golden hour of hemodynamically significant pulmonary embolism. *Chest* 2002;121:877–905.

# 23
## Interrupción de la ventilación mecánica
*Bishr Haydar y Jean Kwo*

**I.** La intubación y la ventilación mecánica prolongadas se asocian a complicaciones importantes y a un aumento de la mortalidad, por lo que deberán interrumpirse tan pronto como las afecciones que motivaron la necesidad de su utilización se estabilicen y empiecen a resolverse.

    **A.** La reintubación traqueal se asocia a un aumento (ocho veces más) de la incidencia de neumonía y a un aumento (de seis a doce veces) de la mortalidad.

    **B.** Un índice de reintubación del 5 % al 15 % probablemente refleje un equilibrio óptimo entre los riesgos de intubación prolongada y reintubación.

**II. Definiciones**

    **A.** La **retirada gradual** es la interrupción gradual del soporte ventilatorio.

    **B.** La **desconexión** o **liberación** es la retirada del soporte ventilatorio. Muchos pacientes pueden liberarse eficazmente de la ventilación mecánica sin necesidad de realizar una retirada gradual.

    **C.** La **extubación** es la retirada del tubo endotraqueal.

    **D.** La **descanulación** es la retirada del tubo o cánula de traqueostomía.

    **E.** La **dependencia del respirador** es la necesidad de la ventilación mecánica durante más de 24 h o un fracaso en los intentos de interrumpir la ventilación mecánica.

**III.** La **dependencia del respirador** suele deberse a múltiples factores, y es de vital importancia identificar todas las posibles causas contribuyentes.

    **A.** Los **problemas respiratorios** que conducen a la dependencia continua del respirador pueden deberse a insuficiencia del bombeo respiratorio, a una elevada carga sobre la musculatura respiratoria o a un desequilibrio entre estos dos factores. Los pacientes con un desequilibrio entre la capacidad de bombeo respiratorio y la carga suelen mostrar taquipnea superficial durante un intento de respiración espontánea.

        **1.** La **carga respiratoria** (v. cap. 4) depende tanto del aparato respiratorio (resistencia y distensibilidad) como de la mecánica del impulso ventilatorio (calculado por la ventilación minuto).

            **a.** La **resistencia de las vías respiratorias ($R_{vr}$)** se debe a broncoconstricción, inflamación de las vías respiratorias o secreciones en estas últimas. El aumento de la $R_{vr}$ se trata con broncodilatadores, eliminando las secreciones de las vías respiratorias y con esteroides.

                **(1)** En los pacientes con obstrucción de las vías respiratorias, la carga impuesta por la **hiperinsuflación dinámica** («presión teleespiratoria positiva [PTEP] intrínseca», cap. 4) puede ser un factor importante que contribuya a la dependencia del respirador.

            **b.** La **distensibilidad del aparato respiratorio** ($C_{AR}$) determina la presión necesaria para insuflar los pulmones y la pared torácica mediante un volumen determinado una vez alcanzadas unas condiciones estáticas.

                **(1)** La disminución de la distensibilidad pulmonar puede deberse a edema pulmonar, consolidación pulmonar, infección o fibrosis.

                **(2)** La disminución de la distensibilidad de la pared torácica puede deberse a alteraciones de la pared torácica o a procesos intraabdominales.

**c.** La **ventilación minuto** ($V_E$) suele ser normalmente < 10 l/min. Un aumento de la producción de dióxido de carbono ($Vco_2$) (p. ej., sepsis o lesiones por quemaduras agudas) o un aumento del espacio muerto ($V_D$) necesita un aumento de la $V_E$ para mantener una $Paco_2$ normal.

**2. Insuficiente bombeo respiratorio**

**a. Factores metabólicos** como la nutrición, los desequilibrios electrolíticos y las hormonas pueden afectar a la función de la musculatura ventilatoria.

**(1)** Se necesita un **apoyo nutricional** adecuado para evitar el catabolismo proteico de los músculos respiratorios y la pérdida del rendimiento muscular.

**i.** La **hiperalimentación,** en particular con hidratos de carbono, puede causar una producción excesiva de $CO_2$ y un aumento de las demandas de $V_E$.

**(2)** Los **desequilibrios electrolíticos** pueden alterar la función de los músculos respiratorios.

**i.** La disminución de fosfato se ha asociado a debilidad muscular e incapacidad para retirar al paciente del respirador.

**ii.** El déficit de magnesio también se ha asociado a debilidad muscular.

**(3) Factores hormonales** como el hipotiroidismo grave pueden causar debilidad diafragmática y una disminución del impulso respiratorio (disminución de la respuesta a la hipercapnia y la hipoxia).

**i.** La insulina, el glucagón y los corticoesteroides suprarrenales son necesarios para lograr la función óptima de los músculos respiratorios; su papel en la dependencia del respirador no está claro.

**3.** Suelen administrarse **sedantes y narcóticos** para tratar la ansiedad, la agitación, el dolor y la falta de sincronía entre el paciente y el respirador. Los sedantes suelen administrarse en infusión intravenosa para proporcionar un nivel de sedación constante y aumentar el bienestar del paciente.

**a.** Antes de iniciar un intento de respiración espontánea, deben ajustarse los sedantes para conseguir el sueño nocturno y la máxima vigilia y colaboración durante el día.

**b.** Los protocolos para el manejo de la analgesia y la sedación se asocian a una reducción en la duración de la ventilación mecánica.

**c.** Se ha demostrado que la coordinación del intento de respiración espontánea con el despertar diurno acelera la liberación del respirador.

**4.** Las **enfermedades neurológicas** (como el ictus del tronco del encéfalo, la apnea central o las crisis convulsivas ocultas) pueden disminuir el estímulo respiratorio central del controlador de la bomba ventilatoria en el tronco encefálico.

**5.** Cuando el paciente tiene dificultades para la retirada del respirador, suelen evidenciarse una **polineuropatía del paciente crítico (PPCr)** y una **miopatía del enfermo crítico (MEC)** (cap. 35).

**a.** La PPCr se produce en pacientes con antecedentes de sepsis, fallo multiorgánico, insuficiencia respiratoria, inmovilidad prolongada, tratamiento con esteroides o síndrome de respuesta inflamatoria sistémica (SRIS), y causa una disfunción neurológica sensitivomotora.

**b.** La MEC se asocia a la anterior, junto con bloqueo neuromuscular, y también a atrofia muscular y disminución de la excitabilidad.

**6.** Los **problemas cardiovasculares** pueden dificultar la retirada gradual del respirador en los pacientes con reservas cardíacas limitadas.

**a.** Con la transición de la ventilación con presión positiva a la ventilación espontánea, la menor presión intratorácica aumenta el retorno venoso y puede causar una sobrecarga en un miocardio previamente disfuncional, precipitando la aparición de una insuficiencia cardíaca congestiva aguda en pacientes propensos.

**b.** Durante la retirada gradual del respirador a menudo se producen aumentos de la frecuencia cardíaca y la presión arterial, y arritmias, lo que puede inducir isquemia o disfunción miocárdica en pacientes con enfermedad coronaria.

**7.** Los **factores psicológicos** como el miedo a la pérdida del sistema de soporte vital pueden ser un factor importante en la dependencia del respirador. Comunicarse a menudo con el paciente y la familia, y tranquilizarles, puede reducir al mínimo la tensión y el estrés.

**8.** Como los datos clínicos son factores de predicción imperfectos de la preparación del paciente para la interrupción de la ventilación, los médicos pueden prolongar ésta inadvertidamente. Los **protocolos** para la retirada gradual del respirador pueden reducir este efecto (fig. 23-1).

   **a.** Los protocolos realizados por el personal de enfermería que permiten el ajuste del nivel de sedantes según una escala o según la posibilidad de despertar al paciente se asocian a una menor duración de la ventilación mecánica y a una reducción de la estancia en la UCI.

   **b.** Los protocolos dirigidos al personal de enfermería y los fisioterapeutas respiratorios que consisten en un **procedimiento de cribado diario seguido por un intento de respiración espontánea** pueden identificar pronto a los pacientes que están preparados para interrumpir la ventilación mecánica.

   **(1)** En múltiples estudios clínicos controlados y aleatorizados se ha demostrado que el uso de estos protocolos se relaciona con una reducción de los días de conexión al respirador, con menos complicaciones causadas por éste y con un menor coste para la UCI.

## IV. Evaluación de la posible retirada del respirador

**A.** Antes de emprender una evaluación de la posible retirada del respirador, hay que tener en cuenta algunos criterios sencillos.

   **1.** Deben existir ciertos indicios de **resolución de la enfermedad subyacente** que causó insuficiencia respiratoria y la necesidad de recurrir a la ventilación mecánica.

   **2.** Debe existir un **intercambio gaseoso adecuado,** tanto una oxigenación adecuada ($PaO_2 > 60$ mm Hg con PTEP $< 8$ cm $H_2O$ y $FiO_2 < 50\%$) como una ventilación adecuada (pH $\geq 7,25$).

   **3.** El paciente debe encontrarse **hemodinámicamente estable,** sin signos de isquemia miocárdica activa ni un soporte importante con vasopresores.

   **4.** El paciente debe ser capaz de iniciar un **esfuerzo inspiratorio.**

   **a.** La **sedación** debe ajustarse de modo que el paciente permanezca despierto y sea capaz de colaborar con el proceso de retirada gradual del respirador.

**B.** Los **parámetros para la retirada gradual del respirador** son medidas objetivas que se usan para evaluar la preparación del paciente para mantener de un modo eficaz la ventilación espontánea. La mayoría de estos parámetros reflejan tan sólo un componente del aparato respiratorio y son, en el mejor de los casos, malos factores predictivos de la evolución de la retirada gradual del respirador.

   **1.** Una $V_E > 15$ l/min es un factor predictivo razonable, aunque débil, de dependencia continua del respirador.

   **2.** El **Rapid Shallow Breathing Index (RSBI)** se obtiene dividiendo la frecuencia respiratoria por el volumen corriente ($f/V_T$) durante el primer minuto de respiración espontánea.

   **a.** Se ha utilizado un RSBI elevado ($> 105$ [respiración taquipneica]), para predecir la necesidad de continuar la dependencia del respirador, pero no se ha demostrado que disminuya el tiempo hasta la extubación.

   **3.** La **presión inspiratoria máxima** ($Pi_{máx}$ o PIM), también denominada fuerza inspiratoria negativa (FIN), es una **medida de la potencia de los músculos respiratorios.** Dado que mide la presión generada frente a una oclusión prolongada de las vías respiratorias, esta maniobra no necesita coordinación ni colaboración del paciente. Se ha utilizado una $Pi_{máx}$ inferior a $-30$ cm $H_2O$ para predecir el éxito en la retirada del respirador, aunque su utilidad suele ser limitada.

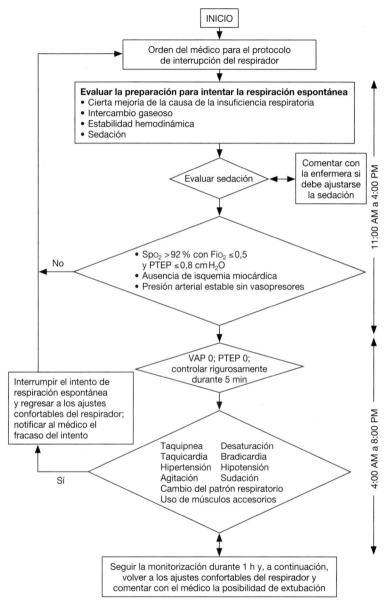

**FIGURA 23-1.** Protocolo de interrupción del respirador, adaptado del que se utiliza en la UCI Médica del Massachussets General Hospital. Obsérvense varias características de este protocolo: *1)* destaca la colaboración entre el fisioterapeuta respiratorio, el personal de enfermería y el médico; *2)* tras recibir una orden del médico, lo pone en práctica personal no médico; *3)* subraya la evaluación junto al enfermo y los intentos de respiración espontánea, y *4)* se completa antes de la visita de la mañana, por lo que se puede tomar una decisión en cuanto a la extubación durante ese pase de visita.

**4.** La $P_{0,1}$ es la **presión de oclusión de la vía respiratoria** medida 0,1 s después de iniciar la inspiración contra una vía respiratoria ocluida, y es un **índice del impulso respiratorio**.

   **a.** Se ha utilizado un impulso respiratorio elevado ($P_{0,1}$ de –4 a –10 cm $H_2O$) para predecir qué pacientes seguirán dependiendo del respirador.

   **b.** Para medir la $P_{0,1}$ suele necesitarse un equipo especializado, aunque algunos respiradores pueden medirla directamente.

**5.** El **estudio de los índices respiratorios** (cap. 4) se ha visto limitado generalmente a aplicaciones de investigación, y se necesitan todavía estudios adicionales antes de que puedan aplicarse para predecir la evolución de la retirada gradual del respirador. Debido a que la insuficiencia respiratoria suele ser multifactorial, los parámetros individuales no son buenos factores predictivos de la retirada del respirador. La evaluación exhaustiva del paciente, como se ha indicado en las secciones anteriores, es un elemento necesario para lograr una evolución favorable de la retirada gradual del respirador. Los **intentos de respiración espontánea,** donde el soporte ventilatorio de reduce considerablemente o se retira durante un tiempo establecido para evaluar los esfuerzos respiratorios del paciente, constituyen el mejor factor de predicción del éxito de la interrupción del respirador.

**V. Estrategias para el control ventilatorio: modos y retirada gradual del respirador** (v. también cap. 7)

   **A.** No hay datos que señalen que la retirada gradual del soporte ventilatorio (lo que aumentará gradualmente los esfuerzos del aparato respiratorio) acelere la desconexión del respirador.

   **B.** Los modos más recientes de los respiradores, como la **ventilación de asistencia proporcional** o **la ventilación adaptativa** (cap. 7), proporcionan una retirada gradual automática (controlada por ordenador) del soporte ventilatorio a medida que los esfuerzos del paciente aumentan, pero no hay datos que indiquen que sean modos mejores que los intentos de respiración espontánea.

   **C.** Con la **ventilación con apoyo de presión** (VAP), el nivel de asistencia a la presión inspiratoria puede disminuirse gradualmente hasta que el paciente sea capaz de respirar sin ayuda (generalmente, un apoyo de presión de < 10 cm $H_2O$).

   **D.** Con la **ventilación mecánica (mandatoria) intermitente sincronizada** (VMIS), la frecuencia obligada disminuye gradualmente hasta que el paciente es capaz de respirar sin ayuda (generalmente, cuando el paciente recibe menos de 4 respiraciones obligadas/min). Varios estudios sugieren que la retirada gradual de la VMIS es inferior a la VAP, y muchos prolongan la duración de la ventilación mecánica.

   **E.** Un **intento de respiración espontánea** es el mejor modo de evaluar el rendimiento del paciente sin el soporte ventilatorio, y tiene mayor valor predictivo de la preparación de un paciente para respirar sin el soporte ventilatorio que cualquier otro parámetro de retirada gradual del respirador documentado hasta la fecha. La mayoría de los pacientes que toleran un intento de respiración espontánea de 30 min a 120 min pueden ser retirados de la ventilación mecánica. Hay que controlar rigurosamente los primeros minutos de ese intento, ya que los efectos nocivos de sobrecarga de la musculatura ventilatoria suelen producirse pronto.

   **F.** Ningún modo nuevo del respirador ha demostrado producir mejores resultados para lograr la interrupción de la ventilación mecánica que el intento de respirar espontáneamente.

**VI.** En los intentos para respirar espontáneamente, pueden utilizarse varios métodos.

   **A.** La técnica más documentada en la bibliografía es el intento de respiración espontánea con una **pieza o circuito en T** o **collar de traqueostomía**. Con los respiradores más antiguos, existía el problema del aumento de la resistencia del sistema del respirador mientras se respiraba espontáneamente, pero con los respiradores modernos este problema ha sido subsanado.

**B.** Pueden utilizarse varios **métodos con respirador** en los intentos para respirar espontáneamente. En estos casos, permanecen activas las capacidades de monitorización del respirador (volumen corriente, frecuencia respiratoria, ventilación minuto, alarma de apnea).

   **1.** El ajuste de **VAP 0/PTEP 0** en el respirador simula una prueba con un circuito en T.

   **2.** Un **nivel bajo de VAP** (5-7 cm $H_2O$) es aceptable, y se ha demostrado que tiene escaso efecto sobre la evolución del intento de respirar espontáneamente. Este método puede ser útil si preocupa la resistencia a través del tubo endotraqueal.

   **3.** En muchos pacientes es aceptable un **nivel bajo de presión positiva continua en la vía respiratoria (PPCVR)** (5-10 cm $H_2O$).

     **a.** El intento de respirar espontáneamente con presión positiva continua en la vía respiratoria puede facilitar el impulso para respirar en los pacientes con PTEP intrínseca. Sin embargo, esto puede encubrir la incapacidad del paciente para respirar adecuadamente tras la extubación.

     **b.** Un intento de respiración espontánea con presión positiva continua en la vía respiratoria puede no disminuir la precarga en un paciente con disfunción del ventrículo izquierdo. En este caso, el paciente puede sufrir edema pulmonar cardiógeno agudo inmediatamente después de la extubación.

   **4.** En los respiradores más recientes (cap. 7), se cuenta con **compensación en el tubo.** Con este modo, el respirador añade presión para superar la resistencia a través del tubo endotraqueal o el tubo de traqueostomía.

**C. Duración del intento de respiración espontánea**

   **1.** La duración más documentada en la bibliografía es de 120 min.

   **2.** Prolongar el intento de respiración espontánea (> 120 min) no reporta beneficio alguno, y puede contribuir a aumentar la probabilidad de fracaso.

   **3.** Es posible que un intento de respiración espontánea de 30 min sea tan predictivo de la preparación para la interrupción del respirador como un intento de 120 min. Dado que la mayoría de los fracasos para respirar espontáneamente se producen poco después de iniciar el intento, suele ser suficiente con probar durante 30 min a 60 min.

**D.** Cómo reconocer **un fracaso en el intento de respiración espontánea**

   **1.** El paciente debe monitorizarse de forma rigurosa durante el intento, y hay que restablecer rápidamente el soporte ventilatorio si existen signos clínicos de fracaso.

   **2.** No existe un parámetro único que indique si un intento de respiración espontánea tiene éxito, sino que es más bien un conjunto de parámetros fisiológicos y clínicos los que se utilizan para determinar la tolerancia al intento (tabla 23-1).

| TABLA 23-1 | Criterios para determinar la tolerancia del intento de respiración espontánea |
|---|---|
| **Criterios objetivos** | |
| Intercambio gaseoso | pH > 7,32; ↑$Pco_2$ ≤ 10 mm Hg, $Po_2$ ≥ 50-60 mm Hg; $Spo_2$ ≥ 85-90 % |
| Hemodinámica | FC < 120-140/min o no varía > 20 %; PAS < 180-200 mm Hg y > 90 mm Hg; PAS no varía > 20 % |
| Patrón ventilatorio | FR ≤ 30-35 resp/min o no varía > 50 % |
| **Criterios subjetivos** | |
| Estado psíquico | Sin nueva ni excesiva somnolencia, ansiedad, agitación |
| Malestar | No hay nuevo malestar ni empeora |
| Sudación | |
| Aumento del trabajo respiratorio | Ausencia de uso de los músculos accesorios, paradoja toracoabdominal |

FC, frecuencia cardíaca; FR, frecuencia respiratoria; PAS, presión arterial sistólica.

3. Las medidas objetivas habituales son el mantenimiento de un intercambio gaseoso aceptable, la estabilidad hemodinámica y un patrón ventilatorio estable durante el intento.

4. Los parámetros subjetivos son el estado psíquico, el grado de malestar, la sudación y los signos de aumento del trabajo respiratorio.

E. **Ajustes del respirador tras un intento fallido de respiración espontánea**

1. El respirador debe ajustarse hasta un modo confortable y que no produzca cansancio, mientras se emprende el estudio de la posible causa del fracaso del intento de respiración espontánea.

2. Al seleccionar los ajustes adecuados del respirador, el médico debe tener en cuenta el esfuerzo del paciente, la facilidad para estimular el respirador, la demanda de flujo y la presencia de PTEP intrínseca.

F. En la figura 23-2 se muestra un método para interrumpir el respirador con el uso de un intento de respiración espontánea. En este protocolo, se monitoriza rigurosamente a los pacientes durante todo el intento de respiración espontánea, pero sobre todo durante los primeros 2 min se evalúan constantemente los criterios objetivos y subjetivos de insuficiencia respiratoria. Si se considera que el intento de respiración espontánea fracasa, se aumenta temporalmente el soporte ventilatorio a los pacientes, ya que estos pueden presentar cansancio o distrés respiratorio subjetivo debido al intento realizado.

VII. Las **causas del fracaso del intento de respiración espontánea** son los mismos factores que condujeron por primera vez al inicio de la ventilación mecánica.

A. Lo más frecuente es que se necesite la **resolución de la enfermedad subyacente**.

B. Deben investigarse **otras causas contribuyentes**, como la hiperinsuflación dinámica, las cardiopatías y la isquemia miocárdica, y la neuropatía/miopatía del enfermo crítico.

C. Cuando los pacientes no pueden prescindir de un escaso nivel de apoyo o presentan distrés respiratorio rápidamente tras la retirada de ventilación con presión positiva, hay que sospechar una **mala colocación** del tubo de traqueostomía. La exploración broncoscópica suele mostrar la oclusión del dispositivo por la membrana posterior de la tráquea. En un estudio se observó una incidencia de colocación deficiente del tubo de traqueostomía del 10 %, que se asoció a una prolongación durante 10 días de la ventilación mecánica.

D. Una vez que se corrija la causa del fracaso del intento de respiración espontánea, deberá plantearse un nuevo intento.

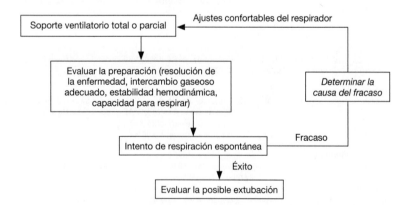

**FIGURA 23-2.** Método sencillo para interrumpir el respirador que no depende de los parámetros para la retirada gradual ni del modo del respirador.

**E.** Suele ser suficiente con realizar un intento de respiración espontánea diario, salvo que se resuelva rápidamente la causa del fracaso de éste.

**VIII. Extubación.** Una vez que se ha completado con éxito el intento de respiración espontánea, el médico tiene que evaluar si el paciente necesita continuar con la vía aérea artificial.

  **A.** Antes de desintubar al paciente, deberá evaluarse si es capaz de **proteger la vía respiratoria.**

  **1.** En los pacientes con tos escasa, una gran cantidad de secreciones, un estado psíquico deficiente o déficits neurológicos importantes, la extubación puede fracasar porque el tubo endotraqueal permite succionar con facilidad la vía respiratoria.

  **2.** La evaluación de la capacidad de un paciente para eliminar las secreciones de las vías respiratorias consiste en observar la calidad de la tos durante la succión, la ausencia de secreciones excesivas y la frecuencia de la succión (p. ej., inferior a cada 2 h).

  **3.** La **prueba de la cartulina blanca** evalúa la capacidad de un paciente para expulsar secreciones hacia una cartulina blanca que se sostiene a una distancia del tubo endotraqueal de 1 cm a 2 cm. Los pacientes que no son capaces de hacerlo tienen más probabilidades de que no pueda realizarse la extubación.

  **4.** Se han asociado los **flujos máximos de la tos** escasos (< 60 l/min) a una quintuplicación del fracaso de la extubación y a un aumento de la mortalidad.

  **5.** Si no se prevé la recuperación de la capacidad de proteger la vía respiratoria, estos pacientes pueden necesitar una traqueostomía antes de la retirada del respirador.

  **B.** El **edema de las vías respiratorias superiores** puede hacer fracasar la extubación.

  **1.** Suele suceder con mayor frecuencia con la ventilación mecánica prolongada, vías respiratorias de menor tamaño (mujeres, niños), traumatismos, e intubación repetida y traumática.

  **2.** Una **comprobación de fugas** realizada con el manguito del tubo endotraqueal desinflado puede identificar a los pacientes que tienen riesgo de presentar una obstrucción de las vías respiratorias superiores.

   **a.** La presencia de fugas con el manguito desinflado sugiere la ausencia de una inflamación importante de las vías respiratorias superiores.

   **b.** La ausencia de fugas se ve afectada por otros factores además de la inflamación de las vías respiratorias superiores, lo que limita su capacidad para predecir la aparición de estridor tras la extubación.

  **3.** La administración de esteroides intravenosos 12 h antes de la extubación programada puede disminuir el fracaso de ésta y la necesidad de intubar de nuevo.

  **4.** Los pacientes en los que aparece estridor después de la extubación pueden tratarse con epinefrina nebulizada, con esteroides o con ambos.

   **a.** Puede usarse también heliox temporalmente para mejorar el flujo aéreo a través de las vías respiratorias superiores.

   **b.** La presión positiva continua en vías respiratorias administrada mediante mascarilla puede mantener abiertas las vías.

   **c.** El heliox y la presión positiva continua en las vías respiratorias sólo tratan el síntoma del estridor, pero no disminuyen la inflamación de las vías respiratorias superiores.

  **5.** La **colaboración del paciente** es un componente esencial para lograr desintubar con éxito.

   **a.** La situación ideal es que el paciente se encuentre consciente, confortable y capaz de seguir instrucciones para toser.

   **b.** La administración prudente de ansiolíticos y analgésicos puede ayudar a lograr ese objetivo.

  **C.** En las situaciones límite, también deben tenerse en cuenta las dificultades de la intubación inicial.

**IX.** Papel de la **ventilación con presión positiva no invasiva** (VPPNI) durante la extubación.
   **A. Extubación para VPPNI**
      **1.** Determinados pacientes, en particular los afectados por una enfermedad pulmonar obstructiva crónica (EPOC) en los que fracasa el intento de respiración espontánea, pueden considerarse para desintubar y pasar a VPPNI.
      **2.** El soporte ventilatorio con VPPNI tras la extubación en pacientes seleccionados rigurosamente se asocia a una disminución de la duración de la ventilación mecánica, una disminución de la incidencia de neumonías nosocomiales, la reducción de la estancia en la UCI y un aumento de la supervivencia.
   **B.** Los datos disponibles **no respaldan el uso de la VPPNI como último recurso** en pacientes que presentan insuficiencia respiratoria tras una extubación programada, y puede incluso llegar a ser nociva.

**X.** Enfoque del **paciente con ventilación prolongada**
   **A.** Hasta el 20 % de los pacientes ingresados en la UCI médica necesitan ventilación mecánica prolongada (definida como > 6 h al día durante > 21 días).
   **B.** Los pacientes con riesgo de necesitar ventilación mecánica prolongada son aquellos con: enfermedad pulmonar subyacente, traumatismo de la pared torácica, enfermedad neuromuscular y hospitalización prolongada por fallo multiorgánico o complicaciones posoperatorias.
   **C. Ajustes del respirador** en el paciente con ventilación prolongada:
      **1.** La **etiología** de la ventilación mecánica prolongada es casi universalmente multifactorial, y difiere de un paciente a otro.
      **2.** El enfoque del paciente con ventilación mecánica prolongada debe **adaptarse** a las necesidades concretas del mismo.
      **3.** No es probable que estos pacientes tengan problemas que vayan a resolverse en 24 h, y los intentos diarios de respiración espontánea para identificar la posibilidad de la interrupción tienen una utilidad limitada.
      **4.** En estos pacientes, son eficaces los protocolos que reducen gradualmente el soporte ventilatorio.
         **a.** Puede reanudarse un intento diario de respiración espontánea cada vez de mayor duración una vez que se ha reducido el soporte ventilatorio al paciente después de un umbral preestablecido, determinado por el médico o por el propio protocolo.
   **D.** Estos pacientes tienen **problemas que necesitan una atención especial**, ya que suelen estar debilitados tras una enfermedad grave y prolongada.
      **1.** Es útil el **enfoque multidisciplinar**, en el que intervienen médicos, profesionales de enfermería, fisioterapeutas respiratorios, fisioterapeutas y logopedas.
      **2.** Debe prestarse una especial atención al **estado nutricional**, con la administración adecuada de calorías y proteínas sin causar una hiperalimentación.
      **3.** La **fisioterapia** es necesaria para reforzar los músculos y para evitar la aparición de contracturas, y mejora el estado funcional de los pacientes.
      **4.** La **logopedia** es necesaria dado que estos pacientes suelen presentar alteraciones de la deglución tras una intubación prolongada.
      **5.** En algunos pacientes, los servicios de **cuidados paliativos** pueden ser de gran ayuda, ya que algunos pacientes y las familias pueden cambiar los objetivos terapéuticos.
   **E.** Las **unidades para la retirada gradual del respirador tras su uso prolongado,** que se especializan en los cuidados y la retirada gradual del respirador de pacientes con una ventilación mecánica prolongada, han demostrado su eficacia y seguridad en la retirada gradual del respirador en los pacientes ingresados en la UCI y con ventilación mecánica.
      **1.** Estas unidades proporcionan un **programa estructurado** para el paciente médicamente complejo, con monitorización médica frecuente y personal de enfermería con experiencia en los cuidados del paciente con ventilación mecánica.

**2.** Estas unidades son adecuadas cuando se ha alcanzado una estabilidad hemodinámica y han disminuido las afecciones coexistentes que necesitan un nivel inmediato de asistencia.

**3.** Dado que generalmente tienen menos personal intensivista, estas unidades son menos costosas. Pueden ser hospitales de agudos que atiendan a muchos hospitales en una área geográfica determinada, o pueden ser unidades localizadas en un hospital central.

**F.** Algunos pacientes pueden necesitar **ventilación mecánica de por vida.**

    **1.** Deberá establecerse un programa de soporte ventilatorio domiciliario.

    **2.** Los datos disponibles de los hospitales en los que se realiza la retirada gradual del respirador tras ventilación prolongada sugieren que, salvo que el paciente presente signos de enfermedad claramente irreversible (p. ej., lesión medular alta, esclerosis lateral amiotrófica), pueden necesitarse varios meses para que en un paciente con insuficiencia respiratoria pueda retirarse la ventilación mecánica.

**XI.** La **descanulación** es la retirada del tubo de traqueostomía.

**A.** La traqueostomía aumenta el bienestar del paciente, facilita el habla, mejora los cuidados bucales y puede disminuir la resistencia de las vías respiratorias. Todo esto puede promover la retirada gradual de la ventilación mecánica.

**B.** Sigue sin establecerse el momento óptimo para la colocación del tubo de traqueostomía. En un metaanálisis, se observó que la colocación del tubo de traqueostomía en los 7 días siguientes a la intubación reducía el número de días que el paciente permanecía conectado al respirador, así como la estancia en la UCI. Sin embargo, no se observaron diferencias en cuanto a la mortalidad de los pacientes.

**C. Cronología de la descanulación**

    **1.** El estoma de traqueostomía puede estrecharse o cerrarse de 48 h a 72 h después de retirar el tubo de traqueostomía, lo que dificulta la nueva colocación del mismo si aparecen dificultades respiratorias tras la descanulación.

    **2.** Es necesario realizar una evaluación sistemática de la preparación del paciente para la descanulación.

        **a.** El paciente debe presentar una **situación respiratoria estable** tras la interrupción de la ventilación mecánica.

        **b.** El paciente debe ser capaz de **proteger la vía respiratoria.**

            **(1)** Esto puede evaluarse desinflando el manguito de traqueostomía y observando la posible aparición de signos de aspiración.

            **(2)** Puede introducirse una pequeña cantidad de colorante azul en la cavidad bucal y succionar el tubo de traqueostomía a intervalos regulares. La presencia de color azul en el punto de traqueostomía o en el catéter de succión indica que el paciente presenta riesgo de aspiración.

        **c.** Las **anomalías anatómicas de la vía respiratoria** como el tejido de granulación, las estenosis y las lesiones en las cuerdas vocales son una complicación de la intubación prolongada.

        **d.** Puede evaluarse la idoneidad de la vía aérea natural desinflando el manguito de traqueostomía y tapando el tubo.

            **(1)** Los adultos que pueden respirar alrededor de un tubo de traqueostomía de tamaño 7 u 8 tapado tienen una función adecuada de los músculos respiratorios y una vía aérea natural suficientemente conservada para tolerar la descanulación.

            **(2)** Los pacientes que no pueden respirar con los tubos de traqueostomía tapados deben evaluarse mediante **fibrobroncoscopia flexible** por encima y por debajo del tubo de traqueostomía, buscando la presencia de lesiones en la vía respiratoria.

        **e.** Los pacientes con reserva ventilatoria limitada debido a enfermedad neuromuscular o EPOC pueden beneficiarse de la **reducción del tamaño y el cubrimiento** del tubo de traqueostomía.

(1) Los pacientes que pueden respirar y eliminar las secreciones alrededor de un tubo pequeño tapado pueden someterse a descanulación.

(2) En ocasiones, el paciente con una cantidad moderada de secreciones puede tener dificultades porque la presencia de la traqueostomía afecta a la eliminación de secreciones a través de las vías respiratorias naturales. En estos pacientes puede ser útil la colocación de un **obturador del estoma**.

**XII.** El éxito de la desconexión de la ventilación mecánica aumenta la supervivencia del paciente: en una revisión, el éxito de la retirada gradual del respirador en una unidad especializada dividió por siete el índice de mortalidad. La gravedad de la enfermedad aguda (puntuación APACHE III), las múltiples afecciones coincidentes y la situación funcional desfavorable antes del ingreso hospitalario fueron factores predictivos de un resultado desfavorable.

## Bibliografía recomendada

Bigatello LM, Stelfox HT, Berra L, et al. Outcomes of patients undergoing prolonged mechanical ventilation after critical illness. *Crit Care Med* 2007;35:2491–2497.

Brochard L, Rauss A, Benito S, et al. Comparison of three methods of gradual withdrawal from ventilatory support during weaning from mechanical ventilation. *Am J Respir Crit Care Med* 1994;150:896–903.

Ely EW, Meade MO, Haponik EF, et al. Mechanical ventilator weaning protocols driven by nonphysician health-care professionals: evidence-based clinical practice guidelines. *Chest* 2001;120:454S–463S.

Epstein SK. Decision to extubate. *Intensive Care Med* 2002;28:535–546.

Esteban A, Alia I, Gordo F, et al. Extubation outcome after spontaneous breathing trials with T-tube or pressure support ventilation. *Am J Respir Crit Care Med* 1997;156:459–465.

Esteban A, Frutos F, Tobin MJ, et al. A comparison of four methods of weaning patients from mechanical ventilation. *N Engl J Med* 1995;332:345–350.

Esteban A, Frutos-Vivar F, Ferguson ND, et al. Noninvasive positive-pressure ventilation for respiratory failure after extubation. *N Engl J Med* 2004;350:2452–2460.

Ferrer M, Esquinas A, Arancibia F, et al. Noninvasive ventilation during persistent weaning failure: a randomized controlled trial. *Am J Respir Crit Care Med* 2003;168:70–76.

Francois B, Bellissant E, Gissot V, et al. 12-h pretreatment with methylprednisolone versus placebo for prevention of postextubation laryngeal oedema: a randomized double-blind trial. *Lancet* 2007;369:1083–1089.

Griffiths J, Barber VS, Morgan L, et al. Systematic review and meta-analysis of studies of the timing of tracheostomy in adult patients undergoing artificial ventilation. *BMJ* 2005;330:1243–1248.

Hurford WE, Favorito F. Association of myocardial ischemia with failure to wean from mechanical ventilation. *Crit Care Med* 1995;23:1475–1480.

Keenan SP, Powers C, McCormack DG, et al. Noninvasive positive-pressure ventilation for postextubation respiratory distress: a randomized controlled trial. *JAMA* 2002;287:3238–3244.

MacIntyre NR, Cook DJ, Ely EW Jr, et al. Evidence-based guidelines for weaning and discontinuing ventilatory support. *Chest* 2001;120:375S–395S.

MacIntyre NR, Epstein SK, Carson S, Scheinhorn D, Christopher K, Muldoon S. A NAMDRC Consensus Conference. *Chest* 2005;128:3937–3954.

Meade M, Guyatt G, Cook D, et al. Predicting success in weaning from mechanical ventilation. *Chest* 2001;120:400S–424S.

Petter AH, Chiolero RL, Cassina T, et al. Automatic "Respirator/Weaning" with adaptive support ventilation: the effect on duration of endotracheal intubation and patient management. *Anesth Analg* 2003;97:1743–1750.

Schmidt U, Hess D, Kwo J, et al. Tracheostomy tube malposition in patients admitted to a respiratory acute care unit following prolonged ventilation. *Chest* 2008;134:288–294.

Schweickert WD, Gehlbach BK, Pohlman AS, et al. Daily interruption of sedative infusions and complications of critical illness in mechanically ventilated patients. *Crit Care Med* 2004; 32:1272–1276.

Smina M, Salam A, Khamiees M, et al. Cough peak flows and extubation outcomes. *Chest* 2003;124:262–268.

# 24

# Lesión renal aguda

*Beverly Newhouse*

## I. Terminología y clasificación

**A.** El término **lesión renal aguda (LRA)** ha sustituido al término «insuficiencia renal aguda» y se usa para definir el espectro que abarca desde las disminuciones leves de la filtración glomerular (FG) hasta la disfunción renal grave que necesita tratamiento con métodos de depuración extrarrenal.

**B.** Recientemente, se elaboraron los **criterios RIFLE** para normalizar la definición y la clasificación de la LRA. El acrónimo RIFLE indica tres clases de gravedad creciente, riesgo (R), lesión (I, *injury*), e insuficiencia o fallo (F), y dos tipos de evolución, pérdida (L, *loss*) y enfermedad renal terminal (E, *end-stage renal disease*). En la tabla 24-1 se muestra el sistema de clasificación RIFLE.

## II. Epidemiología

**A.** Dependiendo de la definición utilizada, se calcula que hasta el 20 % de todos los pacientes hospitalizados y hasta el **65 % de todos los pacientes graves llegan a presentar cierto nivel de LRA.** Aproximadamente, el **35 % de los pacientes graves llega al nivel de insuficiencia o fallo (F) según los** criterios **RIFLE.**

**B.** La LRA es un factor predictivo independiente de mortalidad en los pacientes graves, con una **mortalidad asociada del 15 % al 60 %.** En aquellos que han sufrido un infarto de miocardio, la LRA es un factor de riesgo importante de sufrir complicaciones cardiovasculares adicionales.

**C.** El aumento en la clase RIFLE se asocia a una mayor duración de la estancia hospitalaria y a una mayor mortalidad.

**D.** De todos los pacientes con LRA que sobreviven, la mayoría recupera la función renal con independencia de la diálisis en 30 días.

## III. Factores de riesgo

**A.** Los **factores de riesgo** para sufrir LRA en la **UCI** son: edad > 65 años, infección, insuficiencia cardíaca, insuficiencia respiratoria, hepatopatía y antecedentes de linfoma/leucemia. Los factores que contribuyen con mayor frecuencia a la LRA son la **sepsis,** seguida de la **hipotensión** y los **contrastes intravenosos.**

**B.** Los **factores de riesgo** para la aparición **perioperatoria** de LRA son: pinzamiento aórtico prolongado, cirugía urgente en lugar de programada, aclaramiento de creatinina basal inferior a 47 ml/min, diabetes y administración de volúmenes mayores (> 100 ml) de medios de contrastes intravenosos.

## IV. Etiología y fisiopatología

**A.** La LRA se ha dividido tradicionalmente en las etiologías **prerrenal, renal intrínseca** y **posrenal** (tabla 24-2). Estas categorías son útiles para entender la fisiopatología de la LRA, pero casi nunca la etiología es puramente de una categoría, ni una categoría es más benigna que las demás. La mayoría de los pacientes hospitalizados que llegan a presentar LRA muestran una combinación de dos o más etiologías.

    **1.** La **lesión prerrenal** se debe a una **reducción de la perfusión renal** secundaria a hipotensión sistémica, hipovolemia, insuficiencia cardíaca, arteriopatía renal o mala distribución del flujo sanguíneo.

        **a.** La hipoperfusión renal activa numerosas respuestas neurohumorales que ayudan a mantener la presión de perfusión renal y la FG.

| TABLA 24-1 | Clasificación RIFLE de la lesión renal aguda | |
|---|---|---|
| | **Creatinina o criterios de FG** | **Criterios de diuresis** |
| **R = riesgo** | Cr > 1,5 veces valor basal o FG < 25 % valor basal | Diuresis < 0,5 (ml/kg)/h durante 6 h |
| **I = lesión** | Cr > 2 veces valor basal o FG < 50 % valor basal | Diuresis < 0,5 (ml/kg)/h durante 12 h |
| **F = fallo o insuficiencia** | Cr > 3 veces valor basal o FG < 75 % valor basal o Cr ≥ 4 mg/dl o aumento rápido ≥ 0,5 mg/dl | Diuresis < 0,3 (ml/kg)/h durante 24 h o Anuria durante 12 h |
| **L = pérdida** | Persistencia de los criterios de fallo o insuficiencia > 4 semanas, pero < 3 meses | |
| **E = nefropatía terminal** | Persistencia de los criterios de insuficiencia o fallo > 3 meses | |

Cr, creatinina; FG, filtración glomerular.
Adaptado de Bellomo R, Ronco C, et al. The Second International Consensus Conference of the Acute Dialysis Quality Initiative (ADQI) Group. Acute renal failure definition, outcome measures, animal models, fluid therapy, and information technology needs. *Crit Care* 2004;8:R204-R212, con autorización.

    **b.** La **vasoconstricción arteriolar eferente** se produce por la activación del sistema simpático y el sistema renina-angiotensina.

    **c.** La **vasodilatación arteriolar aferente** se produce por la activación de prostaglandinas, el sistema de la calicreína, óxido nítrico y la influencia miógena directa.

    **d.** Aparece oliguria cuando la reducción de la presión de perfusión renal supera la capacidad compensadora de estos mecanismos autorreguladores para mantener una FG adecuada.

  **2.** Con una hipoperfusión mantenida, la hiperazoemia prerrenal puede producir una lesión renal intrínseca. La **lesión renal intrínseca** está causada por **lesión del parénquima renal** debida a **necrosis tubular aguda (NTA)**, nefritis intersticial, enfermedad embólica, glomerulonefritis, vasculitis o afectación de vasos pequeños. En los pacientes en estado grave, la lesión renal intrínseca se debe con mayor frecuencia a lesión **isquémica** o **nefrotóxica**.

    **a.** La **NTA** es la causa más frecuente de LRA intrínseca y se debe a isquemia (50 %), sustancias tóxicas (35 %) o causas multifactoriales.

      **(1)** La **NTA isquémica** se debe a hipoperfusión renal prolongada, incluyendo la hiperazoemia prerrenal prolongada.

      **(2)** La **NTA nefrotóxica** puede deberse a sustancias tóxicas endógenas (p. ej., mioglobina, hemoglobina) o exógenas (p. ej., aminoglucósidos, contrastes).

    **b.** La **fisiopatología** de la NTA comprende:

      **(1) Vasoconstricción intrarrenal,** que produce una disminución del flujo sanguíneo hacia la corteza renal y la parte externa de la médula.

      **(2) Lesión de las células tubulares,** que consiste en la pérdida del borde en cepillo apical, la pérdida de la polaridad y la interrupción de las uniones intercelulares herméticas.

      **(3) Infiltración leucocítica.**

      **(4) Lesión por reperfusión.**

    **c. Fases** de la NTA:

      **(1) Fase de inicio,** o período inmediatamente posterior a la agresión renal, durante el cual no se ha producido lesión tubular y el proceso todavía puede evitarse.

**TABLA**
**24-2** Etiologías de la lesión renal aguda en la UCI

| Prerrenal | Renal intrínseca | Posrenal (obstructiva) |
|---|---|---|
| Disminución de volumen intravascular<br>• Pérdida de líquido gastrointestinal (p. ej., vómitos, diarrea, fístulas EC)<br>• Pérdida renal de líquido (p. ej., diuréticos)<br>• Quemaduras<br>• Pérdida de sangre<br>• Redistribución de líquidos (p. ej., «tercer espacio», pancreatitis, cirrosis) | Necrosis tubular aguda<br>• Isquémica<br>• Inducida por sustancias tóxicas<br>  – Fármacos<br>  – Contrastes i.v.<br>  – Rabdomiólisis<br>  – Hemólisis masiva<br>  – Síndrome de lisis tumoral | Obstrucción de las vías urinarias superiores<br>• Nefrolitiasis<br>• Hematoma<br>• Aneurisma aórtico<br>• Neoplasia |
| Disminución de la presión de perfusión renal<br>• Shock (p. ej., sepsis)<br>• Vasodilatadores<br>• Vasoconstricción arteriolar preglomerular (aferente)<br>• Vasodilatación arteriolar posglomerular (eferente) | Nefritis intersticial aguda<br>• Inducida por fármacos<br>• Relacionada con infecciones<br>• Enfermedades sistémicas (p. ej., LED)<br>• Tumores malignos | Obstrucción de las vías urinarias inferiores<br>• Estenosis uretral<br>• Hematoma<br>• Hipertrofia prostática benigna<br>• Vejiga neurógena<br>• Sonda uretral mal colocada<br>• Neoplasia |
| Disminución del gasto cardíaco<br>• Insuficiencia cardíaca congestiva<br>• Isquemia miocárdica | Glomerulonefritis aguda<br>• Postinfecciosa<br>Vasculitis sistémica<br>• PTT/SHU<br>• GN rápidamente progresiva<br><br>Vascular<br>• Enfermedad ateroembólica<br>• Trombosis de la arteria o la vena renal<br>• Disección de la arteria renal<br>• Hipertensión maligna<br><br>Síndrome hepatorrenal<br><br>Aumento de la presión intraabdominal | |

EC, enterocutánea; GN, glomerulonefritis; i.v., intravenoso; LED, lupus eritematoso diseminado; PTT, púrpura trombocitopénica trombótica; SHU, síndrome hemolítico urémico.
Adaptado de Barozzi L, Valentino M, et al. Renal ultrasonography in critically ill patients. *Crit Care Med* 2007;35(5 suppl):S198-S205, y Acute renal failure. En: Glassock J, ed. *Nephrology self-assessment program (NephSAP)*, Vol 2, No. 2. Filadelfia: Lippincott Williams 6 Wilkins, 2003;42-43, con autorización.

(2) **Fase de mantenimiento,** que empieza cuando se inicia la lesión tubular y define el inicio de una disminución de la FG. Esta fase puede durar de días a semanas y es posible que se manifieste con una diuresis variable.

(3) **Fase de recuperación,** en la que la regeneración celular restablece la integridad y la función tubular, con mejoría de la FG y retorno de la función renal a la situación basal o prácticamente basal.

3. La **lesión posrenal** se debe a **obstrucción** de la vía urinaria a nivel de los uréteres, la vejiga o la uretra, con la consiguiente congestión renal e hidronefrosis. La obstrucción completa causa anuria, mientras que la obstrucción incompleta produce una diuresis variable.

   a. La FG puede mantenerse mediante una absorción continua de sal y agua, la **dilatación del sistema colector** (con el consiguiente descenso de la presión intratubular) y cambios en la hemodinámica renal.

   b. Tras el alivio de la obstrucción, puede producirse una **diuresis postobstructiva** por la eliminación de sal y agua retenidas, y por defectos tubulares producidos durante el proceso obstructivo.

   c. La obstrucción de las vías urinarias superiores puede necesitar la colocación de una endoprótesis *(stent)* ureteral o una nefrostomía percutánea para aliviar la obstrucción, mientras que la obstrucción de las vías urinarias inferiores se trata con sondaje vesical, ya sea transureteral o percutáneo.

   d. La recuperación de la función renal depende de la duración de la obstrucción. Cuando la obstrucción dura menos de una semana, suele poder esperarse una recuperación completa, mientras que si la duración supera las 12 semanas, la recuperación que puede esperarse es mínima.

## V. Prevención de la lesión renal aguda

A. Los objetivos son **limitar la deshidratación, mantener el volumen de sangre circulante y la perfusión renal adecuados,** y **reducir al mínimo la exposición a nefrotoxinas.**

B. Los estudios han demostrado que las siguientes intervenciones son útiles para la **prevención** de la LRA:

   1. **Hidratación** con **solución con cloruro sódico al 0,9%** en los pacientes a los que se administran contrastes intravenosos, para evitar la nefropatía causada por los contrastes. El uso de una solución de **bicarbonato sódico** administrada en forma de un bolo de 3 (ml/kg)/h durante 1 h antes de la administración del contraste, seguida por una infusión de 1 (ml/kg)/h durante 6 h tras el procedimiento, demostró ser útil en un estudio clínico controlado y aleatorizado. Sin embargo, estos resultados no se repitieron en un estudio clínico similar, más reciente, con pacientes sometidos a angiografía coronaria, en el que se observó que el bicarbonato sódico no proporcionaba mayores beneficios que la solución salina normal (suero fisiológico).

   2. Administración de *N*-acetilcisteína (NAC) oral, 600 mg o 1 200 mg por vía oral 2 veces al día durante 2 días, más hidratación (frente a la hidratación únicamente) en pacientes con riesgo elevado de sufrir nefropatía por el contraste. En un estudio se demostró la mayor eficacia de la NAC más infusión de bicarbonato sódico frente a la NAC más cloruro sódico.

   3. Uso de medios de contraste de **osmolalidad baja** (p. ej., iopromida, 607 mOsm/kg) o **isoosmolares** (p. ej., iodixanol, 290 mOsm/kg), en comparación con medios de osmolalidad elevada. Este beneficio ha sido mayor en los pacientes con alteración renal subyacente.

   4. Uso de contrastes **no iónicos** frente a contrastes iónicos.

   5. **Dosis diaria única** de aminoglucósidos, en lugar de múltiples dosis.

   6. Uso de **formulaciones lipídicas** de amfotericina B, en comparación con las formulaciones habituales.

C. Existen datos confusos o insuficientes sobre las siguientes intervenciones y el papel que desempeñan en la **prevención** de la LRA:

   1. El **fenoldopam** es un agonista selectivo del receptor de dopamina 1 que causa vasodilatación. Aunque se ha demostrado que aumenta el flujo sanguíneo renal y el aclaramiento de creatinina, no se ha demostrado que tenga beneficios

claros sobre la evolución, y es posible que se produzcan daños secundarios a la hipotensión y a la disminución de la presión de perfusión renal.

2. No se ha observado que el **manitol** con hidratación reduzca la incidencia de LRA.

3. En un estudio clínico controlado, se demostró que el **tratamiento con métodos de depuración extrarrenal** como la **hemofiltración venovenosa continua (HVVC)** antes y después de la administración del contraste reducía la incidencia de LRA inducida por contraste y la mortalidad en los pacientes con insuficiencia renal sometidos a intervenciones coronarias. Antes de la amplia aprobación de esta técnica, se necesitarán más datos favorables, debido al coste elevado de este tipo de tratamientos.

4. **Péptidos natriuréticos** administrados a los pacientes que reciben contrastes intravenosos. El péptido natriurético auricular (PNA) aumenta la FG y causa natriuresis y diuresis, pero los resultados en cuanto a la prevención de la LRA y la supervivencia sin necesidad de diálisis han sido confusos. El PNA también disminuye la angiotensina II, pudiendo causar una disminución de la resistencia vascular sistémica e hipotensión sistémica.

D. En múltiples estudios, se ha observado que las siguientes intervenciones no son eficaces o son nocivas cuando se utilizan para la **prevención** de la LRA:

1. Infusión de **dopamina** en dosis bajas.

2. **Diuréticos del asa.**

3. **Bloqueantes de los canales de calcio** en pacientes sometidos a **trasplante** renal que van a ser tratados con inmunodepresores inhibidores de la calcineurina.

## VI. Evaluación y diagnóstico

A. Con una **anamnesis** enfocada, se intenta identificar la función renal basal, los factores de riesgo y la presencia de acontecimientos precipitantes.

B. En la **exploración física** se trata de evaluar el **volumen intravascular,** observando si existe hipervolemia (p. ej., distensión venosa yugular) o hipovolemia (p. ej., taquicardia, hipotensión). Dado que los signos físicos del volumen intravascular pueden no ser fiables, puede ser útil recurrir a medidas invasivas como la presión venosa central o la presión de enclavamiento capilar pulmonar y el volumen sistólico (v. cap. 1).

C. **Evaluación de la función renal.** Dos son las funciones fisiológicas de los riñones que pueden evaluarse de un modo objetivo: *1)* la producción de orina y *2)* la excreción de productos metabólicos de desecho.

1. La **diuresis** es un parámetro que suele medirse en la UCI, y es muy sensible a las variaciones de la hemodinámica renal. Sin embargo, también es muy inespecífica, salvo cuando disminuye significativamente o es nula, en cuyo caso puede indicar presencia de LRA oligúrica o anúrica. Por el contrario, puede existir una LRA grave con una diuresis normal.

2. La **excreción de los productos de desecho metabólicos** es el resultado de la **filtración glomerular (FG).** La FG es el parámetro que se utiliza tradicionalmente para cuantificar la función renal. Es importante señalar que la FG puede variar significativamente con la fisiología renal normal. Puede resultar difícil medir con precisión la FG, especialmente en los pacientes en situación grave.

a. **Índices analíticos de la filtración glomerular**

(1) El **nitrógeno ureico en sangre** (**BUN,** *blood urea nitrogen*) tiene escasa relación con la FG, puesto que es un indicador muy inespecífico de la función renal. El BUN se elevará con la sobrecarga proteica, el tratamiento con esteroides, las tetraciclinas, la hemorragia digestiva o un estado hipermetabólico. Por el contrario, el BUN puede disminuir en caso de hepatopatía grave o desnutrición.

(2) La **concentración sérica de creatinina** es un parámetro mucho más específico en la evaluación de la función renal, aunque sigue relacionándose escasamente con la FG. Mientras que es una valoración razonable de la FG en la mayoría de los pacientes con una función renal normal, no es

un parámetro exacto durante la progresión de la LRA. La variación de la concentración de creatinina sérica desde el valor basal de un paciente puede ser más útil en el diagnóstico de LRA que el valor absoluto. La producción de creatinina depende de la masa muscular, y puede estar relativamente disminuida en los pacientes caquécticos. Algunos fármacos, entre ellos la cimetidina, la trimetoprima y la metildopa, pueden elevar falsamente la concentración de creatinina.

(3) El parámetro de referencia actual para cuantificar la FG es la medición del **aclaramiento de creatinina en 24 h.** Incluso este método no demostrará exactamente la FG, ya que tiende a hipervalorar cuando la excreción de creatinina supera la carga filtrada. Para una determinación precisa de la FG, es necesario medir el aclaramiento de inulina, algo que no es clínicamente factible.

3. Los nuevos **biomarcadores** de la función/lesión renal son: lipocalina asociada a gelatinasa de neutrófilos plasmáticos, cistatina C plasmática, lipocalina asociada a gelatinasa en neutrófilos urinarios, interleucina 18 urinaria y molécula 1 de lesión renal urinaria. Aunque se necesitan estudios adicionales sobre estos biomarcadores, se espera que su determinación pueda llegar a posibilitar el diagnóstico precoz, la prevención y el tratamiento de la LRA.

**D. Evaluación de la orina**

1. El **análisis de orina** y la **determinación de los índices urinarios** son pruebas sencillas que pueden proporcionar información útil para el diagnóstico. En la tabla 24-3 se ofrece un resumen.

2. **Índices urinarios**

a. La **lesión renal prerrenal** se asocia a una orina que refleja que los mecanismos renales del equilibrio hidrosalino están intactos. El esfuerzo del organismo por aumentar el volumen intravascular produce una elevación del cociente entre el BUN sérico y la concentración de creatinina, una osmolalidad urinaria elevada y una excreción fraccional de sodio baja **(EFNa < 1 %).** La EFNa refleja el cociente entre las concentraciones urinarias y séricas del sodio (Na) y la creatinina (Cr):

$$\text{EFNa} = (\text{Na urinario/Cr urinaria})/(\text{Na sérico/Cr sérica})\%$$

**TABLA 24-3** Estudios para el diagnóstico e índices urinarios

|  | Prerrenal | Renal | Posrenal |
|---|---|---|---|
| Tira reactiva | Proteínas: 0 o restos | Proteínas: escasas-moderadas, hemoglobina, leucocitos | Proteínas: 0 o restos; hematíes, leucocitos |
| Sedimento | Escasos cilindros hialinos | Cilindros[1] granulares y celulares | Cristales y posibles cilindros celulares |
| BUN/Cr sérica | 20 | 10 | 10 |
| Osmolalidad urinaria | > 500 | < 350 | < 350 |
| Sodio urinario | < 20 | > 30 |  |
| Cr urinaria/sérica | > 40 | < 20 | < 20 |
| Urea urinaria/sérica | > 8 | < 3 | < 3 |
| EFNa | < 1 % | > 1 % | > 1 % |
| EFUr | < 35 % | > 50 % |  |

Cr, creatinina; EFNa, excreción fraccional de sodio = (Na orina/Cr orina)/(Na sérico/Cr sérica)%; EFUr, excreción fraccional de urea.

[1] La composición de los cilindros depende de la causa de la insuficiencia renal.

Adaptado de Thadhani R, Pasqual M, Bonventre JV. Acute renal failure. *N Engl J Med* 1996;334:1448-1460, con autorización.

**b.** La alteración de la función tubular por una **lesión renal intrínseca** suele producir un defecto en la capacidad de concentración de la orina y la producción de orina isotónica. La EFNa asociada es típicamente ≥ 1 %.

**3. Limitaciones específicas de los índices urinarios**

    **a.** La **enfermedad renal preexistente** puede afectar a la homeostasis hidrosalina, y dificultar la interpretación de los electrólitos urinarios. Los pacientes con nefropatías crónicas, insuficiencia suprarrenal y pérdida salina cerebral pueden tener una EFNa > 1 % incluso cuando sufren disminución de volumen.

    **b.** La administración de **diuréticos** bloquea la reabsorción tubular de solutos, y puede complicar la interpretación de datos hasta durante 24 h. Cuando los diuréticos elevan la EFNa, una excreción fraccional de urea < 35 % puede ser un indicador de hiperazoemia prerrenal.

    **c.** La **obstrucción de las vías urinarias**, la **glomerulonefritis** aguda o la **embolia** renal pueden manifestarse con disminución de la FG y una función tubular normal. En estos cuadros, se espera que la concentración de orina sea elevada.

**4. Tiras reactivas urinarias**

    **a.** La **proteinuria** suele asociarse a lesiones glomerulares, pero también puede observarse en caso de lesión tubular. La lesión glomerular permite que las proteínas de gran tamaño pasen a la orina, como lo indica una lectura de 3+ a 4+ en la tira reactiva urinaria. La lesión tubular puede impedir la reabsorción normal de proteínas de pequeño tamaño filtradas, como lo indica la proteinuria leve de 1+ a 2+.

    **b.** El **resultado positivo para el grupo hemo en las tiras urinarias reactivas,** sin hematíes en el sedimento urinario, sugiere la presencia de hemoglobinuria o mioglobinuria.

    **c.** El **estudio microscópico** del sedimento urinario proporciona información sobre la patogenia de la LRA. La presencia de cilindros tubulares es una indicación indirecta de procesos renales activos.

        **(1)** Los **cilindros hialinos** son acelulares, y compatibles con hiperazoemia prerrenal. Suelen poder observarse en pacientes sanos.

        **(2)** Los **cilindros granulares** contienen células epiteliales de los túbulos renales en degeneración y se observan en la LRA debida a lesiones isquémicas o nefrotóxicas.

        **(3)** Los **cilindros pigmentados** pueden observarse en la LRA inducida por la hemoglobina o la mioglobina.

        **(4)** Los **cilindros leucocíticos** indican un proceso inflamatorio y pueden observarse en la pielonefritis o la nefritis intersticial aguda.

        **(5)** Los **cilindros eitrocíticos** indican una patología glomerular como la glomerulonefritis.

**E. Técnicas de diagnóstico por la imagen**

    **1.** Estas **técnicas** suelen utilizarse para descartar causas reversibles de obstrucción de las vías urinarias, lesión traumática o alteraciones vasculares. Las modalidades más recientes también ofrecen la posibilidad de contribuir al diagnóstico y la evaluación de otras formas de LRA.

    **a.** La **ecografía** es la herramienta más útil en la evaluación inicial de la obstrucción posrenal (por la visualización de **hidronefrosis**), y puede realizarse junto al lecho del paciente cuando éste se encuentra en situación inestable. Pueden obtenerse resultados negativos falsos en aproximadamente el 10 % de los casos, en los primeros momentos de la enfermedad (tiempo insuficiente para que aparezca hidronefrosis), en caso de hipovolemia o cuando la obstrucción se debe a una afección retroperitoneal.

        **(1)** El uso de la ecografía se ha extendido recientemente, y se está empleando para evaluar el **parénquima renal** por si existen signos de necrosis tubular, masas quísticas y otras afecciones. La ecografía **Doppler** con flujo en color puede utilizarse para evaluar la **perfusión renal** y descartar la presencia de trombosis/oclusión.

**b.** La **tomografía computarizada (TC) abdominal** es más sensible y puede usarse cuando la ecografía no ofrece resultados determinantes. Con la TC puede obtenerse información anatómica detallada de los riñones, la vejiga y el sistema colector urinario.

**c.** La **pielografía anterógrada** y **retrógrada** puede usarse para la localización exacta de la obstrucción de las vías urinarias y para realizar el drenaje.

**d.** El uso de la **medicina nuclear** puede contribuir a evaluar la función renal mediante la utilización de radioisótopos. La gammagrafía renal suele usarse para evaluar la función renal expresada como FG, flujo plasmático renal efectivo o perfusión renal global.

**e.** La **resonancia magnética (RM)** renal combina el valor de la información anatómica y funcional proporcionada. Puede mostrar trastornos renales infiltrantes, evaluar alteraciones de la función renal y revelar la presencia de obstrucción o inflamación. Los estudios actualmente en curso evaluarán el valor de varias secuencias de RM en el diagnóstico de la LRA. Los médicos de cuidados intensivos deben conocer el síndrome recientemente identificado de la **fibrosis sistémica nefrógena (FSN),** que se asocia al uso de contraste con **gadolinio** en los pacientes con nefropatías crónicas. Esta afección causa una fibrosis progresiva de la piel y los tejidos conjuntivos, causante de contracturas articulares, alteración de la movilidad y deformidad. Otras manifestaciones pueden ser la fibrosis cardíaca, pulmonar, hepática y del sistema nervioso central. Actualmente, la enfermedad carece de tratamiento, es progresiva y puede ser mortal. Por esta razón, la Food and Drug Administration (FDA) estadounidense advierte frente al uso de contraste con gadolinio en pacientes con una FG calculada de 15 ml/min a 60 ml/min, o en aquellos tratados con diálisis, y recomienda considerar el inicio de la diálisis en aquellos pacientes que han recibido gadolinio en este contexto.

**f.** La **angiografía** puede utilizarse para evaluar la integridad de las arterias y las venas renales.

**g.** La **biopsia renal** no está indicada en la mayoría de los casos porque la anamnesis, la exploración física y las pruebas no invasivas indicarán la causa de la lesión renal. La biopsia puede estar indicada en casos de LRA intrínseca que no está causada por isquemia ni sustancias tóxicas, o para determinar la causa de la disfunción tras un trasplante renal. La morbilidad de la biopsia renal es relativamente baja.

**VII. Etiologías específicas**

**A. Lesión renal aguda relacionada con fármacos**

**1. Inhibidores de la enzima conversora de angiotensina (IECA)** y **bloqueantes de los receptores de angiotensina (BRA)**

**a.** La **angiotensina II** es un potente constrictor de la arteriola eferente que mantiene la presión de perfusión glomerular y la FG durante la hipoperfusión renal.

**b.** La inhibición de la producción de angiotensina II por IECA o el bloqueo del receptor por BRA disminuyen la presión intraglomerular, lo que es beneficioso para lentificar la progresión de la enfermedad renal proteinúrica o diabética. La inhibición/bloqueo de la angiotensina II también disminuye la resistencia vascular sistémica, y estos agentes suelen utilizarse en el tratamiento de la hipertensión y la insuficiencia cardíaca.

**c.** Sin embargo, la disminución de la presión intraglomerular aumenta el riesgo de LRA durante los períodos de hipoperfusión renal. Los pacientes con **estenosis bilateral de las arterias renales,** shock o disminución del volumen intravascular son particularmente propensos.

**d.** Otros factores de riesgo de LRA inducida por IECA o BRA son: edad avanzada, disminución de la función ventricular, tratamiento diurético coincidente, cirrosis, nefropatía crónica, o el uso de inhibidores de la ciclooxigenasa, ciclosporina o tacrolimús.

**2. Antiinflamatorios no esteroideos**

**a.** Los **antiinflamatorios no esteroideos (AINE)** pueden dividirse en inhibidores no selectivos (COX-1 y COX-2) y selectivos (COX-2) de la enzima ciclooxigenasa, que interviene en la síntesis de precursores de prostaglandinas. La COX-1 y COX-2 se producen de forma constitutiva en los riñones, donde las **prostaglandinas vasodilatadoras** son importantes para el mantenimiento de la hemodinámica intrarrenal normal.

**b.** En la mayoría de los casos, existe un riesgo mínimo de lesión por la administración de AINE en pacientes con una función renal normal. Sin embargo, en situaciones de hipoperfusión renal, que son relativamente frecuentes en los pacientes en estado grave, la inhibición con AINE de la vasodilatación inducida por las prostaglandinas puede reducir además el flujo sanguíneo renal y empeorar la lesión.

**c.** Los inhibidores no selectivos de la ciclooxigenasa más habituales son el ibuprofeno, el ácido acetilsalicílico, el ketorolaco y la indometacina. Esta última es el AINE con mayor probabilidad de causar alteración renal, y el ácido acetilsalicílico el que menos probabilidades tiene.

**d.** Aunque en un principio se creyó que los inhibidores *selectivos* COX-2 «respetaban los riñones», los datos más recientes sugieren que los efectos nefrotóxicos son similares a los de sus homólogos no selectivos. Además, algunos de estos fármacos han dejado de comercializarse debido a su posible toxicidad cardiovascular.

**e.** Los **factores de riesgo** de LRA inducida por AINE son:
   **(1)** Edad avanzada.
   **(2)** Insuficiencia cardíaca congestiva (ICC).
   **(3)** Administración simultánea de otras sustancias que puedan ser nefrotóxicas, como los aminoglucósidos, los IECA o los BRA.
   **(4)** Hepatopatía avanzada.
   **(5)** Enfermedad vascular ateroesclerótica.
   **(6)** Nefropatía crónica.

**3. Inhibidores de la calcineurina**

**a.** Los **inhibidores de la calcineurina (ICN)** comprenden los inmunodepresores **ciclosporina** y **tacrolimús,** que se utilizan en el tratamiento de los pacientes que han sido sometidos a un trasplante renal. Desde su introducción en 1980, estos fármacos han producido notables mejoras en el alotrasplante y en la supervivencia global de los pacientes. Sin embargo, el uso de ICN suele estar limitado por su posible nefrotoxicidad.

**b.** La LRA inducida por ICN causa una disminución de la FG, hiperpotasiemia, hipertensión arterial, acidosis tubular renal (ATR), aumento de la reabsorción de sodio y disminución de la diuresis. Con frecuencia, este síndrome puede tratarse con una disminución de la dosis, pero a veces se produce una nefropatía crónica irreversible.

**4. Aminoglucósidos**

**a.** Estos antimicrobianos son habituales en la UCI para tratar **infecciones graves causadas por organismos gramnegativos,** a pesar de sus efectos nefrotóxicos y ototóxicos conocidos.

**b.** Los aminoglucósidos no se metabolizan y se excretan, sin sufrir modificaciones, por FG. La fisiopatología renal está relacionada con la toxicidad sobre las células tubulares proximales con la aparición de **NTA.** La LRA inducida por aminoglucósidos suele ser no oligúrica, con disminución de la capacidad para concentrar la orina, FENa > 1 % y pérdida de magnesio por la orina. El pronóstico suele ser favorable, con retorno de la función renal a niveles basales o prácticamente basales en la mayoría de los pacientes tras la interrupción del fármaco. A veces puede necesitarse tratamiento con métodos de depuración extrarrenal, especialmente si la lesión inducida por los aminoglucósidos empeora por otras agresiones renales.

**c.** Los **factores de riesgo** son: el tipo de aminoglucósido, la dosis acumulada, la duración y la frecuencia de la administración, y factores relacionados con el paciente como la disfunción renal preexistente o la disminución de la perfusión renal.

**d.** La LRA inducida por los aminoglucósidos se produce en aproximadamente el 10 % al 20 % de los pacientes tratados con estos fármacos. La neomicina se ha asociado a la mayor toxicidad, la estreptomicina a la menor, y la gentamicina, la tobramicina y la amikacina a una toxicidad intermedia.

**e.** La única estrategia que reduce de forma demostrada el riesgo de LRA inducida por aminoglucósidos es la **dosis única diaria.** Otros métodos propuestos, como son los complementos de calcio, los bloqueantes de los canales de calcio y los antioxidantes, necesitan estudios adicionales.

**f.** La estrategia para monitorizar adecuadamente los niveles séricos de aminoglucósidos en los pacientes graves con función renal inestable ha sido objeto de debate. Tradicionalmente, se ha recomendado controlar niveles mínimos. Sin embargo, la correlación entre niveles mínimos y toxicidad puede variar, y puede producirse nefrotoxicidad a pesar de controlar y mantener cuidadosamente los niveles según las directrices aceptadas.

**5. Amfotericina B** (v. cap. 12)

**a.** La **amfotericina B** se utiliza sobre todo en el tratamiento de **infecciones micóticas,** y se asocia a una elevada incidencia de nefrotoxicidad. Alrededor del 80 % de los pacientes tratados con amfotericina B sufre algún grado de lesión renal.

**b.** En la fisiopatología interviene la lesión de múltiples segmentos tubulares, entre ellos el túbulo proximal, la rama ascendente y el sistema colector, por toxicidad directa y vasoconstricción preglomerular. Las alteraciones resultantes pueden ser una **ATR** de tipo I (distal) y la pérdida de sodio, potasio y magnesio.

**c.** Los **factores de riesgo** son: dosis de gran tamaño, duración del tratamiento, nefropatía preexistente, hipopotasiemia, hipovolemia y uso coincidente de otras sustancias nefrotóxicas.

**d.** La disponibilidad de otros antimicóticos más recientes ha provocado una reducción considerable del uso de la amfotericina B. Si el fármaco tiene que administrarse, las **estrategias preventivas** son la solución salina intravenosa, los ritmos de infusión más lentos y el uso de preparaciones menos nefrotóxicas, como la amfotericina B liposómica o la dispersión coloide de amfotericina B (v. cap. 12).

**6. Vancomicina**

**a.** La **vancomicina** es el fármaco que se utiliza más habitualmente en el tratamiento de las infecciones producidas por *Staphylococcus aureus* resistente a meticilina (SARM).

**b.** Se ha documentado la producción de lesión renal inducida por vancomicina en aproximadamente el 6 % al 30 % de los pacientes tratados con el fármaco. Sin embargo, la mayoría de los casos comunicados se confundieron a causa de factores de riesgo adicionales de LRA, y no se dispone de indicios clínicos de nefrotoxicidad independiente de la vancomicina. Se desconoce el mecanismo de la lesión inducida por este fármaco.

**7. Fármacos asociados a nefritis intersticial aguda**

**a.** La **nefritis intersticial aguda (NIA)** es un proceso inflamatorio en los túbulos renales y el intersticio causado por una reacción de hipersensibilidad a determinados fármacos, siendo los más habituales los **antibióticos β-lactámicos** y las **sulfamidas.**

**b.** Aunque se ha considerado una larga lista de fármacos, los más frecuentes son: penicilinas, cefalosporinas, sulfamidas (incluidos diuréticos tiazídicos y del asa), fluoroquinolonas, fenitoína, rifampicina, alopurinol, cimetidina, omeprazol y AINE (NIA con proteinuria).

**c.** La NIA suele producirse de 1 a 2 semanas después de la exposición al fármaco, y puede caracterizarse por síntomas generales, como fiebre, exantema, artralgias, eosinofilia, eosinofiluria, hematuria y piuria. Aunque la importancia de la **eosinofilia** a la hora de realizar el diagnóstico de NIA suele destacarse, los datos sugieren que tiene escasa sensibilidad, aunque la especificidad sea elevada. El hallazgo patognomónico de la NIA sigue siendo la identificación de un infiltrado inflamatorio mediante una biopsia renal.

**d.** El tratamiento consiste en la interrupción de todos los posibles fármacos agresores y en proporcionar cuidados sintomáticos. En la mayoría de los casos, la NIA es reversible y los pacientes mostrarán un retorno gradual a la función renal basal. Aunque suele utilizarse el tratamiento esteroideo, que puede acelerar la recuperación, sigue sin existir acuerdo sobre la utilidad de estos fármacos en el tratamiento de la NIA.

**e.** Hay que destacar que la NIA también puede aparecer como una complicación tras una infección bacteriana o vírica, o como consecuencia de enfermedades sistémicas como el lupus o la sarcoidosis.

**8. Otros fármacos**

**a.** En la UCI, la **inmunoglobulina intravenosa** se utiliza para el tratamiento de trastornos con mediación inmunitaria, y se ha asociado a nefrotoxicidad, con mayor frecuencia en pacientes ancianos que presentan disfunción renal preexistente.

**b.** Los **almidones hidroxietílicos** suelen utilizarse como expansores del volumen plasmático en los pacientes graves, y se han asociado a lesión renal en la forma de nefrosis osmótica.

**c.** Los **antirretrovirales** usados en el tratamiento de pacientes infectados por el virus de la inmunodeficiencia humana (VIH) han mejorado espectacularmente los índices de supervivencia. Los artículos de casos han descrito nefropatías asociadas a la administración de estos fármacos, con mayor frecuencia el indinavir, un inhibidor de las proteasas, y el tenofovir, un inhibidor de la transcriptasa inversa.

**B. Síndrome del compartimento abdominal (SCA, v. cap. 9)**

**1.** El **SCA** es un síndrome multifactorial que se produce por hipertensión intraabdominal. Las **causas del SCA** son: traumatismos, pancreatitis, hemorragia intraabdominal/retroperitoneal e isquemia intestinal. El SCA primario suele producirse en el contexto de una lesión traumática por hemorragia y edema visceral. El SCA secundario se produce tras una reposición volumétrica intensa que conduce a la formación de ascitis y edema visceral.

**2.** La presión intraabdominal puede calcularse midiendo la presión intragástrica o vesical. Mientras que una presión intraabdominal normal es de menos de 5 mm Hg a 7 mm Hg, el límite superior generalmente aceptado es de 12 mm Hg.

**3.** Los **efectos hemodinámicos** se deben a una disminución de la precarga (disminución del retorno venoso), un aumento de la poscarga y compresión extrínseca, que conduce a una disminución del aporte de oxígeno a los órganos. Los signos asociados al SCA son: shock hipovolémico, LRA, insuficiencia respiratoria con aumento de las presiones intratorácicas, aumento de la presión intracraneal e insuficiencia hepática aguda.

**4.** La **lesión renal** se produce por una combinación de hipoperfusión, alteración de la hemodinámica intrarrenal por la respuesta neurohumoral al aumento de la presión intraabdominal, y aumento de la presión venosa renal. Cuando las presiones vesicales superan los 15 mm Hg, aparece típicamente oliguria, mientras que existirá anuria cuando las presiones superen la cifra de 25 mm Hg a 30 mm Hg. No suele observarse obstrucción ureteral con el SCA.

**5.** El tratamiento del SCA consiste en la **descompresión abdominal**. Si la duración de la agresión es limitada, suele recuperarse la función renal poco después de la descompresión.

**C. Lesión renal aguda séptica**

1. La **sepsis** es la causa más frecuente de LRA en los pacientes graves, y puede ser responsable de más del 50 % de los casos.

2. La LRA séptica se define por la presencia de criterios **RIFLE** y criterios acordados para la sepsis, así como por la ausencia de otras causas de LRA no relacionadas con la sepsis. La **mortalidad** de la LRA séptica es elevada, y varía desde el 20 % al 57 % en función de la gravedad de la LRA.

3. La **fisiopatología** de la LRA séptica se ha relacionado tradicionalmente con la disminución del flujo sanguíneo renal, vasoconstricción, isquemia y NTA. Datos más recientes describen vasodilatación renal, hiperemia, reperfusión y apoptosis de células tubulares.

4. Se ha demostrado que la evaluación sistemática de la orina (v. sección VI.D.1 y tabla 24-3) carece de precisión diagnóstica, valor pronóstico o utilidad clínica cuando se utiliza para evaluar la LRA séptica. La aparición de biomarcadores de la LRA puede llegar a tener mayor valor clínico, aunque en el momento actual éstos necesitan una validación adicional

**D. Lesión renal aguda inducida por contrastes**

1. El uso cada vez mayor de técnicas de diagnóstico por la imagen muy avanzadas y procedimientos intervencionistas para el diagnóstico y el tratamiento de las enfermedades y lesiones indica que va a aumentar el número de pacientes expuestos a **medios de contraste yodados intravenosos.**

2. La **LRA inducida por contrastes se define** como una elevación de la creatinina sérica de ≥ 0,3 mg/dl con oliguria tras la exposición a medios de contraste yodados administrados por vía intravenosa. Suele producirse en las 24 h a 48 h siguientes a la exposición, con un máximo de creatinina a los 4-5 días y regreso a una función renal con niveles casi basales en 7-10 días.

3. Los **factores de riesgo** del paciente establecidos para la aparición de LRA inducida por contrastes son: nefropatía crónica, diabetes mellitus, disminución de volumen, insuficiencia cardíaca, inestabilidad hemodinámica y administración coincidente de otras sustancias nefrotóxicas. La osmolalidad, la ionicidad y el volumen de los medios de contraste son factores de riesgo importantes. El riesgo de LRA puede ser mayor tras la administración intraarterial que tras la administración intravenosa.

4. La **patogenia** de la LRA inducida por contrastes consiste en la combinación de citotoxicidad directa sobre las células de los túbulos renales, vasoconstricción intrarrenal y lesión mediada por radicales libres.

5. En la sección V se muestran las estrategias destinadas a la prevención de la LRA inducida por medios de contraste.

**E. Lesión renal aguda isquémica**

1. La isquemia renal se debe típicamente a situaciones de **hipoperfusión** sistémica, como la insuficiencia cardíaca o el shock hipovolémico, pero también puede producirse en situaciones de euvolemia y normotensión relativa.

2. Los mecanismos de la lesión renal isquémica normotensa (o hipertensa) son: fenómenos tromboembólicos, estrechamiento ateroesclerótico de vasos renales, crisis hipertensiva maligna y vasoconstricción inducida por hipercalcemia. Estos procesos se caracterizan por una alteración de la capacidad vasodilatadora de los vasos renales.

3. La lesión isquémica suele empeorar por otras causas de LRA, como la nefrotoxicidad séptica o inducida por fármacos.

**F. Enfermedad ateroembólica**

1. La **embolización** de cristales de colesterol desde placas ateromatosas y el alojamiento posterior de los mismos en las arterias y arteriolas renales causa LRA por inflamación e isquemia.

2. La LRA secundaria a enfermedad ateroembólica suele observarse junto con lesión inducida por contrastes en los pacientes sometidos a estudios angiográficos o manipulación quirúrgica de la aorta.

**3.** Los **signos y síntomas** clínicos de anfermedad ateroembólica dependen de la distribución de los émbolos. En este síndrome clásico, se incluye la *livedo reticularis* y manifestaciones de isquemia digital de las extremidades inferiores, el «síndrome de los dedos de los pies azules». Otras manifestaciones pueden ser déficits neeurológicos, isquemia coronaria, isquemia intestinal y rabdomiólisis. El hallazgo patognomónico es la identificación de cristales de colesterol bicóncavos en los vasos sanguíneos o lesiones cutáneas (lo más habitual) en la biopsia. Aunque con este proceso se ha descrito la presencia de eosinofilia, eosinofiluria y proteinuria, la especificidad y la sensibilidad de estos signos es escasa.

**4.** La enfermedad suele tener un inicio agudo, y puede manifestarse con un deterioro escalonado de la función renal que llega a ser de hasta 6-8 semanas tras un acontecimiento desencadenante. A diferencia de la LRA inducida por medios de contraste, **la función renal casi nunca retorna a la situación basal,** aunque puede mejorar tras un período de deterioro.

**5.** El tratamiento es principalmente sintomático. Los esteroides se han asociado a un aumento de la mortalidad. Se ha calculado que la mortalidad asociada a ateroembolización llega a ser del 80 %, aunque se ha valorado intensamente hacia los casos más graves.

## G. Vasculitis de pequeños vasos

**1. Otras etiologías vasculares** de la LRA son: síndrome con anticuerpos antifosfólípidos, esclerodermia, panarteritis nudosa (PAN), síndrome hemolítico urémico (SHU) y púrpura trombocitopénica trombótica (PTT).

## H. Glomerulonefritis

**1.** La **enfermedad o afectación glomerular** puede ser postinfecciosa (postestreptocócica, etc.), primaria de mediación inmunitaria o vasculítica (lupus, granulomatosis de Wegener, etc.). La **glomerulonefritis rápidamente progresiva** cada vez se identifica más como una causa de LRA intrínseca en el anciano.

## I. Síndrome hepatorrenal

**1.** El **síndrome hepatorrenal (SHR)** describe el síndrome de LRA en el contexto de una hepatopatía grave.

**2.** La **fisiopatología** consiste en una vasodilatación arterial importante (en particular de la vasculatura esplácnica) y vasoconstricción renal intensa con riñones normales desde el punto de vista histológico. La vasoconstricción renal intensa es una consecuencia de la disminución del volumen circulante efectivo y la activación de mediadores neuroendocrinos (angiotensina, vasopresina, óxido nítrico, etc.) que sigue a la intensa vasodilatación mesentérica asociada a la hepatopatía avanzada.

**3.** El SHR se clasifica en dos tipos:

**a.** El **tipo I** se asocia a un deterioro rápido y profundo de la función renal (aumento de la creatinina sérica a más de 2,5 mg/dl o disminución del aclaramiento de creatinina en un 50 % o a menos de 20 ml/min durante menos de 2 semanas). Se observa típicamente en la hepatopatía terminal, y suele tener un factor precipitante identificable, como una paracentesis de gran volumen, una peritonitis bacteriana espontánea o una hemorragia digestiva. El pronóstico es extremadamente desfavorable, con una mediana de supervivencia de unas 2 semanas y una mortalidad de más del 90 % a los 3 meses.

**b.** El **tipo II** tiene un inicio más lento y un leve deterioro de la función renal, sin progresión obligatoria. El pronóstico es mejor que el del SHR de tipo I, con una mediana de supervivencia de alrededor de 6 meses.

**c.** El diagnóstico de SHR se realiza típicamente por exclusión. Los índices de la función pueden sugerir hiperazoemia prerrenal, pero la respuesta a la carga de volumen suele ser escasa. El sedimento urinario suele ser anodino.

**d.** El tratamiento es principalmente sintomático. No se ha demostrado la eficacia del tratamiento vasodilatador renal. Sin embargo, algunos estudios sugieren que los vasoconstrictores mesentéricos (midodrina, octreotida, los análogos de la vasopresina terlipresina y ornipresina) y el antioxidante NAC (*N*-acetilcisteína) pueden ser útiles en algunos pacientes. La **derivación portosistémica intrahepática transyugular (TIPS,** *transjugular intrahepatic portosystemic shunt;* cap. 25) también ha demostrado ser eficaz en el tratamiento de pacientes con SHR que no son candidatos al trasplante hepático. El papel de la diálisis sigue siendo dudoso.

   **e.** El **trasplante hepático** es el tratamiento definitivo, y tras él suele recuperarse la función renal.

**J. Rabdomiólisis**

1. La **rabdomiólisis** es un síndrome de destrucción del músculo esquelético que libera mioglobina, creatina fosfocinasa (CPK) y electrólitos al espacio intravascular.

2. Las causas de la **rabdomiólisis** son: traumatismos, quemaduras, lesiones por aplastamiento, isquemia, uso muscular muy excesivo o inmovilización muscular prolongada, fármacos, sustancias tóxicas, miopatías o trastornos metabólicos que producen destrucción muscular.

3. El **diagnóstico** se realiza por la elevación de la CPK, generalmente más de cinco veces el valor normal. El hallazgo patognomónico es la **orina del color del refresco de cola,** con un resultado positivo para el hemo en la tira reactiva, pero sin hematíes en el examen microscópico del sedimento urinario (lo que indica mioglobinuria). Con frecuencia se constata también hiperpotasiemia, hiperfosfatemia, hiperuricemia, hipocalciemia y una acidosis metabólica con hiato aniónico.

4. Las **complicaciones** son: LRA (cuando los niveles de CPK superan la cifra de 5 000 UI/l), síndromes compartimentales, alteraciones electrolíticas, arritmias cardíacas, disfunción hepática y coagulación intravascular diseminada.

5. La **fisiopatología** de la nefrotoxicidad inducida por la mioglobina está relacionada con la hipovolemia (los líquidos se desplazan al músculo lesionado), la vasoconstricción intrarrenal, la toxicidad tubular directa y la formación de cilindros intratubulares.

6. El método más importante para evitar la LRA tras la rabdomiólisis es la **hidratación enérgica con solución salina** para inducir una diuresis rápida. El manitol y el bicarbonato suelen utilizarse para inducir diuresis y alcalinización de la orina, respectivamente. Aunque los estudios de experimentación sugieren que estas medidas pueden tener un efecto protector, los datos clínicos no confirman que estas sustancias ejerzan mayor beneficio que la reposición hídrica intensiva.

7. El **tratamiento** es fundamentalmente sintomático. El calcio sólo debe administrarse para tratar la hipocalciemia o la hiperpotasiemia sintomáticas porque, durante la fase de recuperación, suele producirse hipercalciemia a medida que se libera calcio desde los tejidos que se recuperan. Si se produce LRA, puede que sea necesario el uso de métodos de depuración extrarrenal.

**VIII. Tratamiento de la lesión renal aguda.** Los **objetivos** del tratamiento son:
   ■ Evitar la lesión renal adicional.
   ■ Tratar y disminuir las complicaciones como la sobrecarga de volumen y las alteraciones electrolíticas.
   ■ Facilitar la recuperación renal y reducir la necesidad de la diálisis crónica.

**A. Tratamiento farmacológico**

1. No hay datos ni pruebas que respalden la administración de un fármaco concreto en el **tratamiento** de la LRA.

2. Cuando se infunde en dosis bajas (0,03-0,1 [μg/kg]/min), se ha observado que el **fenoldopam** aumenta el flujo plasmático renal y disminuye la alteración hemodinámica renal que se produce con el pinzamiento aórtico, sin afectar significativamente a la hemodinámica sistémica. Sin embargo, no se dispone de datos controlados que confirmen estas observaciones anecdóticas.

3. Aunque se sabe que la insuficiencia renal no oligúrica se asocia a un mejor pronóstico que la insuficiencia renal oligúrica, no hay datos que demuestren que la administración de diuréticos para convertir una insuficiencia renal oligúrica en una forma no oligúrica tenga efecto beneficioso alguno en la evolución. De hecho, algunos estudios sugieren que **las dosis elevadas de diuréticos del asa pueden empeorar la evolución en caso de LRA.**

4. El **péptido natriurético auricular (PNA)** aumenta la FG, disminuye la renina, la angiotensina II y la aldosterona, e induce natriuresis y diuresis. En un estudio aleatorizado a pequeña escala se observó que la infusión de PNA mejoraba la supervivencia sin diálisis, pero estudios clínicos de mayor tamaño no han detectado mejoras ni perjuicios sobre la supervivencia. Por lo tanto, los datos actuales no respaldan la administración de PNA para tratar la LRA.

5. Se ha demostrado que el **factor de crecimiento insulinoide 1 (IGF-1)** acelera la recuperación renal en modelos experimentales de LRA isquémica. Sin embargo, los datos clínicos de humanos no muestran beneficios en cuanto a la recuperación renal, la necesidad de sustitución renal ni la mortalidad.

6. Los fármacos que siguen en estudio para su posible administración en el tratamiento de la LRA son fármacos antiapoptosis/antinecrosis, antiinflamatorios, fármacos contra la sepsis, factores del crecimiento y vasodilatadores renales.

B. El **tratamiento de depuración extrarrenal (TDER)** suele estar indicado en el tratamiento de los pacientes con LRA en la UCI.

1. **Indicaciones convencionales para el tratamiento de depuración extrarrenal (TDER)**
   a. Sobrecarga de volumen que no responde a los diuréticos.
   b. Hiperpotasiemia que no responde al tratamiento médico.
   c. Acidosis metabólica que no responde al tratamiento médico.
   d. Intoxicación con un fármaco/sustancia tóxica dializable.
   e. Hiperazoemia progresiva, especialmente si se observan síntomas urémicos (p. ej., encefalopatía, pericarditis, hemorragia).

2. La **hemodiálisis intermitente (HDI)** utiliza un gradiente de concentración entre la sangre y el dializado para facilitar la eliminación de solutos a través de una membrana semipermeable (fig. 24-1). En los pacientes hemodinámicamente estables, sigue siendo una opción viable y eficaz, aunque no se ha determinado la frecuencia óptima para los pacientes con LRA.
   a. La HDI necesita que se establezca una vía de acceso vascular en la vena femoral, yugular interna o subclavia.
   b. En el cuadro agudo debe evitarse la anticoagulación mediante lavados periódicos del filtro.
   c. Las **complicaciones** de la HDI son: hipotensión, arritmias, hemorragia e infección en la vía de acceso. La rápida eliminación de solutos puede causar un síndrome de desequilibrio, que puede confundir con otras situaciones de alteración del estado psíquico.
   d. El uso de **membranas sintéticas biocompatibles** consigue mejorar los índices de recuperación y los índices de mortalidad por encima del uso de membranas que no son biocompatibles.

3. La **hemofiltración venovenosa continua** es la modalidad utilizada con mayor frecuencia en el paciente inestable, ya que se asocia a un control más uniforme de los desplazamientos de líquidos, a una mejor tolerancia a la presión arterial y a una mejor eliminación de solutos en 24 h. Puede preferirse a la HDI en los pacientes que sufren, o tienen riesgo de sufrir, hipertensión intracraneal y edema. Hay que sopesar, dentro del contexto, los riesgos y los beneficios relativos de la HVVC.
   a. El **acceso** es el mismo que en el caso de la HDI.
   b. La **anticoagulación** puede realizarse con heparina o citrato que actúa como anticoagulante regional. El argatrobán puede ser útil en los pacientes graves con trombocitopenia inducida por la heparina.

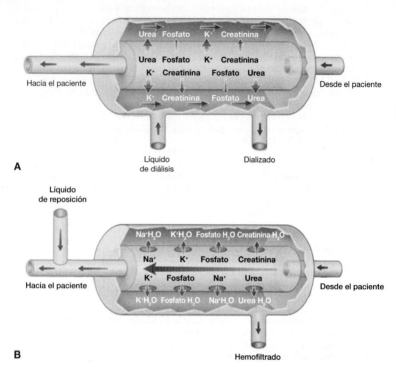

**A**  Líquido de diálisis    Dializado

**B**    Hemofiltrado

**FIGURA 24-1.   A)** La hemodiálisis consigue la depuración de solutos por *difusión* a través de una membrana semipermeable desde una concentración superior (en la sangre del paciente) a una concentración menor (en el líquido de diálisis). **B)** La hemofiltración (que es el mecanismo utilizado en la HVVC) logra la eliminación de solutos por convección a través de una membrana semipermeable desde una presión hidrostática mayor (en la sangre del paciente) a una presión hidrostática menor (en el hemofiltrado). (De Fomi LG, Milton PJ. Continuous hemofiltration in the treatment of acute renal failure. *N Engl J Med* 1997;336:1303-1309, con autorización.)

    **c.** La eliminación de solutos se logra mediante **convección,** con un gradiente de presión transmembrana a través de una membrana semipermeable (v. fig. 24-1). El principal determinante de la eliminación es la velocidad de la **ultrafiltración,** de modo que la eficacia de la HVVC depende del volumen de ultrafiltrado por hora. El líquido de reposición puede añadirse de nuevo en un volumen para lograr el equilibrio corporal deseado por hora.

    **d.** Los pacientes con un catabolismo grave pueden necesitar ritmos rápidos de ultrafiltración para controlar eficazmente la hiperazoemia. La eliminación de la ultrafiltración por convección puede complementarse con un componente de difusión añadiendo un flujo de dializado a través de la membrana. Esta forma de HVVC se denomina **hemodiafiltración venovenosa continua (HDFVVC).**

    **e.** Varios estudios clínicos controlados, aleatorizados y realizados en un solo centro han sugerido que la diálisis en dosis superiores puede mejorar la supervivencia. Aunque estos datos han sido refutados por un estudio multicéntrico de mayor tamaño, es posible que una dosis superior de HVVC pueda ser más eficaz.

**f. Complicaciones de la hemofiltración venovenosa continua**

**(1)** Cuando se utiliza, puede producirse **toxicidad por citrato,** particularmente en los pacientes con hepatopatía. Los signos de este tipo de toxicidad son: nivel normal de calcio sérico total, calcio ionizado bajo, hiato aniónico elevado y empeoramiento de la acidosis metabólica.

**(2)** Puede producirse **hemorragia,** que necesitará la interrupción o la inversión de los anticoagulantes, si se están utilizando.

**(3)** Por el contrario, pueden formarse **coágulos** en el filtro o el circuito, lo que interrumpe la hemofiltración, y puede producirse pérdida de sangre extracorporal cuando se sustituye el circuito.

**(4)** Pueden producirse excesos o defectos en la administración de fármacos, especialmente con los antimicrobianos, ya que no se ha definido todavía el aclaramiento de muchos fármacos en los pacientes tratados con HVVC.

**(5)** **Otras complicaciones** son la infección, la hemorragia, la alcalosis metabólica (debida a la conversión hepática de citrato en bicarbonato) y la hipofosfatemia, especialmente con el tratamiento prolongado.

**4.** La **diálisis lenta de escasa eficiencia (SLED,** *sustained low-efficiency dialysis*) es un ajuste de la HDI con velocidades menores del flujo del dializado y de la sangre, con el fin de mejorar la estabilidad hemodinámica. La reducción de las velocidades de flujo disminuye la eficacia de la eliminación de solutos, pero esto se compensa por los tiempos de diálisis más prolongados. Este tipo de diálisis suele aplicarse durante 8 h a 12 h al día, con lo que se consigue una eliminación de solutos y un control volumétrico adecuados, al mismo tiempo que se evitan episodios de hipotensión. La SLED es técnicamente más sencilla que la HVVC y evita la necesidad de líquido de reposición.

**5.** La **diálisis peritoneal (DP)** usa el peritoneo como una membrana semipermeable natural para eliminar solutos por difusión. El uso de la DP es muy limitado en los pacientes quirúrgicos graves debido a la escasa superficie peritoneal para el intercambio en muchos pacientes, la posible distensión abdominal, y las complicaciones por las pérdidas del catéter y la infección.

**IX. Tratamiento de las complicaciones de la lesión renal aguda**

**A. Sobrecarga de volumen** (v. también cap. 8)

**1.** En los pacientes con LRA, la **incapacidad para equilibrar el aporte de líquidos mediante la eliminación urinaria** puede causar una sobrecarga de volumen.

**2.** Las opciones terapéuticas para reducir al mínimo el riesgo o para tratar la sobrecarga de líquido son:

**a. Inducir la diuresis.** El control de líquidos suele poder facilitarse cuando la oliguria responde al tratamiento diurético. La diuresis forzada puede tener efectos beneficiosos específicos en un limitado número de afecciones, como la rabdomiólisis y el síndrome de lisis tumoral, pero nunca debe intentarse antes de proporcionar una restitución volumétrica adecuada. Hay que destacar también que, aunque los diuréticos pueden tratar la sobrecarga de líquido, no hay datos que sugieran que estos fármacos tienen valor en el tratamiento de la LRA.

**b. Reducir al mínimo la administración exógena de líquidos**

**(1)** Usar sistemas de lavado constante con escaso flujo en los catéteres de monitorización de presión y en las bombas de infusión.

**(2)** Concentrar los fármacos hasta los límites de solubilidad o seguridad.

**(3)** Evitar toda administración innecesaria de líquidos (p. ej., convertir los fármacos a formulaciones entéricas siempre que sea posible).

**c.** En el paciente anúrico o cuando falle el tratamiento conservador, se necesitará inevitablemente el **tratamiento de depuración extrarrenal.**

**B. Acidosis metabólica** (v. también cap. 8)

**1.** La acidosis metabólica se asocia típicamente a un aumento del hiato (intervalo) aniónico por retención de ácidos orgánicos.

2. Los ácidos orgánicos suelen producirse a un ritmo de 1 (mEq/kg)/día, pero puede aumentarse considerablemente la producción en el paciente grave catabólico. El bicarbonato sérico puede disminuir a un ritmo diario de 2 mEq/l o más.

3. No suele necesitarse tratamiento, y la corrección muy agresiva de la acidosis puede precipitar una alcalosis metabólica y una hipocalcemia aguda.

4. Cuando la acidosis es grave (pH < 7,2), puede utilizarse temporalmente bicarbonato sódico para mantener el pH en los valores normales. Si la alteración de la ventilación alveolar impide la capacidad del paciente para eliminar dióxido de carbono producido a partir del bicarbonato sódico, se dispone de otros amortiguadores aparte del bicarbonato (p. ej., trometamol o THAM). Sin embargo, estos compuestos pueden tener otros efectos no deseables en el paciente con LRA, entre ellos la depresión respiratoria, la hipoglucemia y la hipotensión.

5. Puede necesitarse la diálisis cuando la carga ácida sea muy elevada, o cuando la sobrecarga de volumen o la hipernatremia limiten la cantidad de bicarbonato sódico que puede administrarse con seguridad.

C. **Alteraciones electrolíticas** (v. también cap. 8)

1. **Hiperpotasiemia**

   a. El tratamiento depende del grado de hiperpotasiemia y de la gravedad de las alteraciones del ECG. La presencia de complejos QRS ensanchados es una indicación para el tratamiento inmediato con calcio intravenoso, bicarbonato, glucosa e insulina. Alteraciones menos llamativas como ondas T puntiagudas pueden tratarse con las resinas de intercambio catiónico de acción más lenta.

   b. **Directrices terapéuticas específicas**

   (1) El **gluconato cálcico** (15-30 mg/kg i.v.) o el **cloruro cálcico** (5-10 mg/kg i.v.), administrados durante 2 min a 5 min, antagonizan directamente el efecto del potasio sobre el miocardio.

   (2) El **bicarbonato sódico**, 50 mEq a 100 mEq por vía intravenosa, invertirá parcialmente la acidosis y producirá una redistribución del potasio en las células. En los pacientes con ventilación mecánica puede recurrirse a la hiperventilación para crear una alcalosis respiratoria, que tendrá el mismo efecto.

   (3) **Glucosa e insulina.** Debe administrarse 1 o 2 ampollas de solución glucosada al 50 % y 10 UI de insulina regular intravenosa durante un período de 5 min. En unos minutos, se produce la redistribución del potasio en las células.

   (4) El sulfonato de poliestireno sódico (**kayexalato**) es una resina de intercambio de iones sodio y potasio que se administra a través del tracto gastrointestinal y que elimina directamente el potasio del organismo. Puede administrarse (25-50 g en 100 ml de una solución de sorbitol al 20 %) por vía oral o en forma de enema de retención. Debido a la lenta eliminación de potasio, no debe utilizarse como tratamiento único en la hiperpotasiemia potencialmente mortal.

   (5) El **TDER** está indicado en el tratamiento urgente de la hiperpotasiemia potencialmente mortal. La HD es mucho más eficaz que la HVVC en el tratamiento agudo de la hiperpotasiemia.

2. La **hiponatremia** suele deberse a la secreción excesiva de hormona antidiurética (ADH), pero también puede aparecer por mecanismos de concentración defectuosos. En uno u otro caso, el tratamiento de primera línea es la restricción hídrica (< 800 ml/día). Puede necesitarse el tratamiento con solución salina normal y un diurético del asa.

3. Casi nunca se observa **hipermagnesiemia** en la insuficiencia renal, salvo cuando se administran complementos de magnesio.

4. La **hiperfosfatemia** es frecuente en la LRA. Aunque el fósforo no tiene efectos tóxicos, en cantidad excesiva reduce la concentración del calcio sérico. Las ele-

vaciones importantes de fosfato, como la observada en el síndrome de lisis tumoral, pueden asociarse a calcificaciones metastásicas. Suelen administrarse antiácidos fijadores de fósforo para disminuir los niveles plasmáticos de fósforo y mantener los niveles de calcio en unos valores normales. También pueden usarse fijadores de fosfato basados en el calcio, como el acetato cálcico, y fijadores no basados en el calcio, como el sevelamer. El uso excesivo de antiácidos puede causar hipofosfatemia.

**D.** La **anemia** en los pacientes con LRA tiene muchas causas. La eritropoyetina (EPO) es producida por los riñones y estimula la producción de eritrocitos en el interior de la médula ósea. Probablemente la ausencia de EPO contribuya a la anemia en la LRA. En los pacientes con insuficiencia renal crónica, se usa sistemáticamente el tratamiento con EPO.

**E. Encefalopatía urémica**

1. Las manifestaciones oscilan desde el temblor, la mioclonía, la asterixis y las convulsiones evidentes hasta el letargo, la desorientación y el coma.

2. La encefalopatía urémica suele mejorar con la diálisis.

3. En los pacientes graves, otras muchas alteraciones metabólicas y efectos farmacológicos durante la LRA pueden contribuir a la aparición de encefalopatía.

**F. Disminución de la eliminación de fármacos.** Un gran número de fármacos se eliminan por los riñones, entre ellos varios antibióticos, bloqueantes neuromusculares, y fármacos potencialmente tóxicos como los aminoglucósidos y la digoxina. Las dosis de los fármacos que se excretan por vía renal deben ajustarse cuando existe alteración de la función renal. Es importante saber que en los primeros momentos de la LRA, la concentración sérica de creatinina no refleja totalmente la disminución de la FG.

**G.** La **pericarditis urémica** se produce por motivos desconocidos, y puede complicarse por taponamiento cardíaco y pericarditis infecciosa. Hay que explorar diariamente a los pacientes por la posible aparición de un **roce pericárdico**. Se tendrá en cuenta la posibilidad de un taponamiento cardíaco cuando se produzca una descompensación cardiovascular sin causa aparente. La pericarditis puede ser una indicación para iniciar urgentemente la diálisis.

**H.** Las **alteraciones hemorrágicas** secundarias a una disfunción plaquetaria urémica son frecuentes en los pacientes con insuficiencia renal y suelen atribuirse a una alteración de la función plaquetaria. En el capítulo 26 se expone el tratamiento de los problemas hemorrágicos urémicos.

**I.** Las **complicaciones infecciosas** son la causa de la mayoría de los fallecimientos en los pacientes con LRA. La uremia altera la capacidad para luchar contra la infección, y puede amortiguar las manifestaciones habituales de la infección que permiten un diagnóstico precoz.

**J.** El **apoyo nutricional** (v. cap. 11) es una medida complementaria importante en los pacientes en estado grave con LRA.

1. El control del apoyo nutricional en la LRA es complicado por la necesidad de restricción volumétrica y el problema de que los complementos proteicos puedan producir residuos nitrogenados adicionales.

2. Los hidratos de carbono tienen un efecto ahorrador de proteínas. Los complementos nutricionales, cuando se administran con preparaciones de aminoácidos esenciales, pueden proporcionarse sin que aumente significativamente la concentración del nitrógeno ureico sérico.

3. Siempre que sea posible, debe optarse por la nutrición entérica antes que por la nutrición parenteral.

4. Los TDER continuos permiten un mayor volumen de nutrientes con menor preocupación por la sobrecarga de volumen. Los métodos de depuración extrarrenal también eliminan nutrientes, al igual que desechos. Suele infundirse glucosa con el líquido de reposición, y pueden aumentarse las soluciones de aminoácidos para compensar la pérdida.

## Bibliografía recomendada

Aspelin P, Aubry P, Fransson SG, et al; Nephrotoxicity in High-Risk Patients Study of Iso-Osmolar and Low-Osmolar Non-Ionic Contrast Media Study Investigators. Nephrotoxic effects in high-risk patients undergoing angiography. *N Engl J Med* 2003;348(6):491–499.

Bagshaw SM, Langenberg C, Bellomo R. Urinary biochemistry and microscopy in septic acute renal failure: a systematic review. *Am J Kidney Dis* 2006;48(5):695–705.

Bell M, Granath F, et al; Swedish Intensive Care Nephrology Group (SWING). Continuous renal replacement therapy is associated with less chronic renal failure than intermittent haemodialysis after acute renal failure. *Intensive Care Med* 2007;33(5):773–780.

Bellomo R, Ronco C, Kellum JA, et al; The Second International Consensus Conference of the Acute Dialysis Quality Initiative (ADQI) Group. Acute renal failure: definition, outcome measures, animal models, fluid therapy and information technology needs. *Crit Care* 2004;8:R204–R212.

Fabrizi F, Martin P, Messa P. Recent advances in the management of hepato-renal syndrome (HRS). *Acta Clin Belg Suppl* 2007;(2):393–396.

Forni LB, Hilton PJ. Continuous hemofiltration in the treatment of acute renal failure. *N Engl J Med* 1997;336:1303–1309.

Huerta-Alardín AL, Varon J, Marik PE. Bench-to-bedside review: rhabdomyolysis—an overview for clinicians. *Crit Care* 2005;9(2):158–169.

Marenzi G, Marana I, Lauri G, et al. The prevention of radiocontrast-agent-induced nephropathy by hemofiltration. *N Engl J Med* 2003;349(14):1333–1340.

Merten GJ, Burgess WP, Gray LV, et al. Prevention of contrast-induced nephropathy with sodium bicarbonate: a randomized controlled trial. *JAMA* 2004;291(19):2328–2334.

Ostermann M, Chang RW. Acute kidney injury in the intensive care unit according to RIFLE. *Crit Care Med* 2007;35(8):1837–1843.

Palevsky PM, Zhang JH, O'Connor TZ, et al; VA/NIH Acute Renal Failure Trial Network. Intensity of renal support in critically ill patients with acute kidney injury. *N Engl J Med* 2008;359(1):7–20.

Pannu N, Nadim MK. An overview of drug-induced acute kidney injury. *Crit Care Med* 2008;36 (4 suppl):S216–S223.

Parikh CR, Devarajan P. New biomarkers of acute kidney injury. *Crit Care Med* 2008;36(4 suppl):S159–S165.

Prins JM, Weverling GJ, de Blok K, et al. Validation and nephrotoxicity of a simplified once-daily aminoglycoside dosing schedule and guidelines for monitoring therapy. *Antimicrob Agents Chemother* 1996;40(11):2494–9249.

Ronco C, Bellomo R, Homel P, et al. Effects of different doses in continuous veno-venous haemofiltration on outcomes of acute renal failure: a prospective randomised trial. *Lancet* 2000;356(9223): 26–30.

Schortgen F, Lacherade JC, Bruneel F, et al. Effects of hydroxyethyl starch and gelatin on renal function in severe sepsis: a multicentre randomised study. *Lancet* 2001;357(9260):911–356.

Uchino S, Bellomo R, Kellum JA, et al; Beginning and Ending Supportive Therapy for the Kidney (BEST Kidney) Investigators Writing Committee. Patient and kidney survival by dialysis modality in critically ill patients with acute kidney injury. *Int J Artif Organs* 2007;30:281–292.

Uchino S, Kellum JA, Bellomo R, et al. Acute renal failure in critically ill patients: a multinational, multicenter study. *JAMA* 2005;294:813–818.

Vinsonneau C, Camus C, Combes A, et al; Hemodiafe Study Group. Continuous venovenous haemodiafiltration versus intermittent haemodialysis for acute renal failure in patients with multiple-organ dysfunction syndrome: a multicentre randomised trial. *Lancet* 2006;368(9533):379–385.

# 25

## Disfunción hepática

*Daniel Johnson y William Benedetto*

**I.** La **disfunción hepática** es algo que se observa con frecuencia en los pacientes ingresados **en la UCI,** y su gravedad oscila desde elevaciones leves de las transaminasas hasta la insuficiencia hepática fulminante. Los **síntomas** inespecíficos de disfunción hepática (dolor en el hipocondrio derecho, náuseas, dispepsia, prurito, cansancio y confusión) pueden no ser claramente evidentes en los pacientes graves y posoperados que están bajo sedación y que pueden presentar afecciones coincidentes con síntomas similares. Los pacientes con hepatopatía diagnosticada que presentan cirrosis, esplenomegalia y ascitis pueden ingresar en la UCI tras una intervención quirúrgica o por reagudizaciones relacionadas con su enfermedad.

**II. Insuficiencia hepática aguda**

**A.** La **insuficiencia hepática aguda** (IHA, denominada también **insuficiencia hepática fulminante**) afecta aproximadamente a 2 000 pacientes al año en Estados Unidos, y se caracteriza por **encefalopatía** y **coagulopatía** en el contexto de una hepatopatía aguda. Basándose en el intervalo de tiempo entre los primeros signos de afectación hepática (p. ej., ictericia) y el inicio de la encefalopatía hepática, la IHA puede subdividirse en **hiperaguda** (0-7 días), **aguda** (8-28 días) y **subaguda** (29 días-12 semanas). La supervivencia a corto plazo sin un trasplante es menor en la población de pacientes que presentan la forma subaguda que entre los pacientes con los tipos hiperagudo y agudo.

**B. Causas de IHA.** Las etiologías más frecuentes son la dosis excesiva de paracetamol, las reacciones farmacológicas idiosincrásicas, la hepatitis vírica y causas indeterminadas. La supervivencia global del paciente es escasa.

**1. Fármacos/productos químicos/sustancias tóxicas**

**a.** El **paracetamol** es la causa más frecuente en Estados Unidos y en el Reino Unido, y se relaciona a menudo con un intento de suicidio. La sobredosis de paracetamol asociada a la intoxicación etílica aumenta la hepatotoxicidad.

**b.** En una lista parcial de otros **fármacos/productos químicos/sustancias tóxicas** que pueden causar IHA, se pueden incluir: tetracloruro de carbono, toxinas de las setas (p. ej., *Amanita phalloides*), isoniazida, ácido valproico, halotano, fenitoína, amiodarona, etanol y 3,4-metilenodioximetanfetamina (MDMA, «éxtasis»).

**2. Infecciones víricas**

**a.** La **hepatitis B** (con o sin hepatitis D) y la **hepatitis A** son causas relativamente frecuentes de IHA. La hepatitis E, una causa poco frecuente en Estados Unidos, constituye un riesgo importante durante la gestación en Asia, África, Oriente Medio y Centroamérica. La hepatitis C no se considera una causa importante de IHA.

**b.** Son causas inusuales de IHA: el virus de Epstein-Barr, el citomegalovirus, el virus del herpes simple y el virus de la varicela-zóster.

**3.** Son también causas de IHA la **isquemia** secundaria a congestión pasiva debida a insuficiencia cardíaca, síndrome de Budd-Chiari, traumatismos o tumores que pueden ocluir el aporte arterial hepático o las venas del sistema porta, además de la **hipoxia** prolongada generalizada.

4. **Otras** etiologías son: síndrome de Reye, esteatosis hepática aguda de la gestación (± HELLP, hemólisis, elevación de enzimas hepáticas, recuento de plaquetas bajo), enfermedad de Wilson, anticonceptivos orales y golpe de calor.

**C. Complicaciones de la insuficiencia hepática aguda**

1. El **edema cerebral** es la principal causa de muerte en la IHA. Se observa edema cerebral con o sin elevaciones de la presión intracraneal en el 75 % al 80 % de los casos de insuficiencia hepática que evolucionan hasta una encefalopatía de grado IV (tabla 25-1). Se observan signos neurológicos con escasa frecuencia, y pueden indicar hemorragia intracraneal o herniación precoz. Las teorías sobre el desarrollo del edema cerebral comprenden la alteración de la autorregulación cerebral, la afectación de la barrera hematoencefálica y la acumulación intracelular de moléculas osmóticamente activas.

2. Las alteraciones **cardiovasculares** en la IHA son: vasodilatación, disminución de la resistencia vascular sistémica, hipotensión, taquicardia, **aumento del gasto cardíaco** y derivación arteriovenosa. En el diagnóstico diferencial hay que tener en cuenta la sepsis.

3. Puede producirse una afectación **respiratoria** con o sin hipoxia debido a: hipoventilación, hiperventilación, atelectasia, derrame pleural, aspiración, derivación pulmonar y edema pulmonar.

4. Las **coagulopatías** pueden deberse a disminución de la producción de factores de la coagulación, trombólisis patológica o ambas cosas. Es frecuente observar trombocitopenia y alteración de la función plaquetaria.

5. La **insuficiencia renal** complica aproximadamente la mitad de los casos de IHA, y suele deberse a un **síndrome hepatorrenal (SHR)**. En la sección V se exponen con detalle la insuficiencia renal y la hepatopatía.

6. Existen diversos **trastornos electrolíticos y acidobásicos,** entre ellos:
   a. Alcalosis respiratoria: por hiperventilación central.
   b. Acidosis metabólica como signo de intoxicación por paracetamol o como signo tardío de acidosis láctica cuando el hígado ya no es capaz de metabolizar adecuadamente el ácido láctico.
   c. Hipopotasiemia, como respuesta renal a la alcalosis respiratoria.
   d. Hiponatriemia debida a una disminución de la eliminación de agua libre.
   e. Hipernatriemia secundaria a deshidratación tras el tratamiento con manitol.
   f. Hipoglucemia debida a una alteración de la movilización del glucógeno, gluconeogénesis y metabolismo de la insulina.

**D. Tratamiento**

1. La insuficiencia respiratoria o la incapacidad para proteger las vías respiratorias (debido a la encefalopatía) harán necesaria la **intubación traqueal** y la **ventilación mecánica**.

2. En el capítulo 10 se explica cómo monitorizar la presión intracraneal, cómo **mantener una presión de perfusión cerebral adecuada** y cómo **tratar el edema cerebral**.

| TABLA 25-1 | Estadios clínicos de la encefalopatía hepática |
|---|---|
| Estadio 1 | Alteración de la conducta, alteración del sueño, cambio en la caligrafía, discurso titubeante |
| Estadio 2 | Somnolencia, desorientación, intranquilidad, reflejos osteotendinosos exaltados, aumento del tono muscular, clono |
| Estadio 3 | Paciente somnoliento pero al que se puede despertar, confusión importante, trastornos del habla, hiperreflexia, miosis |
| Estadio 4. | Coma, midriasis, hiporreflexia o arreflexia, ausencia de respuesta a estímulos dolorosos |

**3.** La estabilidad cardiovascular depende del mantenimiento de la **euvolemia**, y con frecuencia necesita **tratamiento vasopresor**. Suele necesitarse la monitorización hemodinámica invasiva.

**4.** La **transfusión** de factores de la coagulación o plaquetas sin que exista hemorragia activa es polémica, aunque puede estar indicada antes de realizar procedimientos invasivos o cuando se han colocado monitores de presión intracraneal al paciente.

**5.** El **tratamiento de depuración extrarrenal** suele ser necesario. La hemofiltración continua suele tolerarse mejor que la hemodiálisis intermitente. El empeoramiento de la acidosis metabólica cuando se utiliza citrato en el sistema de hemofiltración indica una hepatopatía grave que suele ser terminal.

**6.** Debe iniciarse la profilaxis contra la aparición de úlceras con un bloqueante $H_2$ o con un inhibidor de la bomba de protones.

**7.** En los primeros momentos de un cuadro de IHA debe considerarse la **consulta con el equipo de trasplante hepático**.

**E. Trasplante hepático en la insuficiencia hepática aguda**

**1. Indicaciones.** El trasplante hepático ortotópico puede ser una opción en los pacientes con IHA. El médico intensivista y el equipo de trasplantes tienen la misión de realizar una previsión exacta de si el paciente logrará recuperarse sólo con el tratamiento médico o si necesitará un trasplante pronto, lo que puede mejorar su evolución. Los **criterios del King's College para el trasplante hepático** (tabla 25-2) son la herramienta más utilizada para la evaluación repetida, rápida y barata de la función hepática a fin de predecir qué paciente va a necesitar un trasplante. Algunos hepatólogos opinan que todos los pacientes con IHA deben incluirse en las listas para el trasplante, independientemente del diagnóstico, realizándose una nueva evaluación cuando aparece un órgano donante.

**2.** Las **contraindicaciones** para el trasplante son: sepsis, síndrome de distrés respiratorio agudo y edema cerebral que no responde al tratamiento. Las **contraindicaciones relativas** son: inestabilidad hemodinámica de rápida evolución que necesita cada vez más apoyo vasopresor, antecedentes de alteraciones psiquiátricas (p. ej., ausencia de cumplimiento médico, intentos de suicidio), neoplasia extrahepática diagnosticada y edad avanzada.

**3.** Se han propuesto **sistemas de apoyo hepático** *ex vivo* análogos al tratamiento de depuración extrarrenal como un puente hacia el trasplante. La experiencia con estos dispositivos sigue siendo limitada. En un metaanálisis inicial de

| **TABLA 25-2** | Criterios del King's College para el trasplante hepático en la insuficiencia hepática aguda |
|---|---|

Intoxicación por paracetamol
  pH arterial < 7,3 independientemente del grado de encefalopatía
  O una combinación de:
    Encefalopatía de grado III o IV
    Tiempo de protrombina > 35 s
    Creatinina sérica > 3,4 mg/dl

Pacientes sin intoxicación por paracetamol
  INR > 7,7 independientemente del grado de encefalopatía
  O tres de las variables siguientes:
    Edad < 10 o > 40 años
    La etiología es hepatitis C, hepatitis por halotano o reacción farmacológica idiosincrásica
    Duración de la ictericia antes del inicio de la encefalopatía de más de 7 días
    Tiempo de protrombina > 25 s
    Bilirrubina sérica > 18 mg/dl

varios estudios, se demostró el efecto beneficioso en la insuficiencia hepática aguda sobre la crónica, pero no se detectó un efecto demostrable en la IHA.

**III. Complicaciones posoperatorias de la cirugía hepática**

**A. Hemorragia**

1. **Hemostasia quirúrgica insuficiente.** La hemorragia debe preverse. Las técnicas quirúrgicas que respetan la estructura segmentaria del hígado (resección anatómica) y el uso de coagulación con haz de argón han disminuido la pérdida de sangre intraoperatoria y posoperatoria. Las resecciones en cuña tienden a sangrar más en el posoperatorio que las lobulectomías, al permanecer más superficie desnuda.

2. Puede aparecer **coagulopatía** (v. cap. 26) debido a dilución asociada a la transfusión masiva, reposición inadecuada de componentes, hipotermia, hiperfibrinólisis o disminución de la producción de factores de la coagulación por el tejido hepático restante. La corrección de la coagulopatía se realiza mediante transfusión de plasma fresco congelado, plaquetas y crioprecipitado, según lo indiquen la situación clínica y los datos analíticos.

3. **Tratamiento**

a. Restablecimiento de la **normovolemia** con cristaloides, coloides y hemoderivados, según sea necesario.

b. Restablecimiento de la normotermia con métodos de calentamiento.

c. Si el hematócrito no se normaliza o la hemodinámica no se estabiliza a pesar de las medidas mencionadas anteriormente, hay que pensar que existe una hemorragia activa que necesita una **nueva intervención quirúrgica**. La **angiografía y la embolización** hepáticas son otras opciones.

**B.** La **fiebre** puede reflejar la absorción del hematoma o tejido necrótico, o puede ser un signo de infección, de peritonitis o de formación de un absceso.

**C.** La **filtración (fuga) desde los conductos biliares** puede formar acumulaciones de bilis. Los drenajes existentes deben dejarse colocados, o hay que introducir otros nuevos. Habitualmente, las fístulas biliares se cierran por sí mismas en unas 3 semanas.

**D.** El **seudoaneurisma hepático** se refiere a la aparición de un seudoaneurisma tras una intervención quirúrgica de la vasculatura hepática (una posible complicación tardía tras un traumatismo hepático), y debe sospecharse ante la presencia de anemia, leucocitosis y dolor abdominal. Se considera que la embolización terapéutica es el tratamiento de elección.

**E. Abscesos intrahepáticos o perihepáticos.** El riesgo de formación de abscesos aumenta con la lesión colónica o pancreática coincidente, las grandes acumulaciones de hematoma o bilis, y los drenajes abiertos. La fiebre posoperatoria prolongada que se acompaña de leucocitosis y aumento del dolor en el hipocondrio derecho debe hacer sospechar la presencia de un absceso intrahepático o perihepático. El tratamiento consiste en la administración de antibióticos por vía intravenosa y el drenaje mediante radiología intervencionista o cirugía.

**F. Insuficiencia hepática posoperatoria.** En hígados que están, por lo demás, sanos (cirugía hepática para la extirpación de una lesión metastásica o un adenoma), suelen tolerarse bien las resecciones de hasta el 80 % de la masa hepática. Pueden surgir complicaciones en las siguientes circunstancias:

1. El hígado restante es demasiado pequeño para mantener una función hepática completa.

2. Las alteraciones del flujo sanguíneo hepático causan isquemia.

**IV. Disfunción hepática posoperatoria tras la cirugía no hepática**

**A. Etiología**

1. Infección (p. ej., hepatitis vírica, reagudización de una hepatitis crónica, sepsis).

2. Isquemia secundaria a hipotensión, insuficiencia cardíaca congestiva, o ligadura o lesión de la arteria hepática.

**3.** Hipoxia.

**4.** Fármacos y sustancias tóxicas (v. sección VI).

**5.** Obstrucción o lesión de los conductos biliares.

**6.** Pancreatitis.

**7.** Sobrecarga de bilirrubina secundaria a un hematoma, transfusiones sanguíneas o hemólisis.

**B.** Una **hepatopatía preexistente** hace que el hígado sea más vulnerable al estrés perioperatorio.

**C. Tratamiento.** Véase la sección II.D.

**V. Hepatopatía crónica.** La **cirrosis** puede observarse como una vía común irreversible de diferentes hepatopatías crónicas. La necrosis de los hepatocitos y la destrucción de la red de tejido conjuntivo producen una regeneración nodular irregular del parénquima hepático, fibrosis extensa y deformación de la vasculatura hepática.

**A.** Las **etiologías más habituales** son la hepatopatía **alcohólica** (la causa más común con diferencia en el mundo occidental) y la **hepatitis crónica** tras una hepatitis vírica B o C (el 20 % de las infecciones crónicas por hepatitis C evoluciona hacia una cirrosis). En la tabla 25-3 se muestran otras etiologías de la cirrosis hepática.

**B. Hipertensión portal** y **hemorragia por varices gastroesofágicas.** Aunque existen otras causas (p. ej., síndrome de Budd-Chiari, trombosis de la vena porta), la cirrosis es la más frecuente de las enfermedades subyacentes que conducen a la aparición de hipertensión portal. La cirrosis produce colaterales portosistémicas que pueden formar varices con riesgo de sufrir hemorragias.

    **1.** Los **pacientes con hemorragia esofágica** (v. también cap. 27) acuden con hematemesis, melenas y rectorragia. El diagnóstico debe confirmarse mediante esofagogastroscopia, ya que la hemorragia se produce con frecuencia por úlceras duodenales o gástricas, o por el síndrome de Mallory-Weiss.

    **2.** Para tratar las varices esofágicas y la hemorragia esofágica suele recurrirse a la **escleroterapia y a la ligadura de las varices por vía endoscópica.** Son procedimientos con un índice de éxito elevado que pueden realizarse inmediatamente después de la esofagogastroscopia diagnóstica.

    **3.** La administración preventiva de **antagonistas β-adrenérgicos no selectivos** como el **propranolol** disminuye el riesgo de hemorragia, aunque no influye en la mortalidad. El propranolol reduce el flujo portal mediante la constricción de la vasculatura esplácnica (a través del bloqueo $\beta_2$) y la disminución del gasto cardíaco (a través del bloqueo $\beta_1$).

| TABLA 25-3 | Otras etiologías de cirrosis hepática |
|---|---|
| Cirrosis biliar primaria | Por agresión a los conductos biliares mediada por linfocitos T |
| Cirrosis biliar | Por obstrucción prolongada de las vías biliares |
| Colangitis esclerosante primaria | Asociación importante con la enfermedad inflamatoria intestinal |
| Enfermedades metabólicas | Hemocromatosis, enfermedad de Wilson, glucogenosis, déficit de $\alpha_1$-antitripsina |
| Toxicidad relacionada con fármacos | Por ejemplo, metotrexato, isoniazida, metildopa |
| Infecciones parasitarias | Por ejemplo, infección por *Echinococcus*, esquistosomiasis |
| Esteatosis hepática no alcohólica | |
| Insuficiencia cardíaca congestiva crónica | |
| Hepatitis autoinmunitaria | |

4. La **vasopresina** reduce el flujo sanguíneo y la presión arterial en el sistema porta, incluyendo las colaterales. Mejora la hemorragia aguda de las varices, aunque no se ha demostrado que disminuya la mortalidad. La dosis de infusión es de 0,1 UI/min a 0,4 UI/min (**obsérvese** que esta dosis es 10 veces mayor que la dosis de vasopresina sugerida como tratamiento en el shock séptico) Los efectos secundarios son: isquemia miocárdica, isquemia gastrointestinal, insuficiencia renal aguda e hiponatriemia. La vasopresina debe administrarse a través de una vía central porque la infiltración puede causar necrosis tisular. La infusión coincidente de **nitroglicerina** puede reducir los posibles efectos nocivos de la vasopresina.

5. La **somatostatina**, una hormona peptídica natural, actúa como vasoconstrictor en dosis suprafisiológicas y es eficaz para reducir la hemorragia aguda. Se han documentado menos efectos secundarios con la somatostatina que con la vasopresina. La **octreotida** es un análogo sintético de la somatostatina con una semivida mucho más prolongada. La dosis típica es de 25 $\mu$g/h a 50 $\mu$g/h.

6. El **taponamiento con globo** sólo se recomienda cuando no da resultado el tratamiento médico ni la escleroterapia/ligadura de las varices (v. cap. 27).

7. Las **intervenciones de derivación quirúrgica urgentes** y las **ligaduras quirúrgicas** sólo se utilizan como último recurso. Los **procedimientos de derivación portosistémica intrahepática transyugular (TIPS)** usan una endoprótesis *(stent)* metálica expansible que se coloca por vía percutánea para formar un canal portocava directo en el interior del hígado. Estos procedimientos se asocian a un mayor índice de complicaciones y suelen reservarse para los pacientes con hemorragia recurrente a pesar de haberse realizado repetidas escleroterapias.

C. La **encefalopatía hepática** se produce por múltiples factores. En la insuficiencia hepática, disminuye el aclaramiento hepático de sustancias que causan efectos tóxicos cerebrales, como el amoníaco, los mercaptanos y los ácidos grasos de cadena corta. Los datos experimentales sugieren que el hígado dañado ya no es capaz de producir determinadas sustancias que son esenciales para la función encefálica normal. El aislamiento de compuestos similares a las benzodiazepinas a partir de cerebros de pacientes con encefalopatía hepática y el antagonismo parcial de la encefalopatía hepática por el flumazenilo sugieren que puede estar alterado el sistema $\gamma$-aminobutirato gabaérgico.

1. El **diagnóstico de la encefalopatía hepática** se realiza a través de la clínica. Los niveles de amoníaco no se relacionan con la gravedad de la encefalopatía. A diferencia de lo que sucede en la IHA, el aumento de la presión intracraneal se asocia sólo en contadas ocasiones una encefalopatía hepática crónica.

2. Tratamiento

   a. **Eliminación de los factores precipitantes** (como la hemorragia digestiva o la infección), cuando es posible. Debe introducirse una **sonda nasogástrica** para documentar y evacuar la hemorragia digestiva alta (si existe), así como para permitir la administración de fármacos.

   b. La **lactulosa** es un disacárido que las bacterias del colon degradan a ácidos. El entorno ácido ioniza el amoníaco para dar ión amonio, que no puede atravesar la membrana del colon y que, por lo tanto, se excreta en las heces. Esto hace que descienda el nivel plasmático de amoníaco, lo que suele mejorar el estado psíquico del paciente. La dosis inicial típica es de 20 ml/h por vía oral o por sonda nasogástrica hasta que se produce la catarsis. La dosis se ajusta a continuación, para producir 3 o 4 deposiciones de heces blandas al día. La lactulosa puede administrarse también en forma de enema de 1 l (300 ml de lactulosa más 700 ml de agua, tres veces al día; el enema debe retenerse durante 30-60 min). Los efectos secundarios son: hipopotasiemia, deshidratación e hipernatriemia.

   c. La **neomicina** (1 g por vía oral o por sonda nasogástrica cada 6 h) puede ser útil. Tras observarse respuesta clínica, la dosis puede reducirse hasta

1 g/día a 2 g/día. El mecanismo de la mejoría puede ser la disminución de la microflora (y el amoníaco), la disminución de la absorción intestinal o ambas cosas.

**D.** La **ascitis** se produce por la combinación de hipertensión portal, hipoalbuminemia y retención de líquidos. Más de 500 ml de ascitis suelen poder detectarse clínicamente por la observación de un abdomen distendido, flancos abultados y prominentes, inversión umbilical, desplazamiento de la matidez abdominal y oleada ascítica. El diagnóstico puede confirmarse mediante ecografía. Habrá que descartar otras causas de ascitis mediante una paracentesis diagnóstica. La ascitis puede clasificarse como trasudativa o exudativa.

**1.** La **ascitis trasudativa** se produce por el desplazamiento de líquido a través de los sinusoides hepáticos y los capilares intestinales, y se debe al aumento de la presión hidrostática por hipertensión portal. En la ascitis trasudativa debida a hipertensión portal, la concentración de proteínas totales tiende a ser menor de 2,5 g/dl, y el gradiente de la albúmina entre el suero y la ascitis (GASA) es, con frecuencia, mayor de 1 g/dl. Entre las **causas no cirróticas** de ascitis trasudativa se encuentran la insuficiencia cardíaca congestiva, la oclusión de la vena cava inferior, el síndrome de Budd-Chiari y el síndrome de Meigs.

**2.** La **ascitis exudativa** se produce como consecuencia de la exudación de líquido desde el peritoneo, y no es lo habitual en los pacientes con hipertensión portal. En este tipo de ascitis (con presión portal normal), la concentración de proteínas totales suele ser superior a 2,5 g/dl y el GASA es inferior a 1 g/dl. Las **causas** de la ascitis exudativa son las neoplasias (p. ej., carcinomatosis peritoneal), las infecciones peritoneales (p. ej., tuberculosis, peritonitis piógena), la ascitis quilosa, la pancreatitis y la ascitis nefrógena.

**3.** El líquido ascítico obtenido mediante paracentesis debe remitirse para la determinación de: recuento leucocítico con fórmula, albúmina, proteínas totales, glucosa, tinción de Gram, cultivo para bacterias (en frascos de hemocultivo), amilasa, lactato deshidrogenasa, antígeno carcinoembrionario y triglicéridos. También debe calcularse el gradiente entre la albúmina sérica y la ascítica.

**4.** Los **elementos esenciales del tratamiento de la ascitis** en la cirrosis son la dieta hiposódica, que contenga tan sólo 11 mmol de sodio al día para inducir un balance de sodio negativo y limitar la acumulación de líquido ascítico. En caso necesario, se añadirán diuréticos. Debido a que una de las causas de retención de líquido en la cirrosis es el hiperaldosteronismo secundario, la **espironolactona** es el diurético de elección. Pueden añadirse otros diuréticos, con precaución, si es necesario. La diuresis excesivamente agresiva puede causar hiperazoemia e hipotensión secundaria a hipovolemia. La eficacia del tratamiento se controla mediante el peso diario. La pérdida diaria de peso no debe ser > 0,5 kg a 1 kg. Los pacientes que no responden al tratamiento médico pueden necesitar paracentesis repetidas. Hay que controlar regularmente los electrólitos plasmáticos y urinarios, especialmente durante el tratamiento diurético.

**E.** La **esplenomegalia** puede causar trombocitopenia o pancitopenia, pero casi nunca necesita tratamiento.

**F.** La **peritonitis bacteriana espontánea (PBE)** es una infección del líquido ascítico sin un foco primario intraabdominal (v. también cap. 29).

**1.** Los **signos y síntomas** pueden oscilar desde un ligero dolor abdominal a un dolor intenso con hipersensibilidad de rebote, fiebre, escalofríos, náuseas y vómitos. Como los síntomas pueden faltar, se recomienda la **paracentesis diagnóstica** en la evaluación de los pacientes con ascitis. La hemorragia gastrointestinal, que suele asociarse a bacteriemia, hace que el paciente cirrótico tenga riesgo de sufrir una PBE. Las fuentes más importantes de contaminación de la ascitis son el tracto gastrointestinal, las vías urinarias, las neumonías y los procedimientos endoscópicos. Más del 90 % de los casos de PBE se deben a un único microorganismo. Las bacterias intestinales gramnegativas son las que se aíslan con mayor frecuencia (70 %), seguidas por cocos grampositivos *(Streptococcus pneumoniae, Enterococcus, Staphylococcus)* en aproximadamente el 20 % de los casos, y por anaerobios en el 5 % de los casos. **En la PBE son poco frecuentes las infecciones** polimicrobianas, y deben conducir a la búsqueda de una perforación intestinal.

2. **Tratamiento.** Debido a que la mortalidad de la PBE es elevada, el tratamiento antibiótico debe iniciarse inmediatamente después de la obtención de las muestras de ascitis. Las posibles pautas son:

   a. Una cefalosporina de tercera generación no pseudomónica como la **cefotaxima** (2 g i.v. cada 8-12 h) o la **ceftriaxona**. Este tratamiento es el que se considera actualmente de elección.

   b. Un β-lactámico como la **ampicilina** más un **aminoglucósido**.

   c. Ante la sospecha de la presencia de *Staphylococcus aureus* resistente a la meticilina **(MARSA)**, deberá añadirse **vancomicina** a la pauta.

3. **Profilaxis.** Los pacientes con cirrosis que ingresan por hemorragia digestiva pueden tratarse de forma profiláctica con cefotaxima. Para evitar la recidiva de PBE, puede considerarse el tratamiento profiláctico con fluoroquinolona o trimetoprima-sulfametoxazol, especialmente en los candidatos a un trasplante hepático.

G. **Síndrome hepatopulmonar.** La **dilatación patológica de los vasos intrapulmonares** en la cirrosis aumenta la derivación de derecha a izquierda del flujo sanguíneo a través de los pulmones. La disnea y la hipoxemia arterial pueden empeorar con la bipedestación y mejorar con el decúbito. El diagnóstico puede realizarse mediante ecocardiografía con contraste o con macroagregados de albúmina marcados radioactivamente. El grado de hipoxemia es variable, y mejora de un modo no uniforme con la administración de oxígeno complementario. Se ha documentado la mejoría parcial o completa de la hipoxemia tras el trasplante hepático.

H. El **síndrome hepatorrenal (SHR)** se caracteriza por empeoramiento de la función renal, retención de sodio y oliguria sin una causa identificable en un paciente con cirrosis y ascitis. Se cree que la insuficiencia renal se debe a una **vasoconstricción** renal inadecuada, que reduce el flujo sanguíneo renal y la filtración glomerular. No existen anomalías morfológicas significativas. Los signos clínicos suelen ser oliguria, hiperazoemia, hiperpotasiemia e hiponatriemia (debido a la alteración en la excreción de agua). Hay que descartar otras causas de insuficiencia renal, como la hiperazoemia prerrenal, la necrosis tubular aguda y la glomerulonefritis (cap. 24). En el SHR, el sedimento urinario es anodino y existe una retención de sodio importante. El sodio urinario suele ser menor de 5 mmol/l, que es una cantidad inferior a la observada en la hiperazoemia prerrenal, y no mejora con la administración de líquidos. El tratamiento del SHR no suele ser eficaz, y el índice de mortalidad es elevado. Se han intentado tratamientos con TIPS y vasoconstrictores arteriolares, pero el éxito ha sido limitado. El trasplante hepático sigue siendo el único tratamiento definitivo.

I. **Grados de hepatopatía.** Diseñada en un principio para evaluar el riesgo quirúrgico en los pacientes que van a someterse a cirugía, la clasificación de Child-Turcotte-Pugh (tabla 25-4) también se utiliza para evaluar la gravedad de la enfermedad en los pacientes con cirrosis.

## VI. Hepatopatía inducida por fármacos

A. El hígado es el órgano central del metabolismo de la mayoría de los fármacos. La excreción de éstos a través de los riñones y la bilis es posible gracias a la transformación a compuestos más hidrófilos (biotransformación). En la mayoría de los casos, la hepatotoxicidad no la produce el fármaco originalmente administrado, sino sus metabolitos.

| | | TABLA | 25-4 | Clasificación de Child-Turcotte-Pugh |
|---|---|---|---|---|

| | Puntos para la clasificación | | |
|---|---|---|---|
| | **1** | **2** | **3** |
| Encefalopatía | No | Grados 1 y 2 | Grados 3 y 4 |
| Ascitis | Ausente | Leve-moderada | A tensión |
| Bilirrubina (mg/dl) | <2 | 2-3 | >3 |
| Bilirrubina (mg/dl) si hay cirrosis biliar primaria | <4 | 4-10 | >10 |
| Albúmina (g/dl) | >3,5 | 2,8-3,5 | <2,8 |
| TP (segundos por encima del control) | 1-4 | 4-6 | >6 |

TP, tiempo de protrombina.
Se suman los puntos de las cinco categorías para obtener una puntuación total: clase A, 5-6 puntos; clase B, 7-9 puntos; clase C, 10-15 puntos. La mortalidad de los pacientes cirróticos se incrementa espectacularmente al aumentar las puntuaciones. El índice de mortalidad en el primer año es del 0-10 % para la clase A, 20-30 % para la clase B y 50-60 % para la clase C.

**B.** La **hepatotoxicidad** se ha clasificado en reacciones hepatotóxicas directas y reacciones idiosincrásicas.

  **1.** Los **tóxicos hepáticos directos** dañan el hígado en función de la dosis, y producen característicamente necrosis hepatocítica en una región concreta del lobulillo hepático. Estas sustancias hepatotóxicas son el paracetamol, el etanol, los quimioterápicos (antineoplásicos), el tetracloruro de carbono y determinados metales.

  **2.** Las **reacciones idiosincrásicas** constituyen la mayoría de los casos, son previsibles y se producen incluso aunque el fármaco se administre en las dosis terapéuticas normales. La lesión hepática difusa consiste en necrosis, colestasis, o ambas, y suele asociarse a una reacción inflamatoria importante. Puede aparecer exantema, fiebre, eosinofilia o un síndrome de enfermedad del suero. En algunos casos, puede demostrarse la presencia de autoanticuerpos frente al citocromo P-450 y otros grupos enzimáticos microsómicos. Los fármacos que producen este tipo de reacciones son: isoniazida, clorpromazina, dantroleno, ketoconazol, fenitoína, amoxicilina-ácido clavulánico y nitrofurantoína.

  **3.** Existe una variación individual considerable en cuanto a la sensibilidad a las sustancias hepatotóxicas directas. Algunas reacciones idiosincrásicas parecen producirse cuando existe una combinación de factores del hospedador y/o factores ambientales. Variables como el polimorfismo enzimático, las interacciones entre los fármacos, la edad, los antecedentes de consumo de etanol y la obesidad influyen en la magnitud tanto de las reacciones hepatotóxicas directas como de las idiosincrásicas.

**C.** El **diagnóstico** se basa en los antecedentes de exposición a un determinado fármaco (las reacciones suelen ocurrir en los 90 días siguientes a la primera administración), pero es especialmente difícil en el entorno de la UCI, donde los pacientes están expuestos a múltiples fármacos. Los datos clínicos y analíticos se utilizan para confirmar el diagnóstico. Hay que descartar otras causas de disfunción hepática.

**D.** Algunos fármacos se asocian a lesiones histológicas características, mientras que otros pueden variar o mostrar una superposición considerable en sus manifestaciones histológicas. Los resultados de las biopsias hepáticas no suelen ser concluyentes. En la tabla 25-5 se muestran algunos ejemplos de fármacos asociados a hepatopatía, aunque prácticamente cualquier fármaco puede llegar a dañar el hígado.

| TABLA 25-5 | Clasificación de la hepatopatía inducida por fármacos | |
|---|---|---|
| **Tipo de lesión** | **Ejemplos** | **Comentarios** |
| Reacción similar a la hepatitis vírica aguda | Diclofenaco, halotano, isoflurano, isoniazida, metildopa, fenitoína | Índice de mortalidad muy superior al de la hepatitis vírica; patrón histológico de puentes de necrosis en los casos graves |
| Necrosis zonal | Paracetamol, tetracloruro de carbono | Dependiente de la dosis; respuesta inflamatoria prácticamente inexistente, lesiones predominantemente limitadas a una zona lobulillar |
| Esteatohepatitis, reacción tipo hepatitis alcohólica | Amiodarona, perhexilina, nifedipino, ácido valproico | |
| Esteatohepatitis, microvesicular | Ácido acetilsalicílico, tetraciclina, zidovudina | |
| Colestasis | Inhibidores de la enzima conversora de la angiotensina, carbamazepina, clorpromazina, cimetidina, cotrimoxazol, dextropropoxifeno, eritromicina, estrógenos, flucloxacilina, haloperidol, sulfamidas, antidepresivos tricíclicos | Desde el punto de vista histológico, pueden reconocerse formas inflamatorias, no inflamatorias y con destrucción de conductos biliares |
| Hepatitis granulomatosa | Alopurinol, diltiazem, quinidina, fenitoína, procainamida, sulfamidas | La presencia de histiocitos y eosinófilos en los granulomas refleja una reacción de hipersensibilidad |
| Enfermedad venooclusiva | Antineoplásicos | Las lesiones dependen de la dosis |
| Hepatitis crónica | Amiodarona, ácido acetilsalicílico, diclofenaco, isoniazida, metildopa, fenitoína, nitrofurantoína, trazodona | Se produce con la exposición continua a un fármaco; en la mayoría de los casos, la hepatitis se resuelve tras interrumpir el fármaco |
| Adenomas, carcinomas hepatocelulares | Estrógenos, hormonas anabolizantes | |

## VII. Nutrición parenteral total en la hepatopatía

**A. Esteatosis («hígado graso»).** La alimentación parenteral puede asociarse a complicaciones que afectan al hígado. Cuanto más dure la nutrición parenteral total, más posibilidades hay de observar un aumento de la concentración sérica de las transaminasas hepáticas y de la bilirrubina. El equivalente histopatológico en los adultos suele ser la esteatosis hepática (esteatosis macrovesicular y microvesicular), que suele ser asintomática y benigna.

**B. Colestasis.** La colecistocinina, una hormona derivada del intestino, se libera tras la estimulación por los alimentos. La nutrición parenteral total crea un estado similar al ayuno para el intestino y disminuye la liberación de colecistocinina. Esto reduce el vaciado de la vesícula biliar y promueve la formación de barro biliar. Mediante ecografía, pueden distinguirse formas litiásicas y alitiásicas de colecistitis.

## Bibliografía recomendada

Caraceni P, Van Thiel DH. Acute liver failure. *Lancet* 1995;345:163–169.

Christenson E, Schlichting P, Fauerholdt L, et al. Prognostic value of Child-Turcotte criteria in medically treated cirrhosis. *Hepatology* 1984;4:430–435.

Kjaergard L, Lise L, Liu J, et al. Artificial and bioartificial support systems for acute and acute-on-chronic liver failure: a systematic review. *JAMA* 2003;289:217–222.

Lee WM. Acute liver failure. *N Engl J Med* 1993;329(25):1862–1872.

Lee WM. Drug-induced hepatotoxicity. *N Engl J Med* 2003;349:474–485.

McCormick PA. Improving prognosis in hepatorenal syndrome. *Gut* 2000;47:166–167.

Menon KVN, Kamath PS. Managing the complications of cirrhosis. *Mayo Clin Proc* 2000;75: 501–509.

O'Grady JG, Alexander GJ, Hayllar KM, et al. Early indicators of prognosis in fulminant hepatic failure. *Gastroenterology* 1989;97:439–445.

O'Grady JG, Schalm SW, Williams R. Acute liver failure: redefining the syndromes. *Lancet* 1993;342: 273–275.

Ostapowicz G, Fontana RJ, Schiodt FV, et al. Results of a prospective study of acute liver failure at 17 tertiary care centers in the United States. *Ann Intern Med* 2002;137(12):947–954.

Patzer JF. Advances in bioartificial liver assist devices. *Ann N Y Acad Sci* 2001;944:320–333.

Polson J, Lee WM. AASLD position paper: the management of acute liver failure. *Hepatology* 2005;41: 1179–1197.

Schiff E, Sorrell MF, Maddrey W, eds. *Schiff's diseases of the liver.* 9th ed. Philadelphia: Lippincott, Williams & Wilkins, 2003.

Shellman R, Fulkerson W, DeLong E, et al. Prognosis of patients with cirrhosis and chronic liver disease admitted to the medical intensive care unit. *Crit Care Med* 1988;16:671–678.

Sherlock S, Dooley J. *Diseases of the liver and biliary system.* 10th ed. Oxford: Blackwell Science, 1997.

# 26

# Coagulopatía e hipercoagulabilidad

*Lorenzo Berra y Rae Allain*

I. **Evaluación analítica de la coagulación del paciente.** La información más importante para detectar un trastorno hemorrágico clínicamente significativo en un paciente por lo demás sano sigue siendo la *anamnesis*. El antecedente de hemorragia quirúrgica, hemorragia gingival, aparición de equimosis con facilidad, epistaxis o menorragia son signos preocupantes. Se dispone de numerosas pruebas para evaluar la coagulación, aunque ninguna mide la integridad de todo el sistema de la coagulación.

A. El **tiempo de tromboplastina parcial (TTP o TTPa)** se realiza añadiendo partículas a una muestra de sangre para activar el sistema de la coagulación intrínseca. Los valores normales del TTP varían según el laboratorio, en función del reactivo utilizado, y necesitan que existan niveles normales de factores de la coagulación en el sistema de coagulación intrínseca. La prueba es sensible a la disminución de las cantidades de los factores de coagulación, y está elevada en los pacientes *tratados con heparina*. El TTP también estará alterado si existe un anticoagulante circulante (p. ej., anticoagulante lúpico, anticuerpos frente al factor VIII). El médico debe recordar que un TTP anómalo no se corresponde necesariamente con hemorragia clínica. No siempre está indicada la corrección agresiva de un TTP alterado en los pacientes quirúrgicos, salvo que éstos presenten hemorragia activa. Recientemente, en el estudio de la *«gráfica del TTP»* (fig. 26-1), se ha demostrado que la onda bifásica que representa el cambio en la transmitancia lumínica a través de la muestra de plasma cuando tiene lugar la reacción del TTP está alterada al principio de la coagulación intravascular diseminada (CID) asociada a sepsis, y es un factor predictivo de mortalidad. La gráfica del TTP sólo se genera en analizadores de la coagulación que usan un método óptico (no mecánico) de detección de coágulos.

B. El **tiempo de protrombina (TP)** es una medida del sistema de coagulación extrínseco, y se determina añadiendo un reactivo para la tromboplastina a una muestra de sangre. Mientras que tanto el TP como el TTP se ven afectados por los niveles de los factores V y X, la protrombina y el fibrinógeno, el TP es especialmente sensible a los déficits de factor VII. El TP es normal cuando existen déficits de los factores VIII, IX, XI y XII, precalicreína y cininógeno de elevado peso molecular. El **índice internacional normalizado (INR)** establece los valores de referencia del TP para permitir comparaciones de los mismos entre los laboratorios, o en un mismo laboratorio pero en diferentes momentos, para los pacientes anticoagulados con warfarina. El INR es el cociente entre el TP del paciente y el TP control que se obtendría si se hubieran usado los reactivos de referencia internacional para realizar la prueba. El tratamiento con warfarina puede guiarse por un valor objetivo para el INR que es independiente de la variabilidad del laboratorio. Aunque el INR suele utilizarse para evaluar la alteración de la coagulación en los pacientes con hepatopatías (p. ej., la puntuación MELD: Model for End-Stage Liver Disease), puede carecer de validez porque la hepatopatía afecta tanto a factores dependientes de la vitamina K como a los independientes.

C. El **tiempo de coagulación activada (TCA)** es un tiempo de coagulación de sangre total modificado en el que se añade tierra de diatomeas o caolín a una muestra de sangre para activar el sistema de coagulación intrínseca. El TCA es el tiempo transcurrido hasta la formación del coágulo. El TCA normal depende del equipo

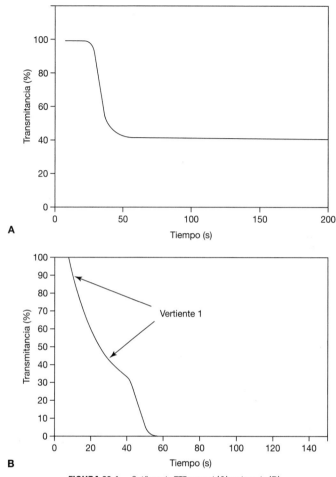

**FIGURA 26-1.**   Gráficas de TTP normal **(A)** y alterado **(B)**.

utilizado para realizar la prueba y debe estar normalizado por el centro. Suele ser un análisis diagnóstico inmediato (de cabecera) realizado para controlar el tratamiento con heparina de forma inmediata (p. ej., durante la derivación cardiopulmonar).

D. El **tiempo de hemorragia** se considera un análisis poco refinado de la función plaquetaria. Los resultados son poco reproducibles y no predicen ni la hemorragia ni la hemostasia durante los procedimientos quirúrgicos, razón por la cual es una prueba que ya no se usa en los análisis preoperatorios sistemáticos.

E. El **fibrinógeno** puede sufrir disminución por un consumo excesivo, como sucede en la hemorragia masiva (v. cap. 35) o la CID. El nivel normal de fibrinógeno es de 150 mg/dl a 400 mg/dl. Se trata de una proteína de fase aguda y suele estar elevado en los pacientes que han sido posoperados o tras un traumatismo o inflamación. En los procedimientos quirúrgicos extensos asociados a hemorragia o en casos de transfusión masiva, es prudente mantener los niveles de fibrinógeno por encima de 100 mg/dl, mediante la transfusión de plasma fresco congelado (PFC) o crioprecipitado.

F. Los **productos de degradación de la fibrina/fibrinógeno (PDF)** son péptidos producidos por la acción de la plasmina sobre el fibrinógeno o el monómero de fibrina. Pueden determinarse mediante análisis séricos, y pueden contribuir al diagnóstico de la fibrinólisis primaria o la CID. Los PDF regulan la coagulación/lisis adicional interfiriendo en la polimerización de monómeros de fibrina y alterando la función plaquetaria. Suelen estar elevados en las hepatopatías graves debido al fallo de la eliminación de la circulación.

G. El **dímero D** es un fragmento específico producido cuando la plasmina digiere fibrina entrelazada (coágulo). Puede determinarse mediante análisis sérico y está elevado en numerosas afecciones, entre ellas la tromboembolia venosa, las neoplasias, la gestación, la CID y en los pacientes posoperados.

H. Los **análisis de factores** son pruebas especializadas que cuantifican la actividad de factores de la coagulación concretos. La mayoría de ellos se realizan en el contexto de una coagulopatía inexplicada que no mejora tras el intento de reposición de factores de la coagulación, y suelen realizarse junto una consulta a hematología o a patología clínica. Clásicamente, los análisis de factores sirven para confirmar el diagnóstico de hemofilia A o B.

I. **Análisis antifactor Xa.** Las heparinas de bajo peso molecular (HBPM) y el fondaparinux, cuando se encuentran en niveles terapéuticos, no prolongan el TTP o lo hacen de forma mínima. Por lo tanto, cuando se usan pruebas analíticas para controlar los niveles anticoagulantes terapéuticos de estos fármacos, se necesitan análisis antifactor Xa. Además, en algunos casos no puede utilizarse el TTP para controlar la heparina no fraccionada. Por ejemplo, los anticoagulantes lúpicos o los déficits de determinados factores (p. ej., déficit de factor XII) pueden prolongar el TTP basal y/o acentuar la prolongación del TTP cuando se añade heparina. En estos casos, la heparina no fraccionada puede controlarse con el análisis antifactor Xa.

J. La **tromboelastografía (TEG)** es una prueba de diagnóstico inmediato que se usa con mayor frecuencia en el quirófano, porque proporciona información dinámica y en tiempo real de todos los aspectos de la coagulacón. Se realiza colocando una pequeña cantidad de sangre en una copa oscilante calentada. En el interior de la copa hay una aguja conectada a un cable. A medida que el coágulo se forma, se detecta una torsión del cable, que se traduce en una señal eléctrica que un ordenador convierte en un trazado (fig. 26-2). El trazado tiene patrones específicos característicos de alteraciones de la coagulación (p. ej., déficits de factores, fibrinólisis), lo que ayuda al médico en el diagnóstico y tratamiento adecuados.

## II. Coagulopatías habituales en los pacientes graves

A. La **coagulación intravascular diseminada (CID)** es la activación sistémica, difusa y anómala del sistema de la coagulación. Su manifestación puede oscilar desde leve y asintomática hasta grave y caracterizada por hemorragia masiva, trombosis y fallo multiorgánico. Muchas son las posibles causas de CID (tabla 26-1), en cuya patogenia común se considera que interviene la activación de la coagulación por el factor tisular, que pueden expresar múltiples tipos celulares cuando se exponen a citocinas inflamatorias. Por lo tanto, la lesión de las células endoteliales con exposición al colágeno puede ser la causa de la CID observada en el shock y en *infecciones graves;* igualmente, la CID es frecuente en la *lesión craneoencefálica* extensa, debido al elevado contenido de tromboplastina en el tejido encefálico.

1. En la **fisiopatología** de la CID interviene la formación excesiva de trombina, que causa la formación de fibrina por toda la vasculatura, la activación de las plaquetas, fibrinólisis y consumo de factores de la coagulación.

2. Las **manifestaciones clínicas** de la CID son: petequias, equimosis, hemorragia en los sitios de venopunción y hemorragia en las incisiones quirúrgicas. Las manifestaciones hemorrágicas de la CID son clínicamente evidentes, aun-

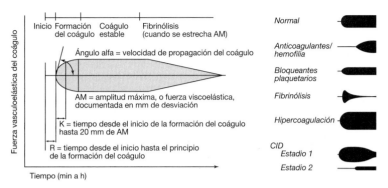

**FIGURA 26-2.** Tromboelastografía y gráficas características. CID, coagulación intravascular disemi-nada. (Adaptado de *Clinical anesthesia procedures of the Massachusetts General Hospital.* 7th ed, y re-impreso de Mallett SV, Cox DJ, Thromboelastography. *Br J Anesth* 1992;69:307-313, con autorización.)

que son más frecuentes las trombosis microvascular y macrovascular difu-sas, que son difíciles de tratar y, con frecuencia, potencialmente mortales de-bido a la isquemia de órganos vitales.

3. Entre los **datos analíticos** de la CID se encuentra la elevación del dímero D, que indica degradación de la fibrina por la plasmina, en todos los casos. El TP y el TTP están prolongados en la mayoría de los casos. Los PDF están elevados, aunque no es algo específico de la CID porque pueden encontrarse PDF por la formación de fibrina por el fibrinógeno, o por la degradación del fibrinó-geno por la plasmina. En los laboratorios que utilizan un analizador de coa-gulación óptico, la gráfica del TTP (v. sección I.A, fig. 26-1) puede ser un indi-cador precoz de CID, manifestándose la alteración antes que la prolongación del TTP. La gráfica del TTP tiene mayor especificidad para el diagnóstico que el dímero D, que suele estar elevado en el paciente grave, y que el fibrinógeno, que puede estar inicialmente elevado en los pacientes graves ya que se trata

| **TABLA 26-1** | Causas de coagulación intravascular diseminada |
|---|---|
| **Agudas** | **Crónicas** |
| Sepsis | Neoplasias (hematológicas o de órganos sólidos) |
| Shock | Hepatopatía |
| Traumatismo | Anomalías vasculares |
|    Traumatismo craneoencefálico |    Aneurisma aórtico |
|    Lesión por aplastamiento |    Disección aórtica |
| Quemaduras (extensas) | Derivación peritoneovenosa |
| Circulación extracorpórea (p. ej., OMEC) | Bomba con balón intraaórtico |
| Acontecimientos graves en la gestación | |
|    Desprendimiento de placenta | |
|    Embolia de líquido amniótico | |
|    Aborto séptico | |
| Embolia grasa o de colesterol | |
| Insuficiencia hepática (grave) | |
| Reacciones tóxicas/inmunitarias (graves) | |
|    Mordeduras de serpiente | |
|    Reacciones transfusionales hemolíticas | |

de una proteína de fase aguda. En los laboratorios que usan analizadores de la coagulación mecánicos (incapaces de realizar una gráfica de TTP), las determinaciones seriadas que demuestran una disminución del nivel de fibrinógeno y el recuento de plaquetas son características de la CID. El estudio del frotis de sangre periférica en el paciente con CID revela la presencia de esquistocitos en aproximadamente el 50 % de los casos, que se forman por el efecto de cizalla sobre los hematíes de las hebras de fibrina intravascular.

4. **Tratamiento**

   a. El tratamiento primario de la CID se centra en la causa precipitante.

   b. Está indicada la transfusión de hemoderivados adecuados para corregir la hemorragia. Los **niveles de fibrinógeno** deben mantenerse por encima de 50 mg/dl a 100 mg/dl. Hay que transfundir **plaquetas** en los pacientes con hemorragia y recuentos de <50000/mm$^3$; en los pacientes sin hemorragia, puede utilizarse un valor límite de <10000-20000/mm$^3$.

   c. No existe un total acuerdo sobre el **tratamiento farmacológico** de la CID, aunque el tratamiento anticoagulante puede ser beneficioso según la fisiopatología. En la CID crónica con trombosis, el tratamiento con dosis bajas de heparina ha sido eficaz. En los intentos de tratamiento con inhibidor del factor tisular y antitrombina III en los pacientes sépticos, no se ha detectado todavía una reducción de la mortalidad.

   d. Los inhibidores de la fibrinólisis (p. ej., ácido aminocaproico) administrados durante la CID tienen un cierto valor teórico, pero suponen un riesgo debido a la posibilidad de trombosis intravascular difusa. Suele recomendarse la consulta con el servicio de hematología en los casos de hemorragia relacionada con CID que no responden a la transfusión y en los que el médico intensivista está considerando el uso de antifibrinolíticos.

B. **Hepatopatía crónica.** Con la excepción del factor VIII y el factor de Von Willebrand, que se elaboran en el endotelio, los factores de la coagulación se sintetizan en el hígado. Los pacientes con disfunción hepática pueden presentar una disminución de la producción de factores de la coagulación y una disminución de la eliminación de los factores activados. No obstante, muchos responden a la vitamina K (v. sección II.C), por lo que debe intentarse el tratamiento con esta vitamina. Ante la ausencia de respuesta a este tratamiento y la necesidad inmediata de corregir la coagulopatía, se necesitarán transfusiones de PDF hasta que el TP responda lo suficiente (INR < 1,5) o la hemorragia se detenga. En las hepatopatías también es frecuente la trombocitopenia, debido al secuestro esplénico de plaquetas. Puede tratarse con la transfusión de plaquetas.

C. El **déficit de vitamina K** puede tratarse con vitamina K (2,5-25 mg s.c. en una dosis, o 10 mg s.c. una vez al día durante 3 días). La administración intravenosa de vitamina K puede corregir el TP algo más rápidamente, pero se acompaña de un riesgo, poco frecuente, de anafilaxia. Si se lleva a cabo, la administración de vitamina K intravenosa debe ser muy lenta.

D. **Uremia.** A pesar de la hemodiálisis, la alteración de la función plaquetaria en la uremia sigue siendo un problema clínico, ya que contribuye a una grave hemorragia en los pacientes con insuficiencia renal, sobre todo después de procedimientos quirúrgicos o traumatismos. El tratamiento de la hemorragia urémica debe incluir:

   1. **Hemodiálisis,** que es el tratamiento primario y el que debe realizarse antes de la cirugía urgente o procesos invasivos. También es importante buscar y corregir otras coagulopatías coexistentes, como el déficit de vitamina K.

   2. **Desmopresina** (1-desamino-8-D-arginina vasopresina, DDAVP) **por vía intravenosa,** que aumenta la liberación de multímeros de factor VIII: factor de Von Willebrand desde el endotelio. La dosis es de 0,3 µg/kg en infusión lenta durante 15 a 30 min para evitar la hipotensión.

   3. **Tratamiento de la anemia.** De forma inmediata, debe realizarse con la transfusión de concentrados de hematíes, hasta alcanzar una hemoglobina objetivo

de aproximadamente más de 10 mg/dl. Se cree que el mecanismo es una alteración de las propiedades reológicas de la sangre con un mayor hematócrito que tiende a empujar las plaquetas a las regiones externas de la columna del flujo sanguíneo, más próximas a la pared del vaso, y por lo tanto a facilitar la interacción plaquetaria y la adherencia en el punto de lesión vascular. Para el tratamiento prolongado o la prevención de la hemorragia urémica, deberá considerarse la eritropoyetina.

4. **Crioprecipitado,** 10 UI cada 12 h hasta detener la hemorragia (v. cap. 35).

5. **Estrógenos conjugados.** El inicio de la acción es más lento que con la DDAVP, pero los estrógenos proporcionan un efecto más prolongado (4-7 días). El mecanismo sigue sin estar claro; la dosis es de 0,6 (mg/kg)/día por vía intravenosa o 50 mg/día por vía oral durante un total de 4-7 días.

E. La **transfusión masiva** se expone en el capítulo 35.

## III. Alteraciones frecuentes de la hemostasia en los pacientes graves

### A. Trastornos hemorrágicos

1. Las **hemofilias A y B** son anomalías congénitas poco frecuentes de los factores VIII y IX, respectivamente.

   a. Manifestaciones clínicas. El diagnóstico debe sospecharse en un paciente con una anamnesis adecuada, y una **elevación del TTP** y un TP normal.

   b. Debido a que en ellos la función plaquetaria es normal, estos pacientes pueden producir un coágulo inicial. Sin embargo, como no son capaces de estabilizar el coágulo sanguíneo, la hemorragia reaparecerá.

   c. El tratamiento consiste en la administración de concentrados liofilizados de factor VIII, rFVIIIa y factor IX, PDF, crioprecipitado o desmopresina. En los pacientes graves con hemorragias, se recomienda realizar un estudio hematológico.

2. La **enfermedad de Von Willebrand** se asocia a alteraciones del factor de Von Willebrand, una glucoproteína elaborada por los megacariocitos y las células endoteliales que tiene múltiples funciones. Actúa como fijador para la adhesión plaquetaria al colágeno, entrelaza plaquetas en la formación del coágulo y protege y estabiliza el factor VIII. La enfermedad de Von Willebrand se hereda fundamentalmente siguiendo un patrón autosómico dominante con penetrancia variable. El tratamiento consiste en la administración de DDAVP, crioprecipitado o ambos. Si no se dispone de crioprecipitado, puede usarse PDF. En los pacientes con enfermedad de Von Willebrand adquirida, se ha utilizado de forma eficaz la γ-globulina por vía intravenosa (1 g/kg durante 2 días).

### B. Trastornos de la coagulación

1. Las **alteraciones de hipercoagulabilidad congénitas,** que predisponen a la coagulación, pueden causar trombosis y enfermedad grave coincidente. Se dispone de numerosas pruebas especializadas para diagnosticar estas alteraciones y orientar el tratamiento, que suele consistir en la anticoagulación de por vida. Los resultados de las pruebas pueden afectar no sólo a los pacientes, sino también a los familiares, porque muchos de estos trastornos se transmiten genéticamente. En los pacientes que acuden con tromboembolia venosa, hay que considerar la comprobación de: factor V Leiden (resistencia a la proteína C activada), defectos de AT III, déficit de proteínas C y S, anticuerpos antifosfolípido e hiperhomocisteinemia. La anamnesis del paciente y la familia será lo que determine mejor qué pruebas exactas deben realizarse. Muchas de estas pruebas no son fiables durante una enfermedad aguda, debido a la presencia de proteínas de fase aguda. Por este motivo, ante la sospecha de un estado de hipercoagulabilidad, es aconsejable consultar con el departamento de hematología.

2. **Trastornos adquiridos** como la cirugía, la gestación y los traumatismos predisponen a la trombosis. La etiología es multifactorial. En los pacientes quirúrgicos, la estasis venosa durante la inmovilidad perioperatoria también contribu-

ye. Además, la cirugía y los traumatismos producen una respuesta sistémica caracterizada por un aumento de las proteínas de fase aguda, que incluye aumentos del fibrinógeno, el factor VIII y la $\alpha_1$-antitripsina. Las proteínas fibrinolíticas y los inhibidores de la coagulación también disminuyen. La activación y la agregación plaquetarias están estimuladas. Todos los acontecimientos anteriores promueven un estado hipercoagulable en los pacientes quirúrgicos y de traumatología, y obligan a instaurar una profilaxis agresiva contra el tromboembolismo (v. cap. 13). En la profilaxis pueden incluirse las botas de compresión neumáticas, la ambulación precoz, y el tratamiento con heparina, HBPM, fondaparinux, warfarina o inhibidores directos de la trombina.

3. La **trombocitopenia inducida por la heparina (TIH)** puede producirse en dos formas:

   **a.** La TIH de tipo I, un fenómeno habitual sin mediación inmunitaria, es un descenso benigno del recuento de plaquetas en los 5 días siguientes a la instauración de un tratamiento con heparina. El recuento de plaquetas casi nunca desciende por debajo de $100\,000/mm^3$ y regresa a valores normales en unos 5 días. La TIH de tipo I no necesita la interrupción de la heparina y no conlleva riesgo de trombosis.

   **b.** La TIH de tipo II, que denominaremos a partir de aquí TIH, es una trombocitopenia en la que interviene el sistema inmunitario desencadenada por anticuerpos IgG, que pueden formarse frente a complejos heparina-factor plaquetario 4 (FP 4). Estos complejos se contemplan como antígenos y se unen al receptor Fc sobre la plaqueta, activándola y causando la agregación plaquetaria y una liberación adicional de FP 4. El resultado es la aparición de trombocitopenia, agregación plaquetaria, y la posibilidad de trombosis arteriales y venosas (fig. 26-3). Además, los anticuerpos TIH pueden unirse a complejos de FP 4 fijados a las superficies de las células endoteliales, causando lesión, expresión del factor tisular y un estado protrombótico.

   **(1)** El mejor método para describir el espectro de la TIH es mediante el «modelo iceberg» (fig. 26-4), que sugiere que en un número significativo de pacientes expuestos a la heparina aparece el anticuerpo heparina-complejo FP 4; un subgrupo de estos pacientes presenta agregación plaquetaria y trombocitopenia, y una pequeña parte de este subgrupo sufre trombosis vascular. Los datos sugieren que hasta el 50 % de los pacientes sometidos a cirugía cardíaca y el 15 % de los sometidos a cirugía ortopédica que están expuestos a heparina no fraccionada desarrollan el anticuerpo TIH al evaluarse mediante enzimoinmunoanálisis de adsorción (ELISA). De éstos, alrededor del 1 % y el 3 %, respectivamente, presentarán TIH clínica y trombosis. El riesgo de TIH es mayor cuando se usa heparina no fraccionada bovina en lugar de porcina, y puede disminuirse espectacularmente con el uso de heparinas de bajo peso molecular. El uso de fondaparinux o los inhibidores directos de la trombina para la anticoagulación parenteral no se asocia a la aparición de TIH.

   **(2)** El diagnóstico de TIH debe sospecharse en un paciente en el que se detecta un descenso de más del 50 % en el recuento de plaquetas a partir de los valores basales, descenso que suele empezar a producirse de 5 a 14 días después de la exposición a la heparina, pero posiblemente antes si el paciente tiene un anticuerpo circulante y se expone de nuevo a la heparina. La exposición a la heparina puede producirse de varias formas, entre ellas la dosis profiláctica subcutánea, los lavados con heparina de los catéteres permanentes o el revestimiento de heparina de las vías centrales permanentes (p. ej., catéteres en la arteria pulmonar). La **taquifilaxia sin causa aparente** o la resistencia a la anticoagulación con heparina puede sugerir una TIH, al igual que la recuperación del número de plaquetas tras interrumpir la exposición a la heparina. El diagnóstico suele ser fácil de establecer con la técnica ELISA en el contexto clínico adecuado. Puede ser

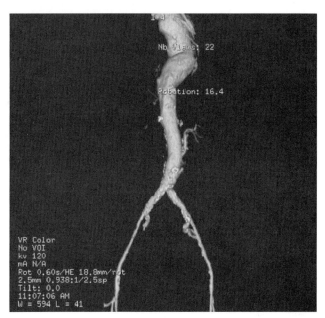

**FIGURA 26-3.** Angiografía con tomografía computarizada abdominopélvica en espiral con contraste. La reconstrucción aórtica tridimensional muestra un fallo completo de opacificación de los injertos aórticos celíaco, mesentérico superior y renal derecho. (Reimpreso de Crimi C, Cerra L, et al. *J Cardiothorac Vasc Anesth.* 2008;22:732-734; con autorización.)

aconsejable la confirmación con una prueba funcional de la agregación plaquetaria, como el análisis de liberación de serotonina plaquetaria, debido a la especificidad imperfecta del ELISA, aunque es algo que no suele poder realizarse debido a la escasa disponibilidad de esta prueba.

**(3)** La evolución clínica de la TIH es notable para una mediana de nadir (valor más bajo) del recuento de plaquetas de 50000/mm³. A pesar de la trombocitopenia, la característica del síndrome es la activación plaquetaria, la agregación y una cascada de efectos procoagulantes que causan trombosis.

**(4)** El **tratamiento** de la TIH presunta o diagnosticada consiste en: *1)* interrupción de toda exposición a la heparina, incluyendo la detención de los lavados con heparina y la retirada de los catéteres vasculares recubiertos de heparina, y *2)* iniciar una anticoagulación alternativa, generalmente con un inhibidor directo de la trombina (p. ej., argatrobán, lepirudina). En la tabla 26-2 se describen las directrices para las dosis. Las transfusiones profilácticas de plaquetas están contraindicadas y no suelen ser necesarias, ya que la trombosis es un problema clínico mucho mayor que la hemorragia. Debe insistirse en la importancia de la anticoagulación alterna en estos pacientes, porque alrededor del 50% al 75% de los pacientes con TIH presentará complicaciones trombóticas a las que se puede atribuir una mortalidad que se ha situado entre el 10% y el 20%.

**(5)** Las trombosis debidas a TIH son con mayor frecuencia venosas (trombosis venosa profunda [TVP] o embolia pulmonar [EP]) que arteriales, aunque los datos sugieren que la proporción entre coágulos venosos y arteriales puede invertirse en los pacientes cardiovasculares en los que la

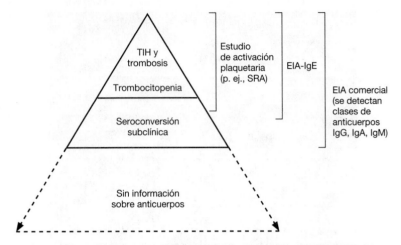

| Población de pacientes | Detección de anticuerpos por ELISA | Activación plaquetaria positiva/análisis funcional (SRA) | Trombocitopenia | TIH y trombosis |
|---|---|---|---|---|
| Tras cirugía cardíaca abierta | 50% | 20% | 2% | 1% |
| Tras cirugía ortopédica-heparina no fraccionada (HNF) | 15% | 10% | 5% | 3% |
| Tras cirugía ortopédica-heparina de bajo peso molecular (HBPM) | 8% | 3% | 1% | 0,5% |
| Pacientes de la UCI | <1% | <1% | 41-54% | – |

**FIGURA 26-4.** Modelo en iceberg de la trombocitopenia inducida por la heparina (TIH). Obsérvense las considerables diferencias en cuanto a la especificidad diagnóstica entre las pruebas analíticas para detectar anticuerpos TIH, por lo que existe la posibilidad de diagnosticar TIH en exceso (positivo falso). SRA *(serotonin release assay)*, análisis de liberación de serotonina. (Reimpreso de Napolitano LM, Warkentin TE, et al. *Crit Care Med* 2006;34:2898-2911, con autorización.)

probabilidad de que se produzcan episodios arteriales se multiplica por más de 8. Las zonas de ateroesclerosis graves o con recientes traumatismos arteriales (p. ej., catéteres de acceso vascular) tienen un riesgo especial. Las trombosis arteriales pueden manifestarse como isquemia mesentérica o de las extremidades, ictus o infarto de miocardio.

**(6)** No existe acuerdo acerca de la duración necesaria del tratamiento anticoagulante para la TIH, aunque la mayoría de los consultados recomiendan al menos 6 semanas de tratamiento, con un objetivo posiblemente marcado por la desaparición de anticuerpos TIH en el ELISA. Los anticoagulantes orales no deben usarse para el tratamiento de la TIH aguda, y no deben iniciarse hasta que el recuento de plaquetas sea mayor de $100\,000/mm^3$. Al empezar la anticoagulación oral, es esencial superponer el tratamiento con un inhibidor directo de la trombina, ya que el tratamiento con warfarina se asocia a un breve período inicial de hiper-

| TABLA 26-2 | Directrices para las dosis en el tratamiento de la trombocitopenia inducida por la heparina | | |
|---|---|---|---|
| Fármaco | Dosis inicial | Ajuste | Comentario |
| Argatrobán | 0,1 (μg/kg)/min[1] | Aumentar hasta alcanzar el TTP objetivo, de 1,5-3 veces el valor basal | Administrar con precaución en los pacientes con disfunción hepática |
| Lepirudina | Bolo de 0,2 mg/kg Infusión de 0,1 (mg/kg)/h | Aumentar hasta alcanzar el TTP objetivo, de 1,5-2 veces el valor basal | El bolo i.v. inicial se administrará sólo en caso de trombosis potencialmente mortal o que pone en peligro la extremidad. Si existe disfunción renal, se considerará el argatrobán |

TTP, tiempo de tromboplastina parcial.
[1] Este nivel de dosis bajo se recomienda en los pacientes graves con fallo multiorgánico.

coagulabilidad debido a la disminución en los niveles de proteína C que preceden a la supresión adecuada de los niveles de protrombina. Por lo tanto, el inicio de la administración de warfarina sin superponer anticoagulación puede desencadenar una gangrena venosa en las extremidades. Se recomienda recurrir a un algoritmo para la transición a los anticoagulantes orales en la TIH o consultar con un hematólogo.

c. La **drepanocitosis** tiene una prevalencia de aproximadamente el 1 % en la población estadounidense de ascendencia africana. Es una enfermedad causada por la sustitución de valina por ácido glutámico en la sexta posición de la cadena β de la hemoglobina. Los pacientes homocigotos para esta sustitución (así como los heterocigotos dobles para SC o β-talasemia) tienen el síndrome clínico.

(1) **Manifestaciones clínicas.** La hemoglobina anómala se polimeriza y causa una deformidad falciforme del eritrocito en determinadas situaciones (p. ej., hipoxia, hipotermia, acidosis y deshidratación). Las células falciformes (drepanocitos) producen oclusión microvascular con isquemia tisular e infarto. Una crisis falciforme típica se manifiesta en forma de dolor torácico o abdominal muy intenso, fiebre, taquicardia, leucocitosis y hematuria. El tiempo de supervivencia de los eritrocitos es más corto, de 12 días (lo normal son 120 días), lo que causa anemia y hematopoyesis extramedular. Los recién nacidos suelen estar protegidos de las crisis falciformes durante los primeros meses de vida gracias a la persistencia de la hemoglobina fetal (hemoglobina F). Los pacientes con rasgo falciforme suelen estar asintomáticos.

(2) **Tratamiento perioperatorio.** La transfusión perioperatoria de estos pacientes para reducir la proporción relativa de hemoglobina S ha sido una práctica habitual. Las directrices anteriores sugerían que se transfundiera hasta alcanzar el objetivo de que el 70 % de la hemoglobina del paciente fuera Hb A, medida por electroforesis de hemoglobina, antes de realizar una cirugía importante. Recientemente, se ha cuestionado esta práctica, y no se recomienda la transfusión preoperatoria sistemática de los pacientes asintomáticos. La asistencia perioperatoria debe dirigirse a reducir los riesgos de falciformación, entre ellos la hipoxia, la acidosis, la deshidratación y la hipotermia. La reciente comprensión de la cascada causada por la hemólisis intravascular proporciona nuevos objetivos para posibles intervenciones terapéuticas, que incluyen: óxido nítrico,

arginina, nitrito sódico, inhibidores de la fosfodiesterasa 5, monóxido de carbono inhalado, niacina y bloqueo de receptores de endotelina.

**IV. Tratamiento anticoagulante.** Las indicaciones para la anticoagulación son la prevención o el tratamiento de: TVP, EP, trombos intracardíacos en la fibrilación auricular o la disfunción ventricular grave, y trombosis del injerto vascular (v. caps. 18, 19, 22 y 39, entre otros). También puede necesitarse anticoagulación en el tratamiento con métodos de depuración extrarrenal (diálisis o hemofiltración), la circulación extracorpórea o la asistencia cardíaca (bomba con balón intraaórtico).

**A.** La **heparina** (v. también Apéndice) es un anticoagulante natural, producido a partir del pulmón bovino o el intestino porcino, que actúa acelerando el efecto de la AT III. Desde el punto de vista estructural, la heparina es una mezcla heterogénea de glucosaminoglucanos con pesos moleculares que oscilan entre 3 000 Da y 30 000 Da. Para la fijación de la AT III se necesita una secuencia repetitiva de glucosamina pentasacárida que se encuentra sólo en un tercio de las moléculas de heparina. El complejo heparina-AT III inactiva varios factores en la cascada de la coagulación, aunque de forma más importante la trombina (factor II) y el factor X. Se necesitan cadenas más largas de heparina para la inhibición de la trombina que para la inhibición del factor X. Para una anticoagulación completa, como en el tratamiento de la TVP o la EP, la heparina puede administrarse mediante infusión intravenosa continua. Las 2008 Antithrombotic and Thrombolytic Therapy Guidelines of the American College of Chest Physicians recomiendan que, tras un bolo intravenoso inicial (80 UI/kg o 5 000 UI), la heparina debe administrarse en infusión continua (inicialmente, en una dosis de 18 [UI/kg]/h o 1 300 UI/h), con ajuste de la dosis para alcanzar y mantener una prolongación del TTP que oscile entre 1,5 y 2 veces el valor basal. El TTP debe determinarse cada 6 h hasta que el nivel de anticoagulación sea estable, y el nivel terapéutico del TTP debe alcanzarse en las primeras 24 h de tratamiento. La heparina tiene una semivida corta (alrededor de 90 min). Con la interrupción de la infusión de heparina durante un período de 2 h a 4 h, suele poder invertirse el efecto. Si se necesita una inversión más rápida, puede utilizarse protamina, que es un antagonista natural. La dosis es de 1 mg por cada 100 UI de heparina que se calcula que quedan en el paciente, y debe administrarse de forma lenta porque es frecuente la aparición de reacciones adversas (p. ej., hipotensión, hipertensión pulmonar, reacciones de hipersensibilidad). Los protocolos con heparina ampliamente instaurados promueven prácticas de anticoagulación efectivas y seguras.

**1.** En los pacientes graves, es frecuente observar resistencia a la heparina porque las proteínas de fase aguda circulantes se unen de forma inespecífica a la heparina y limitan su efecto anticoagulante. La taquifilaxia resultante frente a la heparina suele poder solventarse con dosis mayores del fármaco. En ocasiones, los niveles de AT III pueden estar muy disminuidos en los pacientes graves, lo que también contribuye al fracaso de la heparina. Si los niveles de AT III son bajos, puede administrarse concentrado de AT III o, de forma alternativa, PDF para reponer la AT III y restablecer la eficacia de la heparina. Hay que señalar que siempre hay que tener en cuenta la TIH en el diagnóstico diferencial de la taquifilaxia por heparina.

**2.** La heparina puede administrarse por vía subcutánea en dosis bajas para la profilaxis de la TVP. La dosis habitual es de 5 000 UI por vía subcutánea cada 8-12 h. Esta dosis no suele prolongar el TTP.

**B. Inhibidores antifactor Xa**

**1.** Las **heparinas de bajo peso molecular** se preparan fraccionando la heparina en moléculas de 2 000 Da a 10 000 Da. La mayoría de estas moléculas de menor peso molecular no son capaces de entrelazarse a la antitrombina ni a la trombina, y por lo tanto ejercen el efecto anticoagulante fundamentalmente inhibiendo el factor X. El tratamiento con HBPM no suele prolongar el TTP, y no suele ser necesario el control analítico de la anticoagulación. El efecto anticoagulante puede evaluarse midiendo los niveles antifactor Xa, si se desea.

**a.** Ventajas. La HBPM es superior a la heparina no fraccionada en la profilaxis de la TVP en determinados pacientes de riesgo elevado, entre ellos los pacientes sometidos a artroplastia de cadera o de rodilla programadas, o artroplastia de cadera debido a una fractura. Los estudios también confirman la existencia de una ventaja terapéutica en los pacientes con traumatismo y lesiones de la médula espinal. La HBPM tiene una relación más previsible entre la dosis y la respuesta que la heparina no fraccionada, porque la primera presenta una unión mucho menos inespecífica a proteínas de fase aguda que la heparina no fraccionada. El efecto más previsible de la HBPM disminuye o elimina la necesidad de un control analítico del efecto farmacológico. La anticoagulación de la HBPM puede asociarse a menos complicaciones hemorrágicas que la heparina habitual. Finalmente, la incidencia de TIH es menor con la HBPM que con la heparina no fraccionada.

**b.** Los inconvenientes de la HBPM son: semivida de 4 h, inversión incompleta con la protamina, eliminación renal y coste.

**c.** Se han comercializado varias preparaciones de HBPM con pesos moleculares medios y actividad antifactor-Xa ligeramente diferentes. La HBPM puede administrarse por vía intravenosa, pero la biodisponibilidad excelente y la semivida prolongada permiten la dosificación subcutánea conveniente. La dosis para la profilaxis de la TVP es de 30 mg por vía subcutánea cada 12 h, para la **enoxaparina**, y de 2 500 UI a 5 000 UI antifactor-Xa por vía subcutánea una vez al día, para la **dalteparina**. La dosis para el tratamiento de la TVP es de 1 mg/kg por vía subcutánea cada 12 h, para la enoxaparina, y de 100 UI/kg por vía subcutánea cada 12 h, para la dalteparina.

**d.** El **fondaparinux** es una molécula pentasacárida que inhibe selectivamente el factor Xa, uniéndose a la antitrombina e induciendo un cambio de conformación que aumenta la afinidad de fijación de la antitrombina por el factor Xa. El fármaco se administra por vía subcutánea y tiene una semivida prolongada (14-16 h) y un efecto anticoagulante previsible. Las dosis profilácticas (2,5 mg/día) normalmente no prolongan el TP ni el TTP, y no suele ser necesario el control analítico del efecto anticoagulante. En los pacientes graves, puede utilizarse el fármaco para la profilaxis o el tratamiento de la TVP. El fondaparinux no interactúa con las plaquetas ni con el factor plaquetario 4 y, por lo tanto, a diferencia de la heparina, no se espera que induzca TIH. Así pues, no se recomienda el control sistemático del número de plaquetas en los pacientes tratados con fondaparinux. Los inconvenientes de este fármaco en los pacientes graves son la irreversibilidad y la disminución de la eliminación en el anciano y en los pacientes con función renal alterada.

**e.** El **idraparinux** es un análogo del fondaparinux de acción más prolongada, que se administra por vía subcutánea una vez a la semana y que está investigándose actualmente en estudios clínicos. Aunque el idraparinux no demostró ser inferior a los antagonistas de la vitamina K en cuanto a la eficacia en la prevención del ictus, sí se observó un aumento importante del riesgo de producir hemorragia clínicamente significativa.

**f.** El **rivaroxabán**, el **apixabán** y el **razaxabán** son inhibidores del factor Xa recientemente disponibles, que se administran por vía oral, que están actualmente en investigación y cuya administración no ha sido todavía autorizada por la Food and Drug Administration (FDA). En los estudios preliminares, se ha observado que este tipo de anticoagulantes son relativamente seguros y eficaces para la prevención y el tratamiento del tromboembolismo.

**C. Antagonistas de la vitamina K.** La **warfarina** (cumarina) *inhibe la epóxido reductasa de la vitamina K.* Esto produce un déficit de vitamina K que impide la carboxilación hepática de los factores II, VII, IX y X, y de las proteínas C y S, a la forma activa. La semivida de la warfarina es de aproximadamente 35 h, y se requieren días para la inversión del efecto. Para una inversión más rápida de la warfarina, pueden administrarse factores activos en forma de PDF (5-15 ml/kg). La vitamina K (2,5-25 mg i.v. o s.c.) también puede administrarse para invertir la acción de la warfarina, pero su efecto necesita 6 h o más. La warfarina puede administrarse por vía entérica o parenteral una vez al día. La anticoagulación no se produce hasta al cabo de unos 3-4 días, y puede ser necesaria 1 semana o más para alcanzar un nivel estable. El tratamiento se orientará mediante la determinación del INR (v. sección I.B). En los pacientes con disminución de la vitamina K hay que tener precaución con la dosis, para evitar un exceso de anticoagulación y posibles complicaciones hemorrágicas.

**D.** Los **inhibidores directos de la trombina** (IDT) actúan independientemente de cofactores (p. ej., AT III) para inhibir, no sólo la trombina circulante, sino también la trombina unida al coágulo, con lo que inhiben el aumento de tamaño de éste. Son fármacos útiles para el tratamiento de la TIH o para la prevención de la TIH con trombosis en los pacientes de riesgo. La dosis de los IDT está orientada por la prolongación del TCA y el TTP hasta los valores terapéuticos (v. tabla 26-2). No hay sustancias que reviertan la acción de los fármacos.

**1.** La **lepirudina** se aisló originalmente a partir de las glándulas salivales de sanguijuelas, y se autorizó su uso para el tratamiento de la TIH. La corta semivida (80 min) de este fármaco permite una inversión relativamente rápida de la anticoagulación al interrumpir su administración. La lepirudina se excreta por vía renal, por lo que debe evitarse su uso o debe ajustarse rigurosamente la dosis en los pacientes con insuficiencia renal, debido al riesgo de hemorragia (v. tabla 26-2).

**2.** La **bivalirudina** es un análogo de la hirudina con una semivida corta (25 min), que se administra por infusión intravenosa en intervenciones coronarias percutáneas. Artículos anecdóticos sugieren su eficacia en el tratamiento de la TIH, y se ha utilizado de forma eficaz para la derivación cardiopulmonar en pacientes con TIH, aunque no ha sido autorizada para este uso.

**3.** El **argatrobán** es una pequeña molécula sintética, derivada de la L-arginina. La semivida de este fármaco es de 40 min, lo que permite una inversión relativamente rápida de la anticoagulación únicamente con la interrupción de su administración. El argatrobán ha sido autorizado por la FDA para el tratamiento de la TIH complicada con trombosis, así como para la profilaxis frente a la trombosis en pacientes con TIH. Es un fármaco que se elimina por vía hepatobiliar y que necesita ajustes de las dosis en los pacientes con disfunción hepática. El fármaco prolonga el INR, lo que complica la evaluación del efecto anticoagulante de la warfarina cuando se pasa de la anticoagulación parenteral a la entérica. El argatrobán tiene una mayor previsibilidad farmacológica que la lepirudina, y puede tener un mayor perfil de seguridad en los pacientes graves debido a su excreción fiable incluso en casos de insuficiencia renal moderada. Además, el argatrobán atraviesa la barrera hematoencefálica y puede desempeñar una función en el tratamiento del ictus isquémico o trombótico.

**4.** Los **inhibidores directos de la trombina orales** se encuentran actualmente en desarrollo e investigación. En un estudio aleatorizado, el etexilato de dabigatrán fue tan eficaz como la enoxaparina en cuanto a la reducción del riesgo de TVP tras una artroplastia total de cadera.

**E.** Los **inhibidores plaquetarios** pueden ser útiles para reducir los episodios tromboembólicos en los pacientes con trastornos vasculares arteriales (p. ej., estenosis carotídea), prótesis valvulares o procedimientos invasivos arteriales recientes (p. ej., endoprótesis o angioplastia coronaria percutánea). El **ácido acetilsalicílico** y los **antiinflamatorios no esteroideos (AINE)** inhiben la agregación plaquetaria interfiriendo en la vía de la ciclooxigenasa. El ácido acetilsalicílico inhibe permanentemente la vía para la supervivencia de las plaquetas. Debido a que la semivida de las plaquetas en circulación es de unos 4 días, se necesitan al menos 10 días antes de que la función plaquetaria regrese a la normalidad tras la administración de ácido acetilsalicílico. Los otros AINE inhiben de forma reversible la vía de la ciclooxigenasa; los efectos desaparecen a los 3 días de interrumpir la administración del fármaco. La **ticlopidina** y el **clopidogrel** son antiplaquetarios orales que inhiben la agregación plaquetaria mediada por ADP, y se usan con frecuencia tras intervenciones coronarias percutáneas. El **abciximab** y la **eptifibatida**, inhibidores de receptores de glucoproteína IIb/IIIa, son fármacos intravenosos que se fijan al receptor plaquetario clave que interviene en la agregación. El fibrinógeno, el factor de Von Willebrand y otras moléculas de adhesión son bloqueados, por lo tanto, por la fijación a las plaquetas, lo que inhibe la agregación plaquetaria y causa anticoagulación. Ambos fármacos pueden usarse para el tratamiento de síndromes coronarios agudos o durante intervenciones coronarias percutáneas. El abciximab permanece en la circulación unido a las plaquetas durante 15 días después de la administración de la dosis, aunque la función plaquetaria suele recuperarse en las 48 h siguientes a una dosis. La eptifibatida tiene un efecto antiplaquetario reversible que se normaliza unas 4 h después de la interrupción de la infusión. La administración de inhibidores de receptores de glucoproteína IIb/IIIa está contraindicado en las 6 semanas siguientes a un traumatismo o una intervención quirúrgica importante, debido al riesgo de hemorragia. La inversión inmediata de los inhibidores plaquetarios puede necesitar transfusión de plaquetas, aunque incluso este tratamiento puede causar sólo una inversión parcial del efecto (v. cap. 25).

**F.** Los **fármacos trombolíticos** actúan disolviendo los trombos mediante la conversión de plasminógeno en plasmina, lo que produce la lisis de los coágulos de fibrina. Pretenden revertir la trombosis y recanalizar los vasos sanguíneos. Estos fármacos se usan para tratar la oclusión aguda de arterias coronarias, cerebrales, pulmonares y periféricas, en combinación, típicamente, con la heparina para evitar una nueva oclusión. En la práctica clínica, se usan habitualmente tres trombolíticos, el **activador tisular del plasminógeno (t-PA)**, la **estreptocinasa** y la **urocinasa**, cada uno de ellos con una farmacodinámica y perfiles de efectos secundarios ligeramente diferentes. Cada uno de estos fármacos produce un estado hipofibrinogenémico y conlleva un riesgo importante de hemorragia. Suelen estar contraindicados en el período perioperatorio. Si es necesaria una intervención quirúrgica urgente tras un tratamiento trombolítico, puede invertirse el efecto mediante la administración de ácido aminocaproico o ácido tranexámico (v. sección V.A). Además, puede restablecerse el nivel de fibrinógeno mediante la transfusión de crioprecipitado de PDF (v. cap. 35).

## V. Hemostáticos

**A. Análogos de la lisina: ácido aminocaproico y ácido tranexámico.** Los análogos de la lisina **ácido aminocaproico** y ácido tranexámico inhiben la fibrinólisis, el proceso endógeno por el que se descompone el coágulo de fibrina. Actúan desplazando el plasminógeno de la fibrina, disminuyendo la conversión de plasminógeno en plasmina, e impidiendo que la plasmina se una al fibrinógeno o a monómeros de fibrina. El *ácido aminocaproico* se utiliza como profilaxis en la cirugía dental en pacientes hemofílicos, para evitar la hemorragia en la cirugía prostática y reducir la hemorragia en casos de fibrinólisis excesiva (p. ej., durante el trasplante hepático ortotópico). Debido a que la derivación cardiopulmonar puede iniciar la fibrinólisis, se ha utilizado el ácido aminocaproico durante la cirugía cardíaca para disminuir la hemorragia posoperatoria, aunque su efecto sobre las necesidades de transfusión ha sido variable. La dosis es de **10 g por vía intravenosa como dosis inicial durante 1 h, seguido de 1 g/h a 2 g/h.** Los artículos de casos han sugerido los riesgos trombóticos del ácido aminocaproico, aunque no se han visto confirmados por estudios clínicos. Sin embargo, dado que la función normal de la cascada de la coagulación conlleva un equilibrio entre efectos procoagulantes y anticoagulantes, se desaconseja el uso del ácido aminocaproico en circunstancias en las que la ausencia de inhibición de la coagulación puede causar efectos desastrosos (p. ej., CID), y sólo debe llevarse a cabo bajo supervisión experta.

**B.** La **DDAVP** aumenta la liberación por parte de las células endoteliales de factor de Von Willebrand, factor VIII y activador del plasminógeno, por lo que es útil en determinados trastornos hemorrágicos, entre ellos la hemofilia A (déficit de factor VIII), la enfermedad de Von Willebrand clásica y la hemorragia urémica (v. sección II).

**C.** La **aprotinina** es un inhibidor de la proteasa de serina que se ha utilizado para disminuir la pérdida de sangre por procedimientos cardíacos complejos e intervenciones quirúrgicas importantes asociadas a hemorragia masiva, entre ellos el trasplante hepático ortotópico. El fármaco dejó de comercializarse en el año 2007, debido a estudios en pacientes cardíacos en los que se observó un aumento del riesgo de muerte.

## Bibliografía recomendada

Bousser MG, Bouthier J, et al. Comparison of idraparinux with vitamin K antagonists for prevention of thromboembolism in patients with atrial fibrillation: a randomised, open-label, non-inferiority trial. *Lancet* 2008;371:315–321.

Buller HR, Cohen AT, et al. Extended prophylaxis of venous thromboembolism with idraparinux. *N Engl J Med* 2007;357:1105–1112.

Eriksson BI, Dahl OE, et al. Dabigatran etexilate versus enoxaparin for prevention of venous thromboembolism after total hip replacement: a randomised, double-blind, non-inferiority trial. *Lancet* 2007;370:949–956.

Ganter MT, Hofer CK. Coagulation monitoring: current techniques and clinical use of viscoelastic point-of-care coagulation devices. *Anesth Analg* 2008;106:1366–1375.

Hirsh J, Guyatt G, et al; American College of Chest Physicians. Antithrombotic and thrombolytic therapy: American College of Chest Physicians Evidence-Based Clinical Practice Guidelines (8th Edition). *Chest* 2008;133:110S–112S.

Kato JG; Gladwin TM. Evolution of novel small-molecule therapeutics targeting sickle cell vasculopathy. *JAMA* 2008;300:2638–2646.

Lassen MR, Ageno W, et al. Rivaroxaban versus enoxaparin for thromboprophylaxis after total knee arthroplasty. *N Engl J Med* 2008;358:2776–2786.

Napolitano L, Warkentin T, et al. Heparin-induced thrombocytopenia in the critical care setting: diagnosis and management. *Crit Care Med* 2006;34:2898–2911.

O'Connell NM, Perry DJ, et al. Recombinant FVIIa in the management of uncontrolled hemorrhage. *Transfusion* 2003;43:1711–1716.

Schneewiss S, Seeger JD, et al. Aprotinin during coronary-artery bypass grafting and risk of death. *N Engl J Med* 2008;358:771–783.

Warkentin TE, Greinacher A, et al. Treatment and prevention of heparin-induced thrombocytopenia: American College of Chest Physicians Evidence-Based Clinical Practice Guidelines (8th Edition). *Chest* 2008;133:340S–380S.

# 27

# Enfermedades digestivas agudas

*Eugene Fukudome y Jean Kwo*

 I. Los pacientes pueden ingresar en la UCI para el tratamiento de enfermedades diges-tivas agudas, como la pancreatitis aguda, la perforación o la hemorragia, o tras una intervención quirúrgica importante que afecta al tracto gastrointestinal. Por otro la-do, los pacientes en estado grave pueden sufrir afecciones digestivas mientras están siendo tratados por un trastorno no relacionado, a menudo como parte de una dis-función multiorgánica. En este capítulo, se aborda primero la evaluación de las pre-suntas enfermedades digestivas en el marco de la UCI, y a continuación el tratamien-to de la patología digestiva que se observa habitualmente.

 II. **Evaluación de la presunta patología digestiva.** Los pacientes graves pueden sufrir nuevas afecciones digestivas durante el período de hospitalización. El diagnóstico de un nuevo trastorno digestivo en la UCI es problemático, ya que estos pacientes pueden no ser capaces de articular sus síntomas, y con frecuencia no manifiestan los signos clínicos clásicos. Un signo inespecífico como una variación del estado psíquico, fiebre, leucocitosis, hipotensión o disminución de la diuresis puede ser el único signo de una afección intraabdominal. La exploración física puede no ser fia-ble, y el paciente puede tener una situación demasiado inestable como para aban-donar la UCI para llevar a cabo estudios diagnósticos. Por lo tanto, los médicos deberán mantener un índice de sospecha elevado sobre la posibilidad de un pro-blema digestivo no diagnosticado cuando los pacientes de la UCI sufren un cambio en su evolución clínica.

   A. Los **signos y síntomas** que sugieren una patología digestiva son numerosos, entre ellos: dolor abdominal, dolor torácico, hemorragia (hematemesis, melena, recto-rragia), vómitos, alteración del hábito intestinal e intolerancia a la alimentación por sonda.

   B. En la **evaluación inicial** se incluye la evaluación de la presencia de dolorimiento y distensión abdominal, fiebre, taquicardia, hipotensión y/o variación en la nece-sidad de vasopresores. Hay que comprobar que la colocación y el funcionamien-to de las sondas nasogástricas y los tubos de drenaje existentes son correctos. Pueden ser útiles las pruebas analíticas como el hemograma completo, la bio-química sérica, las pruebas funcionales hepáticas (PFH) y la determinación de la amilasa.

   C. Cuando se está atendiendo a pacientes receptores de **trasplantes de órganos** sóli-dos o a pacientes con trastornos inflamatorios o autoinmunitarios crónicos tra-tados con inmunodepresores, la vigilancia debe ser mayor. Estos pacientes con **inmunodepresión** crónica pueden no presentar signos ni síntomas de patología di-gestiva activa.

   D. Para establecer un diagnóstico, suelen ser necesarios otros **estudios y procedi-mientos diagnósticos,** que vendrán determinados por la evaluación inicial. Las ra-diografías simples portátiles pueden revelar la presencia de neumoperitoneo u obstrucción intestinal, o confirmar la colocación correcta de una sonda de yeyu-nostomía (fig. 27-1). Sin embargo, con frecuencia serán necesarios estudios más sofisticados para poder establecer el diagnóstico. Los riesgos asociados al estu-dio diagnóstico deben sopesarse frente a los beneficios esperados. Las pruebas que se realizan habitualmente, como una TC abdominal, pueden conllevar un mayor riesgo en los pacientes en situación grave, que tienen más posibilidades

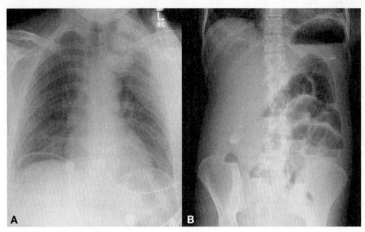

**FIGURA 27-1.** Radiografía simple de tórax que demuestra la presencia de neumoperitoneo **(A)**, y radiografía de abdomen que muestra una obstrucción del intestino delgado y la colocación de una sonda nasogástrica **(B)**. (Cortesía de Hasan Alam, MD.)

de sufrir una nefropatía inducida por el contraste (cap. 24), una neumonía asociada al respirador, o complicaciones hemodinámicas y de las vías respiratorias al ser trasladados a la unidad de radiología. En la tabla 27-1 se resumen los métodos diagnósticos habitualmente disponibles, y sus ventajas e inconvenientes en el entorno de la UCI.

III. La **hemorragia digestiva** es una afección que se observa con frecuencia en la UCI (tabla 27-2), y que puede tener su origen en la parte superior (proximal con respecto al ligamento de Treitz) o inferior del tracto gastrointestinal. Los factores de riesgo son: hepatopatía, alcoholismo, uremia, diverticulosis, úlcera gastroduodenal y la ingesta de diversos fármacos, entre ellos antiinflamatorios no esteroideos (AINE), antiagregantes plaquetarios y anticoagulantes.

A. Los **signos y síntomas** son: shock, hematemesis, vómitos en poso de café, melena, rectorragia o descenso del hematócrito con presencia de sangre oculta en heces.

B. Puede que sea necesario realizar al mismo tiempo la **evaluación inicial** y la estabilización del paciente, dependiendo de la velocidad de la pérdida de sangre y de la estabilidad hemodinámica del paciente.

   1. Debe obtenerse una **anamnesis** centrada en los factores de riesgo de hemorragia digestiva, en las intervenciones abdominales previas y en las afecciones médicas coincidentes significativas.

   2. La **exploración física** deberá centrarse en la evaluación de la perfusión de los órganos periféricos. Determinados hallazgos físicos, como los signos de hepatopatía, pueden sugerir una etiología subyacente.

   3. Hay que realizar **estudios analíticos** como el hemograma, estudios de coagulación y perfil bioquímico. Los valores iniciales de la hemoglobina no reflejarán el grado de pérdida aguda de sangre.

C. Se consigue la **estabilización** del paciente asegurando una vía respiratoria adecuada, la estabilidad hemodinámica y una monitorización adecuada. En un paciente con alteración del nivel de conciencia y hematemesis abundante, probablemente será necesario realizar una intubación endotraqueal. Debe asegurarse también una vía periférica de acceso intravenoso adecuada. La colocación de una vía venosa central, un catéter arterial y una sonda urinaria puede estar indi-

| TABLA 27-1 | Métodos para el diagnóstico de las enfermedades digestivas agudas en la UCI | |
|---|---|---|
| **Método** | **Ventajas y utilidades** | **Inconvenientes** |
| Radiografías simples | • Portátil y rápido<br>• Evalúa la presencia de aire libre<br>• Confirma la colocación de sondas (nasogástrica, pospilórica) | • Los hallazgos suelen ser inespecíficos<br>• La superposición de tubos, monitores, cables y otro material de la UCI a menudo altera las imágenes |
| Ecografía | • Portátil<br>• Evalúa la vesícula biliar/vías biliares<br>• Puede servir de guía en algunos procedimientos (paracentesis, drenajes biliares) | • La calidad de la imagen depende de quien la realiza<br>• La presencia de aire en los intestinos puede alterar las imágenes |
| Tomografía computarizada (TC) | • Caracteriza muchas formas de patología intraabdominal<br>• La angiografía con TC puede evaluar los vasos mesentéricos | • Hay que trasladar al paciente fuera de la UCI<br>• El estudio óptimo necesita contraste i.v. que puede causar nefropatía y reacciones alérgicas |
| Resonancia magnética (RM) | • Método no invasivo para evaluar la coledocolitiasis | • Hay que trasladar al paciente fuera de la UCI<br>• Requiere tiempo<br>• Necesita que el paciente colabore |
| Angiografía | • Es diagnóstica y terapéutica en la isquemia mesentérica, la hemorragia digestiva y la hemorragia intraabdominal/pélvica tras un traumatismo | • Hay que trasladar al paciente fuera de la UCI<br>• Necesita contraste i.v.<br>• Hay riesgo de lesión vascular (lesión arterial en el punto de acceso, seudoaneurismas, hematoma, hemorragia, disección aórtica y embolización de la placa de ateroma |
| Gammagrafía | • La HIDA puede ayudar a identificar presuntas afecciones biliares como la colecistitis<br>• La gammagrafía con tecnecio puede confirmar una hemorragia gastrointestinal activa | • No es nunca una prueba diagnóstica inicial<br>• Hay que trasladar al paciente fuera de la UCI<br>• Es de utilidad limitada en el marco de la UCI |
| Endoscopia | • Es una prueba diagnóstica y terapéutica<br>• La EGD y la colonoscopia pueden realizarse de forma portátil<br>• La CPRE puede salvar la vida al paciente en la colangitis | • Necesita sedación<br>• La colonoscopia necesita una limpieza de colon para que el estudio sea óptimo<br>• Existe un pequeño riesgo de perforación intestinal<br>• La CPRE puede causar pancreatitis |
| Laparoscopia junto al paciente | • La visualización directa facilita el diagnóstico de la colecistitis alitiásica y la isquemia mesentérica, según varios artículos (pequeñas series de casos)<br>• Es posible que pueda evitar la laparotomía no terapéutica | • Es un método invasivo<br>• No puede evaluar algunas áreas (retroperitoneo)<br>• El paciente debe estar sedado y con ventilación mecánica<br>• No se ha estudiado con rigor su utilidad como método diagnóstico en la UCI |

CPRE, colangiopancreatografía retrógrada endoscópica; EGD, esofagogastroduodenoscopia; HIDA, gammagrafía hepatobiliar con ácido iminodiacético.

| **TABLA 27-2** | Causas de hemorragia digestiva |

| Origen digestivo alto | Origen digestivo bajo |
|---|---|
| Hemorragia por varices | Divertículo |
| • Esofágicas, gástricas, duodenales | • Intestino delgado, colon |
| Desgarros de Mallory-Weiss | Enfermedad inflamatoria intestinal |
| Úlceras gastroduodenales | Isquemia mesentérica, incluida colitis isquémica |
| • Gástricas, duodenales | Colitis infecciosa |
| Gastritis y erosiones | Neoplasias |
| Neoplasias | Angiodisplasia |
| Lesiones de Dieulafoy | • Colon, intestino delgado |
| Fístulas arterioentéricas | Hemorroides |
| • Rotura de aneurisma o úlcera | |
| • Tras cirugía aórtica | |
| Divertículo (duodenal) | |
| Angiodisplasia (duodenal) | |
| Hemobilia | |
| Hemorragia pancreática | |

cada en los pacientes en shock. Puede iniciarse la reanimación con solución cristaloide isotónica mientras se realizan los preparativos para las transfusiones de sangre. Las coagulopatías graves deben corregirse (cap. 26).

**D. Localización de la hemorragia**

1. El **lavado gástrico a través de una sonda nasogástrica** es fácil de realizar y puede ayudar a localizar la hemorragia. El **líquido de lavado claro con tinción biliar** hace improbables los orígenes gástrico, duodenal y biliopancreático de la hemorragia.

2. **Endoscopia**

   a. La **esofagogastroduodenoscopia (EGD)** es la prueba de elección para el diagnóstico de una presunta hemorragia digestiva alta, y es diagnóstica en el 90 % al 95 % de los casos. Con frecuencia se identifica el origen exacto de la hemorragia, lo que permite el tratamiento endoscópico inmediato; sin embargo, puede ser un problema si existe una cantidad abundante de sangre y coágulos.

   b. La **colonoscopia** es diagnóstica en el 53 % al 97 % de los casos de hemorragia digestiva baja, dependiendo de la población de pacientes de cada estudio. La colonoscopia suele realizarse después de una limpieza del colon para aumentar la visualización y la precisión diagnóstica. Las complicaciones, como una perforación, son poco frecuentes, pero el índice de sospecha debe ser elevado en los pacientes graves, ancianos e inmunodeprimidos.

3. Si la endoscopia no puede localizar la hemorragia, puede que se requiera una **angiografía.**

   a. Para que la detección angiográfica sea eficaz, debe existir hemorragia activa (0,5-1 ml/min, aproximadamente 3 UI de sangre al día).

   b. La angiografía puede dirigir el tratamiento quirúrgico o endoscópico, o puede ser terapéutica mediante embolización o infusión intraarterial selectiva de vasopresina.

   c. Entre las complicaciones asociadas a la angiografía se encuentran la nefropatía inducida por los contrastes, la embolización distal de una placa de ateroma de la pared vascular y las complicaciones en el punto de acceso.

4. La **gammagrafía** consiste en el uso de uno de dos trazadores disponibles: el sulfuro coloidal marcado con tecnecio-99m ($^{99m}$Tc-SC) y los eritrocitos marcados con tecnecio-99m. El $^{99m}$Tc-SC puede usarse inmediatamente, aunque es captado por el hígado y el bazo, que pueden enturbiar la interpretación de las imá-

genes cuando la hemorragia está inmediatamente junto a estas estructuras. Los eritrocitos marcados con tecnecio-99m no son captados por el hígado y el bazo, pero se necesita preparación antes de su uso.

    **a.** Las imágenes marcadas con tecnecio-99m son sensibles y pueden confirmar la hemorragia activa. Su especificidad para determinar una localización anatómica concreta de sangrado es discutible.

    **b.** La utilidad de estos estudios en la UCI es limitada, aunque pueden ser eficaces en los pacientes hemodinámicamente estables con hemorragia digestiva baja lenta no localizada mediante colonoscopia.

  **5.** En ocasiones, el **estudio con una cápsula endoscópica** puede ayudar a identificar una fuente de sangrado en el intestino delgado de pacientes hemodinámicamente estables.

**E. Tratamiento específico de las causas habituales de hemorragia digestiva**

  **1. Hemorragia digestiva alta**

    **a.** La **hemorragia por varices** puede tener origen en el esófago, el estómago o el duodeno, y suele deberse a cirrosis y a hipertensión portal. La trombosis de la vena esplénica también puede causar la aparición de varices gástricas.

      **(1)** El **pronóstico** está relacionado principalmente con la gravedad de la hepatopatía subyacente del paciente. La mortalidad tras un episodio de hemorragia por varices oscila entre el 10 % y el 70 %. El riesgo de un nuevo sangrado es del 70 % en 6 meses.

      **(2)** Para el diagnóstico y el tratamiento es crucial la realización de una **endoscopia precoz.** Entre el 30 % y el 50 % de los pacientes con varices diagnosticadas sangra en otros puntos del tracto gastrointestinal superior. La escleroterapia y la ligadura endoscópicas de las varices pueden controlar la hemorragia en el 80 % al 90 % de los casos.

      **(3)** El **taponamiento con globo** está indicado cuando las intervenciones endoscópicas no pueden controlar la hemorragia de las varices esofágicas o gástricas. Debido al riesgo de que se produzca necrosis por presión, debe desinflarse el globo al cabo de 24 h a 48 h, y a continuación llevarse a cabo un nuevo intento de endoscopia con ligadura o escleroterapia.

      **(4)** El tratamiento médico debe coincidir con la endoscopia o el taponamiento con globo. Se ha utilizado la **somatostatina** y su análogo sintético **octreotida,** así como la **vasopresina.**

      **(5)** Una vez detenida la hemorragia y estabilizado el paciente, deberá iniciarse el tratamiento con β-**bloqueantes no selectivos** (propranolol o nadolol). Estos fármacos disminuyen el riesgo de que se produzca una nueva hemorragia, y tienen un beneficio probado sobre la supervivencia.

      **(6)** La **derivación portosistémica intrahepática transyugular (TIPS)** controla la hemorragia causada por varices que no responde al tratamiento hasta en el 90 % de los casos, al reducir el gradiente de presión portal a < 15 mm Hg. Mediante una vía de acceso transyugular, se coloca una endoprótesis *(stent)* en el hígado para conectar una rama de la vena porta con una vena hepática. Las complicaciones pueden ser: oclusión, insuficiencia hepática acelerada y encefalopatía hepática.

      **(7)** El **tratamiento quirúrgico** de la hemorragia resistente al tratamiento consiste en la derivación portorrenal y la derivación portocava, y en general debe realizarse tras determinarse que el paciente no es candidato para recibir un trasplante hepático.

      **(8)** La **esplenectomía** está indicada en los pacientes con varices gástricas hemorrágicas causadas por una trombosis de la vena esplénica.

    **b.** Los **desgarros de Mallory-Weiss** son laceraciones de la mucosa situadas en un radio de 2 cm de la unión gastroesofágica debidas, probablemente, a un aumento de presión producido durante el vómito. La mayoría de estas lesiones dejan de sangrar de forma espontánea, y la posibilidad de que vuelvan a hacerlo es inferior al 10 %. Sin embargo, los desgarros de Mallory-Weiss con hemorragia activa se tratan mejor por vía endoscópica.

c. La **enfermedad ulcerosa péptica** puede manifestarse como úlceras gástricas o duodenales.

(1) La **esofagogastroduodenoscopia** (EGD) es la elección diagnóstica y terapéutica inicial. El **aspecto endoscópico** de una úlcera es importante para el pronóstico. Las úlceras con una arteria que sangra a chorro o con un vaso visible tienen un riesgo elevado de volver a sangrar (55-100 %). Las que presentan un coágulo adherente, o una mancha roja o negra tienen un riesgo moderado, mientras que aquellas con una base limpia tienen poco riesgo (< 5 %) de sangrar de nuevo. Puede que sea necesario realizar EGD repetidas para controlar la hemorragia en algunas circunstancias. En los casos que no responden al tratamiento, se ha documentado que la embolización angiográfica detiene la hemorragia en el 80 % al 88 % de los casos. La hemorragia no controlada en un paciente hemodinámicamente inestable puede necesitar una intervención quirúrgica.

(2) La **inhibición ácida** con inhibidores de la bomba de protones (IBP) se ha convertido en un elemento esencial del tratamiento de las úlceras gastroduodenales. En el cuadro agudo, los IBP se administran por vía intravenosa en forma de infusión continua o en bolo dos veces al día. A continuación, se cambia al paciente a una pauta oral. Los IBP producen una inhibición ácida más uniforme que los bloqueantes de los receptores de histamina ($H_2$).

(3) La **infección por *Helicobacter pylori*** (v. sección IV.B.2), cuando existe, debe erradicarse para disminuir el índice de futuros nuevos sangrados.

(4) Las úlceras de la mucosa pueden deberse a **neoplasias** en lugar de a enfermedad ulcerosa péptica. El aspecto endoscópico junto con una biopsia ayudará a establecer el diagnóstico correcto.

d. Las **úlceras gastroduodenales agudas,** también denominadas síndrome erosivo relacionado con el estrés, gastritis erosiva o gastritis hemorrágica, causan hemorragia digestiva alta en el 1 % al 7 % de los pacientes de la UCI. Se ha propuesto que la hipoperfusión de la mucosa y el aumento de la acidez gástrica que tienen lugar en los pacientes graves pueden ser importantes en la patogenia de esta afección.

(1) Mediante **endoscopia** pueden observarse erosiones de la mucosa.

(2) El **tratamiento** consiste en la administración de IBP, como ya se señaló anteriormente. Hay que descartar una infección por *H. pylori*. Rara vez se necesita una arteriografía con embolización selectiva (con frecuencia de la arteria gástrica izquierda). El tratamiento quirúrgico se reserva para casos de hemorragia grave que no responde al tratamiento.

e. Las **fístulas aortoentéricas** son comunicaciones entre el tracto gastrointestinal, fundamentalmente la parte distal del duodeno, y la aorta original (primaria) o un injerto vascular aórtico (secundaria). Las fístulas secundarias son más habituales, se observan en el 0,65 % al 1,5 % de los pacientes tras una cirugía de reconstrucción aórtica. Se ha descrito un sangrado inicial «precursor» seguido por una hemorragia masiva. Los pacientes también pueden presentar una infección del injerto. Un índice elevado de sospecha será el que facilite el diagnóstico exacto y a tiempo.

(1) La demostración **endoscópica** de un injerto aórtico erosionado no es frecuente. La TC es el estudio diagnóstico de elección y puede demostrar un hematoma o aire en el injerto aórtico. Una vez establecido el diagnóstico, está indicada una exploración quirúrgica de urgencia. Las técnicas endovasculares que utilizan endoprótesis pueden ser una opción para los pacientes sin signos de infección.

f. La **lesión de Dieulafoy** es una arteria anormalmente grande que sobresale a través de la mucosa, con mayor frecuencia en la luz gástrica (fondo o cuerpo). No existe ulceración de la mucosa. La hemorragia puede ser masiva y puede recidivar en el 5 % al 15 % a pesar del tratamiento endoscópico. Cuando se produce una nueva hemorragia a pesar de la intervención endoscópica, estará indicada la ligadura o la escisión quirúrgicas del vaso.

g. Los **divertículos duodenales** son una causa poco frecuente de hemorragia digestiva alta. El diagnóstico puede realizarse por vía endoscópica. Los divertículos duodenales sangrantes se tratan mediante escisión quirúrgica.

h. La **angiodisplasia** puede localizarse por todo el tracto gastrointestinal y causar hemorragia activa. La endoscopia puede detectar y tratar estas lesiones. Está indicada la escisión quirúrgica cuando las lesiones siguen sangrando a pesar del tratamiento médico.

i. Puede producirse una **hemorragia pancreática** por la erosión de un seudoquiste pancreático en un vaso adyacente, lo que causará hemorragia digestiva alta.

j. La **hemobilia** puede deberse a traumatismo, procedimientos como la biopsia hepática, colocación de endoprótesis biliares, neoplasias, litiasis biliar o erosión de vasos sanguíneos en el árbol biliar.

2. La **hemorragia digestiva baja** constituye aproximadamente el 25 % de los casos de hemorragia digestiva y tiene una mortalidad del 2 % al 4 %.

a. La **isquemia intestinal** puede afectar al intestino delgado o al colon, y puede manifestarse con hemorragia digestiva baja. La isquemia intestinal se expone con más detalle más adelante (sección IV.F.1).

b. Se sospechará la existencia de **hemorragia en el intestino delgado** tras dos EGD negativas y una colonoscopia negativa.

(1) La **angiodisplasia** es la causa más frecuente de hemorragia digestiva entre el ligamento de Treitz y la válvula ileocecal. Otras causas son: tumores, enfermedad inflamatoria intestinal, divertículo de Meckel, úlceras inducidas por AINE y lesiones de Dieulafoy.

(2) El **diagnóstico** es difícil, pero puede realizarse en alrededor del 50 % al 70 % de los casos mediante enteroscopia por pulsión (que examina el yeyuno) o estudio con cápsula endoscópica. Si la hemorragia es activa, pueden ser útiles la angiografía o las gammagrafía.

(3) El **tratamiento** de la hemorragia del intestino delgado va dirigido a la enfermedad subyacente.

c. La **hemorragia diverticular** es la causa del 20 % de las hemorragias de colon, y se produce cuando los vasos rectos (arteriolas rectas) se rompen en una luz diverticular adyacente. La hemorragia suele resolverse espontáneamente, pero puede recidivar en el 14 % al 53 % de los pacientes. La colonoscopia puede localizar el punto de sangrado, pero las maniobras terapéuticas son difíciles. La angiografía también puede localizar la hemorragia, y ser terapéutica. Cuando la hemorragia y la inestabilidad hemodinámica persisten, está indicada la resección quirúrgica urgente. Tras múltiples episodios de hemorragia diverticular, se considerará la colectomía programada.

d. Las **angiodisplasias de colon** son más frecuentes en pacientes que tienen más de 60 años. La mayor parte de las lesiones se localizan en el colon ascendente, y la mayoría de los pacientes presenta múltiples lesiones. La colonoscopia y la angiografía son de gran utilidad para establecer el diagnóstico y el tratamiento, y la resección colónica se reserva para los casos en que estos métodos fracasan.

e. Las **neoplasias colorrectales** (adenocarcinoma y pólipos) pueden manifestarse con hemorragia aguda del tracto gastrointestinal inferior, aunque la pérdida de sangre oculta o crónica y la anemia microcítica es un cuadro clínico más frecuente. El tratamiento es multidisciplinar, e incluye la resección quirúrgica. La hemorragia tras la polipectomía se trata con colonoscopia y coagulación.

**f.** Las **hemorroides y otras afecciones anorrectales benignas** son la causa de casi el 10 % de las rectorragias agudas. En los pacientes con hipertensión portal, el sangrado hemorroidal puede llegar a ser potencialmente mortal, y el tratamiento debe ser agresivo, pudiendo incluir un procedimiento de derivación portosistémica.

**g.** La **colitis** puede ser isquémica, infecciosa o deberse a enfermedad inflamatoria intestinal (**enfermedad de Crohn** o **colitis ulcerosa**), y manifestarse con diarrea sanguinolenta, rectorragia o melena. En la colonoscopia, suele observarse inflamación difusa de la mucosa. El gastroenterólogo es el que orienta mejor el tratamiento de la enfermedad inflamatoria intestinal, que consiste en hidratación, reposo intestinal y esteroides. La colitis isquémica e infecciosa se comenta en las secciones IV.F.1 y IV.F.4.

## IV. Problemas digestivos específicos de cada órgano
### A. Esófago

**1.** La **perforación esofágica** suele ser yatrógena y puede producirse tras la realización de procedimientos endoscópicos superiores, la colocación de una sonda nasogástrica, el taponamiento con globo de varices sangrantes, la colocación de un tubo endotraqueal o la ecocardiografía transesofágica. Las alteraciones anatómicas como el divertículo de Zenker pueden predisponer al paciente a esta complicación. La perforación puede producirse en el esófago cervical, torácico o abdominal, y causar absceso cervical, mediastinitis, empiema o peritonitis.

**a. Diagnóstico.** Los pacientes pueden presentar dolor, fiebre, crepitación subcutánea, leucocitosis, neumomediastino o un derrame pleural. Una radiografía con contraste, TC, o esofagoscopia puede confirmar y localizar la perforación esofágica.

**b.** El **tratamiento** es urgente y consiste en la administración de antibióticos de amplio espectro, el drenaje y la inhibición del ácido gástrico. Algunos pacientes pueden ser candidatos a una reparación primaria en el momento del drenaje. La mayoría de ellos permanecerán en ayunas durante un período prolongado, por lo que necesitarán soporte nutricional a través de una sonda flexible.

**2.** El **síndrome de Boerhave** consiste en una perforación esofágica espontánea, que puede no tener un factor precipitante evidente o relacionarse con náuseas/vómitos, traumatismo cerrado, levantamiento de peso o parto. Son factores predisponentes la esofagitis por reflujo, las infecciones esofágicas, la úlcera gastroduodenal y el alcoholismo.

**3.** La **ingestión** de cuerpos extraños y sustancias cáusticas puede causar una lesión esofágica significativa.

**a.** La ingestión de **cuerpos extraños,** con mayor frecuencia bolos de alimentos, puede manifestarse con disfagia, odinofagia, dolor torácico u obstrucción de las vías respiratorias. Los objetos romos de menos de 2 cm atraviesan el tracto gastrointestinal sin problemas, mientras que los objetos de más de 6 cm causarán obstrucción en el duodeno, si no lo han hecho ya en el esófago. La mayoría de los objetos que no pasan espontáneamente pueden extraerse mediante endoscopia, que deberá realizarse pronto para reducir al mínimo el riesgo de perforación por necrosis inducida por presión de la pared esofágica.

**b.** Los **ácidos** (pH < 2) y las **bases** (pH > 12) causan quemaduras graves cuando se ingieren. El vómito tras la ingestión expone por segunda vez al esófago a la sustancia cáustica.

**(1)** El **tratamiento inicial** consiste en una evaluación rigurosa de las vías respiratorias. Las quemaduras en el interior de la boca, el edema de la úvula y la imposibilidad para deglutir saliva pueden sugerir una afectación inminente de las vías respiratorias. La evaluación de la vía respiratoria debe ser progresiva a medida que la lesión evoluciona. Los pacientes pueden necesitar también **reanimación** intensa debido a la inflamación de los tejidos mediastínicos. Las radiografías de tórax y abdomen ayudan a evaluar la presencia de perforación. El lavado gástrico, la inducción del vómito o la administración de carbón activado carecen de utilidad.

**(2)** No existe acuerdo sobre la realización de una **endoscopia** al principio del cuadro del paciente, pero puede ser útil para evaluar el grado de lesión. La endoscopia es útil para evaluar y tratar estenosis esofágicas que aparecen posteriormente como una complicación de las ingestiones cáusticas.

**B. Estómago**

**1.** Las **úlceras gastroduodenales agudas** se comentan en la sección III.E.1.

**2.** Las **úlceras gastroduodenales** tienen como factores de riesgo la infección por *H. pylori,* así como la administración de AINE y ácido acetilsalicílico. Los pacientes pueden presentar dolor, hemorragia digestiva alta, obstrucción o peritonitis por perforación.

  **a.** El **diagnóstico** de infección activa por *H. pylori* puede realizarse durante una endoscopia utilizando una muestra de biopsia, y consiste en el cultivo histológico, la prueba de la ureasa y la reacción en cadena de la polimerasa.

  **b.** El **tratamiento** de la infección por *H. pylori* está indicado en la mayoría de los pacientes basándose en la asociación a úlceras gastroduodenales, carcinoma gástrico y linfoma gástrico. Las pautas de primera línea consisten en un IBP más dos antibióticos como la amoxicilina + claritromicina (tratamiento de primera línea), amoxicilina + metronidazol (si hay alergia a los macrólidos) o metronidazol + claritromicina (si existe alergia a la penicilina).

  **c.** Las **complicaciones** de las úlceras gastroduodenales son la hemorragia digestiva alta (sección III.E.1), la perforación y la obstrucción. Si se produce perforación, será necesaria una intervención por vía laparoscópica o mediante cirugía abierta.

**C. Páncreas**

**1. Pancreatitis aguda**

  **a.** Las **etiologías** más frecuentes son el alcohol y la litiasis biliar (70-80 % de casos). Otras causas son: reflujo biliar, reflujo de medio de contraste, hipercalciemia, hiperlipidemia, traumatismos, etc.

  **b.** La **patogenia** de la pancreatitis aguda está relacionada con la liberación de enzimas pancreáticas activadas que autodigieren el parénquima pancreático y causan inflamación, lesión microvascular y necrosis. Las enzimas activadas también pueden circular a órganos distantes, causando la activación de las cascadas del complemento y de la coagulación, vasodilatación y lesión endotelial. Entre las consecuencias isquémicas destacan el shock, la lesión pulmonar aguda y el síndrome de distrés respiratorio agudo (LPA/SDRA), así como la insuficiencia renal aguda.

  **c.** Los **síntomas** de la pancreatitis aguda son: dolor epigástrico intenso que se irradia hacia la espalda, náuseas y vómitos, y fiebre.

  **d.** El **diagnóstico** se establece mediante una anamnesis y una exploración física compatibles, el aumento de los niveles séricos de amilasa o lipasa, y una TC abdominal que demuestre la presencia de inflamación, edema o necrosis pancreáticos (fig. 27-2).

  **e.** El **pronóstico** de la mayoría de los pacientes es bueno, y presentan una afectación leve, que se resuelve espontáneamente. La pancreatitis aguda grave, definida como una pancreatitis aguda con disfunción orgánica, aparece en el 10 % al 20 % de los pacientes, y necesita el ingreso en la UCI. Se han desarrollado varias herramientas para evaluar la gravedad de la pancreatitis aguda, la más utilizada de las cuales es los criterios de Ranson (tabla 27-3).

  **f. Evolución clínica**

  **(1)** La **fase inicial** se caracteriza por inflamación local, secuestro de líquido retroperitoneal importante y una respuesta inflamatoria sistémica que puede ser intensa y causar una **insuficiencia multiorgánica**.

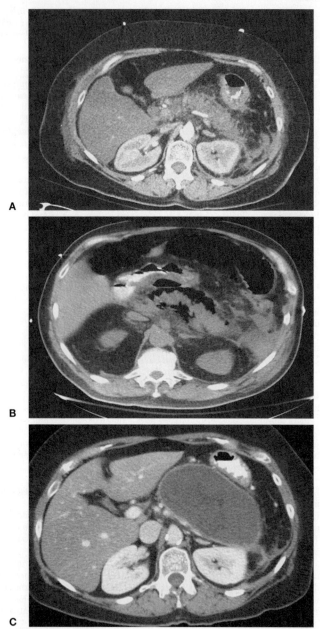

A

B

C

**FIGURA 27-2.** Pancreatitis aguda. Imágenes de TC axial que muestran una pancreatitis aguda con importante inflamación pancreática **(A)**, necrosis pancreática con aire alrededor del páncreas **(B)** y un seudoquiste pancreático gigante que apareció varios meses después del episodio agudo **(C)**. (Cortesía de Hasan Alam, MD.)

| TABLA 27-3 | Criterios de Ranson para el pronóstico de la pancreatitis aguda |
|---|---|

En el momento del ingreso:
- Edad > 55 años
- Recuento leucocítico > 16 000/μl
- Glucemia > 200 mg/dl
- Lactato deshidrogenasa sérica (LDH) > 350 UI/l
- Transaminasa glutamicooxalacética (SGOT, AST) sérica > 250 UI/l

Durante las primeras 48 h:
- Disminución del hematócrito > 10 %
- Aumento del nitrógeno ureico en sangre (BUN) > 5 mg/dl
- Calcio sérico < 8 mg/dl
- $PaO_2$ arterial < 60 mm Hg
- Déficit de bases > 4 mEq/l
- Cálculo de la retención de líquido > 6 l

| Número de criterios que cumple | Mortalidad prevista |
|---|---|
| Menos de 3 | Menos del 1 % |
| 3 o 4 | 15 % |
| 5 o 6 | 40 % |
| 7 u 8 | 90 % |

i. El **tratamiento inicial** es fundamentalmente sintomático. Debe iniciarse la reposición enérgica de líquidos y electrólitos. La descompresión con una sonda nasogástrica puede ser útil para aliviar las náuseas, pero no acorta la evolución del cuadro clínico. Puede necesitarse: aliviar el dolor, oxígeno complementario, monitorización invasiva, ventilación mecánica y apoyo inótropo.

ii. No está indicada la administración de **antibióticos profilácticos** en la pancreatitis leve, y no existe acuerdo sobre su uso en las pancreatitis graves. En los pacientes con una necrosis importante (30 % o más), suele recurrirse a los antibióticos, aunque los estudios clínicos más recientes no confirman esta práctica.

iii. Hay que proporcionar **nutrición** al paciente. Diversos estudios clínicos confirman la utilización de la nutrición entérica temprana a través de una sonda nasoyeyunal una vez que se completa la fase de reanimación inicial. En los pacientes que no pueden tolerar una nutrición entérica adecuada puede que sea necesario recurrir a la nutrición parenteral total (NPT).

iv. En los pacientes con pancreatitis leve por litiasis biliar, deberá realizarse una **colecistectomía** para evitar la recidiva. El tipo de intervención y el momento para llevarla a cabo en los pacientes con pancreatitis grave por litiasis biliar deberá individualizarse. Los pacientes demasiado afectados para someterse a una colecistectomía deberán tratarse con colangiopancreatografía retrógrada endoscópica (CPRE) y esfinterotomía.

(2) La **fase posterior** de la pancreatitis aguda grave se caracteriza por la aparición de complicaciones locales, y puede durar semanas o meses.

i. Debe sospecharse la existencia de **necrosis pancreática** (fig. 27-2) en los pacientes que no mejoran o que presentan un deterioro clínico. En los 2-3 primeros días de síntomas, no existe necrosis. La magnitud de la necrosis pancreática se relaciona bien con la cantidad de páncreas desvascularizado, como lo demuestra la TC realizada con contraste. Hacia la segunda semana, es frecuente que exista necrosis infectada (30-50 %). Ante la aparición de insuficiencia orgánica, fiebre o un aumento de la leucocitosis, se realizará la aspiración del tejido necrótico guiada por TC. La tinción Gram y el cultivo ayudan a establecer el diagnóstico de necrosis pancreática infectada. Los pacientes en esta situación deben tratarse con antibióticos y desbridamiento quirúrgico. El desbridamiento precoz puede no ser completo y necesitar una segunda intervención. El momento ideal para el desbridamiento quirúrgico parece ser entre los días 21 y 27. El tratamiento de un paciente con necrosis pancreática estéril es polémico.

ii. Los **seudoquistes pancreáticos** (fig. 27-2) son acumulaciones de líquido encapsuladas, con abundantes enzimas pancreáticas, que se forman de 4 a 6 semanas después de un episodio de pancreatitis aguda y que, típicamente, se comunican con el conducto pancreático. Las acumulaciones que se observan antes se denominan acumulaciones agudas de líquido y pueden resolverse espontáneamente. Los seudoquistes pequeños y asintomáticos pueden mantenerse en observación.

(a) Los seudoquistes de gran tamaño (> 6 cm) o que causan síntomas pueden drenarse por vía endoscópica o quirúrgica.

(b) Las **complicaciones** asociadas a los seudoquistes son: rotura en la cavidad peritoneal que causa la aparición de ascitis pancreática, o en el espacio pleural, causando fístulas pancreaticopleurales, erosión en un vaso adyacente que causa hemorragia digestiva alta, compresión de estructuras intraabdominales e infección que produce la formación de un absceso.

iii. Los **seudoaneurismas** se producen con mayor frecuencia en la **arteria esplénica**, debido a la proximidad de esta estructura al páncreas inflamado. Los seudoaneurismas de la arteria esplénica presentan un índice de hemorragia del 75 %, y pueden romperse en un seudoquiste o intraperitonealmente. La hemorragia exige la intervención inmediata, ya sea mediante angiografía o mediante cirugía.

iv. Es posible que se produzca **trombosis de la vena esplénica**, lo que causará la posterior aparición de hipertensión portal. Los pacientes pueden necesitar una esplenectomía en caso de aparición de hemorragia por varices. La trombosis de los vasos mesentéricos con isquemia intestinal es muy poco frecuente.

**D. Vías biliares**

1. La **colecistitis alitiásica aguda (CAA)** es una enfermedad inflamatoria de la vesícula biliar que se produce sin que existan cálculos biliares. Los factores predisponentes son: enfermedad grave, traumatismo, sepsis, quemaduras, hipotensión, NPT, ateroesclerosis y diabetes.

a. La **patogenia** de la CAA es multifactorial y parece estar relacionada con la lesión química e isquémica de la vesícula biliar. En las muestras anatomopatológicas se observa oclusión o alteración de la microcirculación de la vesícula biliar, posiblemente a causa de inflamación o activación inadecuada de la cascada de la coagulación.

b. El **diagnóstico** necesita contar con un elevado índice de sospecha, ya que la fiebre puede ser el único síntoma. Otros signos y síntomas pueden ser: dolor epigástrico o en el hipocondrio derecho, náuseas/vómitos y aparición de intolerancia a la nutrición entérica. Los datos analíticos pueden limitarse a leucocitosis y presencia de alteraciones en las PFH, que ya pueden existir en los pacientes graves ingresados en la UCI. Para confirmar el diagnóstico, se recurrirá a la ecografía y la TC.

(1) La **ecografía** puede realizarse junto al lecho del paciente. Los hallazgos diagnósticos son: pared de la vesícula biliar de un grosor > 3,5 mm, distensión de la vesícula biliar > 5 cm, presencia de barro biliar o aire en la

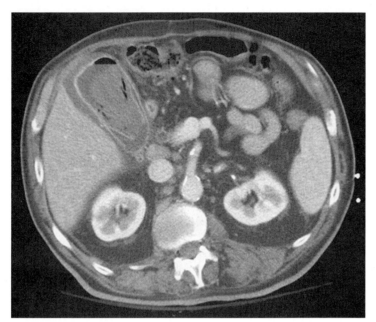

**FIGURA 27-3.** Colecistitis alitiásica aguda (CAA). Imagen de TC axial que muestra varios signos habituales de la CAA, entre ellos una pared engrosada de la vesícula biliar, distensión de la vesícula, líquido pericolecistítico y aire en el interior de la vesícula biliar. (Cortesía de Hasan Alam, MD.)

vesícula, líquido pericolecístico, desprendimiento de la mucosa, y edema o gas intramurales. Sin embargo, la sensibilidad de la ecografía para diagnosticar la CAA puede llegar a ser de tan sólo un 30 %.

(2) La **TC** (fig. 27-3) puede ser útil cuando el diagnóstico es dudoso y hay que descartar otras patologías intraabdominales.

(3) La **gammagrafía hepatobiliar con ácido iminodiacético (HIDA)** es otra opción para establecer el diagnóstico. La observación de una vesícula biliar que no se llena confirmará el diagnóstico.

c. El **tratamiento** consiste en la administración de antibióticos y la realización de una colecistectomía si el paciente puede tolerar una intervención, o la colocación de un tubo de **colecistostomía** percutánea para facilitar el drenaje.

2. La **colangitis** es una infección de las vías biliares, que suele asociarse a shock séptico y que se describe en el capítulo 29.

E. **Bazo.** Los pacientes pueden ser ingresados en la UCI como consecuencia de una laceración o rotura esplénica tras un traumatismo abdominal cerrado. Otras patologías esplénicas que se observan en la UCI son la esplenomegalia, el infarto o el absceso. El infarto esplénico suele producirse en los pacientes con esplenomegalia preexistente debido a hipertensión portal o trastornos hematológicos como leucemia, drepanocitosis, policitemia o estados hipercoagulables. El **absceso esplénico** suele necesitar una esplenectomía, y puede deberse a la extensión directa de una infección por diseminación hemática. Por lo tanto, hay que pensar en la posibilidad de una endocarditis. Cuando se realiza una esplenectomía, debe vacunarse al paciente frente a *Streptococcus pneumoniae*, *Haemophilus influenzae* y *Neisseria meningitidis*, y se le debe aconsejar sobre su estado de inmunodepresión y la necesidad de la revacunación.

**F. Intestinos**

1. La **isquemia intestinal** puede ser aguda o crónica, y afectar al intestino delgado o grueso.

   a. La **isquemia mesentérica aguda (IMA)** se produce a causa de una obstrucción arterial (embólica, trombótica o debida a disección aórtica) o una obstrucción venosa. La IMA también puede ser no oclusiva y deberse a hipoperfusión, vasoconstricción o vasoespasmo.

   (1) La IMA se manifiesta típicamente con un dolor abdominal intenso, desproporcionado para los hallazgos en la exploración física. Otros signos son la intolerancia repentina a la alimentación entérica, las náuseas, vómitos, fiebre, hemorragia intestinal, distensión abdominal y alteración del estado mental.

   (2) La **leucocitosis** y la **acidosis metabólica** son las primeras alteraciones analíticas que suelen aparecer, mientras que la elevación de los niveles séricos de lactato y amilasa son observaciones posteriores.

   (3) La **radiografía abdominal** puede demostrar la existencia de íleo. La **TC** puede mostrar engrosamiento intestinal. El gas en el sistema venoso portal y la *neumatosis intestinal* son signos tardíos de la isquemia intestinal, y sugieren infarto. La **arteriografía con TC** puede demostrar la localización de la oclusión arterial. La **arteriografía convencional** también puede utilizarse para establecer el diagnóstico, y puede ser terapéutica. La **ecografía Doppler** puede utilizarse para evaluar el flujo celíaco proximal y en la arteria mesentérica superior. Sin embargo, el intestino edematoso superpuesto puede hacer que la ecografía no pueda establecer el diagnóstico.

   (4) El **tratamiento** de la isquemia mesentérica aguda debe ser rápido y dirigido al restablecimiento del flujo sanguíneo intestinal para evitar el infarto intestinal. Debe proporcionarse al paciente un volumen de reposición abundante, corregirse la hipotensión, administrarse antibióticos de amplio espectro y efectuar un drenaje por vía nasogástrica. La anticoagulación sistémica es adecuada una vez descartada la disección aórtica como causa de isquemia mesentérica. Dependiendo de la causa de la isquemia, los pacientes pueden necesitar revascularización quirúrgica o endovascular, o seguir en observación. Puede necesitarse una laparotomía para una segunda exploración al cabo de 12 h a 24 h, a fin de volver a evaluar la viabilidad intestinal.

   i. Los **émbolos en la arteria mesentérica superior (AMS)** causan el 50 % de las IMA. Los émbolos se originan típicamente en la aurícula izquierda, el ventrículo izquierdo y las válvulas cardíacas. La AMS es propensa a sufrir esta afección a causa de su anatomía (gran calibre, forma un ángulo no agudo con la aorta). La vasoconstricción de las arterias circundantes no obstruidas empeora la hipoperfusión intestinal. El tratamiento consiste en la reanimación enérgica y la anticoagulación. La administración intraarterial de **papaverina** puede mejorar la viabilidad intestinal. Antes de evaluar esta viabilidad intestinal, se realiza la laparotomía y la embolectomía.

   ii. La **trombosis en la AMS** suele producirse de forma aguda en pacientes con isquemia mesentérica crónica por ateroesclerosis. Los traumatismos abdominales cerrados son también un factor de riesgo, probablemente por rotura endotelial. Al igual que sucede en la embolia de la AMS, la **papaverina** intraarterial puede mejorar la viabilidad intestinal. La revascularización quirúrgica suele necesitar trombectomía o un injerto de derivación.

   iii. La **isquemia mesentérica no oclusiva** se debe a vasoespasmo arterial mesentérico, y constituye entre el 20 % y el 30 % de los casos de IMA. Los vasopresores, los diuréticos, la cocaína, la arritmia y el shock predisponen a los pacientes a sufrir esta afección. El tratamiento consiste en la anticoagulación, la administración de vasodilatadores y la interrupción de la sustancia invasora.

**iv.** La **trombosis mesentérica venosa** es una causa menos frecuente de isquemia intestinal cuyos factores de riesgo son: estados hipercoagulables congénitos o adquiridos, traumatismo abdominal, hipertensión portal, pancreatitis y esplenectomía. El diagnóstico se realiza mediante TC. El tratamiento consiste en la administración de **anticoagulantes** sistémicos (heparina seguida de warfarina). La laparotomía sólo está indicada en los casos de presunto infarto intestinal.

**b.** La **colitis isquémica** es una forma habitual de isquemia mesentérica que afecta típicamente a zonas «limítrofes» (ángulo esplénico y unión rectosigmoide) del colon. Suele deberse a enfermedad ateroesclerótica subyacente en el contexto de hipotensión, aunque otras causas posibles son la embolia, la vasculitis, los estados de hipercoagulabilidad, el vasoespasmo y la ligadura de la arteria mesentérica inferior (AMI) durante la cirugía aórtica.

**(1)** El **diagnóstico** de colitis isquémica se sospecha en los pacientes con dolor abdominal cólico en el lado izquierdo, asociado con frecuencia a una ligera hemorragia digestiva baja, diarrea, distensión abdominal, náuseas y vómitos. Otros signos y síntomas son: fiebre, leucocitosis y dolor abdominal con la palpación. El diagnóstico se confirma mediante TC o endoscopia.

**(2)** La mayoría de los casos se resuelven en un período de días a semanas con **tratamiento sintomático,** que incluye el reposo intestinal, la reposición hídrica y los antibióticos de amplio espectro. Las indicaciones para una resección colónica son: peritonitis, perforación del colon y deterioro clínico a pesar del tratamiento médico adecuado. Las complicaciones a largo plazo son la colitis crónica y las estenosis colónicas.

**2.** El **íleo adinámico o paralítico** es una alteración de la movilidad gastrointestinal que conduce a una incapacidad para que el contenido intestinal avance. Puede afectar a todo el tracto gastrointestinal o localizarse en un segmento.

**a.** El íleo puede estar relacionado con diversos factores predisponentes. Tras una intervención abdominal no complicada, la movilidad intestinal suele reanudarse en unas 24 h. La movilidad gástrica se recupera en unas 48 h, y la movilidad del colon se reanuda en 3-5 días.

**b.** El **diagnóstico** es clínico y radiológico. Los pacientes pueden presentar náuseas/vómitos, distensión abdominal, intolerancia a la alimentación entérica y molestias abdominales difusas. En las radiografías abdominales, se observa distensión de la parte afectada del tracto gastrointestinal con diseminación de aire intraluminal. En ocasiones son necesarios los estudios con contraste para descartar una obstrucción mecánica.

**c.** Las **complicaciones** del íleo dependen de la parte del tracto gastrointestinal afectado. Un íleo grave puede causar un aumento de la presión intraabdominal, e incluso un síndrome del compartimento abdominal. El íleo también puede causar un sobrecrecimiento bacteriano, y el reflujo del contenido intestinal al estómago puede predisponer a la aspiración. El **secuestro de líquido** debido a edema de la pared intestinal puede afectar a la microcirculación intestinal. La **dilatación colónica** puede causar isquemia, necrosis y perforación. Los pacientes con un diámetro cecal de más de 12 cm tienen mayor riesgo de sufrir perforación, aunque se han documentado perforaciones con diámetros cecales inferiores. Los pacientes con dilatación crónica del colon pueden tolerar diámetros muy superiores.

**d.** El **tratamiento** se inicia con **cuidados sintomáticos y de apoyo,** que consisten en la reposición de líquidos y electrólitos y en el drenaje con sonda nasogástrica. Deben revisarse y corregirse las causas posibles de íleo (tabla 27-4). Si se toleran, las dietas entéricas que contienen fibra o la nutrición entérica mínima pueden promover la movilidad gastrointestinal. Hay que fomentar la

| TABLA 27-4 | Causas de íleo |
|---|---|

Posoperatorias
Patología intraperitoneal o retroperitoneal:
• Inflamación, infección
• Hemorragia
• Isquemia intestinal
• Edema de la pared intestinal (puede deberse a una reposición masiva de líquidos)
• Ascitis
Sepsis sistémica
Traumatismo
Uremia
Hiperactividad simpática
Alteraciones electrolíticas
Fármacos:
• Catecolaminas
• Bloqueantes de los canales de calcio
• Narcóticos
• Anticolinérgicos
• Fenotiazinas
• β-bloqueantes

ambulación en los pacientes. Se ha recurrido a fármacos como la metoclopramida, la eritromicina y la neostigmina, con resultados variables.

(1) La **neostigmina** (2-2,5 mg i.v. durante 3 min) puede ser un tratamiento eficaz para el síndrome de Ogilvie en aproximadamente el 80 % de los casos. Es necesaria la monitorización rigurosa por la posible aparición de bradicardia.

(2) Si las medidas conservadoras no son eficaces o si parece que vaya a producirse una perforación inminente, está indicada la **descompresión colonoscópica o quirúrgica**.

3. La **obstrucción intestinal** se manifiesta con signos y síntomas similares al íleo, y al igual que en éste las radiografías simples (fig. 27-1) y la TC (fig. 27-4) pueden confirmar el diagnóstico.

a. La **obstrucción del intestino delgado (OID)** se debe con mayor frecuencia a la presencia de adherencias. Otras causas son las hernias internas y de la pared abdominal, los tumores, los cuerpos extraños y la litiasis biliar. Los pacientes con una OID parcial suelen responder al tratamiento no quirúrgico, que consiste en la reposición hidroelectrolítica y el drenaje mediante una sonda nasogástrica. La fiebre, la leucocitosis, el dolor persistente y el dolor con la exploración son indicaciones para realizar una laparotomía exploradora. La OID completa debe tratarse quirúrgicamente debido al riesgo elevado de isquemia, necrosis y perforación intestinales.

b. La **obstrucción del intestino grueso (OIG)** suele deberse a neoplasias, y su desarrollo es lento a lo largo del tiempo. Otras causas son el vólvulo sigmoide o cecal (fig. 27-5), las estenosis diverticulares, y las retenciones fecales o los fecalomas. El **tratamiento** de la obstrucción del intestino grueso suele ser quirúrgico. El vólvulo sigmoide puede responder a la descompresión mediante enema de contraste o colonoscopia.

4. Se produce **diarrea** cuando la llegada de líquido a la luz intestinal no iguala la absorción de líquido por el tracto gastrointestinal.

a. En condiciones normales, cada día llegan de 9 l a 10 l de líquido a la luz intestinal, procedentes de la ingesta oral y de las secreciones intestinales. La mayor parte se absorbe en el intestino delgado, dejando que la mitad proxi-

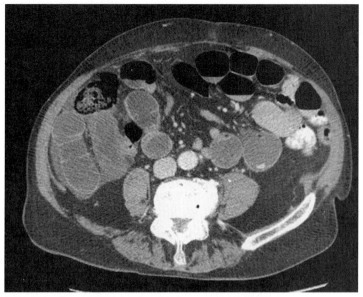

**FIGURA 27-4.** Obstrucción del intestino delgado. Imagen de TC axial que muestra varias asas de intestino delgado dilatadas, compatible con una obstrucción del intestino delgado

mal del colon absorba de 1 l a 1,5 l restantes, quedando aproximadamente 100 ml que se eliminan diariamente con las heces.

**b.** El agua se absorbe de forma secundaria al flujo osmótico, así como al transporte activo y pasivo de sodio. Los cambios en la movilidad gastrointestinal y en la integridad de la mucosa epitelial pueden afectar espectacularmente a la absorción de líquidos.

**c.** Las **etiologías** habituales de la diarrea en los enfermos graves son: infecciones, nutrición entérica, fármacos, colitis isquémica, retención fecal, fístulas intestinales, insuficiencia pancreática e hipoalbuminemia.

**(1)** La **diarrea infecciosa** en el marco de la UCI suele deberse a una infección por *Clostridium difficile* en pacientes tratados con antibióticos.

    **i.** El **cuadro clínico** varía desde una leucocitosis asintomática a una colitis grave y megacolon tóxico.

    **ii.** Debido a que la sensibilidad del análisis de toxinas para *C. difficile* no es superior al 90 %, para establecer el diagnóstico se comprobarán tres muestras de heces separadas cuando se tenga la sospecha. El tratamiento consiste en la administración de metronidazol o vancomicina oral, como se describe en el capítulo 27.

**(2)** La **nutrición entérica** que causa diarrea es un diagnóstico de exclusión. La diarrea osmótica es secundaria a la malabsorción de nutrientes, y suele cesar con el ayuno. La desnutrición y la hipoalbuminemia también pueden causar malabsorción.

    **i.** Un **hiato o intervalo osmolar** en las heces de > 70 mOsm sugiere una diarrea osmótica. El hiato osmolar es la diferencia entre la osmolaridad medida de las heces y la osmolaridad prevista, que es de $2 \times ([Na^+] + [K^+])$, según las determinaciones de electrólitos séricos.

    **ii.** El **tratamiento** de la diarrea relacionada con la nutrición entérica consiste en disminuir el ritmo de la alimentación, diluir los alimentos

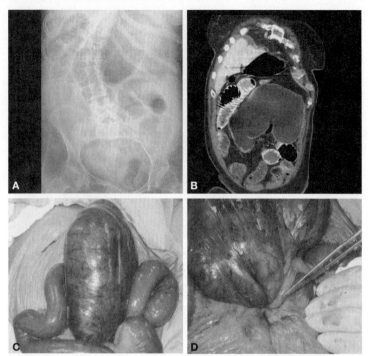

**FIGURA 27-5.** Vólvulo cecal. Radiografía simple de abdomen **(A)** e imagen de TC coronal **(B)** que muestran un vólvulo cecal. Las fotografías intraoperatorias muestran un ciego dilatado e isquémico **(C)**, así como el punto de torsión **(D)**. (Cortesía de Hasan Alan, MD.)

administrados por sonda, cambiar la fórmula o interrumpir temporalmente la nutrición entérica. Ésta no debe contener lactosa. En algunos pacientes puede ser útil una dieta de base peptídica, con abundante fibra, o dietas elementales con disminución de lípidos y residuos.

(3) La **retención fecal** puede causar, paradójicamente, diarrea a causa de la disminución del tono fecal, la secreción de mucosidad y la alteración de la sensibilidad anorrectal.

(4) Una **alteración de la circulación enterohepática**, que causa un aumento de los ácidos biliares en el colon, puede inducir la secreción de líquidos, algo que se observa en enfermedades del íleon, la malabsorción de ácidos grasos y la alteración de la microflora intestinal.

d. El **tratamiento** de la diarrea consiste en la reposición de los líquidos y electrólitos perdidos, así como en el tratamiento de la causa subyacente. Tras descartar las etiologías infecciosas, la diarrea puede tratarse de forma sintomática con fármacos como el **difenoxilato con atropina** (5 mg/dosis, 4 dosis al día, reduciendo la dosis una vez controlada), **loperamida** (4-16 mg/día), **subsalicilato de bismuto** (262 mg/dosis hasta 8 dosis/día) y **tintura de opio alcanforado o deodorizado** (0,3-1 ml/dosis cada 2-6 h, hasta 6 ml/día).

5. El **estreñimiento** puede llegar a afectar hasta al 83 % de los pacientes de la UCI, y en algunos estudios se ha asociado a una estancia prolongada en la UCI, a

complicaciones infecciosas, a complicaciones pulmonares y a un aumento de la mortalidad.

**a.** La **etiología** del estreñimiento en la UCI no está totalmente aclarada. Los mediadores proinflamatorios, la mala perfusión, la deshidratación, la inmovilización y los fármacos (vasopresores y opiáceos) probablemente contribuyan al problema.

**b.** Debe iniciarse una **pauta intestinal** y ajustarse para evitar el estreñimiento, que puede incluir: **ablandadores de heces, agentes formadores de volumen** (metilcelulosa, psilio), **estimulantes** (aceite de ricino, sena), **lubricantes** (aceite mineral) o **agentes osmóticos** (lactulosa, magnesio).

## Bibliografía recomendada

Batke M, Cappell MS. Adynamic ileus and acute colonic pseudo-obstruction. *Med Clin North Am* 2008; 92:649–670.

Cheatham ML, Malbrain ML, Kirkpatrick A, et al. Results from the International Conference of Experts on intra-abdominal hypertension and abdominal compartment syndrome. II. Recommendations. *Intensive Care Med* 2007;33:951–962.

Chey WD, Wong BC; Practice Parameters Committee of the American College of Gastroenterology. American College of Gastroenterology guideline on the management of *Helicobacter pylori* infection. *Am J Gastroenterol* 2007;102:1808–1825.

Crandall M, West MA. Evaluation of the abdomen in the critically ill patient: opening the black box. *Curr Opin Crit Care* 2006;12:333–339.

Dellinger EP, Tellado JM, Soto NE, et al. Early antibiotic treatment for severe acute necrotizing pancreatitis. A randomized, double blind, placebo-controlled study. *Ann Surg* 2007;245:674–683.

Haney JC, Pappas TN. Necrotizing pancreatitis: diagnosis and management. *Surg Clin North Am* 2007;87:1431–1446.

Heinrich S, Schafer M, Rousson V, Clavien P. Evidence-based treatment of acute pancreatitis. *Ann Surg* 2006;243:154–168.

Jaramillo EJ, Treviño JM, Berghoff KR, et al. Bedside diagnostic laparoscopy in the intensive care unit: a 13-year experience. *JSLS* 2006;10:155–159.

Maerz L, Kaplan LJ. Abdominal compartment syndrome. *Crit Care Med* 2008;36:S212–S215.

Proctor DD. Critical issues in digestive diseases. *Clin Chest Med* 2003;24:623–632.

Raju GS, Gerson L, Das A, et al; American Gastroenterological Association. American Gastroenterological Association (AGA) Institute technical review on obscure gastrointestinal bleeding. *Gastroenterology* 2007;133:1697–1717.

Ramasamy K, Gumaste VV. Corrosive ingestion in adults. *J Clin Gastroenterol* 2003;37:119–124.

Stewart D, Waxman K. Management of postoperative ileus. *Am J Ther* 2007;14:561–566.

Villatoro E, Bassi C, Larvin M. Antibiotic therapy for prophylaxis against infection of pancreatic necrosis in acute pancreatitis. *Cochrane Database Syst Rev* 2006Oct 18;(4):CD002941.

# Trastornos endocrinos y control de la glucosa

*Steven Russell y B. Taylor Thompson*

I. **Homeostasis de la glucosa, resistencia a la insulina y déficit de insulina**
   A. **Dinámica de la glucemia normal.** En situación de ayuno normal, la glucemia está regulada entre unos valores de **70 mg/dl y 110 mg/dl**, y no aumenta a más de 200 mg/dl aunque existan flujos importantes de glucosa en el torrente circulatorio tras las comidas. La absorción de una comida típica puede precisar que se desplacen a través de la circulación y se almacenen en los depósitos 150 g de glucosa en unas horas (un exceso que multiplica por 30 la cantidad en sangre de la situación estable). La duplicación de la glucemia (más de 200 mg/dl) durante este desplazamiento es anómala y suficiente para diagnosticar **diabetes mellitus (DM)** en el entorno extrahospitalario.
   B. **Control endocrino de la glucemia.** Las células β-pancreáticas segregan **insulina** directamente a la circulación portal en respuesta al nivel de glucemia. La glucosa se convierte en glucógeno y se almacena en el hígado y los músculos, y se convierte también en triglicéridos, que se almacenan en el tejido adiposo. Durante el ayuno, las células α-pancreáticas secretan **glucagón** para promover la degradación de los depósitos de glucógeno y liberar glucosa a la sangre. El glucagón también es la primera línea de defensa contra la hipoglucemia.
   C. **Resistencia a la insulina y déficit de insulina.** La insulina se une a un receptor de superficie celular para estimular la captación de glucosa y promover el crecimiento y la supervivencia celulares. En situaciones de resistencia a la insulina, como la DM de tipo 2 y las enfermedades graves, pueden necesitarse niveles de insulina muy superiores para alcanzar el mismo grado de captación de glucosa. La señalización posreceptor pueden inhibirla las **hormonas contrarreguladoras** glucagón, adrenalina, noradrenalina, cortisol y hormona del crecimiento (somatostatina), así como las citocinas inflamatorias y los ácidos grasos libres intracelulares. Estas mismas hormonas contrarreguladoras pueden estimular la descomposición del glucógeno, la producción de glucosa a partir de aminoácidos y la liberación de ácidos grasos por los lípidos. Si las células β-pancreáticas no logran aumentar suficientemente la producción de insulina en respuesta a la resistencia a la misma, el déficit relativo de esta hormona produce hiperglucemia. Los efectos tóxicos de las citocinas y la propia hiperglucemia pueden causar un fallo de las células β y un déficit absoluto de insulina superpuesto a la resistencia a la insulina.

II. **Hiperglucemia de las enfermedades graves**
   A. **Fisiopatología.** Los pacientes graves sin DM preexistente con frecuencia presentan resistencia a la insulina e hiperglucemia a causa de las concentraciones elevadas de citocinas y hormonas de estrés, como el cortisol, el glucagón y las hormonas adrenérgicas. El tratamiento con glucocorticoides y simpaticomiméticos, el aumento de la nutrición para compensar la situación catabólica y la administración de glucosa intravenosa contribuyen a la hiperglucemia. Cuando están enfermos, los pacientes con DM preexistente casi siempre necesitan concentraciones superiores de insulina para un determinado aporte calórico con objeto de poder mantener niveles de glucemia normales.
   B. **Hiperglucemia y evolución.** La hiperglucemia parece ser un **marcador de la gravedad de la enfermedad** y **se asocia a evoluciones desfavorables,** entre ellas aumento del volumen del infarto tras un accidente cerebrovascular (ACV), disminución

de la función cardíaca tras un infarto de miocardio (IM), aumento de las complicaciones de las heridas después de cirugía cardíaca y aumento de la mortalidad. Por desgracia, sigue sin estar claro si la intervención para controlar la hiperglucemia puede mejorar la evolución, y si es así, qué poblaciones de enfermos graves pueden beneficiarse.

**C. Tratamiento intensivo con insulina (TII).** Diversos estudios clínicos iniciados en 2001 han comprobado la eficacia del uso de **insulina intravenosa para controlar estrechamente la glucemia en valores normales o casi normales,** una estrategia más agresiva con un intervalo mucho más limitado del que habitualmente se ha conseguido en la UCI. Este método redujo la mortalidad intrahospitalaria de los pacientes de una UCI quirúrgica hasta en un 34 %, así como la incidencia de insuficiencia renal aguda, bacteriemia y polineuropatía del paciente crítico, la duración de la ventilación mecánica y los días de ingreso en la UCI. A partir de estos importantes hallazgos, el TII llegó a ser un método de referencia en la mayoría de las UCI, y las asociaciones profesionales lo recomiendan en sus directrices sobre la práctica clínica. Sin embargo, no todos los estudios han confirmado este efecto beneficioso del TII, y han demostrado una incidencia alarmantemente elevada de **hipoglucemia** grave. Recientemente, dos estudios clínicos multicéntricos diseñados para comprobar la eficacia del TII se interrumpieron antes de completar la inclusión, debido a la ausencia de beneficio o a posibles efectos nocivos (por hipoglucemia). **En otro estudio clínico, se observó un ligero aumento de la mortalidad en los pacientes tratados con TII asociado al objetivo de una glucemia normal (80-110 mg/dl) frente al objetivo de una glucemia superior (140-180 mg/dl).** No están del todo claros los motivos de esta amplia discrepancia entre grandes estudios clínicos controlados. Entre los factores de confusión, pueden encontrarse los diferentes valores objetivo comprobados para la glucemia, las proporciones entre pacientes médicos y quirúrgicos, y el diferente aporte de calorías totales, así como el origen de éstas (entéricas frente a parenterales).

**D. Riesgos del TII.** El principal riesgo del TII es la **hipoglucemia.** En los diversos estudios clínicos del TII se observó la aparición de hipoglucemia (glucemia < 40 mg/dl) en el 5 % al 19 % de los pacientes estudiados, identificándose en algunos casos como un factor de riesgo independiente de muerte en los pacientes tratados con TII. La hipoglucemia grave puede causar lesión neurológica porque el cerebro depende de la glucosa. No está tan bien definido el riesgo de la hipoglucemia sobre otros órganos, pero la hipoglucemia debida al exceso de insulina también se asocia a concentraciones sanguíneas bajas de ácidos grasos libres, el nutriente preferido por el corazón. Esto puede ser particularmente problemático debido al aumento de la demanda cardíaca durante las enfermedades graves. Las consecuencias de la hipoglucemia pueden contrarrestar alguno o todos los beneficios del TII. En la UCI, la causa más frecuente de hipoglucemia es la **interrupción de la nutrición** sin detener la infusión de insulina, algo que puede suceder por la oclusión de las sondas de alimentación, la retirada de los sueros de solución glucosada intravenosa o de la NPT, o la retirada accidental de sondas o vías. El nivel de la glucemia puede descender con gran rapidez cuando se interrumpe la alimentación, y es necesario que el personal sanitario intensifique el **grado de vigilancia** para que sea **elevado.** Si se interrumpe la alimentación entérica o la NPT, deberá iniciarse de forma inmediata la administración de solución glucosada al 10 % y disminuirse la infusión de insulina para evitar un descenso precipitado de la glucemia (v. cap. 11).

**E. Administración del TII.** Para disminuir el riesgo de hipoglucemia y lograr un control adecuado de la glucemia, la mayoría de los protocolos de UCI especifican controles de esta última cada 1 h a 2 h, aunque este método necesite hasta 2 h de dedicación del personal de enfermería cada día. Debido a la ausencia de uniformidad de los resultados de los estudios clínicos con TII, un objetivo de intervalo más amplio para el control de la glucemia podría proporcionar el mayor beneficio posible con menos riesgo de hipoglucemia. Las directrices internacionales más recientes de la **Surviving Sepsis Campaign** (v. también cap. 30) patrocinadas por diversas asociaciones de cuidados intensivos sugieren algunos puntos importantes para aplicar el TII:

1. Tras lograr la estabilización inicial, la hiperglucemia debe tratarse con insulina intravenosa.
2. Hay que utilizar un protocolo validado para tratar la hiperglucemia, sugiriéndose el objetivo de mantener los niveles de glucemia entre 110 mg/dl y 150 mg/dl.
3. Todos los pacientes tratados con insulina intravenosa también deben recibir un aporte calórico de glucosa, y la glucemia debe controlarse cada 1 h a 2 h hasta que los valores sean estables y después cada 4 h.
4. Los niveles de glucemia bajos obtenidos a partir de la sangre capilar mediante análisis a la cabecera del paciente (inmediatos) deben confirmarse con una muestra de plasma o de sangre total, ya que en el primer caso puede haberse sobreestimado el nivel de glucemia.

F. **Algoritmos para las dosis de insulina.** No se ha alcanzado un acuerdo sobre los mejores algoritmos para controlar la glucemia con insulina intravenosa y se han utilizado numerosas estrategias basadas en artículos. La Food and Drug Administration (FDA) ha autorizado al menos dos herramientas informáticas para apoyar las decisiones (http://www.glucotec.com/ y http://www.hospira.com/Products/endotool.aspx), y otra de las usadas en uno de los estudios clínicos del TII puede encontrarse en la web http://studies.thegeorgeinstitute.org/nice/docs/algorithm.pdf. El interés se ha centrado en desarrollar sistemas automáticos de «mecanismo retroactivo o retroalimentados» para regular la glucosa en la UCI con el fin de mejorar la calidad del control de la glucemia y la seguridad. Cuando llegue a disponerse de alguno de estos sistemas, será mucho más fácil dirigir los estudios necesarios para resolver las numerosas dudas que todavía existen sobre el TII. En los casos graves, pueden necesitarse dosis muy elevadas de insulina para controlar la glucemia. No son infrecuentes las velocidades de infusión de insulina de más de 10 UI/h, y algunos pacientes necesitan velocidades superiores a 50 UI/h.

G. **Uso adecuado de los algoritmos para el TII.** Los protocolos para el TII no son adecuados para todos los pacientes hiperglucémicos. Estos protocolos tienen como único objetivo controlar la glucemia y generalmente suspenden la administración de insulina cuando la glucemia se aproxima al valor inferior del intervalo establecido como objetivo. No son adecuados para el tratamiento de los pacientes con DM de tipo 1 que necesitan un ritmo basal de administración de insulina para evitar la lipólisis y la formación de cuerpos cetónicos. Los protocolos para el TII tampoco son adecuados para el tratamiento de la cetoacidosis diabética (CAD) y los estados de hiperglucemia hiperosmolar (HH), en los que los principales objetivos son la desaparición del hiato aniónico y la normalización de la osmolaridad sérica, respectivamente (v. a continuación).

H. **Transición de la insulina intravenosa a la subcutánea.** El paso desde el TII a las inyecciones subcutáneas de insulina exige una rigurosa atención. La primera dosis de un análogo de insulina de acción prolongada (generalmente **insulina NPH dos veces al día**) debe administrarse al menos **2 h antes de interrumpir la infusión.** La dosis total diaria de insulina de acción prolongada (dividida en 2 dosis diarias si se utiliza insulina NPH) debe ser de al menos la mitad de la dosis total de insulina administrada por vía intravenosa durante las últimas 24 h. El resto de la insulina necesaria puede administrarse con una pauta móvil de formulación **regular** o de **acción rápida** (insulina aspart, lispro o glulisina). Una pauta únicamente móvil, sin insulina fija, no es suficiente y causará hiperglucemia recurrente. Cada día debe evaluarse de nuevo la dosis de insulina de acción prolongada. Una norma útil consiste en añadir al menos la mitad de la pauta móvil administrada el día anterior a la dosis basal de insulina para el día próximo, y repetir el proceso hasta lograr que la mayor parte o todos los valores de glucemia se encuentren en el intervalo deseado. Por el contrario, la hipoglucemia debe causar la inmediata disminución de la dosis basal de insulina, salvo que se produzca tras una gran dosis de pauta móvil en bolo intravenoso para tratar la hiperglucenia. **Todos los pacientes con DM de tipo 1 necesitan insulina basal,** reciban alimentos o no, para evitar la aparición de CAD. Al ingresar en el hospital, puede ser adecuado reducir ligeramente la dosis basal domiciliaria en función de la forma de insulina basal y la rigidez del control.

## III. Cetoacidosis diabética

**A. Fisiopatología.** En la cetoacidosis diabética (CAD), un déficit relativo o absoluto de insulina (generalmente en el marco de un exceso de hormonas contrarreguladoras o citocinas inflamatorias) hace aumentar la glucemia, la lipólisis y la producción de **cetoácidos o cuerpos cetónicos** a partir de ácidos grasos, **acidosis metabólica, hiperosmolaridad, hipovolemia** y **desequilibrio electrolítico.** La hiperpotasiemia es frecuente a pesar de la depleción de potasio en todo el organismo porque la insulina es un importante mediador de la captación celular de potasio. La glucosuria produce una diuresis osmótica con pérdida importante de potasio y fosfato. Se pierde agua con exceso de sodio que causa tanto deshidratación como hipovolemia. La disminución de las resistencias vasculares periféricas, las náuseas, los vómitos y el dolor abdominal se deben probablemente a los concentraciones elevadas de prostaglandinas.

**B. Cuadro clínico de la CAD.** Los síntomas pueden ser poliuria, polidipsia, polifagia, pérdida de peso, vómitos, dolor abdominal, deshidratación, debilidad, confusión o coma. En la exploración puede observarse una reducción de la turgencia cutánea, íleo, respiración de Kussmaul (respiraciones muy profundas sin taquipnea), taquicardia e hipotensión, fetor cetónico (olor de frutas o a manzanas de las ce-

---

**TABLA 28-1** Causas de cetoacidosis diabética

- Omisión de insulina, disminución inadecuada de la dosis, uso inadvertido de insulina desnaturalizada (insulina expuesta al calor)
- Infección/sepsis
- Infarto
  - IAM, isquemia intestinal, ACV
- Alteraciones endocrinas:
  - Feocromocitoma
  - Acromegalia
  - Tirotoxicosis
  - Glucagonoma
  - Pancreatectomía
- Fármacos/sustancias tóxicas:
  - Consumo de etanol (la CAD puede confundirse con la cetosis alcohólica)
  - Antipsicóticos atípicos: olanzapina, clozapina, risperidona
  - Fármacos anticalcineurina: FK506
  - Inhibidores de la proteasa del VIH
  - Tratamiento con interferón α/ribavirina
  - Corticoesteroides
  - Simpaticomiméticos (cocaína, terbutalina, dobutamina)
  - Pentamidina
  - Tiazidas
- Otras afecciones que pueden predisponer a la CAD:
  - Pancreatitis (disminución de la secreción de insulina y resistencia a la insulina)
  - Cirugía
  - Traumatismos
  - Gestación
  - Trastornos de la alimentación

ACV, accidente cerebrovascular; CAD, cetoacidosis diabética; IAM, infarto agudo de miocardio; VIH, virus de la inmunodeficiencia humana.

tonas en el aliento), vómitos en poso de café (por gastritis hemorrágica), alteración del estado psíquico, shock y coma. El paciente puede mostrar una buena temperatura y perfusión periférica a pesar de la grave hipovolemia. En menos de 24 h puede desarrollarse un cuadro completo de CAD.

**C. Causas de la CAD.** La CAD se produce cuando **se retira o se reduce de forma equivocada la insulina,** cuando ésta no es activa o cuando una **enfermedad aguda** aumenta las necesidades de la hormona. Los pacientes con DM de tipo 1 son los que tienen mayor riesgo, aunque los que sufren una DM de tipo 2 también pueden presentar CAD en el marco de una enfermedad extremadamente grave o como manifestación inicial de la enfermedad. Debe tenerse en cuenta la posibilidad de una CAD en todos los pacientes con diabetes y una enfermedad grave. No es frecuente que los fármacos precipiten una CAD. En la tabla 28-1 se enumeran las principales causas de CAD.

**D. Diagnóstico de la CAD.** El diagnóstico de CAD necesita la presencia de cetonas séricas y se apoya en la existencia de un hiato aniónico > 12 mEq/l (HA = Na − [Cl + HCO]), glucosa plasmática > 250 mg/dl, pH < 7,3, bicarbonato sérico < 18 mEq/l, y presencia moderada o importante de cetonas en la orina. Los pacientes que han podido mantener el volumen y las pérdidas hídricas bebiendo pueden haber podido excretar suficiente cetonas y sales de sodio con retención de cloruro, de modo que presentan una acidosis metabólica hiperclorémica sin hiato aniónico. El tratamiento de la CAD con insulina adicional por parte del paciente u otra persona puede reducir la glucemia a menos de 200 mg/dl sin eliminar cetonas para producir una «CAD normoglucémica». Para eliminar las cetonas suelen requerirse infusiones simultáneas de insulina y glucosa. En la tabla 28-2 se muestra el diagnóstico diferencial de la acidosis con hiato aniónico aumentado. En la figura 28-1 se resume el diagnóstico y el tratamiento de las urgencias hiperglucémicas.

**E. Medición de las cetonas séricas.** La determinación de las cetonas séricas con métodos tradicionales como la prueba del nitroprusiato puede infravalorar inicialmente las concentraciones de cetonas. El tratamiento puede aumentar las concentraciones aparentes de cetonas en sangre, al convertir una forma poco detectada (β-hidroxibutirato) en una forma de detección más fácil (acetoacetato). Por tanto, las concentraciones de cetonas deben utilizarse para establecer el diagnóstico, pero no para seguir la evolución del tratamiento.

**F. Objetivos del tratamiento y búsqueda de la causa de la CAD.** La normalización de las concentraciones de glucosa no es tratamiento suficiente para la CAD. Los **principales objetivos del tratamiento son controlar la hipovolemia, normalizar la concentración sanguínea de potasio y reponer los depósitos de potasio, reducir y normalizar el hiato aniónico, e identificar y tratar la causa subyacente de CAD.** Incluso si se sospecha una omisión de insulina, es obligado investigar otras posibles causas. En la CAD son frecuentes algunas alteraciones analíticas que pueden ocultar la causa subyacente. Los aumentos de amilasa y lipasa que no llegan a triplicar las concen-

---

**T A B L A**

**28-2** Diagnóstico diferencial de la acidosis con hiato aniónico aumentado

- Cetosis por inanición: bicarbonato raras veces < 18, sin hiperglucemia
- Cetoacidosis alcohólica: glucosa generalmente < 250, puede haber hipoglucemia
- Acidosis láctica: lactato sérico
- Insuficiencia renal: BUN, Cr (obsérvese que la medición de la Cr puede aumentar artificialmente por acetoacetato, dependiendo del análisis usado)
- Intoxicación por salicilatos: cifra de salicilato
- Intoxicación por metanol: cifra de metanol
- Intoxicación por etilenglicol: cristales de oxalato cálcico e hipurato en la orina
- Ingestión de paraldehído: generalmente hiperclorémica, intenso olor del aliento

BUN, nitrógeno ureico en sangre *(blood urea nitrogen).*

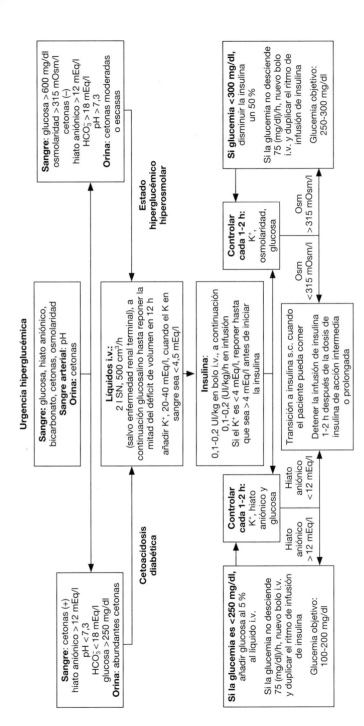

**FIGURA 28-1.** Diagnóstico y tratamiento de las urgencias hiperglucémicas. No se necesitan todos los elementos para realizar el diagnóstico: los elementos esenciales de la CAD son las cetonas en sangre y el hiato aniónico > 12; los del estado HH, glucemia > 600 y Osm > 315 mOsm/l.

traciones no son suficientes para diagnosticar pancreatitis en la CAD. La leucocitosis con aumento de los polimorfonucleares puede deberse a estrés y ser proporcional a la cetonemia, o secundaria a una infección subyacente. La creatinina suele estar elevada a causa de la hipovolemia (con elevación del cociente BUN:Cr), aunque los cuerpos cetónicos también pueden interferir en el análisis de la creatinina. Las enzimas hepáticas pueden estar elevadas. Si no existe otra causa subyacente, todas estas alteraciones deben resolverse con el tratamiento de la CAD.

**G. Repleción volumétrica.** Los déficits habituales de volumen de la CAD constituyen un 10% de la masa corporal. La reposición hídrica debe **iniciarse con unos 2 l de solución salina normal (SN)** (suero fisiológico) administrados a una velocidad de 500 mm$^3$/h. Tras la hidratación inicial, los líquidos deben cambiarse a solución glucosalina, suponiendo que el sodio sérico corregido (teniendo en cuenta la glucosa sérica) sea normal o alto. La velocidad debe reduirse para corregir la mitad del déficit de volumen en las primeras 12 h y el resto en las 12 h siguientes. La administración más rápida puede demorar la resolución de la acidemia al diluir el bicarbonato. En los niños, la repleción volumétrica demasiado rápida se ha asociado a edema cerebral, que puede ser mortal. En los adultos, la administración excesiva de SN puede retrasar la resolución de la **acidosis metabólica hiperclorémica**, que puede subyacer o aparecer tras el tratamiento de la acidosis con hiato aniónico elevado. Los pacientes con insuficiencia renal terminal que presentan anuria constituyen un caso especial, y es probable que necesiten escaso aporte de líquido intravenoso o ningún aporte, ya que no pueden producir una diuresis osmótica como respuesta a la hiperglucemia.

**H. Repleción de potasio.** En la CAD, casi siempre se produce depleción de potasio (K$^+$) (excepto en los pacientes oligúricos o anúricos), con un déficit característico de 3 mEq a 5 mEq de K$^+$ por kg de peso corporal que necesita una reposición enérgica. La concentración sérica inicial de K$^+$ suele estar elevada a pesar de la importante depleción corporal total debida al desplazamiento desde el interior de las células al líquido extracelular. La administración de insulina disminuirá la concentración de K$^+$ en sangre. Hay que añadir de 20 mEq/l a 40 mEq/l de K$^+$ al líquido intravenoso cuando la concentración sérica de K$^+$ es de 4,5 o inferior. Debe controlarse rigurosamente el K$^+$ sérico y reponerse de forma enérgica con monitorización cardíaca. Si el paciente presenta hipopotasiemia, debe reponerse K$^+$ hasta llegar al límite inferior de los valores normales antes de administrar insulina, para evitar la hipopotasiemia grave y las arritmias potencialmente mortales.

**I. Insulinoterapia.** La insulina se administra por vía intravenosa con un bolo intravenoso inicial de 0,1 UI/kg a 0,2 UI/kg (o **10 UI**) seguida de una **infusión intravenosa continua de aproximadamente 0,1 (UI/kg)/h (o 10 UI/h)**. La insulina se prepara habitualmente a una concentración de 1 UI/ml. Las concentraciones inferiores pueden causar pérdidas proporcionalmente grandes por adherencia a la bolsa de infusión o a la vía intravenosa. Asimismo, la insulina puede perderse por unión a filtros en la línea venosa. El efecto combinado de la acción de la insulina y la reposición hídrica generalmente causará un descenso de la glucemia de 75-100 (mg/dl)/h. Si la disminución de la glucemia es inferior a 75 (mg/dl)/h, deberá duplicarse la dosis de insulina. Si la disminución sigue siendo lenta, debe utilizarse una nueva perfusión de insulina.

**J. Disminución del hiato aniónico. El objetivo del tratamiento debe ser la disminución y normalización del hiato aniónico** (< 12 mEq/l) **y la resolución de la acidosis** (pH > 7,3, bicarbonato > 18 mEq/l). Si la glucosa desciende a menos de 250 mg/dl, pero el hiato aniónico no se normaliza, debe añadirse glucosa al 5% a los líquidos intravenosos (p. ej., solución glucosalina a una velocidad de 100 cm$^3$/h) y debe reducirse la dosis de insulina a 0,05-0,1 (UI/kg)/h (o 5 UI/h). La dosis de insulina se ajustará a continuación, según sea necesario, para mantener la concentración de glucosa en 100 mg/dl a 200 mg/dl hasta que el hiato aniónico se normalice. No debe utilizarse la medición de las cetonas para determinar la eficacia del tratamiento. No es necesario eliminar la cetonemia y la cetonuria mientras el hiato aniónico disminuye. La acidosis hiperclorémica con hiato aniónico normal es una consecuencia muy frecuente de la hidratación agresiva con solución salina. No requiere tratamiento y, si la función renal es adecuada, se corregirá por sí sola en varios días a través de la excreción renal de cloruro amónico.

**K. Fósforo y bicarbonato.** En la CAD, el nivel de fosfato suele ser normal o elevado, aunque desciende con el tratamiento. La reposición de fósforo sólo está indicada en los pacientes con un nivel de fósforo inferior a 1 mEq/l y con un síndrome clínico compatible con hipofosfatemia, que puede consistir en anemia hemolítica, disfunción plaquetaria con hemorragia petequial, rabdomiólisis, encefalopatía, crisis comiciales, insuficiencia cardíaca y debilidad de los músculos respiratorios o esqueléticos. **El tratamiento con bicarbonato no supone beneficio alguno en los pacientes con un pH mayor de 6,9.** La administración de insulina causará la utilización de cetonas en el ciclo de los ácidos tricarboxílicos (ATC) y la regeneración de bicarbonato. El bicarbonato extra puede aumentar las necesidades de $K^+$ y la producción hepática de cetonas, así como retrasar la resolución de la acidosis cerebral.

**L. Complicaciones de la CAD.** La complicación más temida de la CAD es el **edema cerebral**, que se produce hasta en el 1 % de los niños con CAD, pero casi nunca (si es que se produce alguna vez) en los adultos. El edema cerebral como complicación de la CAD es un diagnóstico de exclusión en los adultos y deben investigarse detalladamente otras causas de depresión del estado mental.

**M.** La **transición de insulina intravenosa a subcutánea** (v. sección II.H) debe iniciarse cuando el paciente es capaz de comer. Hay que administrar una dosis de insulina de acción prolongada (NPH, glargina o detemir) o debe iniciarse la infusión subcutánea continua de 1 h a 2 h antes de interrumpir la infusión de insulina. En los casos de CAD no complicada (debida a omisión de insulina), puede restablecerse la pauta domiciliaria de insulina si el control domiciliario (según la hemoglobina glucosilada [$HbA_{1c}$]) era bueno. Suele preferirse realizar la transición a insulina subcutánea por la mañana o por la noche, de modo que el paso hasta la pauta de insulina habitual del paciente sea suave.

# IV. Estado de hiperglucemia hiperosmolar

**A. Fisiopatología.** La insulina puede inhibir la lipólisis y la cetogénesis con concentraciones muy inferiores a las necesarias para estimular la captación de glucosa. A diferencia de los pacientes con DM de tipo 1, los que presentan DM de tipo 2 suelen producir suficiente insulina para evitar la producción excesiva de cetonas. Cuando **se produce hiperglucemia grave en ausencia de cetosis,** el síndrome se denomina estado hiperglucémico hiperosmolar **(HH)** o coma hiperosmolar no cetósico **(CHONC).** La glucemia puede aumentar hasta niveles que no son habituales en la CAD, con frecuencia por encima de 1 000 mg/dl. El pH sanguíneo y las concentraciones de bicarbonato son normales y no se detectan cetonas. Tanto el estado hiperglucémico hiperosmolar como la CAD se asocian a hiperosmolaridad, poliuria, polidipsia, hipovolemia y depleción del potasio corporal total, aunque el potasio sérico suele ser normal o estar elevado antes del tratamiento. Ambos síndromes forman parte de un espectro y algunos pacientes presentan características de ambos síndromes. La **alteración del estado psíquico,** con obnubilación y coma, es más frecuente en el estado hiperosmolar hiperglucémico porque el grado de hiperglucemia e hiperosmolaridad es mayor. Los pacientes con estado HH también pueden presentar convulsiones o signos neurológicos focales, y hasta el 50 % de los pacientes sufre coma. Al igual que en la CAD, los pacientes con insuficiencia renal oligúrica presentan un cuadro diferente. Aunque las cifras de glucemia sean elevadas, el sodio sérico disminuye para compensar, de forma que existe una hiperosmolaridad mínima y escasos síntomas neurológicos.

**B. Diagnóstico.** El diagnóstico del estado hiperglucémico hiperosmolar necesita la detección de una **hiperglucemia grave** (> 600 mg/dl, a menudo > 1 000 mg/dl) e **hiperosmolaridad sin acidosis con hiato aniónico elevado. En un mismo paciente pueden coexistir rasgos de HH y de CAD, de forma que** algunos pacientes con HH pueden presentar ligera cetonemia, mientras que algunos pacientes con CAD pueden mostrar una hiperosmolaridad más grave de la característica de la CAD. En la figura 28-1 se muestra un resumen del diagnóstico y el tratamiento de las urgencias hiperglucémicas.

**C. Tratamiento.** **El tratamiento insulínico y la reposición de líquidos intravenosos** son los elementos esenciales del estado HH, al igual que de la CAD, aunque los objetivos de la insulinoterapia difieren. La reposición hídrica en el estado HH es similar a la de la CAD, aunque la necesidad de líquidos puede ser mayor a causa de la hiperosmolaridad más extrema. **La insulinoterapia empieza** igualmente **con un bolo intravenoso inicial de 0,1 UI/kg a 0,2 UI/kg y una velocidad de infusión de aproximadamente 0,1-0,2 (UI/kg)/h,** pero en lugar de normalizar el hiato aniónico, **el objetivo es llevar la glucosa a unos valores razonables y, a continuación, normalizar la osmolaridad.** Aunque la mayoría de los pacientes con CAD responden a la insulina, **muchos pacientes con un estado HH muestran una importante resistencia a la hormona** y pueden necesitarse dosis muy superiores de insulina. Una vez que la glucemia alcanza cifras inferiores a 300 mg/dl, hay que reducir un 50 % la velocidad de infusión de la insulina. La glucosa sérica debe mantenerse en 250 mg/dl a 300 mg/dl ajustando la velocidad de infusión de la insulina hasta que la osmolaridad plasmática sea inferior a 315 mOsm/l. La **repleción de potasio** es similar a la de la CAD, y se utiliza solución glucosalina para la reposición hídrica si se añade potasio en dosis de 20 mEq/l a 40 mEq/l.

**V. Fisiología suprarrenal normal y fisiopatología de la insuficiencia suprarrenal**
   **A. Anatomía funcional suprarrenal.** Cada glándula suprarrenal está formada por una **corteza,** que produce esteroides sexuales, aldosterona y glucocorticoides (principalmente cortisol), y una **médula,** que produce hormonas adrenérgicas (principalmente adrenalina). El término «insuficiencia suprarrenal» suele utilizarse para describir el déficit de **cortisol** (que puede ser aislado) y de **aldosterona** (que casi siempre se asocia a un déficit de cortisol).

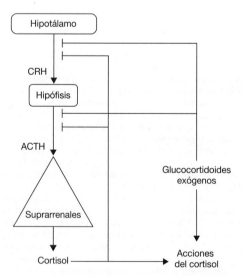

**FIGURA 28-2.** Regulación de la secreción de hormonas suprarrenales. Las flechas indican acción positiva, producción o conversión. Las líneas que terminan con barras transversales indican inhibición. ACTH, adrenocorticotropina; CRH, hormona liberadora de corticotropina.

| **Insuficiencia suprarrenal primaria** | **Insuficiencia suprarrenal central** |
|---|---|
| • Infarto hemorrágico<br>  – Sepsis<br>  – Trombosis venosa suprarrenal<br>  – Anticoagulación<br>  – Coagulopatía<br>  – Trombocitopenia<br>  – Estado hipercoagulable<br>  – Traumatismo<br>  – Posoperatorio<br>  – Estrés grave<br>• Metástasis neoplásicas/linfoma<br>• Autoinmunitaria<br>  – Enfermedad de Addison<br>  – Síndromes poliglandulares<br>    autoinmunitarios I y II<br>• Procesos infecciosos<br>  – Infecciones micóticas diseminadas<br>    (histoplasmosis)<br>  – Tuberculosis<br>  – VIH (CMV, *Mycobacterium avium*<br>    *intracellulare, Cryptococcus*)<br>• Procesos infiltrantes<br>• Yatrógena<br>  – Ketoconazol<br>  – Etomidato<br>  – Metirapona<br>  – Suramina | • Yatrógena<br>  – Glucocorticoides<br>  – Acetato de megestrol (actividad<br>    glucocorticoide)<br>• Tumor u otra lesión expansiva<br>  – Adenoma hipofisario<br>  – Metástasis<br>  – Linfoma<br>  – Tumor encefálico o meníngeo primario<br>  – Quiste de la bolsa de Rathke<br>  – Silla turca vacía<br>• Apoplejía hipofisaria<br>  – Síndrome de Sheehan (hemorragia<br>    puerperal)<br>• Procesos infiltrantes<br>  – Hemocromatosis<br>  – Histiocitosis<br>  – Tuberculosis |

**TABLA 28-3** Diagnóstico diferencial de la insuficiencia suprarrenal

**B. Regulación de la producción de hormonas suprarrenales** (fig. 28-2). La producción de cortisol por las glándulas suprarrenales depende de la hormona **corticotropina (ACTH)**, producida por la hipófisis bajo el control de la hormona liberadora de corticotropina (CRH), que está producida en el hipotálamo. El cortisol ejerce un efecto de retroacción para inhibir la liberación de CRH y ACTH, cerrando el circuito de control. El déficit de cortisol puede deberse a una lesión en la corteza suprarrenal (insuficiencia suprarrenal primaria con elevación de la ACTH) o en la hipófisis o el hipotálamo (insuficiencia suprarrenal secundaria o central, con unas cifras de ACTH bajas o «inadecuadamente normales»). La insuficiencia suprarrenal primaria suele asociarse a un déficit de aldosterona, pero las formas centrales de insuficiencia suprarrenal se limitan a un déficit en la producción de cortisol porque la producción de aldosterona no depende de la ACTH.

**C. Consecuencias de la insuficiencia suprarrenal.** El déficit de cortisol es peligroso de forma aguda, y causa **insuficiencia circulatoria** con **hipotensión que no responde al tratamiento,** que puede ser mortal en cuestión de horas o días si no se reponen los glucocorticoides. Los síntomas y signos del déficit de glucocorticoides son náuseas, vómitos, anorexia, pérdida de peso y atrofia muscular, debilidad, hiponatremia y eosinofilia. La simple sospecha de la existencia de un déficit de glucocorticoides es motivo suficiente para iniciar el tratamiento inmediatamente, que se interrumpirá si se demuestra que la función suprarrenal es correcta.

**D. Insuficiencia suprarrenal «funcional».** En las **enfermedades graves puede producirse** un déficit «funcional» o «relativo» de la secreción de cortisol, aunque es algo sobre lo que no existe acuerdo ni criterios universalmente aceptados para su diagnóstico. La insuficiencia suprarrenal puede estar causada por fármacos que inhiben la producción de cortisol, fundamentalmente el ketoconazol y el etomidato. Los fármacos que aceleran el metabolismo del cortisol, como la fenitoína, los barbitúricos y la rifampicina, pueden contribuir a la aparición de insuficiencia suprarrenal en pacientes con una reserva limitada. La **causa más frecuente de insuficiencia suprarrenal es la administración de glucocorticoides exógenos** (o fármacos con actividad glucocorticoide como el acetato de megestrol) que producen una retroinhibición de la producción de ACTH, lo que a su vez causa una atrofia de las células productoras de cortisol en la glándula suprarrenal. La **recuperación total** de una insuficiencia suprarrenal yatrógena **puede llevar meses, incluso años**. En la tabla 28-3 se enumeran las causas de la insuficiencia suprarrenal.

  **E. Déficit de aldosterona.** La producción de aldosterona está regulada por el **sistema renina-angiotensina.** La acción más importante de la aldosterona es promover la retención de sodio de los riñones. El déficit de aldosterona causa pérdida de sodio, hipovolemia e hipotensión. Este déficit puede tratarse a corto plazo con un aporte suficiente de sodio y líquidos, pero el tratamiento a largo plazo consiste en la administración de fármacos con actividad agonista para los receptores de aldosterona, como la fludrocortisona. La causa más frecuente del déficit de aldosterona es la lesión de la propia glándula suprarrenal, que también suele asociarse a un déficit de glucocorticoides. El déficit aislado de aldosterona es inusual, salvo como consecuencia de la acción de fármacos que afectan al eje renina-aldosterona.

## VI. Insuficiencia suprarrenal

  **A. Diagnóstico de la insuficiencia suprarrenal en las enfermedades graves.** El diagnóstico del déficit de cortisol en el marco de una enfermedad grave es mucho más problemático que en el paciente ambulatorio. La secreción de cortisol suele aumentar durante los períodos de estrés psicológico, y las enfermedades graves pueden desvelar una insuficiencia suprarrenal subclínica preexistente. Estas enfermedades también pueden causar un déficit funcional de la producción de cortisol o disminuir la sensibilidad a éste. La mejoría de la enfermedad grave en respuesta a los glucocorticoides no implica necesariamente que la función suprarrenal del paciente haya disminuido. Es importante realizar una distinción conceptual entre el tratamiento de la insuficiencia suprarrenal y el tratamiento farmacológico con glucocorticoides, que puede mejorar la evolución clínica independientemente de la situación de la función suprarrenal. En la bibliografía sobre el tema, estos dos conceptos resultan a veces confusos.

  **B. Cortisol total y libre.** Los análisis disponibles para determinar el cortisol miden habitualmente el cortisol total, aunque el cortisol libre es el responsable de los efectos fisiológicos de la hormona. Las enfermedades graves con frecuencia se asocian a una reducción de la concentración de proteínas fijadoras de cortisol, **lo que causa un exceso de diagnósticos de insuficiencia suprarrenal.** Por tanto, no está claro qué utilidad tiene realmente un diagnóstico de insuficiencia suprarrenal «relativa» utilizando las mediciones del cortisol total a la hora de seleccionar candidatos para recibir tratamiento con glucocorticoides. Desgraciadamente, la disponibilidad de los análisis de cortisol libre no está extendida.

  **C. Selección de pacientes para evaluar la insuficiencia suprarrenal.** En la UCI debe mantenerse un alto índice de sospecha sobre la insuficiencia suprarrenal, debido a las graves consecuencias de esta afección si no se trata. El déficit grave de cortisol reduce la respuesta a los vasopresores, por lo que en los pacientes que siguen presentando hipotensión a pesar del tratamiento intenso con líquidos y vasopresores debe buscarse una posible insuficiencia suprarrenal. La insuficiencia suprarrenal yatrógena puede ser muy prolongada tras el tratamiento con glucocorticoides, por lo que el diagnóstico debe tenerse en cuenta en todos los pacientes con antecedentes importantes de uso de glucocorticoides (p. ej., más de 5 mg de prednisona al día durante más de 3 semanas durante el año anterior). Hay que descartar la insuficiencia suprarrenal en todos los pacientes graves con diagnóstico de lesiones en las suprarrenales, la hipófisis o el hipotálamo. La insuficiencia suprarrenal puede causar hiponatremia, por lo que debe descartarse esta afección antes de realizar un diagnóstico de síndrome de secreción inadecuada de hormona antidiurética o vasopresina (SIADH).

**D. Prueba de estimulación con ACTH.** La principal prueba que hay que realizar ante la sospecha del déficit de cortisol es la prueba de estimulación con ACTH. Se obtiene una muestra de sangre para determinar el cortisol y la ACTH, y se administra ACTH sintética (tetracosactida) por vía intravenosa o intramuscular. Se obtiene una segunda muestra de sangre 60 min a 90 min después para realizar una segunda determinación de cortisol. Con esta prueba no se determina si se está produciendo suficiente cantidad de cortisol a través del eje hipotálamo-hipófiso-suprarrenal, sólo se mide la capacidad de la corteza suprarrenal para responder a la administración de ACTH exógena. En caso de insuficiencia suprarrenal central reciente, puede que la corteza suprarrenal todavía no haya sufrido atrofia, y la respuesta estimulada del cortisol puede ser normal, aunque el nivel basal de éste debe ser bajo en este caso.

1. La cantidad de tetracosactida usada en la prueba de estimulación es un tema sobre el que no existe acuerdo. En la prueba habitual se usa una dosis intravenosa de 250 µg de tetracosactida. Algunos estudios sugieren que el uso de una dosis menor (p. ej., 1 µg) identifica a un número mayor de pacientes que se benefician del tratamiento con glucocorticoides, aunque no está claro si todos los pacientes identificados tienen realmente un déficit de cortisol y necesitan reposición.

2. **Criterios para el diagnóstico de la insuficiencia suprarrenal.** Las concentraciones de glucocorticoides suelen elevarse en respuesta al estrés, por lo que una concentración plasmática de cortisol basal muy baja **(<3 µg/dl)** en el marco de una enfermedad grave diagnosticará la insuficiencia suprarrenal. Las concentraciones moderadas de cortisol basal **(<10 µg/dl)** sugieren insuficiencia suprarrenal, pero pueden confundirse cuando existe una globulina fijadora de cortisol (CBG) baja, ya que el cortisol libre puede estar adecuadamente elevado. Un **cortisol basal (no estimulado) mayor de 18 µg/dl** descarta de un modo eficaz la insuficiencia suprarrenal en la mayoría de los pacientes, y un valor de cortisol basal menor de 3 µg/dl es suficiente para diagnosticar insuficiencia suprarrenal. Mientras tanto, **se ha propuesto un aumento del valor basal inferior a 9 µg/dl para identificar a pacientes que se beneficiarían del tratamiento con glucocorticoides.** La globulina fijadora de cortisol (CBG) puede estar elevada en respuesta a los estrógenos orales y a la inflamación hepática, por lo que un cortisol mayor de 18 µg/dl no puede descartar la insuficiencia suprarrenal en este contexto.

**E. Tratamiento.** Las concentraciones de cortisol y de ACTH deben obtenerse antes de iniciar cualquier tratamiento empírico. Si se dispone de tetracosactida, se administrará inmediatamente. En caso contrario, hay que obtener una segunda muestra basal de sangre (sólo para cortisol) inmediatamente antes de la inyección de tetracosactida. En cualquier caso, el tratamiento empírico con dexametasona (1-2 mg i.v. cada 8-12 h) no interfiere en la prueba de estimulación con ACTH. Una vez obtenida la muestra para determinar el cortisol tras la administración de tetracosactida, se utilizará **hidrocortisona,** que proporciona una reposición completa de glucocorticoides y mineralocorticoides, en una dosis diaria total de **300 mg/día, dividida cada 6 h a 8 h,** salvo que no exista sospecha alguna de la presencia de insuficiencia suprarrenal primaria. Hay que señalar que no existe acuerdo sobre cuál es la dosis de «estrés» adecuada de glucocorticoides, y que la dosis empleada habitualmente podría proporcionar una actividad glucocorticoide mayor que la que produce la glándula suprarrenal normal durante las enfermedades graves. A medida que la situación clínica mejora, la dosis de glucocorticoides debe reducirse de forma gradual. No existe una prueba fiable para determinar la idoneidad de la dosis de reposición, por lo que ésta debe ajustarse de forma empírica. No hay que reducir las dosis de hidrocortisona por debajo de una dosis de reposición en los pacientes hospitalizados con insuficiencia suprarrenal diagnosticada

(50-60 mg v.o. divididos en 2 dosis, aproximadamente el doble de la dosis de reposición en el paciente sano) hasta que las pruebas de seguimiento demuestren una función suprarrenal adecuada. Una dosis mínima equivalente de prednisona es de 10 mg a 15 mg cada mañana; con dexametasona, la dosis es de 1,5 mg a 2,5 mg al día. Las dosis de hidrocortisona inferiores a 30 mg/día no proporcionan suficiente actividad mineralocorticoide para los pacientes con insuficiencia suprarrenal primaria, y la prednisona y la dexametasona carecen esencialmente de actividad mineralocorticoide. Los pacientes que necesitan restitución mineralocorticoide deben tratarse con fludrocortisona, en dosis de 0,1 mg a 0,2 mg por vía oral al día.

F. **Identificación de la causa de la insuficiencia suprarrenal.** Una vez establecido el diagnóstico de insuficiencia suprarrenal, una muestra de ACTH obtenida antes de iniciar el tratamiento empírico con glucocorticoides puede ayudar a localizar la causa de esta afección. La ACTH elevada sugiere insuficiencia suprarrenal primaria, y unas cifras bajas o «inadecuadamente normales» son compatibles con una insuficiencia suprarrenal central. Si la prueba sugiere una insuficiencia primaria de cortisol (concentraciones elevadas de ACTH), en la evaluación deben incluirse pruebas de diagnóstico por la imagen centradas en las glándulas suprarrenales (generalmente TC) para evaluar la posible presencia de procesos metastásicos, inflamatorios o infiltrantes. Cuando existe un déficit central de cortisol, están indicadas estas pruebas de imagen centradas en la hipófisis y el hipotálamo. La RM hipofisaria es la prueba más adecuada, pero la TC puede descartar tumores de gran tamaño o hemorragias macroscópicas. En la tabla 28-3 se muestra el diagnóstico diferencial de la insuficiencia suprarrenal.

G. **Apoplejía hipofisaria.** Se trata de un síndrome clínico causado por hemorragia o infarto en una lesión expansiva hipofisaria preexistente. Es una causa poco frecuente de insuficiencia suprarrenal, pero merece una atención especial en la UCI porque es una de las verdaderas **urgencias endocrinas.** La apoplejía hipofisaria puede producir una insuficiencia suprarrenal grave y repentina en el marco de un estrés psicológico grave, una combinación que puede llegar a ser mortal si no se trata rápidamente. Además, el efecto expansivo sobre las estructuras circundantes, entre ellas el nervio óptico y los pares craneales III y IV, puede causar déficits visuales permanentes o ceguera. Los casos y series de casos publicados sugieren que las afecciones e intervenciones habituales en la UCI, entre ellas la anticoagulación o el tratamiento antiplaquetario, las coagulopatías, la trombocitopenia, la insuficiencia renal, la trombólisis, la hipertensión, la hipotensión y el traumatismo craneoencefálico pueden causar apoplejía hipofisaria en pacientes con tumores hipofisarios no diagnosticados. Por tanto, siempre hay que tener en cuenta esta afección en el diagnóstico diferencial de la insuficiencia suprarrenal. Desgraciadamente, los signos y síntomas que presenta (cefalea, alteraciones visuales) pueden enmascararse en los pacientes graves, por lo que las pruebas de imagen deben ser el método esencial para el diagnóstico. Una TC craneal sin contraste no permite detectar de un modo fiable la hemorragia o el infarto en un tumor hipofisario, pero sí masas hipofisarias de más de 1 cm, el sustrato de la mayoría de los casos de apoplejía hipofisaria. Si se encuentra una masa, puede utilizarse la RM para identificar la presencia de hemorragia o infarto. Las dosis elevadas de glucocorticoides y la descompresión quirúrgica rápida son los tratamientos de elección de la apoplejía hipofisaria, y logran una evolución neurológica favorable.

## VII. Síndrome de Cushing

A. **Diagnóstico.** El síndrome de Cushing se define por una producción excesiva de cortisol y pérdida del ritmo diurno normal de producción de cortisol. La respuesta normal a la enfermedad grave es un aumento acusado de la producción de cortisol, con pérdida del ritmo diurno normal. Por tanto, las pruebas de detección habituales del síndrome de Cushing, que se basan en medir la excreción urinaria total de cortisol o la excreción anómala de cortisol al final de la noche, no pueden utilizarse en la UCI. La sospecha de un síndrome de Cushing puede surgir ante una constitución corporal característica, pero la mayoría de los signos específicos son el aumento de tamaño de las almohadillas grasas supraclaviculares y cervicales dorsales, estrías anchas (> 1 cm) y violáceas (no rosadas), así como debilidad proximal. El síndrome de Cushing puede ser una causa de hipertensión, aunque casi nunca es la causa de una urgencia hipertensiva. Ante un posible síndrome de Cushing, debe programarse rápidamente una consulta con endocrinología, aunque no es habitual iniciar el tratamiento de este síndrome en el marco de la UCI, salvo que se considere que la causa de la enfermedad sea el propio hipercortisolismo.

**B. Tratamiento.** El tratamiento definitivo del síndrome de Cushing suele ser quirúrgico y consiste en la extirpación de un tumor hipofisario secretor de ACTH, un tumor suprarrenal o, en casos excepcionales, un tumor secretor de ACTH ectópica. Mientras tanto suele iniciarse tratamiento con **ketoconazol** u otros fármacos que inhiben la síntesis de cortisol. Sin embargo, por el riesgo de provocar una crisis suprarrenal, este tratamiento raras veces se inicia en la UCI y debería retrasarse hasta controlar la enfermedad aguda.

## VIII. Feocromocitoma y paraganglioma

**A. Diagnóstico.** Se trata de tumores que se originan en la cresta neural y secretan catecolaminas (noradrenalina, adrenalina y/o dopamina) de un modo no previsible. Pueden surgir en la médula de la glándula suprarrenal o de los ganglios simpáticos a lo largo de la aorta hasta la bifurcación carotídea. El cuadro clínico clásico presenta «episodios» de palpitaciones, cefalea y palidez, asociado clásicamente a **hipertensión,** aunque la hipertensión tónica sin episodios es una manifestación igualmente probable. La respuesta fisiológica normal ante una enfermedad grave es aumentar la producción de las mismas catecolaminas (y sus metabolitos) que producen los feocromocitomas. No existen unos valores «normales» para estas hormonas en los pacientes ingresados en el hospital, y mucho menos para los pacientes ingresados en la UCI. Por tanto, en la mayoría de casos con posible feocromocitoma, la estrategia adecuada es esperar hasta que el paciente se recupere de su enfermedad aguda para realizar las pruebas diagnósticas. En ocasiones, puede estar indicado el tratamiento empírico, como sucede ante la hipertensión o una presión arterial lábil y una masa recién diagnosticada en una glándula suprarrenal, o a lo largo de la aorta o los vasos del cuello. Alrededor del 5 % de las masas suprarrenales descubiertas casualmente son feocromocitomas. Las características de la masa en la resonancia magnética (RM) y pruebas específicas como la gammagrafía con metayodobencilguanidina (MIBG) pueden usarse para apoyar el diagnóstico en los pacientes en los que no son adecuadas las pruebas bioquímicas.

**B. Tratamiento.** Todos los pacientes con tumores secretores de catecolaminas necesitan una **preparación para la cirugía.** Incluso la palpación externa de estas masas puede provocar una crisis, por lo que no debe realizarse manipulación alguna (ni siquiera como medida diagnóstica) sin pensarlo cuidadosamente, y salvo que se cuente con la monitorización adecuada (monitorización de la presión arterial) y medidas para contrarrestar las crisis (como nitroprusiato para administración intravenosa). El tratamiento definitivo del feocromocitoma se establece mediante la extirpación quirúrgica, aunque pueden usarse los mismos métodos utilizados en la preparación quirúrgica como medidas temporales hasta lograr un diagnóstico definitivo o resolver otras afecciones médicas. La pauta habitual consiste en la administración inicial de **fenoxibenzamina,** que inhibe la vasoconstricción en respuesta a las catecolaminas segregadas por el tumor. El feocromocitoma suele acompañarse de vasoconstricción tónica y contracción volumétrica, y la vasodilatación mediada por la fenoxibenzamina puede causar hipotensión. Por tanto, la administración de este fármaco debe acompañarse de reposición volumétrica. En el marco de la UCI, la fenoxibenzamina puede aumentarse rápidamente hasta 40 mg dos veces al día, con el control adecuado de la presión arterial. Una

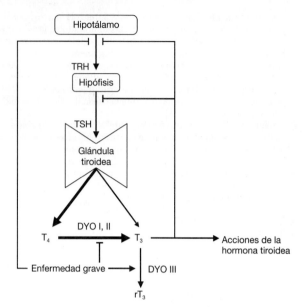

**FIGURA 28-3.** Regulación de la secreción y la actividad de las hormonas tiroideas. Las flechas indican acción positiva, producción o conversión. Las líneas que terminan en barras transversales indican inhibición. DYO I, II, II, desyodasas de tipos I, II y III; rT$_3$, T$_3$ inversa (inactiva); T$_3$, triyodotironina (hormona tiroidea activa); T$_4$, tiroxina (prohormona, actividad mínima); TRH, hormona liberadora de tirotropina; TSH, tirotropina.

opción alternativa es una **infusión intravenosa continua de un bloqueante de los canales de calcio,** que se inicia antes de la cirugía y se mantiene hasta la resección del tumor.

C. **Tratamiento posoperatorio del feocromocitoma.** Tras una resección quirúrgica eficaz, puede interrumpirse la administración de fenoxibenzamina. A medida que desaparecen los efectos vasodilatadores del fármaco tiene que aumentar el débito urinario. Los pacientes tratados con bloqueantes de los canales de calcio antes de la cirugía pueden necesitar reposición volumétrica para evitar la hipotensión cuando la vasculatura que ha sufrido vasoconstricción crónica se relaja. La hipoglucemia puede complicar el posoperatorio inmediato, por lo que durante el día siguiente a la intervención quirúrgica debe controlarse la glucosa a intervalos regulares.

IX. **Función tiroidea y enfermedades de la glándula tiroidea**
A. **Fisiología** (fig. 28-3). Las formas de la hormona tiroidea son dos: **T$_4$ (tiroxina),** que contiene cuatro átomos de yodo, y **T$_3$ (triyodotironina),** que contiene tres átomos de yodo. Ambas se producen en la glándula tiroidea y se almacenan en forma de tiroglobulina. La liberación y la producción de hormonas tiroideas están controladas por la **tirotropina (TSH)** segregada por la hipófisis. La TSH estimula la descomposición de la tiroglobulina para liberar T$_3$ y T$_4$, y promueve la conversión de parte de T$_4$ a T$_3$ antes de la liberación al torrente circulatorio. La secreción de TSH está regulada por la hormona reguladora de la tirotropina (TRH), segregada por el hipotálamo. La secreción de TRH y TSH está sometida a una regulación negativa por parte de la hormona tiroidea, con lo que se completa un circuito regulador

mediante un mecanismo de retroacción. La hormona tiroidea actúa a través de receptores para $T_3$, ampliamente distribuidos. La $T_4$ tiene escasa actividad por sí misma, y es en esencia una prohormona. La glándula tiroidea libera directamente parte de la $T_3$, aunque la gran mayoría de esta hormona se produce en otros tejidos mediante la conversión de $T_4$ en $T_3$ por la acción de enzimas desyodasas (tipos I y II). Por la acción de una tercera desyodasa (tipo III), la $T_4$ puede convertirse también en $T_3$ inversa (r$T_3$, *reverse $T_3$*), que contiene tres átomos de yodo en una configuración diferente y carece de actividad como hormona tiroidea. La producción de $T_3$ fuera de la glándula tiroidea por la actividad desyodasa está reducida en afecciones habituales en la UCI como la nutrición deficiente, la diabetes (déficit de insulina relativo o resistencia a la insulina), las concentraciones elevadas de ácidos grasos libres, citocinas inflamatorias, la enfermedad en general y los fármacos, entre ellos los β-bloqueantes y la amiodarona. La producción de $T_3$ activa aumenta con un aporte calórico elevado y con la administración de glucosa más insulina. La conversión de $T_4$ en r$T_3$ inactiva aumenta con la enfermedad.

**B. Funciones de la hormona tiroidea y síntomas y signos de la disfunción tiroidea.** La hormona tiroidea es un importante regulador del índice metabólico, así como del índice de síntesis y recambio proteicos. Aumenta tanto la contractilidad como la frecuencia cardíaca y promueve la relajación de las arterias, reduciendo la resistencia vascular sistémica. El **hipertiroidismo** se asocia a taquicardia, hipertensión sistólica, mayor amplitud de la presión del pulso, insuficiencia cardíaca con gasto elevado, mayor riesgo de fibrilación auricular e isquemia miocárdica. El **hipotiroidismo** se asocia a bradicardia e hipertensión, y puede precipitar una insuficiencia cardíaca congestiva en pacientes con cardiopatía subyacente. La miopatía asociada a hipotiroidismo e hipertiroidismo puede causar debilidad de los músculos respiratorios en ambos casos, lo que puede conllevar una ventilación inadecuada. La ventilación deficiente puede ser especialmente problemática en el hipertiroidismo, en el que aumentan el consumo de oxígeno y la producción de $CO_2$. La hormona tiroidea estimula la movilidad intestinal; el hipotiroidismo se asocia a estreñimiento, y el hipertiroidismo a defecación frecuente o diarrea, que puede asociarse a malabsorción. La hormona tiroidea es importante para la eliminación de agua libre, y el hipotiroidismo se asocia a hiponatremia. Por ello hay que descartar la presencia de hipotiroidismo antes de establecer un diagnóstico de síndrome de secreción inadecuada de vasopresina (SIADH). El metabolismo de numerosos fármacos y hormonas endógenas está regulado por la hormona tiroidea. En el hipotiroidismo, puede ser necesario reducir las dosis de los fármacos debido a una lenta eliminación, o tener que aumentarse las dosis en el hipertiroidismo debido a un aumento de la eliminación. La hormona tiroidea estimula el aclaramiento o depuración del cortisol, por lo que el tratamiento del hipotiroidismo con hormona tiroidea puede precipitar una crisis suprarrenal en pacientes con insuficiencia suprarrenal. El hipotiroidismo se asocia a la acumulación de glucosaminoglicanos de la matriz en numerosos tejidos, lo que puede causar aspereza de piel y pelo, hipertrofia lingual, ronquera y edema sin fóvea (**mixedema**). La enfermedad de Graves, la etiología más frecuente del hipertiroidismo, también puede causar la infiltración autoinmunitaria del tejido graso de la órbita y la afectación ocular autoinmunitaria, lo que puede producir inflamación ocular y ojos que sobresalen de las órbitas.

## X. Función tiroidea en las enfermedades graves

**A. Síndrome de enfermedad no tiroidea.** A diferencia de lo que sucede en un entorno extrahospitalario, las concentraciones de TSH de los pacientes hospitalizados pueden ser engañosas, un hecho que se observa especialmente en los pacientes con enfermedades graves. La secreción de TSH se ve afectada por la acción de diversos fármacos y hormonas. La dopamina inhibe la TSH y los antagonistas de la dopamina, como la metoclopramida, estimulan la liberación de esta hormona. Las concentraciones elevadas de glucocorticoides, tanto endógenos en respuesta al estrés como debidos al tratamiento con glucocorticoides, suprimen tanto la secreción de TRH como la de TSH. Un problema más importante es la frecuencia con que se encuentran concentraciones bajas de TSH y concentraciones bajas de $T_4$ y $T_3$ en las enfermedades graves, de modo que los valores tiroideos normales constituyen la excepción, en lugar de la norma, en el marco de la UCI. Este síndrome solía denominarse «síndrome del eutiroideo enfermo», aunque actualmente se cree que **los pacientes en situación grave pueden estar realmente hipotiroideos** a causa de la inhibición de la TRH y la TSH. El nombre que se prefiere para el síndrome de alteración de la función tiroidea durante una enfermedad es de **«síndrome de enfermedad no tiroidea» (SENT).** Incluso aunque ya no se crea que esta situación sea «eutiroidea», la solidez de las evidencias sugiere que **el tratamiento de los pacientes graves con un síndrome de enfermedad no tiroidea no es beneficioso,** sino que puede resultar nocivo, quizá porque el hipotiroidismo relativo disminuye el catabolismo y, por tanto, tiene un efecto protector.

**B. Cuándo realizar estudios tiroideos en la UCI.** Debido a la frecuencia con que se observa el síndrome de la enfermedad no tiroidea en las enfermedades graves, **no deben realizarse estudios tiroideos a los pacientes hospitalizados salvo que exista una sólida sospecha de disfunción tiroidea.** En los pacientes tratados con $T_4$ antes de la hospitalización, la dosis de esta hormona por lo general no debe modificarse. Puede ser útil confirmar que la dosis era adecuada antes del inicio de la enfermedad grave revisando los valores de TSH anteriores. Si la absorción intestinal está alterada, debe sustituirse la administración oral de levotiroxina por levotiroxina intravenosa, reduciendo la dosis un 20 % para adecuarla a la mayor biodisponibilidad de la vía intravenosa. En los pacientes tratados por hipertiroidismo anterior a la enfermedad grave actual, no deben cambiarse las dosis de fármacos para tratar el trastorno, salvo que existan indicios de nuevos efectos tóxicos. Se recomienda confirmar que el hipertiroidismo estaba bien controlado antes de la hospitalización del paciente, y debe consultarse con el endocrinólogo en todos los casos de pacientes graves con hipertiroidismo.

**C. Diagnóstico analítico de la disfunción tiroidea en pacientes con enfermedad grave.** En los pacientes sin un diagnóstico previo de disfunción tiroidea, pero con una sólida sospecha de la existencia de una disfunción tiroidea nueva o no diagnosticada, el diagnóstico de la situación tiroidea puede resultar complicado. En este contexto, **la TSH aislada se utiliza poco.** La TSH por lo general es normal o está reducida en el síndrome de la enfermedad no tiroidea (SENT), aunque las concentraciones de TSH pueden estar elevadas durante la recuperación del mismo, a medida que el sistema busca un nuevo equilibrio. Deberá solicitarse el estudio completo de la función tiroidea, con TSH, $T_4$ total, $T_4$ libre (o índice de tiroxina libre) y $T_3$. **La TSH no sólo debe interpretarse junto con los valores de $T_4$ y $T_3$, sino también en el contexto clínico.** Antes de solicitar estudios tiroideos, es importante decidir *a priori* qué tipo de disfunción tiroidea se sospecha (hipertiroidismo o hipotiroidismo) en los contextos clínicos.

**D. Interpretación de una TSH baja.** En el síndrome de enfermedad no tiroidea se espera encontrar una TSH normal o baja. Una TSH baja en solitario no debe interpretarse como que el paciente es hipertiroideo ni como que hay que reducir la dosis de hormona tiroidea. Si la TSH está baja y se sospecha hipertiroidismo en el contexto clínico, puede ser útil la determinación de la **$T_3$ sérica.** En los pacientes con síndrome de enfermedad no tiroidea, los valores de $T_3$ deben ser bajos o normales-bajos, mientras que en los que tienen hipertiroidismo, los valores de $T_3$ deben ser altos o normales- altos. Un paciente con una **TSH indetectable** en un análisis actual de gran sensibilidad es probable que tenga hipertiroidismo, diagnóstico que puede estar apoyado por una $T_3$ elevada o normal elevada. Si se sospecha que existe hipotiroidismo central (déficit de TSH debido a una lesión hipotalámica o hipofisaria), y la TSH es normal o baja, puede resultar útil medir la **$rT_3$ sérica.** Las concentraciones de $rT_3$ suelen estar elevadas en el síndrome de enfermedad no tiroidea, pero es probable que estén bajas en el hipotiroidismo central grave.

E. **Interpretación de una TSH elevada.** Puede observarse una TSH elevada en los pacientes que se recuperan de un síndrome de enfermedad no tiroidea, aunque la TSH casi nunca supera las 20 mUI/l. En un paciente que se mantiene grave, una TSH elevada sugiere **hipotiroidismo primario** debido a un defecto en la síntesis de hormona tiroidea o en la liberación por la glándula tiroidea. Una $T_3$ baja o normal-baja puede apoyar un diagnóstico de hipotiroidismo.

F. **Interpretación de las concentraciones de $T_4$.** La $T_4$ se fija intensamente a proteínas séricas, principalmente a la globulina fijadora de tiroxina, pero también a la transtiretina, la albúmina y lipoproteínas; tan sólo una mínima fracción de $T_4$ no está fijada. En las enfermedades graves es frecuente observar disminuciones de las concentraciones o modificaciones de las proteínas fijadoras, que reducen la fijación de $T_4$ y las concentraciones totales de $T_4$. Por tanto, **las concentraciones de $T_4$ total son bajas hasta en la mitad de los pacientes de la UCI.** Según las cifras de reducción de las proteínas fijadoras, el índice de tiroxina libre puede ser normal o bajo. Los análisis «directos» de $T_4$ libre se ven afectados de forma variable por fármacos y sustancias circulantes como los ácidos grasos libres. **Un aumento** de la $T_4$ total, el índice de tiroxina libre o la medición directa de $T_4$ libre en un paciente grave **puede apoyar un diagnóstico de hipertiroidismo.** Si se obtiene una medición directa de $T_4$ libre en un paciente grave, también debe medirse la $T_4$ total para aumentar la probabilidad de reconocer un aumento de la $T_4$ libre debida a algún artefacto. **Los valores bajos o normales de $T_4$ total, índice de tiroxina libre o determinación directa de $T_4$ libre suelen carecer de utilidad diagnóstica.** Una excepción a la regla general de que la enfermedad reduce las proteínas fijadoras de hormonas es la asociación de hepatitis y hepatoma a concentraciones sanguíneas anormalmente elevadas de proteínas fijadoras de tiroxina y de $T_4$ total.

XI. **Tratamiento de la disfunción tiroidea en los pacientes de la UCI**

A. **Tratamiento del hipotiroidismo.** Aunque el síndrome de enfermedad no tiroidea sea probablemente un estado de hipotiroidismo relativo, **el tratamiento con hormona tiroidea no mejora la evolución en aquellos con enfermedades graves** ni en los pacientes posquirúrgicos. Esto puede deberse a que un ligero nivel de hipotiroidismo protege frente a un estado catabólico. No debe ajustarse la dosis habitual de hormona tiroidea en los pacientes con hipotiroidismo preexistente. El tratamiento de un hipotiroidismo recién diagnosticado debe realizarse con $T_4$, y la dosis inicial ha de basarse en el peso. La **dosis restitutiva de $T_4$ por vía entérica** es de aproximadamente **1,6 (µg/kg)/día,** aunque hay pacientes concretos que pueden necesitar dosis considerablemente mayores o menores. Es adecuado administrar una dosis inicial algo menor en los pacientes ancianos y frágiles, o si existe la posibilidad de precipitar isquemia cardíaca o fibrilación auricular. La **$T_4$ debe administrarse aparte del resto de fármacos, y la alimentación entérica debe interrumpirse** hasta que los residuos gástricos sean mínimos antes de administrar la hormona, y no ha de reiniciarse antes de 30 min. **En los casos en los que esto no pueda llevarse a cabo** (p. ej., en los pacientes tratados con insulinoterapia) o cuando no se tolera la alimentación entérica, **se prefiere la administración intravenosa.** En este caso, **la dosis debe reducirse un 20%** por la mejor biodisponibilidad. Tras una modificación de la dosis, se tarda al menos 6 semanas hasta que la $T_4$ y la TSH alcanzan un nuevo equilibrio, por lo que las modificaciones de dosis basadas en mediciones realizadas antes de este tiempo deben hacerse con precaución. El tratamiento del hipotiroidismo con $T_3$ no suele estar indicado salvo en casos de coma mixedematoso.

B. **Tratamiento del hipertiroidismo.** Los pacientes en tratamiento por hipertiroidismo antes de sufrir una enfermedad grave deben controlarse mediante una consulta endocrinológica, porque los fármacos antitiroideos pueden tener efectos tóxicos importantes y porque las grandes dosis de yodo de algunos fármacos (como la amiodarona) o de contrastes para técnicas de diagnóstico por la imagen pueden modificar la situación tiroidea y precisar cambios en el tratamiento. Ante un presunto nuevo diagnóstico de hipertiroidismo, ha de consultarse con los endocrinólogos para confirmar el diagnóstico y controlar el tratamiento. La acción de la hormona tiroidea **aumenta el número de receptores β-adrenérgicos** en numerosos tejidos, lo que explica muchos de los síntomas del hipertiroidismo. El tratamiento de esta afección consiste en un β-bloqueante para contrarrestar la mayor acción β-adrenérgica. Puede administrarse **propranolol y metoprolol** por vía intravenosa, fármacos que tienen la ventaja adicional de inhibir la conversión de $T_4$ a $T_3$ por las desyodasas. Otros tratamientos deberán iniciarse consultando con el endocrinólogo. Una pauta habitual consiste en el tratamiento con antitiroideos del grupo de las tionamidas, como el **metimazol** (más potente) y el **propiltiouracilo (PTU**, menos potente). Estos fármacos **bloquean la nueva producción de hormona tiroidea, aunque no impiden la liberación de la hormona** que ya se ha sintetizado, por lo que las tionamidas tienen escaso efecto inmediato por sí mismas. Sin embargo, una vez que la tionamida ha bloqueado la síntesis de nueva hormona tiroidea, **pueden administrarse grandes dosis de yodo para bloquear la liberación de $T_3$ y $T_4$** desde la glándula tiroidea. Si no se bloquea primero la nueva síntesis de hormona tiroidea mediante una tionamida, el yodo se convertirá en nueva hormona tiroidea, por lo que el orden de administración es fundamental.

## XII. Coma mixedematoso

**A. Síndrome clínico.** Las manifestaciones del hipotiroidismo extremo pueden ser: alteración del nivel de consciencia y/o del comportamiento (generalmente letargo, pero en ocasiones psicosis; el coma como tal es poco frecuente), hipotermia, bradicardia, hipotensión, hipoventilación, hiponatremia e hipoglucemia. Todas estas manifestaciones son reversibles por la acción de la hormona tiroidea. **El coma mixedematoso puede producirse de forma aguda** en personas con hipotiroidismo preexistente no tratado o mal tratado que quedan expuestas al estrés de una enfermedad, a temperaturas ambientales frías o sedantes. La edad y las enfermedades cardiovasculares son factores de riesgo de mortalidad, que puede llegar a ser del 40 %. El coma mixedematoso no aparecerá rápidamente tras la **interrupción de la hormona tiroidea** ni siquiera en pacientes con hipotiroidismo grave, porque la **semivida de la hormona es prolongada** (aproximadamente 1 semana).

**B. Diagnóstico y tratamiento.** El nivel de gravedad del hipotiroidismo que se necesita para producir este síndrome clínico es extremo, por lo que cabe esperar encontrar concentraciones elevadas de TSH en los pacientes. Una excepción la constituye el hipotiroidismo de origen central, en el que la TSH puede ser normal o baja. La mortalidad del coma mixedematoso real es elevada y el tratamiento con hormona tiroidea reduce la mortalidad. Por tanto, si la sospecha de coma mixedematoso es elevada, debe iniciarse de inmediato el tratamiento, sin esperar a recibir los resultados de las pruebas analíticas, aunque deberán obtenerse pruebas de confirmación antes de iniciar el tratamiento. El coma mixedematoso puede asociarse a insuficiencia suprarrenal, ya sea debida a un síndrome endocrinológico autoinmunitario o a una disfunción hipofisaria. **La administración de hormona tiroidea** a un paciente con insuficiencia suprarrenal puede **precipitar una crisis suprarrenal** rápidamente. Por tanto, debe realizarse una prueba con tetracosactida en el momento de la obtención de muestras para las pruebas tiroideas, y hay que instaurar un **tratamiento glucocorticoideo con dosis de estrés** antes de iniciar el tratamiento con hormona tiroidea. Los glucocorticoides pueden interrumpirse si la prueba de estimulación con tetracosactida demuestra la existencia de reservas suprarrenales suficientes. El tratamiento adecuado del coma mixedematoso es controvertido, y diferentes especialistas prefieren usar sólo $T_3$, sólo $T_4$ o ambas hormonas juntas. El tratamiento del coma mixedematoso ha de iniciarse consultando con un endocrinólogo, y deberá adaptarse tanto al peso del paciente como a la presencia de alguna cardiopatía. El tratamiento sintomático puede incluir el calentamiento pasivo, la reposición volumétrica, los vasopresores, el soporte ventilatorio y la administración de glucosa intravenosa. Es esencial tratar la enfermedad precipitante.

## XIII. Crisis hipertiroidea

**A. Síndrome clínico y criterios para el diagnóstico.** La crisis hipertiroidea es un síndrome de hipertiroidismo grave con acentuación de los síntomas y signos, que suele producirse como un empeoramiento agudo de un hipertiroidismo preexistente. Como el diagnóstico es una cuestión de grados (una vez que se ha establecido el hipertiroidismo bioquímico), los criterios para el diagnóstico incluyen el cálculo de una puntuación, con más puntos para grados crecientes de **hiperpirexia, taquicardia,** gravedad de la **insuficiencia cardíaca congestiva,** presencia de **fibrilación auricular,** alteración del estado psíquico (con mayores puntuaciones para las convulsiones o el coma) y síntomas digestivos (entre ellos, diarrea, vómitos, dolor abdominal e ictericia). También se puntúa el antecedente de un episodio que pueda haber precipitado la crisis hipertiroidea, como una carga de yodo (por fármacos o contraste i.v.), cirugía tiroidea, traumatismo, infección u otras situaciones de estrés importante, entre ellas la cirugía no tiroidea.

**B. Tratamiento.** Consiste en el tratamiento sintomático y la administración de fármacos dirigidos específicamente a la excesiva acción, producción y liberación de hormona tiroidea. El tratamiento inicial consistirá en la administración de un β-bloqueante intravenoso ajustado para controlar la taquicardia. Se administran también **glucocorticoides** en dosis de estrés (100 mg de hidrocortisona i.v. cada 8 h) para reducir la conversión de $T_4$ en $T_3$ por las desyodasas, y asegurar que la crisis hipertiroidea no se complica con una insuficiencia suprarrenal debido al rápido metabolismo de los glucocorticoides. El uso de tionamidas como el metimazol y el propiltiouracilo para inhibir la liberación de hormona tiroidea, seguido de la administración de yodo para inhibir la liberación de la misma, es similar al tratamiento del hipertiroidismo más leve, salvo porque las dosis son mayores. El tratamiento sintomático consiste en el tratamiento agresivo de la hipertermia, la reposición hídrica, el control de la frecuencia ventricular en la fibrilación auricular, y el diagnóstico y tratamiento de todas las afecciones precipitantes.

## XIV. Síndrome carcinoide

**A. Fisiología del tumor carcinoide.** Los tumores carcinoides se encuentran con mayor frecuencia en los **bronquios** y en el **tubo digestivo.** El hígado inactiva la mayoría de los productos de los tumores carcinoides, por lo que los tumores gastrointestinales generalmente no causan síntomas sin metástasis hepáticas. Los tumores pulmonares pueden causar síntomas sin metástasis porque los productos carcinoides se segregan directamente a la circulación general, aunque los tumores pulmonares son menos frecuentes que los digestivos. Los tumores carcinoides pueden segregar una amplia variedad de productos, entre ellos serotonina, histamina, taquicininas, calicreína y prostaglandinas. Otros productos menos habituales y que tienen importancia en el marco de la UCI son la noradrenalina, la dopamina, la gastrina, el glucagón, la ACTH y la somatostatina. Casi todos los tumores carcinoides captan y metabolizan el triptófano. En la mayoría de los casos lo convierten en **serotonina,** que se metaboliza a continuación a ácido 5-hidroxiindolacético (5-HIAA), pero en algunos casos no se produce serotonina y los metabolitos primarios son el 5-HIAA y la **histamina.** La producción característica de 5-HIAA por los tumores carcinoides permite su detección mediante la medición del 5-HIAA en sangre y orina.

**B. Manifestaciones del síndrome carcinoide.** La diarrea secretora y el enrojecimiento y prurito cutáneos son las manifestaciones más frecuentes, debidas a un exceso de serotonina, histamina y cininas. La diarrea puede ser explosiva, causando una pérdida importante de líquido y malabsorción. La vasodilatación periférica puede causar hipotensión y taquicardia. Los episodios suelen ser espontáneos y duran menos de 30 min. Sin embargo, algunos fármacos pueden causar episodios de enrojecimiento, especialmente los que se usan en la anestesia, o también estar causados por la palpación del tumor, y esta «crisis carcinoide» puede durar horas y asociarse a hipotensión grave, broncoconstricción, arritmias y muerte. El enrojecimiento puede asociarse a broncoespasmo, especialmente cuando proviene de carcinoides bronquiales. Los agonistas β (pero no el salbutamol) pueden provocar vasodilatación persistente e hipotensión. Las concentraciones elevadas de serotonina pueden causar alteraciones de las válvulas cardíacas, principalmente engrosamiento fibroso de las válvulas cardíacas derechas, produciendo con mayor frecuencia regurgitación tricuspídea y/o estenosis o regurgitación pulmonar. La depleción de triptófano (por conversión a serotonina y ácido 5-hidroxiindolacético) puede causar atrofia muscular por una síntesis proteica deficiente y un déficit de ácido nicotínico, que puede causar pelagra manifiesta (piel áspera, glositis, queilitis comisural [boqueras] y alteración del estado psíquico).

C. **Diagnóstico.** En los pacientes con síndrome carcinoide, la concentración habitual de 5-HIAA en orina es más de 10 veces superior al límite superior de los valores normales. Muchos fármacos y alimentos pueden producir concentraciones elevadas falsas de 5-HIAA, entre ellos el paracetamol, el fenobarbital y la efedrina. Las concentraciones negativas falsas también pueden deberse a tetracosactida, levodopa, inhibidores de la monoaminooxidasa (IMAO), fenotiazinas, ácido acetilsalicílico (AAS) y heparina. Los carcinoides bronquiales y gástricos pueden mostrar concentraciones urinarias normales de 5-HIAA incluso sin la interferencia de sustancias. En estos casos, a menudo son útiles las determinaciones de cromogranina A y serotonina. En la UCI, la provocación de hipotensión y enrojecimiento paradójico por la adrenalina debe hacer pensar rápidamente en un síndrome carcinoide.

D. **Tratamiento.** El tratamiento definitivo del síndrome carcinoide consiste en la extirpación quirúrgica del tumor. Sin embargo, la mayoría de los pacientes que presentan el síndrome clásico tiene carcinoides intestinales con metástasis hepáticas, por lo que el tratamiento quirúrgico definitivo no es posible. **El enrojecimiento y la diarrea se tratan principalmente con octreotida,** que es muy eficaz. Este fármaco también se utiliza para evitar la progresión de la valvulopatía cardíaca carcinoide. La octreotida puede emplearse de un modo profiláctico para evitar la crisis carcinoide debida a la anestesia y la cirugía. Pueden comprobarse las concentraciones de 5-HIAA en orina para controlar la eficacia del tratamiento. Las sibilancias pueden tratarse con salbutamol. En las crisis carcinoides, el tratamiento de la hipotensión es inusual porque **las catecolaminas pueden empeorar las crisis** y disminuir más la presión arterial. La hipotensión se tratará con octreotida intravenosa (bolo i.v. de 300 μg seguido de una infusión de hasta 150 μg/h) y reposición hídrica. Una disminución paradójica de la presión arterial con el tratamiento con simpaticomiméticos debe hacer pensar de inmediato en la posibilidad de un síndrome carcinoide.

XV. **Regulación de la homeostasis del calcio**
A. **Captación intestinal y excreción renal del calcio.** En circunstancias normales, existe un equilibrio entre la captación y la excreción del calcio. De un aporte diario habitual de 1 000 mg, la absorción intestinal neta puede ser de 200 mg, excretándose una cantidad similar por la orina. Todo el calcio es filtrado por el glomérulo renal, y debe reabsorberse de forma activa de forma que sólo un pequeño porcentaje de la cantidad filtrada se excrete realmente. La **hormona paratiroidea (PTH, paratirina)** promueve la absorción intestinal de calcio (junto con fosfato), y la liberación de calcio y fósforo desde los huesos. Además de los efectos directos en el intestino, la PTH estimula la activación de la vitamina D a **1,25-dihidroxivitamina D,** que también promueve la absorción intestinal de calcio y fósforo. En los riñones, la PTH promueve la reabsorción de calcio más que la excreción de fosfato. El efecto neto del aumento de la PTH es aumentar el calcio sérico y reducir el fósforo sérico. La mayor parte de la **reabsorción de calcio** por el riñón se produce en el túbulo proximal y **se asocia a la absorción de sodio.** Las situaciones que demandan sodio (deshidratación) promueven la absorción de calcio, y la infusión de solución salina promueve la excreción del mismo. En la rama gruesa ascendente del asa de Henle

tiene lugar la absorción de una cantidad menor de calcio, que inhiben los diuréticos del asa. Finalmente, en el túbulo distal se reabsorbe una pequeña proporción de calcio, regulada por la PTH. La disminución de la función renal desempeña una función importante en numerosos síndromes de hipercalciemia.

B. **Equilibrio del calcio entre la sangre y los huesos.** Una pequeña fracción (aproximadamente un 1%) del calcio corporal total se encuentra en el interior de las células y en el líquido extracelular. El resto, alrededor de 1 kg, se encuentra junto con fósforo en cristales de hidroxiapatita en los huesos. Si la reabsorción ósea aumenta de forma desproporcionada con respecto a la mineralización ósea, pueden liberarse cantidades bastante importantes de calcio a la sangre. El equilibrio entre la sangre y los huesos está regulado fundamentalmente por la PTH, pero el estrés mecánico también promueve la formación ósea. En una circunstancia de **inmovilización,** el equilibrio puede desplazarse llamativamente hacia la reabsorción ósea y causar hipercalciemia en los pacientes encamados.

## XVI. Causas de hipercalciemia

A. **Hiperparatiroidismo primario.** Este síndrome se debe habitualmente a **tumores paratiroideos benignos.** Es la causa más frecuente de hipercalciemia en el entorno extrahospitalario. La sensibilidad de los tumores paratiroideos a las concentraciones de calcio del medio está reducida, de forma que se necesitan concentraciones mayores de calcio para inhibir la producción de PTH. Se alcanza un nuevo equilibrio en el que aumentan las concentraciones de calcio sérico, aunque las de PTH no están totalmente inhibidas. **Las cifras de PTH no suelen estar elevados, pero no disminuyen adecuadamente a concentraciones indetectables** en el contexto de unas cifras de calcio elevadas.

B. **Hiperparatiroidismo secundario (osteodistrofia renal).** La insuficiencia renal reduce la capacidad para excretar fósforo. **La concentración elevada de fósforo,** al igual que las bajas concentraciones de calcio, es un **estímulo para la secreción de PTH.** La PTH promueve la excreción de fósforo y la absorción de calcio desde el intestino, y la liberación de calcio a partir de los huesos. La elevación del calcio puede incrementarse mediante la administración de fijadores de fosfato que contienen calcio. La PTH no suele estar elevada, pero sí muestra unas cifras inadecuadamente elevadas («normales») cuando existe hipercalciemia.

C. **Hiperparatiroidismo terciario.** El hiperparatiroidismo secundario prolongado puede causar un grado de **autonomía paratiroidea** independiente de la autorregulación en función de las concentraciones de calcio. Una vez que esto sucede, la producción de PTH no se inhibe de forma adecuada ni siquiera si las concentraciones de fosfato están controladas por diálisis o fijadores de fosfato. La consecuencia es la existencia de unas concentraciones de PTH inadecuadamente elevadas («inadecuadamente normales») en el contexto de una hipercalciemia.

D. **Hipercalciemia neoplásica.** Este síndrome puede observarse en el contexto de grandes lesiones líticas óseas, pero se asocia con mayor frecuencia a la secreción tumoral de **proteína relacionada con la PTH (PTHrP),** que circula por vía sistémica y actúa de un modo similar a la PTH. La PTHrP suele asociarse al mieloma múltiple y al cáncer de mama, pulmón y epidermoide (escamoso), pero puede observarse con tumores de distintos tipos. La producción de PTH desde las glándulas paratiroideas disminuye por la elevada concentración de calcio, y la PTH es prácticamente indetectable.

E. **Síndrome de leche y alcalinos.** La **excreción renal de calcio se inhibe por la orina alcalina.** Cuando el aporte de calcio y alcalinos aumenta al mismo tiempo, generalmente en el contexto de una insuficiencia renal al menos leve, puede producirse hipercalciemia. Ésta puede causar una disminución adicional de la filtración glomerular (FG), por lo que el síndrome puede autoperpetuarse. El nombre procede de los pacientes que presentan el síndrome durante el tiempo que están consumiendo gran cantidad de leche y/o antiácidos de carbonato cálcico para tratar una gastritis o una úlcera gastroduodenal. La PTH está inhibida y suele ser indetectable.

**F. Hipervitaminosis D.** La conversión hepática de vitamina D en 25-hidroxivitamina D no está regulada. La conversión a la forma activa de vitamina D, 1,25-dihidroxivitamina D, se produce en los riñones y está regulada por la PTH. En las enfermedades granulomatosas, entre ellas la sarcoidosis, la tuberculosis y las infecciones micóticas, los macrófagos pueden producir un **exceso de 1,25-dihidroxivitamina D,** lo que conlleva una absorción intestinal excesiva de calcio. Algunas neoplasias hamatológicas también pueden producir 1,25-dihidroxivitamina D.

**G. Inmovilización.** Cuando los huesos no «pesan», como sucede con el reposo en cama, la formación ósea ya no puede equilibrar la resorción ósea en estados de **recambio óseo elevado** (v. sección XV.B). La cantidad de calcio liberado a la circulación puede aumentar espectacularmente, causando hipercalcemia. Si la PTH se regula de forma adecuada y la función renal es normal, la inmovilización por sí sola no causa hipercalcemia. Salvo que el hiperparatiroidismo sea la causa del aumento del recambio óseo, la PTH debe estar completamente inhibida. Las concentraciones elevadas de citocinas, como sucede en la sepsis, pueden promover el recambio óseo.

**H. Enfermedad de Paget ósea.** La característica de la enfermedad de Paget es la presencia de zonas localizadas de mayor resorción ósea y nueva formación ósea desorganizada. Por sí misma, la enfermedad de Paget no suele causar hipercalcemia porque la resorción ósea está equilibrada por la formación ósea. Sin embargo, la **inmovilización** puede llevar a la aparición brusca de hipercalcemia. Hasta un 3 % de las personas de más de 50 años sufre enfermedad de Paget.

**I. Fármacos y consumos.** El consumo excesivo de vitamina D o metabolitos de la vitamina D como la 1,25-hidroxivitamina puede causar hipercalcemia. Otros fármacos que también pueden causarla son la vitamina A (aumento del recambio óseo), el litio (aumento de la secreción de PTH), la teofilina (aumento del recambio óseo) y los diuréticos tiazídicos (disminución de la excreción de calcio).

**J. Endocrinopatías.** Las endocrinopatías no paratiroideas que pueden causar hipercalcemia son el hipertiroidismo (aumento del recambio óseo), la insuficiencia suprarrenal (disminución de la excreción de calcio) y el feocromocitoma (secreción de PTHrP).

**K. Carcinoma paratiroideo.** El tejido paratiroideo neoplásico puede ser extremadamente resistente a la inhibición del calcio. Tanto las concentraciones de PTH como las de calcio pueden aumentar enormemente. En el momento en que se establece el diagnóstico, es frecuente que el carcinoma paratiroideo haya producido metástasis, lo que dificulta en grado sumo el control del calcio.

**L. Hipercalcemia hipocalciúrica familiar (HHF).** En este síndrome relativamente frecuente, el **punto umbral para la inhibición de la producción de PTH por el calcio es mayor de lo normal** debido a una mutación en el receptor sensible al calcio. El calcio sérico suele estar algo elevado, pero **la excreción urinaria de calcio es baja o normal** en lugar de estar elevada como en el hiperparatiroidismo. Las concentraciones de PTH son normales o están ligeramente elevadas. Puede resultar difícil diferenciar este síndrome de un leve hiperparatiroidismo primario. El síndrome se hereda de forma **autosómica dominante,** por lo que los antecedentes familiares o la determinación de la concentración de calcio sérico en familiares del paciente puede ser útil. No es un síndrome progresivo y **las concentraciones de calcio sérico son uniformes a lo largo de la vida.** Si se dispone de ellas, pueden ser muy útiles las mediciones antiguas del calcio. **No está indicado tratamiento alguno** para este trastorno.

**M. Síndromes superpuestos.** Es frecuente que los pacientes con una enfermedad grave presenten hipercalcemia que se debe a una combinación de causas, pudiendo llegar a ser grave al concurrir el aumento de liberación de calcio a partir del hueso y la disminución de su excreción. Por ejemplo, un hiperparatiroidismo primario leve puede no causar hipercalcemia hasta que el paciente queda inmovilizado, momento en el que la liberación neta de calcio desde el hueso puede aumentar de forma considerable. Incluso esta situación puede no causar hipercalcemia si la función renal del paciente es normal, pero si la función renal está afectada por algún motivo, puede aparecer una hipercalciemia grave. Del mismo modo, es posible que el aumento de las concentraciones de citocinas promuevan el recambio óseo, que combinado con la inmovilización y la insuficiencia renal puede causar hipercalciemia.

## XVII. Diagnóstico de hipercalciemia

A. Los **signos y síntomas asociados a hipercalciemia grave** son poliuria, dolor abdominal, náuseas, vómitos, estreñimiento, cefalea, alteración del estado psíquico, letargo, debilidad y depresión. Puede observarse hiporreflexia, hipertensión y bradicardia. En el ámbito de cuidados intensivos, la hipercalciemia se diagnostica sobre todo mediante pruebas analíticas.

B. **Medición del calcio sérico.** Aproximadamente el 50 % del calcio sérico se encuentra en forma de calcio ionizado libre, mientras que alrededor del 40 % está fijado a la albúmina y un 10 % forma complejos con aniones. Las concentraciones de calcio sérico total pueden corregirse para la concentración de albúmina sérica [$Ca^{2+}$ corregido = $Ca^{2+}$ total + 0,8 × (albúmina normal – albúmina del paciente)], aunque esta corrección no es del todo fiable. Es preferible **medir directamente el calcio ionizado** y tomar las decisiones diagnósticas y de tratamiento a partir de estos resultados.

C. **Diagnóstico diferencial de la hipercalciemia.** Es esencial **realizar los estudios analíticos adecuados antes de iniciar cualquier tratamiento.** La hipercalciemia nunca es una urgencia tal que no permita obtener varios tubos de sangre antes de iniciar el tratamiento. **Una vez se han normalizado las concentraciones de calcio** por cualquier medio, es muy difícil establecer un diagnóstico definitivo. La hipercalciemia actúa como una «prueba de estrés» para el sistema de control del calcio, y una vez eliminado el estrés, la mayoría de las pruebas diagnósticas se vuelven inútiles. Por ejemplo, una concentración elevada de PTH sólo es «anormal» si el calcio también lo es. Cuando el calcio es normal o está bajo, una elevación de la PTH podría ser la respuesta homeostática adecuada al aumento de excreción de calcio y/o un aporte o una absorción de calcio deficientes. En el estudio inicial, deben incluirse las determinaciones de calcio ionizado (preferible) o calcio sérico total y albúmina, fósforo, BUN y creatinina, y PTH intacta.

D. **Hipercalciemia dependiente de la PTH.** La PTH sérica no suele estar elevada ni siquiera cuando es ella la causa de la hipercalciemia. Antes bien, la PTH es **«inadecuadamente normal»** en el marco de la hipercalciemia. También puede encontrarse una PTH manifiestamente elevada, pero las elevaciones extremas de esta hormona son poco frecuentes y sugieren el diagnóstico de un carcinoma paratiroideo. En el contexto de una hipercalciemia, **toda PTH detectable** sugiere que la etiología es el hiperparatiroidismo. El hiperparatiroidismo primario puede distinguirse del hiperparatiroidismo secundario y terciario por la anamnesis y los estudios de la función renal. Si se diagnostica un hiperparatiroidismo primario, la identificación del adenoma paratiroideo suele poder verse demorada hasta que se resuelve la enfermedad grave.

E. **Hipercalciemia independiente de la PTH.** Si la PTH es indetectable, la anamnesis médica y farmacológica proporcionarán indicios importantes. El estudio analítico adicional debe incluir la determinación de PTHrP (por si existe hipercalciemia neoplásica), 25-hidroxivitamina D (si se sospecha la ingestión), 1,25-dihidroxivitamina D (por las enfermedades granulomatosas) y pruebas tiroideas (TSH, $T_4$ libre, $T_3$). Puede considerarse realizar una prueba de estimulación con corticotropina y/o la determinación de los valores matutinos de cortisol para descartar una insuficiencia suprarrenal. La fosfatasa alcalina suele estar llamativamente elevada en la enfermedad de Paget, y menos elevada en otras causas de aumento del recambio óseo como el hipertiroidismo. Puede utilizarse un estudio radiológico esquelético para buscar metástasis óseas o signos de enfermedad de Paget ósea. El síndrome de leche y alcalinos se asocia a alcalosis e insuficiencia renal y estará asociado a una anamnesis farmacológica característica.

**XVIII. Tratamiento de la hipercalciemia**

   **A. Aumento de la excreción renal de calcio.** El calcio se filtra libremente a la orina y la mayor parte se reabsorbe de forma activa junto con el sodio. La administración de sodio en forma de **hidratación con solución salina** puede ser muy eficaz para disminuir el calcio sérico en los pacientes hipovolémicos. En la mayoría de los casos, el objetivo debe ser la hidratación adecuada del paciente, aunque el tratamiento con solución salina puede verse limitado por la aparición de sobrecarga de volumen y edema. En estos casos, puede que sea necesario administrar un diurético del asa como la furosemida, que puede promover más la excreción de calcio. Los diuréticos del asa no deben usarse sin la administración de solución salina, ya que la deshidratación puede empeorar la hipercalciemia. La combinación de solución salina y furosemida para **forzar la diuresis ha disminuido** como tratamiento de primera línea para la hipercalciemia. En la insuficiencia renal, suelen necesitarse métodos de depuración extrarrenal como la diálisis o la hemofiltración continua con un dializado con escaso calcio para tratar la hipercalciemia. La **diálisis** también puede utilizarse como tratamiento de urgencia en la hipercalciemia grave en los pacientes con una función renal normal o sólo ligeramente alterada.

   **B. Inhibición de la liberación de calcio desde el tejido óseo.** La **calcitonina** inhibe la resorción ósea y la reabsorción renal de calcio. El tratamiento con calcitonina (4-8 UI/kg s.c. cada 6 h) puede ser muy eficaz para **reducir rápidamente el calcio sérico,** habitualmente en cuestión de horas. La combinación de calcitonina e hidratación con solución salina es probablemente el **tratamiento de primera línea** más adecuado para la hipercalciemia. Se suele producir taquifilaxia frente a los efectos de la calcitonina tras unos días de tratamiento, por lo que sólo se suele utilizar en la fase aguda de la hipercalciemia. Con la aparición de taquifilaxia puede aparecer hipercalciemia de rebote cuando la calcitonina es el único tratamiento. Hay que tratar la causa subyacente o deben administrarse **bisfosfonatos** al mismo tiempo que calcitonina y solución salina. Los bifosfonatos se depositan en la matriz mineral ósea e inhiben la liberación de calcio de los huesos. Pueden administrarse pamidronato y ácido zoledrónico por vía intravenosa. **El pamidronato se administra en dosis de 60 mg a 90 mg intravenosos durante 4 h, y el ácido zoledrónico, en dosis de 4 mg intravenosos durante 15 min.** El efecto máximo de ambos fármacos tiene lugar al cabo de 48 h a 72 h. Estos fármacos están claramente indicados para el tratamiento de la **hipercalciemia neoplásica,** pero deben usarse con precaución en otros contextos porque sus efectos pueden llegar a durar años. Inhiben la pérdida ósea en estados de intenso recambio, pero también retrasan la formación ósea cuando ésta está favorecida. Los bifosfonatos pueden causar **hipocalciemia** en determinadas situaciones clínicas, como en los pacientes con **déficit de vitamina D.** Estos fármacos deben usarse cuando la causa final de la hipercalciemia no puede solucionarse a corto o medio plazo (neoplasia), o cuando se dirigen directamente a la fisiopatología de la hipercalciemia (enfermedad de Paget ósea). En los casos en los que la causa primaria es reversible, como el síndrome de leche y alcalinos, o puede tratarse más directamente, como el hipertiroidismo o la enfermedad granulomatosa, los bisfosfonatos no son adecuados. Estos fármacos están relativamente contraindicados en el contexto de la insuficiencia renal. Los glucocorticoides también pueden ser útiles, combinados con los bisfosfonatos, en la hipercalciemia neoplásica debida a lesiones osteolíticas.

   **C. Inhibición de la PTH y producción activa de vitamina D.** El **cinacalcet** es un fármaco que aumenta la sensibilidad del receptor sensible al calcio (que se encuentra en células paratiroideas) al calcio extracelular. Es útil en la hipercalciemia dependiente de la PTH al disminuir la secreción de PTH y las concentraciones de calcio sérico. El uso del cinacalcet está autorizado para el tratamiento del hiperparatiroidismo secundario y del carcinoma paratiroideo. También se utiliza en la clínica para el tratamiento del hiperparatiroidismo primario. Carece de función alguna en el tratamiento de la hipercalciemia independiente de la PTH. Los **glucocorticoides** son el tratamiento de elección de la hipercalciemia debida a enfermedad granulomatosa, pero pueden dificultar el diagnóstico anatomopatológico si se utilizan antes de realizar una biopsia.

## Bibliografía recomendada

Arafah BM. Hypothalamic pituitary adrenal function during critical illness: limitations of current assessment methods. *J Clin Endocrinol Metab* 2006;91:3725–3745.

Baird TA, Parsons MW, Phanh T, et al. Persistent poststroke hyperglycemia is independently associated with infarct expansion and worse clinical outcome. *Stroke* 2003;34:2208–2214.

Beall DP, Henslee HB, Webb HR, Scofield RH. Milk-alkali syndrome: a historical review and description of the modern version of the syndrome. *Am J Med Sci* 2006;331:233–242.

Bendelow J, Apps E, Jones LE, Poston GJ. Carcinoid syndrome. *Eur J Surg Oncol* 2008;34:289–296.

Brunkhorst FM, Engel C, Bloos F, et al. Intensive insulin therapy and pentastarch resuscitation in severe sepsis. *N Engl J Med* 2008;358:125–139.

Devos P, Preiser J, Melot C. Impact of tight glucose control by intensive insulin therapy on ICU mortality and the rate of hypoglycaemia: final results of the Glucontrol study. *Intensive Care Med* 2007;33:S189.

Dickstein G. On the term "relative adrenal insufficiency"—or what do we really measure with adrenal stimulation tests? *J Clin Endocrinol Metab* 2005;90:4973–4974.

Fietsam R Jr, Bassett J, Glover JL. Complications of coronary artery surgery in diabetic patients. *Am Surg* 1991;57:551–557.

Grinspoon SK, Biller BM. Clinical review 62: laboratory assessment of adrenal insufficiency. *J Clin Endocrinol Metab* 1994;79:923–931.

Hamrahian AH, Oseni TS, Arafah BM. Measurements of serum free cortisol in critically ill patients. *N Engl J Med* 2004;350:1629–1638.

Ilias I, Pacak K. Current approaches and recommended algorithm for the diagnostic localization of pheochromocytoma. *J Clin Endocrinol Metab* 2004;89:479–491.

Jacobs TP, Bilezikian JP. Clinical review: rare causes of hypercalcemia. *J Clin Endocrinol Metab* 2005;90: 6316–6322.

Kitabchi AE, Umpierrez GE, Murphy MB, et al. Hyperglycemic crises in diabetes. *Diabetes Care* 2004; 27(suppl 1):S94–S102.

Krinsley JS, Grover A. Severe hypoglycemia in critically ill patients: risk factors and outcomes. *Crit Care Med* 2007;35:2262–2267.

Kwaku MP, Burman KD. Myxedema coma. *J Intensive Care Med* 2007;22:224–231.

LeGrand SB, Leskuski D, Zama I. Narrative review: furosemide for hypercalcemia: an unproven yet common practice. *Ann Intern Med* 2008;149:259–263.

Lumachi F, Brunello A, Roma A, Basso U. Medical treatment of malignancy-associated hypercalcemia. *Curr Med Chem* 2008;15:415–421.

Mebis L, Debaveye Y, Visser TJ, Van den Berghe G. Changes within the thyroid axis during the course of critical illness. *Endocrinol Metab Clin North Am* 2006;35:807–821.

Meijering S, Corstjens AM, Tulleken JE, et al. Towards a feasible algorithm for tight glycaemic control in critically ill patients: a systematic review of the literature. *Crit Care* 2006;10:R19.

Mesotten D, Vanhorebeek I, Van den Berghe G. The altered adrenal axis and treatment with glucocorticoids during critical illness. *Nat Clin Pract Endocrinol Metab* 2008;4:496–505.

Mundy GR, Edwards JR. PTH-related peptide (PTHrP) in hypercalcemia. *J Am Soc Nephrol* 2008;19: 672–675.

Nayak B, Burman K. Thyrotoxicosis and thyroid storm. *Endocrinol Metab Clin North Am* 2006;35:663–686.

Nayak B, Hodak SP. Hyperthyroidism. *Endocrinol Metab Clin North Am* 2007;36:617–656.

NICE-SUGAR Study Investigators. Intensive versus conventional glucose control in critically ill patients. *N Engl J Med* 2009;360:1283–1297.

Pacak K. Preoperative management of the pheochromocytoma patient. *J Clin Endocrinol Metab* 2007; 92:4069–4079.

Shepard MM, Smith JW III. Hypercalcemia. *Am J Med Sci* 2007;334:381–385.

Van den Berghe G, Wilmer A, Hermans G, et al. Intensive insulin therapy in the medical ICU. *N Engl J Med* 2006;354:449–461.

Van den Berghe G, Wouters P, Weekers F, et al. Intensive insulin therapy in critically ill patients. *N Engl J Med* 2001;345:1359–1367.

Wiener RS, Wiener DC, Larson RJ. Benefits and risks of tight glucose control in critically ill adults: a meta-analysis. *JAMA* 2008;300:933–944.

Wilson M, Weinreb J, Hoo GW. Intensive insulin therapy in critical care: a review of 12 protocols. *Diabetes Care* 2007;30:1005–1011.

Wisneski LA. Salmon calcitonin in the acute management of hypercalcemia. *Calcif Tissue Int* 1990; 46(suppl):S26–S30.

Young WF Jr. Adrenal causes of hypertension: pheochromocytoma and primary aldosteronism. *Rev Endocr Metab Disord* 2007;8:309–320.

# Enfermedades infecciosas: aspectos específicos

*Aranya Bangchi y Judith Hellman*

Este capítulo ofrece una visión general de infecciones específicas detectadas en los pacientes en situación grave, y hace especial hincapié en las manifestaciones clínicas, los datos microbiológicos, y los métodos diagnósticos y de tratamiento. En el capítulo 12 el lector encontrará más información sobre antimicrobianos y enfermedades infecciosas en los pacientes inmunodeprimidos, y en el capítulo 30 una revisión acerca de la sepsis. Salvo que se indique de otro modo, las posibles pautas antibióticas que se presentan van destinadas al tratamiento empírico de la infección. El tratamiento posterior deberá adaptarse adecuadamente a los datos procedentes de los cultivos a medida que se disponga de ellos. Debido a la complejidad de las complicaciones infecciosas en los pacientes graves, a veces es necesario consultar con los especialistas en este tipo de enfermedades para orientar el tratamiento. En el **capítulo 12 se encuentran las abreviaturas** de los nombres de los microorganismos utilizadas aquí.

## I. Infecciones torácicas

**A. Neumonía extrahospitalaria (NEH).** Es una infección de las vías respiratorias inferiores que se adquiere en el entorno extrahospitalario. Aunque la mortalidad global de esta afección es baja, la mortalidad de los pacientes de UCI con NEH es bastante elevada. Entre los factores de riesgo para una evolución desfavorable se encuentran la edad avanzada, las enfermedades crónicas coexistentes (cardiopatía, neumopatía, diabetes), la inmunodepresión y las neoplasias. Los datos clínicos en el momento del ingreso también predicen la evolución. Los datos asociados a una mayor mortalidad son el aumento de la frecuencia respiratoria, la hipotensión, la fiebre, la alteración del estado psíquico, la leucocitosis o la leucocitopenia, la hipoxemia y la afectación multilobular o extrapulmonar.

**1. Microbiología.** El patógeno más frecuente es *Streptococcus pneumoniae*. La neumonía extrahospitalaria también puede estar producida por *Haemophilus influenzae* y otras bacterias gramnegativas como *Klebsiella pneumoniae* y *Pseudomonas aeruginosa* (sobre todo en pacientes con enfermedad pulmonar subyacente), bacterias grampositivas como *Staphylococcus aureus*, patógenos atípicos como *Legionella pneumophila*, *Mycoplasma pneumoniae* y *Chlamydia pneumoniae*, y virus. *Moraxella catarrhalis* puede causar neumonía extrahospitalaria en pacientes con enfermedad pulmonar obstructiva crónica. Los pacientes inmunodeprimidos pueden sufrir neumonía por los patógenos habituales, así como por microorganismos oportunistas.

**2. Diagnóstico.** Los hallazgos en la radiografía de tórax pueden ser variables, y dependerán del patógeno y de la afección subyacente del paciente. Los infiltrados pueden ser unilobulares o multilobulares, y pueden no ser evidentes en las radiografías de tórax iniciales de pacientes con una hipovolemia grave. Siempre que sea posible hay que identificar el microorganismo causal. En el análisis del esputo mediante tinción de Gram deben observarse más de 25 neutrófilos y menos de 10 células epiteliales por campo de bajo aumento para considerarlo representativo de vía aérea inferior. La abundancia y morfología de las bacterias en una muestra bien obtenida pueden sugerir el microorganismo causal. En algunos casos puede ser necesaria una broncoscopia para obtener muestras adecuadas de esputo. Los cultivos de esputo pueden ser útiles para identificar el microorganismo y definir la sensibilidad antimicrobiana. Los hemocultivos también pueden ser útiles para definir el microorganismo. Si la neumonía se acompaña de derrame pleural importante, hay que analizar el líquido pleural: tinción de Gram y cultivo, pH, lactato deshidrogenasa, glucosa y proteínas. Las pruebas serológicas ayudarán a identificar la infección debida a patógenos atípicos. En el esputo o la orina puede detectarse antígeno de *Legionella pneumophila*.

3. **Tratamiento.** El tratamiento inicial de la neumonía extrahospitalaria suele ser empírico, dirigido por el estado del paciente y los resultados de la tinción de Gram de muestras de esputo, si se dispone de ellos. La administración precoz de antibióticos mejora la evolución de los pacientes. Las manifestaciones clínicas no predicen de un modo fiable los patógenos implicados y es frecuente no poder identificar los microorganismos causantes. La posibilidad de resistencia a los antibióticos debe influir en su elección (p. ej., *S. pneumoniae* puede ser resistente a la penicilina). Los antibióticos para un tratamiento empírico amplio inicial deben abarcar microorganismos típicos y atípicos. El tratamiento se ajustará en función de los resultados de los cultivos y de las pruebas serológicas. Algunas posibles pautas empíricas en los pacientes graves ingresados en la UCI son:

   **a.** Una cefalosporina de tercera o cuarta generación, como la cefotaxima, la ceftriaxona o la cefepima, más un macrólido intravenoso como la azitromicina.

   **b.** Una cefalosporina de tercera o cuarta generación más una fluoroquinolona como el levofloxacino.

   **c.** Un β-lactámico/inhibidor de β-lactamasa como la ampicilina/sulbactam más un macrólido intravenoso o una fluoroquinolona.

   **d.** Si *Pseudomonas* es una posibilidad, se administrará un β-lactámico/inhibidor de β-lactamasa como piperacilina/tazobactam, o un carbapenémico como el imipenem o el carbapenem, más un macrólido intravenoso o una fluoroquinolona.

**B.** La **neumonía intrahospitalaria (NIH)** es una afección frecuente en los pacientes quirúrgicos y de traumatología, y se asocia a la mayor mortalidad observada en todas las enfermedades nosocomiales. La **neumonía asociada al respirador (NAR)** es un subgrupo de la NIH que aparece más de 48 h después de la intubación. La NAR afecta a un 9% al 27% de los pacientes intubados y duplica el riesgo de muerte en comparación con pacientes similares sin NAR. La mortalidad atribuible a la NAR varía en los diferentes estudios y se calcula que se encuentra en un intervalo de entre el 33% y el 50%. Las bacterias llegan a los pulmones a través de diversas vías, entre ellas la aspiración de secreciones orofaríngeas o de contenido esofágico/gástrico, la inhalación de gotas transportadas por el aire, la diseminación hemática desde otras localizaciones y la inoculación directa desde personal del hospital colonizado o material o dispositivos contaminados.

1. **Microbiología.** Los microorganismos que causan neumonías intrahospitalarias difieren considerablemente de los que producen neumonías extrahospitalarias. Las infecciones suelen ser polimicrobianas. Los patógenos habituales son bacilos gramnegativos aerobios, como *P. aeruginosa, Escherichia coli, K. pneumoniae* y *Acinetobacter*. Las infecciones debidas a *S. aureus* resistente a meticilina (SARM) son cada vez más frecuentes en Estados Unidos, fundamentalmente en pacientes con diabetes mellitus y lesiones craneoencefálicas. Otros patógenos son los bacilos gramnegativos intestinales, como *Proteus* y *Enterobacter*, y los cocos grampositivos, como *Enterococcus*. Las bacterias resistentes a los antibióticos son muy habituales. Los factores de riesgo de infecciones resistentes a múltiples fármacos son estancia hospitalaria igual o superior a 5 días, uso de antibióticos durante los 90 días anteriores, frecuencia elevada de resistencia a antibióticos en la unidad hospitalaria específica y enfermedad o tratamiento inmunodepresores.

2. El **diagnóstico** de neumonía asociada al respirador puede ser difícil, porque numerosas afecciones (p. ej., sepsis, SDRA, ICC, atelectasia, enfermedad tromboembólica, hemorragia pulmonar, etc.) que son frecuentes en los pacientes graves

también producen signos clínicos similares. Los criterios clínicos más exactos para el diagnóstico de neumonía asociada al respirador son la presencia de infiltrados radiográficos nuevos o progresivos, además de al menos 2 de 3 manifestaciones clínicas: fiebre de más de 38 °C, leucocitosis o leucocitopenia, y secreciones traqueales purulentas. La hipoxemia progresiva es un criterio necesario, aunque insuficiente e inespecífico, para diagnosticar una neumonía asociada al respirador. En los pacientes que cumplen estos criterios debe considerarse el tratamiento antibiótico empírico. Los hemocultivos y los cultivos de las secreciones de las vías respiratorias inferiores deberán obtenerse antes de administrar la primera dosis de antibióticos. Se mantiene el desacuerdo sobre la utilización o no de métodos invasivos para la obtención de las muestras de esputo, y los cultivos cuantitativos para ayudar a diagnosticar la NAR. Con todas las técnicas de obtención de muestras, la sensibilidad de los cultivos de esputo disminuye incluso con pautas antibióticas cortas administradas antes de la obtención de la muestra. Los datos actuales señalan que los cultivos cuantitativos del líquido de lavado broncoalveolar (BAL) no mejoran la supervivencia, en comparación con los cultivos no cuantitativos del aspirado endotraqueal. La elección de uno u otro método dependerá de la disponibilidad de experiencia clínica y microbiológica para la realización de la broncoscopia y los cultivos cuantitativos.

   **a.** Los **cultivos no cuantitativos** suelen realizarse con muestras de esputo (obtenidas por métodos invasivos y no invasivos). La mayoría coincide en que los cultivos de esputo expulsado y de muestras de aspiración endotraqueal a ciegas no son fiables para el diagnóstico definitivo de neumonía ni para definir con certeza el microorganismo etiológico. Sin embargo, es probable que el patógeno se encuentre entre las bacterias cultivadas, y los datos del antibiograma pueden ayudar a definir los patrones de resistencia antimicrobiana.

   **b.** La **obtención por métodos invasivos** con un broncoscopio con cepillo protegido y/o BAL proporciona muestras de las vías respiratorias inferiores para **cultivos cuantitativos.** Estos cultivos pueden ser más fiables para el diagnóstico de infección y la identificación del patógeno o patógenos específicos. La neumonía se diagnostica por la presencia de concentraciones (mediante broncoscopia con cepillo protegido) de más de $10^3$ unidades formadoras de colonias/ml y concentraciones, mediante BAL, de más de $10^4$ o $10^5$ unidades formadoras de colonias/ml. Estas muestras también pueden ser más útiles para definir el patógeno específico. Los cultivos negativos de secreciones de las vías respiratorias inferiores sin la presencia de un nuevo antibiótico en las 72 h anteriores prácticamente descarta la neumonía bacteriana (aunque aún es posible la presencia de *Legionella*). Por desgracia estas técnicas pueden verse limitadas por la agresividad del procedimiento, la falta de normalización de la obtención de las muestras y el posible error en el diagnóstico de neumonía en las etapas iniciales en que los recuentos bacterianos pueden ser menores.

3. La **profilaxis** de la **neumonía asociada al respirador** tiene una importancia fundamental para reducir la morbilidad y la mortalidad en la UCI. Se comenta en el capítulo 12.

4. **Tratamiento** (fig. 29-1). Los principios para el tratamiento de la neumonía asociada al respirador comprenden el uso precoz de antibióticos empíricos adecuados en las dosis indicadas, la disminución escalonada del tratamiento antibiótico inicial según los datos de los cultivos y la respuesta del paciente, y la reducción de la duración del tratamiento hasta la dosis eficaz mínima. El uso de una pauta de antibióticos de amplio espectro específica de la unidad puede reducir la incidencia de un tratamiento inicial inadecuado hasta un 10 %.

   **a.** La **afectación leve o moderada no complicada** (sin insuficiencia respiratoria, inestabilidad hemodinámica ni signos de lesión en otros órganos) que aparece pronto durante la hospitalización (< 5 días) suele tratarse con un solo antibiótico, como una cefalosporina de tercera o cuarta generación, un carbapenémico o una fluoroquinolona en pacientes alérgicos a las penicilinas.

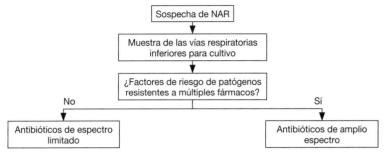

**FIGURA 29-1.** Abordaje clínico del tratamiento de la neumonía asociada al respirador (NAR).

Numerosos estudios sugieren que la **monoterapia** es segura y eficaz cuando se usa adecuadamente, y que puede reducir la probabilidad de infección debida a microorganismos resistentes a los antibióticos. Si los anaerobios se consideran una posibilidad, puede utilizarse una combinación de β-lactámico/inhibidor de la β-lactamasa como ampicilina/sulbactam o ticarcilina/clavulanato como monoterapia. Por otro lado, puede utilizarse clindamicina o metronidazol en combinación con un β-lactámico o una fluoroquinolona para lograr una cobertura adecuada frente a anaerobios.

   **b.** La **neumonía intrahospitalaria grave** (insuficiencia respiratoria, inestabilidad hemodinámica, lesión orgánica extrapulmonar) se trata con **politerapia.** La politerapia debe considerarse también en caso de que una **neumonía leve a moderada** aparezca tras un período de hospitalización, y cuando se observa en pacientes con comorbilidades importantes o en pacientes con exposición reciente a antibióticos. Estas situaciones aumentan la probabilidad de que la neumonía se deba a *P. aeruginosa* o a otros **bacilos gramnegativos intestinales multirresistentes** como *Enterobacter, Klebsiella* y *S. aureus* resistente a la meticilina **(SARM).** Generalmente la politerapia consiste en cualquier fármaco de la monoterapia empírica mencionado antes más una fluoroquinolona o un aminoglucósido. Si existe la posibilidad de una neumonía causada por SARM, hay que añadir linezolid o vancomicina. Algunos datos sugieren que el linezolid logra mejores resultados que la vancomicina, especialmente en los pacientes con disminución de la función renal. Las infecciones por *Acinetobacter* pueden tratarse con carbapenémicos, sulbactam (combinaciones ampicilina/sulbactam) o colistina inhalada (polimixina). Para el tratamiento de la neumonía por *P. aeruginosa,* se recomienda la politerapia. El tratamiento con polimixina o un aminoglucósido inhalado puede considerarse en las neumonías por gramnegatvos multirresistentes en pacientes que no mejoran con el tratamiento sistémico.

**C. Absceso pulmonar.** Se produce por la destrucción del parénquima pulmonar que causa grandes cavidades llenas de líquido. El factor predisponente más habitual para la formación de un absceso pulmonar es la **neumonía por aspiración,** seguida por la enfermedad periodontal y la gingivitis. Las bronquiectasias, el infarto pulmonar, los émbolos sépticos y la bacteriemia también predisponen a la aparición de un absceso pulmonar.

   **1. Microbiología.** Las bacterias que causan neumonía por aspiración y absceso difieren según si la aspiración se produce en el entorno extrahospitalario o intrahospitalario. La neumonía por aspiración intrahospitalaria está causada por bacterias anaerobias grampositivas, como *S. aureus,* y bacterias gramnegativas, como *P. aeruginosa* y *K. pneumoniae.* Los abscesos que se producen a causa de la diseminación hemática de una infección suelen ser periféricos y multifocales, y el microorganismo etiológico más habitual es *S. aureus.* Los anaerobios y las bacterias gramnegativas también pueden causar abscesos en este contexto. *Mycobacterium tuberculosis, Nocardia,* las amebas y los hongos son causas menos frecuentes de abscesos pulmonares.

2. El **diagnóstico** del absceso pulmonar puede establecerse por los hallazgos en la radiografía de tórax o la tomografía computarizada (TC) torácica. Los cultivos del esputo obtenido por expectoración no son fiables. Las muestras deben obtenerse mediante broncoscopio con cepillo protegido o BAL.

3. **Tratamiento.** Con algunas excepciones, la aspiración presenciada casi nunca necesita antibióticos. Las excepciones las constituyen los pacientes con colonización gástrica por la microflora intestinal (como aquellos con obstrucción del intestino delgado) y los pacientes que pueden tener una colonización bacteriana gástrica y presentan inmunodepresión grave. Los abscesos pulmonares necesitan tratamiento antibiótico prolongado (2-4 meses) y la elección de los antibióticos dependerá de las cepas cultivadas. El drenaje postural es un aspecto importante del tratamiento y la broncoscopia puede facilitar el drenaje o la extracción de cuerpos extraños. En ocasiones, el absceso pulmonar se trata con resección quirúrgica, aunque no es un tratamiento de primera línea. Las complicaciones del absceso pulmonar son el empiema, la formación de fístulas broncopleurales y las bronquiectasias.

D. El **empiema** suele originarse a partir de una infección intrapulmonar como el absceso pulmonar o la neumonía, pero también puede proceder de localizaciones extrapulmonares como sucede en los traumatismos o la cirugía torácica.

1. **Microbiología.** La etiología bacteriana más frecuente del empiema es *S. aureus.* Las bacterias gramnegativas intestinales y no intestinales, las bacterias grampositivas, las bacterias anaerobias, los hongos y *M. tuberculosis* también pueden causar empiema.

2. Para establecer el **diagnóstico** se necesita el análisis directo del líquido pleural (para determinar el pH), las proteínas totales, el recuento eritrocitario, y el recuento leucocitario con fórmula, la tinción de Gram y los cultivos bacterianos (anaerobios y aerobios) y, posiblemente, frotis y cultivo para hongos. Las extensiones y cultivos para bacilos ácido-alcohol resistentes deben realizarse cuando se sospecha la presencia de *M. tuberculosis.*

3. **Tratamiento.** El empiema se trata con una combinación de antibióticos y drenaje a través de un tubo de toracoscopia. En ocasiones, puede ser necesario recurrir al drenaje abierto o la decorticación del saco del empiema.

E. **Mediastinitis.** Puede producirse por perforación espontánea del esófago, fuga o filtración desde una anastomosis esofágica, traumatismo, cirugía cardiotorácica, infecciones de cabeza y cuello y procedimientos dentales.

1. **Microbiología.** La mediastinitis tras la cirugía torácica que no afecta al esófago suele estar causada por un solo microorganismo (con mayor frecuencia bacterias grampositivas), aunque las bacterias gramnegativas y los hongos también pueden causar mediastinitis. La mediastinitis que aparece a partir de infecciones en la cabeza y el cuello o por rotura esofágica suele ser polimicrobiana y está causada por bacterias anaerobias mixtas (*Peptococcus, Peptostreptococcus, Fusobacterium* y *Bacteroides*), bacterias grampositivas, bacterias gramnegativas intestinales y no intestinales, y hongos *(Candida albicans, Candida glabrata).*

2. **Diagnóstico.** El dolor torácico puede ser un síntoma inicial. Otras manifestaciones son la fiebre y otros signos sistémicos, crepitación y edema de la cabeza y el cuello, además de sepsis. El ensanchamiento mediastínico, el derrame pleural y el enfisema subcutáneo o mediastínico pueden ser evidentes en la radiografía de tórax y en la TC torácica.

3. **Tratamiento.** Debe iniciarse rápidamente, en la mayoría de los casos con una combinación de antibióticos y una intervención quirúrgica que incluya drenaje, desbridamiento y eliminación o reparación de la fuente de infección. En algunas situaciones, la rotura contenida o pequeñas perforaciones del esófago pueden tratarse médicamente. En un principio debe utilizarse una amplia

cobertura antibiótica empírica y a continuación se ajustarán los antibióticos según los resultados de los cultivos intraoperatorios. En la cobertura para las afecciones con origen en la cabeza y cuello (entre ellos, rotura esofágica) deben incluirse: anaerobios, aerobios grampositivos, aerobios gramnegativos y anaerobios facultativos. El tratamiento mixto con bencilpenicilina o clindamicina más antibióticos frente a gramnegativos (como una cefalosporina de tercera generación o una fluoroquinolona) es eficaz. El metronidazol también proporcionará una cobertura adecuada frente a anaerobios. Los β-lactámicos de acción amplia (como ticarcilina/clavulanato) o los carbapenémicos, como imipenem/cilastatina o meropenem, también proporcionan una cobertura inicial razonable. En la cobertura empírica para la mediastinitis posquirúrgica debe incluirse un antibiótico activo frente a estafilococos como la nafcilina o la vancomicina (para pacientes con SARM o alérgicos a la penicilina).

**II. Infecciones intraabdominales.** Suelen originarse a partir del tubo digestivo (tracto gastrointestinal). La infección también puede deberse a diseminación contigua desde el aparato genital/reproductor o a diseminación hemática o linfática, y puede introducirse desde el exterior (como sucede con los traumatismos o la cirugía). Suelen ser infecciones polimicrobianas e incluyen bacilos gramnegativos intestinales (*E. coli, Klebsiella, Enterobacter* y *Proteus*), *P. aeruginosa*, cocos grampositivos aerobios (*Enterococcus* y *Streptococcus*) y anaerobios grampositivos y gramnegativos (*Clostridium, Bacteroides, Fusobacterium* y *Peptostreptococcus*). El tratamiento de la infección intraabdominal depende de la causa y la localización o localizaciones.

**A. Microflora abdominal y pélvica**
   **1. Tubo digestivo.** Normalmente la concentración bacteriana aumenta desde el estómago y a través del intestino delgado hasta el colon. Las bacterias del estómago y de la parte proximal del intestino delgado comprenden *Streptococcus* y *Lactobacillus*, y anaerobios como *Peptostreptococcus*, aunque generalmente no *Bacteroides*. La concentración de bacilos gramnegativos intestinales como *E. coli* y gramnegativos anaerobios como *Bacteroides* aumentan progresivamente en la parte distal del intestino delgado y en el colon. Las bacterias colónicas son bacilos gramnegativos intestinales, bacterias grampositivas como *Enterococcus* y *Lactobacillus*, y anaerobios como *Bacteroides, Clostridium* y *Peptostreptococcus*. Son muchos los factores que alteran la cantidad o la calidad de la microflora gastrointestinal, y que causan aumentos de su concentración, así como un cambio en el espectro de bacterias para incluir bacterias con resistencia antibiótica, entre ellas cepas no intestinales como *P. aeruginosa*. Estos factores son:
   **a.** pH (antiácidos, bloqueantes $H_2$).
   **b.** Antibióticos.
   **c.** Alteración de la movilidad gastrointestinal.
   **d.** Obstrucción del intestino delgado, íleo, enteritis regional.
   **e.** Resección intestinal o procedimientos de derivación intestinal.
   **f.** Hospitalización o residencia en un centro para enfermedades crónicas antes de sufrir la infección.
   **2. La microflora del aparato genital** comprende bacterias aerobias grampositivas como *Streptococcus, Lactobacillus* y *Staphylococcus*, así como bacterias anaerobias como *Peptostreptococcus, Clostridium* y *Bacteroides*.
**B. Peritonitis.** Las infecciones peritoneales pueden producirse de forma espontánea (por perforación de una víscera abdominal) o introducirse desde el exterior (como en el caso de un traumatismo o con la presencia de cuerpos extraños como catéteres para diálisis peritoneal).
   **1. La peritonitis bacteriana espontánea (PBE)** aparece en pacientes predispuestos, entre ellos los que presentan ascitis por una hepatopatía crónica o insuficiencia cardíaca congestiva, y se cree que se debe a la diseminación hemática o linfática o a la translocación de bacterias a través de la pared intestinal. Los síntomas/signos de PBE son fiebre, dolor abdominal, alteración de la movilidad

gastrointestinal, empeoramiento de la función hepática/encefalopatía hepática e insuficiencia renal. Sin embargo, los pacientes con esta afección pueden estar asintomáticos o presentar sólo síntomas leves.

**a. Microorganismos.** Generalmente la PBE está causada por un solo microorganismo, siendo los más frecuentes los gramnegativos intestinales, seguidos por estreptococos no enterococos; en ocasiones, está causada por enterococos. Los anaerobios casi nunca producen PBE. La presencia de bacterias anaerobias o una microflora mixta sugiere la posibilidad de una peritonitis secundaria.

**b. Diagnóstico.** Ante una posible PBE, hay que realizar una paracentesis diagnóstica antes de administrar antibióticos. Como mínimo debe enviarse el líquido ascítico para determinar el recuento celular y realizar una tinción de Gram y un cultivo. Un recuento de leucocitos polimorfonucleares (PMN) de más de 250 es muy sugestivo de PBE. Si el líquido ascítico es hemorrágico, hay que ajustar la cifra de PMN por mm$^3$ según el recuento eritrocitario restando un leucocito por cada 250 eritrocitos. Los cultivos del líquido ascítico suelen ser negativos a pesar de que exista un recuento celular compatible con PBE. El uso de frascos de hemocultivo (anaeróbicos y aeróbicos) para cultivar el líquido ascítico puede aumentar la probabilidad de detectar las bacterias. También deben realizarse hemocultivos.

**c. Tratamiento.** Si el recuento de PMN del líquido ascítico es mayor de 250 células/mm$^3$, hay que iniciar el tratamiento antibiótico empírico o provisional antes de recibir los resultados de los cultivos. Los antibióticos deberán modificarse de forma adecuada cuando se cuente con los datos del cultivo y del antibiograma. Las posibles pautas de tratamiento empíricas son:

**(1)** La cefotaxima es el antibiótico principal para la PBE y se emplea en dosis elevadas (2 g i.v. cada 4 h) cuando la PBE es potencialmente mortal.

**(2)** Combinación de β-lactámico/inhibidor de la β-lactamasa, como ampicilina/sulbactam, piperacilina/tazobactam o ticarcilina/clavulanato.

**(3)** Ceftriaxona.

**(4)** Ertapenem.

**(5)** Si los gramnegativos entéricos resistentes son una posibilidad, hay que considerar el imipenem o el meropenem, o una fluoroquinolona.

2. La **peritonitis secundaria** suele producirse por perforación o necrosis de una víscera sólida, así como por infecciones supurativas de la vía biliar o del aparato reproductor femenino.

**a.** El **diagnóstico** suele realizarse con la ayuda de radiografías simples de abdomen y pruebas de diagnóstico por la imagen (p. ej., TC, RM, ecografía). Puede requerirse una laparotomía exploradora para diagnosticar y tratar el origen de la peritonitis.

**b.** El **tratamiento** necesita la identificación y el control de la fuente de infección. Suele consistir en una combinación de cirugía o colocación de catéteres de drenaje y antibióticos de amplio espectro activos frente a bacterias gramnegativas y grampositivas y anaerobios. La información sobre los patrones de resistencia local debe influir en la elección final de los antibióticos empíricos.

**(1)** La peritonitis que aparece en los primeros momentos de la hospitalización y sin tratamiento antibiótico reciente en pacientes que no residen en centros para enfermos crónicos es poco probable que se deba a bacterias con resistencia antibiótica. Las posibles pautas son:

**i.** Un β-lactámico/inhibidor de β-lactamasa, como ampicilina/sulbactam.

**ii.** Una cefalosporina de tercera generación (ceftriaxona, cefotaxima) más un antibiótico con actividad frente a anaerobios (clindamicina o metronidazol).

**iii.** Un carbapenémico.

**iv.** Una fluoroquinolona más un antibiótico con actividad frente a anaerobios (clindamicina, metronidazol).

**v.** La pauta tradicional de «triple antibiótico» con ampicilina, gentamicina y metronidazol.

**vi.** Ampicilina, levofloxacino, metronidazol.

**(2)** La peritonitis que aparece durante la hospitalización o residencia en un centro de asistencia a pacientes crónicos, o tras un tratamiento reciente con antibacterianos, puede deberse a microorganismos con resistencia antibiótica.

**i.** Monoterapia con un carbapenémico (imipenem/cilastatina o meropenem).

**ii.** Una cefalosporina de tercera o cuarta generación (ceftazidima o cefepima si se sospecha la presencia de *Pseudomonas*) más un antibiótico con actividad frente a anaerobios. Si se sospecha una infección con *Pseudomonas* o *Enterobacter,* se considerará la adición de una fluoroquinolona. Si se utiliza ceftazidima, debe añadirse otro antibiótico que ofrezca cobertura frente a microorganismos grampositivos.

**iii.** En los pacientes alérgicos a los β-lactámicos o ante la sospecha de infección por *Pseudomonas,* puede ser útil un antibiótico anaerobicida activo frente a grampositivos aerobios (clindamicina) junto a una fluoroquinolona.

**iv.** Si la infección por SARM constituye una posibilidad, hay que añadir vancomicina o linezolid a cada una de las pautas anteriores.

**C.** El **absceso intraabdominal** puede deberse a la persistencia de bacterias tras una peritonitis secundaria o a la diseminación hemática de una infección extraabdominal. Los abscesos pueden causar fiebre, peritonitis, sepsis y síndrome de disfunción multiorgánica.

**1.** Los **microorganismos** cultivados habitualmente a partir de abscesos son *Bacteroides* (especialmente, *Bacteroides fragilis*), bacterias gramnegativas y grampositivas, como *Enterococcus* y *S. aureus.*

**2. Diagnóstico.** La TC es útil para el diagnóstico y la localización de abscesos. La ecografía puede realizarse a la cabecera del paciente y es de especial utilidad en el diagnóstico de abscesos renales, pélvicos y del hipocondrio derecho. Las gammagrafías con galio y leucocitos marcados con indio en ocasiones ayudan a localizar abscesos, pero tienen escasa especificidad y deben ir seguidas de pruebas más definitivas. La laparotomía exploradora se usa en muy pocas ocasiones para el diagnóstico de los abscesos.

**3.** El **tratamiento** de los abscesos intraabdominales consiste en su drenaje y la administración de antibióticos. La elección del método de drenaje (percutáneo guiado por ecografía o TC frente a quirúrgico) depende de diversos factores, entre ellos la localización del absceso, de si el absceso está asociado a perforación o gangrena y de la presencia de tabicaciones que hacen poco probable el drenaje con un solo catéter. Con frecuencia se cuenta con datos de los cultivos para orientar la elección de los antibióticos. Para una cobertura inicial empírica, es razonable usar una de las combinaciones sugeridas antes para tratar la peritonitis secundaria en los pacientes hospitalizados. Pueden preferirse la ceftazidima o la cefepima en lugar de la ceftriaxona porque tienen mejor actividad frente a *P. aeruginosa.*

**D. Infecciones del sistema hepatobiliar**

**1.** La **colecistitis aguda** se produce por la obstrucción de las vías biliares o por instrumentación de las mismas y afecta a la vesícula biliar y al conducto cístico.

**a.** Entre las **complicaciones** destacan la perforación de la vesícula biliar, con la consiguiente peritonitis, el empiema de la vesícula biliar por obstrucción del conducto cístico y la colecistitis enfisematosa, que pueden causar sepsis por gramnegativos.

**b. Microbiología.** Las bacterias comprenden bacterias gramnegativas intestinales como *E. coli, Klebsiella, Proteus* y *Enterobacter,* bacterias grampositivas como *Enterococcus*, y anaerobios como *Clostridium* y *Bacteroides*. La colecistitis enfisematosa está causada por *Clostridium* y bacterias gramnegativas.

**c. Diagnóstico.** En la ecografía abdominal pueden observarse cálculos biliares, engrosamiento de la pared de la vesícula biliar, una vesícula dilatada o acumulación de líquido pericolecistítico.

**d.** El **tratamiento** consiste en la administración de antibióticos y cirugía. El momento para realizar la intervención quirúrgica depende de diversos factores. La intervención suele realizarse con carácter urgente cuando aparecen las complicaciones más graves de la colecistitis aguda que se han descrito. Puede demorarse hasta que se estabiliza al paciente o hasta que se prepara al que presenta afecciones médicas graves. La colecistitis puede tratarse con las pautas de antibióticos descritas antes para la peritonitis secundaria.

**2.** La **colangitis** suele deberse a una obstrucción parcial o completa del colédoco.

   **a. Diagnóstico.** El cuadro clínico clásico consiste en ictericia, fiebre, escalofríos y cólico biliar. Los hemocultivos suelen ser positivos.

   **b.** El **tratamiento** varía según si la obstrucción del colédoco es parcial o completa. La **colangitis no supurativa,** que se debe a la obstrucción parcial del colédoco, habitualmente responderá al tratamiento antibiótico. La **colangitis supurativa,** que se debe a la obstrucción completa del colédoco que causa la concentración de pus a presión, bacteriemia y shock séptico, debe tratarse lo antes posible con una combinación de antibióticos y descompresión quirúrgica o endoscópica. La colangitis puede tratarse con las pautas antibióticas descritas antes para la peritonitis secundaria.

**3. Absceso hepático.** Los abscesos pueden ser únicos o múltiples. Las manifestaciones oscilan desde la presencia de fiebre con leucocitosis y dolor en el hipocondrio derecho, hasta la aparición de sepsis grave/shock séptico. Los abscesos hepáticos pueden deberse a la diseminación local o hemática de una infección. El origen local más frecuente es el sistema biliar.

   **a. Microbiología.** Los microorganismos dependen de la fuente de origen.

      **(1) Vías biliares:** bacterias gramnegativas y *Enterococcus*.

      **(2) Infecciones peritoneales:** bacterias grampositivas, gramnegativas y anaerobios.

      **(3) Diseminación hemática:** generalmente un solo microorganismo como *S. aureus* o *Streptococcus*. También se producen abscesos por *Candida*.

   **b. Diagnóstico.** Suele realizarse mediante TC o ecografía.

   **c.** El **tratamiento** consiste en el drenaje y la administración de antibióticos. La elección del antibiótico inicial depende del origen de la infección. El absceso que se origina a partir de las vías biliares o el peritoneo debe tratarse con antibióticos dirigidos contra los microorganismos implicados en la infección inicial. El absceso producido por diseminación hemática debe tratarse con antibióticos contra bacterias grampositivas.

**E.** El **absceso esplénico** es poco frecuente, pero presenta una mortalidad elevada si no recibe tratamiento. Suele producirse por diseminación hemática, pero puede deberse a un traumatismo esplénico o una diseminación contigua. El diagnóstico de absceso esplénico debe inducir la búsqueda de una **endocarditis bacteriana** como punto de origen.

**1. Microbiología.** Los microorganismos aislados con mayor frecuencia en los cultivos son *Streptococcus* seguidos por *S. aureus*. También causan abscesos esplénicos *Salmonella* y, casi nunca, bacterias anerobias.

**2.** El **diagnóstico** lo sugiere la presencia de dolor en el hipocondrio izquierdo, fiebre, leucocitosis y derrame pleural izquierdo.

**3. Tratamiento.** El absceso esplénico suele tratarse con esplenectomía y antibióticos.

**F.** La **diarrea asociada a *Clostridium difficile* (DACD)** aparece como complicación del tratamiento antibiótico y se debe al hipercrecimiento de *C. difficile,* un bacilo grampositivo, anaerobio y formador de esporas que produce toxinas que lesionan la pared intestinal. La frecuencia de estado portador es del 1% al 3% en la población general, y del 20% en los pacientes tratados con antibióticos. Aunque la clindamicina, las cefalosporinas y la ampicilina son los «agresores» más frecuentes, pueden intervenir casi todos los antibióticos, incluidos la vancomicina y el metronidazol. Desde el año 2000 se ha relacionado una cepa muy virulenta (NAP1/027) con epidemias de DACD grave en Estados Unidos, Canadá, Europa y Japón. Algunas de estas epidemias se han asociado a un mayor uso de fluoroquinolonas. Los antibióticos alteran la microflora normal y proporcionan un entorno para la conversión de esporas de *C. difficile* en formas vegetativas, lo que conduce a una rápida replicación y producción de toxinas. Los **factores de riesgo** son la exposición a antibióticos en las últimas 8 semanas, la edad avanzada y la hospitalización. La diarrea intrahospitalaria que aparece a partir de las 72 h después de la hospitalización en pacientes tratados con antibióticos debe suponerse que se debe a DACD hasta que se demuestre lo contrario. Las **manifestaciones clínicas** son diarrea acuosa y/o sanguinolenta, dolor abdominal cólico, megacolon tóxico, perforación intestinal y peritonitis. Puede existir una leucocitosis importante, a veces superior a 50000 leucocitos/$\mu$l.

1. **Diagnóstico.** El **análisis citotóxico de la toxina de** *C. difficile* es la mejor prueba disponible, con una sensibilidad y especificidad del 98% y el 99% según un estudio clínico. Sin embargo, es una prueba técnicamente exigente y con un tiempo de recambio de 24 h a 72 h, por lo que no se utiliza de forma sistemática. Las pruebas que más se utilizan para el diagnóstico son la prueba de inmunoabsorción ligada a enzimas **(ELISA) comerciales para la toxina A y la toxina B.** Estas pruebas eran relativamente menos sensibles (75-85%), y era habitual que tuvieran que repetirse hasta tres veces. Las versiones más recientes de la prueba han documentado una sensibilidad superior al 90% y una especificidad del 100%, en comparación con el análisis de citotoxicidad, y en muchos hospitales es una prueba que no se repite. Los **coprocultivos** para *C. difficile* carecen de utilidad. La **TC** en la DACD fulminante puede mostrar engrosamiento de la pared del colon y festoneado pericólico, con «signo del acordeón» con el contraste intestinal, o un «signo de doble halo o diana» con el contraste intravenoso. La **sigmoidoscopia y/o colonoscopia** con visualización de «seudomembranas» pueden ser útiles para establecer el diagnóstico si las pruebas serológicas no son concluyentes.

2. **Tratamiento.** Si es posible, se interrumpirán los antibióticos causantes de la afección. Se iniciará un tratamiento empírico tras obtener una muestra de heces si la sospecha clínica es elevada. En la tabla 29-1 se muestran las opciones para el tratamiento médico, que suele mantenerse durante 10-14 días. Está indicada una **consulta quirúrgica** en los pacientes con signos de shock o insuficiencia orgánica, o en los que no se observa respuesta alguna tras 24 h a 72 h de tratamiento médico óptimo. El tratamiento quirúrgico de elección es la colectomía abdominal total con ileostomía terminal. Los tratamientos experimentales son: resina de intercambio aniónico Tolevamer, antimicrobianos (nitazoxanida, ramoplanina, difimicina y rifamixina), inmunoglobulina intravenosa, y anticuerpos monoclonales contra toxinas A y B. El tratamiento para la DACD recurrente es principalmente la vancomicina. Además, pueden considerarse medidas para la repoblación de la microflora gastrointestinal con probióticos como *Lactobacillus, Saccharomyces boulardii* o la administración de heces de pacientes sanos. En los pacientes inmunodeprimidos los probióticos deben utilizarse con precaución, ya que se han documentado casos de fungemia por *S. boulardii* en este tipo de pacientes.

**III. Infecciones de las heridas quirúrgicas, piel y partes blandas.** Son muchos los factores que influyen en la aparición y la gravedad de las infecciones de la herida quirúrgica, piel y partes blandas. La incidencia de infecciones de herida quirúrgica debidas a bacterias resistentes a los antibióticos aumenta con la duración del período de hospitalización antes de la intervención quirúrgica. Las medidas profilácticas son eficaces para prevenir estas infecciones.

| **TABLA 29-1** | Tratamiento médico de la diarrea asociada a *Clostridium difficile* (DACD) |
|---|---|
| **Gravedad** | **Tratamiento** |
| DACD inicial/leve | Metronidazol v.o. 250 mg cada 6 h o 500 mg cada 8 h |
| DACD grave[1] | Vancomicina v.o. 125-500 mg cada 8 h |
| DACD complicada (íleo/megacolon tóxico) | Vancomicina v.o./SNG o enema[2] + metronidazol i.v. |

[1] Los criterios de la DACD grave son: leucocitos > 15 000/ml, aumento del 50 % de la creatinina sérica, hipoalbuminemia, diarrea grave y temperatura > 38,3 °C.

[2] Enema de vancomicina: instilar 500 mg de vancomicina en 100 cm³ de solución salina (suero fisiológico) en el recto a través de una sonda de Foley (18G, globo de 30 ml). Mantener la sonda pinzada durante 1 h y retirar. Repetir cada 6 h. La **vancomicina i.v. no es eficaz**.

**A. Clasificación de las heridas quirúrgicas**

   **1. Limpias.** Ninguna entrada a órganos internos que alberguen bacterias.

   **2. Limpias-contaminadas.** Durante la cirugía programada se ha entrado en órganos sin derramar sus contenidos.

   **3. Contaminadas.** El contenido del órgano se derrama sin que se forme pus.

   **4. Sucias.** Derrame del contenido con formación de pus.

**B. Microbiología.** Los microorganismos reflejan el lugar de origen y se alteran por el tratamiento reciente con antibióticos, la hospitalización prolongada antes de la intervención y las enfermedades coexistentes. Las **infecciones de herida quirúrgica limpia** se deben con mayor frecuencia a *S. aureus,* estafilococo coagulasa negativo y *Streptococcus.* La infección de la herida quirúrgica grave que aparece en las primeras 48 h tras la cirugía puede estar causadas por *Clostridium* o estreptococos del grupo A *(Streptococcus pyogenes).* La infección de **herida quirúrgica contaminada** reflejará el origen de la contaminación (respiratorio, digestivo o genitourinario).

**C. Cuadro clínico y diagnóstico.** La gravedad de la infección de la herida varía desde infecciones superficiales de la piel y tejidos subcutáneos hasta infecciones profundas y graves que afectan a las fascias subyacentes, los músculos o ambos. Las infecciones de heridas superficiales se manifiestan con mayor frecuencia con eritema, calor e inflamación. La presencia de fiebre es variable.

**D. Prevención.** La detección y el tratamiento de la infección en otras localizaciones, la limitación de la duración de la hospitalización antes de la cirugía, la utilización de la técnica quirúrgica adecuada y el lavado preoperatorio adecuado del paciente y del equipo quirúrgico son medidas importantes. Aunque las recomendaciones varían en cuanto a los procedimientos limpios que no conllevan la colocación de material extraño, se administran sistemáticamente **antibióticos profilácticos** en los procedimientos limpios que comportan colocación de material extraño y en todos los procedimientos que penetran en órganos internos o que se complican por el derrame del contenido de éstos. Los antibióticos profilácticos deben administrarse en los 30 min anteriores a la incisión y, en las intervenciones limpias o limpias-contaminadas, deberán interrumpirse a las 24 h de la cirugía para reducir al mínimo el riesgo de colonización con microorganismos resistentes a los antibióticos. En caso de heridas contaminadas o sucias, suelen administrarse pautas antibióticas más prolongadas. La elección de los antibióticos profilácticos se establece según la localización y el tipo de cirugía, la duración de la hospitalización antes de la intervención y el uso reciente de antibióticos. En muchos centros se han establecido directrices específicas para el uso de antibióticos profilácticos.

**E. Tratamiento**

   **1.** Las **infecciones de heridas superficiales leves** deben tratarse con la retirada de las suturas o grapas y abriendo la herida para drenar adecuadamente la acumulación de líquido.

2. Las **infecciones de la herida graves** suelen tratarse con una combinación de antibióticos parenterales y desbridamiento quirúrgico. Los cultivos del líquido o tejido obtenido de un modo estéril deben utilizarse para establecer el tratamiento antimicrobiano. Será el contexto el que señalará la cobertura antibiótica empírica inicial. Las cefalosporinas de primera generación proporcionan una cobertura razonable para infecciones de heridas posoperatorias no complicadas. La clindamicina es una alternativa en los pacientes alérgicos a los β-lactámicos. La vancomicina, el linezolid o la daptomicina deben reservarse para casos en los que exista una posibilidad razonable de que la infección se deba a *S. aureus* resistente a la meticilina. Deberá considerarse la cobertura frente a gramnegativos en las infecciones cuyo origen es el tubo digestivo, el aparato genitourinario y las vías respiratorias.

F. **Infecciones necrosantes de tejidos blandos.** La **fascitis necrosante** y la **mionecrosis** (causada o no por clostridios) son infecciones profundas potencialmente mortales que afectan a las fascias y al tejido subcutáneo (fascitis necrosante) y al músculo (mionecrosis). Estas infecciones tienden a extenderse rápidamente y a causar efectos tóxicos generales graves al principio de la infección. La mortalidad debida a infecciones necrosantes de tejidos blandos es elevada, sobre todo si se retrasa la intervención médica o quirúrgica.

1. **Microbiología**
   a. **Fascitis necrosante.** El microorganismo aislado con mayor frecuencia en los cultivos de las heridas son *Streptococcus*. También pueden producirse infecciones polimicrobianas, con anaerobios, gramnegativos intestinales y *Streptococcus*.
   b. **Mionecrosis.** La mionecrosis causada por clostridios (gangrena gaseosa) es una infección fulminante y grave de la musculatura esquelética causada por *Clostridium*. Las exotoxinas liberadas por las bacterias son importantes en la patogenia de la mionecrosis causada por clostridios. La mionecrosis no producida por clostridios suele ser polimicrobiana, causada por *Streptococcus,* bacilos gramnegativos intestinales (*E. coli, K. pneumoniae, Enterobacter,* etc.) y bacterias anaerobias.

2. **Diagnóstico.** Las primeras manifestaciones son dolor desproporcionado para los hallazgos locales externos y toxicidad sistémica. Puede existir crepitación debido a la presencia de gas en los tejidos blandos.

3. **Tratamiento**
   a. **Desbridamiento.** El reconocimiento inmediato de la infección y la rápida exploración quirúrgica y desbridamiento resultan esenciales. El control frecuente de la herida es muy importante y suele ser necesario repetir el desbridamiento quirúrgico.
   b. Los **antibióticos** se eligen según las manifestaciones y la probable fuente de infección. La tinción de Gram de las muestras intraoperatorias de la herida puede orientar el tratamiento inicial. El tratamiento empírico debe ser amplio y abarcar *Streptococcus* y *Staphylococcus,* bacterias gramnegativas intestinales y anaerobios. Como la clindamicina es un inhibidor de la síntesis de proteínas bacterianas, algunos médicos añaden clindamicina a las pautas para el tratamiento de presuntas infecciones necrosantes de tejidos blandos productoras de exotoxinas, con el fin de tratar de reducir la producción de estas últimas.
   c. No está claro el papel del **oxígeno hiperbárico** en las infecciones necrosantes de tejidos blandos causadas por bacterias anaerobias.

IV. **Infecciones de las vías urinarias.** El nivel de gravedad de las infecciones de las vías urinarias (IVU) oscila desde la uretritis y la cistitis, que suelen tratarse de forma ambulatoria, hasta la pielonefritis y el absceso renal o perirrenal, que pueden causar shock séptico. Las IVU constituyen la infección intrahospitalaria más frecuente y causan hasta el 30 % de las bacteriemias por gramnegativos en los pacientes hospitalizados. En la sección VIII se comentan las IVU causadas por hongos.

**A. Factores predisponentes:** sondas urinarias permanentes, alteraciones neurológicas o estructurales de las vías urinarias, y nefrolitiasis. En el capítulo 12 se expone la **profilaxis** de las IVU en la UCI.

**B. Microbiología.** Las bacterias suelen entrar en las vías urinarias a través de la uretra, y se extienden a segmentos más proximales. Por tanto, los mismos microorganismos tienden a causar infecciones tanto de las vías urinarias superiores como de las inferiores. En ocasiones, la diseminación hemática (especialmente con *S. aureus*) o la extensión de una infección peritoneal contigua pueden causar infecciones de las vías urinarias superiores (sobre todo abscesos perirrenales y renales). Los microorganismos cultivados con mayor frecuencia a partir de la orina son bacilos gramnegativos, entre ellos *E. coli, Klebsiella, Proteus* y, a veces, *Enterobacter, Serratia* y *Pseudomonas* son otra causa de infección relacionada con las sondas. En ocasiones, participan microorganismos grampositivos, entre ellos *S. saprophyticus, Enterococcus* y *S. aureus*. La uretritis también puede estar causada por *Chlamydia trachomatis, Neisseria gonorrhoeae, Trichomonas, Candida* y virus del herpes simple (VHS).

**C. Diagnóstico.** Para distinguir la colonización de la verdadera infección puede utilizarse el análisis del sedimento urinario con el fin de detectar la presencia de leucocitos, junto con los urocultivos. El sedimento urinario también es útil para determinar si la infección se localiza en las vías urinarias superiores o inferiores. La presencia de cilindros leucocíticos sugiere que la infección afecta a los riñones y los túbulos. Los urocultivos son esenciales para orientar el tratamiento antibiótico.

**D. Infecciones específicas de las vías urinarias**

**1. Cistitis.** Es la infección de la vejiga caracterizada por disuria y polaquiuria, orina turbia o sanguinolenta, y dolor localizado de la uretra y las regiones suprapúbicas. La aparición de síntomas más graves, como fiebre elevada, náuseas y vómitos, sugiere una afectación renal.

**2.** La **pielonefritis aguda** es una infección piógena del parénquima y la pelvis renales. Se caracteriza por dolor a la palpación del ángulo costofrénico, fiebre elevada, escalofríos importantes, náuseas, vómitos y diarrea. Los datos analíticos muestran la presencia de leucocitosis, piuria con cilindros leucocíticos y, en ocasiones, hematuria. Las bacterias suelen poder detectarse mediante tinción de Gram de la orina no centrifugada. Hay que considerar la evaluación de las vías urinarias porque una proporción significativa de pielonefritis se asocia a anomalías estructurales. El tratamiento consiste en la administración de antibióticos y la eliminación o corrección del origen. Las complicaciones son necrosis papilar, alteración de la capacidad para concentrar la orina, obstrucción urinaria y sepsis.

**3.** Los **abscesos renales y perirrenales** no son habituales y suelen deberse a una infección ascendente desde la vejiga y los uréteres. Los principales factores de riesgo son la nefrolitiasis, las alteraciones estructurales de las vías urinarias, los traumatismos o la cirugía urológica y la diabetes mellitus. Los microorganismos aislados con mayor frecuencia son *E. coli, Klebsiella* y *Proteus*. Los abscesos renales y perirrenales también puede estar causados por *Candida*. Estos abscesos pueden manifestarse de forma inespecífica con fiebre, leucocitosis y dolor (flanco, ingle, abdomen). Los urocultivos son negativos, fundamentalmente si ya se ha tratado al paciente con antibióticos. El diagnóstico puede establecerse mediante ecografía o TC abdominales. El tratamiento consiste en el drenaje y la administración de antibióticos.

**4.** La **prostatitis** es una infección poco frecuente en la UCI que puede producirse por un sondaje vesical. Los síntomas y signos son fiebre, escalofríos, disuria y una próstata dolorosa, blanda y pastosa a la palpación. El tratamiento consiste en antibióticos y, si es posible, la retirada de la sonda urinaria.

**E. Tratamiento de las infecciones de las vías urinarias.** Antes de recibir los resultados de los cultivos, es preciso iniciar un tratamiento empírico amplio que abarque todos los microorganismos probables. Suelen utilizarse fluoroquinolonas o cefalosporinas de tercera o cuarta generación. Pueden elegirse la ceftazidima o la cefepima si es probable que la infección se deba a *Pseudomonas*. Si la sospecha recae en *Enterococcus*, puede lograrse una cobertura más amplia con ampicilina más un aminoglucósido. En raras ocasiones se emplea imipenem/cilastatina para tratar infecciones causadas por bacterias que presentan resistencia a los antibióticos.

**V.** Las **infecciones relacionadas con catéteres intravasculares** pueden localizarse en el punto de inserción (infecciones locales) o ser diseminadas **(infecciones asociadas al catéter diseminadas por el torrente circulatorio)**. Los catéteres colocados en la circulación central (venosos centrales y en la arteria pulmonar) son los responsables de la mayoría de las infecciones relacionadas con los catéteres. Los **factores de riesgo** para el tipo diseminado por el torrente circulatorio son la nutrición parenteral total **(NPT)**, que aumenta el riesgo de infecciones micóticas, y la duración prolongada de la colocación del catéter. La **fiebre** es la manifestación inicial más frecuente, y los signos locales de infección en el punto de inserción suelen faltar. Las infecciones locales o la fiebre sin causa aparente deben conducir a una evaluación rápida de una posible infección de la vía.

**A. Microbiología.** Los patógenos más frecuentes son estafilococo coagulasa negativo, seguidos por *S. aureus*. También pueden causar infecciones relacionadas con los catéteres diversos gramnegativos y otras bacterias gramnegativas. *Candida* supone casi el 10 % de las infecciones relacionadas con los catéteres que se diseminan por el torrente circulatorio.

**B.** La **prevención** de las infecciones relacionadas con los catéteres se comenta con más detalle en el capítulo 13.

**C. Tratamiento**

**1. Retirada del catéter.** Los métodos para tratar las presuntas infecciones relacionadas con los catéteres varían según los diferentes centros. En algunos centros/ unidades de cuidados intensivos se prefiere sustituir los catéteres en una nueva localización cuando se plantea la posibilidad de una infección relacionada con ellos. Otros cambian sistemáticamente los catéteres a través de una guía y realizan cultivos cuantitativos. Cuando se cambia la vía a través de una guía, y el hemocultivo o el cultivo cuantitativo de la punta son positivos, se retira el catéter y se coloca una vía en otra nueva localización. Si la sospecha de que el catéter es el origen de la fiebre o de complicaciones sépticas es sólida, hay que cambiar de inmediato la localización del catéter y al menos realizar hemocultivos.

**2. Antibióticos.** La elección de los antibióticos está indicada por el cuadro clínico y los datos de los cultivos. El tratamiento empírico suele iniciarse con vancomicina cuando existen signos sistémicos de infección o si los resultados preliminares de los hemocultivos indican una bacteriemia por grampositivos. Con frecuencia se añade otro antibiótico para poder abarcar microorganismos gramnegativos o para lograr una cobertura sinérgica frente a *Enterococcus*. El tratamiento deberá ajustarse posteriormente según los microorganismos específicos identificados. En una bacteriemia no complicada relacionada con el catéter, suele continuarse la administración de los antibióticos durante 7-14 días (14 días si se ha detectado la presencia en sangre de *S. aureus*). El tratamiento de las infecciones micóticas es más prolongado, fundamentalmente en los pacientes inmunodeprimidos.

**VI. Endocarditis infecciosa.** La endocarditis infecciosa (EI) está causada por la invasión del endocardio por microorganismos. Afecta con mayor frecuencia a las válvulas cardíacas, pero también puede producirse en el miocardio septal o mural. La EI puede afectar a válvulas nativas **(endocarditis de válvulas nativas u originales, EVN)** y a prótesis valvulares **(endocarditis de prótesis valvulares, EPV)**. La EPV que aparece en los 2 meses siguientes a la sustitución valvular (EPV precoz) se debe a la colonización de la válvula por microorganismos en el momento de la intervención quirúrgi-

· ca, y está causada fundamentalmente por *Staphylococcus*. La EPV tardía es similar a la EVN. Los microorganismos acceden a través del torrente circulatorio por inoculación directa durante procedimientos (procedimientos gastrointestinales, genitourinarios, broncoscopia, intubación endotraqueal) o a partir de un foco de infección existente, como una neumonía o un absceso dental. La **EI aguda** se caracteriza por un inicio brusco y una progresión rápida. La **EI subaguda** se caracteriza por un inicio lento y una progresión también lenta.

**A.** Entre los **factores predisponentes** se encuentran las anomalías cardíacas (como las debidas a cardiopatía reumática y a lesiones valvulares degenerativas) y el consumo de drogas por vía intravenosa. La endocarditis puede producirse en corazones sanos previamente. Los dispositivos intravasculares como los catéteres venosos centrales, los cables de los marcapasos, las derivaciones de hemodiálisis y las prótesis valvulares aumentan la posibilidad de sufrir una EI.

**B. Microbiología.** Las bacterias son los principales microorganismos etiológicos de la EI, aunque ésta también puede estar causada por hongos, virus y rickettsias.

   **1. Bacterias grampositivas.** Las especies de *Streptococcus* son los patógenos más habituales, particularmente el grupo *viridans* (como *sanguis, mutans* e *intermedius*). Las especies de *Enterococcus* también pueden causar endocarditis, particularmente en los pacientes ancianos sometidos a procedimientos genitourinarios y en los consumidores de drogas por vía parenteral. A menudo la causa de la EI son *Staphylococcus*, particularmente *S. aureus*. La endocarditis debida a *S. aureus* suele ser grave y presenta con mayor frecuencia complicaciones por abscesos miocárdicos y de los anillos valvulares, embolias y lesiones metastásicas (como abscesos pulmonares, del sistema nervioso central y esplénicos). La identificación de *Streptococcus bovis* como el microorganismo etiológico debe llevar a la búsqueda de un origen gastrointestinal, como el cáncer colorrectal.

   **2. Las bacterias gramnegativas** causan EI en muy pocos casos. Los consumidores de drogas por vía parenteral y los pacientes con prótesis valvulares son más propensos. La EI debida a bacterias gramnegativas suele ser grave, de inicio brusco y con una mortalidad elevada. Existe una EVN característica de válvulas patológicas causada por un grupo de bacterias denominadas grupo HACEK (de *Haemophilus, Actinobacillus actinomycetemcomitans, Cardiobacterium hominis, Eikenella corrodens* y *Kingella*), y que se caracteriza por una evolución subaguda, grandes vegetaciones y episodios embólicos frecuentes.

**C. Diagnóstico**

   **1.** La **exploración física** puede desvelar la existencia de un soplo cardíaco, petequias, hemorragias en astilla en el lecho ungueal, hemorragias retinianas (manchas de Roth), nódulos de color rojo o violeta en las yemas de los dedos (nódulos de Osler), y lesiones aplanadas de color rojo en las palmas de las manos y las plantas de los pies (lesiones de Janeway).

   **2.** Los **hemocultivos** muestran una sensibilidad moderada para la EI. Ante la sospecha de una EI, hay que obtener varias (tres o más) series de muestras de sangre para hemocultivo en las primeras 24 h. Excepcionalmente los hemocultivos son negativos, sobre todo cuando la EI se debe a microorganismos intracelulares como rickettsias, bacterias anaerobias, bacterias del grupo HACEK y hongos. Pueden necesitarse medios especiales para aislar el microorganismo responsable.

   **3.** La **ecocardiografía** es una herramienta importante para el diagnóstico y el control de la EI: la ecocardiografía transtorácica (ETT) es mucho menos sensible que la **ecocardiografía transesofágica (ETE)** para detectar vegetaciones, particularmente en los pacientes tratados con ventilación mecánica. La ecocardiografía puede utilizarse para controlar la progresión de las vegetaciones, así como para identificar y controlar complicaciones como la insuficiencia valvular, los abscesos miocárdicos o de los anillos valvulares, los derrames pericárdicos y la insuficiencia cardíaca.

## D. Tratamiento

1. **Antibióticos.** Se utilizan tratamientos prolongados con antibióticos bactericidas. En la endocarditis bacteriana aguda puede ser necesario iniciar la administración de antibióticos antes de obtener el diagnóstico definitivo. Sin embargo, antes de dar la primera dosis de antibióticos deben obtenerse muestras para hemocultivos.

   a. **Tratamiento empírico.** En ocasiones el tratamiento de la EVN subaguda se demora hasta disponer de los resultados de los hemocultivos.

   **(1) Indicaciones para el tratamiento empírico**
   - i. Pacientes graves y sospecha sólida de endocarditis.
   - ii. Probabilidad de presencia de endocarditis y cirugía cardíaca programada.
   - iii. Hemocultivos positivos.
   - iv. Cuando el diagnóstico parece seguro (p. ej., vegetaciones documentadas por ecocardiografía en un cuadro de fiebre y otros parámetros clínicos compatibles con la EI).
   - v. Presunta endocarditis de prótesis valvular.

   **(2)** El **tratamiento inicial empírico para la EVN aguda** debe incluir fármacos activos frente a *Streptococcus, Enterococcus* y *Staphylococcus*. Las posibles pautas son:
   - i. Ampicilina o penicilina más nafcilina más aminoglucósido (gentamicina).
   - ii. Vancomicina más aminoglucósido (gentamicina). La infección por enterococos debe tratarse con una combinación de ampicilina o vancomicina más un aminoglucósido porque la ampicilina y la vancomicina sólo tienen acción bacteriostática sobre *Enterococcus*.

   **(3) Tratamiento inicial empírico para EPV precoz o tardía**
   - i. Vancomicina más aminoglucósido (gentamicina) más rifampicina.

   b. El **tratamiento antibiótico posterior** debe basarse en los resultados de los hemocultivos. La determinación de las concentraciones mínima inhibitoria y mínima bactericida (CMI y CMB, respectivamente) es extremadamente importante para decidir la pauta antibiótica óptima. Durante el tratamiento se realizarán hemocultivos para comprobar la eliminación de la bacteriemia. Si no se elimina, puede ser indicio de la presencia de un absceso.

2. **Cirugía.** Pueden ser necesarias la sustitución valvular o la valvulectomía (tricuspídea). Las indicaciones para la cirugía varían según la válvula y son: insuficiencia cardíaca que no responde al tratamiento, obstrucción valvular, endocarditis micótica, inestabilidad de una prótesis valvular e imposibilidad de eliminar la bacteriemia con un tratamiento antibiótico adecuado. La cirugía también puede estar indicada en caso de EI recurrente, extensión al miocardio o a la región paravalvular, dos o más episodios embólicos o fugas periprotésicas.

## E. Complicaciones de la endocarditis infecciosa

1. **Cardíacas**

   a. **Insuficiencia valvular e insuficiencia cardíaca.** La insuficiencia cardíaca es la causa más frecuente de muerte en los pacientes con EI.

   b. **Absceso miocárdico y paravalvular**

   c. El **bloqueo cardíaco** puede deberse a la extensión de un absceso paravalvular.

   d. **Obstrucción.** De forma excepcional, las grandes vegetaciones pueden causar obstrucción, particularmente cuando la etiología de la EI es fúngica.

   e. La **pericarditis purulenta** se produce con mayor frecuencia con EI debida a *Staphylococcus*.

2. **Extracardíacas**

   a. La **enfermedad por inmunocomplejos** puede afectar a órganos distantes, como los riñones.

   b. Los **episodios embólicos** pueden causar isquemia e infección. Pueden producirse abscesos en puntos de embolización. La endocarditis izquierda predispone a la producción de émbolos renales, cerebrales, esplénicos y cardíacos, mientras que la endocarditis derecha predispone a la producción de émbolos pulmonares.

c. Los **aneurismas micóticos** se deben a infección local del vaso sanguíneo con dilatación del mismo. Los aneurismas micóticos en el sistema nervioso central (SNC) pueden manifestarse con hemorragia subaracnoidea o intracerebral catastrófica. También puede producirse este tipo de aneurismas fuera del SNC.

d. **Complicaciones neurológicas.** Encefalopatía tóxica, meningitis, cerebritis, absceso cerebral, accidente cerebrovascular (infarto o hemorragia), hemorragia subaracnoidea o intracerebral.

e. **Insuficiencia renal.**

f. **Sepsis grave /shock séptico.**

## VII. Otras infecciones

**A. Sinusitis.** El traumatismo facial y la presencia de sondas nasogástricas o nasotraqueales predisponen a la aparición de sinusitis en los pacientes de la UCI.

1. **Microbiología.** La sinusitis suele deberse a bacterias gramnegativas, *S. aureus* y anaerobios.

2. El **diagnóstico** puede resultar difícil. Muchos especialistas recomiendan realizar TC facial y sinusal. La aspiración sinusal con aguja puede proporcionar datos bacteriológicos útiles, fundamentalmente en pacientes que han permanecido hospitalizados durante períodos prolongados y pueden estar infectados por microorganismos resistentes a los antibióticos.

3. **Tratamiento.** Suele iniciarse según la presentación clínica de fiebre de etiología dudosa, presencia de sondas nasales o antecedentes de traumatismo craneal y cervical, y rinorrea purulenta. Consiste en retirar las sondas nasales para permitir el drenaje del tracto de salida del seno obstruido, la humidificación nasal y el uso de descongestionantes, y antibióticos dirigidos a los patógenos probables. Casi nunca está indicado el drenaje quirúrgico.

**B. Infecciones del SNC**

1. **Meningitis.** Generalmente la infección se limita al espacio subaracnoideo y los ventrículos centrales, y no afecta al parénquima encefálico, pero en ocasiones la meningitis se complica con un absceso cerebral. La meningitis bacteriana puede deberse a diseminación hemática, invasión directa por traumatismo o cirugía, o extensión de la infección desde una estructura contigua, como la rotura de un absceso cerebral o epidural en el espacio subaracnoideo.

a. **Microbiología.** Existen diversos microorganismos causantes de meningitis. Entre los que se adquieren a nivel comunitario se incluyen: *S. pneumoniae, H. influenzae, Neisseria meningitidis* y *Listeria monocytogenes.* La meningitis causada por bacterias gramnegativas entéricas y no entéricas y por *S. aureus* puede ser consecuencia de un traumatismo, de la nurocirugía o de una bacteriemia. La meningitis causada por *S. aureus* puede originarse a partir de una infección localizada en otro lugar, por ejemplo una pneumonía, una sinusitis o una endocarditis. La meningitis asociada a derivación del líquido cefalorraquídeo (LCR) está causada la mayoría de las veces por *S. epidermidis.*

b. **Diagnóstico.** Es esencial obtener LCR para realizar análisis de glucosa, proteínas, células y fórmula leucocitaria, tinción de Gram y cultivos para bacterias. Pueden estar indicadas otras pruebas específicas del LCR, entre ellas pruebas para detectar el antígeno criptocócico, la VDRL para lúes, pruebas para antígenos bacterianos, y frotis y cultivos para hongos, dependiendo de otros factores de los pacientes, como la inmunodepresión. En los pacientes con sospecha de edema cerebral hay que realizar una TC craneal antes que la punción lumbar. Deben obtenerse muestras para hemocultivo antes de iniciar el tratamiento antibiótico.

**c. Tratamiento.** La elección de los antibióticos estará determinada por la situación clínica y la capacidad de los antibióticos para atravesar la barrera hematoencefálica. Como las defensas del paciente en el SNC son deficientes, la meningitis bacteriana debe tratarse con antibióticos bactericidas. La aparición de patógenos extrahospitalarios resistentes a la penicilina ha obligado a modificar el tratamiento y usar cefalosporinas de tercera generación no antipseudomónicas como la ceftriaxona, con buena capacidad para atravesar la barrera hematoencefálica. Si preocupa una posible resistencia a los antibióticos β-lactámicos, suele añadirse vancomicina. La meningitis por *L. monocytogenes* debe tratarse con bencilpenicilina o ampicilina, o con trimetroprima/sulfametoxazol en los pacientes alérgicos a la penicilina, posiblemente junto con un aminoglucósido. La meningitis causada por bacterias gramnegativas con frecuencia se trata con una cefalosporina de tercera generación. Si se sospecha la presencia de *P. aeruginosa* u otras bacterias gramnegativas resistentes, deben tenerse en cuenta la ceftazidima, la cefepima o el meropenem. Si existe la posibilidad de una infección por grampositivos, hay que añadir cobertura adicional a la ceftazidima, y se considerará el uso de vancomicina cuando exista la posibilidad de SARM. La meningitis por *S. aureus* suele tratarse con nafcilina o vancomicina en los pacientes alérgicos a la penicilina o si el patógeno es SARM.

**2. Los abscesos paradurales incluyen abscesos epidurales y subdurales.** Los abscesos epidurales se producen con más frecuencia en la columna vertebral, mientras que los abscesos subdurales suelen aparecer en el cráneo. Los abscesos paradurales se deben a traumatismos, neurocirugía, invasión del espacio paradural (como en la colocación de un catéter epidural), diseminación local desde estructuras contiguas (como los senos paranasales o la región paravertebral) y diseminación hemática desde localizaciones distantes. El absceso paradural puede progresar rápidamente y causar una lesión irreversible considerable en las estructuras neurológicas subyacentes. Así, es esencial diagnosticar e instaurar de inmediato el tratamiento. El drenaje del absceso es esencial para el diagnóstico microbiológico así como para el tratamiento.

**a. Microbiología.** Las bacterias que causan abscesos subdurales reflejan el origen de la infección. Ésta puede estar causada por *S. pneumoniae, Staphylococcus, H. influenzae*, gramnegativos intestinales y anaerobios. *S. aureus* es la etiología más frecuente del absceso epidural. Los microorganismos gramnegativos intestinales también producen abscesos epidurales, particularmente en pacientes con infecciones de las vías urinarias o tras la cirugía vertebral.

**b. Diagnóstico.** El síntoma inicial más frecuente del absceso epidural es el dolor intenso localizado en la columna vertebral. La TC es útil para diagnosticar y localizar los abscesos subdurales. La RM es la prueba de elección para diagnosticar los abscesos epidurales y la TC y la mielografía también pueden ser útiles.

**c. Tratamiento.** Consiste en la administración de antibióticos y drenaje. El tratamiento inicial con antibióticos debe basarse en los patógenos probables de la afección y, a continuación, modificarse según los resultados de los cultivos. *S. aureus* debe tratarse con nafcilina. La vancomicina o el linezolid pueden sustituirla en los pacientes alérgicos a la penicilina o cuando el patógeno es SARM. En las infecciones por gramnegativos suelen utilizarse cefalosporinas de tercera o cuarta generación (antipseudomonas si el patógeno es *P. aeruginosa*).

**VIII. Infecciones micóticas.** Los hongos actúan como patógenos oportunistas o, con menos frecuencia, patógenos virulentos, y causan diferentes síndromes que van desde una infección mucocutánea superficial a una infección sistémica con afectación orgánica visceral.

**A. Candida**

1. Las **especies de** *Candida* son la causa más frecuente de infecciones micóticas oportunistas en las UCI quirúrgicas y médicas. La incidencia de infecciones intrahospitalarias por *Candida* ha aumentado de forma espectacular, y las especies de *Candida* se encuentran actualmente entre los microorganismos más habituales hallados en los hemocultivos.

2. Los **factores de riesgo** son el tratamiento con antibióticos de amplio espectro, la presencia de dispositivos permanentes (urinarios, peritoneales e intravasculares), la inmunodepresión (infección por VIH, trasplante, neoplasia maligna hematológica, quimioterapia, neutropenia y quemaduras) y la nutrición parenteral total (NPT).

3. **Manifestaciones clínicas**

   a. La **candiduria** puede deberse a infección o puede reflejar la colonización de una sonda urinaria permanente. Su presencia debe hacer pensar en la posibilidad de bolas fúngicas, pielonefritis o candidemia.

   b. Entre las **infecciones mucocutáneas** se encuentran la candidiasis orofaríngea, la esofagitis, la candidiasis gastrointestinal, la vulvovaginitis y el intértrigo.

   c. La **candidemia** se caracteriza por hemocultivos positivos y puede asociarse a diseminación visceral. La mortalidad es muy elevada, sobre todo con *C. glabrata*. En los pacientes con hemocultivos positivos, deben evaluarse estrechamente las posibles infecciones de las vías vasculares permanentes y las infecciones orgánicas. Pueden realizarse cultivos cuantitativos de las puntas de los catéteres.

   d. **Candidiasis diseminada o invasiva.** La infección de órganos profundos puede producirse por diseminación hemática, extensión directa desde localizaciones contiguas o por inoculación local. El diagnóstico puede ser difícil porque los hemocultivos con frecuencia son negativos. Los cultivos superficiales positivos (p. ej., orina, esputo y heridas) pueden representar colonización o contaminación, y no se dispone de pruebas serológicas para el diagnóstico. Debe mantenerse un elevado grado de sospecha en pacientes con los factores de riesgo descritos antes. Los criterios definitivos para la infección diseminada son los cultivos positivos de tejido o líquido peritoneal infectados, la invasión real (histológica) de quemaduras, y la endoftalmitis. Los criterios sugestivos son dos hemocultivos positivos separados al menos 24 h, con un cultivo positivo obtenido al menos 24 h después de la retirada del catéter vascular y, en los pacientes de riesgo, tres o más puntos colonizados.

      (1) La **candidiasis hepatoesplénica** es más frecuente en pacientes con neoplasias hematológicas. El diagnóstico lo sugiere el dolor en el hipocondrio derecho, la fiebre, la elevación de la fosfatasa alcalina y múltiples lesiones en «ojo de buey» en la ecografía abdominal o la TC, aunque el hígado puede tener un aspecto normal. La biopsia hepática puede confirmar el diagnóstico.

      (2) La **peritonitis candidiásica** se produce por perforación intestinal o gástrica, o por infección de un catéter de diálisis peritoneal.

      (3) La **candidiasis cardíaca** consiste en miocarditis, pericarditis y endocarditis. Las vegetaciones valvulares son bastante grandes y son habituales los episodios embólicos importantes y devastadores.

      (4) La **candidiasis renal** se produce por la infección ascendente desde la vejiga, causando bolas fúngicas y necrosis papilar, o por diseminación hemática que produce pielonefritis y formación de abscesos.

      (5) La **candidiasis ocular** puede causar ceguera.

      (6) **Otras localizaciones de candidiasis diseminada** son el SNC y el sistema musculoesquelético.

4. **Tratamiento de las infecciones por** *Candida*. Los estudios clínicos controlados para definir las mejores opciones de tratamiento son escasos. El tratamiento antimi-

cótico debe adaptarse a los datos disponibles de los cultivos, prestando una especial atención a la presencia de microorganismos resistentes al fluconazol.

   **a.** La **candiduria** puede tratarse mediante irrigación vesical con amfotericina o con nistatina, o con fluconazol oral. La elección debe ir dictada por el microorganismo identificado (*C. glabrata* suele ser resistente al fluconazol), así como por la probabilidad de afectación renal. Dado que las sondas urinarias suelen presentar espesos sedimentos micóticos fijados, también se recomienda el cambio de la sonda urinaria permanente.

   **b.** La **candidiasis mucocutánea** se trata inicialmente con un fármaco tópico como la nistatina, el clotrimazol o el ketoconazol. Puede estar indicado el tratamiento sistémico con fluconazol oral cuando los pacientes no responden al tratamiento tópico.

   **c.** En la **candidemia** se utiliza un tratamiento antimicótico sistémico. Los catéteres venosos y arteriales deben retirarse, cultivar las puntas de los mismos, y colocar nuevas vías en otras localizaciones. Las vías venosas centrales tunelizadas suelen dejarse en su sitio salvo que sea imposible resolver la fungemia con antibióticos. La decisión para tratar con fluconazol, amfotericina o caspofungina se basa en el estado general del paciente y en los hongos aislados. *Candida glabrata* y *Candida krusei* suelen ser resistentes al fluconazol. La amfotericina y las equinocandinas (entre ellas la caspofungina y la micafungina) son opciones de tratamiento para la infección grave. En pacientes inestables, la amfotericina y las equinocandinas suelen preferirse frente al fluconazol.

   **d.** La **candidiasis diseminada** necesita una combinación de tratamiento antimicótico sistémico, drenaje o desbridamiento de las zonas infectadas, retirada de los catéteres intravasculares y, en ocasiones, la retirada de válvulas infectadas y otros cuerpos extraños. Aunque existe consenso respecto a si el aislamiento de *Candida* en la cavidad peritoneal (es decir, no sólo en los drenajes peritoneales) debe tratarse, hay diferentes opiniones sobre si debe utilizarse amfotericina, equinocandinas (caspofungina y micafungina) o fluconazol. Sucede lo mismo con la candidiasis hepatoesplénica. La ausencia de respuesta al fluconazol es una indicación para cambiar la cobertura antimicótica. Diversas endoftalmitis se tratan con amfotericina.

**B.** ***Aspergillus*** es una causa de infección oportunista invasiva en pacientes inmunodeprimidos ingresados en la UCI. Puede resultar difícil distinguir la colonización de la infección. El diagnóstico de infección se basa en los datos serológicos, la histología de los tejidos y los cultivos. Los cultivos de esputo positivos no indican necesariamente que exista enfermedad, y los cultivos negativos no la descartan. Por tanto, aunque no siempre sea clínicamente posible, resulta útil la obtención de tejido pulmonar para analizar.

   **1.** Las **manifestaciones clínicas** oscilan desde la neumopatía localizada a la enfermedad diseminada.

   **a.** La **neumopatía invasiva** se produce en pacientes inmunodeprimidos y se manifiesta con fiebre e infiltrados pulmonares. El análisis anatomopatológico revela la existencia de infección y hemorragia. Cuando los microorganismos invaden las paredes vasculares, puede producirse trombosis pulmonar. El diagnóstico se realiza por análisis directo de tejido pulmonar. Una proporción significativa de pacientes con enfermedad localmente invasiva también presenta enfermedad diseminada.

   **b.** La **diseminación** a diversos órganos se produce por invasión vascular. Aparecen abscesos en el SNC, los pulmones, el hígado y el miocardio. Puede aparecer un síndrome de Budd-Chiari e infarto de miocardio.

   **c. Otras manifestaciones pulmonares**

   **(1)** Los **aspergilomas** son bolas fúngicas que se producen en cavidades en los lóbulos superiores pulmonares, especialmente en bullas y, en ocasiones en antiguas cavidades tuberculosas. Los pacientes presentan tos, hemoptisis (que puede ser potencialmente mortal), fiebre y disnea.

(2) La **aspergilosis broncopulmonar alérgica** produce síntomas asmáticos episódicos, y suele observarse en pacientes con asma crónica o fibrosis quística. Los hallazgos radiográficos oscilan entre infiltrados segmentarios e infiltrados no segmentarios transitorios. Se detecta eosinofilia en esputo y en sangre.

2. **Tratamiento de la aspergilosis**

a. La **enfermedad diseminada** y la **enfermedad pulmonar invasiva** se tratan con amfotericina o voriconazol intravenoso. En algunos casos la enfermedad diseminada se trata con una combinación de ambos fármacos. Las equinocandinas también se utilizan para tratar pacientes con aspergilosis invasiva que no responden a la amfotericina o que no la toleran. Cuando el tratamiento antimicótico sistémico fracasa, puede estar indicada la resección quirúrgica.

b. **Manifestaciones pulmonares localizadas**

(1) **Aspergiloma.** En los pacientes con hemoptisis recurrente está indicada la cirugía. Los corticoesteroides también pueden ser útiles. La amfotericina B sistémica no mejora la evolución en comparación con las medidas de soporte.

(2) La **aspergilosis broncopulmonar alérgica** se trata con corticoesteroides sistémicos (los esteroides aerosolizados carecen de eficacia) y, a veces, con antimicóticos aerosolizados. No se ha demostrado que el tratamiento prolongado con corticoesteroides represente beneficio alguno.

IX. **Infecciones víricas**

A. **Citomegalovirus (CMV).** Es una causa importante de infección en pacientes inmunodeprimidos, y la más habitual en los receptores de trasplantes de órganos y de médula ósea. La infección primaria se produce en pacientes seronegativos, mientras que la infección secundaria aparece cuando se activa una infección latente o se produce una reinfección de un paciente seropositivo. La infección primaria en pacientes inmunocompetentes suele ser asintomática, aunque excepcionalmente se produce una afección grave. Para diagnosticar una infección por CMV deben detectarse componentes víricos o un aumento de los anticuerpos contra CMV.

1. **Manifestaciones de la infección por CMV en pacientes inmunodeprimidos**

a. Es frecuente la **enfermedad febril que se resuelve espontáneamente.**

b. **Neumonitis intersticial.** La neumonitis por CMV causante de insuficiencia respiratoria que necesita ventilación mecánica tiene una elevada mortalidad.

c. La **hepatitis por CMV** es por lo general leve (aunque también puede ser grave), sobre todo en los pacientes con trasplante hepático.

d. **Digestivas:** diarrea, hemorragia digestiva.

e. **Retinitis.**

2. **Tratamiento.** La infección por CMV es muy difícil de tratar, y la infección reaparece rápidamente tras la interrupción de los antivirales. Para tratar la retinitis por CMV en pacientes con sida, se utilizan el **ganciclovir** y el **foscarnet.** El ganciclovir también se administra para tratar la infección por CMV en trasplantados. El foscarnet se utiliza en los pacientes con infección por CMV que muestran intolerancia al ganciclovir. La infección por CMV potencialmente mortal (como la neumonitis por CMV) puede tratarse con la combinación de ganciclovir y dosis elevadas de inmunoglobulina intravenosa frente a CMV. La administración de globulina hiperinmune a receptores de trasplante de médula ósea con neumonitis ha producido una mejoría de la evolución.

B. **Virus del herpes simple I y II (VHS-I y II)**

1. Las **manifestaciones** de la infección por el VHS son:

a. Afectación **mucocutánea** y **genital.**

b. **Infección de las vías respiratorias.**

(1) Traqueobronquitis.

(2) Neumonía por VHS que se produce generalmente en pacientes debilitados e inmunodeprimidos.

    **c. Infección ocular** como la blefaritis, la conjuntivitis, la queratitis, la ulceración corneal y la ceguera.

    **d. Esofagitis.**

    **e. Encefalitis, meningitis.**

**2.** La **afectación diseminada por el VHS** suele producirse en pacientes extremadamente debilitados o inmunodeprimidos, pero en ocasiones se observa durante la gestación. Entre las manifestaciones se encuentran: hepatitis necrosante, neumonitis, lesiones cutáneas por diseminación hemática, fiebre, hipotensión, coagulación intravascular diseminada y afectación del SNC.

**3. Diagnóstico.** Las tinciones de Wright y Giemsa (frotis de Tzanck) o la tinción de Papanicolaou de material raspado de las lesiones pueden ser útiles, aunque carecen de sensibilidad y no distinguen entre la infección por el VHS y la infección por el virus de la varicela-zóster (VVZ). El cultivo vírico, el estudio histológico de tejidos o la biopsia cutánea, y la tinción del ADN o las proteínas de antígenos víricos son otras pruebas diagnósticas. Puede ser necesaria la biopsia cerebral para diagnosticar la encefalitis por VHS.

**4. Tratamiento**

    **a.** Las **infecciones graves por VHS,** entre ellas infecciones del SNC, neumonitis e infección diseminada por el VHS, se tratan con **aciclovir.** El **foscarnet** puede usarse para tratar la infección por VHS resistente al aciclovir.

    **b.** Las **infecciones cutáneas, de las mucosas y de los genitales** pueden tratarse con **aciclovir, famciclovir** o **valaciclovir.** Aunque los pacientes (por lo demás sanos) no siempre necesitan tratamiento, sí debe considerarse éste en los pacientes graves o debilitados, incluso si no cumplen los criterios clásicos de inmunodepresión.

    **c.** La **infección ocular** puede tratarse con fármacos tópicos, como el aciclovir, y debe consultarse con un oftalmólogo.

**C.** La infección por el **VVZ** puede encontrarse en la UCI como una infección primaria (varicela) o una infección por reactivación (herpes zóster), y puede causar desde una enfermedad leve a potencialmente mortal.

**1.** La **infección primaria por el VVZ** en los adultos puede presentar graves efectos sistémicos y afectación pulmonar con insuficiencia respiratoria. Los pacientes inmunodeprimidos son propensos a sufrir una enfermedad sistémica grave con afectación de pulmones, riñones, SNC e hígado.

**2.** El **herpes zóster** suele manifestarse como una infección cutánea de distribución dermatómica por reactivación del VVZ que permanecía latente en los ganglios sensitivos. Excepcionalmente, el herpes zóster reactivado causa enfermedad del SNC, como encefalitis y vasculitis cerebral.

**3. Tratamiento.** El aciclovir intravenoso se utiliza para tratar la infección grave por el VVZ (neumonía, encefalitis) en pacientes inmunodeprimidos e inmunocompetentes.

**X. Enfermedades infecciosas emergentes y agentes utilizados en bioterrorismo.** Las enfermedades emergentes son las de nueva aparición en una población o las que a pesar de existir antes, presentan un aumento rápido de incidencia o extensión geográfica. Pueden clasificarse como de nueva aparición (SRAG, gripe aviar A), reemergentes o resurgentes (viruela simia en humanos, dengue) y deliberadamente emergentes (agentes usados en actos bioterroristas, como el carbunco). Aunque las neumonías zoonóticas bacterianas no son infecciones emergentes, se agrupan aquí por conveniencia.

**A.** Las **neumonías zoonóticas** (entre ellas el síndrome respiratorio agudo grave **[SRAG]** y la gripe aviar A [H5N1]) son neumonías cuyos desencadenantes etiológicos tienen reservorios no humanos. Estas neumonías son poco frecuentes y suelen realizarse diagnósticos de presunción por la anamnesis de los contactos.

**1. Microbiología.** Entre las **bacterias** responsables de neumonías zoonóticas se encuentran *Chlamydia psittaci,* que causa la psitacosis (por contacto con loros y semejantes), *Coxiella burnetii,* que causa la fiebre Q (por ovejas y gatas parturientas) y *Francisella tularensis,* que causa la tularemia (a partir del conejo, el ciervo o picaduras de tábanos). Entre las causas **víricas** de neumonías zoonóticas se encuentran el coronavirus relacionado con el SRAG (SRAG-CoV), el supuesto agente etiológico del **SRAG** y el virus de la gripe aviar A (H5N1). Aunque en general el pronóstico de los pacientes con infecciones zoonóticas es bueno, algunas zoonosis se asocian a complicaciones graves e incluso a muerte.

2. **Diagnóstico.** Debido a la dificultad y a la posible peligrosidad de cultivar los zoonóticos, el diagnóstico suele realizarse mediante pruebas serológicas. El SRAG puede diagnosticarse mediante aislamiento vírico, reacción en cadena de la polimerasa con transcriptasa inversa (RT-PCR) o pruebas serológicas. Pueden realizarse pruebas serológicas adicionales para descartar la gripe A, así como *Legionella* y *F. tularensis,* que pueden imitar las manifestaciones seudogripales del SRAG. La gripe aviar se ha diagnosticado por aislamiento del virus o identificación de ARN específico de H5.

3. **Tratamiento**
   a. **Infecciones zoonóticas bacterianas.** En las infecciones bacterianas zoonóticas se recomienda el tratamiento ampliado (2-5 semanas) con doxiciclina o con una fluoroquinolona.
   b. **SRAG.** Las opciones son limitadas y el tratamiento es fundamentalmente sintomático. En la actualidad no existen antivíricos recomendados con una actividad fiable frente a SRAG-CoV. Los buenos resultados obtenidos con el uso de la ribavirina y el oseltamivir ha sido muy limitados. Otros fármacos estudiados son los corticoesteroides, el interferón β, el interferón α pegilado y el ácido glicirrícico (extracto de regaliz).
   c. **Gripe aviar A (H5N1).** Además del tratamiento sintomático, se recomienda la administración de oseltamivir oral (75-150 mg dos veces al día, durante 5-10 días en los adultos) en los pacientes con sospecha de gripe aviar. Las cepas más recientes se han mostrado resistentes a la amantadina y la rimantadina; estos fármacos carecen de eficacia. Se están estudiando nuevos inhibidores de la neuraminidasa (zanamivir y peramivir).

B. Los **agentes utilizados en bioterrorismo** representan un grupo de patógenos bacterianos y víricos que pueden causar síndromes potencialmente mortales en poblaciones de gran tamaño. Los agentes, conocidos o presuntos, que causan neumonías agudas en esta categoría son la **neumonía de la tularemia,** el **carbunco** por inhalación y la **peste neumónica.** En el capítulo 38 se describen los usados en **bioterrorismo.**

### Bibliografía recomendada

American Thoracic Society, Infectious Diseases Society of America. Guidelines for the management of adults with hospital-acquired, ventilator-associated and healthcare-associated pneumonia. *Am J Respir Crit Care Med* 2005;171:388–416.

Cohen J, Powderly WG. *Infectious diseases.* 2nd ed. New York: Elsevier, 2004.

Darling RG, Catlett CL, Huebner KD, et al. Threats in bioterrorism. I. CDC category A agents. *Emerg Med Clin North Am* 2002;20:273–309.

David N, Gilbert RC, Moellering GM, et al. *The Sanford guide to antimicrobial therapy.* 38th ed. Vienna, VA: Antimicrobial Therapy, 2008.

Gerding DN, Muto CA, Owens RC. Treatment of *Clostridium difficile* infection. *Clin Infect Dis* 2008;46 (suppl 1):S32–S42.

Mandell LA, Wunderink RG, Anzueto A, et al. Infectious Diseases Society of America/American Thoracic Society consensus guidelines on the management of community-acquired pneumonia in adults. *Clin Infect Dis* 2007;44 (suppl 2):S27–S72.

Morens DM, Folkers GK, Fauci AS. The challenge of emerging and re-emerging infectious diseases. *Nature* 2004;430:242–249.

Mylonakis E, Calderwood SB. Infective endocarditis in adults. *N Engl J Med* 2001;345:1318–1330.

O'Grady NP, Alexander M, Dellinger EP, et al. Guidelines for the prevention of intravascular catheter-related infections. Centers for Disease Control and Prevention. *MMWR Recomm Rep* 2002; 51(RR-10):1–29.

Pappas PG, Rex JH, Sobel JD, et al. Guidelines for treatment of candidiasis. *Clin Infect Dis* 2004;38:161–189.

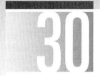

# Tratamientos no antibióticos de la sepsis

*Anahat Dhillon y Edward Bittner*

La **sepsis y el shock séptico** son causas importantes de morbilidad y mortalidad en las unidades de cuidados intensivos (UCI), con una mortalidad de más del 30 % a los 28 días. Afectan a millones de personas en todo el mundo, con unos 1 000 pacientes muertos cada día. La pérdida de vidas de pacientes, la calidad de vida tras la supervivencia y el coste económico hacen de la sepsis un importante problema sanitario. La sepsis consiste en un espectro mórbido que abarca desde una leve respuesta inflamatoria hasta la disfunción multiorgánica. La detección y el tratamiento precoz para evitar la progresión de la enfermedad posiblemente son esenciales para mejorar la supervivencia.

## I. Definiciones
  **A. Síndrome de respuesta inflamatoria sistémica (SRIS).** Es un cuadro clínico secundario a las manifestaciones generales producto de la activación de la respuesta inmunológica innata, independientemente de la etiología. Puede desencadenarse por causas infecciosas y no infecciosas, como la cirugía, las quemaduras, la pancreatitis, etc. El SRIS se diagnostica cuando se cumplen dos o más de los siguientes criterios:
   **1.** Temperatura > 38 °C o < 35 °C.
   **2.** Taquicardia: frecuencia cardíaca, > 90 lpm.
   **3.** Taquipnea: frecuencia respiratoria > 20 o $PaCO_2$ < 30 o necesidad de ventilación mecánica.
   **4.** Leucocitosis (> 12 000/$\mu$l), leucocitopenia (< 4 000/$\mu$l) o más del 10 % de bandas.
  **B. Sepsis:** indicios o sospechas elevadas de infección junto con SIRS. Otras variables que apoyan el diagnóstico pueden ser:
   **1.** Lactato elevado.
   **2.** Proteína C reactiva plasmática elevada.
   **3.** Procalcitonina elevada.
   **4.** Hipotensión arterial.
   **5.** Índice cardíaco > 3,5 (l/min)/m$^2$
   **6.** Saturación venosa central de oxígeno > 70 %.
   **7.** Signos de disfunción orgánica, como hipoxemia, oliguria o hiperbilirrubinemia.
  **C. Sepsis grave:** sepsis con signos de hipoperfusión o disfunción orgánica. Los signos de disfunción orgánica inicial son hipoxemia, oliguria, trombocitopenia, hiperbilirrubinemia, alteración del nivel de consciencia, lactato superior a 2 y disfunción cardíaca.
  **D. Shock séptico:** sepsis con hipotensión arterial persistente a pesar de una reposición volumétrica adecuada.
  **E. Síndrome de disfunción multiorgánica (SDMO):** disfunción de más de un órgano que necesita intervención. Algunos ejemplos son la asistencia ventilatoria en el SDRA y la diálisis en la insuficiencia renal.

## II. Fisiopatología.
La sepsis es un síndrome heterogéneo con manifestaciones clínicas variables entre pacientes, que dependerán del tiempo transcurrido y de la etiología subyacente. Cada respuesta está determinada por numerosos factores, entre ellos la virulencia del microorganismo, el tamaño del inóculo y la edad, genética y comorbi-

lidades del paciente. Por tanto, no sorprende que haya sido difícil aclarar la patogenia y que ésta pueda ser versátil.

A. **Factores bacterianos.** Todas las clases de microorganismos, entre ellos las bacterias grampositivas y gramnegativas, los hongos, los virus y los parásitos, tienen componentes estructurales que interactúan con el sistema inmunitario del paciente. Por ejemplo, las bacterias gramnegativas tienen **endotoxina** (lipopolisacárido **[LPS]**), un potente mediador de muchas de las manifestaciones clínicas de la sepsis por gramnegativos. Las bacterias grampositivas tienden a liberar exotoxinas, como la **toxina del síndrome del shock tóxico.** La importancia de estas sustancias en la práctica clínica es que pueden no ser neutralizadas directamente por antibióticos, con lo que se magnifica la afectación inicial de determinadas infecciones.

B. **Respuesta del hospedador**

1. La respuesta del paciente a la infección es esencial para su recuperación. El inicio de la **respuesta inmunitaria innata** se produce con el reconocimiento de componentes estructurales característicos de los microorganismos (p. ej., LPS) por parte de las células del hospedador. Los **receptores «toll-like» (TLR)** son moléculas del hospedador que pueden reconocer estructuras bacterianas específicas y desencadenar una cascada inflamatoria inicial, y podrían ser dianas terapéuticas.

2. La respuesta proinflamatoria **(inmunidad adaptativa)** está mediada por citocinas como el factor de necrosis tumoral α (TNF-α), la interleucina 6 (IL-6) y la IL-1-β. En distintos momentos tras el estado proinflamatorio inicial, se segregan citocinas contrarreguladoras y antagonistas proinflamatorios que producen un estado antiinflamatorio. Puede producirse un estado de parálisis inmunitaria por el que el hospedador presenta respuestas inmunitarias inadecuadas frente a los microorganismos, que causa morbilidad y mortalidad tras la infección.

C. **Lesión celular.** La incapacidad para generar ATP durante la sepsis y las enfermedades graves puede deberse en parte a la alteración del aporte de oxígeno a tejidos vitales, a causa de la alteración de la oxigenación y la perfusión. Además, la **hipoxia citopática** causada por la disfunción mitocondrial puede ser la causa de la desconexión aparente entre la tensión celular de oxígeno, que suele ser adecuada, y el ATP bajo.

D. **Genética.** Los estudios realizados con gemelos han sugerido la existencia de un polimorfismo genético en la respuesta de las citocinas a la sepsis, lo que puede dar lugar a diferencias en la mortalidad.

E. **Cascada de la coagulación.** La inflamación es un estado procoagulante. Tanto la inflamación como la coagulación se activan durante la infección grave y comparten mediadores comunes. Uno de ellos, la proteína C activada, es una diana terapéutica útil (v. sección V).

F. **Disfunción epitelial y endotelial.** La disfunción de las células **epiteliales** causada por los efectos nocivos de la respuesta inflamatoria sistémica puede alterar la función de barrera, aumentar la permeabilidad y suponer un paso final en la ruta hacia el SDMO relacionado con la sepsis. Las células **endoteliales** desempeñan una función esencial en la inflamación sistémica, pero también en el mantenimiento de un equilibrio entre la coagulación y la anticoagulación. Un desequilibrio puede causar la aparición de trombosis microvascular que produce una alteración de la microcirculación y del aporte de oxígeno a los tejidos. Además, las células endoteliales desempeñan una función activa en el reclutamiento de células inflamatorias hacia los puntos de infección e inflamación.

III. **Manifestaciones.** Los primeros signos de sepsis son taquicardia, hiperventilación, fiebre y desorientación. Los signos más tardíos pueden afectar a cualquiera de todos los sistemas orgánicos. Cuando existe un fallo multiorgánico, la mortalidad es extremadamente elevada.

**A. Cardiovasculares.** Suele existir taquicardia e hipotensión, que pueden deberse inicialmente a vasodilatación e hipovolemia intravascular. La depresión miocárdica provocada por la sepsis puede producirse de forma precoz o tardía, contribuyendo a la hipotensión.

**B. Respiratorias.** Al inicio de la sepsis, es frecuente observar hiperventilación. La deficiente oxigenación puede deberse a un aumento de permeabilidad en los capilares pulmonares. La lesión pulmonar aguda y el síndrome de distrés respiratorio agudo son complicaciones frecuentes de la sepsis grave.

**C. Renales.** La insuficiencia renal oligúrica puede ser prerrenal, debida a hipotensión, alteración de la perfusión o hipovolemia. La lesión renal directa puede producir una necrosis tubular aguda. La oliguria puede evolucionar hacia una insuficiencia renal aguda que necesita tratamiento renal sustitutivo.

**D. Sistema nervioso central.** La encefalopatía causada por la sepsis puede oscilar desde una confusión leve al coma.

**E. Hepáticas.** Es frecuente la colestasis. Los mediadores inflamatorios que causan disfunción de los canalículos biliares pueden producir hiperbilirrubinemia. En ocasiones se observa una elevación de transaminasas, leve o grave, secundaria a la isquemia.

**F. Metabólicas.** Las catecolaminas inhiben la liberación de insulina y aumentan la gluconeogénesis. Los pacientes pueden presentar hiperglucemia o hipoglucemia.

**G. Hematológicas.** Es frecuente observar coagulopatía por consumo, secuestro plaquetario y destrucción de plaquetas.

**IV. Marcadores de la sepsis.** El diagnóstico de sepsis se realiza por la sospecha de la presencia de una infección y los signos clínicos de SIRS. Estos signos no son sensibles ni específicos para la sepsis, por lo que se han buscado marcadores bioquímicos que conducirían a un diagnóstico más precoz y definitivo. Se están estudiando muchas citocinas, péptidos, receptores y proteínas reactantes de fase aguda inflamatorias como posibles marcadores ideales. Aquí se incluyen algunos ejemplos de análisis clínicamente disponibles y bien estudiados.

**A.** La **proteína C reactiva** es una proteína de fase aguda liberada por las células hepáticas en respuesta a la inflamación. Es una prueba de bajo coste que sugiere la presencia de inflamación. Como inconvenientes, es inespecífica, tarda en alcanzar un máximo y no se relaciona con la gravedad de la inflamación.

**B.** Las citocinas como **IL-6** e **IL-8** constituyen una respuesta primaria del hospedador en la inflamación. Son marcadores muy sensibles de inflamación sistémica; sin embargo, los niveles son muy variables, no se relacionan con el grado de inflamación y la semivida plasmática es muy corta. Las concentraciones de IL-6 e IL-8 pueden ser útiles para distinguir causas infecciosas y no infecciosas de fiebre neutropénica, y también para detectar el inicio de la sepsis precoz en recién nacidos.

**C.** La **procalcitonina (PCT)** es un propéptido de la calcitonina con una semivida más prolongada. Las concentraciones elevadas de PCT son muy específicas de sepsis grave e inicio de disfunción orgánica. Aumenta en estados inflamatorios que no son infecciosos; sin embargo, las concentraciones plasmáticas no son tan elevadas como en la sepsis grave. Los pacientes con concentraciones superiores a 2 ng/ml tienen un riesgo elevado de sufrir sepsis grave. La PCT puede ser útil para diferenciar entre una etiología infecciosa y no infecciosa del SRIS. También puede serlo para monitorizar la eficacia del tratamiento.

**V. Tratamiento.** La European Society of Intensive Care Medicine, el International Sepsis Forum y la Society of Critical Care Medicine pusieron en marcha la **Surviving Sepsis Campaign** para mejorar el diagnóstico y el tratamiento de la sepsis. Han desarrollado guías basadas en datos científicos que constituyen una excelente ayuda para los médicos. Las guías más recientes pueden encontrarse en la página web: www.survivingsepsis.org.

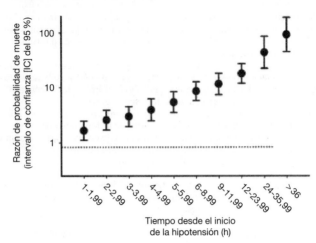

**FIGURA 30-1.** Riesgo de mortalidad (expresado como razón de probabilidades ajustada de mortalidad) con retrasos crecientes en el inicio del tratamiento antimicrobiano eficaz. Las barras representan el intervalo de confianza del 95 %. Ya existe un mayor riesgo de muerte en la segunda hora tras el inicio de la hipotensión (en comparación con la primera hora tras la hipotensión). No obstante, el riesgo de muerte sigue aumentando hasta más de 36 h después del inicio de la hipotensión. (De Kumar A, et al. Duration of hypotension before initiation of effective antimicrobial therapy is the critical determinant of survival in human septic shock. *Crit Care Med.* 2006;34:1589-1596, con autorización.)

El tratamiento primario de la sepsis y del shock séptico es la identificación y el tratamiento precoces del microorganismo etiológico. Para ello, es imperativo iniciar rápidamente la búsqueda y el tratamiento de los posibles orígenes.

A. **Diagnóstico**

1. **Cultivos.** Hay que obtener muestras de dos hemocultivos periféricos mediante técnicas estériles. Si se coloca una nueva vía central, los hemocultivos deben obtenerse en el momento de la inserción, antes de retirar las tallas quirúrgicas. Según la situación clínica, se realizarán cultivos de orina, esputo, líquido cefalorraquídeo (LCR) y otros líquidos corporales.

2. **Pruebas de diagnóstico por la imagen.** Si la situación del paciente es estable, deben realizarse estudios de imagen como la TC para identificar las posibles fuentes de infección. En situaciones inestables, pueden ser útiles los estudios ecográficos realizados a la cabecera del paciente.

B. Deberá iniciarse la **administración intravenosa de antibióticos de amplio espectro** tan pronto como se obtengan las muestras para hemocultivo y en la hora siguiente a la identificación de la sepsis (fig. 30-1). Lo ideal es obtener todas las muestras para cultivo antes de iniciar el tratamiento antibiótico. Sin embargo, éste no debe demorarse si la obtención de las muestras para cultivo puede tardar, ya que la mortalidad por sepsis aumenta con cada hora de retraso del inicio del tratamiento. La elección de los antibióticos iniciales está determinada por el presunto origen y los patógenos potenciales (v. cap. 29). Como los resultados del cultivo y del antibiograma están disponibles en las siguientes 24 h a 48 h, los fármacos deberán ajustarse según estos datos. No se recomienda el uso prolongado de antibióticos de amplio espectro, ya que puede provocar un aumento de las resistencias.

C. **Control del foco.** Si se identifica un foco de infección mediante las técnicas de imagen o la exploración física, hay que considerar la intervención (p. ej., de forma quirúrgica o percutánea). La elección de la intervención se basa en la estabilidad del paciente, los recursos disponibles y el origen de la infección. Por ejemplo,

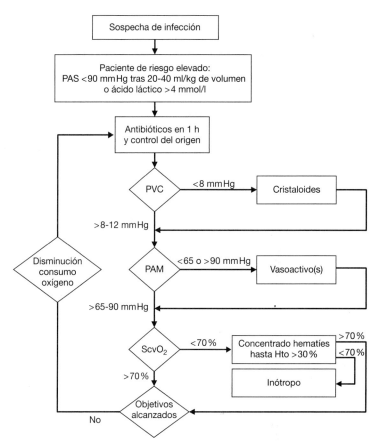

**FIGURA 30-2.**   Algoritmo para el tratamiento precoz guiado por objetivos en la sepsis grave/shock séptico. PAM, presión arterial media; PVC, presión venosa central. (De Otero R, et al. Early goal-directed therapy in severe sepsis and septic shock revisited: concepts, controversies, and contemporary findings. *Chest* 2006;130:1579-1595, con autorización.)

los abscesos suelen poder drenarse por vía percutánea, mientras que la fascitis necrosante requiere desbridamiento quirúrgico. La única excepción al control precoz del origen es la pancreatitis necrosante, en la que podría ser beneficioso demorar la intervención quirúrgica.

**D. Soporte hemodinámico.** El shock séptico se ha definido clásicamente como un estado de shock distributivo hipovolémico con escaso tono vascular y un gasto cardíaco elevado. Sin embargo, cada vez es más evidente que los pacientes pueden tener un componente de disfunción miocárdica mediada por toxinas, así como una distribución deficiente del flujo con una disfunción vascular periférica que causa isquemia celular. Por ello, el tratamiento del paciente séptico puede requerir el uso de líquidos, vasopresores e inótropos para mantener la perfusión tisular.

**1. Tratamiento precoz guiado por objetivos** (fig. 30-2). Para tratar a los pacientes sépticos es importante la optimización precoz del tratamiento hemodinámico y de reposición volumétrica con el fin de equilibrar el aporte de oxígeno con las demandas del mismo. En un estudio clínico reciente se observó un descenso de la mortalidad cuando se **instauraba en el servicio de urgencias** un tratamiento precoz y agresivo enfocado en los objetivos. Estos datos se han extrapolado y muchos centros han establecido protocolos para el tratamiento inicial de todos los pacientes con sepsis grave. La prioridad es identificar los objetivos de reanimación que indican perfusión tisular global y regional, y proporcionar estrategias lógicas para conseguir establecer los objetivos. Ya que no existe un único marcador que haya demostrado ser adecuado o superior en la reanimación, se usa un conjunto de objetivos:

a. Suele establecerse como punto de partida para la reanimación un objetivo de **presión arterial media (PAM) superior a 65 mm Hg.** Este objetivo varía según la presión arterial basal del paciente. Los pacientes con hipertensión crónica suelen necesitar un objetivo más elevado.

b. Un objetivo inicial de **presión venosa central (PVC) de 8 mm Hg a 12 mm Hg,** en pacientes no ventilados, y de 12 mm Hg a 15 mm Hg en aquellos con ventilación mecánica. Los pacientes con hipertensión pulmonar con ventrículos no distensibles necesitarán en ocasiones una PVC mayor para un llenado adecuado.

c. Una **diuresis** objetivo de más de 0,5 (ml/kg)/h.

d. Una **saturación venosa central de oxígeno (Svco$_2$)** superior a 70 %. La Svco$_2$ o la saturación venosa mixta de oxígeno (Svco$_2$) se utilizan como marcadores de la perfusión tisular global. En pacientes en shock, la Svco$_2$ es de un 5 % a un 7 % inferior a la Svco$_2$.

e. La concentración de **lactato sérico** y los déficits de bases también se utilizan como indicadores de perfusión global con el objetivo de normalizar el lactato y corregir los déficits.

2. El **tratamiento hemodinámico** debe centrarse en restaurar el volumen intravascular y la perfusión tisular.

a. **Líquidos.** Inicialmente los pacientes pueden necesitar grandes volúmenes de líquidos intravenosos para solventar cualquier pérdida de tercer espacio. La elección del líquido utilizado para la reposición no ha demostrado generar diferencias significativas en la evolución. Independientemente de si se utilizan cristaloides o coloides, la administración debe perseguir un objetivo compuesto de PVC, Svco$_2$ y diuresis. Si no se observan mejorías en esos parámetros con la administración de líquidos, debe reducirse la velocidad de la administración e instaurarse otros tratamientos. Según las comorbilidades del paciente, habrá que considerar la transfusión de hematíes para mantener una hemoglobina de 10 g/dl. El hidroxietil almidón puede aumentar el riesgo de insuficiencia renal en pacientes con sepsis y no se recomienda en estos casos.

b. Pueden requerirse **vasopresores** para mantener la perfusión de los órganos vitales. La administración de estos fármacos debe iniciarse tras la corrección de la hipovolemia, aunque a menudo es necesario iniciar el tratamiento vasopresor de forma precoz para evitar una hipotensión potencialmente mortal. La elección del vasopresor suele depender del perfil hemodinámico de cada paciente concreto (cap. 6). Generalmente, los de elección inicial son la norepinefrina o la dopamina. La **norepinefrina** causa menos taquicardia que la dopamina, y proporciona mayores efectos vasoconstrictores. La **epinefrina** se usa como fármaco de segunda línea en pacientes que responden mal a la norepinefrina. Se ha documentado que las concentraciones de **vasopresina** en el shock séptico son inferiores a las previstas. Por tanto, se ha propuesto el uso de la vasopresina en dosis bajas (0,01-0,04 U/min) para tratar a los pacientes sépticos. Aunque las dosis de vasopresina empleadas en el shock séptico tienen que ser bastante menores que las dosis que producen alteración del flujo sanguíneo coronario y esplácnico, debe monitorizarse rigurosamente a los pacientes para evitar estas complicaciones. A pesar de la ausencia de datos importantes sobre este beneficio, la vasopresina sigue utilizándose habitualmente como complemento de la norepinefrina.

**c. Inótropos.** La **dobutamina** se utiliza cuando existen signos de disfunción miocárdica, como sugieren el aumento de las presiones de llenado, el bajo gasto cardíaco, la baja saturación venosa central o los signos ecocardiográficos de una escasa fracción de eyección. La dobutamina puede causar taquiarritmias, aunque suele preferirse a la milrinona debido a su semivida más corta, lo que a menudo facilita el ajuste de la dosis. Para ajustar la dosis de inótropos suele utilizarse un monitor del gasto cardíaco junto con las saturaciones venosas.

**3.** La **proteína C activada humana recombinante (PCA)** puede usarse para tratar a los pacientes con sepsis grave. La PCA es una proteína endógena que actúa como modulador de la cascada inflamatoria y de la coagulación asociadas a la sepsis. Un ensayo clínico controlado y aleatorizado demostró una disminución del 6 % de la mortalidad absoluta. El beneficio del tratamiento fue mayor en los pacientes con un riesgo elevado de muerte (p. ej., puntuaciones APACHE II de más de 25) y fallo de más de un órgano.

**a.** En muchos centros se han elaborado directrices para el uso de la PCA. Las del Massachusetts General Hospital incluyen la sepsis grave con: *a)* tres o

|  | Contraindicaciones para la administración de proteína C activada (PCA) en pacientes con sepsis grave |
|---|---|

No debe administrarse PCA si en el paciente se encuentra en alguno de los casos siguientes:
- Cirugía reciente (en los últimos 30 días) y *una* disfunción orgánica.
- APACHE II < 25
- Cirugía en las 12 h anteriores
- Trombocitopenia ≤ 30 000 plaquetas/mm³
- Pacientes que necesitan dosis terapéuticas de fármacos antitrombina (heparina > 15 000 U/día, inhibidores directos de la trombina, fondaparinux, 5 mg o más) y tratar una afección trombótica en las 8 h anteriores, HBPM en dosis mayor a la profiláctica en las 12 h anteriores
- Tratamiento trombolítico sistémico en los últimos 3 días, AAS > 650 mg/día en los últimos 3 días, antagonistas de la glucoproteína IIb/IIIa en los últimos 7 días, warfarina en los últimos 4 días, o clopidogrel o ticlopidina en los últimos 4 días
- Índice internacional normalizado (INR) > 4,5
- Signos de hemorragia posquirúrgica
- Signos de hemorragia digestiva activa y clínicamente significativa
- Lesión expansiva en el sistema nervioso central, ACV en los últimos 3 meses, antecedentes de malformación arteriovenosa (MAV), aneurisma cerebral, cirugía intracraneal o antecedentes de traumatismo craneoencefálico grave que necesita hospitalización
- Cirrosis (antecedentes de varices esofágicas, hipertensión portal o clase C de Child)
- Nueva sonda de nefrostomía o signos de una complicación hemorrágica tras un procedimiento percutáneo (p. ej., disminución de la hemoglobina o hematoma en el flanco tras la colocación de una vía femoral)
- Alteraciones del estado mental sin causa aparente o alteraciones en la exploración neurológica en pacientes en los que no se ha realizado una TC para descartar una lesión expansiva o hemorragia en el SNC
- Procesos patológicos terminales en los que no existe obligación de tratar al paciente de forma agresiva
- Paciente que participa en un estudio clínico que incluye una molécula dirigida a la cascada de la coagulación
- Contusiones pulmonares, esplénicas o hepáticas tras un traumatismo
- Catéter epidural colocado en las 12 h anteriores al inicio del tratamiento con PCA humana recombinante
- Pacientes pediátricos sólo con la autorización de Pediatric Infectious Disease o salvo tratamiento de la *purpura fulminans*
- Paciente con más de 227 kg de peso (necesita evaluación para considerar aprobar una modificación de la dosis)

más criterios de SRIS, y *b)* la presencia de insuficiencia orgánica aguda (menos de 24 h) de 2 o más sistemas inducida por sepsis.

**b.** Las contraindicaciones para el uso de PCA son: hipersensibilidad, hemorragia interna activa, ictus hemorrágico reciente (en los 3 meses anteriores), cirugía intracraneal o intrarraquídea, signos de herniación cerebral, neoplasia o lesión expansiva intracraneal, presencia de un catéter epidural, o traumatismo o cirugía de riesgo para hemorragia potencialmente mortal (tabla 30-1).

**c. Dosificación.** La PCA se administra como una infusión intravenosa continua a una velocidad de 24 ($\mu$g/kg)/h durante **96 h.**

**d. Monitorización/efectos adversos/eliminación.** Es preciso controlar rigurosamente a los pacientes por la posible aparición de signos de hemorragia, que es el principal efecto adverso. Las concentraciones plasmáticas son indetectables a las 2 h de suspender la infusión. Si es necesario realizar alguna intervención, procedimiento percutáneo o colocación de un catéter epidural, debe interrumpirse la administración de PCA 2 h antes de llevar a cabo el procedimiento. La PCA puede reinstaurarse 1 h después de realizar un procedimiento percutáneo y 12 h después de una intervención quirúrgica, punción lumbar o retirada de un catéter epidural, si se ha logrado una hemostasia adecuada. El uso coincidente de heparina en dosis completa y PCA está contraindicado. En los pacientes en tratamiento renal sustitutivo, la diálisis deberá realizarse sin heparina, si es posible. Si se forman coágulos, deberá utilizarse la menor dosis de heparina posible.

4. **Corticoesteroides.** Sigue discutiéndose el papel de los esteroides exógenos en el tratamiento de la sepsis. En un estudio clínico multicéntrico, controlado y aleatorizado realizado en pacientes con shock séptico sin respuesta a los vasopresores, se observó un aumento significativo de la inversión del shock y la reducción de la mortalidad en pacientes con insuficiencia suprarrenal relativa. Sin embargo, un estudio clínico más reciente que incluyó a todos los pacientes sépticos no demostró beneficio alguno sobre la mortalidad, aunque se observó una resolución más rápida del shock séptico con el uso de esteroides. Debido a los efectos secundarios conocidos de los corticoesteroides, como el mayor índice de infección y miopatía, y a los datos conflictivos acerca del beneficio sobre la mortalidad, el uso de los esteroides se ha visto limitado.

   **a. Selección de los pacientes:** puede administrarse hidrocortisona intravenosa a pacientes cuya presión arterial no responda a la fluidoterapia y estén siendo tratados con dosis elevadas o crecientes de vasopresores. No se recomienda la prueba de estimulación con ACTH para identificar pacientes.

   **b. La dosis recomendada es de 50 mg de hidrocortisona cada 6 h.** Dosis mayores de corticoesteroides pueden ser peligrosas y no deben utilizarse para el tratamiento del shock séptico.

   **c.** La **duración del tratamiento** debe ser de 7 días, o posiblemente menos, y deberá interrumpirse tan pronto como el paciente deje de recibir vasopresores. No está claro si los pacientes necesitan una reducción gradual de los esteroides. Si la duración del tratamiento es corta, no suele ser necesaria la disminución gradual.

5. **Otros tratamientos de apoyo**

   **a. Ventilación:** del 20 % al 40 % de los pacientes con sepsis grave presentará algún grado de lesión pulmonar aguda/síndrome de distrés respiratorio agudo. Se recomienda el uso de **estrategias de ventilación protectoras** de los pulmones dirigidas a volúmenes corrientes de 6 ml/kg, presiones meseta de menos de 30 cm $H_2O$ con hipercapnia permisiva y administración prudente de líquidos (cap. 20). En la reanimación de pacientes con sepsis grave hay que considerar el uso precoz de estas estrategias. En aquellos que sufren lesión pulmonar aguda, la inserción sistemática de un catéter en la arteria pulmonar no ha podido demostrar beneficio alguno, por lo que no se recomienda. Además, si los pacientes no tienen signos de hipoperfusión tisular, se recomienda un tratamiento conservador en el aporte de fluidos ya que disminuye los días de ventilación mecánica y la duración de la estancia en la UCI sin aumentar la insuficiencia renal ni la mortalidad. Hay que ventilar a todos los pacientes con un protocolo de retirada gradual del respirador y deben realizarse regularmente intentos de respiración espontánea para evaluar la posible extubación.

**b. Control de la glucosa:** la hiperglucemia en el shock séptico se asocia a un peor pronóstico, igual que las grandes oscilaciones en la glucemia que incluyan hipoglucemias importantes (cap. 28). En los pacientes con sepsis grave se recomienda actualmente el mantenimiento constante de la glucemia en valores entre 110 y 150. Para ello, puede requerirse insulina intravenosa con monitorización de la glucemia horaria. Los pacientes con infusión de insulina deben recibir un aporte calórico de glucosa para evitar la hipoglucemia. La comprobación a pie de cama de la glucemia debe validarse con valores de glucosa plasmática cuando los valores son extremos, ya que la punción en el dedo puede sobrevalorar las concentraciones de glucosa plasmática.

**c.** Se recomiendan protocolos de **sedación** con objetivos de sedación predeterminados y despertar diario, ya que eso acorta la duración de la ventilación mecánica y de la estancia de los pacientes en la UCI (v. cap. 7).

**d. Administración de hemoderivados:** una vez se ha resuelto la hipoperfusión tisular y si el paciente no tiene otras indicaciones para recibir transfusiones (como la isquemia miocárdica o la hemorragia aguda), deben transfundirse concentrados de hematíes hasta alcanzar una hemoglobina de 7 g/dl a 9 g/dl en los adultos. No se recomienda la eritropoyetina como tratamiento de la anemia asociada a la sepsis, salvo que el paciente tenga otras indicaciones para su uso. No se recomienda la utilización de plasma fresco congelado ni otros componentes para corregir los datos analíticos de coagulopatía, salvo que existan signos clínicos de hemorragia o se tenga previsto realizar algún procedimiento invasivo.

**e. Profilaxis.** En los pacientes sépticos debe realizarse profilaxis frente a la neumonía asociada al respirador, la trombosis venosa profunda y la úlcera gastroduodenal aguda (cap. 13).

**f. Objetivos de la asistencia:** al igual que en todos los pacientes graves, los objetivos de los cuidados deben comentarse con el paciente o con quien tome por él las decisiones, y se irán replanteando según lo vaya indicando la situación clínica.

## Bibliografía recomendada

Angus DC et al. Epidemiology of severe sepsis in the United States: analysis of incidence, outcome and associated costs of care. *Crit Care Med* 2001;29:1303–1310.

Annane D, Sebille V, Charpentier C, et al. Effect of treatment with low doses of hydrocortisone and fludrocortisone on mortality in patients with septic shock. *JAMA* 2002;288:862–871.

Bernard GR, Vincent JL, Laterre PF, et al. Efficacy and safety of recombinant human activated protein C for severe sepsis. *N Engl J Med* 2001;344:699–709.

Dellinger RP, Levy MM, Carlet JM, et al. Surviving Sepsis Campaign: international guidelines for management of severe sepsis and septic shock: 2008. *Crit Care Med* 2008;36:296–327.

Hotchkiss RS, Karl IE. The pathophysiology and treatment of sepsis. *N Engl J Med* 2003;348:138–150.

Kumar A, Roberts D, Wood KE, et al. Duration of hypotension before initiation of effective antimicrobial therapy is the critical determinant of survival in human septic shock. *Crit Care Med* 2006;34:1589–1596.

Otero R, Nguyen B, Huang DT, et al. Early goal-directed therapy in severe sepsis and septic shock revisited: concepts, controversies, and contemporary findings. *Chest* 2006;130:1579–1595.

Reinhart K et al. Markers of sepsis diagnosis: what is useful? *Crit Care Clin* 2006;22:503–519.

Rivers E, Nyugen B, Havstad S, et al. Early goal-directed therapy in the treatment of severe sepsis and septic shock. *N Engl J Med* 2001;345:1368–1377.

Sprung CL, Annane D, Keh D, et al. Hydrocortisone therapy for patients with septic shock. *N Engl J Med* 2008;358:111–124.

# Accidente cerebrovascular, crisis comiciales y encefalopatía

### Dorothea Strozyk y Lee Schwamm

La disfunción cerebral aguda no traumática puede ser el motivo de consulta al hospital, ya sea acompañando a una enfermedad subyacente o como consecuencia de la complicación de un tratamiento médico o quirúrgico. La mayoría de las causas necesitan una intervención específica y urgente, y por ello el conocimiento de la disfunción cerebral aguda es de una importancia vital. Entre los trastornos habituales se encuentran: el accidente cerebrovascular (ACV, ictus) isquémico, la hemorragia intracerebral (HIC), la hemorragia subdural, la hemorragia subaracnoidea (HSA), la crisis comicial y la encefalopatía (de origen infeccioso, hipo/hipertensivo o tóxico/metabólico). La exploración neurológica es esencial para distinguir entre procesos focales y generalizados, y puede ayudar a identificar la posible etiología.

I. El **ACV** es el inicio agudo de un déficit neurológico focal o una alteración en el nivel de vigilia debido a isquemia cerebral, hemorragia u oclusión venosa. El tratamiento pretende restablecer el flujo sanguíneo cerebral adecuado y evitar la aparición de lesiones cerebrales secundarias.

A. El **ACV agudo isquémico** se debe a oclusión vascular. Entre los síntomas suelen observarse inicio repentino de pérdida visual, debilidad o entumecimiento de un hemicuerpo, ataxia, caída sin causa aparente, disartria o afasia. Puede aparecer trombosis *in situ* en segmentos enfermos de pequeños vasos penetrantes (p. ej., ictus lacunar) o arterias de mayor tamaño (p. ej., estenosis ateroesclerótica, disección arterial), y pueden liberarse émbolos desde localizaciones proximales (p. ej., corazón, aorta, arteria carótida) para alojarse en arterias cerebrales importantes, por lo demás normales, o en sus ramas distales.

1. Los **ictus lacunares** tienden a producirse en pacientes con diabetes e hipertensión crónica, y pueden ser clínicamente silentes o manifestarse como hemiparesia motora pura, pérdida sensitiva pura o diversos síndromes bien definidos (p. ej., disartria-mano torpe, ataxia-hemiparesia). Se lesionan los tractos compactos descendentes de la sustancia blanca o los núcleos de la sustancia gris del tronco encefálico, que con frecuencia producen déficits iniciales llamativos y extensos. Sin embargo, el pronóstico para la recuperación de un paciente con ACV lacunar es mejor que el de los casos de ictus del territorio de grandes arterias. No obstante, debido a que el riesgo de transformación hemorrágica es bajo en estos pacientes, muchos centros apoyan el uso de **trombólisis** intravenosa en prácticamente la mayoría de los ictus lacunares clínicamente leves. Debido a que los síndromes clínicos iniciales de pequeño vaso en ocasiones pueden deberse a trombosis de arterias grandes que afectan a vasos terminales, en todos los pacientes que presentan síntomas isquémicos agudos debe realizarse algún estudio de imagen neurovascular inmediato para establecer la permeabilidad de los grandes vasos (p. ej., angiografía por tomografía computarizada [TC], angiografía con resonancia magnética [ARM], ecografía o angiografía convencional con contraste). Esto no debe retrasar la trombólisis intravenosa con **activador tisular del plasminógeno** recombinante (**Rt-PA**, alteplasa) en los pacientes adecuados.

2. La **oclusión de arterias de gran tamaño** se divide en trastornos de la circulación anterior (arteria carótida interna y ramas) y posterior (arteria vertebrobasilares y ramas). Estos ACV conllevan riesgo de edema y de transformación hemorrágica. La «penumbra isquémica» se refiere a una región cerebral con aporte

sanguíneo inadecuado que todavía puede recuperarse si se restablece rápidamente un flujo sanguíneo normal. Aunque el centro (núcleo) de una zona isquémica puede lesionarse irreversiblemente antes de que el paciente reciba atención médica, la penumbra isquémica circundante puede recuperarse mediante una intervención rápida.

a. La **oclusión de la arteria cerebral media (ACM)** se caracteriza por debilidad en el brazo y el lado de la cara contralaterales con hemianopsia y desviación de la mirada y la cabeza hacia el lado del hemisferio afectado («mirando hacia la lesión»). Otros hallazgos son: afasia en los ictus del hemisferio dominante, síndrome de falta de atención unilateral en los ictus del hemisferio no dominante (el paciente «ignora» el lado izquierdo del cuerpo, los alrededores o la presencia del propio déficit: asomatognosia y anosognosia) y un grado variable de debilidad de las extremidades inferiores según el grado de afectación del tronco principal de la ACM (y, por tanto, del grado de afectación de la sustancia blanca o los ganglios basales). La afectación limitada a las ramas de la ACM puede producir fragmentos de este síndrome, a menudo con conservación de la fuerza de las extremidades inferiores.

b. La **oclusión de la arteria cerebral anterior (ACA)** es poco frecuente y causa debilidad aislada del miembro inferior. Si se afectan ambas ACA, también puede producirse una disminución de la iniciativa generalizada (abulia).

c. El infarto de la **zona límite** o «frontera» es el resultado de un flujo sanguíneo insuficiente a partes del cerebro irrigadas por los territorios distales de más de uno de los vasos cerebrales principales. Esto se observa con mayor frecuencia en el contexto de una hipotensión grave y mantenida (p. ej., parada cardíaca) o cuando existe un importante estrechamiento ateroesclerótico de una o ambas arterias carótidas. Dado que la región que se afecta con mayor frecuencia es la sustancia blanca subyacente a las regiones motoras (la zona límite ACA/ACM), el cuadro clínico clásico consiste en debilidad proximal del brazo/pierna con conservación distal de la fuerza, lo que se denomina «síndrome del hombre en el barril».

d. El infarto de la **circulación posterior** afecta al tronco del encéfalo, el cerebelo, el tálamo y los lóbulos occipital y temporal mesial. Por tanto, los pacientes pueden presentar debilidad o trastorno de la sensibilidad bilateral en las extremidades, déficits de los pares craneales (sensitivos, motores o ambos), ataxia, náuseas y vómitos, déficits de los campos visuales o reducción del nivel de consciencia, incluido coma. El síndrome con todas sus manifestaciones se debe a la oclusión del tronco de la arteria basilar, con partes del síndrome producidos por oclusiones de las ramas. El edema y el efecto expansivo debidos al ACV pueden ser potencialmente mortales por el espacio limitado de la fosa posterior, con herniación transtentorial ascendente o descendente resultante (v. sección sobre hemorragia cerebelosa).

3. Entre las **afecciones que imitan un ACV** se encuentran las crisis comiciales, la migraña, las alteraciones tóxico-metabólicas y la amiloidosis cerebral. La RM potenciada con difusión ayuda a distinguir el infarto cerebral de las afecciones que imitan el ictus identificando zonas de inflamación intracelular (edema citotóxico) asociada a isquemia.

a. Aunque las **crisis epilépticas** complejas parciales pueden parecer un ACV, especialmente si existe alteración del habla, los déficits neurológicos poscomiciales (fenómenos de Todd) pueden simular cualquier déficit neurológico focal, incluidos debilidad, pérdida sensitiva o afasia que dura horas o días tras una crisis.

b. El aura asociada a la cefalea tipo **migraña** puede incluir déficits neurológicos focales como debilidad, parestesias o afasia, y puede producirse sin que aparezca cefalea («aura típica sin cefalea»). Los pacientes con cefaleas migrañosas recurrentes tienen un riesgo algo mayor de sufrir un verdadero ACV isquémico. Deberá descartarse el ACV en los pacientes con síntomas similares a su aura migrañosa típica pero persistentes en el tiempo, o en aquellos con aura típica acompañada por un nuevo déficit focal.

c. Los **estados toxicometabólicos** como la hipoglucemia o la hiperglucemia, la hiponatriemia, la hipoxia o la intoxicación pueden causar déficits neurológicos focales o globales. En todos los casos deberá realizarse una evaluación analítica que incluya la determinación de electrólitos. Las infecciones ocultas también pueden empeorar los déficits del ACV antiguos y confundirse con otros nuevos o recurrentes.

d. Los pacientes con **angiopatía amiloide** pueden sufrir una disfunción neurológica transitoria asociada a hemorragias microscópicas que sugieren accidentes isquémicos transitorios (AIT). Las secuencias de ecogradiente en la RM, que identifican fácilmente zonas de depósito de hemosiderina, pueden sugerir el diagnóstico de angiopatía amiloide cerebral.

4. Entre las **etiologías importantes del ACV isquémico** se encuentran: **tromboembolia** cardíaca y arterial, **ateroesclerosis** intracraneal y extracraneal, endocarditis, émbolos paradójicos, disección aórtica, vasculitis, y trastornos de hipercoagulabilidad congénitos y adquiridos. La **disección** de la arteria carótida o vertebral puede producirse de forma espontánea, tras un traumatismo, o en enfermedades del tejido conjuntivo (p. ej., displasia fibromuscular). La disección puede reconocerse en la RM axial en T1 con sustración grasa o en la angiografía. La **vasculitis** puede aparecer en enfermedades primarias del sistema nervioso central (SNC) o formando parte de un síndrome general como el lupus eritematoso sistémico o la poliarteritis nudosa. La **hipercoagulabilidad** puede deberse a un desequilibrio de factores de la coagulación (déficit de proteína C, proteína S, antitrombina III) o autoinmunidad (anticuerpos antifosfolípido). La drepanocitosis también puede causar oclusión focal de arterias cerebrales. Cuando se evalúa un ACV en un paciente joven, hay que prestar especial atención a la posibilidad de disección, estados de hipercoagulabilidad, enfermedades autoinmunitarias y hemoglobinopatías.

5. Todos los pacientes que acuden a un centro adecuado en las 3 h siguientes al inicio de los síntomas deberán **evaluarse inmediatamente** para una **trombólisis intravenosa**. Esta evaluación comprende valoración neurológica completa, TC o RM para descartar hemorragia y alteraciones isquémicas iniciales, exclusión analítica de afecciones que simulan un ACV, perfil hemostático (plaquetas, tiempo de protrombina [TP], tiempo de tromboplastina parcial activada [TTPa]), electrocardiograma y hallazgos en la anamnesis/técnicas de diagnóstico por la imagen compatibles con isquemia aguda. Si se dispone de ellas, la RM ecoplanar con imágenes potenciadas con difusión o perfusión o la TC funcional pueden proporcionar más datos sobre la anatomía vascular y la lesión tisular (fig. 31-1). Por otro lado, la ecografía puede permitir una evaluación neurovascular rápida y repetible de la bifurcación carotídea, las arterias vertebrales cervicales y las ramas arteriales intracraneales. Los centros especializados pueden ofrecer métodos endovasculares de reperfusión, como la trombólisis intraarterial, la trombectomía mecánica o la angioplastia. Estos métodos pueden proporcionar beneficios aunque se haya superado el intervalo de 3 h del Rt-PA intravenoso, prolongando este tiempo hasta 8 h en la circulación anterior, y quizá hasta 24 h en la circulación posterior. El único fármaco autorizado para su uso en el ACV isquémico agudo sigue siendo el Rt-PA intravenoso. Los esfuerzos terapéuticos para ampliar el uso de este fármaco más allá de las 3 h se han centrado en el estudio de pacientes con un área de penumbra isquémica, es decir, la región de tejido gravemente hipoperfundido pero potencialmente viable que rodea a un núcleo infartado con lesión irreversible. La imagen de la penumbra puede identificarse como diferencias entre la RM potenciada con perfusión (PWI) y la potenciada con difusión (DWI), y se encuentra hasta en el 80 % de los pacientes en las 3 h siguientes al inicio de los síntomas, aunque disminuye rápidamente con el tiempo. Las técnicas avanzadas de

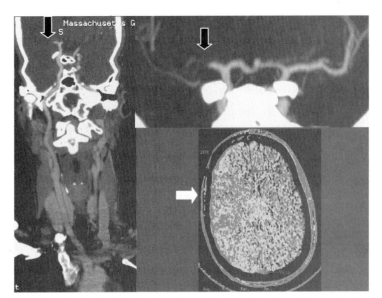

**FIGURA 31-1.** Imágenes tridimensionales reformateadas de angiografía por TC en una mujer de 28 años que demuestran la oclusión completa de la arteria cerebral media (ACM) debido a una embolia paradójica a través de un foramen oval persistente. La primera imagen muestra un reformateado curvo desde el arco aórtico hasta la bifurcación de la ACI distal. La segunda es una imagen aumentada del tronco de la ACM, y la tercera es una imagen de perfusión con TC que muestra una alteración de la perfusión del hemisferio derecho en el territorio de la arteria ocluida.

TC también pueden identificar parámetros de perfusión similares a los de la RM, y se han utilizado para identificar diferencias tanto en ensayos clínicos como en la práctica clínica. Los protocolos del Massachusetts General Hospital Acute Stroke Service están disponibles en http://www.acutestroke.com; también puede consultarse el http://www.strokecenter.org para acceder a ensayos clínicos completados y activos sobre la enfermedad cerebrovascular.

6. En la **evaluación subaguda** debe identificarse la causa y definirse el riesgo de ACV recurrente. Se realizará una **ecocardiografía** con inyección de suero fisiológico agitado para descartar un trombo intracardíaco y para evaluar el tamaño y la función del ventrículo izquierdo, el tamaño de la aurícula izquierda, la valvulopatía mitral y aórtica y cortocircuito de derecha a izquierda. Una evaluación adecuada del cortocircuito intracardíaco, incluido el foramen oval persistente, debe mostrar la opacificación total de la aurícula derecha y signos fisiológicos de un aumento suficiente de presión en la aurícula derecha para demostrar el cortocircuito. Los estudios **transesofágicos** tienen mayor sensibilidad para detectar trombos en la aurícula izquierda y la afectación ateromatosa en el arco aórtico. Un estudio Holter de 24 h puede identificar una fibrilación auricular paroxística. Debe buscarse insistentemente la causa del ACV, sobre todo en los pacientes jóvenes, incluida la evaluación de posibles síndromes de hipercoagulabilidad congénitos o adquiridos.

7. Tradicionalmente los **AIT** se consideran déficits neurológicos focales repentinos que duran menos de 24 h y se cree que tienen un origen vascular (fig. 31-2). Esta definición está perdiendo partidarios porque los síntomas isquémicos que duran más de varias horas casi siempre se asocian a signos de infarto en

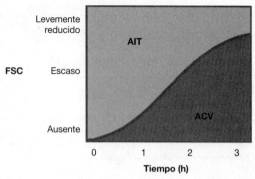

**FIGURA 31-2.** Representación gráfica de la isquemia cerebral como una función tanto del grado de reducción del flujo sanguíneo cerebral como de la duración de la isquemia. Pueden tolerarse reducciones relativamente leves del flujo sanguíneo durante horas sin evolucionar hacia el infarto, mientras que las reducciones bruscas y pronunciadas se toleran mal incluso durante menos de 1 h. ACV, accidente cerebrovascular; AIT, accidentes isquémicos transitorios; FSC, flujo sanguíneo cerebral.

las técnicas avanzadas de diagnóstico por la imagen (imágenes potenciadas con difusión [DWI]) y, en ocasiones, los síntomas que duran sólo unos minutos también presentan imágenes que demuestran la existencia de infarto. Por tanto, incluso los síntomas transitorios compatibles con una lesión isquémica deberán evaluarse como un posible ACV isquémico. Datos recientes sugieren que el 5 % de los AIT van seguidos por un ACV en las siguientes 48 h, y que el 10 % de los pacientes con un AIT presentará un ACV en los 3 meses siguientes. Es obligado evaluar con urgencia los AIT con el fin de valorar la permeabilidad de las arterias cerebrales, identificar factores de riesgo de isquemia recurrente e iniciar el tratamiento que pueda reducir el riesgo de sufrir otro ACV.

8. **Tratamiento inmediato.** Si se ha establecido claramente que el tiempo desde el inicio es inferior a 3 h y la TC craneal descarta una hemorragia intracraneal o un ACV bien establecido, todos los pacientes con déficit importante que no se resuelve y un diagnóstico clínico de ACV isquémico son posibles candidatos al tratamiento con **Rt-PA intravenoso.** Se infundirá una dosis de 0,9 mg/kg (máximo de 90 mg) durante 60 min, administrándose el 10 % de la dosis total en forma de un bolo intravenoso inicial en 1 min. En la tabla 31-1 se enumeran las contraindicaciones para el tratamiento con Rt-PA intravenoso. Tras el Rt-PA intravenoso, no debe administrarse ácido acetilsalicílico (AAS), heparina ni warfarina durante 24 h. Los pacientes con ACV graves (National Institutes of Health Stroke Scale [NIHSS] > 20; tabla 31-2) tienen un mayor índice de hemorragia tras la utilización de Rt-PA; sin embargo, numerosos centros apoyan el tratamiento de estos pacientes, ya que, de otro modo, tienen un pronóstico desfavorable. Las oclusiones de las arterias proximales tienen menos probabilidades de recanalización con el Rt-PA intravenoso, y mayor probabilidad de causar déficits clínicos graves.

a. La Food and Drug Administration ha autorizado dispositivos para la **retirada mecánica del coágulo** en las 8 h siguientes al inicio de los síntomas del ACV agudo. La selección de los candidatos se basa en identificar la oclusión de un gran vaso que pueda tratarse con el dispositivo en las 8 h siguientes al inicio de los síntomas. Los pacientes con probabilidad de beneficiarse son los que presentan un déficit neurológico importante y en los que el núcleo irreversible de isquemia es aproximadamente inferior a un tercio del territorio de la ACM o menor de 100 cm³ (fig. 31-3).

b. Puede considerarse la administración **intraarterial de trombolíticos** (Rt-PA, urocinasa) en los pacientes con una oclusión confirmada de una arteria de

**TABLA 31-1** Criterios del MGH para la inclusión y exclusión en la administración de t-PA intravenoso en pacientes adultos con ACV isquémico agudo

**Criterios de inclusión**
- Déficit neurológico importante que se prevé que desemboque en una discapacidad crónica
- TC sin contraste que no muestra hemorragia ni un nuevo infarto bien establecido
- Síntomas de ACV isquémico agudo con el paciente sano antes, claramente definidos, iniciados menos de 3 h antes de que se vaya a administrar Rt-PA

**Contraindicaciones**
- PAS > 185 mm Hg o PAD > 110 mm Hg (a pesar de la adopción de medidas para disminuirlas)
- Hallazgos en la TC (hemorragia intracraneal, hemorragia subaracnoidea o signos de infarto importante)
- Recuento de plaquetas menor de 100 000, TTP mayor de 40 s tras la utilización de ácido acetilsalicílico, o TP mayor de 15 o INR mayor de 1,7, o diátesis hemorrágica conocida
- Cirugía/traumatismo reciente (menos de 15 días)
- Convulsiones en el momento inicial (con alteraciones poscomiciales)
- Hemorragia interna activa (menos de 22 días)
- Cirugía intracraneal o raquídea, traumatismo craneoencefálico o ACV recientes (menos de 3 meses)
- Antecedentes de hemorragia intracraneal, o aneurisma o malformación cerebrovascular o tumor cerebral
- Sospecha de hemorragia subaracnoidea

**Advertencias (situaciones que podrían conducir a evoluciones desfavorables)**
- ACV demasiado leve
- Mejoría rápida
- ACV demasiado grave (p. ej., NIHSS mayor de 22) (En muchos centros no se descartan pacientes basándose tan sólo en una NIHSS elevada)
- Glucemia inferior a 50 mg/dl o mayor de 400 mg/dl
- Esperanza de vida inferior a 1 año, enfermedad coexistente grave o indicación de tratamiento únicamente sintomático durante el ingreso
- Mayor riesgo de hemorragia
  - Endocarditis bacteriana subaguda
  - Defectos de la hemostasia, entre ellos los debidos a insuficiencia hepática o renal grave
  - Retinopatía diabética hemorrágica u otras afecciones oftalmológicas hemorrágicas
  - Tromboflebitis séptica o catéter AV obstruido en una localización con infección grave
  - Pacientes tratados actualmente con anticoagulantes orales (p. ej., warfarina sódica)
- Mayor riesgo de hemorragia debido a gestación
- Edad avanzada (mayor riesgo de hemorragia)
- Trombo documentado en hemicardio izquierdo

ACV, accidente cerebrovascular; INR, índice internacional normalizado; NIHSS, National Institutes of Health Stroke Scale; PAD, presión arterial diastólica; PAS, presión arterial sistólica; TC, tomografía computarizada; TP, tiempo de tromboplastina; Rt-PA, activador tisular del plasminógeno recombinante; TTP, tiempo de tromboplastina parcial. De Massachusetts General Hospital (MGH) Acute Stroke Services (www.acutestroke.com).

gran tamaño (mediante angiografía convencional o por TC o RM) que han superado el intervalo de 3 h para la administración intravenosa de Rt-PA, o en los que no puede aplicarse este tratamiento según las recomendaciones de los protocolos desarrollados localmente. Para recanalizar arterias proximales y restablecer su función, se han utilizado dosis de hasta 1,25 millones de UI de uroquinasa o de hasta 22 mg de Rt-PA intraarterial junto con la rotura mecánica del coágulo.

   **c.** Aunque no se ha demostrado un beneficio en el ACV agudo, a veces se utiliza la **heparina no fraccionada** intravenosa continua en pacientes en los que no puede realizarse la trombólisis; también puede considerarse en los pacientes con estenosis basilar, disección de la arteria vertebral extradural o la

| | |
|---|---|
| **TABLA** **31-2** | National Institutes of Health Stroke Scale (NIHSS) |

| Elemento de la NIHSS (con instrucciones de puntuación abreviadas) | Definiciones de las puntuaciones | Puntuación (0-42) |
|---|---|---|
| **1a. Nivel de consciencia** | 0 = consciente y responde (alerta) | |
| | 1 = se despierta con estimulación leve (somnoliento) | |
| | 2 = se despierta sólo con estímulos dolorosos (estuporoso) | |
| | 3 = respuestas reflejas o no se despierta (coma) | |
| **1b. Preguntas.** Preguntar al paciente edad y mes. Debe ser exacto | 0 = ambos correctos | |
| | 1 = uno correcto (o disartria, intubado, otro idioma) | |
| | 2 = ninguno correcto | |
| **1c. Órdenes**: abrir/cerrar los ojos, agarrar y soltar la mano no parética (otras órdenes simples o imitar son igualmente válidas) | 0 = ambos correctos (bien si hay alteración por debilidad) | |
| | 1 = uno correcto | |
| | 2 = ninguno correcto | |
| **2. Mejor mirada**: movimientos oculares horizontales voluntarios u «ojos de muñeca» | 0 = normal | |
| | 1 = parálisis parcial de la mirada, mirada anómala en uno o ambos ojos | |
| | 2 = desviación ocular forzada o paresia total que no puede superarse con la prueba de ojos de muñeca | |
| **3. Campo visual**: usar amenaza visual si es necesario. Si es monocular, puntuar el campo del ojo sano | 0 = normal | |
| | 1 = hemianopsia parcial, cuadrantanopsia, extinción | |
| | 2 = hemianopsia completa | |
| | 3 = hemianopsia o ceguera bilateral | |
| **4. Parálisis facial**: si el paciente está estuporoso, comprobar la simetría de las muecas ante el dolor | 0 = normal | |
| | 1 = parálisis leve, desaparición surco nasolabial, sonrisa asimétrica | |
| | 2 = parálisis parcial (parte inferior de la cara) | |
| | 3 = parálisis completa (parte superior e inferior de la cara) | |
| **5. Motor en el brazo**: brazos estirados 90° (sentado) o 45° (decúbito supino). Animar a que realice el mayor esfuerzo. Puntuar ambos brazos por separado | 0 = no claudica durante 10 s | Izquierda |
| | 1 = claudicación pero sin tocar el lecho | Derecha |
| | 2 = algún esfuerzo contra gravedad, pero no puede sostener | |
| | 3 = sin esfuerzo contra gravedad, aunque cuentan incluso los movimientos mínimos | |
| | 4 = ausencia de movimientos | |
| | X = imposibilidad de evaluar debido a amputación, fusión, fractura, etc. | |
| **6. Motor en la pierna**: elevación de la pierna 30° en decúbito supino durante 5 s. Puntuar ambas piernas por separado | 0 = no claudica durante 5 s | Izquierda |
| | 1 = claudica pero sin tocar el lecho | Derecha |
| | 2 = algún esfuerzo contra gravedad, pero incapaz de sostener | |
| | 3 = sin esfuerzo contra gravedad, pero incluso el movimiento mínimo cuenta | |
| | 4 = ausencia de movimientos | |
| | X = imposibilidad de evaluar debido a amputación, fusión, fractura, etc. | |

*(Continúa)*

| TABLA 31-2 | National Institutes of Health Stroke Scale (NIHSS) *(cont.)* | |
|---|---|---|

| Elemento de la NIHSS (con instrucciones de puntuación abreviadas) | Definiciones de las puntuaciones | Puntuación (0-42) |
|---|---|---|
| **7. Ataxia de extremidades**: comprobar dedo-nariz-dedo, talón-espinilla-rodilla, y puntuar sólo si no guarda proporción con la parálisis | 0 = sin ataxia (o afásico, hemipléjico)<br>1 = ataxia en extremidad superior o inferior<br>2 = ataxia en extremidad superior *e* inferior<br>X = imposibilidad de evaluar debido a amputación, fusión, fractura, etc. | Izquierda<br>Derecha |
| **8. Sensibilidad**: utilizar un alfiler que no pueda causar daño. Si el paciente está estuporoso, comprobar las muecas o la retirada. Puntuar sólo pérdidas relacionadas con el ACV | 0 = normal<br>1 = pérdida unilateral leve o moderada pero el paciente nota que se le toca (o afásico, confuso)<br>2 = pérdida total; el paciente no nota que se le toca. Coma, pérdida bilateral | |
| **9. Mejor lenguaje**: describir una imagen, nombrar objetos, leer frases. Puede usar la repetición, la escritura, la estereognosia | 0 = normal<br>1 = afasia leve o moderada (difícil pero parcialmente comprensible)<br>2 = afasia grave (casi sin intercambio de información)<br>3 = mutismo, afasia global, coma. No da órdenes simples | |
| **10. Disartria**: leer una lista de nombres | 0 = normal<br>1 = leve o moderada; titubeante, pero inteligible<br>2 = grave; ininteligible o anartria<br>X = intubación o barrera mecánica | |
| **11. Extinción/negligencia**: tocar al paciente simultáneamente con ambas manos, mostrar dedos en ambos campos visuales, preguntar por la presencia de déficit, mano izquierda | 0 = normal (sólo pérdida visual)<br>1 = neglige o extingue ante doble estimulación simultánea en cualquier modalidad (visual, auditiva, sensitiva, espacial, partes corporales)<br>2 = negligencia intensa en más de una modalidad | |

Instrucciones de puntuación NIHSS adaptadas de www.ninds.nih.gov/doctors/NIH_Stroke_Scale.pdf.
Brott T, Adams HP Jr, Olinger CP, et al. Measurements of acute cerebral infarction: a clinical examination scale. *Stroke* 1989;20:864-870.

carótida interna, déficits fluctuantes o estenosis carotídea grave sintomática sin un gran infarto de la ACM. Su uso debe equilibrarse con los riesgos de complicaciones hemorrágicas. El TTPa debe controlarse cada 6 h y la dosis de heparina se ajustará en consecuencia. Debido a la gran variabilidad en los análisis concretos de heparina y TTPa, este último debe mantenerse en el intervalo numérico deseado basado en los niveles asociados a la consecución de una anticoagulación terapéutica (equivalente a 0,3-0,7 UI/ml mediante inhibición del factor Xa), más que en una simple proporción de 1,5 a 2,5 veces el control. El bolo intravenoso inicial de heparina puede aumentar el riesgo de hemorragia, y se demorará salvo en los déficits fluctuantes o la trombosis basilar activa. Mientras que la anticoagulación crónica disminuye el riesgo de ACV recurrente en los pacientes con fibrilación auricular, en los que presentan grandes infartos el inicio suele demorarse días o semanas, para reducir al mínimo el riesgo de transformación hemorrágica. En todos los pacientes que presenten un deterioro clínico con la administración de heparina, deberán realizarse inmediatamente estudios de diagnóstico por la imagen para descartar una **transformación hemorrágica**.

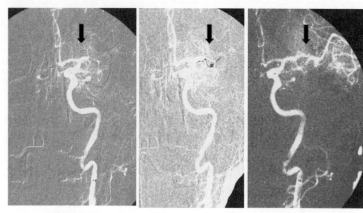

ACM ocluida     Dispositivo colocado     Tras la extracción
del coágulo (15 min)

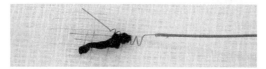

**FIGURA 31-3.** Imágenes angiográficas seriadas que muestran la oclusión de la arteria cerebral media izquierda, el despliegue de un dispositivo para retirar el coágulo y el restablecimiento de la permeabilidad del vaso. En la imagen inferior se muestra un ejemplo de trombo residual. El paciente se recuperó totalmente y recibió el alta en unos días.

**d.** El **uso de inhibidores plaquetarios** debe considerarse en los pacientes en los que no puede realizarse el tratamiento trombolítico. El **ácido acetilsalicílico,** en dosis que oscilan entre 160 mg/día y 1 300 mg/día, puede ser eficaz en pacientes con **ACV agudo** en los que no está indicado el uso de trombolíticos ni anticoagulantes. En el ACV isquémico agudo se están estudiando actualmente otros inhibidores plaquetarios como la **eptifibatida** o el **abciximab** intravenoso. Las dosis diarias de AAS prescritas habitualmente para la profilaxis secundaria del ACV oscilan entre 50 mg y 325 mg, mientras que las guías recomiendan una dosis mínima de 75 mg/día para la prevención de episodios coronarios. La combinación de AAS (25 mg) más **dipiridamol** de liberación prolongada (200 mg) ha demostrado ser superior al AAS en solitario para la profilaxis secundaria. El **clopidogrel,** otro inhibidor plaquetario, también es útil para reducir el riesgo de episodios vasculares recurrentes. Actualmente no se recomienda el tratamiento inhibidor plaquetario doble para la profilaxis secundaria del ACV debido al mayor riesgo de complicaciones hemorrágicas mayores.

**e.** La **revascularización carotídea** urgente puede estar indicada en casos de ACV en los que existe una estenosis carotídea crítica, un pequeño infarto distal y un gran territorio de cerebro vulnerable. La revascularización en ACV de mayor tamaño puede asociarse a una lesión por reperfusión aguda y debe retrasarse semanas o meses.

**f.** En algunos pacientes con estenosis de vasos importantes, la **hipertensión inducida farmacológicamente** con **fenilefrina** puede mejorar inmediatamente la función neurológica y recuperar tejido cerebral viable, quizá debido a la recuperación de la penumbra isquémica. Los estudios iniciales sugieren que la hipertensión inducida es inocua en los pacientes sin afecciones cardíacas coincidentes, como la angina de pecho o la insuficiencia cardíaca congestiva. Se están investigando dispositivos recientemente aprobados que crean una obstrucción aórtica parcial y aumentan la perfusión cerebral a través de un mayor flujo sanguíneo colateral, debido a su posible eficacia en el ACV agudo.

9. **Tratamiento subagudo.** Hay que evitar la hipovolemia y la hiponatriemia, y debe mantenerse el volumen intravascular con soluciones isotónicas. La **fiebre** deberá controlarse de forma enérgica, ya que incluso la hipertermia leve empeora la evolución. La inflamación es máxima de 2 a 5 días después del inicio del AVC, y hay que instaurar el tratamiento habitual para el aumento de la presión intracraneal (PIC) (v. caps. 10 y 36). En el infarto cerebeloso o hemisférico masivo, la cirugía de descompresión puede salvar la vida del paciente y mejorar la evolución.

B. **Hemorragia intracerebral (HIC) primaria.** En el amplio diagnóstico diferencial de la hemorragia intracraneal se encuentran la hemorragia intracerebral, la hemorragia epidural y subdural, la hemorragia subaracnoidea (HSA) (que se describe más adelante), la trombosis de senos venosos (también descrita a continuación) y excepcionalmente la hemorragia intraventricular aislada. Suelen poder distinguirse inicialmente mediante TC sin contraste, aunque pueden requerirse técnicas de diagnóstico por la imagen más avanzadas. Las localizaciones más habituales de la hemorragia intracerebral son los ganglios basales, el tálamo, la sustancia blanca cerebral, la protuberancia y la superficie cortical lobular, aunque de un 8 % a un 10 % de los episodios se producen en el cerebelo. La causa más frecuente es la **hipertensión prolongada** (75 %), aunque se reconocen otras etiologías como aneurismas, traumatismos, malformaciones vasculares, angiopatía amiloide, coagulopatías, neoplasias, fármacos simpaticomiméticos, émbolos sépticos y vasculitis. Las metástasis (especialmente de adenocarcinoma y melanoma) pueden manifestarse con hemorragia intracerebral o inflamación. La HIC como proceso primario debe diferenciarse de la transformación hemorrágica del infarto isquémico, en el que un ligero ACV isquémico produce hemorragia petequial o se convierte en un hematoma que se expande.

1. Síndromes clínicos. La HIC suele manifestarse con cefalea, náuseas, vómitos y signos neurológicos focales similares a los observados en los ACV isquémicos. La evolución de los síntomas puede producirse más lentamente que en el ACV isquémico, o puede causar un cuadro agudo y devastador. Como norma, los pacientes con HIC suelen presentar hipertensión sistólica. En los pacientes que estaban inicialmente normotensos, esto suele resolverse durante la primera semana; en aquellos con hipertensión crónica suele requerirse un tratamiento agresivo con múltiples fármacos para controlar la presión arterial. A diferencia de la mayoría de las hemorragias corticales, la progresión de una hemorragia cerebelosa hacia la muerte puede ser rápida.

a. La HIC **supratentorial** se manifiesta con síntomas atribuibles a la localización de la hemorragia. Si hay una nueva hemorragia o aparece edema vasógeno o hidrocefalia, los síntomas pueden empeorar y el nivel de consciencia disminuir. En la hemorragia masiva, la muerte llega por la herniación transtentorial.

b. La hemorragia **infratentorial de la línea media** produce sólo ataxia en bipedestación, al andar y, a veces, en sedestación. No es necesario evaluar el signo de Romberg porque el equilibrio ya está alterado con los ojos abiertos. Si no se comprueba la marcha, esta lesión puede no detectarse hasta que aparezcan otros signos cerebelosos secundarios a la inflamación encefálica. Las lesiones **hemisféricas cerebelosas laterales** producen síntomas homolaterales con respecto a la lesión. Los pacientes refieren falta de coordinación de las extremidades, y presentan ataxia con caída hacia el lado de la lesión, dismetría («pasar de largo») en la prueba dedo-nariz-dedo, disdiadococinesia (falta de precisión en los movimientos rápidos alternantes), temblor intencional (exagerado al aproximarse al objetivo) y nistagmo (peor mirando hacia la lesión). El habla puede ser disártrica («pastosa») o escándida.

2. La **evaluación inmediata** de los pacientes con una posible HIC consiste en la obtención de imágenes cerebrales; tanto la TC como la RM tienen gran sensibilidad. Además es necesario realizar pruebas toxicológicas, determinar el tiempo de protrombina (TP), el tiempo de tromboplastina parcial (TTP) y el recuento de plaquetas, y descartar la presencia de signos de neoplasia maligna oculta. El volumen de la hemorragia se relaciona con la evolución y puede calcularse fácilmente en centímetros cúbicos en una TC craneal sin contraste utilizando el método «ABC/2», donde A es el mayor diámetro de la hemorragia en un solo corte, B es el diámetro de la hemorragia perpendicular a A en el mismo corte y C es el número aproximado de cortes en la TC axial que muestran hemorragia multiplicado por el grosor del corte en centímetros. La mortalidad a los 30 días de los pacientes con un volumen de hemorragia parenquimatosa de más de 60 cm$^3$ en la TC inicial y una puntuación de la Escala del coma de Glasgow (GCS) de 8 o menos es del 90%, y en los que presentan un volumen inferior a 30 cm$^3$ y una puntuación de la GCS de 9 o superior, es del 20%. La puntuación FUNC es una herramienta de evaluación clínica recientemente validada que, en el momento del ingreso hospitalario, predice la independencia funcional a los 90 días. Se encuentra disponible para uso clínico en http://www.massgeneral.org/stopstroke/funcCalculator.aspx. La **evaluación subaguda** deberá identificar la etiología mediante las técnicas de imagen y la anamnesis. La RM con sensibilidad puede identificar áreas de hemorragia cortical previa oculta y sugerir un diagnóstico de angiopatía amiloide en pacientes con HIC lobular. La repetición de la RM de 3 a 6 semanas después puede detectar también lesiones (p. ej., tumor) enmascaradas por una hemorragia aguda. En raras ocasiones, la hemorragia desde un aneurisma puede causar un hematoma, principalmente parenquimatoso, que imita una HIC. La angiografía con contraste convencional o la angiografía por TC está indicada en todos los casos sospechosos. El pronóstico se basa en el cuadro clínico y en los hallazgos mediante las técnicas de imagen. Los pacientes con lesiones cerebelosas de diámetro inferior a 2 cm o con signos cerebelosos que se resuelven de forma espontánea suelen evolucionar bien, los que presentan lesiones de 3 cm o somnolencia progresiva evolucionan desfavorablemente sin una intervención, y el 20% tiene lesiones de más de 3 cm y un mal pronóstico sea cual sea el tratamiento. El pronóstico de los pacientes con HIC cortical también está relacionado con el tamaño del hematoma. Sin embargo, hay que señalar que la causa más habitual de muerte en la HIC de gran tamaño es la suspensión del tratamiento de soporte, y que su pronóstico con rehabilitación prolongada está menos claro.

3. El **tratamiento agudo** consiste fundamentalmente en tratamiento de soporte, control de la presión arterial, resolución de la coagulopatía y control de la presión intracraneal (PIC) o intervención quirúrgica en determinados casos. Para corregir la elevación del TP debe administrarse **vitamina K** intravenosa en dosis de 10 mg infundidos a un ritmo de 1 mg/min, acompañada de la transfusión rápida de plasma fresco congelado (PFC); se utiliza **protamina** para la elevación del TTPa. Hay que administrar plaquetas a los pacientes con recuentos inferiores a 100 000; en los pacientes con disfunción plaquetaria urémica o farmacológica (p. ej., AAS) puede ser útil la **desmopresina**. La disminución de la presión arterial sistólica hasta alcanzar una presión arterial objetivo de 160/90 es importante para evitar un nuevo sangrado. Si la presión arterial sistólica es mayor de 200 mm Hg o la presión arterial media es mayor de 150 mm Hg, se aconseja reducir la presión arterial con infusión intravenosa continua, con control frecuente (cada 5 min) de la presión arterial. Si la presión arterial sistólica es superior a 180 mm Hg o la presión arterial media es mayor de 130 mm Hg, y

existen signos o sospecha de un aumento de la PIC, se considerará la monitorización de ésta y la reducción de la presión arterial con la administración intermitente o continua de fármacos intravenosos para mantener la presión de perfusión cerebral por encima de 60 mm Hg 80 mm Hg. Cualquier deterioro clínico asociado a la disminución de la presión arterial obligará a reconsiderar el tratamiento que se está utilizando para reducirla. Para el control de la presión arterial, se prefiere el uso de β-bloqueantes como el **labetalol**, por la ventaja adicional de ser un antiarrítmico; por el contrario, los nitratos pueden aumentar paradójicamente la PIC y dilatar la vasculatura cerebral. Si es necesaria una reducción adicional de la presión arterial, pueden ser útiles los antagonistas del calcio intravenoso, como el **nicardipino**. Hay que **consultar con los neurocirujanos** rápidamente, sobre todo en casos de hemorragia cerebelosa de diámetro igual o superior a 2 cm. La resección de la HIC lobular o de los ganglios basales puede salvar la vida del paciente; los métodos quirúrgicos empleados son la craneotomía abierta y el drenaje estereotáctico. La administración de Rt-PA intraventricular también puede mejorar la evolución en los pacientes con extensión intraventricular de la HIC. Recientemente se ha documentado que la administración de **factor VIIa** activado recombinante reduce la expansión del hematoma tras la HIC, aunque no ha logrado disminuir la mortalidad ni la discapacidad grave a los 90 días. A pesar de que no han podido demostrar beneficio clínico alguno, los ensayos clínicos realizados con factor VIIa activado recombinante han sugerido posibles ámbitos para investigaciones adicionales. Puede producirse **hidrocefalia obstructiva o comunicante**, que suele necesitar drenaje ventricular externo, aunque puede que no sea necesaria una derivación ventricular permanente (fig. 31-4). Los corticoesteroides no parecen ser eficaces en la HIC, salvo que exista un deterioro adicional debido a edema vasógeno. En los casos en que se produzcan crisis comiciales, donde el hematoma se extiende a la corteza cerebral, o cuando la consecuencia de una crisis convulsiva por sí misma pudiera ser nociva (p. ej., PIC que no responde al tratamiento, coagulopatía, fracturas inestables) está indicada la administración de **anticomiciales**.

4. Cuando se sospecha la presencia de **HIC en pacientes con tratamiento trombolítico por un ACV agudo**, hay que realizar inmediatamente una TC craneal, junto con una consulta a los neurólogos y los hematólogos, y la determinación de TP, TTPa, hemograma completo, y concentraciones de dímero D y fibrinógeno. El tratamiento del hematoma sintomático comprobado consiste en 2 U de **PFC,** para reponer los factores V y VII, 20 U de **crioprecipitado,** para reponer fibrinógeno, y 6 U de **plaquetas**. Los pacientes tratados con heparina deben recibir también un bolo de **protamina** intravenosa, 1 mg por cada 100 U de heparina no fraccionada en las 4 h anteriores. Si se ha utilizado una dosis anticoagulante de heparina de bajo peso molecular, deberá administrarse la dosis máxima de protamina (50 mg). Los anteriores valores analíticos deben repetirse cada hora durante las siguientes 4 h hasta controlar la hemorragia. Si estas medidas no pueden controlarla, pueden administrarse 5 g intravenosos de **ácido aminocaproico** en 1 h.

C. La **trombosis venosa cerebral** (TVC) se produce con mayor frecuencia en el seno sagital, transverso o longitudinal (a menudo denominada trombosis del seno venoso), aunque el coágulo puede extenderse a la vena de Galeno o a la vena yugular interna. También pueden producirse trombosis venosas corticales, de menor tamaño, al igual que trombosis del seno cavernoso. La TVC puede aparecer en el contexto de una infección, tumor, traumatismo, hipovolemia, trastornos de la coagulación, enfermedades inflamatorias sistémicas, uso de anticonceptivos orales, gestación y puerperio. Aunque se realice una evaluación diagnóstica exhaustiva, casi el 25 % de los casos se considerará idiopático.

1. El **síndrome clínico** comprende signos de aumento de la PIC, como cefalea, náuseas y vómitos, a menudo más pronunciados tras la permanencia prolon-

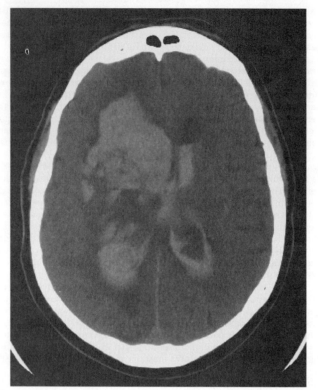

**FIGURA 31-4.** Imagen axial de una TC cerebral sin contraste que muestra una gran hemorragia intracerebral derecha que se extiende a los ventrículos laterales, e hidrocefalia obstructiva inicial que necesita una ventriculostomía.

gada en decúbito. Pueden observarse signos neurológicos focales o crisis comiciales en caso de edema vasógeno o infarto venoso. Sin una recanalización, la alteración del nivel de consciencia puede evolucionar hasta el coma. Si no se tiene en cuenta la posibilidad de este diagnóstico, con frecuencia se pasa por alto hasta que se produce la hemorragia venosa.

2. La **evaluación inmediata** se basa en las técnicas de diagnóstico por la imagen. La TC con contraste puede demostrar defectos de llenado en el seno sagital superior y la prensa de Herófilo (signo del «delta vacío») hasta en el 30 % de los pacientes, alteraciones parenquimatosas sugestivas de alteración del drenaje venoso hasta en el 60 % de los pacientes, ventrículos pequeños por aumento de la PIC, o refuerzo con contraste de la hoz y el tentorio por hipertensión venosa. La venografía con TC o RM aumenta la sensibilidad. Si la RM no es concluyente, la angiografía transfemoral es diagnóstica. La punción lumbar puede mostrar una elevada presión de apertura, aumento de proteínas y hematíes, y ligera pleocitosis.

3. El **tratamiento inmediato** es eficaz si se inicia pronto, pero el pronóstico para la recuperación empeora significativamente si no se trata al paciente. Hay que administrar **heparina** no fraccionada intravenosa continua ajustada hasta un TTPa de 60 a 80, y debe mantenerse hasta que el paciente se estabiliza o me-

jora. Se administrará heparina incluso cuando exista hemorragia. En determinados casos de trombosis extensa o rápido deterioro del estado del paciente, en centros con experiencia debe considerarse la trombólisis transvenosa con rotura mecánica del coágulo o la inyección local de trombolítico químico. Deberán adoptarse medidas para controlar la elevación de la PIC y profilaxis frente a las convulsiones, y hay que evitar los factores que promuevan la coagulación (p. ej., deshidratación).

**D.** La **hemorragia subaracnoidea** (HSA) puede ser traumática o no traumática. En la mayoría de los casos, la HSA no traumática se debe a la **rotura de un aneurisma cerebral.** La mayoría de los aneurismas se originan en la circulación de la arteria carótida, fundamentalmente en la ACA y, con menos frecuencia, en la arteria comunicante posterior o la ACM. Los aneurismas de la circulación posterior suelen surgir a partir del extremo basilar o pueden deberse a disecciones vertebrales intradurales con formación de seudoaneurisma y rotura. Los aneurismas pueden existir de forma congénita, surgir en el contexto de una ateroesclerosis o, en ocasiones más inusuales, deberse a infección (aneurisma micótico) o émbolos. La rotura de los aneurismas cerebrales libera sangre al espacio subaracnoideo y causa una mortalidad de hasta el 30 % en las primeras 24 h. La lesión cerebral primaria puede ser desde mínima a mortal y es característico un inicio con pérdida brusca de consciencia. En los aneurismas no tratados se produce una nueva hemorragia hasta en el 30 % de los pacientes en los primeros 28 días, con una mortalidad del 70 %. La hipotensión, la neumonía por aspiración, el edema pulmonar neurógeno, las crisis comiciales, la hidrocefalia obstructiva o la isquemia debida a vasoespasmo pueden causar lesión cerebral secundaria. La exploración y las técnicas de imagen seriadas pueden identificar síntomas sugestivos de la mayoría de estas complicaciones, pero se necesitan otras técnicas para distinguir el vasoespasmo.

1. **Síndromes clínicos.** Cuando el paciente habla de «la peor cefalea de mi vida» debe sospecharse la presencia de una HSA, a la que se asocian náuseas, vómitos, alteración del nivel de consciencia y defectos focales de los pares craneales (especialmente, parálisis del par craneal III). Puede producirse una cefalea de alerta debido a un sangrado centinela, en el que la sangre puede quedar confinada en la pared del aneurisma, sin una verdadera HSA. El grado clínico predice la evolución (tabla 31-3) y el riesgo de vasoespasmo (tabla 31-4).

2. **Evaluación inmediata.** La **TC** es la mejor prueba inicial para detectar la HSA, algo que hará en aproximadamente el 95 % de los casos. En los casos en que se sospecha una HSA y la TC es negativa, hay que realizar una punción lumbar. La xantocromía es un signo útil que indica la presencia de productos sanguíneos antiguos en el LCR, aunque tarda al menos 4 h en aparecer. Ante una presunta HSA, deberá realizarse urgentemente una angiografía, que será normal

---

**TABLA 31-3**  Clasificación de los pacientes con aneurisma intracraneal según el riesgo quirúrgico (sistema de clasificación de Hunt y Hess)

| Grado | Características |
|-------|----------------|
| I | Asintomático o mínima cefalea; rigidez de nuca ligera |
| II | Cefalea moderada o grave, rigidez de nuca, sin déficits neurológicos salvo parálisis de pares craneales |
| III | Somnolencia, confusión, déficit focal leve |
| IV | Estupor, hemiparesia moderada o grave, posiblemente rigidez de descerebración precoz, trastornos vegetativos |
| V | Coma profundo, rigidez de descerebración, moribundo |

En la clasificación original se añadía un grado si existían comorbilidades graves coincidentes, como enfermedades pulmonares, cardíacas, hepáticas o renales coexistentes. En la práctica actual, en muchos centros no se añade un grado por la presencia de comorbilidades.

en un número reducido de casos de HSA. Es necesario realizar un seguimiento con técnicas de imagen en la mayoría de los casos, y hay que prestar atención a las fístulas arteriovenosas de la base del cráneo y aneurismas comprimidos por el hematoma. La RM y la angiografía por TC también pueden demostrar la presencia de aneurismas y contribuir a planificar la cirugía. Con la mejora de las técnicas quirúrgicas y anestésicas, la localización precoz de los aneurismas con la angiografía y la reparación precoz definitiva de los mismos ha mejorado considerablemente la evolución de los pacientes. Se ha demostrado que la preocupación por que la angiografía por sí misma pudiera causar un nuevo sangrado del aneurisma no está justificada.

3. **Evaluación posterior.** La angiografía transfemoral sigue siendo el método de referencia para documentar el vasoespasmo; sin embargo, es un procedimiento invasivo que conlleva un cierto riesgo. El **vasoespasmo** puede producirse en cualquier momento, aunque es más frecuente entre los días 4 y 14 después de la rotura. En muchos centros se realiza una **ecografía Doppler transcraneal seriada** para detectar estrechamientos presintomáticos de vasos cerebrales en la base encefálica. El riesgo de aparición de vasoespasmo clínicamente significativo puede predecirse en función de la presencia de acumulaciones focales de sangre en la TC en el área que rodea a las arterias del polígono de Willis (grupos 1-4 de Fisher; v. tabla 31-4). Este método lo describieron por primera vez CM Fisher y sus colaboradores utilizando medidas sin escala en imágenes impresas obtenidas 24 h después de la HSA, pero antes de la cirugía. En la era moderna de la intervención quirúrgica precoz de los aneurismas rotos, los hallazgos de la TC inicial pueden ser menos fiables, y el grosor exacto del coágulo necesario para cada grupo está sujeto a la interpretación.

4. El **tratamiento inmediato** consiste en la obliteración definitiva del aneurisma responsable (mediante grapado o con tratamiento endovascular) y la prevención de déficits isquémicos tardíos. Hay que controlar estrictamente la presión arterial sistólica (< 140 mm Hg) hasta que se haya tratado el aneurisma. La cirugía, el tratamiento endovascular o ambos se realizan de forma urgente; la elección de la intervención se basa en la localización del aneurisma, la anatomía, las comorbilidades del paciente, el riesgo quirúrgico y endovascular, y la experiencia del cirujano. El **nimodipino es** un antagonista de los canales del calcio que, administrado en dosis de 60 mg por vía oral cada 4 h durante 21 días, reduce los síntomas isquémicos del 33 % al 22 %. Además se ha demostrado que la **infusión continua de sulfato de magnesio** iniciada 72 h

| TABLA 31-4 | Clasificación de la hemorragia subaracnoidea según el riesgo de vasoespasmo (sistema de clasificación del Grupo de Fisher) |
|---|---|

| Grupo[1] | Características |
|---|---|
| 1 | No puede detectarse sangre subaracnoidea o sólo se detectan pequeñas cantidades difusas |
| 2 | Presencia difusa de sangre con coágulo de menos de $3 \times 5$[2] mm (en el plano axial) y menos de 1 mm en el plano vertical |
| 3 | Coágulo mayor de $3 \times 5$ mm (en el plano axial) o mayor de 1 mm en el plano vertical |
| 4 | Hematoma intracerebral o intraventricular sin detección de sangre subaracnoidea o sólo mínima presencia de sangre subaracnoidea difusa |

[1] El sistema de Fisher no se refiere a grados progresivos de riesgo de vasoespasmo, sino más bien a grupos distintos. Sólo el grupo 3 (y no el grupo 4) se asocia a un riesgo de vasoespasmo sintomático grave (> 95 %). Los pacientes con un coágulo focal en las cisternas basales más hemorragia intracerebral seguirían siendo del grupo 3.

[2] Este método se describió primero utilizando medidas sin escala en imágenes impresas obtenidas 24 h después de la HSA, pero antes de la cirugía. En la época actual en la que se interviene precozmente los aneurismas rotos, los hallazgos de la TC inicial pueden ser menos fiables, y el grosor exacto del coágulo necesario para cada grupo está sujeto a interpretación.

después de la HSA aneurismática disminuye las complicaciones isquémicas tardías en un 34 %. Exceptuando todas las contraindicaciones para el tratamiento con magnesio, la infusión se inicia una vez tratado el aneurisma y se mantiene durante 14 días para conseguir niveles de 3 mEq/l a 4,5 mEq/l, según la tolerancia. El tratamiento posterior se centra en aumentar al máximo el flujo sanguíneo cerebral y el uso de oxígeno para minimizar las secuelas clínicas del vasoespasmo. Esto suele conseguirse creando un estado hiperdinámico con hipertensión inducida e hipervolemia, así como optimizando el transporte de oxígeno. La liberación de factores natriuréticos causa **nefropatía pierdesal de origen cerebral** y la consiguiente pérdida de volumen, que produce hipoosmolaridad sérica e hiperosmolaridad urinaria. El **tratamiento de la nefropatía pierdesal de origen cerebral es la reposición volumétrica** con solución salina intravenosa (suero fisiológico), ya sea con solución salina normal (0,9 %) o con soluciones **salinas hipertónicas.** La restricción de volumen, que sería apropiada en el síndrome de secreción inadecuada de hormona antidiurética, debe evitarse, ya que produce rápidamente hipovolemia, hipotensión y disminución del flujo sanguíneo distal en las áreas de vasoespasmo. También puede ser útil la administración de comprimidos orales de NaCl y la administración de mineralocorticoides (**fludrocortisona,** 1 mg v.o. dos veces al día). En ocasiones, se añade **albúmina** (250 ml de albúmina al 5 % cada 6-8 h) a la solución salina normal para mantener las presiones venosas centrales en 8 mm Hg a 12 mm Hg. En los pacientes con hemorragia del grupo 3 de Fisher o signos de vasoespasmo, la práctica habitual es administrar transfusiones de sangre para mantener una concentración de hemoglobina de al menos 9 g/dl; la intención es mantener un equilibrio óptimo entre la capacidad transportadora de oxígeno y la viscosidad sanguínea en las áreas de perfusión cerebral afectada. Estudios recientes en otros escenarios clínicos han generado alguna duda sobre el beneficio relativo de la transfusión. La hipertensión inducida con un agonista $\alpha$-adrenérgico como la **fenilefrina** es segura y eficaz en la inversión de los síntomas isquémicos debidos a la disminución del flujo sanguíneo cerebral en pacientes con vasoespasmo. El estado hipercatecolaminérgico que sigue a la HSA puede desencadenar la aparición de un miocardio aturdido e insuficiencia cardíaca aguda; esta situación, aunque suele ser totalmente reversible, puede dar lugar a varios días de intensa hipocinesia cardíaca global. Cuando se combina con la necesidad de hipertensión inducida, en algunos pacientes requiere un control hemodinámico invasivo y apoyo inótropo con fármacos del tipo de la **norepinefrina** o la **dobutamina.** En el vasoespasmo que no responde al tratamiento o en los pacientes que no pueden tolerar la hipertensión inducida, los vasodilatadores intraarteriales, como el **nicardipino,** o el uso de la **angioplastia con balón** pueden aliviar la isquemia cerebral. A pesar de contar con un mayor riesgo de complicaciones, se han convertido en los elementos esenciales del tratamiento por su capacidad para reducir la aparición de episodios isquémicos importantes. La **milrinona intraarterial,** un inhibidor de la fosfodiesterasa, combina propiedades inótropas y vasodilatadoras y puede infundirse en los territorios cerebrales afectados seguida por una infusión intravenosa continua. La milrinona no ha sido estudiada ampliamente, si bien muestra unos resultados iniciales prometedores, con aumento del diámetro del vaso y mantenimiento de la presión arterial. Monitores intracerebrales multimodales más recientes, entre ellos catéteres para microdiálisis cerebral y oxigenación del tejido encefálico, pueden detectar signos precoces de vasoespasmo y ayudar a dirigir el tratamiento adecuado. Hay escasos datos sobre el tratamiento anticonvulsivo profiláctico, aunque puede ser útil durante las primeras 2 semanas, especialmente en los pacientes en los que las crisis convulsivas pueden ser perjudiciales, como los que muestran un importante aumento de la PIC. En los pacientes con HSA, los corticoesteroides no han demostrado proporcionar beneficio alguno.

**II.** Durante la estancia en la UCI, más del 10 % de los pacientes pueden sufrir **crisis comiciales.** Las convulsiones tónico-clónicas repetidas pueden reconocerse con facilidad y deben tratarse rápidamente; las crisis motoras generalizadas sin control pueden persistir durante más de 60 min y se asocian a aumentos significativos de lesión neuronal y mortalidad. Por el contrario, es frecuente no detectar las crisis no convulsivas; se ha observado que hasta el 80 % de los pacientes en coma *sin signos externos de crisis* sufre crisis no convulsivas activas. Mientras que las crisis únicas deben obligar a la búsqueda de una etiología y a la posterior corrección de las causas precipitantes y/o a la profilaxis de las crisis, el **estado epiléptico** (crisis continua que dura más de 5 min o más de una crisis sin recuperación del adecuado estado mental) es una urgencia médica. En la tabla 31-5 se enumeran las causas habituales de crisis comiciales en los pacientes ingresados en la UCI.

**A. Síndrome clínico.** Las crisis comiciales pueden clasificarse en múltiples tipos. Las más importantes en la UCI son las tónico-clónicas generalizadas, las parciales complejas y una forma persistente de uno u otro tipo (estado epiléptico). En las **crisis tónico-clónicas generalizadas,** los pacientes presentan rigidez, seguida de

 **TABLA 31-5** Etiologías habituales de las crisis convulsivas en la unidad de cuidados intensivos

**Patología neurológica**
Neurovascular
   ACV isquémico o hemorrágico
   Malformación vascular
Tumor
   Primario
   Metastásico
Infección
   Absceso
   Meningitis
   Encefalitis
Enfermedad inflamatoria
   Vasculitis
   Encefalomielitis aguda diseminada
Traumatismo
Epilepsia primaria
Alteración metabólica congénita del sistema nervioso central

**Complicaciones de enfermedades graves**
Hipoxia
Efectos tóxicos de fármacos/otras sustancias
Interrupción de fármacos/otras sustancias
   Anticonvulsivos
   Barbitúricos
   Benzodiazepinas
   Alcohol
Fiebre (convulsiones febriles)
Infección
Alteraciones metabólicas
   Hiponatriemia
   Hipocalciemia
   Hipofosfatemia
   Hipoglucemia
   Insuficiencia renal/hepática
Manipulación quirúrgica (craneotomía)

Adaptado de Varelas PN, Mirski MA. Seizures in the adult intensive care unit. *J Neurosurg Anesthesiol* 2001;13: 163-175.

sacudidas de las extremidades y alteración de la consciencia, que se suele acompañar por constantes vitales hiperdinámicas. Las crisis con manifestaciones motoras leves pueden no reconocerse en los pacientes graves; la observación cuidadosa de un paciente puede desvelar la presencia de movimientos sutiles, aunque evidentemente rítmicos, faciales o de las extremidades, indicativos de crisis comicial. Las **crisis parciales complejas** producen una disminución de la capacidad de respuesta, sin una pérdida completa de consciencia. Puede acompañarse de movimientos estereotípicos (p. ej., masticar, parpadear, tragar), pero sin sacudidas rítmicas de las extremidades.

**B.** Otras afecciones que imitan las crisis comiciales pueden ser entidades benignas (mioclonía, fasciculaciones, temblor, espasticidad) o potencialmente peligrosas (isquemia del tronco encefálico, escalofríos, encefalopatía metabólica). Por ejemplo, la aparición repentina de una postura anómala rígida y bilateral de brazos y piernas con alteración de los movimientos oculares suele observarse en la oclusión repentina de la arteria basilar. Ante la duda, deberá solicitarse un electroencefalograma (EEG) y una consulta con los neurólogos. Para detectar crisis subclínicas activas, puede ser útil un estudio vídeoEEG prolongado, y debe considerarse en los pacientes graves con alteraciones del nivel de consciencia sin una causa aparente.

**C.** La **evaluación aguda** consiste en confirmar el diagnóstico e identificar las posibles causas. En muchos casos, no se necesita el EEG, debido a los evidentes signos motores. En todos los pacientes deberá realizarse un estudio analítico que incluya hemograma completo, electrólitos, nitrógeno ureico en sangre (BUN), creatinina, glucosa, Ca, Mg, $PO_4$, pruebas funcionales hepáticas (incluido $NH_3$), concentraciones de anticonvulsivos, detección de tóxicos en sangre y en orina y, cuando esté indicado, prueba de embarazo y gasometría arterial. Una vez controladas las crisis, pueden necesitarse la TC y la punción lumbar para establecer el diagnóstico subyacente. En la exploración física deben buscarse signos de traumatismo craneoencefálico oculto, consumo de sustancias tóxicas, fiebre, meningismo y diabetes. Se comprobará siempre si el paciente lleva información en la cartera o pulseras de alerta médica, y se intentará localizar a familiares o amigos para obtener datos sobre la anamnesis médica y la relacionada con las crisis. El estado epiléptico no convulsivo sólo puede diagnosticarse mediante EEG. En éste se pueden encontrar también ondas trifásicas sugestivas de encefalopatía metabólica. Sin un control electroencefalográfico, los relajantes musculares de acción prolongada **carecen de función alguna** en el tratamiento inicial de las crisis no controladas, salvo en los pacientes que no pueden ventilarse adecuadamente de otro modo.

**D.** El **tratamiento inmediato** consiste en detener las crisis de un modo seguro lo antes posible, con el grado de intervención adecuado. En la mayoría de los pacientes no es necesaria intervención alguna, y se recuperarán espontáneamente tras una crisis comicial. Algunos pacientes necesitan **benzodiazepinas** y **fenitoína** sin intubación, mientras que en algunos casos extremos puede ser necesaria la anestesia con **pentobarbital**. El tratamiento mediante un protocolo definido es el mejor método para asegurar que todos los pacientes se tratan con rapidez, y en cuanto se estabilicen, debe completarse una evaluación exhaustiva. En la tabla 31-6 se muestra el enfoque de un protocolo habitual.

**E.** La dosis adecuada de **mantenimiento de fenitoína** puede confirmarse valorando los niveles de fenitoína 20 min después de la dosis inicial en pacientes en los que la crisis continúa. Cuando se trate el estado epiléptico, el objetivo es conseguir concentraciones no corregidas de 20 $\mu g/ml$ a 30 $\mu g/ml$. Una vez controladas las crisis, la dosis de mantenimiento de fenitoína es de 300 mg/día a 400 mg/día, con una concentración sérica objetiva de 10 $\mu g/ml$ a 20 $\mu g/ml$. Como la fenitoína se une fundamentalmente a la albúmina y se excreta por vía renal, es necesaria una corrección por **hipoalbuminemia** o insuficiencia renal aguda una vez que se ha controlado el episodio agudo: fenitoína (corregida) = fenitoína (medida)/

**TABLA 31-6**   Protocolo para tratar el estado epiléptico

**0-2 min**   Evaluar soporte vital básico
- Iniciar oxígeno complementario; monitorizar la saturación de $O_2$
- Iniciar precauciones frente a las crisis (p. ej., barandillas de la cama protegidas)
- Realizar anamnesis sobre convulsiones
- Buscar signos de traumatismo craneoencefálico o ingestión/inyección de tóxicos
- Enviar muestra de sangre y orina para toxicología, electrólitos, nitrógeno ureico en sangre, creatinina, glucosa, Ca, Mg, osmolaridad, concentración de anticomiciales
- Considerar el tratamiento profiláctico (p. ej., fenitoína)

**2-5 min**   Si la crisis inicial no ha cesado o ha cesado y se ha reanudado
- Administrar 2 mg i.v. de **lorazepam** cada 2 min hasta 0,1 mg/kg
- Si no se dispone de lorazepam inmediatamente, puede sustituirse por 10-20 mg de diazepam o 2-5 mg de midazolam
- Iniciar la administración de **fenitoína**, dosis inicial de 20 mg/kg i.v. a ≥50 mg/min
- La fenitoína intravenosa puede causar bradicardia, hipotensión y colapso cardiovascular, por lo que debe administrarse con el paciente monitorizado.
- En un paciente con epilepsia y presuntamente tratado con fenitoína, administrar 10 mg/kg mientras se esperan los resultados de las concentraciones del fármaco
- La fenitoína puede sustituirse por fosfenitoína en una dosis de 20 mg de equivalentes de fenitoína i.v, a ≤150 mg/min de equivalentes de fenitoína.
- Se iniciará la administración de suero fisiológico, se administrará **tiamina** (100 mg i.v.) y **glucosa** (25-50 g i.v.) si la glucemia es <60 mg/100 dl
- Tratar la fiebre con paracetamol y bolsas de hielo
- Considerar la intubación para proteger la vía aérea
- Gasometría arterial

**6-30 min**   
- Monitorizar el electrocardiograma y la vía aérea; tomar la presión arterial cada 60 s
- Repetir las benzodiazepinas cada 15 min en las crisis convulsivas motoras continuas durante la dosis inicial de fenitoína
- Determinar el posible mecanismo fisiopatológico

**31-50 min**   
- Administrar **fenobarbital**, 10-20 mg/kg i.v. a ≤70 mg/min
- Muchos pacientes necesitan intubación endotraqueal y ventilación mecánica a estas alturas del protocolo
- Solicitar un EEG continuo urgente y consultar con un especialista

**>50 min**   
- Administrar **pentobarbital** (3-5 mg/kg i.v.) para inducir brote-supresión; en la mayoría de los adultos, parece tolerarse bien un bolo i.v. de 400 mg de pentobarbital durante 15 min y, a continuación, 100 mg cada 15-30 min hasta el brote-supresión, seguido por una infusión de 0,3-9 (mg/kg)/h para mantener esta situación. Otros fármacos alternativos:
  - **Midazolam** (puede preferirse si la presión arterial es inestable), una dosis de carga lenta de 0,2 mg/kg seguida por 0,1-2 (mg/kg)/h hasta que cesen las crisis eléctricas y clínicas, o
  - **Propofol,** dosis inicial de 2 mg/kg y luego 2-10 (mg/kg)/h hasta que cesen las crisis eléctricas y clínicas, o se mantenga el brote-supresión en el EEG
  - **Valproato,** dosis inicial de 15 mg/kg i.v., puede ser útil como fármaco complementario
- Para todas las infusiones, se disminuirá la dosis periódicamente para comprobar que se está inhibiendo el patrón EEG; si se produce silencio («línea plana») electrocerebral, se disminuirá la dosis hasta que aparezcan de nuevo las descargas
- Preparar una infusión de un agonista α (p. ej., fenilefrina) para tratar la hipotensión anticipada

EEG, electroencefalograma; i.v., intravenoso.

[(0,2 × albúmina) + 0,1] en la hipoalbuminemia, y fenitoína (corregida) = feni-toína (medida)/[(0,1 × albúmina) + 0,1] cuando hay hipoalbuminemia e insufi-ciencia renal. Recientemente, la Food and Drug Administration ha autorizado el uso del levetiracetam intravenoso como tratamiento complementario para tra-tar las crisis de inicio parcial en pacientes adultos con epilepsia. El levetiracetam intravenoso es una alternativa para los pacientes cuando no puede disponerse temporalmente de la administración por vía oral. Aunque no está autorizado en el estado epiléptico, algunos centros incluyen el levetiracetam intravenoso en el protocolo del tratamiento de esta afección.

## III. Encefalopatía

**A.** La lesión **toxicometabólica** del SNC es una causa frecuente y reversible de altera-ción de la capacidad cognitiva en los pacientes ingresados en la UCI, aunque si-gue siendo siempre un diagnóstico de exclusión. Son causas frecuentes los efec-tos de los fármacos, las alteraciones de la homeostasis de la glucosa, la urea y la homeostasis hidroelectrolítica, la insuficiencia renal o hepática, los trastornos del sueño y las alteraciones psiquiátricas. El tratamiento es sintomático, con la eliminación del desencadenante cuando sea posible. La hiperamonemia, con o sin signos de alteración hepática, puede causar una importante encefalopatía y un aumento de la PIC, y suele responder a la administración de **lactulosa** oral y a la reducción del aporte de nitrógeno (proteínas). La encefalopatía de Wernicke, secundaria al déficit de tiamina (generalmente en personas alcohólicas y en oca-siones en las que siguen una dieta muy estricta o sufren una restricción rápida de la nutrición), se manifiesta con ataxia, parálisis de los movimientos oculares, nistagmo, apatía o confusión. El tratamiento consiste en la administración de **tiamina** (100 mg i.v.) que debe mantenerse diariamente durante 5 días.

**B.** La encefalopatía **hipertensiva** se debe a una hipertensión grave y mantenida o a una hipertensión relativa con alteración de la autorregulación. Los síntomas iniciales reversibles se deben probablemente a la rotura de la barrera hemato-encefálica y a edema vasógeno; en la hipertensión mantenida puede producir-se hemorragia cerebral y lesión irreversible. Puesto que habitualmente pueden observarse elevaciones agudas de la presión arterial en muchos tipos de lesión cerebral en los que el tratamiento antihipertensor puede ser nocivo (p. ej., ACV isquémico, lesión encefálica traumática), es esencial contar con un diagnóstico preciso. Las manifestaciones clínicas oscilan desde la cefalea y los escotomas vi-suales hasta la confusión, las crisis comiciales y el coma. La posibilidad de recu-peración depende de la extensión de la lesión antes del tratamiento. La **TC cra-neal** carece de sensibilidad y puede mostrar hipodensidad subcortical bilateral predominantemente posterior. La RM muestra hiperintensidad en T2 con evi-dente coeficiente de difusión de predominio posterior, que también puede afec-tar a la sustancia blanca subcortical de forma difusa, la sustancia gris cortical y el cerebelo; las secuencias con ecogradiente suelen mostrar hemorragias petequia-les microscópicas. En el capítulo 6 se expone el tratamiento de la crisis hiperten-siva. La mayoría de los pacientes con encefalopatía hipertensiva tienen hiperten-sión crónica subyacente. Esto desplaza a presiones mayores el intervalo en el que se produce la autorregulación cerebrovascular.

**C. Infecciosa/inflamatoria**

**1.** La **encefalitis vírica** más tratable (y la segunda más habitual tras la produci-da por el VIH) se debe a una infección aguda por el **virus del herpes simple**. Los pacientes presentan cefalea, fiebre, convulsiones o alteraciones cogniti-vas. Inicialmente existe linfocitosis en el LCR (5-500 linfocitos/mm$^3$), con glu-cosa normal y ligero aumento de las proteínas, seguido de necrosis hemorrá-gica con LCR hemorrágico. En el EEG se observan descargas características de ondas lentas periódicas de elevado voltaje, y en la RM se detecta afectación del lóbulo temporal y la parte inferior del lóbulo frontal. La reacción en cade-na de la polimerasa (PCR) para el virus en el líquido cefalorraquídeo es extremadamente sensible, aunque pueden producirse falsos positivos, sobre todo cuando existe una leucocitosis extremadamente elevada en el LCR. Como el tratamiento con **aciclovir** (10 mg/kg cada 8 h) disminuye la morbilidad y la mortalidad, debe instaurarse en todos los casos en los que exista una sospecha. Otras formas de encefalitis vírica, entre ellas las debidas a los virus del herpes humanos 6 y 7, el virus de Epstein-Barr, los citomegalovirus y el virus de la varicela-zóster, pueden responder a tratamientos con antivíricos específicos. La encefalitis debida a arbovirus (virus transmitidos por artrópodos), como la encefalitis equina del Este, de California y de San Luis, no responden al aciclovir, pero su cuadro clínico puede ser el mismo. La encefalitis del Nilo Occidental («West Nile») suele manifestarse con paraparesia, además de cefalea, fiebre y encefalopatía. En todos estos trastornos pueden producirse edema vasógeno, convulsiones y aumento de la PIC, y los pacientes necesitan un control riguroso en un entorno de UCI.

2. La **meningitis bacteriana** debe diagnosticarse y tratarse de inmediato, aunque en las primeras horas puede ser clínicamente indistinguible de la meningoencefalitis vírica. El inicio agudo de la cefalea, los signos meníngeos (rigidez de nuca, fotofobia), la fiebre y la alteración del nivel de consciencia deben sugerir el diagnóstico de meningitis bacteriana aguda. En el capítulo 29 se exponen la etiología, el diagnóstico y el tratamiento de la meningitis.

3. **Encefalomielitis diseminada aguda (EMDA) y leucoencefalitis hemorrágica aguda (LHA).** Con frecuencia precedidas por una enfermedad vírica habitual o una neumonía por micoplasma, estas infecciones se manifiestan con desmielinización cerebral (EMDA) o hemorragia cerebral (LHA) y **edema cerebral maligno**. Las manifestaciones iniciales tienen signos de localización variables, pero rápidamente aparece encefalopatía, estupor y coma. La RM craneal precoz puede mostrar desmielinización característica, edema y/o hemorragia petequial diseminada, con un importante aumento de la concentración de las proteínas en el LCR. Hay que administrar dosis elevadas de **metilprednisolona** intravenosa y tratamiento sintomático. La EMDA tiene mejor pronóstico que la LHA.

4. **Otros microorganismos infecciosos y afecciones inflamatorias.** Las enfermedades granulomatosas como la sarcoidosis, así como los micóticos, micobacterianos y proteicos (priones) también pueden afectar al SNC y causar encefalopatía. Las imágenes características o el análisis del LCR pueden ser útiles, aunque para diagnosticar estas etiologías menos frecuentes suele ser necesaria la biopsia tisular.

### Bibliografía recomendada

Albers GW, Amarenco P, Easton JD, et al. Antithrombotic and thrombolytic therapy for ischemic stroke: the Seventh ACCP Conference on Antithrombotic and Thrombolytic Therapy. *Chest* 2004; 126:483S–512S.

Bousser MG. Cerebral venous thrombosis: diagnosis and management. *J Neurol* 2000;247:252–258.

Broderick J, Connolly S, Feldmann E, et al. Guidelines for the management of spontaneous intracerebral hemorrhage in adults: 2007 update: a guideline from the American Heart Association/American Stroke Association Stroke Council, High Blood Pressure Research Council, and the Quality of Care and Outcomes in Research Interdisciplinary Working Group. *Stroke* 2007;38:2001–2023.

Davis SM, Donnan GA, Parsons MW, et al. Effects of alteplase beyond 3 hours after stroke in the Echoplanar Imaging Thrombolytic Evaluation Trial (EPITHET): a placebo-controlled randomised trial. *Lancet Neurol* 2008;7:299–309.

de Gans J, van de Beek D. Dexamethasone in adults with bacterial meningitis. *N Engl J Med* 2002;347: 1549–1556.

Fisher CM, Kistler JP, Davis JM. Relation of cerebral vasospasm to subarachnoid hemorrhage visualized by computerized tomographic scanning. *Neurosurgery* 1980;6:1–9.

Johnston SC, Gress DR, Browner WS, et al. Short-term prognosis after emergency department diagnosis of TIA. *JAMA* 2000;284:2901–2906.

Kidwell CS, Alger JR, Saver JL. Beyond mismatch: evolving paradigms in imaging the ischemic penumbra with multimodal magnetic resonance imaging. *Stroke* 2003;34:2729–2735.

Mayberg MR, Batjer HH, Dacey R, et al. Guidelines for the management of aneurysmal subarachnoid hemorrhage. A statement for healthcare professionals from a special writing group of the Stroke Council, American Heart Association. *Stroke* 1994;25:2315–2328.

Rordorf G, Koroshetz WJ, Ezzeddine MA, et al. A pilot study of drug-induced hypertension for treatment of acute stroke. *Neurology* 2001;56:1210–1213.

Rost NS, Smith EE, Chang Y, et al. Prediction of functional outcome in patients with primary intracerebral hemorrhage. The FUNC score. *Stroke* 2008;39:7.

Shneker BF, Fountain NB. Assessment of acute morbidity and mortality in nonconvulsive status epilepticus. *Neurology* 2003;61:1066–1073.

van Gijn J, Rinkel GJ. Subarachnoid haemorrhage: diagnosis, causes and management. *Brain* 2001;124: 249–278.

Varelas PN, Mirski MA. Seizures in the adult intensive care unit. *J Neurosurg Anesthesiol* 2001;13: 163–175.

# 32

# Debilidad aguda

*David Greer y Edward George*

## I. Introducción

**A.** En la **unidad de cuidados intensivos (UCI), la debilidad aguda** puede deberse a enfermedades que afectan al **sistema nervioso central (SNC)**, al **sistema nervioso periférico** o a los **músculos**. Una **anamnesis rigurosa** suele aclarar la causa subyacente e indicar las pruebas necesarias. En la anamnesis se incluirán los síntomas neurológicos recientes, los traumatismos, los fármacos actuales, el consumo de alcohol o drogas, los viajes, las posibles exposiciones a neurotoxinas o venenos de animales, y los síntomas sensitivos o autónomos acompañantes.

**B.** La focalización o lateralización de los signos en la exploración debe sugerir una etiología en el SNC, incluido un accidente cerebrovascular (ACV) isquémico o hemorrágico, un absceso focal o encefalitis, lesión encefálica traumática o patología del tronco encefálico.

**C.** La lesión del **tronco encefálico** puede causar debilidad simétrica en las extremidades, y una exploración detallada de los pares craneales (reacciones pupilares, respuestas corneales, movimientos oculares) es fundamental. La mielinólisis central pontina también causa debilidad simétrica, con importantes alteraciones de los movimientos oculares. Las afecciones del tronco encefálico suelen causar una disminución del nivel de consciencia.

**D.** La lesión de la **médula espinal** cervical inicialmente causa tetraparesia flácida, arreflexia y pérdida de nivel sensitivo según el nivel y la extensión de la lesión. Más adelante aparecen hiperreflexia y retención urinaria e intestinal.

**E.** Como norma, los **trastornos miopáticos** causan, sobre todo, debilidad de los músculos proximales, conservándose relativamente los reflejos osteotendinosos (ROT) y la sensibilidad. Los **trastornos neuropáticos** causan debilidad más distal, pérdida de sensibilidad, disautonomía y disminución de los ROT. A menudo en la UCI coexisten la neuropatía y la miopatía del paciente crítico. Las enfermedades de la unión neuromuscular suelen afectar precozmente a los músculos respiratorios, y comprenden la musculatura craneal (en especial los movimientos oculares) y proximal (de las cinturas).

**F.** La **evaluación analítica y las exploraciones complementarias** deben incluir un hemograma completo con recuento de eosinófilos, velocidad de sedimentación para ayudar a diagnosticar vasculitis o miositis, pruebas funcionales hepáticas, nitrógeno ureico en sangre, creatinina, análisis de orina, electrólitos, calcio, magnesio, fósforo y creatina fosfocinasa (CPK). Otras pruebas útiles en casos específicos pueden ser la determinación de la concentración de lactato sérico, y pruebas de anticuerpos para un trastorno subyacente del tejido conjuntivo (p. ej., lupus eritematoso sistémico o artritis reumatoide) o inflamatorio (p. ej., miastenia grave o síndrome de Guillain-Barré [SGB]). En los pacientes con síntomas respiratorios, debe realizarse una radiografía de tórax que, además de la enfermedad pulmonar intrínseca, puede mostrar una posible causa de debilidad (p. ej., aumento de tamaño del timo en la miastenia grave, masa pulmonar con enfermedad paraneoplásica, etc.). Ante un posible SGB, es preciso realizar una punción lumbar. Puede requerirse una electromiografía con pruebas de conducción nerviosa (EMG/ECN) para ayudar a establecer un diagnóstico, requiriéndose en ocasiones la biopsia de nervio, músculo o ambas.

## II. Etiologías en el SNC

**A.** El **ACV** (tanto isquémico como hemorrágico) se describe en el capítulo 31. El **inicio repentino de signos y síntomas neurológicos** obliga a una evaluación inmediata. El nivel de consciencia puede estar afectado, dependiendo del tamaño y la localización del ictus (p. ej., tronco encefálico o sistema ventricular). Tras la estabilización del paciente, los primeros pasos en la evaluación son las pruebas de neuroimagen. Hay que realizar una tomografía computarizada (TC) sin contraste para descartar una hemorragia intracraneal y, a continuación, siempre que sea necesario, una TC con estudios angiográficos y de perfusión.

**B.** Además del ACV isquémico o hemorrágico, entre las **afecciones primarias del tronco encefálico** puede incluirse la **mielinólisis central pontina**, que se produce tras la rápida corrección de un estado hipoosmolar (generalmente hiponatremia) que se ha mantenido al menos durante 48 h. Los pacientes presentan una alteración del nivel de consciencia que oscila entre la confusión y el coma. La paresia afecta a las extremidades superiores más que a las inferiores, y es frecuente la parálisis del par VI y la rigidez. Otras alteraciones oculares son la miosis o la midriasis pupilar, las parálisis de la mirada conjugada y las sacudidas musculares oculares. La supuesta causa de la respuesta anómala en la protuberancia es que los oligodendrocitos de ésta se localizan cerca de la sustancia gris, muy vascularizada, lo que hace que sean muy propensos a la lesión por edema vasógeno y salida de sustancias mielinotóxicas desde el vaso. También puede producirse mielinólisis extrapontina. Otras zonas del encéfalo que pueden afectarse son el mesencéfalo, los ganglios basales, la sustancia blanca de la *folia cerebelli*, y las capas profundas de la corteza cerebral y la sustancia blanca adyacente. El diagnóstico generalmente se realiza mediante resonancia magnética (RM). El EMG/ECN son normales. No existe un tratamiento específico, y el pronóstico es desfavorable cuando las lesiones son extensas.

**C.** Debe considerarse la **encefalitis** o el **absceso** en los pacientes con fiebre, confusión, meningismo, signos neurológicos focales o crisis comiciales. El tratamiento se dirige al organismo etiológico (bacteriano, vírico o micótico). El tratamiento quirúrgico está justificado en las lesiones grandes, loculadas o en las que no responden al tratamiento antibiótico.

## III. Miopatía

**A.** Inicialmente los trastornos miopáticos causan debilidad **proximal** más que distal, con conservación de los reflejos osteotendinosos y la sensibilidad. Con el tiempo, los pacientes también pueden presentar atrofia y debilidad distal. Entre las causas se encuentran el uso de esteroides, el alcoholismo, la inmovilidad, los trastornos del tejido conjuntivo (polimiositis, dermatomiositis), las infecciones (triquinosis), los tóxicos (uso prolongado de sustancias paralizantes, neurolépticos, exposición a metales pesados/toxinas) y factores metabólicos (hiperpotasiemia o hipopotasiemia). Para establecer el diagnóstico, suelen estar indicados el EMG, las ECN y la biopsia muscular.

**B.** La **miopatía del paciente crítico** se produce en la sepsis, el bloqueo neuromuscular y el uso de corticoesteroides. Las manifestaciones neuropáticas son: tamaño anómalo de las fibras, atrofia, fibras anguladas, internalización de los núcleos, vacuolas ribeteadas, degeneración grasa, fibrosis y necrosis de fibra única. Son variaciones la **miopatía de filamento grueso,** que se observa en pacientes que han sido tratados con **corticoesteroides** por asma grave o trasplante de órgano sólido, con o sin **bloqueantes neuromusculares** concurrentes, y la miopatía necrosante, que suele distinguirse por un considerable aumento de la CPK sérica. No se han encontrado tratamientos específicos eficaces para estas diferentes miopatías, aparte de controlar lo antes posible el o los agentes causantes. La biopsia muscular debe considerarse para descartar la miopatía inflamatoria. La **miopatía del paciente crítico** puede diferenciarse de la **polineuropatía del paciente crítico** (PPCr) basándose en el cuadro clínico, ya que la PPCr presenta alteración proximal y distal, así como pérdida de los ROT. Otro método para diferenciar entre miopatía y polineuropatía puede ser la naturaleza de la progresión y duración de los síntomas. La PPCr suele resolverse de forma espontánea y la recuperación es relativamente rápida y completa. Sin embargo, los síntomas y la duración de la miopatía del paciente crítico suelen ser más graves. Puede presentar una fase de recuperación larga, con pacientes que siguen mostrando una importante alteración fisiológica y menor calidad de vida incluso 1 año después de la manifestación inicial. Para establecer un diagnóstico definitivo pueden requerirse EMG, ECN y biopsia muscular. Evidentemente, la PPCr y la miopatía pueden coexistir en el mismo paciente, creando un cuadro mixto con un pronóstico que depende del grado de lesión muscular y nerviosa.

C. La **rabdomiólisis aguda** se produce por lesiones traumáticas por aplastamiento, sobredosis de drogas/fármacos, exposición a toxinas, alteraciones metabólicas graves e infecciones. Los músculos de los pacientes están edematosos y duelen al palparlos, y muestran debilidad localizada o difusa. Hay rotura de músculos esqueléticos con salida del contenido intracelular, lo que produce una lesión orgánica secundaria. La **CPK** sérica está muy elevada y puede encontrarse leucocitosis, hiperpotasiemia, hiperuricemia, hipocalciemia o hipercalciemia, hiperfosfatemia, acidosis láctica, trombocitopenia y coagulación intravascular diseminada. El tratamiento debe orientarse hacia la hidratación, con un objetivo de diuresis superior a 2 ml/kg de peso corporal. Para reducir al mínimo la alteración renal asociada a mioglobinuria, se alcaliniza la orina añadiendo bicarbonato sódico a los líquidos intravenosos, con un objetivo de pH urinario mayor de 6,5 cuando las concentraciones séricas de CPK son superiores a 5000 U/l a 6000 U/l. El umbral para el tratamiento puede ser menor cuando existe acidemia, hipovolemia y/o nefropatía subyacente. El control de la insuficiencia renal (que puede necesitar hemodiálisis temporalmente) y la corrección de las alteraciones metabólicas y la CID son los objetivos primarios del plan de tratamiento.

D. El **síndrome neuroléptico maligno** es un trastorno poco frecuente que se produce cuando se utilizan neurolépticos (aunque también puede observarse con neurolépticos atípicos, metoclopramida e inhibidores selectivos de la recaptación de serotonina). Se manifiesta con rigidez muscular importante, hipertermia y disfunción autónoma. Los pacientes suelen presentar leucocitosis y elevación de la CPK. Se cree que se debe a un bloqueo dopaminérgico intenso y repentino, y los hombres jóvenes y con deshidratación son particularmente propensos a esta afección. El tratamiento consiste en controlar el desencadenante, proporcionar hidratación, aplicar medidas antipiréticas y administrar bromocriptina (2,5-7,5 mg tres veces al día) y dantroleno (1-10 mg/kg i.v. o en dosis orales fraccionadas de 50-600 mg/día).

IV. La **neuropatía** puede ser axónica o desmielinizante. Las causas de neuropatía observadas en la UCI son **PPCr, SGB,** trastornos metabólicos (diabetes, porfiria, hipofosfatemia, alcoholismo), **déficit de vitamina B$_{12}$, infecciones** (enfermedad de Lyme), **trastornos endocrinos** (hipotiroidismo) y toxinas (difteria, arsénico, talio, intoxicación por marisco). Las neuropatías focales pueden aparecer con traumatismos. En la tabla 32-1 se muestran los síndromes de radiculopatía habituales.

A. La **polineuropatía del paciente crítico (PPCr)** se observa en pacientes ancianos gravemente enfermos, habitualmente con sepsis. Se trata de un proceso que se resuelve de forma espontánea, y que con frecuencia muestra una buena recuperación si puede tratarse la afección o afecciones graves subyacentes. Otros factores de riesgo son la duración de la ventilación mecánica, la hiperosmolalidad, la nutrición parenteral, los bloqueantes neuromusculares no despolarizantes y la gravedad de la afección en el momento del ingreso. La exploración física es importante para observar la afectación motora y sensitiva, con tetraparesia flácida y atrofia muscular. Los ROT suelen estar reducidos. En el EMG/ECN se observa una polineuropatía sensitivomotora axonal distal, con fibrilaciones y posibles

Síndromes de radiculopatía habituales

| Disco | Raíz | Dolor/disestesias | Pérdida sensitiva | Debilidad | Pérdida de reflejos |
|-------|------|-------------------|-------------------|-----------|---------------------|
| C4-5 | C5 | Cuello, hombro, parte superior del brazo | Hombro | Deltoides, bíceps, infraespinoso | Bíceps |
| C5-6 | C6 | Cuello, hombro, parte lateral del brazo, parte radial del antebrazo, pulgar, dedo índice | Parte lateral del brazo, parte radial del antebrazo, pulgar, dedo índice | Bíceps, braquiorradial, supinador | Bíceps, braquiorradial |
| C6-7 | C7 | Cuello, parte lateral del brazo, dedos anular a índice | Parte radial del antebrazo, dedos índice y medio | Tríceps, extensor cubital del carpo | Tríceps |
| C7-T1 | C8 | Parte cubital del antebrazo y mano | Mitad cubital o dedo anular, dedo meñique | Músculos intrínsecos de la mano, extensores de la muñeca, flexor profundo de los dedos | Flexión de los dedos |
| L3-4 | L4 | Parte anterior del muslo, cara anterior de la espinilla | Parte anteromedial del muslo y la espinilla, parte anterior del pie | Cuadríceps | Rotuliano |
| L4-5 | L5 | Parte lateral del muslo y la pantorrilla, dorso del pie, dedo gordo del pie | Parte lateral la pantorrilla y dedo gordo del pie | Extensor largo del dedo gordo ± dorsiflexión, inversión y eversión del pie | Ninguno |
| L5-S1 | S1 | Parte posterior del muslo, parte posterolateral de la pantorrilla, parte lateral del pie | Parte posterolateral de la pantorrilla, parte lateral y planta del pie, dedos más pequeños | Gemelos ± eversión del pie | Aquíleo |

ondas puntiagudas en los músculos proximales y distales, con conservación relativa de los músculos faciales. La biopsia demuestra una degeneración predominantemente axónica y atrofia por denervación tanto de músculos proximales como distales. No debe administrarse succinilcolina a los pacientes con PPCr debido al riesgo de que se produzca una parada cardíaca por hiperpotasiemia. El tratamiento consiste en soporte sintomático, tratamiento de las afecciones subyacentes y fisioterapia prolongada.

**B.** El síndrome de **Guillain-Barré** (polineuropatía desmielinizante inflamatoria aguda) es una neuropatía inflamatoria desmielinizante aguda/subaguda que tiene diversas variantes, entre ellas SGB sensitivomotor, SGB motor puro, variante de Miller Fisher (SMF), variante bulbar y SGB axónico primario. La incidencia es de 1-2 por 100 000 adultos. Con frecuencia se debe a una enfermedad infecciosa, como la infección por *Campylobacter jejuni,* citomegalovirus y virus del herpes simple, así como por infecciones de las vías respiratorias superiores. También puede estar causado por cirugía y vacunaciones. El proceso consiste en la activación del complemento que desencadena la destrucción de mielina en el sistema nervioso periférico. Se observa afectación axónica en el 15 % de los casos, la mayoría de las veces con infección por *Campylobacter,* y conlleva un pronóstico mucho más desfavorable para la recuperación completa.

1. El **cuadro clínico** consiste en debilidad simétrica migratoria, disestesias sensitivas e hiporreflexia. El SMF se manifiesta con ataxia, oftalmoplejía e hiporreflexia, sin debilidad apendicular significativa.

2. La **evaluación** consiste en el análisis del líquido cefalorraquídeo **(LCR)** y EMG/ECN. En el LCR se observa un aumento de las proteínas con recuentos celulares normales (disociación albuminocitológica), aunque en la primera semana la concentración de proteínas puede ser normal. Si existe una importante pleocitosis (más de 20 células), debe evaluarse la posible presencia de enfermedad de Lyme o infección por el VIH. Los hallazgos característicos en el EMG/ECN son bloqueo de la conducción nerviosa motora, conducción distal prolongada y lentificación de la conducción nerviosa. Un hallazgo inicial importante es la prolongación, dispersión o ausencia de ondas F, que indica desmielinización de las raíces. También se realizan pruebas de anticuerpos para distinguir las diferentes variantes de SGB. Las técnicas de neuroimagen no son útiles en los casos manifiestos de SGB, aunque pueden mostrar un refuerzo de las raíces nerviosas en la RM de la columna vertebral realizada con contraste.

3. El **tratamiento** debe incidir en el tratamiento sintomático de las complicaciones, particularmente la **insuficiencia respiratoria** y la **disfunción autónoma**. Las indicaciones para la intubación son una capacidad vital inferior a 15 ml/kg y una presión inspiratoria negativa máxima inferior a 30 mm Hg, así como el aspecto clínico de un paciente cansado. Los pacientes con disfunción inicial de pares craneales son más propensos a sufrir aspiración y disautonomía. Puede resultar difícil realizar pruebas funcionales respiratorias a pie de cama en pacientes que tienen importante debilidad facial, debido a la menor posibilidad de conseguir un cierre hermético adecuado de la boca. Hay que considerar la **traqueostomía precoz** en los pacientes con debilidad grave, sobre todo si afecta a la musculatura bulbar. En los pacientes con disautonomía progresiva deben demorarse los intentos de extubación porque el estrés de la retirada gradual del respirador puede causar fluctuaciones muy importantes de la presión arterial, así como arritmias cardíacas. La disautonomía generalmente consiste en fluctuaciones amplias y rápidas de la presión arterial, aunque en los pacientes con SGB otras causas de hipotensión son la sepsis, la embolia pulmonar, la estasis venosa y las alteraciones electrolíticas. Los pacientes tienden a mostrar hipersensibilidad tanto a los vasopresores como a los antihipertensivos intravenosos, y el mejor tratamiento de la hipotensión consiste en la administración de bolos intravenosos de líquido y la posición de Trendelenburg. El médico de la UCI debe tener paciencia ante un episodio de disautonomía, puesto

que suele ser de corta duración y resolverse de forma espontánea. Los fármacos vasoactivos se utilizarán en dosis bajas y la elección del fármaco dependerá de su semivida de eliminación. Las arritmias suelen tener escasa importancia, aunque pueden producirse bradicardia sinusal, parada sinusal y bloqueo auriculoventricular; durante la intubación o la aspiración traqueal pueden aparecer taquiarritmias, como la taquicardia supraventricular y la taquicardia ventricular. El bloqueo cardíaco completo se trata con un marcapasos temporal. Otras características importantes del tratamiento son el control del dolor (que suele responder a analgésicos neuropáticos, antiinflamatorios no esteroideos y narcóticos), la profilaxis de la trombosis venosa profunda y la colocación de férulas para evitar contracturas.

4. Los **tratamientos específicos** del SGB son la **plasmaféresis** y la administración de **inmunoglobulina intravenosa.** Las contraindicaciones relativas al tratamiento con plasmaféresis son la sepsis, el infarto de miocardio en los 6 meses anteriores, la disautonomía importante y la hemorragia activa. Los efectos secundarios son: reacciones vasovagales, hipovolemia, anafilaxia, hemólisis, formación de hematomas, hipocalciemia, trombocitopenia, hipotermia e hipopotasiemia. El tratamiento habitual consiste en realizar cinco plasmaféresis de 2 l a 4 l cada una durante 90 min a 120 min con reposición de albúmina al 5 %, a días alternos. Para administrar inmunoglobulina intravenosa no es necesario colocar una vía venosa central; la Ig intravenosa es menos costosa que la plasmaféresis y no produce inestabilidad hemodinámica. Los efectos secundarios son meningitis aséptica, anafilaxia (especialmente en pacientes con déficit de IgA), insuficiencia renal aguda y episodios tromboembólicos (incluidos ACV isquémicos). En algunos estudios se ha sugerido un mayor índice de recidiva con la inmunoglobulina intravenosa en comparación con la plasmaféresis. La dosis de inmunoglobulina es de 0,4 (g/kg)/día durante 5 días. Los corticoesteroides son ineficaces para tratar el SGB.

**V. Unión neuromuscular.** La transmisión de los impulsos nerviosos puede verse afectada por síndromes miasténicos, botulismo, hipermagnesiemia, intoxicación por organofosforados, agentes nerviosos (p. ej., gas sarín) y efectos prolongados de sustancias paralizantes.

A. La **miastenia grave** es una enfermedad autoinmunitaria con anticuerpos dirigidos contra el receptor de acetilcolina (en aproximadamente el 80 % de los casos), que causa la destrucción/simplificación de la hendidura sináptica. Tiene una prevalencia de 14 por cada 100 000 adultos, y se observa en personas de todas las edades, con un máximo de incidencia en la tercera y la cuarta décadas de vida en las mujeres, y en la sexta y séptima décadas en los hombres. Generalmente los síntomas se agravan en los 3 primeros años de la enfermedad, con remisiones puntuales, breves y espontáneas. Los signos iniciales habituales son oftalmoparesia, ptosis, debilidad mandibular, debilidad proximal en las extremidades e insuficiencia respiratoria progresiva. Las **crisis miasténicas** se manifiestan en forma de un empeoramiento muy evidente, sobre todo de los síntomas respiratorios, desencadenados en la mayoría de los casos por una infección vírica, cirugía, parto o un fármaco que la exacerba. Hay que evaluar precozmente la función bulbar para determinar la necesidad de una intubación programada. Las **crisis colinérgicas** también pueden manifestarse con descompensación respiratoria y se producen por una medicación anticolinérgica excesiva. Los síntomas son: exceso de salivación, secreciones bronquiales espesas, fasciculaciones abdominales, dolores cólicos abdominales, diarrea y miosis (los pacientes miasténicos generalmente tienen midriasis).

B. El **diagnóstico** de miastenia grave se realiza mediante EMG/SCN, pruebas de anticuerpos y la **prueba del edrofonio,** que debe realizarse en una UCI o en un servicio de urgencias. Los indicadores de mejoría son un aumento del mantenimiento de la mirada hacia arriba, ptosis o dinamometría de un músculo o grupo muscular en una extremidad. La dosis es de 1 ml de edrofonio en una solución de 10 mg/ml. Se administra la décima parte de un 1 ml (1 mg) como dosis de prueba, esperando 30 s para observar efectos muscarínicos excesivos. El resto se administra a continuación durante 1 min. La acción del edrofonio es de inicio rápido (30 s) y de corta duración (2-20 min). La prueba se considera positiva si existe una mejoría clara en un músculo con debilidad objetiva. Si aparecen dolores cólicos abdominales, broncoespasmo, vómitos o bradicardia, deben administrarse 0,5 mg intravenosos de atropina. Si la bradicardia persiste y se acompaña de hipotensión, se administrará 1 mg adicional de atropina. El edrofonio también puede administrarse en el diagnóstico diferencial entre las crisis miasténicas y colinérgicas, aunque en una dosis inferior (1 mg); los pacientes sin miastenia pueden empeorar o permanecer invariables con la prueba.

C. El **EMG/ECN** deben realizarse tras interrumpir durante 12 h los fármacos anticolinesterasa. Se utilizan electrodos de superficie para la estimulación repetitiva a una frecuencia de 2 Hz a 5 Hz antes y después de la contracción máxima voluntaria del músculo estimulado. El resultado anómalo se define como una reducción del 15 % o más de la amplitud del potencial de acción muscular compuesto (PAMC) entre la primera y la cuarta respuestas con estimulación supramáxima. La EMG de una fibra ha surgido como una prueba muy sensible y específica también para la miastenia grave, pero es necesario contar con experiencia en la técnica. En las pruebas de anticuerpos, además del anticuerpo contra el receptor de acetilcolina, debe incluirse el anticuerpo anticinasa muscular específica (MuSK).

D. En todos los pacientes con miastenia debe realizarse una TC o RM torácica para detectar la presencia de un **timoma** o un aumento de tamaño del timo. Si se detecta un timoma, la extirpación es una indicación absoluta, salvo que se considere que el paciente no es un buen candidato para la cirugía. Antes de realizar una timectomía, el paciente debe tratarse con plasmaféresis. La extirpación del timo en los pacientes miasténicos puede causar la remisión en un número significativo de casos.

E. El **tratamiento** de la miastenia grave consiste en la estabilización del paciente, especialmente desde el punto de vista respiratorio. Los pacientes con síntomas respiratorios deben ser controlados en la UCI, y las pruebas funcionales respiratorias a la cabecera del paciente son indicios claramente negativos e indican la necesidad de ventilación mecánica, pues estos pacientes pueden sufrir un rápido empeoramiento. Cuando la capacidad vital se coloca por debajo de 15 ml/kg o es menor del 25 % del valor previsto, la insuficiencia respiratoria debe considerarse inminente. La **inmunosupresión** y los **fármacos anticolinestera** son tratamientos específicos. El tratamiento habitual con plasmaféresis consiste en 5 recambios de 2 l a 4 l cada uno durante 90 min a 120 min con repleción de albúmina al 5 % a días alternos. La dosis de inmunoglobulina intravenosa es de 0,4 (g/kg)/día durante 5 días. La administración de **corticoesteroides** suele iniciarse durante el cuadro agudo, aunque su efecto suele demorarse durante varios días, y suele asociarse a un cierto empeoramiento clínico, por lo que no debe utilizarse como tratamiento único. La **piridostigmina** también puede utilizarse en el cuadro agudo, aunque su uso se modera por los efectos secundarios respiratorios, como un aumento de las secreciones bronquiales, limitando así su utilización en pacientes no intubados.

F. Entre los fármacos que pueden empeorar los síntomas miasténicos se encuentran: antibióticos (clindamicina, aminoglucósidos, tetraciclina, gentamicina, bacitracina, trimetoprima-sulfametoxazol), hormonas (corticotropina, hormona tiroidea, anticonceptivos orales), fármacos cardiovasculares (quinidina, propranolol, procainamida, practolol, lidocaína, verapamilo, nifedipino, diltiazem), psicofármacos (clorpromazina, promazina, fenelzina, litio, diazepam), anticonvulsivos (fenitoína, trimetadiona, carbamazepina), fármacos paralizantes y otros (penicilamina, cloroquina).

| | | |
|---|---|---|
| **TABLA 32-2** | Comparación de las manifestaciones del síndrome de Guillain-Barré y la miastenia grave | |

| | Síndrome de Guillain-Barré | Miastenia grave |
|---|---|---|
| Debilidad ascendente | +++ | − |
| Movimientos oculares anómalos | − (puede observarse en la variante de Miller Fisher) | +++ |
| Manifestaciones sensitivas | +++ | = |
| Dolor | +++ (especialmente lumbar) | − |
| Disautonomía | +++ | − |
| Hiporreflexia | +++ | ± |
| Pruebas de anticuerpos específicos | +++ | +++ |
| Respuesta a los esteroides | − | +++ |
| Mediación inmunitaria | +++ | +++ |
| EMG/ECN | Bloqueo de conducción Pérdida de ondas F y H | ↓Respuesta con la estimulacón repetida EMG diagnóstico de una fibra |

**G.** En el **diagnóstico diferencial** de la miastenia grave se debe incluir el síndrome miasténico de Eaton-Lambert, que puede ser la manifestación inicial de una neoplasia maligna oculta, síndromes miasténicos congénitos, enfermedad de Graves, botulismo, oftalmoplejía externa progresiva y lesiones intracraneales expansivas. El síndrome de Eaton-Lambert es un síndrome paraneoplásico que afecta a la liberación presináptica de la acetilcolina. A diferencia de la miastenia grave, en este trastorno se observan síntomas sensitivos y autónomos, y en el EMG se detecta una *mejoría* creciente con estimulación repetitiva de alta frecuencia. En la tabla 32-2 se muestran rasgos comparativos entre la miastenia grave y el SGB.

### Bibliografía recomendada

Berrouschot J, Baumann I, Kalischewski P, et al. Therapy of myasthenic crisis. *Crit Care Med* 1997;25: 1228–1235.

Cosi V, Versino M. Guillain-Barré syndrome. *Neurol Sci* 2006;27:S47–S51.

De Jonghe B, Sharshar T, Lefaucher JP, et al. Paresis acquired in the intensive care unit: a prospective multicenter study. *JAMA* 2002;288:2859–2867.

Deem S, Lee CM, Curtis JR. Acquired neuromuscular disorders in the intensive care unit. *Am J Respir Crit Care Med* 2003;168:735–739.

Dhand UK. Clinical approach to the weak patient in the intensive care unit. *Respir Care* 2006;51: 1024–1040.

Fulgham JR, Wijdicks EFM. Guillain-Barré syndrome. *Crit Care Clin* 1997;13:1–15.

Grand'Maison F. Methods of testing neuromuscular transmission in the intensive care unit. *Can J Neurol Sci* 1998;25:S36–S39.

Greer DM. Intensive care management of neurological emergencies. In: Layon AJ, ed. *A textbook of neurointensive care.* Philadelphia: WB Saunders, 2004:397–436.

Herridge MS, Cheung AM, Tansey CM, et al. One-year outcomes in survivors of the acute respiratory distress syndrome. *N Engl J Med* 2003;348:683–693.

Hughes RA, Cornblath DR. Guillain-Barré syndrome. *Lancet* 2005;366:1653–1666.

Hund E. Neurological complications of sepsis: critical illness polyneuropathy and myopathy. *J Neurol* 2001;248:929–934.

Jani-Acsadi A, Lisak RP. Myastenic crisis: guidelines for prevention and treatment. *J Neurol Sci* 2007; 261:127–133.

Lampl C, Yazdi K. Central pontine myelinolysis. *Eur Neurol* 2002;47:3–10.

Latronico N, Peli E, Botteri M. Critical illness myopathy and neuropathy. *Curr Opin Crit Care* 2005; 11:126–132.

Pandit L, Agrawal A. Neuromuscular disorders in critical illness. *Clin Neurol Neurosurg* 2006;108: 621–627.

Pelonero AL, Levenson JL, Pandurangi AK. Neuroleptic malignant syndrome: a review. *Psychiatr Serv* 1998;49:1163–1172.

Van der Meché FGA, Van Doorn PA, Meulstee J, et al. Diagnostic and classification criteria for the Guillain-Barré syndrome. *Eur Neurol* 2001;45:133–139.

Vassilakopoulos T, Petrof BJ. Ventilator-induced diaphragmatic dysfunction. *Am J Respir Crit Care Med* 2004;169:336–341.

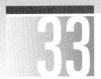

# Sobredosis de fármacos, intoxicaciones y reacciones farmacológicas adversas

Susan Wilcox y Richard Pino

## I. Introducción

**A.** La **intoxicación** y la **sobredosis de fármacos** son cuadros que se atienden con frecuencia en la UCI. Aunque una sobredosis de fármacos (recetados o no) puede causar intoxicación, es decir, lesionar o destruir células, el término «intoxicación» se reservará para compuestos no utilizados como tratamiento. La sobredosis y la intoxicación por fármacos pueden ser yatrógenas (p. ej., coagulopatía secundaria al uso de warfarina durante el ajuste), secundarias a la ingestión intencionada de un fármaco (p. ej., intento de suicidio) o no intencionada (p. ej., un niño que ingiere el compuesto digitálico del abuelo), debidas a la mordedura de un animal (p. ej., serpiente de cascabel), resultado de la inhalación (p. ej., monóxido de carbono) o del consumo de una sustancia tóxica (p. ej., cocaína).

**B.** El **tratamiento** y la **estabilización iniciales** pueden consistir en proporcionar soporte cardiopulmonar, administrar un antídoto, iniciar la eliminación del fármaco ingerido mediante descontaminación digestiva con carbón activado e iniciar la corrección de las alteraciones del equilibrio acidobásico. Es necesario que el médico intensivista conozca las secuelas que produce cada fármaco ingerido en sobredosis.

**C.** En vista del gran número de fármacos y sustancias tóxicas, el médico debe estar familiarizado con los puntos de referencia de cada centro y con el número de teléfono del **centro de control de intoxicaciones** de la zona.

**D.** Cada sobredosis debe abordarse de un modo sistemático para determinar:
1. La sustancia o sustancias ingeridas.
2. La última dosis del fármaco y la frecuencia de la dosis.
3. El motivo por el que el paciente recibe el fármaco.
4. Otros fármacos que se toman habitualmente.
5. Enfermedades coexistentes.
6. Efectos de la sobredosis, por ejemplo, hipotensión, insuficiencia respiratoria o arritmias potencialmente mortales.
7. Si pueden invertirse los efectos del fármaco o si el fármaco puede eliminarse sin un perjuicio adicional para el paciente.

## II. Sobredosis y efectos adversos de los fármacos con receta y de libre dispensación

**A.** El **paracetamol** es el fármaco con mayor índice de sobredosis a escala mundial y la principal causa de insuficiencia hepática. Aunque muchas ingestiones son intencionadas, pueden producirse sobredosis en pacientes que buscan un efecto analgésico o que toman paracetamol de forma crónica. El alcoholismo, la desnutrición y el uso de determinados fármacos pueden reducir el umbral tóxico de la ingestión crónica de paracetamol. Debido a la grave toxicidad (fundamentalmente previsible) de una sobredosis de paracetamol no percibida, deberá mantenerse un elevado índice de sospecha en todos los pacientes que lo consumen y que presentan una aumento de las aminotransferasas sin causa aparente.

1. La mayor parte del paracetamol se metaboliza por glucuronidación y sulfatación a compuestos inactivos. Menos del 10 % es convertido, por la acción de una oxidasa de función mixta del sistema P-450, a $N$-acetil-$p$-benzoquinonaimina (NAPQI), que tiene una semivida de nanosegundos. Si la NAPQI no se neutraliza por conjugación con el glutatión, lesiona la capa bilipídica del hepatocito.

La sobredosis de paracetamol (7,5 g en el adulto, 150 mg/kg en los niños) colapsa las reservas hepáticas de glutatión y causa la muerte celular.

2. Las **pruebas analíticas basales y diarias** son: tiempo de protrombina (TP), alanina leucina aminotransferasa (ALT), aspartato serina transferasa (AST) y bilirrubina.

3. El **tratamiento** consiste en la administración por vía entérica de **N-acetilcisteína (NAC)**. La NAC actúa como sustituto del glutatión, fomenta su síntesis y aumenta la cantidad de paracetamol que se conjuga por sulfatación. Si el tiempo transcurrido desde la ingestión de paracetamol es ≤ 4 h, o si se sospechan sobredosis adicionales de otros fármacos, se administrará carbón activado y se determinará la concentración de paracetamol. A continuación se representa la concentración sérica de paracetamol en un nomograma como una función del tiempo tras la ingestión. El nomograma presenta tres líneas que indican los límites inferiores para grupos de riesgo posible, probable y elevado. Los pacientes con concentraciones de paracetamol por encima de la línea de riesgo posible se tratan con una dosis inicial de NAC de 140 mg/kg por vía oral, diluida en un zumo de frutas o una bebida carbonatada. Debido a su sabor desagradable, suele administrarse por lavado gástrico o sonda nasotraqueal. Puede ser necesario un tratamiento antiemético enérgico cuando el tiempo transcurrido es ≥ 8 h; la dosis de carga inicial se administra antes de obtener el valor de la concentración de paracetamol. Las dosis adicionales son de 70 mg/kg cada 4 h durante 17 dosis o hasta que las concentraciones de NAC se encuentren en los valores no tóxicos. Las dosis se repiten cuando un paciente vomita una dosis de NAC en la hora siguiente a la administración. Se dispone de una forma intravenosa del fármaco. La dosis es de 150 mg/kg durante 15 min, seguidos de 50 mg/kg en infusión durante 4 h y, a continuación, 100 mg/kg durante 16 h. Este fármaco tiene una elevada incidencia de reacciones anafilactoides (sección VIII.B).

4. La **hepatotoxicidad grave** secundaria a la sobredosis de paracetamol está indicada por una ALT o una AST superior a 1 000 UI/l. Esta hepatotoxicidad puede evolucionar a insuficiencia hepática fulminante y, finalmente, llevar a un trasplante hepático o la muerte secundaria a sepsis, edema cerebral, síndrome hepatorrenal y acidosis metabólica (72-96 h). En los pacientes que sobreviven se observa una resolución completa o disfunción hepática (4-14 días).

B. Los **fármacos antipsicóticos** derivan de varias clases de compuestos, además de las clásicas fenotiazinas. Se usan en el tratamiento de trastornos psiquiátricos agudos y crónicos, el control de la agitación aguda (**haloperidol y quetiapina**), el tratamiento de las cefaleas migrañosas, como antieméticos (p. ej., **droperidol,** prometazina, proclorperazina) y como procinéticos (p.ej., **metoclopramida**).

1. Las **manifestaciones tóxicas** de los antipsicóticos son: convulsiones, hipotensión, retrasos de la conducción cardíaca manifestados por prolongación del intervalo QT en el electrocardiograma (ECG), arritmias ventriculares, especialmente *torsades de pointes,* síntomas extrapiramidales y síndrome neuroléptico maligno. El uso prudente de haloperidol intravenoso en la UCI no suele asociarse a ninguna de estas manifestaciones. Sin embargo, debido a su larga semivida, puede producirse sedación prolongada, especialmente en los pacientes ancianos, tras el aumento secuencial de las dosis.

2. El **tratamiento** de la sobredosis de antipsicóticos es sintomático y se utiliza la descontaminación digestiva.

a. Las **crisis comiciales** pueden tratarse inicialmente con benzodiazepinas, pasando a tratamiento con barbitúricos si fuera necesario. Al igual que en cualquier paciente con crisis convulsivas, hay que descartar otras causas (p. ej., hipoxemia, hemorragia cerebral, enfermedad embólica, otros fármacos, etc.).

b. La **hipotensión** puede tratarse con fenilefrina o norepinefrina. La norepinefrina en dosis menores y la dopamina pueden reducir más la presión arterial debido a una estimulación sin oposición de los receptores $\beta_2$. Los efectos $\alpha$ de la dopamina pueden pasar inadvertidos debido a la disminución de las reservas postsinápticas de norepinefrina.

  c. El **magnesio** es el tratamiento de primera línea de la *torsades de pointes*.

  d. La **fisostigmina** (1-2 mg i.v. en los adultos, 0,2 mg/kg en los niños) en dosis repetidas, cuando es necesario, cada 0,5 h a 1,5 h, se usa en el tratamiento del síndrome anticolinérgico.

  e. Las **reacciones distónicas** pueden tratarse con difenhidramina (25-50 mg).

3. El **síndrome neuroléptico maligno (SNM)** es una reacción a los antipsicóticos, relativamente poco frecuente y potencialmente mortal que aparece de 24 h a 72 h después de su administración. Se caracteriza por alteración del estado mental (que puede atribuirse inicialmente a un fracaso del tratamiento) antes de la aparición de fiebre, rigidez muscular y disfunción autónoma.

  a. La **fiebre** se produce por un desequilibrio de dopamina en el hipotálamo, que provoca un cambio en los mecanismos de la homeostasis térmica y rigidez muscular de mediación central. Esto difiere con el metabolismo acelerado de los músculos esqueléticos asociado al calcio de la **hipertermia maligna (HM)** en la **sección VI**. El inicio del SNM es más lento, con síntomas menos graves que los de la HM. En el posoperatorio, el paciente suele tener un motivo habitual (p. ej., atelectasia, infección de heridas) para sufrir un aumento de la temperatura antes de considerar la HM o el SNM. Este último se ha observado tras el uso de proclorperazina y prometazina como antiemético y debe considerarse como un origen de la fiebre que aparece en un paciente de la UCI tratado con haloperidol, metoclopramida o droperidol. El tratamiento inicial es la interrupción del fármaco en cuestión y la asistencia cardiorrespiratoria, seguido de enfriamiento.

  b. El **dantroleno** (dosis i.v. inicial de 1-2,5 mg/kg cada 6 h, seguido de 100-300 g v.o. al día o 1 mg/kg i.v. cada 6 h durante 24-72 h) se usa para controlar la rigidez de la musculatura esquelética y el hipermetabolismo. A estas dosis hay una debilidad muscular intensa que puede precisar intubación y ventilación mecánica. El manitol y el dantroleno crearán una diuresis activa como tratamiento de la insuficiencia renal inducida por la mioglobina secundaria a la rabdomiólisis.

  c. La **bromocriptina** (2,5 mg tres veces al día), un agonista de la dopamina, se administra para superar la acción del antipsicótico sobre el receptor de dopamina.

  d. También se han utilizado la **amantadina** (100-200 mg v.o. dos veces al día) y la **levodopa/carbidopa** (25-250 mg v.o. cuatro veces al día).

  e. Los estudios analíticos comprenden la determinación de las concentraciones de creatinina fosfocinasa (CPK), mioglobina urinaria y electrólitos.

C. Los **$\beta$-bloqueantes** inhiben la vía de la proteína C → producción de monofosfato de adenosina cíclico (AMPc) → proteína cinasa de los miocitos → liberación de calcio → acoplamiento excitación-contracción. Los $\beta$-bloqueantes más liposolubles (p. ej., propranolol, metoprolol y labetalol) también tienen una función de estabilización de membrana. Estos fármacos se usan para disminuir la contractilidad miocárdica, el automatismo de las células con actividad de marcapaso y la velocidad de conducción a través del nódulo auriculoventricular (AV). Los $\beta$-bloqueantes se dividen en clases $\beta_1$ y $\beta_2$ según sus acciones a dosis *terapéuticas*. Con estas dosis, en pacientes propensos o con niveles superiores de un fármaco $\beta$-selectivo, pueden observarse tanto efectos $\beta_1$ como efectos $\beta_2$ (p. ej., broncoespasmo [bloqueo $\beta_2$] inducido con esmolol [$\beta_1$]).

1. Los **$\beta$-bloqueantes lipófilos** se metabolizan en el hígado y su biodisponibilidad aumenta en caso de insuficiencia hepática o por la acción de inhibidores de enzimas hepáticas, como la cimetidina y la eritromicina. La insuficiencia renal o el uso de fármacos que afectan a la perfusión renal, como los antiinflamatorios no esteroideos (AINE), aumentan las concentraciones sanguíneas.

La mayoría de los pacientes con toxicidad por β-bloqueantes presenta síntomas en 4 h que se resuelven en 72 h. Los efectos tóxicos del sotalol pueden pasar desapercibidos durante varios días tras la ingestión a causa de su semivida prolongada.

2. La **hipotensión** secundaria a la disminución de la contractilidad miocárdica puede producirse incluso sin la presencia de una bradicardia grave. Las **bradiarritmias** (sinusal, ritmo de la unión, bloqueo AV y ritmo idioventricular), el ensanchamiento del complejo QRS, el intervalo QT y la asistolia se han asociado a toxicidad por β-bloqueantes, especialmente con los fármacos lipófilos. La sobredosis de estos últimos se ha asociado a síntomas del **sistema nervioso central (SNC)** que oscilan desde una disminución del nivel de consciencia hasta la aparición de crisis comiciales y coma.

3. La **electrocardiografía** es esencial en el diagnóstico de intoxicación por β-bloqueantes. Debe tenerse en cuenta la intoxicación por digitálicos y antagonistas de los canales del calcio (v. a continuación) porque son fármacos que suelen administrarse con β-bloqueantes para controlar la frecuencia cardíaca. Como en cualquier paciente con síntomas neurológicos, deberán controlarse los electrólitos y la glucemia. La TC craneal es útil para descartar la posibilidad de una patología intracraneal (p. ej., neoplasia, hematoma, aneurisma) como base para estos síntomas.

4. El **tratamiento inicial** de la intoxicación por β-bloqueantes es el soporte cardiopulmonar, la descontaminación digestiva con carbón activado y la corrección de la hipoglucemia, con electrólitos según la necesidad.

   a. El **glucagón** es el compuesto farmacológico de elección porque su receptor miocárdico no se ve afectado por antagonistas β. El incremento de la estimulación en la vía del AMPc de la adenilato ciclasa por el glucagón aumenta la contractilidad miocárdica y la frecuencia cardíaca, con lo que se superan los efectos del bloqueo β. La dosis inicial de glucagón es de 50 μg/kg a 150 μg/kg (hasta una dosis total de 10 mg, si es necesario) seguido de una infusión de 0,07 mg/kg.

   b. La **epinefrina** es el agonista β de elección. La atropina y la electroestimulación no suelen ser eficaces, salvo en el caso del sotalol.

   c. Las **arritmias provocadas por sotalol** pueden tratarse con sobreestimulación, además de lidocaína y magnesio.

D. Los **antagonistas del calcio** constituyen una de las principales y más numerosas clases de antihipertensivos y antiarrítmicos. Se cree que el efecto antihipertensivo es consecuencia de la inhibición de la entrada del calcio extracelular a través de canales de membrana lentos regulados por puertas de voltaje lento en la musculatura lisa vascular. Ésta es la única acción de la familia de las dihidropiridinas (nifedipino, amlodipino y felodipino). También puede producirse depresión miocárdica en algunos pacientes afectados y en la sobredosis secundaria a los efectos sobre los miocitos auriculares y ventriculares.

1. Los **antagonistas del calcio** se fijan intensamente a las proteínas y tienen biodisponibilidad y semividas variables. El metabolismo es hepático. El verapamilo y el diltiazem se convierten en metabolitos activos. También son inhibidores potentes de enzimas metabolizantes microsómicas y pueden aumentar la concentración de fármacos que se metabolizan por esta vía, por ejemplo, la fenitoína y la teofilina. Por el contrario, la eliminación de los antagonistas del calcio disminuye por la acción de inhibidores de estas enzimas hepáticas, por ejemplo, la eritromicina.

2. La **bradicardia**, los **defectos de la conducción** (p. ej., asistolia, ritmos idioventriculares, bloqueos de rama) y la **hipotensión** son características de los efectos tóxicos del verapamilo y el diltiazem. La sobredosis de dihidropiridinas produce hipotensión con taquicardia refleja. Un hallazgo habitual en el exceso de antagonistas del calcio es la aparición de un **íleo** en un paciente que ha estado

tolerando bien la alimentación enteral. Otros síntomas se relacionan con la hipotensión (p. ej., ACV, letargo, coma).

3. El **tratamiento inicial** consiste en el soporte cardiovascular. Se repite la administración de **cloruro cálcico** (1 g) o **gluconato cálcico** (3 g) a demanda hasta que aumentan la presión arterial y la frecuencia cardíaca, o no se observa efecto alguno tras 4 o 5 administraciones. Al igual que en la sobredosis de β-bloqueantes, puede ser eficaz la administración de **glucagón** (v. sección II.C.4.a).

   a. Hay que considerar la **electroestimulación cardíaca y los inótropos vasopresores** (norepinefrina, dopamina) si la frecuencia cardíaca, la presión arterial o ambas no responden a los anteriores tratamientos.

   b. El **fármaco no absorbido** debe eliminarse mediante descontaminación digestiva con carbón activado. Pueden precisarse varias dosis, ya que muchos de los antagonistas del calcio suelen tomarse en formas de liberación prolongada.

E. La **digoxina** sigue usándose con frecuencia para el control de la frecuencia ventricular en la fibrilación y el aleteo (flúter) auriculares. A causa de un estrecho intervalo terapéutico, la disfunción renal y los cambios de biodisponibilidad secundarios a interacciones farmacológicas, es relativamente poco frecuente la intoxicación leve por digitálicos. A través de la inhibición de la $Na^+/K^+$-ATPasa, los miocitos cardíacos ganan $Ca^{2+}$ intracelular, que es un inótropo positivo especialmente en el corazón con insuficiencia. Los digitálicos tienen efectos cronótropos a través de varios mecanismos. Un aumento del tono vagal del SNC disminuye la velocidad de despolarización del nódulo sinusal (NS) y prolonga el período refractario del haz de His. Con la excepción del NS, el incremento de $Na^+$ aumenta la despolarización en fase 4 y la excitabilidad, así como los pospotenciales retardados.

1. La **digoxina** se elimina por aclaramiento renal tras una circulación enterohepática. La **digitoxina** se elimina por metabolismo hepático. El índice terapéutico es limitado y las concentraciones plasmáticas pueden verse afectadas por diversos factores. La adición de quinidina, amiodarona o verapamilo a una pauta terapéutica aumentará significativamente las concentraciones de digoxina establecidas. El aumento de las concentraciones pueden deberse a la administración de antibióticos a través de un metabolismo disminuido cuando la microflora gastrointestinal está reducida. La hipopotasiemia, la hipocalciemia y la hipomagnesiemia aumentarán la sensibilidad del miocardio a los digitálicos.

2. Los **síntomas iniciales** de la toxicidad son **digestivos:** anorexia, náuseas y vómitos. Los efectos tóxicos pueden no diagnosticarse fácilmente, porque estos síntomas pueden ser consecuencia de múltiples causas, aparte de los digitálicos. Las **arritmias**, especialmente en los pacientes con efectación cardíaca, son indicadores más habituales de toxicidad cuando se han descartado otras razones. Puede manifestarse casi cualquier alteración del ritmo o de la conducción, aunque son frecuentes las extrasístoles ventriculares (EV), el bloqueo AV de primer grado y la fibrilación auricular. En el ECG se observa una depresión del segmento ST característica.

3. El **tratamiento** de la toxicidad por digoxina puede ser difícil. Responde mal a la diálisis. La **atropina y la electroestimulación cardíaca o ambas** son eficaces para tratar las bradiarritmias. La administración de **magnesio, lidocaína** o **fenitoína** tratará habitualmente la ectopia. Con una sobredosis importante, la inhibición de la $Na^+/K^+$-ATPasa causará una considerable hiperpotasiemia, que puede no responder a la mayoría de los tratamientos. La hiperpotasiemia causada por los digitálicos no debe tratarse con gluconato cálcico, debido a la preocupación, fundamentalmente teórica y casi nunca documentada, de la potenciación de arritmias mortales. Esto causará finalmente una pérdida de potasio corporal total, que deberá reponerse cuando se trate la sobredosis. El método más eficaz para el tratamiento de la sobredosis de digoxina es la eliminación de los di-

gitálicos libres mediante fragmentos Fab de **inmunoglobulina G (IgG) frente a los digitálicos,** que estimula la depuración de la circulación mediante eliminación renal y acelera la eliminación desde los tejidos. La dosis de inmunoglobulina se calcula a partir de una fórmula basada en la carga corporal de digitálicos. Para este cálculo, se necesita un nivel de digoxina que puede no estar disponible. Es más sencillo administrar la inmunoglobulina (40 mg/vial) hasta tratar eficazmente las arritmias o hasta alcanzar la dosis máxima de 800 mg (20 viales). Las concentraciones de digoxina, aunque elevadas, reflejarán tanto el fármaco unido a los fragmentos Fab como el fármaco que no está unido

**F.** El **litio** es un fármaco para el tratamiento del trastorno bipolar. Los efectos tóxicos pueden deberse a un intento de suicidio, aumento de las concentraciones durante el tratamiento crónico o tras la nueva administración de un diurético tiazídico o la instauración de una dieta hiposódica. La absorción gastrointestinal es rápida, el elemento se distribuye en el agua corporal total y hay eliminación renal con importante reabsorción. La semivida del litio es de 30 h.

1. Los **efectos tóxicos graves** aparecen con concentraciones séricas de litio de 2,5 mEq/l a 3,5 mEq/l, con complicaciones potencialmente mortales si superan los 3,5 mEq/l. Un cambio en la función renal que permita aumentar la reabsorción de litio en el túbulo contorneado proximal (p. ej., hipovolemia, hiponatriemia, AINE) aumentará las concentraciones séricas de litio. La diabetes insípida nefrógena es el efecto tóxico más frecuente. Se han documentado casos de arritmias y de insuficiencia circulatoria aguda.

2. El **tratamiento** consiste en la descontaminación digestiva cuando se sospecha una sobredosis intencionada. Inicialmente debe administrarse solución salina (suero fisiológico) al 0,45 % para restablecer la euvolemia, ya que los pacientes suelen tener una osmolalidad sérica elevada. La administración de un diurético tiazídico o de amilorida puede ayudar a controlar la poliuria. En una sobredosis potencialmente mortal de litio es necesaria la hemodiálisis.

**G. Salicilatos.** El **ácido acetilsalicílico (AAS)** es el salicilato usado con mayor frecuencia y el que tradicionalmente ha causado sobredosis. La sobredosis de este fármaco ha disminuido gracias a los envases con cierre de seguridad «a prueba de niños», los conocimientos sobre el **síndrome de Reye** y el uso de analgésicos que no son salicilatos. El **metilsalicilato** se utiliza en formulaciones tópicas para tratar el dolor osteomuscular y en el aceite de gaulteria. El uso crónico sobre piel con excoriaciones puede causar salicilismo. El **subsalicilato de bismuto** se encuentra en preparados antidiarreicos.

1. El **AAS se absorbe** en forma ionizada en el estómago y en forma enteral en la parte distal del intestino delgado. La hidrólisis del AAS a ácido salicílico con eliminación por filtración y excreción renal es la principal vía metabólica. Existen varias rutas metabólicas secundarias para el AAS. En caso de sobredosis grave, estas vías se ven superadas y la semivida de eliminación del AAS se prolonga hasta 30 h. Una concentración de salicilatos superior a 30 mg/dl es tóxica. Inicialmente la hiperventilación a través de la estimulación directa del SNC por el fármaco produce alcalosis respiratoria. El bicarbonato se excreta por vía renal y aparece hipopotasiemia de forma compensadora. Se observa acidosis metabólica con hiato aniónico como consecuencia del desajuste de la fosforilación oxidativa y la inhibición del ciclo de los ácidos tricarboxílicos en el hígado. Los pacientes pueden estar agitados y presentar acúfenos. Puede haber hiperglucemia o hipoglucemia. Con frecuencia se observa hipernatriemia con deshidratación, que está relacionada con una importante pérdida insensible con hiperventilación. El edema pulmonar, el coma, la hiperpirexia y la hemorragia digestiva son poco frecuentes.

2. Las **pruebas analíticas** consisten en: concentraciones plasmáticas de salicilatos hasta obtener un nivel máximo, electrólitos, urea en sangre (BUN), creatinina, glucosa, pruebas funcionales hepáticas y gasometría arterial y pH, según sea necesario.

**3.** El **tratamiento inicial** consiste en la descontaminación digestiva con carbón activado, soporte cardiovascular y respiratorio, reposición de electrólitos, glucosa y líquidos, y alcalinización de la orina hasta que el ácido salicílico «atrape iones» e impida la reabsorción por los túbulos contorneados proximales. Hay que considerar la opción de la hemodiálisis cuando exista disfunción renal o cuando las concentraciones de salicilatos sean superiores a 80 mg/dl.

**H.** La **toxicidad por antidepresivos tricíclicos (ATC)** es la causa más frecuente de muerte relacionada con fármacos prescritos, y suele producirse en las 24 h siguientes a la ingestión. El inicio de los síntomas tóxicos se produce en unas horas. En general, los ATC disminuyen la recaptación neuronal de adrenalina y noradrenalina, inhibiendo los canales rápidos de sodio y bloqueando los canales colinérgicos, histamínicos y del ácido γ-aminobutírico (GABA). La **trazodona** no bloquea la recaptación de noradrenalina, pero sí bloquea los receptores adrenérgicos. La **amoxapina** bloquea los receptores de la dopamina.

**1.** Los ATC se absorben rápidamente desde el tubo digestivo y se distribuyen también a las localizaciones hísticas. La eliminación tiene lugar por hidroxilación y desmetilación hepáticas. Las enzimas responsables de la hidroxilación se saturan con concentraciones elevadas de sustrato, produciendo una eliminación prolongada. Los ATC tienen semividas de 8 h a 30 h en concentraciones terapéuticas, que pueden prolongarse a 81 h en caso de sobredosis.

**2.** Los **signos iniciales de intoxicación por ATC** son anticolinérgicos: taquicardia, hipertensión, íleo, midriasis, retención urinaria, sequedad de piel y mucosas, y alteración del estado mental.

**a.** Las **manifestaciones de toxicidad grave por ATC** son: arritmias, hipotensión, depresión respiratoria, edema pulmonar, convulsiones que se resuelven de forma espontánea y coma. La toxicidad es potencialmente mortal cuando las concentraciones séricas son superiores a 1 μg/ml, y la mortalidad aparece con concentraciones de más de 3 μg/ml.

**b.** En una sobredosis, el **ECG** suele mostrar taquicardia sinusal con bloqueo AV de primer grado, retraso inespecífico de la conducción intraventricular (secundario a una inhibición de la despolarización de fase 0) y eje a la derecha. Los hallazgos habituales preocupantes son complejo QRS de más de 100, eje a la derecha en los 40 ms terminales del QRS y onda R puntiaguda con una relación R/S de más de 0,7 en la derivación AVR, aunque distintos estudios no han podido dilucidar la utilidad predictiva de estos hallazgos. Podría ser útil un electrocardiograma auricular con una derivación esofágica para distinguir este patrón de la taquicardia ventricular, que también es frecuente con la sobredosis de ATC.

**c.** La **hipotensión** se debe a la disminución de la contractilidad miocárdica (por bloqueo de los canales rápidos de sodio), al agotamiento de las reservas de noradrenalina en las neuronas y a la vasodilatación (secundaria a bloqueo α). Se ha constatado que la causa habitual de muerte es la hipotensión que no responde al tratamiento.

**d.** El **tratamiento** consiste en la descontaminación digestiva inicial con carbón activado y el soporte cardiorrespiratorio, según sea necesario. La hipotensión que no responda deberá tratarse con reposición del volumen intravascular y administración de norepinefrina. La administración de bicarbonato sódico también trata con eficacia la cardiotoxicidad por ATC, ya sea a través de la alcalinización de la sangre (hasta un pH de 7,5) o mediante complementos de Na⁺, pero no por atrapamiento del fármaco, pues existe una mínima eliminación renal. No se recomiendan los antiarrítmicos de las clases Ia y Ic, ya que pueden empeorar el bloqueo de los canales de sodio. Además, la fenitoína se ha asociado a arritmias y no suele recomendarse para tratar las alteraciones de la conducción cardíaca ni las convulsiones.

**I.** El **síndrome serotoninérgico** puede producirse por sobredosis intencionada, uso terapéutico del fármaco o interacciones farmacológicas con fármacos serotoninérgicos. El síndrome se caracteriza por **alteraciones del estado mental, alteraciones neuromusculares** e **inestabilidad autónoma.**

1. Los pacientes hospitalizados pueden verse expuestos a numerosos fármacos serotoninérgicos (**ISRS,** los **IMAO**), la **petidina** y **otros analgésicos, antieméticos, valproato** y **linezolida.**

2. El cuadro clínico del síndrome serotoninérgico puede oscilar desde síntomas leves de diarrea, hipotensión y ansiedad hasta fiebre superior a 40 °C, rigidez muscular y coma. La **hiperreflexia** y el **clono** son característicos del síndrome, aunque la rigidez muscular puede ocultar estos hallazgos. Aparece hipertermia por la actividad muscular. No hay pruebas analíticas específicas de este síndrome, y el diagnóstico se basa en la anamnesis y la exploración física. Sin embargo, los pacientes pueden presentar acidosis metabólica, rabdomiólisis, aumento de AST y creatinina o coagulopatía intravascular diseminada. Hay que mantener un elevado nivel de sospecha, porque si no, puede pasarse por alto el diagnóstico.

3. El **tratamiento** empieza con cuidados sintomáticos. Los casos leves pueden tratarse con la eliminación de los fármacos causantes, líquidos intravenosos y benzodiazepinas. En los casos moderados y graves, además hay que corregir enérgicamente las constantes vitales, administrando medidas activas de enfriamiento si es necesario, y tratar con antagonistas 5-HT$_{2A}$. La **ciproheptadina** a dosis de 12 mg seguidos por 2 mg cada 2 h cuando los síntomas persisten constituye una pauta de tratamiento recomendada. Los pacientes con fiebre muy elevada deben tratarse con relajantes neuromusculares no despolarizantes e intubarse lo antes posible. Los antipiréticos no son eficaces, ya que la hipertermia no se origina en el hipotálamo. Las restricciones físicas pueden empeorar el síndrome al fomentar contracciones musculares isométricas adicionales.

## III. Alcoholes

A. El **etanol (EtOH)** es el fármaco de libre dispensación utilizado con mayor frecuencia. Se encuentra también en diversas preparaciones antitusígenas y anticatarrales, enjuagues bucales y perfumes.

1. El **etanol se absorbe** en todos los niveles del tubo digestivo, pero fundamentalmente en el estómago y el intestino delgado, alcanzando concentraciones sanguíneas en los 60 min siguientes a la ingestión. Se metaboliza inicialmente a acetaldehído por la acción de la alcohol deshidrogenasa hepática. Una vía dependiente del P450 se usa para menos del 10 % del metabolismo, aunque este porcentaje aumenta en los bebedores crónicos. El acetaldehído se metaboliza a acetato por la acción de la acetaldehído deshidrogenasa. La eliminación del etanol puede ser de tan sólo 12 mg%/h en los no bebedores y hasta de 50 mg%/h en los alcohólicos crónicos. La concentración de alcohol en sangre revelará la cantidad máxima de alcohol ingerido.

2. Los **efectos de la intoxicación por etanol** dependen de si existe un consumo crónico o agudo, así como de la cantidad ingerida. Los valores de referencia de las concentraciones de alcoholemia sólo son válidos para los individuos no dependientes de esta sustancia.

a. La **intoxicación aguda** en una persona «no alcohólica» puede manifestarse por síntomas que van desde la euforia hasta la insuficiencia circulatoria y respiratoria total. Una causa frecuente de morbilidad es la hipoxemia secundaria a la **aspiración** de contenido gástrico tras la pérdida de reflejos de las vías respiratorias. Puede haber **deshidratación** consecuencia de la depresión de la vasopresina provocada por el etanol. Se conoce bien un síndrome de «corazón en vacaciones» con **fibrilación** o **aleteo (flúter) auricular** asociado al consumo de etanol en pacientes no alcohólicos, que se corrige con el cese del consumo.

b. La **intoxicación crónica** comprende un espectro de procesos comórbidos. Muchos pacientes no presentan más síntomas que un aumento de la tolerancia al etanol. La desnutrición, la úlcera gastroduodenal, la depresión de la médula ósea y la inmunodepresión pueden ser sutiles. Son frecuentes las complicaciones pulmonares debidas al consumo coincidente de tabaco y etanol. Otras formas más graves de intoxicación crónica por etanol son: miocardiopatía, arritmias, encefalopatía de Wernicke, psicosis de Korsakoff, ataxia cerebelosa, cetoacidosis, cirrosis hepática y hemorragia digestiva.

3. El **tratamiento** en la UCI del paciente intoxicado por etanol se centra inicialmente en el motivo del ingreso (p. ej., hematoma subdural, aspiración, traumatismo musculoesquelético, coingestión), además de proporcionar soporte cardiorrespiratorio.

   a. Hay que descartar **otras causas de alteración del estado mental** (p. ej., sepsis, encefalopatía, hipoglucemia o traumatismo craneoencefálico). La aparición de signos neurológicos focales debe conducir a un estudio detallado (p. ej., el inicio de un hematoma subdural agudo podría no ser evidente en la TC realizada en el momento del ingreso y sí varias horas después).

   b. Es necesario reponer las **pérdidas de líquido** secundarias a la diuresis inducida por el alcohol, la disminución de la ingesta oral y los vómitos. El soporte cardiovascular dependerá del grado de hipovolemia y del grado de miocardiopatía.

   c. Es importante prestar atención a la **función respiratoria** y a la eliminación de las secreciones, debido a la gran probabilidad de que exista disfunción pulmonar secundaria a tabaquismo. Aunque la cobertura antibiótica por aspiración de microflora extrahospitalaria no suele ser necesaria, sí puede ser prudente iniciar la administración de antibióticos de amplio espectro (p. ej., ampicilina/sulbactam) en las etapas iniciales del tratamiento cuando se sospecha la existencia de desnutrición o inmunodepresión.

   d. Debe iniciarse el **tratamiento vitamínico** con tiamina y folato, además de la reposición de electrólitos. La cetoacidosis alcohólica necesita reposición volumétrica y administración de glucosa, de forma similar a la que se emplea en la cetoacidosis diabética.

   e. La **alteración del perfil de la coagulación** de los pacientes con cirrosis, como la trombocitopenia de la esplenomegalia, no necesita tratamiento salvo indicación clínica. La hemorragia por varices esofágicas puede precisar una intervención endoscópica o quirúrgica.

4. Tras una intervención quirúrgica programada o un ingreso urgente, suele observarse un **síndrome de abstinencia por etanol**. Los síntomas consisten en ansiedad, temblores, irritabilidad, hipertensión y alucinaciones, que generalmente alcanzan un punto máximo 24 h después de la interrupción del consumo de etanol, pero pueden aparecer ya al cabo de 10 h. Estos síntomas pueden atribuirse fácilmente a un leve efecto posoperatorio de los fármacos o a desorientación en un paciente anciano «apaciblemente confuso».

   a. La **negación** o la infravaloración del consumo diario propio de etanol es habitual. Claramente, algunos pacientes ancianos que han consumido «un vaso de vino por la noche» durante años presentarán signos de abstinencia. En estas situaciones, suele obtenerse una anamnesis más exacta mediante un abordaje diplomático y no condenatorio.

   b. Pueden aparecer **convulsiones tónico-clónicas** en las 48 h siguientes a la disminución del consumo de etanol.

   c. El **delirium tremens (DT)** es un síndrome potencialmente mortal caracterizado por inestabilidad autónoma (hipertensión, taquicardia, hiperpirexia, temblores y diaforesis), que puede aparecer de 3 a 5 días después de la interrupción del consumo de etanol.

5. A través de su unión a los receptores GABA, las **benzodiazepinas** presentan una tolerancia cruzada con el etanol. Se han utilizado con buenos resultados todas las benzodiazepinas. Puede administrarse **diazepam** o **lorazepam** intravenoso

en una dosis programada adecuada para la edad, la envergadura y la situación física del paciente. En las siguientes pautas de dosificación debe tenerse en cuenta la actividad prolongada del diazepam debida a su metabolito activo nordiazepam.

**a.** Para el tratamiento de las convulsiones y del DT grave, se utiliza la vía intravenosa con dosis que se van aumentando.

**b.** Si aparece depresión respiratoria a causa de la necesidad de administrar dosis elevadas de benzodiazepinas, pueden precisarse intubación traqueal y ventilación mecánica.

**c.** Inmediatamente después de una crisis comicial, la gasometría arterial suele mostrar acidosis metabólica con un pH a veces inferior a 7. No está indicada la medición en este contexto, porque la acidosis se corregirá espontáneamente tras la crisis.

6. El **haloperidol** es útil para las reacciones psicóticas acompañadas de síndrome de abstinencia alcohólica. Puede administrarse por vía intravenosa, empezando con 1 mg, y duplicando la dosis después de cada intervención. Debido a su larga semivida, puede producirse una sedación prolongada, aunque sin depresión respiratoria, tras administraciones secuenciadas. Hay que comprobar el segmento QT en el ECG, por si está prolongado durante el tratamiento con haloperidol (v. cap. 19).

**B.** El **metanol (MtOH)** (alcohol metílico, alcohol de madera) se usa habitualmente como disolvente. Suele ingerirse tras la síntesis en destilerías domésticas (alcohol destilado ilegalmente) o por alcohólicos que consumen cualquier tipo de alcohol. Las concentraciones máximas se alcanzan a los 90 min de la ingestión. La dosis mortal puede ser de sólo 60 ml. La mayor parte del metanol se convierte inicialmente en formaldehído por la acción de la alcohol deshidrogenasa, seguido de la oxidación a ácido fórmico por la acción de varias enzimas.

1. Los **signos y síntomas** de la intoxicación son: visión borrosa/ceguera, reacciones digestivas (náuseas, vómitos, dolor abdominal intenso, diarrea), acidosis metabólica grave con hiato aniónico, un gran hiato osmolal (aumento de la osmolalidad no justificado por la glucosa, el sodio o el BUN) y depresión respiratoria.

2. Además del soporte cardiorrespiratorio, el **tratamiento** de la intoxicación por metanol consiste en la administración de **etanol intravenoso** para alcanzar una concentración sanguínea de 100 mg%. La dosis inicial es de 0,6 g/kg, seguida por 66 mg/kg a 154 mg/kg, según el patrón previo de consumo de etanol del paciente. El etanol competirá con el metanol para ser metabolizado por la alcohol deshidrogenasa y reducir la formación de formaldehído. Se iniciará la **hemodiálisis** para eliminar el metanol no metabolizado. El **fomepizol**, un inhibidor de la alcohol deshidrogenasa que se usa para el tratamiento de la intoxicación por etilenglicol (v. a continuación), también es eficaz para tratar la ingestión de metanol.

**C.** El **etilenglicol** se suele utilizar como anticongelante y en otros disolventes. Es mortal tras una ingestión de 100 ml si no se trata rápidamente. Al igual que el etanol y el metanol, el etilenglicol se metaboliza inicialmente por la acción de la alcohol deshidrogenasa. Los productos metabólicos posteriores son el ácido láctico, los aldehídos, el glicolato y el ácido oxálico.

1. La **intoxicación** se caracteriza por acidosis metabólica grave con hiato aniónico, un gran hiato osmolal y lesión del tejido secundaria al depósito de cristales de oxalato. Éstos pueden observarse también en la orina, lo que ayuda a establecer el diagnóstico. Aparece hipocalcemia por quelación del calcio por el oxalato. Los pacientes pueden ingresar en coma y presentar crisis comiciales, disfunción neuromuscular secundaria a hipocalcemia (actividad mioclónica, pérdida de reflejos osteotendinosos, tetania), insuficiencia renal aguda e insuficiencia cardíaca congestiva y edema pulmonar (relacionados con el depósito de oxalato).

2. El **tratamiento** de la intoxicación por etilenglicol consiste en soporte cardiorrespiratorio, tratamiento de la acidosis metabólica, administración intravenosa de etanol, igual que en la intoxicación por metanol (v. antes), y hemodiálisis. El **fomepizol** es un inhibidor competitivo de la alcohol deshidrogenasa que trata la intoxicación por etilenglicol e impide la lesión renal, limitando la formación de metabolitos tóxicos. La dosis inicial es de 15 mg/kg seguidos de 10 mg/kg cada 12 h durante 4 dosis, y a continuación 15 mg/kg cada 12 h (en forma de infusiones durante 30 min cada una) hasta que las concentraciones de etilenglicol sean inferiores a 20 mg/dl.

**D.** El **isopropanol** se encuentra en el alcohol utilizado para friegas, en lociones cutáneas y en productos de limpieza.

1. La **intoxicación** se manifiesta unos 30 min después de la ingestión. El isopropanol se metaboliza en acetona y puede causar hipotensión, depresión respiratoria, dolor abdominal y hemorragia digestiva. Los pacientes suelen presentar hiato osmolal, pero no hiato aniónico.

2. El **tratamiento** es sintomático, con líquidos intravenosos, vasopresores y soporte respiratorio a demanda. Los pacientes con hipotensión importante que no responde al tratamiento suelen necesitar hemodiálisis.

# IV. Drogadicción

**A.** Las **intoxicaciones por anfetaminas y cocaína** pueden ser el motivo principal del ingreso, así como las afecciones resultado de un traumatismo. Las **anfetaminas** son simpaticomiméticos indirectos que aumentan las catecolaminas postsinápticas al inhibir la captación y el almacenamiento presináptico de catecolaminas, así como su destrucción por oxidasas. La **cocaína** actúa de un modo similar y también se une al transportador para la recaptación de dopamina. Estas sustancias se han asociado a la aparición de convulsiones, hemorragia intracerebral, ACV isquémicos, hipertensión, taquicardia, isquemia e infartos miocárdicos, arritmias, hiperpirexia, rabdomiólisis, insuficiencia renal aguda, coagulación intravascular diseminada y edema pulmonar. Este último puede aparecer días después del consumo de la droga y al principio se manifiesta en forma de dificultad respiratoria aguda con hipoxemia, seguida de edema pulmonar no cardiógeno. El tratamiento es sintomático para los sistemas orgánicos afectados, además del control enérgico de la hiperpirexia, si existe. Debe evitarse el bloqueo β sin oposición porque puede empeorar la evolución. Los síntomas hiperadrenérgicos pueden tratarse mediante la administración de benzodiazepinas.

**B.** Los **barbitúricos** se usan para tratar los trastornos convulsivos, inducir anestesia general y producir sedación consciente en los niños. Constituyen una fuente de toxicomanía y se han relacionado con casos de suicidio. Debe tenerse en cuenta la posible ingestión coincidente con otras sustancias. Estos fármacos de gran liposolubilidad se absorben rápidamente desde el tubo digestivo y también se distribuyen rápido al encéfalo. Los barbitúricos sufren oxidación enzimática en el retículo endoplásmico liso de los hepatocitos, y son eliminados en grado variable por los riñones. La inducción de las enzimas oxidativas puede aumentar la eliminación de compuestos metabolizados por las mismas vías y también producir tolerancia a los barbitúricos.

1. La **sobredosis aguda y grave de barbitúricos** se manifiesta por coma, hipoventilación, hipotermia e hipotensión (secundaria a depresión cardiovascular).

2. El **tratamiento** consiste en el soporte cardiopulmonar y la eliminación de los barbitúricos mediante diuresis alcalina y descontaminación digestiva con carbón activado. El estado neurológico se evaluará con exploraciones físicas frecuentes, TC para determinar la presencia de lesiones focales y punción lumbar para descartar meningitis. Un **electroencefalograma isoeléctrico** puede indicar supresión de actividad neuronal por los barbitúricos, más que muerte cerebral.

**C.** La acción de las **benzodiazepinas** es sedante, ansiolítica, antiepiléptica e hipnótica y tienen un potencial de adicción elevado. Estimulan la unión del GABA a su receptor y potencian la inhibición neuronal a través de la hiperpolarización de la membrana plasmática.

1. Las formulaciones orales se absorben fácilmente desde el tubo digestivo y aparecen en la circulación general en unos 30 min. El metabolismo de las benzodiazepinas se produce a través del sistema del citocromo P450 hepático, con transformación a productos secundarios y conjugación a compuestos inactivos que se eliminan por los riñones. El desmetildiazepam (metabolito del diazepam) tiene una semivida prolongada y mantiene la afinidad por el receptor del GABA, y sus semividas superan considerablemente las de sus compuestos originales. Al igual que otros fármacos que utilizan la vía del citocromo P450, su metabolismo puede aumentar con la edad, las hepatopatías y con inductores (p. ej., etanol, barbitúricos), o disminuir por la acción de inhibidores (p. ej., cimetidina, eritromicina). La toxicidad se manifiesta por una profunda sedación hasta el punto de necesitar un estudio neurológico cruento y caro; puede observarse si no se reduce la dosis inicial en unos días, especialmente en los pacientes ancianos.

2. Los **efectos tóxicos** de las benzodiazepinas ingeridas en sobredosis son mínimos debido a su elevado índice terapéutico. Los pacientes presentarán depresión del SNC caracterizada por somnolencia, estupor o ataxia. El coma, la depresión respiratoria y la muerte son poco frecuentes. Sin embargo, si se ingieren con etanol, barbitúricos, ATC o antipsicóticos, el margen de seguridad de las benzodiazepinas disminuye considerablemente. Puede aparecer entonces una intensa depresión del SNC, inestabilidad cardiovascular e insuficiencia respiratoria. Cuando se administra lorazepam en infusión intravenosa continua, presenta la toxicidad añadida debida a su vehículo (propilenglicol). Éste puede causar acidosis metabólica, insuficiencia renal, convulsiones, arritmias y depresión del SNC. Los pacientes tratados con infusiones de más de 1 mg/kg al día deben controlarse por la posible aparición de un hiato osmolar. Un hiato osmolar ≥ 10 es un factor pronóstico de intoxicación por propilenglicol.

3. El **tratamiento** es sintomático, tras la descontaminación digestiva con carbón activado. El **flumazenil** es un antagonista de las benzodiazepinas que invertirá los efectos de una sobredosis. La dosis es de 0,5 mg a 5 mg intravenosos. Dado que la semivida es de casi 1 h, se necesita una nueva dosis al cabo de 1 h a 2 h para impedir que reaparezca la sedación. Pueden aparecer crisis epilépticas por fármacos ingeridos al mismo tiempo (p. ej., ATC, etanol) cuando el uso del flumazenil invierte los efectos terapéuticos de la benzodiazepina.

D. La **sobredosis de opiáceos** en la UCI suele ser yatrógena, y se manifiesta con somnolencia, depresión del impulso respiratorio con hipercapnia y, en escasas ocasiones, apnea. Los síntomas se tratan interrumpiendo temporalmente o reduciendo la fuente del opiáceo, administrando naloxona en incrementos de 40 μg para invertir la depresión respiratoria sin afectar al control del dolor y con soporte ventilatorio, si es necesario.

1. Los pacientes ingresados en la UCI tras el consumo de opiáceos ilegales pueden haber sufrido depresión respiratoria que se ha revertido con naloxona o nalmefeno en el servicio de urgencias, por lo que necesitan un control adicional por la depresión respiratoria y un tratamiento continuado con naloxona, precisan ventilación mecánica o necesitan tratamiento por una sobredosis de sustancias ingeridas simultáneamente.

2. La **heroína** puede causar edema pulmonar no cardiógeno de inicio rápido, similar al edema pulmonar neurógeno. Esto puede observarse varios días después del consumo de heroína y suele diagnosticarse inicialmente en forma de un síndrome de dificultad respiratoria aguda (SDRA). Se resolverá tras el soporte ventilatorio con presión teleespiratoria positiva y una diuresis adecuada.

3. La **retirada** de los opiáceos administrados a efectos de tratamiento médico o consumidos ilegalmente suele asociarse a un aumento brusco de la estimula-

ción simpática. Pueden aparecer agitación, hipertensión grave, taquicardia y edema pulmonar. El bloqueo $\alpha_2$-adrenérgico con **clonidina** (0,1-0,3 mg/día v.o. o en forma de parche semanal) mejorará alguno de los síntomas. Las benzodiazepinas pueden usarse para tratar la ansiedad y la retirada coincidente del etanol. La **consulta precoz** con especialistas en el consumo de sustancias tóxicas facilita la continuidad del tratamiento.

**E.** Las **drogas de diseño** son «estupefacientes» que se sintetizan mediante pequeñas modificaciones de la estructura química de diversos compuestos. Debido a estos cambios estructurales, los fármacos pueden situarse fuera de las clasificaciones actuales de drogas ilegales. Las drogas de diseño usadas en una comunidad y sus efectos concretos varían, aunque los cuerpos policiales y el personal de los servicios de urgencia suelen conocerlos bien. El tratamiento suele ser sintomático. Concretamente, el **éxtasis** (MDMA) provoca una sensación de euforia en los pacientes, pero puede producir hiperpirexia, relacionada probablemente con el exceso de ejercicio físico con un aporte inadecuado de líquidos, rabdomiólisis, síndrome serotoninérgico, fallo multiorgánico y muerte súbita. Además, algunos pacientes ingieren una gran cantidad de agua corriente en un esfuerzo para evitar la hipertermia, lo que en ocasiones produce hiponatriemia e incluso edema cerebral. Estos pacientes deben tratarse con restricción de líquidos, salvo que presenten síntomas importantes, en cuyo caso puede estar justificada la administración de solución salina hipertónica. El resto de pacientes con un cuadro más clásico necesita una reposición enérgica de líquidos, y pueden utilizarse β-bloqueantes para disminuir el tono simpático. Algunos pacientes con hipertermia grave pueden necesitar medidas de enfriamiento activo y dantroleno.

## V. Intoxicaciones

**A.** El **monóxido de carbono (CO)** es una causa frecuente de intoxicación porque es indetectable y ubicuo allí donde haya oxidación incompleta de propano, gas natural, queroseno y gasolina. Es una causa frecuente de muerte prehospitalaria tras la inhalación de humo (v. cap. 35). Se cree que una fuente no considerada es el metabolismo del cloruro de metileno que se inhala o absorbe a partir de productos comerciales de pintura. El CO se une a cualquier proteína hemo y cuproproteína con una mayor afinidad que el oxígeno.

  **1.** Los síntomas leves son cefalea y náuseas. Los signos y síntomas de exposiciones más graves pueden reflejar hipoxia hística y lesión por reperfusión: ataxia, disnea, isquemia miocárdica, arritmias, hipotensión, acidosis láctica, convulsiones y coma. El diagnóstico se realiza por la sospecha clínica y el valor de carboxihemoglobina arterial o venosa, medido mediante espectrofotometría con un cooxímetro. Como la oxihemoglobina y la carboxihemoglobina absorben luz a la misma longitud de onda, no puede usarse la pulsioximetría como un indicador de intoxicación por CO. Un gran número de síntomas neuropsiquiátricos pueden aparecer de forma tardía (parkinsonismo, demencia, trastornos de la personalidad, psicosis, incontinencia), de 3 a 240 días después de la exposición al CO, con una recuperación al cabo de 1 año del 50% al 75%. La edad avanzada puede ser un factor de riesgo. No existen pruebas analíticas ni clínicas que puedan predecir este síndrome.

  **2.** El **tratamiento** de la intoxicación por CO es la administración de $O_2$ al 100% para competir con el CO unido a la hemoglobina. La semivida del CO es de 2 h a 7 h y disminuye a un promedio de 90 min con $O_2$ al 100% con mascarilla facial, a 60 min con la administración endotraqueal y a 23 min con la administración de $O_2$ hiperbárico a 2,8-3 atmósferas absolutas (2,128-2,280 mm Hg) (v. también cap. 35).

**B.** Los compuestos que contienen **cianuro** se utilizan ampliamente en la industria y se encuentran en muchos compuestos sintéticos, insecticidas y soluciones de limpieza. Puede liberarse de numerosos plásticos que se queman en incendios de estructuras (v. cap. 37) y del metabolismo del nitroprusiato sódico cuando se utiliza en dosis elevadas, durante períodos prolongados y en pacientes con insuficiencia hepatorrenal.

1. Los **síntomas** de la intoxicación leve por cianuro son letargo, confusión, agitación, taquicardia creciente, taquifilaxia y acidosis láctica. En la situación clínica adecuada, los valores de lactato se han considerado uno de los mejores marcadores de la toxicidad del cianuro, porque no suele disponerse fácilmente de estos valores. La diferencia entre la presión de saturación de oxígeno arterial y venosa mixta aumenta a más del 70 % porque los tejidos no pueden utilizar oxígeno. La intoxicación grave produce coma, convulsiones, e insuficiencia cardíaca y respiratoria.

2. El **tratamiento** consiste en la descontaminación digestiva con carbón activado en casos de compuestos de cianuro ingeridos. Puede administrarse **nitrito sódico** (300 mg i.v. durante > 5 min en un volumen de 100 ml de solución glucosada al 5 %). La administración rápida de nitrito sódico puede causar hipotensión. El nitrito reacciona con la hemoglobina para formar metahemoglobina. El cianuro que forma complejo con la citocromo oxidasa formará entonces el complejo metahemoglobina-cianuro, con lo que repondrá la enzima activa. En la intoxicación grave se ha utilizado **nitrito de amilo** inhalado como fuente rápida de nitrito. En los pacientes con una presunta carboxihemoglobinemia coincidente, como en las víctimas de un incendio, no se recomiendan los nitritos, ya que la aparición de metahemoglobinemia reducirá aún más la capacidad transportadora de oxígeno. Puede administrarse tiosulfato sódico según se indique. Datos recientes han sugerido que la **hidroxicobalamina** también puede ser eficaz en el tratamiento de la intoxicación por cianuro en los pacientes que han inhalado humo. El tratamiento posterior con **tiosulfato sódico** (12,5 g) produce la formación de tiocianato, que puede eliminarse por los riñones. Si es necesario, pueden administrarse medias dosis adicionales de nitrito sódico y tiosulfato sódico.

**VI. Hipertermia maligna (HM).** Es un estado hipermetabólico congénito causado por la incapacidad de recaptación de calcio por parte del retículo sarcoplásmico del músculo esquelético tras la exposición a anestésicos volátiles o succinilcolina. Se desconoce el mecanismo fisiopatológico concreto de esta afección. Suele aparecer inmediatamente después de la inducción de la anestesia, sobre todo si se administra succinilcolina, o en algún momento durante la misma. También puede aparecer varias horas después de la intervención.

A. Los **signos** de la HM reflejan el estado hipermetabólico: hipercapnia grave difícil de corregir con aumento de la ventilación, acidosis metabólica, taquicardia y aumento de la temperatura de 1 °C a 2 °C cada 5 min. Inicialmente los signos de HM pueden considerarse leves y confundirse con atelectasia o infección. La magnitud real de la hipercapnia y la acidosis metabólica se mide mejor en una muestra de sangre venosa central, que puede revelar una presión parcial de dióxido de carbono de 90 mm Hg, a diferencia de una presión parcial arterial de dióxido de carbono de 60 mm Hg. Puede observarse también hiperpotasemia, hipertensión, hipercalciemia, aumento de la CK a una cifra igual o superior a 20 000 UI en las primeras 12 h a 24 h y mioglobinuria. Las arritmias aparecen por la hipercapnia y la acidosis metabólica y respiratoria combinada. Puede producirse coagulación intravascular diseminada debido a la liberación de tromboplastina hística desde el tejido muscular dañado.

B. El **tratamiento inicial** de la HM depende de la administración de **dantroleno** para inhibir la liberación de calcio desde el retículo sarcoplásmico y disminuir la concentración de calcio intracelular. La dosis inicial es de 2,5 mg/kg con dosis repetidas hasta que se resuelvan la hipercapnia, la frecuencia cardíaca, la temperatura y la acidosis. En ocasiones es necesario administrar una dosis inicial total mayor que la dosis máxima recomendada de 10 mg/kg. Para evitar el empeoramiento de la HM puede repetirse una dosis de 1 mg/kg por vía oral o intravenosa cada 6 h hasta 48 h a 72 h.

1. La **acidosis metabólica** precisará la administración de bicarbonato sódico si la compensación respiratoria no es la adecuada.

2. Las **arritmias persistentes** se controlan con procainamida.

3. La **hipertermia** puede tratarse con bolsas de hielo y lavados gástrico y rectal con solución salina fría.

4. La **mioglobinuria** se trata inicialmente con el manitol que se añade al dantroleno (cada ampolla de dantroleno [20 mg] contiene 3 mg de manitol).

5. La **hipopotasiemia** y la **hipocalciemia** son frecuentes después del tratamiento de la crisis.

C. El tratamiento de la HM suele empezarse antes de conocer las determinaciones de la CK y la gasometría arterial. **Ante un valor normal** o un cuadro clínico incompleto, debe interrumpirse la administración de dantroleno, puesto que puede causar una debilidad muscular tan intensa que llegue a hacer necesario el uso de ventilación mecánica.

VII. El **síndrome por infusión de propofol** se asocia a velocidades de infusión del fármaco superiores a 4 (mg/kg)/h durante más de 48 h. Los pacientes presentan acidosis metabólica, rabdomiólisis, hepatomegalia, bradicardia, asistolia o muerte, que se cree puede atribuirse a un defecto en la cadena respiratoria mitocondrial.

A. Los **indicadores iniciales** del síndrome son acidosis con hiato aniónico y lactato elevado, así como la aparición de un patrón de Brugada en el ECG.

B. El **tratamiento** se inicia con la interrupción de la administración de propofol y con soporte hemodinámico. El síndrome puede ser reversible en las fases iniciales, aunque no suele responder a las medidas convencionales de soporte cardiorrespiratorio. La hemodiálisis o la hemofiltración constituyen el tratamiento más eficaz para este síndrome y debe iniciarse pronto.

VIII. **Anafilaxia y reacciones anafilactoides**

A. La **anafilaxia** es una respuesta inmunitaria potencialmente mortal frente a un estímulo antigénico, que aparece generalmente a los pocos minutos de la exposición.

1. **Algunos fármacos** que causan anafilaxia con frecuencia en pacientes predispuestos son: tiobarbitúricos, penicilinas, cefalosporinas, protamina en pacientes tratados con insulina NPH y colorantes usados como contraste intravenosos en procedimientos radiológicos. Muchos pacientes sufren una anafilaxia documentada a la picadura de las abejas y a algunos alimentos, como el marisco, los cacahuetes, las semillas de soja y los huevos. Explicado de forma sencilla, tras una sensibilización inicial, algunas personas sintetizan concentraciones elevadas de IgE. Con una nueva exposición, el antígeno se une a las IgE específicas sobre la superficie de los mastocitos y los basófilos, iniciando la activación celular. A continuación se produce una liberación rápida y generalizada de mediadores de la respuesta inmunitaria (p. ej., histamina, prostaglandinas, leucotrienos, cininas).

2. **Signos y síntomas.** Las manifestaciones cutáneas «clásicas» de urticaria y enrojecimiento pueden no aparecer antes que los síntomas potencialmente mortales de dificultad respiratoria, hipotensión, hipovolemia, hipertensión pulmonar y arritmias.

3. El **tratamiento** de una reacción grave consiste en la intubación endotraqueal antes de que se agrave el edema de las vías respiratorias, infusión rápida de cristaloides para reponer la pérdida de volumen intravascular (pueden llegar a necesitarse litros) y administración parenteral de epinefrina (con una dosis inicial de 300-500 μg i.v.).

a. La **epinefrina** aumenta la presión arterial por sus efectos sobre el tono vascular ($\alpha_1$) y el aumento del gasto cardíaco ($\beta_1$), inhibe la liberación de mediadores ($\beta_2$) y es un broncodilatador potente ($\beta_2$). La broncodilatación puede mantenerse con una infusión de epinefrina ajustada al efecto ($> 1$-$2\ \mu g/min$), con el inconveniente de que dosis inferiores ($0,5$-$1\ \mu g/min$) pueden causar vasodilatación a través de la actividad $\beta_2$ sobre la musculatura lisa vascular.

  **b.** El **tratamiento secundario** consiste en el bloqueo de los receptores $H_1$ y $H_2$ con **difenhidramina** ($0,5$-$1\ mg/kg\ i.v.$) y la administración de **corticoesteroides** ($1$-$2$ g de metilprednisolona) para lograr una inhibición adicional de la respuesta inmunitaria.

  **c.** El **tratamiento posterior** comprende pruebas inmunitarias, según la necesidad, y el tratamiento habitual en cuidados intensivos para resolver las secuelas respiratorias y cardiovasculares de la anafilaxia y la reanimación. La elección de monitores cruentos depende de las afecciones coincidentes y de la gravedad de la reacción en un paciente concreto.

**B.** A diferencia de la anafilaxia, en las **reacciones anafilactoides** no interviene una IgE previamente sensibilizada. Las reacciones anafilactoides pueden conllevar la liberación de mediadores inmunitarios mediada por IgG o el complemento, o bien ser el resultado de una reacción idiosincrática del fármaco con mastocitos o basófilos.

  **1.** Numerosos fármacos que pueden causar anafilaxia en algunas personas causarán una reacción anafilactoide en otros (tiobarbitúricos, protamina).

  **2.** Las **reacciones anafilactoides leves** causadas por liberación de histamina producida por el fármaco producen hipotensión transitoria, enrojecimiento y urticaria. Este tipo de reacciones se observan con frecuencia con el atracurio (aunque no con *cis*-atracurio), la *d*-tubocuranina, la morfina y la vancomicina. Se tratan fácilmente con la administración de cristaloides, dosis bajas de efedrina y tiempo.

  **3.** Las **reacciones anafilactoides graves** son clínicamente indistinguibles de la anafilaxia y se tratan del mismo modo.

**IX. Toxicidad por agentes nerviosos.** El tratamiento de lesiones causadas por agentes nerviosos usados como armas químicas es una tarea difícil debido a numerosas cuestiones logísticas, psicológicas y médicas. El tabun, el sarín y el soman son organofosforados volátiles, incoloros e inodoros que contienen cianuro fluorado (agentes GX). Los agentes VX son organofosforados que contienen azufre y son líquidos más persistentes. Estas sustancias se unen de forma covalente al lugar enzimático de la acetilcolinesterasa (AChE), enlace que se fortalece con el tiempo (lo que se denomina «envejecimiento»). El soman «envejece» la AChE a los pocos minutos del contacto. La exposición a estas sustancias produce una rápida acumulación de acetilcolina en los receptores nicotínicos y muscarínicos en cuestión de *segundos*. Sólo la síntesis de AChE corrige la disminución. La activación de los receptores nicotínicos neuromusculares produce un bloqueo de la despolarización que evoluciona a un bloqueo completo y parada respiratoria. El SNC se ve afectado y se producen convulsiones, confusión y coma. La estimulación muscarínica causa bradicardia y probablemente asistolia, broncorrea, broncoconstricción, salivación excesiva, micción, lagrimeo y diarrea.

**A.** La **protección de los profesionales sanitarios** es un requisito previo para prestar asistencia de los pacientes. Las prendas protectoras que aislarán del agente químico específico a la persona que las llevan puestas deben vestirse antes de entrar en el entorno en el que es posible que siga la exposición o antes de tratar a alguien que no ha sido debidamente descontaminado mediante los protocolos establecidos.

**B.** El **tratamiento inicial** consiste en la administración de agonistas muscarínicos, cloruro de pralidoxima (2-PAM) y antiepilépticos.

  **1. Bloqueantes muscarínicos**

    **a. Atropina.** La dosis de atropina para controlar los síntomas tóxicos es de 10 mg a 20 mg durante las 3 h siguientes a la exposición. La dosis inicial es de 2 mg intravenosos en adultos y de 0,02 mg/kg intravenosos en niños. Para antagonizar completamente la actividad muscarínica, se administra al paciente una sobredosis anticolinérgica que puede llegar a ser de hasta 50 mg/24 h.

   **b.** La **escopolamina** (dosis inicial de 0,25 mg i.v. y a continuación i.m. cada 4-6 h) puede limitar el efecto anticolinérgico.

**2.** Las **benzodiazepinas** se usan libremente para la sedación y por sus propiedades antiepilépticas.

**3.** El **2-PAM** (1-2 g i.m.; 15-25 mg/kg i.m. en niños) y la obidoxima (utilizada en algunos países) son reactivadores de la AChE al competir con la generación del enlace covalente entre la toxina y el lugar activo de la enzima.

**C. Cuidados hospitalarios definitivos.** La mayoría de las personas que se exponen a concentraciones elevadas de agentes químicos muere antes del tratamiento. Los pacientes que logran un tratamiento definitivo son los que han estado sometidos a una exposición mínima a las sustancias químicas o que han recibido un antídoto inicial y tratamiento sintomático.

**1.** El **tratamiento médico** continuará tal como se ha descrito antes. Se necesita analgesia, sedación y tratamiento sintomático de la afectación de múltiples sistemas orgánicos.

**2.** Es esencial la **evaluación de los traumatismos coincidentes.** Los pacientes pueden priorizarse hacia la unidad de cuidados intensivos antes de haberse realizado la evaluación habitual de los traumatismos.

**3.** En algunos casos, los **síntomas de otras lesiones** están ausentes o son difíciles de evaluar. Por ejemplo, un paciente en recuperación puede presentar dolor abdominal por una perforación visceral que queda oculto por el dolor secundario al 2-PAM o a los efectos del inhibidor de la AChE. La profundidad de la sedación puede ser difícil de determinar por la miosis producida con atropina.

**4.** La **logística** de la asistencia médica es importante. En el escenario de una afectación masiva que precise ventilación mecánica, la disponibilidad de material del tipo de respiradores y broncoscopios puede ser insuficiente. Los cuidados intensivos se proporcionarán fuera de unidades de este tipo. Igualmente, los médicos intensivistas deberán proporcionar asistencia médica urgente cuando sea necesario.

### Bibliografía recomendada

Arroliga AC, Shehab N, McCarthy K, Gonzales JP. Relationship of continuous infusion lorazepam to serum propylene glycol concentration in critically ill adults. *Crit Care Med* 2004;32:1709–1714.

Ben Abraham R, Rudick V, Weinbroum AA. Practical guidelines for acute care of victims of bioterrorism: conventional injuries and concomitant nerve agent intoxication. *Anesthesiology* 2002;97:989–1004.

Borron SW, Baud FJ, Barriot P, Imbert M, Bismuth C. Prospective study of hydroxocobalamin for acute cyanide poisoning in smoke inhalation. *Ann Emerg Med* 2007;49:794–801.

Boyer EW, Shannon M. The serotonin syndrome. *N Eng J Med* 2005;352:1112–1120.

Brent J, McMartin K, Phillips S, et al. Fomepazole for the treatment of ethylene glycol poisoning. *N Engl J Med* 1999;340:832–838.

Brent J, McMartin K, Phillips S, et al. Fomipazole for the treatment of methanol poisoning. *N Engl J Med* 2001;344:424–429.

Buckley NA, Chevalier S, et al. The limited utility of electrocardiography variables used to predict arrhythmia in psychotropic drug overdose. *Crit Care* 2003;7:R101–R107.

Callaham M, Schumaker H, Pentel P. Phenytoin prophylaxis of cardiotoxicity in experimental amitriptyline poisoning. *J Pharmacol Exp Ther* 1988;245:216–220.

Chen JY, Liu PY, Chen JH, Lin LJ. Safety of transvenous temporary cardiac pacing in patients with accidental digoxin overdose and symptomatic bradycardia. *Cardiology* 2004;102: 152–155.

Ernst A, Zibrak JD. Carbon monoxide poisoning. *N Engl J Med* 1998;339:1603–1608.

Gold BS, Dart RC, Barish RA. Bites of venomous snakes. *N Engl J Med* 2002;347:347–356.

Gyamlani GG, Parikh CR. Acetaminophen toxicity: suicidal vs. accidental. *Crit Care* 2002;6:155–159.

Hall AP, Henry JA. Acute toxic effects of "Ecstasy" (MDMA) and related compounds: overview of pathophysiology and clinical management. *Br J Anaesth* 2006;96:678–685.

Kam PC, Cardone D. Propofol infusion syndrome. *Anaesthesia* 2007;62:690–670.

Kenar L, Karayilanoglu AT. Prehospital management and medical intervention after a chemical attack. *Emerg Med J* 2004;21:84–88.

Larach MG, Brandom BW, Allen GC, Gronert GA, Lehman EB. Cardiac arrests and deaths associated with malignant hyperthermia in North America from 1987 to 2006: a report from the North American Malignant Hyperthermia Registry of the Malignant Hyperthermia Association of the United States. *Anesthesiology* 2008;108:603–611.

Liebelt EL, Francis PD, Woolf AD. ECG lead a VR versus QRS interval in predicting seizures and arrhythmias in acute tricyclic antidepressant toxicity. *Ann Emerg Med* 1995;26: 195–201.

Lundquist P, Rammer L, Sorbo B. The role of hydrogen cyanide and carbon monoxide in fire casualties: a prospective study. *Forensic Sci Int* 1989;43:9–14.

Mowry JB, Furbee RB, Chyka PA. Poisoning. In: Chernow B, ed. *The pharmacologic approach to the critically ill patient.* 3rd ed. Baltimore: Williams & Wilkins, 1994:975–1008.

Schiodt FV, Rochling FA, Casey DL, Lee WM. Acetaminophen toxicity in an urban county hospital. *N Engl J Med* 1997;337:1112–1117.

Shannon MW, Borron SW, Burns M. *Haddad and Winchester's clinical management of poisoning and drug overdose.* 4th ed. Philadelphia: WB Saunders, 2007.

Van Deusen SK, Birkhahn RH, Gaeta TJ. Treatment of hyperkalemia in a patient with unrecognized digitalis toxicity. *J Toxicol Clin Toxicol* 2003;41:373–376.

# 34

# Reanimación en adultos y niños

*Arthur Tokarczyk y Richard Pino*

**I. Introducción.** El médico intensivista debe tener experiencia en reanimación cardiopulmonar (RCP) avanzada, no sólo para proporcionar asistencia en la UCI, sino también para prestar su atención en todo el hospital. Los algoritmos y protocolos que aquí se presentan se basan en las Directrices de 2005 de la American Heart Association para la reanimación cardiopulmonar. Para mantener la práctica, es necesario un adiestramiento formal con renovaciones sistemáticas de los certificados. Además de la competencia en reanimación, los médicos intensivistas son responsables del control de los recursos y del personal, lo que conlleva una comunicación clara y considerada, así como la delegación de responsabilidades en caso de crisis.

**II. Parada cardíaca**

**A.** La **respuesta inicial** ante una parada cardíaca puede ser bastante rápida en un entorno hospitalario. En la UCI, gracias al control ECG continuo, al uso frecuente de determinaciones de la presión arterial y a las proporciones óptimas entre profesionales de enfermería y pacientes, las alteraciones en la circulación y las arritmias se detectan rápidamente.

**B. Etiologías.** La parada cardíaca en los adultos puede deberse a diversas causas, desde problemas cardiopulmonares intrínsecos hasta anomalías anatómicas y metabólicas.

**1.** Infarto agudo de miocardio.

**2.** Taponamiento pericárdico.

**3.** Embolia pulmonar.

**4.** Neumotórax a tensión.

**5.** Hipoxemia.

**6.** Alteraciones acidobásicas.

**7.** Hipovolemia.

**8.** Hipotermia.

**9.** Alteraciones electrolíticas (incluidos potasio, calcio y magnesio).

**10.** Efectos farmacológicos adversos.

**C. Fisiopatología.** La hipoperfusión sistémica causada por la parada cardíaca inicia una cascada de fenómenos. Al principio la hipoxemia produce un metabolismo anaeróbico y acidosis, que conduce a vasodilatación sistémica, vasoconstricción pulmonar e insensibilidad a las catecolaminas. Con la reanimación tras un período de hipoxia, los diferentes órganos pueden sufrir lesión por reperfusión.

**III. Reanimación en pacientes adultos**

**A. Revisión primaria del soporte vital básico (SVB) y revisión secundaria del soporte vital cardíaco avanzado (SVCA).** El SVCA se basa en la **evaluación adecuada del SVB y la asistencia,** que incluye RCP avanzada y desfibrilación cuando está indicado. Además de la revisión inicial, el SVCA logra el tratamiento definitivo añadiendo tratamiento farmacológico y control avanzado de las vías respiratorias. En la parada por fibrilación ventricular (FV) se ha demostrado que la intervención inmediata con RCP y desfibrilación aumenta las posibilidades de supervivencia hasta el alta, mientras que intervenciones avanzadas del tipo del control avanzado de las vías respiratorias e intervenciones farmacológicas no han demostrado mejora alguna en la supervivencia hasta el alta.

1. **Vías respiratorias.** El paciente puede o no tener ya una vía respiratoria asegurada. Hay que evaluar inicialmente la permeabilidad con una maniobra de inclinación de la cabeza y elevación de la barbilla, subluxando la mandíbula o colocando una cánula respiratoria. Debe evaluarse la ventilación espontánea del paciente usando el algoritmo: **observar** la elevación y el descenso del tórax, **escuchar** la espiración y **percibir** el flujo de aire.

2. **Respiración** (v. también cap. 4). Si no existe una ventilación adecuada, el reanimador iniciará **dos respiraciones** mediante ventilación con mascarilla y ambú con oxígeno al 100%. En este momento debe evaluarse la respiración y mantenerla a una frecuencia de **10-12 resp/min**, o alternando con compresiones en una **proporción de 30:2**. Si no se consigue una elevación y descenso adecuados del tórax, deberá colocarse de nuevo la cánula respiratoria y se comprobará la posible presencia de un cuerpo extraño. Además, **puede colocarse un dispositivo supraglótico o un tubo endotraqueal siempre que no interfiera** con otros esfuerzos para la reanimación, algo que deberá realizar la persona con más experiencia del equipo. La colocación adecuada del tubo endotraqueal se confirma con la determinación del $CO_2$ al final de la espiración (generalmente, con un indicador colorimétrico de $CO_2$) y la auscultación torácica. Si no puede lograrse una vía de acceso intravenoso, diversos medicamentos pueden administrarse a través del tubo endotraqueal, limitándose a epinefrina, atropina, naloxona, vasopresina y lidocaína. La dosis generalmente es 2-2,5 veces la dosis intravenosa, diluida en 5 ml a 10 ml de agua o de solución salina (suero fisiológico).

3. **Circulación.** La evaluación de la circulación adecuada debe incluir la palpación del pulso carotídeo durante al menos 5 s, pero no más de 10 s. Si no se palpa un pulso claro, se iniciarán compresiones torácicas a un ritmo de 100 compresiones/min, alternando con la ventilación según una relación de 30:2. En caso de una colocación avanzada de una cánula respiratoria, las compresiones continúan a 100/min sin detener la ventilación a 10-12 resp/min. Las compresiones deben realizarse con las manos del reanimador colocadas sobre el esternón, a la altura del pezón, deprimiendo el tórax unos 3,5 cm a 5 cm y permitiendo que vuelva a distenderse completamente tras cada compresión. Puede evaluarse la idoneidad de las compresiones palpando la presencia de pulso u observando la presión en un monitor de presión arterial cruento. Además, hay que colocar al paciente sobre una superficie dura para facilitar la calidad de las compresiones. Debe reevaluarse el regreso del flujo circulatorio espontáneo después de cada 5 ciclos o 2 min. Tras lograr el retorno a un ritmo de perfusión, se mantendrán las compresiones torácicas durante otros 2 minutos más.

4. Junto con la RCP, la **desfibrilación** constituye la base de la reanimación eficaz del adulto con FV, centrando la atención en la interrupción mínima de otras intervenciones. A medida que avanza el tiempo, disminuye la probabilidad del regreso de la circulación espontánea. La utilización eficaz de los **desfibriladores externos automáticos (DEA)** ha hecho que se empiece a formar a otros posibles reanimadores, como la policía, los bomberos, los guardias de seguridad, el personal auxiliar de las líneas aéreas, etc. Se dispone también de DEA en muchas zonas públicas, que contienen parches adhesivos con electrodos tanto para administrar una descarga como para detectar el ritmo. Ya que los DEA sólo advierten cuando es idónea la desfibrilación, también pueden dispararse manualmente. Ante los datos que apoyan reducir al mínimo la interrupción de las compresiones torácicas, la recomendación actual consiste en una sola descarga entre ciclos de RCP y la palpación de un pulso tras 2 min más de compresiones torácicas. Con esto se pretende minimizar cualquier retraso en la perfusión tisular, a pesar del regreso de la circulación espontánea.

   a. Los **desfibriladores bifásicos** han sustituido a los monofásicos. Utilizan una corriente positiva unidireccional que luego se invierte en dirección opuesta. Salvo que se hayan documentado desfibrilaciones anteriores eficaces, se recomiendan otros niveles de energía conocidos, por ejemplo, 200 J para la primera descarga, con descargas adicionales con una dosis igual o superior. Como se comentó antes, la RCP debe continuar durante la carga, y el reanimador es el responsable de asegurarse de que todo el personal «se aparta» o no está en contacto con el paciente durante la desfibrilación.

**b.** Los **desfibriladores monofásicos** proporcionan una descarga unidireccional. En la mayoría de los centros han sido sustituidos por desfibriladores bifásicos.

**5. Diagnóstico y cardioversión de las arritmias.** Aunque las ondas que indican ausencia de perfusión más frecuentes son la FV y la taquicardia ventricular (TV), la inestabilidad puede deberse a bradicardia y a taquicardia supraventricular (TSV). Una herramienta diagnóstica y de tratamiento útil es la **adenosina,** que tiene la capacidad de mostrar ritmos auriculares subyacentes (fig. 34-1) y, posiblemente, convertir una TSV en un ritmo sinusal. Este diagnóstico es complejo, diferenciando una TSV de complejos anchos de una taquicardia ventricular, por lo que no debe utilizarse en caso de TV. Un método más sensible para detectar la actividad auricular es el **electrocardiograma auricular.** Si el paciente no depende de una electroestimulación auricular y se le han colocado durante el período intraoperatorio cables de electroestimulación auricular, éstos pueden conectarse a una derivación precordial y monitorizarse temporalmente. Además, puede utilizarse un **marcapasos transesofágico** para obtener el electrocardiograma auricular (fig. 34-2). Si no existe disponibilidad inmediata, puede introducirse un cable de electroestimulación transvenosa a través de un tubo endotraqueal del Nº 4 con el mismo fin. Para la cardioversión sincronizada de una TSV paroxística (TSVP), el reanimador debe escoger generalmente una dosis inicial inferior, como 50 J (fig. 34-3). Con ritmos más resistentes, como la **fibrilación auricular (FA) o el aleteo (flúter) auricular,** puede estar indicada

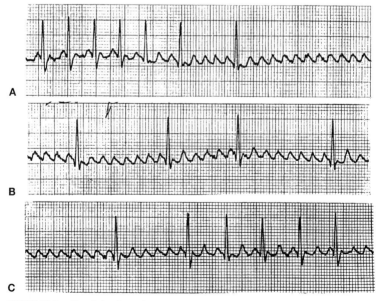

**FIGURA 34-1.** Diagnóstico de un ritmo con adenosina. La respuesta ventricular inicial de 180 lpm desaparece tras la inhibición de la conducción auriculoventricular por la adenosina, revelando un ritmo subyacente de aleteo (flúter) auricular (300 lpm, **A**), seguido por un bloqueo 6 a 8:1 **(B)** y, a continuación, un bloqueo 2-3:1 del aleteo auricular con una frecuencia ventricular de 120 lpm **(C)**.

una dosis inicial de 100 J. En la TV hemodinámicamente estable está justificada una cardioversión inicial a 100 J. En todas las arritmias, el personal que las atiende debe conocer las causas que precipitan la alteración.

6. La **electroestimulación** abarca opciones farmacológicas y electrónicas para la bradicardia sintomática. El tratamiento farmacológico inicial de la bradicardia (como la atropina) suele dar resultado, aunque carece de precisión en el control de la frecuencia cardíaca y su eficacia no es universal. No debe utilizarse atropina en el bloqueo de segundo grado de tipo Mobitz II ni en el bloqueo cardíaco completo (cap. 19), en cuyo caso deberá intentarse la electroestimulación. La electroestimulación transcutánea suele ser el método de control más factible, siendo necesaria la sedación para el bienestar del paciente.

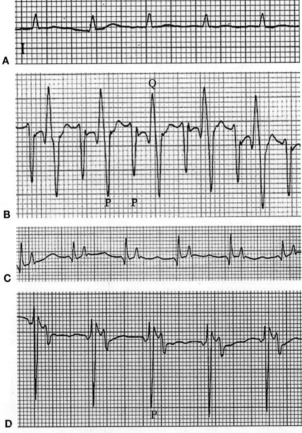

**FIGURA 34-2.**   Presunto aleteo (flúter) auricular con un bloqueo 2:1. **A)** Derivación I estándar del ECG: las ondas de flúter no se distinguen. **B)** Electrocardiograma auricular obtenido a través de una derivación esofágica que muestra una frecuencia auricular de 300 lpm, con ondas P (P) y ondas Q (Q) fácilmente visibles. La polaridad de la onda P está invertida debido a la posición de la sonda esofágica. **C)** Tras el tratamiento con amiodarona y cardioversión, se observa un ritmo sinusal normal en el ECG estándar y el electrocardiograma auricular **(D)**.

7. El **acceso intravenoso** es importante para administrar los fármacos de un modo eficaz, **aunque no debe interferir con el inicio rápido de la RCP** y la administración de descargas, como apoyan los datos de forma sólida. El acceso a la circulación central es ideal para los fármacos usados en la reanimación, ya que el tiempo de circulación se acelera de forma considerable en comparación con el acceso periférico. Hay que señalar que el inconveniente de la vía central es que quizá no se pueda colocar durante las compresiones o la reanimación activa. Las venas de las extremidades superiores son adecuadas para colocar una vía periférica, y la canalización intraósea también es segura y eficaz si no se dispone de vía periférica. Muchos pacientes contarán con una vía central adicional, como puertos de hemodiálisis, reservorios subcutáneos de tipo «portacath» y catéteres centrales de inserción periférica.

8. Los **fármacos** se usan para tratar la hipotensión, la isquemia miocárdica y las arritmias (en el apéndice puede encontrarse más información sobre los fármacos que se mencionan en esta sección). Para el tratamiento de las arritmias, las directrices actuales recomiendan intentos de RCP y desfibrilación, si es necesaria, antes del tratamiento médico. Algunos fármacos esenciales pueden administrarse a través del tubo endotraqueal (naloxona, atropina, vasopresina, epinefrina y lidocaína) si no se cuenta con una vía intravenosa. La dosis es generalmente de 2 a 2,5 veces la dosis intravenosa diluida en 5 ml a 10 ml de solución salina o agua destilada.

   a. La **adenosina** es un nucleótido purínico endógeno con una semivida extremadamente corta (5 s). Es útil por su capacidad para ralentizar la conducción a través del nódulo auriculoventricular para convertir la TSV en un ritmo sinusal. Dado que ejerce su efecto primario sobre el nódulo AV, carece de utilidad en las arritmias ventriculares o en la fibrilación/flúter auricular (fig. 34-1). De hecho, la vasodilatación transitoria más frecuente puede manifestarse como hipotensión si se administra de forma inadecuada durante la TV. Otros efectos adversos pueden ser la angina de pecho, el broncoespasmo y las arritmias. En una administración intravenosa periférica, debe proporcionarse rápidamente una dosis inicial de 6 mg con un bolo de líquido. Si esta medida no es diagnóstica ni eficaz, la dosis puede aumentarse a 12 mg para dosis sucesivas, aunque pueden necesitarse otros fármacos de duración más prolongada en caso de TSV paroxística. En la administración venosa central, la dosis se reduce a la mitad; la dosis inicial debe ser de 3 mg seguida de 6 mg a demanda (**SVAP:** 0,1 mg/kg; repetir dosis de 0,2 mg/kg; dosis máxima de 12 mg).

   b. La **amiodarona** (v. también cap. 19) es un antiarrítmico versátil con efectos sobre los canales de sodio, potasio y calcio, así como con propiedades bloqueantes α-adrenérgicas y β-adrenérgicas. Las indicaciones son TV inestable, desfibrilación con FV, control de la frecuencia de la TV, conversión de

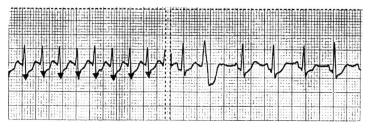

**FIGURA 34-3.** Cardioversión sincrónica de una taquicardia supraventricular. Las puntas de flecha *(izquierda)* indican la sincronía del desfibrilador con la frecuencia del paciente (300 lpm) antes de la cardioversión *(derecha)* a una frecuencia de 140 lpm que fue seguida de tratamiento farmacológico.

la FA a ritmo sinusal, control de la frecuencia ventricular con arritmias auriculares que no responden a los digitálicos y debidas a vías accesorias y como tratamiento complementario de la cardioversión en la TSV y la taquicardia auricular. Los efectos secundarios típicos son hipotensión, bradicardia y prolongación del intervalo QT. **La dosis para la TV inestable y la FV** es de **300 mg** en 20 ml a 30 ml de solución salina o solución glucosada al 5 %, administrados rápidamente. En arritmias más estables, como la FA con respuesta ventricular rápida, la dosis inicial es de 150 mg en 10 min, seguida por una infusión de 1 mg/min durante 6 h, y 0,5 mg/min, con una dosis diaria máxima de 2 g (**SVAP:** dosis inicial de 5 mg/kg; dosis máxima de 15 mg/kg al día).

c. La **atropina** (v. también cap. 19) es un anticolinérgico que invierte la bradicardia hemodinámicamente significativa o el bloqueo AV. Sin embargo, no es un fármaco adecuado para el tratamiento del bloqueo de tipo Mobitz II ni para el bloqueo cardíaco completo, casos en los que debe iniciarse la electroestimulación. En la bradicardia sintomática, la dosis es de 0,5 mg repetida cada 3 min a 5 min hasta una dosis máxima de 0,04 mg/kg. En caso de asistolia, la dosis es de un bolo de 1 mg repetido cada 3 min a 5 min si es necesario; es posible que se produzca un bloqueo vagal completo con dosis de 3 mg (**SVAP:** 0,02 mg/kg, con una dosis mínima de 0,1 mg y una dosis máxima de 0,5 mg en los niños y de 1 mg en los adultos).

d. **β-bloqueantes** (v. también cap. 19). La utilidad de los β-bloqueantes en el SVCA se limita al control de la frecuencia cardíaca en pacientes con una función ventricular conservada y taquicardias de complejo estrecho por una TSV por reentrada, o un foco automático que no se controla con maniobras vagales ni con adenosina. Son fármacos que pueden usarse para controlar la frecuencia cardíaca en la FA y el flúter auricular. Los efectos secundarios típicos son hipotensión, bradicardia, posible reagudización de una enfermedad reactiva de las vías respiratorias y retrasos de la conducción AV. Las contraindicaciones para su utilización son bloqueos cardíacos de segundo y tercer grado, hipotensión, insuficiencia cardíaca congestiva aguda o grave, y síndrome de preexcitación como el síndrome de Wolff-Parkinson-White (WPW). El **esmolol** es un $\beta_1$-bloqueante de acción muy corta, con una semivida de aproximadamente 5 min. Se administra como un bolo intravenoso de 0,5 mg/kg (durante 1 min), con una infusión durante 4 min de 0,05 (mg/kg)/min. Puede administrarse una dosis intravenosa repetida de 0,5 mg/kg, con una infusión de 0,1 (mg/kg)/min, hasta 0,3 (mg/kg)/min. El **metoprolol** es otro $\beta_1$-bloqueante selectivo que se administra en forma de bolo intravenoso de 5 mg a intervalos de 5 min. El **propranolol** es un β-bloqueante no selectivo ($\beta_1$ y $\beta_2$), administrado como un bolo intravenoso de 1 mg a 2 mg a intervalos de 2 min y cuenta con una duración de acción ligeramente superior a la del metoprolol.

e. El **cloruro cálcico** se utiliza específicamente para el tratamiento de la hipocalciemia y la hiperpotasiemia sintomáticas, la intoxicación por magnesio o para revertir la toxicidad de los antagonistas del calcio. Cuando se administra como cloruro cálcico, debe hacerse con dosis de 200 mg a 1000 mg intravenosos durante 5 min, según sea necesario (**SVAP:** 2,7 mg/kg a 5 mg/kg i.v., durante 5 min).

f. La **dopamina** es un agonista de receptores δ, α y β-adrenérgicos (v. también cap. 6). Aunque no suele usarse con frecuencia en el SVCA, la dopamina puede utilizarse para aumentar la frecuencia cardíaca en una bradicardia que no responde al tratamiento con atropina y para aumentar el tono vascular con el fin de aumentar la presión arterial y la perfusión de los órganos periféricos. Los efectos secundarios más habituales son las taquiarritmias. La dosis inicial debe empezarse de forma lenta (150 μg/min o 2-3 [μg/kg]/min) y aumentarse hasta obtener el efecto deseado o hasta el límite por los efectos secundarios).

**g.** La **epinefrina** sigue siendo el principal fármaco en la parada cardíaca debido a sus efectos α-adrenérgicos, que aumentan la perfusión coronaria y cerebral. La limitación de su eficacia se sitúa en la activación β-adrenérgica, aumentando las demandas miocárdicas de oxígeno, la isquemia y la toxicidad miocárdica. Aunque es esencial en el tratamiento, no existen datos sólidos que demuestren una mejoría de la supervivencia hasta el alta tras la parada cardíaca. Los informes sobre el regreso de la circulación espontánea y la supervivencia apoyaban la administración de dosis elevadas de epinefrina, pero en varios estudios clínicos aleatorizados no se ha podido demostrar beneficio alguno con dosis escalonadas en la parada cardíaca. Teóricamente, una dosis superior puede estar justificada en una sobredosis de β-bloqueantes o de antagonistas del calcio. La dosis para la administración intravenosa es de 1 mg (10 ml de una solución 1:10 000) cada 3 min a 5 min durante la parada cardíaca. La epinefrina puede administrarse a través de la vía endotraqueal, 2 mg a 2,5 mg por dosis hasta que se establece un acceso intravenoso o intraóseo (**SVAP**: bradicardia, 0,01 mg/kg; parada sin pulso, 0,01 mg/kg).

**h.** La **ibutilida** es un antiarrítmico que se utiliza para convertir o controlar la FA y el flúter, prolongando el potencial de acción y el período refractario del tejido cardíaco. En los pacientes con función cardíaca normal se utiliza para convertir la fibrilación o el aleteo auriculares de duración inferior a 48 h, y para controlar la frecuencia de estas mismas arritmias en pacientes que no responden a los β-bloqueantes ni a los antagonistas del calcio. Además es útil para la cardioversión de la FA o la arritmia auricular en pacientes con síndrome de preexcitación (WPW). Los efectos secundarios más frecuentes de la ibutilida son las arritmias ventriculares, que requieren una monitorización continua durante 6 h después de la dosificación. Además, conlleva una menor incidencia de hipotensión y bradicardia. Está contraindicada en caso de prolongación del QTc > 440 ms. La dosificación se basa en el peso; en los pacientes que pesan más de 60 kg, la dosis intravenosa de 1 mg se administra durante 10 min, proporcionándose una dosis adicional de 1 mg intravenoso administrado igualmente a lo largo de 10 min, si es necesario. En los pacientes con un peso inferior a 60 kg, la dosis inicial debe ser de 0,01 mg/kg, administrada como se ha indicado.

**i.** La **isoprenalina** es un agonista β no selectivo que ya no se recomienda en los algoritmos del SVCA. Puede considerarse para la bradicardia sintomática que no responde a la epinefrina y la dopamina en el período que transcurre hasta que se puede disponer de un marcapasos.

**j.** La **lidocaína** es un anestésico local que ha quedado relegado como alternativa a la amiodarona, como complemento de la desfibrilación y para la prevención de la TV tras un infarto de miocardio. Este cambio de situación a lo largo de los años se debe a estudios clínicos controlados y aleatorizados que han mostrado índices menores de regreso de la circulación espontánea y mayores índices de asistolia. La dosis es de 1 mg/kg a 1,5 mg/kg intravenosos, con dosis adicionales de 0,5 mg/kg a 0,75 mg/kg en bolo intravenoso, a intervalos de 5 min a 10 min (**SVAP**: 20 μg/kg).

**k.** El **magnesio** es un cofactor en numerosas reacciones enzimáticas, y la hipomagnesiemia puede empeorar la hipopotasiemia, además de provocar TV. La utilidad del magnesio en el tratamiento se basa en dos estudios de observación en el tratamiento de la *torsades de pointes*. Los efectos adversos son hipotensión y bradicardia. La administración urgente es de 1 g a 2 g diluidos en 10 ml de solución glucosada al 5 % durante 5 min a 20 min (**SVAP**: 20-50 mg/kg, máximo de 2 g).

**l.** La **procainamida** es útil para la conversión de la fibrilación y el aleteo auriculares en ritmo sinusal, el control de la respuesta ventricular rápida en la TSV y la conversión de la taquicardia de complejos anchos. Ha sido sustituida de forma bastante generalizada por la amiodarona. La dosificación se inicia con una infusión de 20 mg/min a 30 mg/min para una dosis inicial total de 17 mg/kg o hasta que se resuelve la arritmia, el paciente presenta náuseas, aparece hipotensión o el complejo QRS se ensancha un 50 %. Debe continuarse una infusión de mantenimiento a un ritmo de 1 mg/min a 4 mg/min. La administración de procainamida debe ir seguida por la determinación de las concentraciones séricas de procainamida y *N*-acetilprocainamida, su metabolito activo.

**m.** El uso sistemático de **bicarbonato sódico** no se recomienda en la mayoría de los casos de parada cardíaca debido a los efectos nocivos, como empeoramiento paradójico de la acidosis intracelular. Las excepciones son el tratamiento de la hiperpotasiemia y de la sobredosis de antidepresivos tricíclicos y fenobarbital. Puede considerarse el uso de bicarbonato en la acidosis metabólica grave que no responde a los tratamientos habituales del SVCA. La dosis inicial es de 1 mEq/kg intravenosos, con dosis repetidas de 0,5 mEq/kg administradas a intervalos de 10 min (**SVAP:** 1 mEq/kg).

**n.** El **sotalol** es un antiarrítmico de clase III con propiedades β-bloqueantes no selectivas. Al igual que la ibutilida, se utiliza en pacientes con función ventricular conservada y TV monomorfa, FA con respuesta ventricular rápida, aleteo auricular y síndrome de preexcitación del tipo WPW. Los efectos secundarios más habituales son bradicardia, arritmias (como la *torsades de pointes*) e hipotensión. La dosis intravenosa es de 1 mg/kg a 1,5 mg/kg administrada a un ritmo de 10 mg/min. La lenta velocidad de infusión necesaria es un factor limitante en las situaciones urgentes.

**o.** La **vasopresina** es un vasoconstrictor no adrenérgico y un análogo de la hormona antidiurética. Es útil como alternativa a la epinefrina durante el tratamiento de la FV, y necesita una dosis menos frecuente por su semivida más prolongada. Aunque hay datos retrospectivos que indican un posible beneficio en la supervivencia en los pacientes con asistolia, los estudios controlados y aleatorizados no logran demostrar ventaja alguna sobre la epinefrina en cuanto al regreso de la circulación espontánea, la supervivencia inicial o la supervivencia hasta el alta. La dosis es de 40 U intravenosas, sustituyendo a la primera o la segunda dosis de epinefrina.

**p.** El **verapamilo** y el **diltiazem** son antagonistas del calcio que ralentizan la conducción a través del nódulo AV y aumentan la refractariedad, con efectos de depresión sobre la contractilidad miocárdica. Se utilizan en la TSV por reentrada que no responde a la adenosina ni a maniobras vagales, y para el control de la frecuencia en la fibrilación y el aleteo auriculares. Debido a sus efectos vasodilatador e inótropo negativo, entre sus efectos secundarios se pueden detectar hipotensión, empeoramiento de la insuficiencia cardíaca congestiva, bradicardia y exacerbación de vías accesorias en el síndrome de WPW. La dosis intravenosa de verapamilo inicial es de 2,5 mg a 5 mg durante 2 min, con dosis repetidas de 5 mg a 10 mg cada 15 min a 30 min hasta una dosis de 20 mg. La dosis de diltiazem es de 0,25 mg/kg (20 mg), seguida de una dosis repetida de 0,35 mg/kg (25 mg). El diltiazem también puede administrarse en infusión a una velocidad de 5 mg/h a 15 mg/h ajustada a la frecuencia cardíaca. Si existe hipotensión importante debida al uso de antagonistas del calcio, se recomienda administrar 500 mg a 1 000 mg de cloruro cálcico.

**9. Algoritmos específicos para el SVCA**

   **a.** FV/TV sin pulso (fig. 34-4).

   **b.** Asistolia/actividad eléctrica sin pulso (AESP) (fig. 34-5).

   **c.** Taquicardia inestable (fig. 34-6).

   **d.** Taquicardia estable (fig. 34-7).

   **e.** Bradicardia (fig. 34-8).

**10.** La **compresión cardíaca directa con tórax abierto** es una opción en los pacientes con traumatismo torácico penetrante, taponamiento cardíaco, deformidad de la pared torácica o intervención quirúrgica torácica reciente. Permite la eva-

**Fibrilación ventricular/taquicardia ventricular sin pulso**

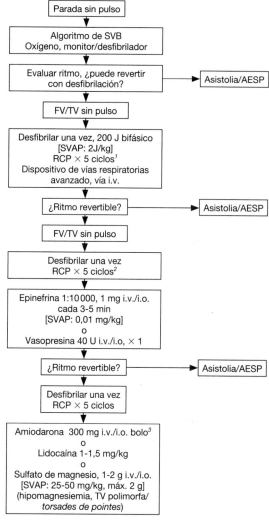

**FIGURA 34-4.** Algoritmo para la fibrilación ventricular y la taquicardia ventricular sin pulso. AESP, actividad eléctrica sin pulso; FV, fibrilación ventricular; i.o., intraóseo; i.v., intravenoso; RCP, reanimación cardiopulmonar; SVAP, soporte vital avanzado en pediatría; SVB, soporte vital básico; TV, taquicardia ventricular.

[1]Para reducir al mínimo las pausas en la RCP, las compresiones deben continuar durante la carga del desfibrilador.

[2]Tras la última desfibrilación eficaz debe realizarse un ciclo de RCP.

[3]El bolo de amiodarona debe administrarse en 20 ml a 30 ml de solución salina o solución glucosada al 5 %, e irá seguida por una infusión de 1 mg/min durante 6 h y, a continuación, 0,5 mg/min a partir de ahí. Puede volverse a administrar una dosis adicional de 150 mg i.v. si se produce recidiva de la FV o la TV sin pulso.

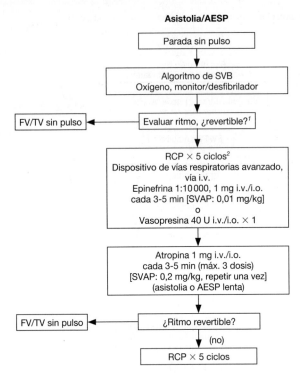

**Asistolia/AESP**

**FIGURA 34-5.** Algoritmo para la asistolia ventricular y la AESP. AESP, actividad eléctrica sin pulso; FV, fibrilación ventricular; i.o., intraóseo; i.v., intravenoso; RCP, reanimación cardiopulmonar; SVAP, soporte vital avanzado en pediatría; SVB, soporte vital básico; TV, taquicardia ventricular.
[1] Si el ritmo no está claro y pudiera ser una FV, se tratará como un ritmo revertible/FV.
[2] Tras determinar que no es un ritmo revertible, debe considerarse una causa para poder aplicar el tratamiento:
Hipovolemia (reposición volumétrica)
Hipoxemia (iniciar administración de oxígeno)
Hipopotasiemia (proporcionar potasio)
Hiperpotasiemia (insulina/glucosa, calcio, bicarbonato)
Acidosis en la que es adecuado el bicarbonato (bicarbonato)
Neumotórax a tensión (toracostomía)
Taponamiento cardíaco (pericardiocentesis)
Sobredosis de fármacos (tratamiento específico)

luación y la compresión directa del miocardio, así como la desfibrilación directa mediante palas internas, empezando a 5-10 J.
11. La **finalización de la RCP** está justificada tras realizar un intento competente y
prolongado de RCP y SVCA. La probabilidad de sobrevivir hasta el alta es excesivamente escasa si no se observa una recuperación de la circulación espontánea tras un intervalo prolongado de SVB avanzado y SVCA de 15 min a 20 min.
Aunque los datos significativos son escasos, la recuperación de la circulación
espontánea intermitente puede demorar la finalización de los esfuerzos de reanimación. Deben documentarse las circunstancias y la decisión de finalizar
los esfuerzos.

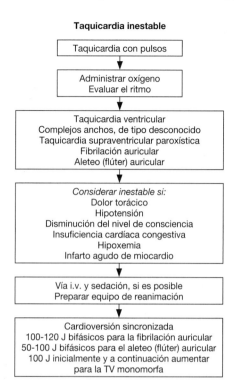

**Taquicardia inestable**

| Taquicardia con pulsos |

↓

| Administrar oxígeno<br>Evaluar el ritmo |

↓

| Taquicardia ventricular<br>Complejos anchos, de tipo desconocido<br>Taquicardia supraventricular paroxística<br>Fibrilación auricular<br>Aleteo (flúter) auricular |

↓

| *Considerar inestable si:*<br>Dolor torácico<br>Hipotensión<br>Disminución del nivel de consciencia<br>Insuficiencia cardíaca congestiva<br>Hipoxemia<br>Infarto agudo de miocardio |

↓

| Vía i.v. y sedación, si es posible<br>Preparar equipo de reanimación |

↓

| Cardioversión sincronizada<br>100-120 J bifásicos para la fibrilación auricular<br>50-100 J bifásicos para el aleteo (flúter) auricular<br>100 J inicialmente y a continuación aumentar<br>para la TV monomorfa |

**FIGURA 34-6.**   Protocolo para la taquicardia inestable en los adultos. TV, taquicardia ventricular.

**12. Situaciones especiales en la reanimación**

 **a.** Las órdenes de **paciente no reanimable** son voluntades anticipadas que expresan los deseos del paciente en el caso en que la reanimación sea una opción. Estas órdenes no se modifican ni suspenden automáticamente en el período perioperatorio, pero cada situación debe abordarse cuidadosamente. Incluye el deseo del paciente para una reanimación perioperatoria, los límites de esta reanimación y la instauración de nuevo de las directrices iniciales de no reanimación. Es posible que sea necesario que el médico intensivista acuda fuera del entorno de la unidad de cuidados intensivos para responder a paradas o para intubar. En estas situaciones deberá determinarse la situación de las directrices del paciente, ya que el profesional está obligado ética y legalmente a seguir estas voluntades.

**IV. Reanimación en los niños**

 **A. Soporte vital básico.** En las directrices más frecuentes de la AHA (2005) se han simplificado las normas para las secuencias del SVB con sólo ligeras modificaciones en las categorías de edad para los pacientes infantiles. El período **neonatal** incluye el momento desde el nacimiento (recién nacido) hasta el alta hospitalaria, mientras que los **lactantes** son los niños de menos de 1 año. Además, para el profano, los niños son los menores de 8 años, mientras que para los profesionales sanitarios esta edad se extiende hasta la adolescencia, o incluso hasta los 18 años. Las paradas cardíacas en la población infantil se deben con mayor frecuencia a **hipoxemia** por parada respiratoria u obstrucción de las vías respiratorias.

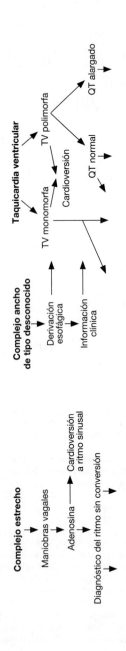

**Complejo estrecho**
- Maniobras vagales
- Adenosina → Cardioversión a ritmo sinusal
- Diagnóstico del ritmo sin conversión →

**Complejo ancho de tipo desconocido**
- Derivación esofágica
- Información clínica

**Taquicardia ventricular**
- TV monomorfa → Cardioversión
- TV polimorfa → Cardioversión → QT normal / QT alargado → Considerar *torsades*

| Fibrilación ventricular / Flúter auricular | Taquicardia supraventricular | | | Complejo ancho FE ≥40% | FE <40% | FE ≥40% | Considerar *torsades* |
|---|---|---|---|---|---|---|---|
| | Ritmo | FE ≥40% | FE <40% | | | | |
| *Control del ritmo* Diltiazem β-bloqueante Digoxina<br><br>*Control de la frecuencia/conversión* Amiodarona Procainamida<br><br>*Conversión* Cardioversión con CD Ibutilida | *De la unión*<br><br>*Paroxística*<br><br>*Ectópica o auricular multifocal* | Amiodarona β-bloqueante Diltiazem/verapamilo<br><br>Diltiazem/verapamilo β-bloqueante Digoxina Cardioversión con CD Considerar: procainamida, amiodarona, sotalol<br><br>Diltiazem/verapamilo β-bloqueante Amiodarona | Amiodarona<br><br>Amiodarona Digoxina Diltiazem<br><br>Amiodarona Diltiazem | *Preferido:* Procainamida Sotalol<br><br>*Aceptable:* Amiodarona Lidocaína | Amiodarona (150 mg) o lidocaína (0,5-0,75 mg/kg)<br><br>Cardioversión sincronizada | Tratar la isquemia<br><br>Corregir electrólitos<br><br>*Uno de los siguientes:* β-bloqueante Lidocaína Amiodarona Procainamida Sotalol | Corregir electrólitos<br><br>Corregir electrólitos<br><br>*Uno de los siguientes:* Magnesio Electroestimulación Isoprenalina Fenitoína Lidocaína |

**FIGURA 34-7.** Protocolo para la taquicardia estable en los adultos. CD, corriente directa; FE, fracción de eyección; TV, taquicardia ventricular.

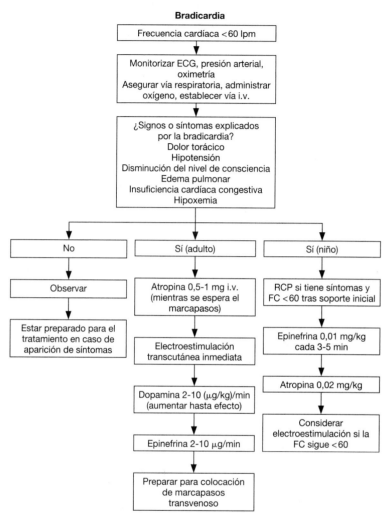

**FIGURA 34-8.** Algoritmo para la bradicardia. ECG, electrocardiograma; FC, frecuencia cardíaca; i.v., intravenoso; RCP, reanimación cardiopulmonar.

En todas las víctimas de un desfallecimiento súbito, el profesional sanitario debe «llamar por teléfono en primer lugar», mientras que en los afectados de una probable asfixia o una parada presenciada el profesional sanitario debe realizar 5 ciclos de RCP antes de iniciar los SMU. Los profesionales sanitarios proporcionan actualizaciones y diferencias adicionales para la población infantil.

**1. Vía respiratoria** (v. también cap. 4). El control de la vía respiratoria en los niños es bastante similar al de un adulto, con escasos cambios para adaptarse a las diferencias anatómicas. Con el fin de limpiar las vías respiratorias, en los lactantes se aplicarán palmadas en la espalda y compresión torácica (en lugar de compresiones abdominales) debido al riesgo de causar lesión gastrointestinal o hepática. El reanimador debe conocer la posibilidad de obstruir las vías respiratorias debido a las maniobras excesivamente «enérgicas» de inclinación de la cabeza y elevación de la barbilla.

2. **Respiración.** La administración de las ventilaciones debe ser lenta (para evitar la distensión gástrica) y con suficiente volumen (para lograr que el tórax se eleve y descienda). La frecuencia es de **12-20 resp/min,** que se aumenta a **40-60 en el recién nacido.** Con un dispositivo para la vía respiratoria avanzado, la frecuencia respiratoria para el niño y el lactante cambia a **8-10 resp/min** sin pausar las compresiones, como en un adulto.

3. **Circulación.** Para evaluar los pulsos en el lactante, se recomienda comprobar los pulsos femoral y braquial debido a la dificultad para palpar el cuello. La **proporción entre compresiones y respiraciones en la RCP con un solo reanimador es la misma que la del adulto (30:2).** La **frecuencia** de compresiones es también de 100/min en niños y lactantes, y la **profundidad** debe ser de aproximadamente una tercera parte de la profundidad del tórax. En el niño, la localización para las compresiones será la mitad inferior del esternón, evitando la apófisis xifoides. En los niños se utiliza la eminencia tenar (palma de la mano), mientras que en los lactantes se utilizan dos o tres dedos. Cuando los reanimadores son dos, las compresiones en el lactante se realizarán con las manos circundando el tórax y los pulgares deprimiendo el tórax a la altura de los pezones. La excepción está en las compresiones cuando se cuenta con dos personas, en las que la proporción entre compresiones y respiraciones es de 15:2. Finalmente, en los recién nacidos se aplicarán 90 compresiones y 30 resp/min, evitando las compresiones y ventilaciones simultáneas.

B. **Soporte vital avanzado en los niños.** Existen algunas diferencias entre la reanimación infantil y la reanimación en los pacientes adultos, entre ellas las etiologías predominantes y las causas de presentación. Las diferencias anatómicas en cuanto a tamaño y las diferencias fisiológicas justifican los ajustes en la administración de fármacos y la desfibrilación.

1. **Intubación.** El tamaño del tubo endotraqueal es más variable en los pacientes pediátricos, y para los neonatos y lactantes suele ser suficiente un tubo endotraqueal de 3, 3,5 o 4 mm de diámetro interno (DI). En los niños más mayores, la fórmula de referencia que se utiliza se basa en la edad: tamaño del tubo sin globo de neumotaponamiento en milímetros – DI = 4 + (edad/4). Cuando se elige un tubo con globo de neumotaponamiento, el tamaño aproximado debe ser 0,5 mm menor que el de un tubo sin él. Cuando no se cuenta con una vía intravenosa, la lidocaína, la epinefrina, la atropina y la naloxona pueden administrarse a través de la vía endotraqueal en los niños.

2. **Cardioversión y desfibrilación.** En los lactantes que pesan menos de 10 kg deben usarse las palas más pequeñas, y en los niños que pesan más de 10 kg se utilizarán las que se usan habitualmente en los adultos (8-10 cm). Aunque se desconocen las dosis ideales de energía, en los pacientes de más de 40 kg de peso la dosis debe ser de 150 J, mientras que la dosis inicial en los pacientes que pesan menos de 40 kg debe ser de 2 J/kg. Esta dosis puede aumentarse a 4 J/kg si la dosis menor no es eficaz. La desfibrilación sigue siendo el tratamiento definitivo en la FV, y conlleva un mayor índice de supervivencia en comparación con los adultos. La dosis para la cardioversión es mucho menor, de 0,2 J/kg en los primeros intentos, elevando las dosis posteriores hasta 1 J/kg si fuera necesario.

3. **Acceso intravenoso.** La vía venosa central proporciona una vía segura a largo plazo, aunque es esencial una vía intravenosa o intraósea inicial. En la parada cardíaca se recomienda una vía intraósea si no existe una vía intravenosa establecida. La vía endotraqueal puede utilizarse para determinados medicamentos ya mencionados antes. Una vez estabilizado el niño, deberá obtenerse otra vía intravenosa para permitir la retirada de la vía intraósea.

4. Las **dosis de los fármacos** suelen basarse en el peso del paciente (v. sección anterior sobre medicamentos).

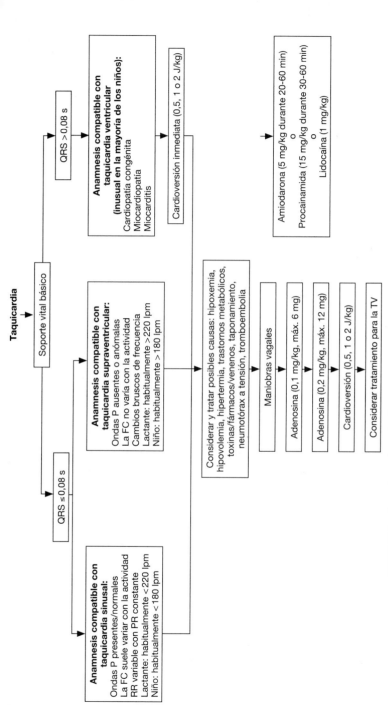

**FIGURA 34-9.** Protocolo para la taquicardia en los niños. FC, frecuencia cardíaca; TV, taquicardia ventricular.

**Taquicardia**

Soporte vital básico

QRS ≤ 0,08 s

QRS > 0,08 s

**Anamnesis compatible con taquicardia sinusal:**
Ondas P presentes/normales
La FC suele variar con la actividad
RR variable con PR constante
Lactante: habitualmente <220 lpm
Niño: habitualmente <180 lpm

**Anamnesis compatible con taquicardia supraventricular:**
Ondas P ausentes o anómalas
La FC no varía con la actividad
Cambios bruscos de frecuencia
Lactante: habitualmente >220 lpm
Niño: habitualmente >180 lpm

**Anamnesis compatible con taquicardia ventricular (inusual en la mayoría de los niños):**
Cardiopatía congénita
Miocardiopatía
Miocarditis

Considerar y tratar posibles causas: hipoxemia, hipovolemia, hipertermia, trastornos metabólicos, toxinas/fármacos/venenos, taponamiento, neumotórax a tensión, tromboembolia

Cardioversión inmediata (0,5, 1 o 2 J/kg)

Maniobras vagales

Adenosina (0,1 mg/kg, máx. 6 mg)

Adenosina (0,2 mg/kg, máx. 12 mg)

Cardioversión (0,5, 1 o 2 J/kg)

Considerar tratamiento para la TV

Amiodarona (5 mg/kg durante 20-60 min)
o
Procainamida (15 mg/kg durante 30-60 min)
o
Lidocaína (1 mg/kg)

5. Los **algoritmos específicos del SVCA** son similares a los utilizados con los pacientes adultos, con la excepción de las dosis de fármacos y la desfibrilación. Estos son los algoritmos para algunas situaciones:
   **a.** SVAP parada cardíaca (fig. 34-4).
   **b.** SVAP asistolia/AESP (fig. 34-5).
   **c.** SVAP bradicardia (fig. 34-8).
   **d.** SVAP taquicardia (fig. 34-9).

## Bibliografía recomendada

American Heart Association in collaboration with International Liaison Committee on Resuscitation. Guidelines 2005 for cardiopulmonary resuscitation and emergency cardiovascular care. *Circulation* 2000;112(suppl):I1–I211.

Bella BS, Alvarado JP, Myklebust H, et al. Quality of cardiopulmonary resuscitation during in-hospital cardiac arrest. *JAMA* 2005;293:305–310.

Eisenberg MS, Mengert TJ. Cardiac resuscitation. *N Engl J Med* 2001;344:1304–1313.

Martens PR, Russell JK, Wolcke B, et al. Optimal response to cardiac arrest study: defibrillation waveform effects. *Resuscitation* 2001;49:233–243.

Niemann JT, Stratton SJ, Cruz B, Lewis RJ. Endotracheal drug administration during out-of-hospital resuscitation: where are the survivors? *Resuscitation* 2002;53:153–157.

Wik L, Hansen TB, Fylling F, et al. Delaying defibrillation to give basic cardiopulmonary resuscitation to patients with out-of-hospital ventricular fibrillation: a randomized trial. *JAMA* 2003;289:1389–1395.

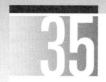

# Medicina transfusional

*Jeffrey Ustin y Hasan Alam*

**I. Indicaciones para el tratamiento transfusional.** La transfusión de hemoderivados suele realizarse para corregir una disminución de la producción, un aumento de la utilización/destrucción o pérdida o por disfunción de un componente específico (hematíes, plaquetas o factores de la coagulación).

  **A. Anemia**

    **1. Masa eritrocítica.** La principal razón para realizar una transfusión es mantener la capacidad de transportar oxígeno hasta los tejidos mediante la masa eritrocítica normal. Las personas sanas o las que sufren anemia crónica suelen poder tolerar un hematócrito (Hto) del 20 % al 25 %, suponiendo un volumen intravascular normal. El Hto supone normocitosis eritrocítica y contenido normal de hemoglobina (Hb). Un paciente con anemia normocítica hipocrómica puede tener un Hto dentro de los valores normales y una capacidad de transporte de oxígeno disminuida. Por esta razón, **numerosos centros utilizan la Hb (g/dl) en lugar del Hto (%)** como indicador de la masa eritrocítica. Las técnicas modernas analizan la Hb eritrocítica total y el recuento de eritrocitos para calcular el Hto, en lugar de medir este último por centrifugación.

    **2.** Cuando un paciente sufre anemia, debe descubrirse su etiología. La anemia puede ser **secundaria a una disminución de la producción** (depresión medular), a un aumento de la pérdida (hemorragia) o a destrucción (hemólisis).

    **3.** En los adultos en estado grave es frecuente detectar anemia, aunque no existe acuerdo sobre con qué valor de Hb está indicado realizar una transfusión de hematíes. Los resultados de un estudio clínico controlado a gran escala de pacientes graves sugirieron que un abordaje transfusional «restrictivo» (con un valor de Hb de 7-9 g/dl) mejoraba la supervivencia hospitalaria comparado con una pauta transfusional más tradicional (con un valor de Hb de 10-12 g/dl).

    **4.** El volumen de sangre que debe transfundirse puede calcularse como sigue:

$$\text{Volumen a transfundir} = (\text{Hto}_{deseado} - \text{Hto}_{actual}) \times VS/\text{Hto}_{sangre\ transfundida}$$

    donde VS es el volumen de sangre, que puede calcularse en 70 ml/kg de peso ideal en los hombres adultos y de 65 ml/kg de peso ideal en las mujeres adultas.

  **B. Trombocitopenia.** La hemorragia espontánea es inusual con recuentos de plaquetas superiores a 5 000/μl a 10 000/μl, pero en el posoperatorio inmediato se prefiere contar con recuentos superiores a 50 000. La trombocitopenia es consecuencia de la disminución de la producción en la médula ósea (p. ej., quimioterapia, infiltración tumoral y alcoholismo) o una disminución de la utilización o destrucción (p. ej., hiperesplenismo, púrpura trombocitopénica idiopática, y efectos de fármacos como la heparina, los antagonistas de los receptores histamínicos $H_2$ y la ticarcilina). También aparece con la transfusión sanguínea masiva.

**II. Grupos sanguíneos y pruebas cruzadas**

  **A.** Mediante los **sistemas ABO** y **Rh** de superficie celular se tipifica la **sangre del donante** y la **del receptor,** y se busca la presencia de anticuerpos contra otras células. La realización de **pruebas cruzadas** consiste en mezclar directamente el plasma del paciente con eritrocitos del donante para comprobar que no se produce hemólisis por la presencia de anticuerpos no detectados. Los eritrocitos de una persona tienen antígenos de superficie A, B, AB o ninguno de ellos. Si los eritrocitos de una persona carecen de antígeno A o antígeno B de superficie, se producirán anticuerpos contra el mismo. Una persona de grupo B tendrá anticuerpos séricos anti-A, y una persona del grupo O (es decir, una persona que no tiene antígeno A ni antígeno B de superficie) tendrá anticuerpos circulantes anti-A y anti-B. Por tanto, una persona del tipo AB carecerá de anticuerpos anti-A y anti-B, y puede recibir eritrocitos de una persona de cualquier grupo. La sangre del grupo O carece de antígenos de tipo A y de tipo B, y las personas con sangre de este grupo son donantes universales de eritrocitos y pueden donar a las personas de cualquier otro grupo sanguíneo.

B. Los **antígenos Rh de superficie** pueden estar presentes (Rh positivo) o faltar (Rh negativo). Las personas que son Rh negativas desarrollarán anticuerpos contra el factor Rh cuando se expongan a sangre Rh positiva. Esto no supone problema alguno en la primera exposición, pero en exposiciones siguientes se producirá hemólisis debido a los anticuerpos circulantes, algo que puede suponer un problema particular durante la gestación. Los anticuerpos anti-Rh son inmunoglobulinas (IgG) y atraviesan libremente la placenta. En las madres Rh negativas que han desarrollado anticuerpos anti-Rh, estos anticuerpos se transmiten al feto. Si el feto es Rh positivo, se producirá una hemólisis masiva denominada enfermedad hemolítica del recién nacido o eritroblastosis fetal. La **inmunoglobulina-Rh** (un anticuerpo que bloquea el antígeno Rh) evita que el paciente Rh negativo produzca anticuerpos anti-Rh. La inmunoglobulina Rh se administra de forma sistemática a las mujeres Rh negativas con fetos Rh positivos y debe administrarse también a las personas Rh negativas que reciben sangre Rh positiva, especialmente a las mujeres en edad fértil. La recomendación es de una dosis (unos 300 µg/vial) por cada 15 ml de sangre Rh positiva transfundida.

## III. Tratamiento con hemoderivados

### A. Sangre completa

1. La sangre completa ha sido prácticamente sustituida por el tratamiento con hemoderivados debido a los problemas de almacenamiento y a que la primera opción no ha demostrado ventajas sobre los hemoderivados. Las excepciones pueden encontrarse en niños menores de 2 años sometidos a una cirugía cardiovascular complicada, exanguinotransfusiones (en las que la sangre completa puede beneficiar a la evolución en transfusiones reducidas) y durante los conflictos bélicos.

2. La sangre completa debe ser idéntica en cuanto al grupo ABO y el factor Rh.

### B. Hematíes o eritrocitos

1. Una unidad de concentrado de hematíes (volumen aproximado, 250 ml) generalmente aumentará la Hb de un adulto euvolémico en 1 g/dl una vez alcanzado el equilibrio.

2. Los **concentrados de hematíes** deben tener compatibilidad ABO (tabla 35-1). Si se necesita una transfusión de sangre urgente, suelen poder obtenerse hematíes del grupo específico del paciente en unos minutos si se conoce el grupo sanguíneo del paciente. Si no se dispone de sangre de ese grupo específico, deberán transfundirse hematíes del grupo O Rh negativo, pero debe sustituirse lo antes posible por sangre del grupo específico para reducir al mínimo la cantidad de plasma de grupo O (que contiene anticuerpos anti-A y anti-B) transfundida.

### C. Plaquetas

1. Una unidad de plaquetas de un donante al azar aumenta el recuento de plaquetas en 5 000/µl a 10 000/µl. Si la trombocitopenia se debe a un aumento de la destrucción (p. ej., debido a la aparición de anticuerpos antiplaquetarios), las transfusiones de plaquetas serán menos eficaces. Un recuento de plaquetas postransfusional a los 10 min de haber completado la transfusión confirma la insensibilidad plaquetaria si el recuento no aumenta en 5 000/µl por unidad de donante al azar transfundida.

**TABLA 35-1** Compatibilidad transfusional

| | Donante | | | | | |
|---|---|---|---|---|---|---|
| Receptor | A | B | 0 | AB | Rh+ | Rh– |
| **1. Hematíes** | | | | | | |
| A | × | | × | | | |
| B | | × | × | | | |
| 0 | | | × | | | |
| AB | × | × | × | × | | |
| Rh+ | | | | | × | × |
| Rh– | | | | | | × |
| **2. Plasma fresco congelado** | | | | | | |
| A | × | | | × | | |
| B | | × | | × | | |
| 0 | × | × | × | × | | |
| AB | | | | × | | |
| Rh+ | | | | | × | × |
| Rh– | | | | | × | × |

Las transfusiones compatibles están marcadas con una ×.

2. No se necesitan **plaquetas ABO compatibles** para la transfusión, aunque pueden proporcionar una mejor respuesta, como se observa en la determinación del recuento después de la transfusión. Las **plaquetas de un solo donante** se obtienen de una persona por trombocitaféresis; 1 U equivale a unas 6 unidades de donante al azar. Las plaquetas de un único donante pueden utilizarse para disminuir la exposición a múltiples donantes o en los casos en los que se observa una mala respuesta a las plaquetas de un donante al azar y se sospecha que existe destrucción. En los casos en los que la aloinmunización provoca insensibilidad de las plaquetas, pueden ser necesarias **plaquetas con compatibilidad HLA** para que la transfusión sea eficaz. Si es posible, las **mujeres Rh negativas** en edad fértil deben recibir plaquetas Rh negativas, ya que con éstas suelen transfundirse algunos hematíes. Si esto resulta imposible, puede administrarse inmunoglobulina Rh.

**D.** El **plasma fresco congelado (PFC)** a dosis de 10 ml/kg a 15 ml/kg generalmente aumentará los factores de la coagulación plasmáticos hasta el 30 % de los valores normales.

1. Los factores V y VIII son los más lábiles y desaparecen rápidamente en el PFC licuado. Las concentraciones de fibrinógeno aumentan 1 mg/ml de plasma transfundido. La inversión inmediata de la warfarina tan sólo precisa de 5 ml/kg a 8 ml/kg de PFC.

2. La transfusión de PFC debe ser ABO compatible (tabla 35-1), aunque los pacientes Rh negativos pueden recibir PFC Rh positivo.

3. En 6 U de plaquetas se encuentra el equivalente de 1 U de PFC.

4. La expansión de volumen no debe ser por sí misma una indicación para la transfusión de PFC.

**E.** El **crioprecipitado** es el material formado al licuar (descongelar) PFC a una temperatura de 1 °C a 6 °C.

1. Cada unidad de crioprecipitado contiene un mínimo de 80 UI de factor VIII y unos 200 mg a 300 mg de fibrinógeno. También contiene factor XIII, factor de Von Willebrand y fibronectina.

2. Las **indicaciones para la transfusión de crioprecipitados** son la hipofibrinogenemia, la enfermedad de Von Willebrand, la hemofilia A (cuando no se dispone de factor VIII) y la preparación de selladores de fibrina. La dosis de criopreci-

pitado es de **1 U por cada 7 kg a 10 kg,** lo que **aumenta el fibrinógeno plasmático aproximadamente 50 mg/dl** en un paciente sin una hemorragia masiva.

3. Para la transfusión de crioprecipitado no se requiere compatibilidad ABO, pero es preferible debido a la presencia de 10 ml a 20 ml de plasma por unidad.

**F. Concentrados de factores.** Para los pacientes con carencias aisladas de factores, se cuenta con factores de la coagulación individuales que derivan de plasma humano conservado o bien son sintetizados mediante técnicas genéticas recombinantes.

1. El **factor VII recombinante activado (rFVIIa)** se desarrolló originalmente para controlar la hemorragia en pacientes con hemofilia A o B en los que se habían desarrollado inhibidores circulantes de los factores VIII y IX. Posteriormente el **rFVIIa** se ha utilizado para tratar hemorragias relacionadas con traumatismos, coagulación intravascular diseminada puerperal grave y hemorragias perioperatorias asociadas a prostatectomía, fusión vertebral o cirugía cardíaca. El **rFVIIa** puede actuar formando complejos con un factor tisular tras la lesión endotelial y la posterior estimulación de la cascada de la coagulación. Tiene una semivida de unas 2 h y pueden necesitarse sólo de 20 μg/kg a 40 μg/kg para revertir una coagulopatía. Cada vez son más numerosos en la bibliografía los artículos sobre complicaciones tromboembólicas en pacientes tratados con este factor que, además, es caro. Según la bibliografía más actual, el **papel del factor VIIa en los pacientes con hemorragia masiva es muy limitado.** Tan sólo debe considerarse en pacientes rigurosamente seleccionados que tienen una coagulopatía difusa (en contraposición al origen de la hemorragia corregible quirúrgicamente), si no responden al tratamiento convencional con el componente, y su administración debe regirse por un protocolo del centro.

**G. Consideraciones técnicas**

1. **Infusiones compatibles.** Los hemoderivados no deben infundirse con soluciones glucosadas al 5 % (ya que se producirá hemólisis) ni con lactato de Ringer (solución de lactato sódico compuesta), que contiene calcio y puede provocar la formación de coágulos. El cloruro sódico al 0,9 %, la albúmina al 5 % y el PFC son compatibles con los concentrados de hematíes.

2. Deben utilizarse **filtros sanguíneos** (80 μm) con todos los hemoderivados (salvo con las plaquetas) para eliminar restos (desechos) y microagregados. Los **filtros leucocíticos** pueden utilizarse para eliminar leucocitos y evitar la transmisión de citomegalovirus en los pacientes inmunodeprimidos, evitar la aloinmunización frente a antígenos leucocíticos extraños y disminuir la incidencia de reacciones febriles. Las **plaquetas** deben transfundirse a través de un filtro de 170 μm.

**IV. Expansores de volumen.** En el capítulo 7 se detallan la composición y las características generales de diversas soluciones. Sigue sin alcanzarse un acuerdo sobre cuál de ellas es superior en la reanimación y mantenimiento del paciente grave.

**A. Coloides**

1. **Albúmina.** En circunstancias normales, la albúmina administrada tiene una semivida intravascular de 10-15 días. La información sobre la infusión sistemática de albúmina en la reposición volumétrica ha sido cuestionada por un metaanálisis del grupo Cochrane y un estudio clínico aleatorizado a gran escala (el estudio *SAFE*), que demuestran la ausencia de diferencias de la evolución al comparar la reanimación con albúmina y cristaloides. Realmente puede alcanzarse una **mortalidad superior** al usar albúmina en la reanimación de pacientes con lesiones cerebrales traumáticas (cap. 9). Aunque no está apoyado por datos específicos, el uso de albúmina parece sensible en situaciones concretas, como en la continuación de la reanimación del paciente con **abdomen temporalmente abierto,** que necesita cierre quirúrgico en 24 h a 48 h. En un paciente de este tipo, contar con un menor edema de la pared abdominal facilitará considerablemente el cierre quirúrgico, lo que puede evitar la aparición de infección y acelerar la recuperación.

2. El **hidroxietil-almidón (HES)** está disponible en Estados Unidos en forma de preparación de elevado peso molecular al 6 % en solución de cloruro sódico al 0,9 % o en solución de lactato de Ringer. Se almacena en las células reticuloendoteliales hepáticas durante un tiempo prolongado. La excreción renal de amilasa disminuye por la fijación al HES, lo que puede condicionar una concentración elevada de amilasa sérica durante varios días tras la administración de HES, algo que no debe confundirse con una pancreatitis. El HES puede afectar a la coagulación disminuyendo los niveles del factor VIII (puede observarse un TTP prolongado). Aunque en los adultos estables las infusiones de HES (hasta 1,5 l) no se han asociado a hemorragia clínicamente significativa, en un paciente afectado por una coagulopatía estos productos deben utilizarse con gran precaución o no usarse. Además, existen datos recientes que indican una importante **nefrotoxicidad del HES en los pacientes con shock séptico.** Aunque estos hallazgos no se han investigado en otros tipos de pacientes, lo cierto es que invitan a actuar con precaución con estos productos en todos los pacientes en estado grave. Las reacciones anafilactoides son poco habituales.

B. Se dispone de **cristaloides** en múltiples formulaciones (v. cap. 7). Las soluciones hipotónicas suelen elegirse como soluciones intravenosas de mantenimiento, mientras que la solución salina fisiológica (suero fisiológico) o el lactato de Ringer se utilizan como líquido de reanimación básico. La **solución salina hipertónica** se usa en el tratamiento de la lesión craneoencefálica traumática (v. cap. 10) y, en ocasiones, como líquido de reanimación.

C. Pueden observarse **efectos inmunomoduladores de los líquidos de reanimación** tanto con los coloides como con los cristaloides. Se ha comprobado que los cristaloides pueden causar un aumento del estallido oxidativo, así como apoptosis y alteraciones en la regulación génica. Se observan efectos similares con el HES, pero no con la albúmina.

## V. Tratamiento farmacológico

A. La **epoetina** aumenta la masa eritrocítica al estimular la proliferación y el desarrollo de las células precursoras eritroides. Se ha utilizado para corregir la anemia en pacientes con insuficiencia renal crónica, y para aumentar la masa eritrocítica antes de una donación autóloga preoperatoria. En un reciente estudio clínico controlado de la administración semanal de epoetina a pacientes en estado grave, no se observaron diferencias en cuanto a la frecuencia y la cantidad de transfusión de sangre, y sí un mínimo aumento del Hto (la pauta fue de 40 000 U por vía s.c. a la semana durante 3 semanas, y los pacientes recibieron un complemento de 150 mg de hierro elemental al día en una formulación enteral líquida). Se produjo un considerable aumento de la frecuencia de episodios trombóticos, salvo que el paciente estuviera siendo tratado con heparina. En este momento, no está indicado el uso sistemático de epoetina en el paciente grave. Un uso menos claro de la epoetina puede encontrarse en el paciente con anemia grave que rechaza la transfusión sanguínea. Además del hierro, se recomiendan complementos de folato en el paciente tratado con epoetina. Las dosis iniciales recomendadas en los pacientes con afectación renal oscilan entre 50 UI/kg y 100 UI/kg por vía intravenosa o subcutánea tres veces a la semana.

B. El **factor estimulador de colonias de granulocitos (GCSF)** y el **factor estimulador de colonias de granulocitos-macrófagos (GMCSF)** son factores de crecimiento mieloide útiles para acortar la duración de la neutropenia inducida por quimioterapia. El GCSF es específico para los neutrófilos, y el GMCSF aumenta la producción de neutrófilos, macrófagos y eosinófilos. La administración de estos fármacos aumenta tanto el recuento como la función de los neutrófilos, y se utilizan frecuentemente en el tratamiento de la neutropenia febril. El tratamiento produce un breve descenso inicial del recuento de neutrófilos (debido a adherencia endotelial) y, a continuación, una leucocitosis rápida (generalmente a las 24 h) y sostenida que depende de la dosis. Las dosis recomendadas son 5 ($\mu$g/kg)/día de

GCSF o 250 ($\mu$g/m$^2$)/día de GMCSF hasta que el recuento absoluto de neutrófilos sea superior a 10 000/mm$^3$.

**C.** En el capítulo 26 se comentan otros fármacos para fomentar la hemostasia.

**VI. Técnicas de rescate y conservación de la sangre.** La transfusión sanguínea en pacientes en estado grave es frecuente: aproximadamente un 40 % son transfundidos durante su permanencia en la UCI. Los pacientes mayores y con estancias más prolongadas en la UCI tienen más probabilidades de recibir una transfusión. Las investigaciones recientes centradas en los posibles efectos nocivos de la transfusión sanguínea homóloga en los pacientes graves han suscitado un considerable interés en las técnicas para disminuir o eliminar la necesidad de las transfusiones sanguíneas.

**A.** En los pacientes graves, las **pérdidas por flebotomía** pueden ser importantes. Éstas oscilan entre 40 ml/día y 400 ml/día, y son mayores en las unidades quirúrgicas que en las unidades médicas. Los pacientes con enfermedades más graves y un mayor número de órganos disfuncionales sufren mayores pérdidas por flebotomía debido al mayor número de extracciones de sangre. Las técnicas que han demostrado reducir las pérdidas por flebotomía son: *a)* un sistema «cerrado» de obtención de muestras de sangre en el que la sangre inicial aspirada vuelve a inyectarse al paciente, en lugar de desecharse; *b)* el uso de tubos de flebotomía pequeños, y *c)* las pruebas realizadas a la cabecera del paciente , que con frecuencia necesitan menos cantidad de sangre que las muestras que se envían al laboratorio. Finalmente, el uso de catéteres arteriales y venosos centrales en los pacientes graves se relaciona con mayores pérdidas por flebotomía, lo que constituye otra razón para evaluar de forma repetida la necesidad de estos catéteres con respecto a la monitorización hemodinámica o la administración de fármacos/soporte nutricional.

**B.** Los **dispositivos de recuperación de drenajes quirúrgicos** permiten reinfundir la sangre que se vierte. Utilizados con mayor frecuencia en pacientes en los que se acumula sangre de sondas pleurales, son útiles para reducir las transfusiones homólogas en el período posoperatorio inmediato. El uso de estos dispositivos necesita personal de enfermería formado para que la administración sea adecuada y la técnica, estéril. Están contraindicados en afecciones en las que existe infección en la cavidad drenada. Un posible peligro lo constituye la hiperpotasemia por reinfusión de células hemolizadas, que puede llegar a ser potencialmente mortal.

**VII. Complicaciones de las transfusiones sanguíneas**
  **A. Reacciones transfusionales**
   **1.** Se calcula que aparecen **reacciones transfusionales hemolíticas agudas** en 1 de cada 250 000 transfusiones, y suelen deberse a errores humanos. Los síntomas consisten en ansiedad, agitación, dolor torácico, dolor en el flanco, cefalea, disnea y escalofríos. Los signos inespecíficos son fiebre, hipotensión, hemorragia sin causa aparente y hemoglobinuria. En la tabla 35-2 se describen los pasos que hay que seguir ante una posible reacción transfusional.
   **2.** Las **reacciones transfusionales no hemolíticas** suelen deberse a la acción de anticuerpos contra leucocitos o proteínas plasmáticas del donante. Estos pacientes pueden referir ansiedad, prurito y ligera disnea. Entre los signos se encuentran fiebre, enrojecimiento, ronchas, taquicardia y ligera hipotensión. Debe interrumpirse la transfusión y descartarse una reacción transfusional hemolítica (v. antes).
    **a.** Si la reacción consiste sólo en la aparición de urticaria y ronchas, deberá lentificarse la transfusión, y pueden administrarse antihistamínicos (**difenhidramina**, 25-50 mg i.v.) y glucocorticoesteroides (**hidrocortisona**, 50-100 mg i.v.).
    **b.** En los pacientes con reacciones transfusionales febriles o alérgicas conocidas pueden administrarse hematíes con pocos leucocitos (leucocitos elimi-

| ▓▓TABLA▓▓ 35-2 | Tratamiento de la presunta reacción hemolítica aguda transfusional |
|---|---|

1. Detener la transfusión
2. Enviar el resto de la sangre donante y una muestra reciente del paciente al banco de sangre para repetir las pruebas cruzadas
3. Enviar una muestra del paciente al laboratorio para analizar hemoglobina libre, haptoglobina, prueba de Coombs, CID
4. Tratar la hipotensión con líquidos, vasopresores o ambos, según sea necesario
5. Considerar el uso de corticoesteroides
6. Considerar medidas para conservar la función renal y mantener una diuresis activa
7. Vigilar la posible aparición de CID en el paciente

CID, coagulación intravascular diseminada.

nados por filtración o centrifugación) y tratarse antes al paciente con anti-piréticos (650 mg de **paracetamol**) y un antihistamínico.

**c.** Casi nunca se producen **reacciones anafilácticas,** que pueden ser más fre-cuentes en los pacientes con déficit de IgA. Estas reacciones suelen deberse a reacciones frente a proteínas plasmáticas. En los pacientes con antecedentes de anafilaxia transfusional sólo deben transfundirse eritrocitos lavados (sin plasma).

**B. Complicaciones metabólicas de las transfusiones sanguíneas**

**1.** Las transfusiones sanguíneas rápidas con frecuencia alteran la concentración de **potasio (K⁺),** algo que casi nunca tiene importancia clínica. Al estar alma-cenados, los eritrocitos vierten K⁺ al líquido de almacenamiento extracelular, lo que se corrige rápidamente con la transfusión y la reposición de depósitos energéticos eritrocíticos.

**2.** El **calcio** se une al citrato, que se usa como anticoagulante en hemoderiva-dos almacenados. La transfusión rápida (1 U de concentrado de hematíes en 5 min) puede reducir el nivel de calcio ionizado. Es más probable que un vo-lumen igual de una transfusión de PFC cause toxicidad por citrato en com-paración con los concentrados de hematíes, porque el citrato se metaboliza rápidamente en el hígado. La hipocalcemia grave, manifestada en forma de hipotensión, prolongación del segmento QT en el electrocardiograma y estre-chamiento de la presión del pulso, puede aparecer en pacientes hipotérmicos, con alteración de la función hepática o con disminución del flujo sanguíneo hepático. Durante las transfusiones rápidas hay que monitorizar los niveles de calcio ionizado y, si aparecen signos o síntomas de hipocalcemia, habrá que reponer el calcio por vía intravenosa con gluconato cálcico (30 mg/kg) o cloru-ro cálcico (10 mg/kg).

**3. Estado acidobásico.** Aunque la sangre almacenada es ácida debido al citrato (metabolito eritrocítico y anticoagulante), la carga ácida real para el paciente es mínima. Ante la pérdida grave de sangre, la acidosis se debe con mayor pro-babilidad a hipoperfusión, y mejorará con la reposición volumétrica. Tras una transfusión sanguínea masiva, es frecuente observar alcalosis (por el metabo-lismo del citrato a bicarbonato).

**C.** Las **complicaciones infecciosas** de las transfusiones sanguíneas han disminuido considerablemente debido a la mejor comprobación de la sangre donante. Los recientes cambios en las pruebas de detección de los bancos de sangre estado-unidenses para detectar patógenos víricos incluyen la adición de las pruebas de ácidos nucleicos específicos de pequeñas muestras de sangre donada y almace-nada, para aumentar la detección de virus de la hepatitis C (VHC) y virus de la inmunodeficiencia humana (VIH) antes de que se produzca la conversión de an-ticuerpos serológicos. Los productos almacenados (p. ej., crioprecipitado) tienen un mayor riesgo de infección proporcional al número de donantes.

1. **Hepatitis B.** Se calcula que el riesgo actual de transmisión del VHB se sitúa en 1 por cada 220 000 U transfundidas. Aunque la mayoría de las infecciones son asintomáticas, con aproximadamente el 35 % de los pacientes infectados mostrando enfermedad aguda, alrededor del 1 % al 10 % se infecta de forma crónica, con una morbilidad a largo plazo potencialmente significativa.

2. **Hepatitis C.** El riesgo de hepatitis C relacionada con la transfusión es de aproximadamente 1 por cada 1 935 000 U. Sin embargo, los riesgos de infección por el VHC son más graves que los del VHB, porque el 85 % de los pacientes sufre infección crónica, el 20 % evoluciona a cirrosis y del 1 % al 5 % de las infecciones provoca carcinoma hepatocelular.

3. **VIH.** Gracias a la disponibilidad de mejores pruebas de detección, se ha calculado que el riesgo de infección por el VIH asociada a la transfusión es de aproximadamente 1 por cada 2,1 millones de unidades transfundidas en Estados Unidos.

4. **Citomegalovirus.** La prevalencia de anticuerpos contra citomegalovirus (CMV) en la población general es de aproximadamente el 70 % en la edad adulta. La incidencia de infección por CMV asociada a transfusión en pacientes no infectados antes es bastante elevada. La infección por CMV en personas sanas suele ser asintomática, pero los pacientes inmunodeprimidos, como los receptores de un trasplante de médula ósea o de citoblastos, sufren un mayor riesgo de complicaciones graves, incluso de morir. La prevención de la infección por CMV en personas de riesgo elevado expuestas a elementos formes de la sangre por transfusión es extremadamente importante. Por tanto, la American Association of Blood Banks recomienda que se administre sangre seronegativa para CMV o leucorreducida a los receptores de trasplantes que son negativos para CMV y a los pacientes tratados con quimioterapia con neutropenia grave, una consecuencia inesperada.

5. **Virus del Nilo Occidental.** La infección se documentó por primera vez en el hemisferio occidental en 1999, en la ciudad de Nueva York. Actualmente es una epidemia estacional que causa enfermedades febriles y neurológicas como meningoencefalitis, meningitis aséptica y parálisis flácida aguda. La transmisión por transfusión se documentó por vez primera en el año 2002, y en las regiones muy epidémicas se realizan pruebas de detección. Se calcula que el riesgo actual en esas áreas es de 1 por 1 millón de unidades transfundidas.

6. **Infecciones bacterianas.** La exclusión de donantes con signos de enfermedad infecciosa y el almacenamiento de la sangre a una temperatura de 4 °C reducen el riesgo de transmisión de infecciones bacterianas. Sin embargo, la necesidad de almacenar las plaquetas a temperatura ambiente para mantener la integridad funcional crea un medio ideal para el crecimiento bacteriano Se calcula que el índice de infección por plaquetas es de 1 por cada 1000-2000 U, con un 15 % a un 25 % de transfusiones infectadas que causan sepsis graves. Los microorganismos que infectan con más probabilidad los concentrados de plaquetas son *Staphylococcus aureus, Staphylococcus* coagulasa negativos y difteroides. Es mucho menos probable la contaminación bacteriana de los hematíes, aunque el microorganismo cultivado con mayor frecuencia es *Yersinia enterolitica,* y el índice de mortalidad por sepsis adquirida con transfusión es de un llamativo 60 %.

D. La **lesión pulmonar aguda relacionada con las transfusiones (LPART)** es un síndrome de hipoxemia grave, disnea y edema pulmonar, con frecuencia acompañado por fiebre e hipotensión, que se asocia a la transfusión sanguínea. No se conoce totalmente la fisiopatología; entre los posibles mecanismos de lesión se encuentran: *a)* sangre del donante que contiene anticuerpos leucocíticos frente a antígenos leucocíticos del receptor, lo que produce la activación de granulocitos o linfocitos y la consiguiente lesión endotelial pulmonar, y *b)* sangre del donante que contiene lípidos biológicamente activos, lo que activa los granulocitos de un modo similar. Los síntomas suelen iniciarse unas horas después de recibir la transfusión sanguínea, y los hallazgos clínicos cumplen los criterios de lesión pulmonar aguda/síndrome de dificultad respiratoria aguda (v. cap. 20). Se calcula que la incidencia de LPART es de 1-2 por cada 5 000 transfusiones. Cualquier producto transfundido que contenga plasma puede causar LPART, aunque los productos causantes documentados con mayor frecuencia son los concentrados de hematíes, el PFC y la sangre completa. La mortalidad por LPART es de aproximadamente el 5 %. El tratamiento es el mismo que el que se emplea en otras neumopatías agudas y con frecuencia necesita ventilación mecánica. La resolución suele ser rápida dada la alteración inicial grave de la oxigenación. En la mayoría de los pacientes se observa una gran mejoría clínica en 48 h y la resolución radiográfica del edema en unos días.

**VIII. Transfusiones masivas** (v. apéndice 35-1)

   **A.** La **transfusión masiva** se define arbitrariamente como la administración de al menos 8 U a 10 U de sangre transfundida en un período de 12 h.

      **1.** La transfusión de 10 U a 12 U de hematíes puede provocar una disminución del 50 % del recuento de plaquetas y producir una **trombocitopenia dilucional** que puede causar un rezumamiento difuso e incapacidad para formar coágulos.

      **2.** El ser humano sano cuenta con enormes reservas de factores de la coagulación y la homeostasis adecuada se produce generalmente con una concentración plasmática de factores de la coagulación de tan sólo el 30 % del valor normal. La concentración de factores de coagulación disminuye aproximadamente un 10 % por cada 500 ml de pérdida de sangre repuesta. También hay pequeñas cantidades de los factores de coagulación estables en el plasma de cada unidad de hematíes transfundida. La hemorragia durante una transfusión masiva por déficit de factores de la coagulación suele deberse a la disminución de los niveles de fibrinógeno y factores lábiles (V, VIII y IX). La hemorragia por hipofibrinogenemia es inusual, salvo que el valor de fibrinógeno sea inferior a 75 mg/dl. Los factores de la coagulación lábiles se administran en forma de PFC.

      **3. Otras complicaciones de la transfusión masiva** son la hipotermia por la infusión rápida de sangre, la toxicidad por citrato (sección VII.B.2) y las arritmias secundarias a hipocalciemia e hipomagnesiemia. Si existe hemorragia activa, es de esperar que se produzca hipotensión y acidemia metabólica. La hipotensión también puede deberse a depresión miocárdica por isquemia o sepsis.

      **4. Una vez que se ha iniciado una hemorragia por una coagulopatía** dilucional y trombocitopenia, **puede ser muy difícil de controlar.** Por tanto, se recomienda administrar 1 U de PFC por cada 1 U a 2 U de concentrado de hematíes. Además, hay que administrar 6 U de plaquetas por cada 10 U de concentrado de hematíes. Se prestará especial atención al uso de unidades de sangre obtenidas con recuperadores de eritrocitos. Al igual que la sangre depositada en bancos, éstas casi carecen de factores de coagulación y deben incluirse en el recuento de la transfusión.

      **5.** Además de la transfusión de los hemoderivados adecuados, la estrategia para la transfusión masiva comprende el **mantenimiento del volumen intravascular,** la administración de calcio según sea necesario para contrarrestar los efectos del citrato y el uso de **vasopresores con propiedades inótropas** como una medida *temporal* para mantener la presión arterial sistémica hasta que se establezca la euvolemia. En la fase aguda de la hemorragia, puede ser útil un monitor de llenado o gasto cardíaco. La hemorragia quirúrgica activa es una indicación para la corrección quirúrgica. Pueden considerarse los antifibrinolíticos (v. cap. 26) y emplearse si la fibrinólisis está contribuyendo a la hemorragia. Está indicado realizar análisis frecuentes del estado de la coagulación porque estos parámetros varían rápidamente en el marco de la hemorragia masiva y la transfusión. Por último, es fundamental mantener una **comunicación directa con el banco de sangre** para agilizar la preparación de hemoderivados.

      **6.** Por desgracia, no existen buenos marcadores para determinar cuándo es inútil seguir transfundiendo.

**APÉNDICE 35-1**
**Protocolo abreviado para la transfusión masiva del Massachusetts General Hospital Trauma Service**

1. El protocolo puede iniciarse en cualquier momento durante la hospitalización del paciente de traumatología, incluso antes de la llegada al MGH.

2. Los candidatos adecuados son:
   a. Cualquier paciente con una pérdida inicial de sangre de al menos el 40 % del volumen sanguíneo, o en quien se considera que va a necesitar inmediatamente una reposición de al menos 10 U de sangre.
   b. Cualquier paciente con una hemorragia continua de al menos 250 ml/h.
   c. Cualquier paciente cuando se considera clínicamente que es inminente una pérdida de sangre identificada como «A» o «B».

3. Una vez que se toma la decisión de iniciar este protocolo, el médico adecuado necesita:
   a. Notificar al banco de sangre la edad y el sexo del paciente.
   b. Asegurarse de que se obtiene una muestra del banco de sangre.

4. El compañero del banco de sangre puede ayudar a tomar decisiones.

5. Selección de hematíes:
   a. Deben disponerse de forma urgente de al menos 4 U de concentrados de hematíes del grupo O sin pruebas cruzadas para todos los pacientes Rh negativos o con factor Rh desconocido.
   b. Todos los pacientes recibirán hematíes Rh negativos mientras se organiza el inventario. Se realizará un esfuerzo por proporcionar hematíes Rh negativos a las mujeres de menos de 50 años. El banco de sangre decidirá cambiar al paciente a hematíes Rh positivos según la disponibilidad y las necesidades anticipadas.
   c. Se utilizarán hematíes del grupo O hasta conocer el grupo sanguíneo del paciente y después se le administrarán hematíes específicos para su grupo.

6. Solicitud de hemoderivados:
   Tras la evaluación inicial, si se cree que se van a necesitar más de 10 U en total, el equipo médico debe solicitar:
   a. 10 concentrados de hematíes.
   b. 10 PFC.
   c. Una dosis de plaquetas.

7. Es *esencial* que el equipo médico comunique al banco de sangre cuándo se traslada al paciente a una sala diferente.

8. Control analítico en la provisión activa de sangre en los casos que necesitan más de 10 U de concentrados de hematíes:
   a. El soporte transfusional debe individualizarse en cada paciente.
   b. Se aplican las siguientes directrices generales:
      1. Comprobar Hb, recuento de plaquetas, INR y fibrinógeno tras cada volumen de sangre perdido/transfundido.
      2. Incluir el número de unidades de «sangre obtenida mediante recuperador» en el recuento de los concentrados de hematíes.
      3. Marcar un objetivo de una proporción de dos concentrados de hematíes por 1 PFC durante la evolución de una hemorragia activa.
      4. Anticipar la aparición de fibrinólisis y tratar con antifibrinolíticos si existe hemorragia difusa activa.
      5. Comprobar que el INR es inferior a 2 y que el fibrinógeno es superior a 100. Los valores que no están entre esas cifras pueden indicar fibrinogenólisis sistémica, CID o hemodilución.
      6. Sin transfusión de plaquetas, prever una reducción a la mitad del recuento de plaquetas con cada reposición del volumen sanguíneo. Transfundir plaquetas para mantener un recuento previsto de más de 50 000/$\mu$l.

**7.** Puede utilizarse una AST o ALT establecida para documentar un hígado en shock (valores > 800), que es una indicación independiente para el tratamiento antifibrinolítico.
**c.** Controlar y tratar las alteraciones del $Ca^{2+}$ ionizado, el $K^+$, el pH y la temperatura.

**9.** No todos los pacientes con una lesión masiva pueden salvarse. La decisión de retirar el soporte en este tipo de pacientes debe realizarse mediante consenso del equipo terapéutico.

---

### Bibliografía recomendada

American Society of Anesthesiologists Task Force on Blood Component Therapy. Practice guidelines for perioperative blood transfusion and adjuvant therapies. *Anesthesiology* 2006;105:198–208.

Boehlen F, Morales MA, Fontana P, et al. Prolonged treatment of massive postpartum haemorrhage with recombinant factor VIIa; case report and review of the literature. *BJOG* 2004;111:284–287.

Boffard KD, Riou B, Warren B, et al. Recombinant factor VIIa as adjunctive therapy for bleeding control in severely injured trauma patients: two parallel randomized, placebo-controlled, double-blind clinical trials. *J Trauma* 2005;59:8–18.

Cochrane Injuries Group Albumin Reviewers. Human albumin administration in critically ill patients: systematic review of randomized controlled trials. *BMJ* 1998;317:235–340.

Corwin HL, Gettinger A, Fabian TC, et al. Efficacy and safety of epoetin alfa in critically ill patients. *N Eng J Med* 2002;357:965–976.

Dutton RP, Hess JR, Scalea TM. Recombinant factor VIIa for control of hemorrhage: early experience in critically ill trauma patients. *J Clin Anesth* 2003;15:184–188.

Fowler RA, Berenson M. Blood conservation in the intensive care unit. *Crit Care Med* 2003; 31(suppl): S715–S720.

Goodnough LT. Risks of blood transfusion. *Crit Care Med* 2003;31(suppl):S678–S686.

Gunter OL, Au BK, Isbell JM, et al. Optimizing outcomes in damage control resuscitation: identifying blood product ratios associated with improved survival. *J Trauma* 2008;65: 527–534.

Hebert PC, Wells G, Blajchman MA, et al. A multicenter, randomized, controlled clinical trial of transfusion requirements in critical care. *N Engl J Med* 1999;340:409–417.

Hess JR, Holcomb JB. Transfusion practice in military trauma. *Transfus Med* 2008;18(3): 143–150.

Holcomb JB, Wade CE, Michalek JE, et al. Increased plasma and platelet to red blood cell ratios improves outcome in 466 massively transfused civilian trauma patients. *Ann Surg* 2008;248:447–458.

Lake CL, Moore RA, eds. *Blood: hemostasis, transfusion, and alternatives in the perioperative period.* New York: Raven Press, 1995.

O'Connell NM, Perry DJ, Hodgson AJ, et al. Recombinant FVIIa in the management of uncontrolled hemorrhage. *Transfusion* 2003;43:1711–1716.

Spinella PC, Perkins JG, Grathwohl KW, et al. Effect of plasma and red blood cell transfusions on survival in patients with combat related traumatic injuries. *J Trauma* 2008;64:S69–S78.

Stainsby D, MacLennan S, Thomas D, et al. Guidelines on the management of massive blood loss. *Br J Hem* 2006;135:634.

The SAFE Study Investigators. A comparison of albumin and saline for fluid resuscitation in the intensive care unit. *N Engl J Med* 2004;350:2247–2256.

The SAFE Study Investigators. Saline or albumin for fluid resuscitation in patients with traumatic brain injury. *N Engl J Med* 2007;357:874–884.

# 36 Traumatismos neurológicos

*Sherry Chou y Marc de Moya*

## I. Traumatismo craneoencefálico

**A. Epidemiología.** Los traumatismos craneoencefálicos (TCE) son la causa más frecuente de morbimortalidad asociada a un traumatismo cerrado. Más de medio millón de pacientes sufren un TCE en Estados Unidos cada año. De ellos, aproximadamente una séptima parte se declara muerto al llegar al servicio de urgencias. En los TCE graves, la mort00alidad es del 30 %, con una incidencia de discapacidad importante que alcanza el 95 %. Los TCE también son una causa importante de mortalidad y discapacidad en el entorno militar.

**B. Mecanismos**

1. **Cerrado.** Las causas más habituales de TCE cerrados son las colisiones en accidentes de automóvil y las caídas. Los pacientes más jóvenes sufren con mayor probabilidad las primeras, y en los pacientes de más edad son más frecuentes las caídas. Las colisiones automovilísticas suelen asociarse a variaciones bruscas de la velocidad, que producen lesión por desaceleración rápida y fuerzas de cizallamiento. Habitualmente esto causa una lesión directa (golpe) y una lesión en el lado opuesto (contragolpe).

2. **Penetrante.** Las heridas por arma de fuego constituyen el tipo más frecuente de TCE penetrante. Producen lesión directa por la transmisión de energía cinética y cavitación.

**C. Clasificación clínica.** La Escala del coma de Glasgow (GCS, *Glasgow Coma Score*, tabla 36-1) divide la exploración física en tres categorías: verbal, apertura ocular y motora. La puntuación oscila entre 3 y 15.

1. **Lesión leve: GCS 14-15.** Puede haber pérdida de consciencia, aunque suele ser breve (< 5 min). Estos pacientes pueden presentar patología intracraneal asociada a pesar de la elevada puntuación en la GCS, lo que justifica un período de observación de 24 h.

2. **Lesión moderada: GCS 9-13.** Los pacientes necesitan una monitorización intensiva y pueden precisar tratamientos cruentos.

3. **Lesión grave: GCS ≤ 8.** Estos pacientes son los que sufren la mayor morbimortalidad, y necesitarán monitorización en cuidados intensivos.

**D. Evaluación inicial**

1. **Anamnesis.** La comprensión del mecanismo de la lesión, las variaciones de velocidad soportadas y los antecedentes médicos del paciente son factores importantes para determinar las lesiones asociadas, las afecciones concurrentes y el pronóstico. La información adicional sobre el comportamiento del paciente inicialmente en el escenario de la lesión comprende la actividad epiléptica, el estado mental, la capacidad para mover las extremidades y la hora de la lesión.

2. **Exploración física.** La exploración inicial en el hospital debe centrarse en:

   a. **Constantes vitales.** Se buscarán signos de **respuesta de Cushing**: hipotensión asociada a bradicardia y cambios en el patrón respiratorio. Son signos de herniación del tronco encefálico. En la hemorragia intracraneal pueden producirse arritmias y diversas variaciones del patrón respiratorio: bradipnea, taquipnea, respiración de Cheyne-Stokes y apnea. Estos patrones respiratorios se asocian a hiperventilación o hipoventilación. La hipotensión importante casi nunca se asocia a lesiones craneoencefá-

| TABLA 36-1 | Escala del coma de Glasgow |
|---|---|
| **Categoría** | **Puntuación** |

| **Mejor respuesta motora** | |
|---|---|
| Obedece órdenes | 6 |
| Localiza | 5 |
| Se aparta del dolor | 4 |
| Flexión anómala | 3 |
| Extensión anómala | 2 |
| Ninguna | 1 |
| **Respuesta verbal** | |
| Orientado | 5 |
| Confuso | 4 |
| Palabras inadecuadas | 3 |
| Sonidos incomprensibles | 2 |
| Ninguno | 1 |
| **Apertura ocular** | |
| Espontáneamente | 4 |
| Cuando se le habla | 3 |
| Respondiendo al dolor | 2 |
| Ninguna | 1 |

Nota: la mayor puntuación es de 15 y la menor puntuación posible es de 3. La puntuación puede verse limitada por intubación o parálisis, lo que se indica añadiendo todas las puntuaciones posibles y añadiendo 1 más T o P.

licas aisladas en el momento inmediato, sino que más bien suele observarse en el contexto de otras lesiones asociadas (shock neurógeno o hemorrágico).

**b. Inspección/palpación.** La equimosis periorbitaria (ojos de mapache) o la retroauricular (signos de Battle), la otorrea, la rinorrea y la salida de sangre por el conducto auditivo se asocian a fracturas de la base del cráneo. Las fracturas craneales con hundimiento, las laceraciones y la inestabilidad maxilar pueden asociarse también a una lesión intracraneal importante. Hay que señalar que las laceraciones del cuero cabelludo pueden causar una pérdida importante de sangre.

**3. Diagnóstico por la imagen**

**a.** La **tomografía computarizada (TC)** es la técnica de primera línea para clasificar un TCE. El Marshall Classification System para la lesión axónica difusa se utiliza con fines pronósticos y de investigación. Las TC han facilitado a los profesionales la clasificación de la lesión cerebral según la presencia de sangre. **Sin utilizar contrastes intravenosos,** puede identificarse la presencia de sangre reciente en las regiones subdural, epidural, subaracnoidea, intraparenquimatosa o intraventricular. La lesión axónica difusa se produce con la lesión por cizallamiento, y puede mostrar pequeñas hemorragias petequiales difusas en la TC. Si se añade contraste intravenoso, pueden realizarse angiotomografías para evaluar el sistema cerebrovascular por si existen lesiones vasculares asociadas.

**b.** La **resonancia magnética (RM)** proporciona información más detallada sobre el parénquima; sin embargo, interviene poco en el cambio de tratamiento durante la fase aguda. La RM puede proporcionar información pronóstica adicional al mostrar áreas de tejido desvitalizado frente a edema tisular. La **angiorresonancia o angiografía con RM** (ARM) es otro método para evaluar el sistema cerebrovascular.

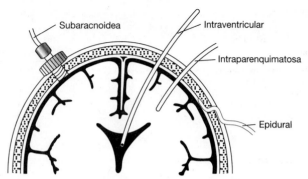

**FIGURA 36-1.**   Ilustración de cuatro métodos diferentes para la transducción de la presión intracraneal. (De Lee KR, Hoff JT. Intracranial pressure. En: Youmans JR, ed. *Neurological surgery.* 4th ed. Filadelfia: WB Saunders, 1996:505, con autorización.)

**E. Monitorización**

1. Los monitores de **presión intracraneal (PIC)** más utilizados son los catéteres intraparenquimatosos o intraventriculares, aunque se dispone también de otros tipos (fig. 36-1).

   a. **Indicaciones.** Las directrices de la Brain Trauma Foundation proporcionan recomendaciones de nivel II para que se controle la PIC de todos los pacientes con una GCS ≤ 8 y alteraciones en la TC (hematomas, contusiones, inflamación, herniación o compresión de las cisternas basales). Se proporciona una recomendación de nivel III para los pacientes con una GCS ≤ 8 y una TC normal, si se cumplen como mínimo dos de las siguientes condiciones: edad > 40 años, postura unilateral o bilateral, o presión arterial sistólica < 90 mm Hg.

   b. **Interpretación** de la medición de la PIC. **Una PIC > 20 mm Hg se considera anómala** e indica que debe realizarse una evaluación rápida del paciente. La PIC puede utilizarse para orientar el tratamiento y para medir los efectos del mismo. La elevación de la PIC suele deberse a un efecto expansivo debido a la particular relación entre el contenido de la bóveda craneal (un volumen fijo) y el contenido del cráneo (encéfalo, sangre, LCR), conocida también como doctrina de Monro-Kellie. Para mantener una presión constante, cuando uno de los componentes aumenta los otros deben reducir el volumen. Cuando el parénquima cerebral se inflama, el LCR se reduce al mínimo y el flujo sanguíneo puede llegar a eliminarse.

   c. Las ondas de **presión** (fig. 36-2) son variaciones rítmicas en el trazado de la PIC.

   d. La **herniación cerebral** es el resultado final de la suma de las presiones en la bóveda craneal. Cuando los compartimentos intracraneales alcanzan determinadas presiones elevadas, la sustancia encefálica se desplaza y produce una compresión secundaria sobre otras estructuras del sistema nervioso central (SNC), lo que puede causar la respuesta de Cushing (bradicardia e hipertensión).

   (1) La **hernia tentorial** suele conllevar el desplazamiento del borde medial del gancho *(uncus)* y la circunvolución del hipocampo medialmente y sobre el borde homolateral del tentorio (tienda), comprimiendo el mesencéfalo. Puede estirarse o comprimirse el par craneal III homolateral o contralateral, y causar dilatación pupilar y parálisis del par III. Los pacientes pueden presentar inmediatamente anisocoria (pupilas asimétricas), que puede evolucionar a dilatación pupilar intensa y hemiparesia contralate-

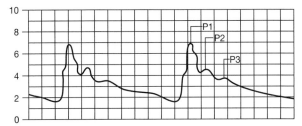

**FIGURA 36-2.** Morfología de la gráfica de presión intracraneal (PIC) en un contexto de PIC y distensibilidad normales. Se observa variación con cada ciclo cardíaco y respiratorio. P1, P2 y P3 son pulsaciones cardíacas. Los incrementos de la medida son en mm Hg. (De Lee KR, Hoff JT. Intracranial pressure. En: Youmans JR, ed. *Neurological surgery.* 4th ed. Filadelfia: WB Saunders, 1996:497, con autorización.)

ral. En algunos casos, la hernia tentorial produce el desplazamiento hacia la línea media del tronco del encéfalo y compresión del pedúnculo cerebral contralateral sobre el borde contralateral del tentorio (o hendidura de Kernohan). Esto causará una debilidad paradójica de hemiplejía homolateral respecto a la lesión craneal.

(2) La **hernia subfalciforme** se produce con mayor frecuencia cuando la circunvolución del cuerpo calloso del lóbulo frontal es empujada bajo la hoz del cerebro tras el efecto expansivo de una lesión homolateral. Puede comprimirse la arteria cerebral anterior (ACA) entre la circunvolución del cuerpo calloso y la hoz del cerebro, y causar un infarto de la ACA homolateral o contralateral. Pueden observarse signos clínicos de hipertonía o paresia en la extremidad inferior contralateral.

(3) La **hernia transtentorial central** es el desplazamiento inferior de los núcleos basales y los hemisferios cerebrales, mientras el diencéfalo y el mesencéfalo adyacente son empujados a través de la hendidura tentorial. Esto suele deberse a una lesión del vértice o los polos frontal-occipital. Es frecuente que se manifieste inicialmente con alteración de la mirada vertical y postura en extensión bilateral.

(4) La **hernia cerebelosa ascendente** es una lesión poco frecuente que se caracteriza por la hernia ascendente del vermis y los hemisferios cerebelosos a través de la abertura tentorial, y que suele deberse a lesiones expansivas infratentoriales.

(5) La **hernia amigdalina del cerebelo** es el desplazamiento inferior de las amígdalas cerebelosas a través del agujero occipital, generalmente debido a un efecto expansivo en la fosa posterior. Los síntomas son rigidez de nuca, alteraciones hemodinámicas y del ritmo cardíaco, depresión respiratoria y apnea, y puede evolucionar rápidamente a la muerte.

e. **Hidrocefalia.** La hidrocefalia comunicante suele deberse a la presencia de sangre, que obstruye el flujo del líquido cefalorraquídeo (LCR) en el espacio subaracnoideo y altera su absorción a través de las vellosidades aracnoideas. La hidrocefalia no comunicante suele deberse a una obstrucción del flujo del LCR en el cuarto ventrículo, el acueducto cerebral, el tercer ventrículo o el agujero interventricular por sangre coagulada o por compresión.

2. **Oxigenación/perfusión encefálica**

a. **Oxigenación tisular.** El aporte de oxígeno al encéfalo depende de varios factores. La cantidad de oxígeno proporcionada y/o extraída del encéfalo puede monitorizarse. Estas cantidades pueden medirse mediante monitorización directa del oxígeno tisular encefálico o, de forma indirecta, mediante determinaciones continuas de la saturación del bulbo venoso yugular. Ambas técnicas presentan importantes limitaciones. Los monitores de oxígeno tisular encefálico sólo pueden medir la saturación de oxígeno en la pequeña cantidad de tejido que rodea el punto de inserción de la sonda. Las mediciones de la saturación del bulbo venoso yugular no reflejan hipoxia encefálica focal regional. Algunos han aconsejado estas determinaciones como criterios de valoración de la reanimación con un 50 % como valor limítrofe para la saturación de oxígeno y 15 mm Hg como valor limítrofe para las mediciones tisulares directas.

    **b.** La **presión de perfusión cerebral (PPC)** es la diferencia entre la presión arterial media y la PIC medida en mm Hg. Los datos actuales apoyan el mantenimiento de una PPC ≥ 60 mm Hg en los pacientes con TCE. La PPC puede mantenerse disminuyendo la PIC o aumentando la PAM usando vasopresores en un paciente euvolémico. No existe acuerdo en la bibliografía sobre el uso de tratamientos dirigidos a la PPC, aunque es el modelo de referencia actual.

## F. Tratamiento

### 1. Descompresión quirúrgica

    **a. Drenaje del LCR.** Pueden colocarse **ventriculostomías** para drenar terapéuticamente parte del LCR mientras se monitoriza la PIC. Es particularmente útil en casos de hemorragia intraventricular que puede causar una hidrocefalia no comunicante. En estos casos existe un riesgo de infección de hasta el 6 % al 10 %.

    **b. Craneotomía/cranectomía.** Las indicaciones para evacuar quirúrgicamente un hematoma varían según los tipos de hematoma.

        **(1)** Hematoma **epidural** (HED): > 30 cm$^3$ independientemente de la GCS. Los pacientes con HED < 30 cm$^3$ con ≤ 1,5 cm de grosor y desplazamiento de la línea media < 0,5 cm con GCS > 8 y sin déficits focales pueden mantenerse en estricta observación con exploraciones y/o TC craneales seriadas.

        **(2)** Hematoma **subdural** (HSD): si tiene más de 10 mm de tamaño o existe un desplazamiento de la línea media > 5 mm, deberá evacuarse independientemente de la puntuación de la GCS. Los pacientes con GCS < 9, HSD < 10 mm y desplazamiento de la línea media < 5 mm y cuya puntuación de la GCS ha disminuido dos puntos desde la monitorización inicial, o presentan anisocoria o PIC > 20 mm Hg, deben considerarse candidatos a la evacuación quirúrgica del hematoma.

        **(3)** Hemorragias **intraparenquimatosas** traumáticas. Los pacientes con lesiones expansivas parenquimatosas y signos de deterioro neurológico progresivo atribuible a una lesión, hipertensión intracraneal (HIC) que no responde al tratamiento médico o signos de efecto expansivo en la TC deben tratarse quirúrgicamente. Los pacientes con GCS de 6-8 con contusiones frontales o temporales > 20 cm$^3$, con desplazamiento de la línea media > 5 mm y/o compresión de las cisternas en la TC, y los pacientes con cualquier lesión de más de 50 cm$^3$ deben someterse a una intervención quirúrgica. En este caso, el tratamiento quirúrgico consiste en una hemicranectomía descompresiva y duraplastia, con lo que se crea más espacio para la inflamación encefálica hacia fuera y, por tanto, se controla la presión intracraneal.

### 2. Tratamiento de la PIC

    **a.** Los **agentes osmóticos** actúan desplazando líquido de los espacios intracelular e intersticial al espacio intravascular. También pueden tener mecanismos antiinflamatorios u otros mecanismos protectores.

        **(1)** El **manitol** suele utilizarse cuando la PIC se mantiene por encima de 20 mm Hg durante más de 10 min. La dosis es de **0,5 g/kg a 1 g/kg** cada **4-6 h.** Debe utilizarse en pacientes euvolémicos. El **hiato osmótico > 10,** un **Na$^+$ sérico > 160 mEq** o la **osmolaridad sérica > 320 mOsm** son criterios de valoración generales además de la disminución de la PIC. El hiato osmótico es la diferencia entre la osmolalidad sérica medida y la calculada. Un hiato osmótico > 10 indica la presencia continua de manitol en el suero del paciente, situación en la que las dosis adicionales de manitol son menos eficaces. Los posibles riesgos asociados al manitol son hipovolemia, insuficiencia renal y empeoramiento del edema cerebral debido a la migración del fármaco a regiones encefálicas lesionadas. El uso del manitol para controlar la PIC puede llegar a ser menos eficaz con el tiempo.

**(2) Solución salina hipertónica.** Estas soluciones pueden utilizarse de diversas formas. La solución de **NaCl al 3 %** en bolo de 125 cm³ a 250 cm³ cada 6 h o una infusión continua a un ritmo de 0,5-1 (cm³/kg)/h se dirige a la PIC deseada. La solución de **NaCl al 23,4 %**, con un bolo de 30 cm³ en 30 min (cada 4-6 h) es otro método eficaz para disminuir la PIC. Estudios aleatorizados a pequeña escala han sugerido que el uso de bolos de solución salina hipertónica puede ser más eficaz en el control de la PIC en los pacientes con TCE. Los posibles riesgos de las soluciones salinas hipertónicas son: mielinólisis pontina central, convulsiones, insuficiencia cardíaca congestiva, hipopotasiemia, acidosis hiperclorémica, coagulopatía, flebitis e insuficiencia renal. Debe retirarse cuando el sodio sérico es > 160 mEq/l.

**b.** Los **diuréticos del asa** (10-20 mg de furosemida i.v. cada 4-6 h) pueden ser útiles en el tratamiento subagudo de la HIC.

**c.** En todos los pacientes con riesgo de HIC debe **elevarse la cabeza de 35° a 40°** por encima de la horizontal. Otras maniobras posturales son **evitar la rotación de la cabeza,** lo que puede obstruir parcialmente el drenaje venoso, y asegurarse de que los collarines cervicales no están demasiado apretados.

**d. Sedación y analgesia adecuadas.** Deben administrarse opiáceos y sedantes de corta acción, es decir, sulfato de morfina intravenoso o fentanilo y propofol para asegurar el bienestar del paciente y una menor PIC.

**e. Tratamiento metabólico**

**(1)** Los barbitúricos reducen la PIC a través de varios mecanismos, entre ellos la reducción del índice metabólico cerebral para el oxígeno, la disminución del flujo sanguíneo cerebral y el volumen sanguíneo cerebral, y la inhibición de la peroxidación de radicales libres.

  **i.** El **pentobarbital** es el barbitúrico más utilizado. Se usa en forma de bolo intravenoso de 10 mg/kg durante 30 min, seguida de un bolo intravenoso de 5 mg/kg cada hora durante 3 h y, a continuación, una infusión de mantenimiento de 1 (mg/kg)/h para mantener una concentración sérica de pentobarbital de 3 mg/dl a 4 mg/dl. En un estudio clínico aleatorizado de pacientes con lesión cerebral grave, se ha demostrado que esta pauta mejora el control de la PIC.

  **ii.** El **tiopental** es un barbitúrico menos estudiado que se utiliza habitualmente como premedicación para la intubación de pacientes con riesgo de PIC elevada. Un bolo intravenoso de 250 mg de tiopental puede reducir la PIC durante 15 min a 20 min.

**(2)** Los **efectos adversos de los barbitúricos** son: hipotensión, depresión miocárdica, vasodilatación, íleo, alteración de la regulación térmica y mayor predisposición a las infecciones. Los pacientes tratados con pentobarbital en el coma inducido necesitan reposición volumétrica adecuada y, con frecuencia, apoyo vasopresor e inótropo. El uso de barbitúricos se asocia a una mayor incidencia de neumonía, alteración de la función hepática y síndrome séptico.

**f. Hipotermia.** La disminución de la temperatura cerebral puede reducir la PIC al disminuir el metabolismo cerebral y alterar el flujo sanguíneo cerebral. Estudios a pequeña escala de la hipotermia leve a moderada (temperatura de 33-36 °C) en el TCE han demostrado mejoría del control de la PIC, disminución del índice metabólico cerebral de oxígeno y mayor acoplamiento entre el flujo sanguíneo cerebral y el índice metabólico cerebral de oxígeno.

El efecto de la hipotermia sobre la evolución neurológica no es concluyente. Por ello, la hipotermia inducida no se ha aceptado ampliamente como tratamiento de referencia en los TCE. Es una opción terapéutica para la PIC elevada tras un neurotraumatismo.

(1) Las **posibles complicaciones** son: coagulopatía, hipotensión, bradicardia y aumento de la predisposición a las infecciones. La hipotermia inducida está contraindicada en pacientes con una hemorragia no controlada.

g. **Corticoesteroides**

(1) El uso de corticoesteroides **carece de función en el tratamiento del incremento de la PIC inducida por un traumatismo.**

(2) Sólo se ha observado una eficacia uniforme del uso de corticoesteroides en pacientes con aumento de la PIC por edema angiógeno grave debido a una neoplasia intracraneal que se expande rápidamente. En el edema cerebral asociado a una **neoplasia** intracraneal, la dexametasona (hasta 10 mg i.v. cada 4 h) puede reducir el edema cerebral y mejorar la función neurológica.

(3) El uso empírico de corticoesteroides en pacientes con **meningitis bacteriana** se ha asociado a una mejor evolución, tanto si había aumento de la PIC como si no.

3. Síndrome compartimental torácico/abdominal

a. La **presión teleespiratoria positiva (PTEP)** se ha asociado a un aumento de la PIC. El presunto mecanismo es la transmisión de presión a estructuras mediastínicas, lo que altera el flujo de salida venoso cerebral. Aunque la relación entre la PTEP y la PIC no se observa en todos los pacientes, el aumento de la primera debe realizarse cuidadosamente, y la PIC se monitorizará rigurosamente en los pacientes con PIC elevada.

b. **El aumento de las presiones intraabdominales (PIA)** se ha asociado a elevación de la PIC en pacientes con traumatismos craneoencefálicos graves. En los pacientes que han sufrido un traumatismo y presentan una elevación de la PIC que no responde al tratamiento, deberá considerarse la posibilidad de un «síndrome multicompartimental» (abdomen y cráneo). Se ha documentado que la laparotomía descompresiva es un tratamiento eficaz del aumento de la PIC resistente al tratamiento en pacientes de traumatología con hipertensión intraabdominal asociada (presión vesical > 20 mm Hg).

4. **Consideraciones generales (sistémicas)**

a. **Perfusión cerebral** y **presión arterial**. En los TCE, la hipotensión prehospitalaria se asocia a una evolución desfavorable. La hipotensión sistémica puede causar una reducción de la presión de perfusión cerebral (PPC) y empeorar una lesión cerebral secundaria. La disminución de la PPC puede ser exagerada en el TCE por una alteración de la autorregulación cerebral que normalmente protege a los pacientes de la hipoperfusión cerebral.

b. La **hipoxia sistémica** puede reducir el aporte de oxígeno al cerebro, y dar lugar a lesiones cerebrales secundarias. No se ha establecido la saturación óptima de oxígeno en sangre arterial para mantener la oxigenación cerebral. Al tratar a los pacientes con TCE, y particularmente a los que tienen una PIC elevada, se recomienda que el médico mantenga enérgicamente una oxigenación normal ($SpO_2$ > 93 %).

c. **Ventilación.** La ventilación óptima debe mantener una $PaCO_2$ de 35 mm Hg a 40 mm Hg. Es eficaz utilizar brevemente la hiperventilación para reducir la PIC, pero el mantenimiento de una hiperventilación constante empeora la evolución neurológica. Estas evoluciones desfavorables pueden estar relacionadas con la vasoconstricción que se produce con la hiperventilación y la $PaCO_2$ < 30 mm Hg asociada.

d. **Tratamiento de la hipertermia.** Los efectos nocivos de la hipertermia en las lesiones del SNC son el aumento de la demanda metabólica cerebral, el aumento de la PIC y la reducción del umbral epiléptico. La hipertermia debe tratarse enérgicamente en todos los pacientes con lesiones neurológicas graves. Las opciones terapéuticas consisten en antipiréticos como el paracetamol, dispositivos de calentamiento superficial, dispositivos para calentamiento endovascular y control de los escalofríos y tiritonas. Muchos de los fármacos que se usan asociados a un traumatismo craneoencefálico (TCE) (p. ej., antiepilépticos y antibióticos) pueden inducir hipotermia como efecto secundario. Estos fármacos deberán evitarse o cambiarse en los pacientes con hipertermia que no responde al tratamiento.

e. **Tratamiento de la hiperglucemia.** En estudios a pequeña escala se ha sugerido la asociación entre la hiperglucemia y evoluciones neurológicas desfavorables en pacientes con diferentes tipos de lesiones neurológicas graves. Sigue sin poderse afirmar que el tratamiento de la hiperglucemia mejore la evolución neurológica global en los traumatismos neurológicos. Los estudios en los que se utilizan catéteres para microdiálisis cerebral han demostrado niveles críticos de hipoglucemia cerebral tras hipoglucemia sistémica. En los pacientes con lesiones neurológicas graves deberá evitarse la hipoglucemia en el tratamiento de la hiperglucemia. Un objetivo razonable es una glucemia de 120 mg/dl a 150 mg/dl.

f. **Profilaxis secundaria.** Los pacientes con lesiones cerebrales traumáticas graves se encuentran en las categorías de mayor riesgo de sufrir complicaciones tromboembólicas, úlceras gástricas agudas y neumonía nosocomial. Se recomienda tratar a todos estos pacientes con dispositivos de compresión secuencial como profilaxis de la **tromboembolia** mecánica, salvo que exista alguna contraindicación (p. ej., quemadura o isquemia en las extremidades). Se recomienda administrar a todos los pacientes con traumatismos neurológicos heparina no fraccionada ajustada a la dosis o heparina de bajo peso molecular como quimioprofilaxis tan pronto como se estabilizan las hemorragias sistémicas y cerebrales. El inicio precoz de la **nutrición enteral,** el aumento del pH gástrico con el uso de antihistamínicos $H_2$ o inhibidores de la bomba de protones, y la evitación del uso innecesario de corticoesteroides son medidas profilácticas eficaces frente a las úlceras gastroduodenales agudas en esta población de pacientes. La **elevación de la cabeza,** la descontaminación bucal (p. ej., uso diario de clorhexidina oral) y la retirada gradual precoz del respirador son métodos eficaces para reducir el riesgo de neumonía nosocomial en los pacientes con lesión cerebral traumática.

g. Se ha demostrado que la **profilaxis de las convulsiones** tras un TCE reduce la incidencia de crisis epilépticas durante los primeros 7 días tras la lesión, aunque las convulsiones no se han asociado a una evolución desfavorable. Basándose en este estudio, los pacientes que han sufrido neurotraumatismos se han tratado de forma sistemática con antiepilépticos durante 7 días. Algunas lesiones traumáticas como el HSD y las contusiones cerebrales hemorrágicas (particularmente las localizadas en los lóbulos temporales) se asocian a una mayor incidencia de convulsiones, y estos pacientes pueden tener una indicación de un uso más prolongado de antiepilépticos. No existen datos clínicos que apoyen el uso o no de antiepilépticos en subpoblaciones especiales de pacientes con neurotraumatismos. La incidencia de un estado epiléptico no convulsivo subclínico en pacientes con lesiones cerebrales en coma es de **hasta el 30%.** La evaluación electroencefalográfica (EEG) sistemática o el control electroencefalográfico continuo durante 24 h (o ambos) puede estar indicado en pacientes de riesgo elevado con lesión cerebral traumática y coma. Los pacientes que han presentado convulsiones clínicas en el momento de sufrir el TCE o después de éste deben mantenerse con una dosis completa de antiepilépticos durante más tiempo.

## II. Tratamiento en la UCI de las lesiones medulares traumáticas

**A.** La incidencia de lesión medular traumática (LMT) en Estados Unidos es de aproximadamente 11 000 nuevos casos al año, o 40 nuevos casos por millón de personas. En este país viven alrededor de 450 000 personas con LMT. La edad promedio en que se producen es de 31,8 años, con una proporción entre hombres y mujeres de 4:1. La LMT se manifiesta con mayor frecuencia con tetraplejía incompleta (31 %) o paraplejía completa (27 %).

**B. Evaluación inicial**

**1. Inmovilización de la columna vertebral**

**a. Transporte.** Todos los pacientes con una presunta lesión medular traumática deben ser transportados con inmovilización de la columna vertebral, que consiste en el uso de collarín cervical rígido, soportes laterales, y esparadrapo o correas para asegurar todos los elementos a una tabla rígida. Si el paciente sufre vómitos, la tabla puede girarse rápidamente 90° para tratar de reducir al mínimo la aspiración. El paciente debe permanecer inmovilizado con la columna vertebral en posición neutra, y se utilizarán técnicas de **giro en bloque** para mover a los pacientes en los que se sospeche una lesión medular traumática.

**2. Evaluación clínica**

**a.** El objetivo de la evaluación clínica de una lesión medular traumática es **evitar una lesión secundaria** debida al movimiento de una columna vertebral inestable, la hipoxia y la alteración hemodinámica. El primer paso de la evaluación clínica será asegurar la vía respiratoria, la oxigenación, la estabilidad hemodinámica y buscar posibles lesiones concurrentes potencialmente mortales.

**b.** En el 67 % de los pacientes con lesión medular traumática se produce afectación **respiratoria**, que puede consistir en neumonía por aspiración, atelectasia y, posteriormente, neumonía infecciosa e insuficiencia respiratoria (22,6 %). Los signos de insuficiencia respiratoria inminente son el aumento de la frecuencia respiratoria, el aumento del trabajo respiratorio y el aumento de la necesidad de oxígeno complementario.

**c.** Los pacientes **con afecciones cardiovasculares** y lesión medular alta pueden presentar bradicardia, hipotensión, alteración de la regulación térmica, disautonomía, insuficiencia respiratoria y/o shock neurógeno.

**(1)** El **shock neurógeno** por lesión medular se manifiesta con bradicardia, hipotensión e hipotermia. El tratamiento inmediato consiste en la reposición hídrica enérgica con cristaloides y el uso de vasopresores. Los agonistas $\alpha$ como la **fenilefrina** pueden añadirse para el tratamiento de la resistencia vascular periférica baja por simpatectomía funcional. En la bradicardia grave pueden ser necesarios los agonistas $\beta_1$.

**(2)** La **hipotensión** se ha asociado a lesión neurológica secundaria en la lesión medular y debe evitarse. Puede ser útil mantener la perfusión de la médula espinal manteniendo una PAM por encima de 85 mm Hg durante 7 días.

**(3)** En las lesiones cervicales es frecuente que se produzca **disfunción autónoma** como bradicardia y shock neurógeno. También puede observarse disreflexia autónoma, pero para ello se necesita que los reflejos medulares estén intactos y no se produce hasta que los pacientes han superado el shock medular.

**d.** Evaluación del grado de deterioro. En muchos centros y estudios clínicos a gran escala se utiliza la escala de deterioro de la American Spinal Injury Association (ASIA) para cuantificar el grado de deterioro neurológico en la lesión medular. En la tabla 36-2 se resumen las categorías de la escala de deterioro ASIA. En la tabla 36-3 se enumeran las funciones motoras de los niveles medulares y los reflejos asociados.

**C. Síntomas y signos clínicos de la lesión medular traumática**

**1. Síndrome de sección medular completa.** Los pacientes con sección medular completa pierden todas las funciones motoras y todos los tipos de sensibili-

| | | |
|---|---|---|
| **TABLA 36-2** | | Escala de deterioro y definiciones de la American Spinal Injury Association (ASIA) |

| Categoría de deterioro | Clasificación | Descripción |
|---|---|---|
| A | Completa | Sin función motora ni sensitiva residual en los segmentos sacros S4-5 |
| B | Incompleta | La función sensitiva se conserva, pero no la motora, por debajo del nivel neurológico (incluyendo los segmentos sacros S4-5) |
| C | Incompleta | Se conserva la función motora por debajo del nivel neurológico, y más de la mitad de los músculos esenciales por debajo del nivel neurológico tienen un grado muscular < 3 |
| D | Incompleta | Se conserva la función motora por debajo del nivel neurológico, y al menos la mitad de los músculos esenciales por debajo de ese nivel tienen un grado muscular ≥ 3 |
| E | Normal | Las funciones motora y sensitiva son normales |

**Definiciones**

| | |
|---|---|
| Nivel neurológico de la lesión | Nivel más caudal en el que están intactas tanto la función motora como la sensitiva |
| Nivel motor | Nivel más caudal en el que el grupo muscular es de grado 3/5 o mayor, con los segmentos más superiores con fuerza de grado normal (5/5) |
| Nivel sensitivo | Dermatoma más caudal con sensibilidad normal bilateral tanto al pinchazo con alfiler como al roce |
| Nivel esquelético | Nivel en el que, mediante exploración radiológica, se localiza la mayor lesión vertebral |

dad, así como todos los reflejos a la altura o por debajo del nivel de la lesión medular. Este síndrome se asocia inmediatamente a sideración medular, en la que los pacientes presentan parálisis flácida con ausencia completa de reflejos y actividad autónoma por debajo del nivel de la lesión, incluidas las funciones vesical e intestinal. En algunos casos también disminuyen los reflejos medulares por encima del nivel de la lesión. El shock medular aparece minutos después de la sección medular completa, y puede durar días o semanas. Una vez resuelto, los pacientes con sección medular completa sufrirán hiperreflexia y parálisis espástica por debajo del nivel de la lesión medular.

2. **Síndrome de Brown-Séquard.** Se trata del síndrome de **hemisección medular.** Se produce una pérdida de sensibilidad postural (estatestesia) y vibratoria (palestesia) por debajo del nivel de la lesión medular en el mismo lado, y una pérdida de la sensibilidad dolorosa (estimulación con alfiler) y térmica en el lado opuesto de la médula espinal. Se observa debilidad muscular del tipo de motoneurona superior en el mismo lado de la lesión medular. A nivel de la lesión existe una banda de pérdida de todo tipo de sensibilidad en el mismo lado de la lesión.

3. **Síndrome medular central.** Es el síndrome de lesión medular más frecuente y constituye aproximadamente el 9% de las lesiones medulares traumáticas. Se manifiesta con debilidad mayor en brazos que en piernas, y una zona de anestesia similar a una capa o manto que afecta a los hombros y los brazos. Este síndrome generalmente aparece con traumatismos en pacientes de edad avanzada con espondilosis cervical, pero también puede observarse en pacientes más jóvenes, y se cree que es una lesión por hiperextensión que causa ede-

| ▓▓▓ T A B L A ▓▓▓ <br> **36-3** | Funciones motoras según los niveles medulares |
|---|---|

| Segmento medular | Función motora | Arco reflejo |
|---|---|---|
| C3-4 | Elevación (encogimiento) de hombros | |
| C3-5 | Movimiento diafragmático | |
| C1-C6 | Flexores cervicales | |
| C1-T1 | Extensores cervicales | |
| C5-6 | Abducción y elevación del brazo, flexión del codo | Reflejos braquiorradial y pectoral |
| C6-C8 | Extensión del codo, supinación del antebrazo, extensión de la muñeca y los dedos, y pronación del antebrazo | Reflejos bicipital y tricipital |
| C7-T1 | Flexión de la muñeca, movimiento de pequeños músculos de la mano | Reflejo flexor de los dedos |
| T1-T6 | Músculos intercostales | |
| T7-L1 | Músculos abdominales | Reflejos abdominales |
| L1-L3 | Flexión de la cadera | Reflejo cremastérico |
| L2-L4 | Extensión de la rodilla y aducción del muslo | Reflejo rotuliano y reflejo del aductor |
| L4-5, S1 | Dorsiflexión del pie, extensión de los dedos | |
| L5, S1-2 | Flexión de la rodilla | |
| L5, S1-2 | Flexión plantar del pie y flexión de los dedos | Reflejo aquíleo |
| S1-S3 | Tono del músculo del esfínter anal | Reflejo anal («guiño» anal) |

ma de la médula espinal. Suele tener mejor pronóstico que otros tipos de síndromes de lesión medular.

4. **Síndrome medular anterior.** Generalmente se produce por la oclusión de la arteria espinal anterior. El paciente presenta distintos grados de parálisis por debajo del nivel de la lesión medular vascular, con pérdida completa de la sensibilidad dolorosa y térmica, pero conservando la sensibilidad al tacto, la vibratoria y la postural articular.

5. **Síndrome de la *tabes dorsal*.** Se produce tras una lesión de la parte posterior de la médula espinal que causa ataxia por la pérdida de la sensibilidad postural articular y vibratoria. Las lesiones de las raíces lumbosacras producen alteración de la función intestinal, vesical y sexual, así como un dolor lancinante que es característico de este síndrome.

6. **Síndrome de la cola de caballo.** La cola de caballo está compuesta por raíces nerviosas lumbosacras en el saco tecal por debajo de la finalización de la médula espinal. La lesión traumática de esta zona produce síntomas de compresión radicular y dolor, así como importantes síntomas de disfunción intestinal, vesical y sexual. Las lesiones en este nivel de la columna vertebral no pueden causar un patrón de debilidad muscular de motoneurona superior.

**D. La evaluación radiológica urgente** es importante para determinar la extensión de la lesión medular traumática. Las pruebas radiológicas de los pacientes con una posible lesión medular traumática deben incluir al menos radiografías simples anteroposterior y lateral de toda la columna vertebral. Sin embargo, para las fracturas vertebrales es más sensible la TC de la columna vertebral con reformateado sagital y coronal, y se ha convertido en la norma habitual en algunos centros traumatológicos, sustituyendo a las radiografías simples.

1. Cuando no se dispone de TC, la evaluación de la columna cervical se realizará con radiografías simples anteroposterior y lateral de la columna cervical para incluir la unión C7-T1 y una imagen con la boca abierta para evaluar una fractura o luxación de C1 o la apófisis odontoides (C2).

2. Debe realizarse una evaluación completa de la columna vertebral porque en el 5 % al 30 % de los pacientes con lesión medular traumática se producen fracturas vertebrales en múltiples niveles no contiguos. Las fracturas de la primera y segunda costilla se asocian a lesión medular, especialmente a nivel C6-7.

3. La RM es útil para diagnosticar alteraciones de la médula espinal, roturas discales, hematoma epidural (HED) o lesiones ligamentosas asociadas a la lesión medular traumática.

4. La **angiotomografía o angiografía con TC** es útil para evaluar lesiones vasculares asociadas en las arterias carótidas y vertebrales. Los pacientes con luxaciones de la columna cervical, fracturas a través del agujero transverso en la columna cervical y fracturas de la base del cráneo tienen mayor riesgo de sufrir disecciones traumáticas asociadas de las arterias carótidas y vertebrales. En la tabla 36-4 se muestran los criterios de detección en los traumatismos cerrados. Estas lesiones suelen asociarse a TCE y hemorragia. Hay que sopesar el uso de anticoagulación sistémica frente al riesgo de aumentar la hemorragia intracraneal. En general, una vez que se observa en las TC posteriores que la hemorragia se ha estabilizado, es razonable considerar la anticoagulación en caso de lesión cerebrovascular importante.

   a. **Opciones de tratamiento**

     (1) **Lesión mínima de la íntima:** se mantendrá al paciente en observación y se repetirá la prueba al cabo de 7 días.

     (2) **Afectación de más del 25 % de la luz/seudoaneurisma/trombosis**

       i. Si la lesión es accesible quirúrgicamente, se reparará; de lo contrario, se considerará la anticoagulación.

       ii. Riesgo elevado de hemorragia: considerar ácido acetilsalicílico.

       iii. Riesgo escaso de hemorragia: heparina intravenosa para lograr un TTP de 50 s a 60 s.

     (3) **Extravasación activa:** considerar la embolización.

E. **Liberación de la columna cervical**

1. Los pacientes conscientes, sin intoxicación y asintomáticos (sin dolor, sin lesiones neurológicas o lesiones por distensión o separación) no necesitan evaluación radiológica alguna.

2. Los pacientes conscientes, sin intoxicación, con una función neurológica y estudios de la columna cervical normales, pero *con dolor cervical,* pueden evaluarse de nuevo con radiografías dinámicas en flexión/extensión o RM de la columna cervical a las 48 h de producirse la lesión.

**TABLA 36-4** Directrices para los criterios de detección de las lesiones cerebrovasculares cerradas

**Neurológicos**
- Signos de accidente cerebrovascular o accidente isquémico transitorio
- Síndrome de Horner
- Exploración neurológica no explicada por las pruebas de imagen encefálica

**Anatómicos**
- Fracturas de la base del cráneo *(foramen lacerum)*
- Signo del cinturón de seguridad
- Lesión de tejidos blandos cervicales (inflamación o EM alterada)
- Hiperextensión/rotación/hiperflexión cervical grave
- Soplo cervical en un paciente mayor de 50 años
- Fracturas en la columna cervical

**Basados en la estadística**
- Lesión axónica difusa
- Fracturas de LeFort II/III

**3.** En los pacientes confusos u obnubilados, con inmovilización de la columna cervical antes de la llegada al hospital y RM de la columna cervical normal, puede interrumpirse con garantías la inmovilidad cervical.

**4.** En el MGH y en otros centros se está utilizando la TC con detección múltiple para orientar la situación en el paciente confuso. La retirada del collarín cervical debe ser prioritaria. Los datos publicados por el MGH y otros centros han demostrado una incidencia de complicaciones del 20 % asociada a los collarines cervicales rígidos. El protocolo utilizado actualmente para la liberación de la columna cervical en los pacientes confusos consiste en:

**a.** La **TC normal** desde la base del cráneo a T1 demuestra ausencia de fracturas, alineamiento normal (lordosis normal), ausencia de signos de inflamación prevertebral, ausencia de subluxaciones y espacios de los discos intervertebrales y espacio atloaxoideo normales. Tanto el radiólogo como el personal de traumatología deben considerarlo como normal. El collarín cervical puede retirarse si la TC es normal según los criterios mencionados.

**b.** La **TC anómala** según los criterios anteriores justifica la realización de una RM para evaluar los principales ligamentos. Si en la RM se observa que los ligamentos están intactos, puede retirarse el collarín. Si la RM muestra signos de lesión ligamentosa, el collarín permanecerá colocado.

**5.** Los pacientes con signos radiológicos de lesión ósea o ligamentosa necesitan ser evaluados por el servicio de ortopedia o neurocirugía.

## F. Intervenciones terapéuticas

**1. Corticoesteroides.** La **metilprednisolona intravenosa** administrada **en las 8 h siguientes a una lesión medular aguda, en forma de bolo de 30 mg/kg y en infusión de 5,4 mg/kg durante 23 h** puede mejorar la recuperación neurológica a las 6 semanas, 6 meses y al cabo de 1 año. Debido a la preocupación sobre la idoneidad de los métodos usados para alcanzar estos resultados, diversas sociedades de profesionales ya no recomiendan el uso de dosis elevadas de metilprednisolona para tratar la lesión medular aguda.

**2. Estabilización de la columna vertebral**

**a.** En las fracturas vertebrales que muestran alteraciones de la alineación y compresión medular, es necesaria la reducción de las primeras. En las lesiones de la columna cervical, la reducción cerrada es una opción.

**b.** Hay que evaluar y tratar la presencia de hernias discales asociadas, que pueden aumentar la compresión medular y producir un deterioro neurológico adicional.

**c.** Son contraindicaciones para la tracción cervical la luxación atlantooccipital o alteraciones ligamentosas similares, las fracturas craneales conminutas, la laceraciones extensas del cuero cabelludo y la necesidad de una craneotomía de urgencia.

**d.** Actualmente no existen datos concluyentes que apoyen los beneficios de una cirugía precoz frente a la tardía. Las indicaciones para un tratamiento quirúrgico urgente son la alteración neurológica progresiva, la expansión del HED, el edema o el infarto de la médula espinal. Se ha documentado que determinados pacientes con lesión medular incompleta han mostrado una recuperación neurológica mejor si se realizaba la descompresión inicial en las primeras 8 h.

**e.** Las lesiones penetrantes en la columna vertebral pueden asociarse a fugas e infección del LCR, aunque casi nunca causan intestabilidad de la columna. El tratamiento quirúrgico a menudo no está justificado, ya que la extracción del cuerpo extraño que ha penetrado (o el desbridamiento) se asocia a un menor riesgo de infección o a una mejor recuperación neurológica.

## G. Apoyo nutricional

**1.** La lesión medular aguda se asocia a un estado catabólico que puede causar complicaciones como atrofia muscular, cicatrización deficiente de las heridas, aumento del riesgo de infección y aparición de úlceras por presión (de decúbito). En todos los pacientes con lesión medular se recomienda un apoyo nutricional calórico completo, con abundante nitrógeno:

2. **El íleo adinámico** es una manifestación importante de la lesión medular. Los pacientes necesitarán pautas enterales intensivas y productos que fomenten la movilidad para evitar el íleo y la desnutrición consiguiente.

3. Los pacientes con lesión medular tienen un riesgo elevado de sufrir **úlceras gastroduodenales** a causa de la enfermedad aguda, la insuficiencia respiratoria y el uso de corticoesteroides. Es esencial instaurar una profilaxis de las úlceras por estrés con antihistamínicos o inhibidores de la bomba de protones, así como la nutrición enteral.

**H. Prevención de la tromboembolia venosa**

1. La incidencia de complicaciones tromboembólicas en la lesión medular traumática llega a ser de hasta un 60 %, siendo mayor el riesgo durante las 2 semanas siguientes a la lesión. Debe iniciarse una profilaxis mecánica con dispositivos de compresión secuencial salvo que exista alguna contraindicación. La quimioprofilaxis con heparina no fraccionada o heparina de bajo peso molecular ajustada por la dosis disminuye significativamente la incidencia de tromboembolia, y debe iniciarse lo antes posible.

2. En los pacientes con lesión medular y alguna complicación tromboembólica pueden considerarse los **filtros de la vena cava inferior (VCI)**. Los datos actuales no sugieren beneficio alguno para la prevención primaria de la embolia pulmonar con la colocación de filtros en la VCI.

## III. Determinación de la muerte cerebral (coma irreversible)

**A. Definiciones**

1. La Uniform Determination of Death Act establece que «Una persona ha fallecido cuando presenta un cese irreversible de las funciones circulatoria y respiratoria, o un cese irreversible de todas las funciones encefálicas, incluidas las del tronco encefálico, de forma sostenida. La determinación de la muerte debe realizarse de acuerdo con referencias médicas aceptadas».

2. **No existe una definición federal obligatoria de muerte cerebral en Estados Unidos.** Las directrices para la determinación de muerte cerebral se establecen localmente en cada centro. Las directrices y recomendaciones que se presentan en este capítulo están adaptadas del protocolo del Massachusetts General Hospital para la determinación de la muerte cerebral, y pueden ser diferentes de las que se utilicen en otros centros.

3. **La muerte cerebral o coma irreversible es un diagnóstico clínico** que se basa en criterios clínicos. No debe considerarse como diferente a un diagnóstico de muerte realizado por otros criterios.

4. Los diagnósticos más frecuentes que conducen a la muerte cerebral son: episodios cerebrovasculares, TCE graves y afectación isquémica encefálica global por hipoxia, hipoperfusión o ambas.

5. Las directrices que se esbozan en este capítulo orientan la determinación de la muerte cerebral en una población adulta (de más de 18 años). La determinación de la muerte cerebral en la población infantil es diferente y los lectores deberán consultar las directrices específicas.

**B. Requisitos previos**

1. Debe conocerse la causa inmediata de una disfunción extremadamente grave e irreversible del SNC, junto con los datos clínicos y de neuroimagen que apoyan el diagnóstico de esta afección extremadamente grave e irreversible del SNC.

2. El médico tiene que descartar todas las afecciones médicas que pudieran llegar a confundirle a la hora de realizar la evaluación clínica de la muerte cerebral. Algunas de estas posibles afecciones médicas pueden ser alteraciones electrolíticas y acidobásicas graves, trastornos endocrinos, hipoglucemia intensa, denervación difusa como la observada en el síndrome de Guillain-Barré y otras.

**3.** El análisis toxicológico debe demostrar una concentración de barbitúricos nula o inferior a 10 μg/ml, así como la ausencia de indicios de intoxicación por drogas, fármacos u otras sustancias tóxicas.

**4.** No debe existir bloqueo neuromuscular farmacológico.

**5.** La temperatura corporal central del paciente debe ser ≥ 36,5 °C.

**6.** Si alguno de los requisitos anteriores no se cumple en un paciente con presunta lesión neurológica irreversible, los médicos deberán considerar realizar otras pruebas para determinar la muerte cerebral.

**C. Exploración física**

**1.** El **coma** se define como la ausencia de reactividad, sin respuesta motora con un fin o propósito, mediada por el cerebro, ante estímulos nocivos en cualquier localización. Los estímulos nocivos utilizados para esta determinación pueden incluir el cosquilleo nasal con una torunda, la aplicación de presión supraorbitaria y en el lecho ungueal. Las respuestas motoras con intervención cerebral pueden consistir en la aparición de muecas ante estímulos nocivos, el movimiento de una extremidad alejándola del estímulo y las respuestas motoras reflejas en las que interviene el cerebro, como la postura de decorticación ante estímulos nocivos.

**2. Reflejos del tronco encefálico.** Para determinar la muerte cerebral, es necesario que exista una ausencia completa de todas las funciones del tronco encefálico. Para evaluar los reflejos del tronco encefálico se recomiendan los siguientes métodos:

**a. Reflejo pupilar o fotomotor.** En una sala de exploración con muy poca luz, se dirige cuidadosamente una luz fija a cada ojo individualmente, y se observa si se produce algún cambio en la pupila. Las alteraciones pupilares posquirúrgicas crónicas pueden confundir al médico a la hora de determinar la función del tronco encefálico, por lo que a menudo será necesario realizar otras pruebas.

**b. Respuesta oculocefálica.** También conocida como «reflejo de los ojos de muñeca», la respuesta oculocefálica normal se caracteriza por el movimiento ocular horizontal o vertical en la dirección opuesta a aquella hacia la que la cabeza gira rápidamente. La ausencia de movimiento ocular hacia el giro de la cabeza demuestra la ausencia de respuesta oculocefálica.

**c. Reflejo vestibulooocular (frío-calor).** En los pacientes con inestabilidad de la columna cervical o estabilidad desconocida de la columna, no es posible evaluar la respuesta oculocefálica con el giro de la cabeza. En este caso, el reflejo vestibulooocular puede evaluarse mediante la irrigación de las membranas timpánicas con unos 30 ml a 50 ml de agua fría. La respuesta normal del tronco encefálico sería el movimiento ocular horizontal tónico hacia el lado de la irrigación, con posible nistagmo de fase rápida en la dirección opuesta al lado de la instilación del agua. Hay que evaluar cada membrana timpánica por separado, con un intervalo de 5 min a 10 min entre las pruebas, para permitir la recuperación de la temperatura normal antes de repetir la exploración. La ausencia completa de movimiento ocular demuestra la ausencia de reflejo del tronco encefálico.

**d. Respuesta corneal.** La presencia de una respuesta corneal normal depende el impulso sensitivo desde la córnea a través del par craneal V, el arco reflejo intacto a través del tronco encefálico y la respuesta motora intacta a través del par craneal VII. Para comprobar esta respuesta, se tocará suevemente la córnea de cada lado con una torunda y se observará el movimiento reflejo de parpadeo del ojo correspondiente. Pueden producirse mioquimias faciales por desenervación de los músculos faciales, lo que no debe interpretarse como una respuesta corneal positiva.

**e.** La **respuesta tusígena** puede comprobarse estimulando el árbol traqueobronquial con una sonda de aspiración. La respuesta normal es la presencia de respuesta tusígena.

**f.** La **respuesta faríngea o respuesta nauseosa** puede comprobarse mediante la estimulación de la parte posterior de la faringe con un depresor lingual o una torunda, y observando el movimiento del paladar y la úvula.

**3.** Algunos reflejos sin intervención cerebral pueden mantenerse intactos y visibles en un paciente que ha perdido irreversiblemente todas las funciones cerebrales. Estos fenómenos clínicos son compatibles con el diagnóstico de muerte cerebral y comprenden:

**a.** Movimientos motores reflejos espontáneos de un arco reflejo raquídeo. Estos movimientos pueden incluir la triple flexión espontánea de las extremidades inferiores (flexión estereotipada de la cadera y la rodilla con extensión de los dedos de los pies), el reflejo de Babinski y la presencia de reflejos osteotendinosos.

**b.** La postura del tronco, que puede consistir en elevación y aducción de los hombros, extensión cervical, el arqueamiento de la espalda con expansión asociada de los músculos intercostales y los movimientos seudorespiratorios, son reflejos espinales compatibles con un diagnóstico de muerte cerebral. Algunos pacientes con lesión cerebral irreversible pueden presentar el *«signo de Lázaro»*, que se caracteriza por la abducción o aducción espontánea de una extremidad, elevación del torso, giro de la cabeza y arqueamiento de la espalda, normalmente de forma sincrónica con una estimulación externa, como las respiraciones proporcionadas por un respirador.

**c.** Respuestas vegetativas como sudoración y rubefacción.

**4. Prueba de la apnea.** La prueba de la apnea suele ser la etapa final en la determinación clínica de la muerte cerebral una vez cumplidos todos los requisitos previos enumerados antes. La hora a la que se completa la prueba que confirma la apnea es la hora documentada de la muerte del paciente. Esta prueba debe realizarse meticulosamente e interrumpirse si el paciente muestra inestabilidad hemodinámica, desaturación de oxígeno o arritmias cardíacas. Para realizarla se recomienda seguir los siguientes pasos:

**a.** Antes de empezar una prueba de la apnea hay que asegurarse de que la temperatura central del paciente es $\geq 36,5$ °C, su presión arterial sistólica es $\geq 90$ mm Hg (pueden usarse vasopresores), la presión parcial arterial de dióxido de carbono es $\geq 40$ mm Hg y el pH en sangre arterial es normal (7,35-7,45). Si el paciente tiene diabetes insípida, deberá corregirse con vasopresina, aunque el paciente debe tener balance hídrico positivo 6 h antes de administrarla.

**b.** Se oxigenará previamente al paciente con una $FiO_2$ del 100 % durante 5 min a 10 min. Se enviará una muestra de sangre arterial inmediatamente antes de iniciar la prueba de la apnea para determinar la $PaCO_2$ basal.

**c.** La prueba de la apnea se iniciará desconectando al paciente del respirador, dejando un catéter en el tubo endotraqueal para proporcionar oxígeno complementario a un ritmo de 8 l/min a 10 l/min.

**d.** Se observará detalladamente la pared torácica por si aparecen movimientos que parezcan esfuerzos respiratorios. Puede realizarse tanto mediante observación visual como por palpación, con las manos colocadas sobre el tórax del paciente. Los movimientos de la pared torácica debidos a las pulsaciones cardíacas pueden distinguirse de los esfuerzos respiratorios por la relación de estos movimientos con el electrocardiograma del paciente. En una prueba de la apnea suele recomendarse no utilizar un respirador para detectar esfuerzos respiratorios, ya que los artefactos del tipo de pulsaciones cardíacas o el movimiento de líquido en el interior de los tubos del respirador pueden causar signos positivos falsos. Si se observa un esfuerzo respiratorio, no se confirma la apnea y deberá interrumpirse la prueba.

**e.** Si no se observan esfuerzos respiratorios, se enviará una muestra para gasometría arterial al los 5, 8 y 10 min desde el inicio de la prueba de la apnea.

Un aumento de 20 mm Hg de la $Paco_2$ a los 8 min del inicio de la prueba y una disminución del pH arterial de 0,02 por min de apnea (pH final inferior a 7,3 si el pH arterial inicial es mayor de 7,4) confirmará la apnea, y apoya el diagnóstico de muerte por criterios cerebrales. De otro modo, la apnea *no* se confirma incluso si no se han observado esfuerzos respiratorios.

 **f.** Si el paciente presenta inestabilidad clínica que obliga a interrumpir la prueba de la apnea antes del intervalo temporal de 8 min, se obtendrá otra muestra de sangre para gasometría inmediatamente antes de reanudar la ventilación mecánica. Si el paciente no ha mostrado signos de esfuerzo respiratorio y la gasometría cumple los criterios establecidos en el paso anterior, se confirmará la apnea y el resultado apoya el diagnóstico de muerte cerebral.

**5. Errores.** Algunas afecciones clínicas pueden interferir y confundir la determinación clínica de muerte cerebral, lo que obliga a realizar una prueba complementaria. Estas afecciones pueden ser:

 **a.** Traumatismo facial grave.

 **b.** Anomalías pupilares preexistentes (p. ej., una pupila posquirúrgica).

 **c.** Persistencia de determinados fármacos sedantes en el suero del paciente. Los fármacos problemáticos pueden ser los antidepresivos tricíclicos, los anticolinérgicos, los relajantes neuromusculares, las benzodiazepinas, los opiáceos, etc.

 **d.** Alteración metabólica persistente como la uremia y la hiperamoniaquemia.

 **e.** Antecedentes de apnea del sueño, enfermedad pulmonar previa causante de retención crónica de $CO_2$, o ambas.

**6. Pruebas complementarias en la determinación de la muerte cerebral.** Cuando se sospecha la muerte cerebral, pero la determinación clínica no es posible o es confusa a causa de otras afecciones médicas, pueden utilizarse otras pruebas para confirmar una pérdida total e irreversible de la función cerebral. En estas situaciones, el momento de la interpretación de estas pruebas de confirmación que muestran resultados compatibles con la muerte cerebral se documentaría como la hora de la muerte.

 **a. Angiografía convencional.** La angiografía cerebral diagnóstica estándar de cuatro vasos que muestra la ausencia de llenado arterial intracraneal de contraste en la bifurcación carotídea o el polígono de Willis es compatible con el diagnóstico de muerte cerebral.

 **b.** La **gammagrafía cerebral con tecnecio-99m radioactivo** mide la perfusión cerebral utilizando el isótopo marcado radioactivamente. Éste debe inyectarse en los 30 min siguientes a su reconstitución, y las imágenes se obtendrán a los 30 min y a los 60 min, y a las 2 h de la inyección del contraste. La ausencia completa de captación cerebral del isótopo radioactivo apoya el diagnóstico de muerte cerebral.

 **c. Electroencefalografía (EEG).** Para confirmar la muerte cerebral puede utilizarse un EEG habitual de 16 canales que cumple unos criterios técnicos mínimos. El paciente debe tener una temperatura corporal central $\geq 32,2$ °C, ausencia completa de actividad electrocerebral durante, al menos, 30 min consecutivos y no mostrar variaciones del patrón EEG ante la estimulación externa. La interpretación del EEG debe confirmarla un neurólogo antes de declarar una muerte cerebral mediante confirmación EEG.

 **d. Ecografía Doppler transcraneal (EDT).** La presencia de pequeñas puntas sistólicas al principio de la sístole con ausencia de flujo diastólico o flujo reberverante en la EDT de un paciente del que se tienen resultados previos de la EDT puede apoyar el diagnóstico de un aumento muy elevado de la PIC y, por tanto, de muerte cerebral. La ausencia aislada de señal en la EDT no es suficiente para confirmar la muerte cerebral, ya que hasta el 10 % de los pacientes no cuenta con una ventana ósea temporal adecuada para la insonación de la EDT. Esta prueba no es un método de elección para confirmar la muerte cerebral debido a la falta de especificidad y a la variabilidad dependiente de la persona que la realice.

   **e.** El estudio de los **potenciales evocados somatosensitivos (PESS)** de la estimulación bilateral del nervio mediano que se ajusta a mínimos criterios clínicos que demuestran la ausencia bilateral de respuesta N20-P22 también puede utilizarse para apoyar el diagnóstico de muerte cerebral.

**7. Donación de órganos.** La intervención inmediata de las organizaciones locales de donación de órganos puede mejorar significativamente los índices de donación. Antes de tratar con los familiares, es preciso concretar un plan claro y detallado con los representantes de la organización.

   **a. Donación tras la muerte cerebral**

      **(1)** Permite recuperar el mayor número de órganos por la posibilidad de reducir al mínimo el tiempo de isquemia caliente.

      **(2)** Se traslada al paciente al quirófano y se enfrían todos los órganos antes de interrumpir la circulación. A continuación, se les infunde rápidamente líquido de conservación frío.

   **b. Donación tras la muerte cardíaca**

      **(1)** El paciente se encuentra en un estado irreversible de afectación neurológica importante, pero no está en situación de muerte cerebral.

      **(2)** El paciente también debe presentar una importante afectación hemodinámica, de forma que la retirada del respirador y del soporte hemodinámico le causarían la muerte inminente.

      **(3)** Suele trasladarse al paciente al quirófano, donde se suspende el soporte vital y su situación se deteriora hasta la hora en la que se declara la muerte.

      **(4)** En el momento de la muerte, se enfría inmediatamente al paciente y se recuperan los órganos. El mayor tiempo de isquemia caliente limita el número de órganos viables que pueden trasplantarse con éxito.

   **c. Técnicas para mejorar los índices de donación de órganos**

      **(1)** Contactar con el banco de órganos tan pronto como sea evidente que un paciente puede tener un estado neurológico deteriorado.

      **(2)** Los profesionales sanitarios deben resistirse a la tentación de introducir el tema de la donación de órganos y centrarse en la situación del paciente, asegurándose de que se han tratado todas las cuestiones médicas con los familiares.

      **(3)** Comunicar la situación del paciente al banco de órganos y permitir que un tercero comente las posibilidades de la donación de órganos con la familia del paciente, si es adecuado.

**Bibliografía recomendada**

American Academy of Pediatrics Task Force on Brain Death in Children. Report of special task force. Guidelines for the determination of brain death in children. *Pediatrics* 1987;80(2):298–300.

American College of Surgeons, Committee on Trauma. Spine and spinal cord trauma. In: *Advanced trauma life support program for doctors; ATLS.* 8th ed. Chicago: American College of Surgeons, 1997:215–242.

Bracken MB, Shepard MJ, Collins WF, et al. A randomized, controlled trail of methylprednisolone or naloxone in the treatment of acute spinal-cord injury. Results of the Second National Acute Spinal Cord Injury Study. *N Engl J Med* 1990;322:1405–1411.

Brain Trauma Foundation. Treatment guidelines for severe traumatic brain injury 2007. Available online: http://www.braintrauma.org/site/PageServer?pagename=Guidelines

Kirshblum SC et al. Spinal cord injury medicine. 1. Etiology, classification, and acute medical management. *Arch Phys Med Rehabil* 2002;83(3 suppl 1):S50–S57, S90–S98.

Layon AJ. Ethical issues in the neurointensive care unit. In: Layon AJ, Friedman WA, eds. *Textbook of neurointensive care.* Philadelphia: Saunders, 2004:833–841.

Libenson MH. Diseases of the spinal cord. In: Feske SM, ed. *Office practice of neurology.* Philadelphia: Churchill Livingstone, 2003:520–547.

Narayan R, Polvishock J, Wilberger J, eds. *Neurotrauma*. New York: McGraw-Hill, 1996.

Practice parameters for determining brain death in adults (summary statement). The quality stand-ards subcommittee of the American Academy of Neurology. *Neurology* 1995;45(5): 1012–1014.

Vale FL, Burns J, Jackson AB, et al. Combined medical and surgical treatment after acute spinal cord injury: results of a prospective pilot study to assess the merits of aggressive medical resuscitation and blood pressure management. *J Neurosurg* 1997;87:239–246.

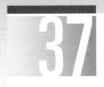

# El paciente quemado

*Nicolas Melo y Rob Sheridan*

## I. Introducción

**A.** Durante las últimas décadas se han producido espectaculares mejoras en la asistencia, la supervivencia y la calidad de vida de los pacientes quemados. La resección de las heridas profundas y la consecución del cierre biológico inmediato ayudan a atenuar la inevitable aparición de sepsis en las heridas. Atender a un paciente con quemaduras graves a través del proceso de cierre de las heridas establecidas requiere cuidados intensivos sofisticados, que son característicos en muchos aspectos de la **unidad de quemados**. En este capítulo se presentan estas técnicas de un modo conciso.

**B. El objetivo de los cuidados intensivos en el tratamiento de las quemaduras** es conducir al paciente desde unas lesiones gravísimas hasta unos resultados óptimos: reintegración total en la familia, en la comunidad y en un puesto de trabajo productivo.

**C. Estrategia de tratamiento global.** Los pacientes con grandes quemaduras generalmente presentan una herida profunda, asociada a dolor, sepsis inminente y posible disfunción multiorgánica progresiva. Deberán atenderse las necesidades inmediatas, aunque también hay que elaborar un plan general de asistencia específico. Puede considerarse que un plan de asistencia organizado consta de cuatro fases (tabla 37-1). La **fase de evaluación y reanimación inicial,** desde el primer al tercer día, exige una reposición enérgica de líquidos, al mismo tiempo que la evaluación rigurosa del paciente por la posible presencia de otras lesiones y afecciones coexistentes. La segunda fase consiste en la **incisión inicial y el cierre biológico de las heridas,** que es el eje principal para cambiar de forma significativa la evolución natural de la afección. Durante los primeros días después de la lesión, se completan una serie de intervenciones establecidas. La tercera fase, el **cierre definitivo de las heridas,** consiste en retirar los vendajes temporales con apósitos definitivos, además del cierre y la reconstrucción de zonas muy complejas y zonas de pequeña superficie, como el rostro y las manos. La fase final es la fase de **rehabilitación.** Aunque ésta se inicia pronto, se intensifica hacia el final de la estancia hospitalaria aguda.

## II. Implicaciones fisiológicas de la lesión por quemadura

**A. Cambios fisiológicos previsibles.** Los pacientes quemados que se reaniman con buenos resultados presentan una secuencia de cambios fisiológicos previsibles (tabla 37-2) que puede anticiparse:

**1. Fase de shock inicial y fase hiperdinámica tardía.** La fase de shock se refiere al período de horas a un día después de producirse la lesión, en el que existe una situación relativamente hipodinámica, que precisa de una asistencia crítica intensiva en el período de reanimación. La fase de flujo se refiere a la aparición posterior, previsible, de un gasto cardíaco elevado, disminución del tono vascular periférico, fiebre y catabolismo muscular que llega a ser particularmente exagerado en los pacientes con grandes quemaduras.

**2. Fisiología del período de reanimación.** Un signo característico del paciente quemado es la filtración capilar difusa masiva, que parece ser secundaria a mediadores inflamatorios liberados en las heridas que producen la extravasación de líquidos, electrólitos e incluso moléculas coloides de tamaño moderado. En la

**TABLA 37-1** Fases del tratamiento en los quemados

| Fase | Objetivo | Período |
|------|----------|---------|
| Evaluación inicial y reanimación | Reposición hídrica exacta y evaluación exhaustiva | 0-72 h |
| Escisión inicial de las heridas y cierre biológico | Identificar exactamente y eliminar todas las heridas de espesor completo y lograr el cierre biológico | Días 1-7 |
| Cierre definitivo de las heridas | Sustituir temporalmente con apósitos definitivos y cerrar heridas complejas pequeñas | Día 7-semana 6 |
| Rehabilitación, reconstrucción e integración | Inicialmente para mantener el arco de movimiento y reducir el edema, posteriormente para fortalecer y facilitar el retorno al domicilio, al trabajo y a los estudios | Día 1 hasta el alta |

sección IV se describe una pauta para la reposición volumétrica en el paciente quemado.

3. **Fisiología tras la reanimación.** En un paciente quemado bien reanimado, las necesidades volumétricas descienden bruscamente a las 18 h a 24 h después de la lesión, ya que la filtración capilar difusa previsiblemente desaparece. Posteriormente se produce un estado inflamatorio difuso, que se caracteriza por una circulación hiperdinámica, fiebre y catabolismo proteico masivo. La liberación de mediadores inflamatorios, catecolaminas y hormonas contrarreguladoras como cortisol y glucagón intentan equilibrar el aluvión de bacterias y sus productos biológicos desde la herida. Además, la alteración de la barrera gastrointestinal y epitelial, la lesión nerviosa y la infección complican estos cambios.

B. **Apoyo fisiológico.** El estrés metabólico asociado a una quemadura de gran tamaño es enorme. Debido a la ausencia de una barrera homeostática asociada a la pérdida de una barrera cutánea intacta, es necesario asegurar una reposición hídrica adecuada, el control de la temperatura ambiental y la rápida eliminación de los tejidos no viables con el cierre fisiológico de las heridas, el soporte de la barrera gastrointestinal y el tratamiento adecuado del dolor y la ansiedad. Un elemento esencial son las medidas de apoyo de la **temperatura corporal.** Los pacientes quemados pierden abundante energía y agua por evaporación si se mantienen en el ambiente de aire frío y seco típico de un hospital. Las unidades de

**TABLA 37-2** Cambios fisiológicos previsibles en los pacientes quemados

| Período | Cambios fisiológicos | Implicaciones clínicas |
|---------|---------------------|------------------------|
| Período de reanimación (días 0-3) | Filtración capilar masiva | Controlar rigurosamente la reposición hídrica |
| Período posterior a la reanimación (día 3 hasta cierre definitivo del 95 % de las heridas) | Estado hiperdinámico y catabólico con riesgo elevado de infección | Extirpar y cerrar heridas para evitar la sepsis; es esencial el soporte nutricional |
| Período de recuperación (cierre del 95 % de las heridas hasta 1 año después de la lesión) | Estado catabólico continuo y riesgo de episodios sépticos fuera de las heridas | Es esencial el soporte nutricional exacto; anticiparse a las complicaciones y tratarlas |

quemados y los quirófanos deben diseñarse para mantener un entorno con temperatura y humedad elevadas, y evitar así la hipotermia de los pacientes.

III. **Evaluación inicial.** El tratamiento inicial de un paciente con quemaduras graves no suele completarse antes de la llegada a la unidad de cuidados intensivos. Todos estos pacientes deben tratarse como posibles pacientes politraumatizados. La evaluación sigue el formato de la revisión primaria y secundaria del soporte vital avanzado del paciente politraumatizado (ATLS, *Advanced Trauma Life Support*).

A. **La revisión primaria** comprende los primeros segundos y minutos de la evaluación inicial del paciente quemado. Los puntos destacables son:

1. **Evaluación y protección de las vías respiratorias** (v. también cap. 4). Debe establecerse la seguridad de la vía respiratoria, teniendo en cuenta que el edema progresivo de la mucosa puede afectar a su permeabilidad durante las primeras horas después de la lesión. Así sucede especialmente en los niños pequeños, ya que la resistencia de las vías respiratorias varía de forma inversa con respecto a la cuarta potencia del radio de éstas. Al evaluar las vías respiratorias, hay que tener en cuenta la previsión de la inflamación de la lengua, el rostro, los ojos, el cuello y la orofaringe. La presencia de hollín y cuerpos extraños en las vías respiratorias debe sugerir al médico la intubación traqueal. El mecanismo de la lesión también es importante en el proceso de la toma de decisiones sobre la estrategia de actuación, ya que las quemaduras térmicas o eléctricas, o la inhalación de sustancias tóxicas, como el monóxido de carbono, pueden conducir a la intubación. Es importante comentar el tratamiento de los pacientes con un cirujano especializado en pacientes quemados, y decidir en equipo si es más apropiada la observación o la intubación. Ante un presunto edema progresivo en las vías respiratorias, la intubación endotraqueal se realizará inmediatamente. El edema facial y de las vías respiratorias hace que las vías respiratorias del paciente quemado se encuentren entre las más difíciles de intubar. Habrá que elegir cuidadosamente el método para intubar y se solicitará ayuda a expertos siempre que sea posible. El método de intubación depende del estadio tras la lesión y de si la inflamación de las vías respiratorias ha empezado ya a suponer un problema importante o no. Si se realiza una intubación profiláctica, se utilizará si es posible la **laringoscopia directa**, si no existen otras contraindicaciones. Si las vías respiratorias ya están inflamadas o si se prevé que pueda aparecer alguna complicación, se considerará la intubación con fibrobroncoscopio con el paciente consciente. Cuando se prevé que existan dificultades para la intubación, es muy importante contar con la presencia de un cirujano capaz de realizar rápidamente una cricotiroidotomía. Una vez intubado el paciente, es esencial asegurar de forma adecuada el tubo endotraqueal, ya que la extubación inadvertida en un paciente con un rostro quemado e inflamado y una vía respiratoria difícil es potencialmente mortal. Se recomienda utilizar un sistema de arnés con ligaduras umbilicales.

2. **Acceso vascular y aporte inicial de líquidos.** Es esencial contar con una vía vascular fiable y segura. Para ello, suele necesitarse una vía venosa central, aunque la colocación de vías centrales se realiza con mayor seguridad una vez que se ha corregido la hipovolemia inmediata tras la quemadura.

3. **Politraumatismos.** El tratamiento de estos pacientes debe abordarse como si se tratara de pacientes politraumatizados, ya que es frecuente la presencia de otras lesiones (cap. 9).

B. **Revisión secundaria específica de las quemaduras.** Paralelamente a la revisión secundaria traumatológica, durante la evaluación inicial hay que considerar una serie de puntos específicos de las quemaduras (tabla 37-3).

1. **Anamnesis.** La evaluación inicial es el mejor momento para obtener datos importantes de la anamnesis médica y del mecanismo de la lesión. Estos datos deben obtenerse activamente del personal de urgencias y de los familiares, ya que la posibilidad de comunicarse con estos pacientes y de obtener informa-

| TABLA 37-3 | Aspectos importantes de la revisión secundaria específica de las quemaduras |
|---|---|

| Sistema | Consideraciones adicionales importantes |
|---|---|
| Anamnesis | 1. Los puntos importantes son: causa de la lesión, exposición en un espacio cerrado, tiempo hasta el rescate, retraso en solicitar asistencia, líquidos administrados durante el transporte, y lesiones y enfermedades anteriores |
| Cabeza y cuello | 1. Deben examinarse los globos oculares y teñirse el epitelio corneal con fluoresceína antes de que la inflamación de los tejidos anexos dificulte la exploración. Esta inflamación proporciona una excelente cobertura y protección al globo ocular durante los primeros días después de la lesión. Casi nunca está indicada la tarsorrafia inmediata<br>2. Puede ser manifiesta la pérdida del epitelio corneal, que proporciona un aspecto empañado a la córnea, aunque suele ser más sutil y necesita la tinción con fluoresceína para desvelarse. El tratamiento inicial óptimo consiste en la administración tópica de antibióticos oftalmológicos |
| Cardíaco | 1. El ritmo cardíaco debe controlarse durante 24-72 h en los pacientes con lesiones térmicas, prestando especial atención a los que tienen antecedentes de infarto de miocardio |
| Pulmonar | 1. Se asegurarán presiones de insuflación de menos de 40 cm $H_2O$, realizando escarotomías torácicas cuando sea necesario |
| Vascular | 1. Hay que controlar rigurosamente la perfusión de las extremidades quemadas mediante exploraciones seriadas. No debe esperarse a que se afecte el flujo de los vasos para descomprimir la extremidad<br>2. La fasciotomía está indicada tras lesiones térmicas profundas o eléctricas cuando se afecta el flujo distal. Las extremidades que sean motivo de preocupación clínica deben descomprimirse independientemente de las lecturas de presión compartimentales |
| Abdomen | 1. Hay que colocar sondas nasogástricas y comprobar su función, particularmente antes de un transporte aéreo en helicópteros presurizados<br>2. Una necesidad inadecuada de volumen de reposición puede ser signo de una lesión intraabdominal oculta<br>3. Cuando existen quemaduras curcunferenciales profundas en la pared abdominal, pueden ser necesarias las escarotomías del torso para facilitar la ventilación |
| Genitourinario | 1. Es importante asegurarse de que se reduce el prepucio sobre la sonda vesical después de la inserción, ya que de lo contrario puede producirse una parafimosis por la inflamación progresiva |
| Neurológico | 1. Es importante realizar una evaluación neurológica inicial, ya que el nivel de consciencia del paciente se deteriora progresivamente por la medicación o la inestabilidad hemodinámica durante las horas siguientes a la lesión |
| Extremidades | 1. La necesidad de la escarotomía suele evidenciarse durante las primeras horas de reanimación. Muchas escarotomías pueden retrasarse hasta que se ha facilitado el transporte, si los tiempos para éste no son superiores a 6 h tras la lesión |
| Heridas | 1. Aunque en la evaluación inicial suele infravalorarse la profundidad y sobrestimarse la extensión de las heridas, debe evaluarse el tamaño, la profundidad y la presencia de elementos circunferenciales de las mismas |
| Pruebas analíticas | 1. La gasometría arterial es importante cuando existe afectación de las vías respiratorias o lesión por inhalación<br>2. Una concentración normal de carboxihemoglobina en el momento del ingreso no elimina la posibilidad de una exposición importante, ya que la semivida de la carboxihemoglobina es de 30-40 min en los pacientes ventilados eficazmente con oxígeno al 100 %<br>3. En los pacientes con lesiones térmicas o eléctricas debe realizarse un análisis de orina en busca de sangre oculta |

Adaptado de Sheridan RL, Tompkins RG. En: Greenfield LJ, et al, eds. *Surgery: scientific principles and practice.* Filadelfia: J.B. Lippincott Co, 1996.

ción suele ser limitada. Se consideran datos importantes la hora de la lesión, los detalles sobre el mecanismo de ésta, el estado neurológico inicial, el momento de la liberación o rescate, y la situación de la inmunización contra el tétanos.

2. **Exploración física sistemática específica en los pacientes quemados.** Los pacientes que han sufrido quemaduras y traumatismos necesitan una evaluación física exhaustiva en el momento inicial del ingreso. Algunos aspectos de esta evaluación física son característicos lesiones para los pacientes quemados.

   a. **Cabeza, ojos, oídos, nariz y garganta.** Hay que evitar ejercer presión sobre el occipucio quemado. Deben inspeccionarse los globos oculares antes de la aparición del edema masivo de los tejidos anejos, que puede limitar gravemente una exploración adecuada. La córnea empañada suele indicar una quemadura grave, y toda sospecha de cualquier grado de lesión ocular justificará una exploración oftalmológica completa. Tras la tinción con fluoresceína pueden detectarse lesiones más sutiles. Se anotarán las quemaduras de los anexos, pero prácticamente nunca está indicado realizar una tarsorrafia inmediata. En las quemaduras de las orejas se evitará la presión sobre el pabellón auricular quemado y se aplicará acetato de mafenida por vía tópica. Finalmente, en la exploración de la nariz y la garganta se observará la presencia de restos carbónicos y pelos de la nariz chamuscados. Los dispositivos utilizados para asegurar las sondas nasogástricas y los tubos endotraqueales se colocan de forma que no ejerzan presión sobre el tabique nasal.

   b. **Neurológica.** Según el mecanismo de la lesión, pueden estar indicadas pruebas de imagen de la cabeza y de la columna vertebral. En los pacientes paralizados u obnubilados, es importante asegurarse de que no existe presión sobre nervios periféricos, para evitar neuropatías. En aquellos que han resultado quemados en incendios de edificios, debe evaluarse la exposición al monóxido de carbono mediante la anamnesis, la exploración neurológica y la concentración de carboxihemoglobina, ya que algunos pacientes que han sufrido exposiciones importantes pueden beneficiarse del tratamiento hiperbárico.

   c. **Cuello.** La lesión de la columna cervical supone un problema particular en las lesiones causadas por alto voltaje. En las quemaduras cervicales circunferenciales extremadamente profundas, es necesario realizar una escarotomía para facilitar el drenaje venoso normal del cuello.

   d. Debe evaluarse el **tórax** para comprobar su distensibilidad y se seccionarán las escaras profundas cuando interfieran en la ventilación. Si es necesaria, la escarotomía se realiza mejor bilateralmente, a lo largo de la parte anterolateral de la pared torácica. Deberá comprobarse la presencia de murmullo vesicular bilateral.

   e. **Sistema cardiovascular.** La mayoría de los pacientes presentan inicialmente hipovolemia, y responden de forma favorable a la reposición volumétrica. En ocasiones, los pacientes con quemaduras vastas presentarán un elemento de disfunción miocárdica primaria. Estos pacientes, identificados mediante monitorización cruenta, se beneficiarán de la administración de agonistas β-adrenérgicos como la dobutamina.

   f. **Aparato genitourinario.** En los varones hay que reducir el prepucio retraído sobre el glande después de sondar la vejiga, de forma que el edema progresivo no cause una parafimosis aguda. En ocasiones, si el prepucio está muy quemado, deberá seccionarse para permitir el sondaje vesical.

   g. **Sistema osteomuscular.** Hay que buscar otras posibles lesiones en las extremidades quemadas y deberá controlarse que la perfusión sea la adecuada. A veces puede resultar difícil identificar fracturas en este contexto, por lo que es adecuado utilizar libremente las radiografías. Las extremidades fracturadas y quemadas se estabilizarán inicialmente con férulas externas. El edema progresivo durante la reanimación puede causar la aparición pos-

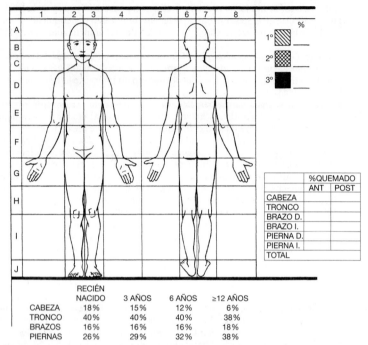

**FIGURA 37-1.**   Ejemplo de uno de los diversos diagramas de quemaduras específico para la edad disponibles para facilitar el cálculo exacto de la extensión de las quemaduras, que compensa las diferencias antropométricas entre los grupos de edad.

terior de un síndrome compartimental y de una intensa isquemia en las extremidades secundaria a la inflamación en escaras circunferenciales o compartimentos musculares no elásticos. Debe controlarse la perfusión de las extremidades durante el período de reanimación. Ante cualquier señal de perfusión inadecuada, se realizarán escarotomías.

3. **Evaluación y tratamiento inicial de las heridas.** Se evaluará la extensión de las heridas usando un diagrama de Lund-Browder u otros diagramas para quemados (fig. 37-1), la profundidad de las mismas mediante la observación visual de un examinador experimentado, y la presencia de componentes circunferenciales, que pueden necesitar descompresión para garantizar una perfusión adecuada.

4. **Pruebas analíticas y radiológicas.** Aparte de las determinaciones electrolíticas y hematológicas sistemáticas, se necesitan pocos datos analíticos salvo las determinaciones de carboxihemoglobina y de gasometría arterial en los contextos clínicos adecuados. Las radiografías de tórax sirven para asegurar la colocación adecuada de los tubos endotraqueales, las cánulas de reanimación y la ausencia de traumatismos torácicos. En las lesiones por inhalación, casi nunca se observan alteraciones radiográficas iniciales. El mecanismo de la lesión indicará la necesidad de otras radiografías.

5. **Posibles malos tratos.** En todos los pacientes deberán descartarse los malos tratos como causa de la lesión. Alrededor del 20 % de las quemaduras producidas en los niños pequeños se comunica a las autoridades para su investigación, pero los malos tratos se observan en todos los grupos de edad. Es frecuente que

esta determinación no se realice hasta que el paciente haya ingresado en una UCI. Todo el equipo debe considerar esta posibilidad y registrar cualquier caso sospechoso con los servicios públicos adecuados. Es esencial preparar una documentación cuidadosa y completa de las circunstancias y de las características físicas de la lesión, y siempre que sea posible se documentarán tomando fotografías.

## IV. Reanimación

**A. Fisiología del período inmediatamente posterior a la quemadura.** En la hora siguiente a que se produzca una quemadura extensa, los pacientes sufren una escasa alteración del volumen intravascular. A medida que se absorben los mediadores liberados en las heridas y que se produce la liberación hormonal desencadenada por el estrés y el dolor, tiene lugar una pérdida difusa de la integridad capilar que causa extravasación de líquidos, electrólitos e incluso moléculas coloides de tamaño moderado. Por motivos aún desconocidos, esta filtración cesa a las 18 h a 24 h en los pacientes en quienes la reanimación es eficaz. En cambio, cuando la reanimación se demora, puede observarse un aumento de esa filtración, algo que se cree se debe a la liberación sistémica de especies reactivas del oxígeno formadas por reperfusión de tejidos marginalmente perfundidos.

**B.** Durante los últimos 40 años se han desarrollado **fórmulas** que intentan predecir las necesidades de reposición volumétrica. Las múltiples variables que afectan a las necesidades de la reanimación hacen que todas estas fórmulas sean inherentemente inexactas. No hay dos lesiones exactamente iguales y todavía no se ha desarrollado una fórmula que prediga de un modo exacto las necesidades volumétricas en todos los pacientes. Suelen utilizarse varias fórmulas para determinar las velocidades de infusión iniciales y para guiar aproximadamente los esfuerzos de la reanimación. Una de estas fórmulas acordadas es la de Brooke modificada, que se resume en la tabla 37-4.

**C. Monitorización.** La administración de volúmenes inexactos se asocia a una importante morbilidad. En los pacientes quemados, la reanimación debe guiarse por la

**TABLA 37-4** Fórmula de Brooke modificada

**Primeras 24 h**
Adultos y niños de > 10 kg:
Lactato de Ringer: 2-4 cm³/kg/% quemadura/24 h (la primera mitad en las primeras 8 h)
Coloides: no
Niños ≤ 10 kg:
Lactato de Ringer: 2-3 cm³/kg/% quemadura /24 h (la primera mitad en las primeras 8 h)
Lactato de Ringer con solución glucosada al 5 %: 4 (cm³/kg)/h
Coloides: no

**Segundas 24 h**
Todos los pacientes:
Cristaloides: para mantener la diuresis. Si se utiliza nitrato de plata, la lixiviación del sodio obliga a administrar cristaloides isotónicos continuos. Si se usan otras sustancias tópicas, la necesidad de agua libre es significativa. Hay que controlar rigurosamente el sodio sérico. Debe iniciarse el soporte nutricional, de ser posible por vía enteral.
Coloides: (albúmina al 5 % en lactato de Ringer):
Quemadura de 0-30 %: no
Quemadura del 30-50 %: 0,3 cm³/kg/% quemadura/24 h
Quemadura del 50-70 %: 0,4 cm³/kg/% quemadura/24 h
Quemadura de > 70 %: 0,5 cm³/kg/%quemadura/24 h

Adaptado de Sheridan RL, Tompkins RG. En: Greenfield LJ, et al, eds. *Surgery: scientific principles and practice.* Filadelfia: J.B. Lippincott Co, 1996.

evaluación horaria de una serie de criterios de valoración, que se enumeran en la tabla 37-5. Un parámetro sencillo y eficaz para evaluar la reanimación tras las quemaduras es la **diuresis,** aunque suelen utilizarse otros criterios de valoración, como el estado acidobásico o la saturación venosa mixta de oxígeno, que también se utilizan en otras situaciones, como en la reanimación de otros pacientes de traumatología inestables (v. cap. 9).

**D. Reconocimiento y tratamiento de los problemas de la reanimación.** El volumen de líquidos de infusión necesarios en los pacientes con grandes lesiones puede ser enorme. Es esencial reconocer lo antes posible en qué momento la reanimación no está evolucionando como debiera, y saber qué hacer cuando se produce esta situación. En cualquier punto de la reanimación puede preverse el volumen total de 24 h basándose en el volumen conocido infundido hasta el momento y en la velocidad de infusión actual. Si esta cifra es superior a 6 ml/kg/% quemadura/24 h, es probable que la reanimación no esté evolucionando de forma óptima. En este punto, puede considerarse la administración adicional de coloides o la colocación de un catéter en la arteria pulmonar para obtener información adicional (cap. 1).

**V.** Los **problemas neurológicos** que deben abordarse habitualmente son el tratamiento del dolor y la ansiedad, la exposición de los globos oculares y las neuropatías periféricas.

**A.** El **dolor** y la **ansiedad no controlados** tienen consecuencias fisiológicas y psicológicas adversas. Ambos pueden contribuir a la aparición de un síndrome de estrés postraumático.

**1.** La extraordinaria dosis de opiáceos que suele necesitarse para tratar adecuadamente este síntoma en los pacientes con quemaduras graves puede hacer que el tratamiento del dolor sea inadecuado.

**2.** La tolerancia a los opiáceos, que aparece rápidamente en los pacientes con grandes heridas abiertas, puede ser considerable. A pesar de ello, la adicción es infrecuente; tras el cierre de las heridas, la necesidad de opiáceos disminuye rápidamente. El mejor método para tratar el dolor en los pacientes quemados es el cierre biológico rápido de las heridas.

**3.** Un tratamiento con buenos resultados se verá facilitado enormemente por una pauta farmacológica organizada, complementada con medidas no farmacológicas (cap. 7).

**B. Exposición ocular.** Habitualmente la contracción progresiva de los párpados y la piel periocular quemada condiciona la exposición de los globos oculares. Esto causa la desecación del globo ocular, seguida de queratitis, ulceración e infec-

---

**TABLA 37-5**  Criterios de valoración de la reanimación específicos según la edad

| Criterio de valoración | Objetivo |
| --- | --- |
| Nivel de consciencia | Confortable, se le puede despertar |
| Diuresis | Lactantes: 1-2 $(cm^3/kg)/h$ |
| | Niños: 0,5-1 $(cm^3/kg)/h$ |
| | Resto: 0,5 $(cm^3/kg)/h$ |
| Déficit de bases | Menos de 2 |
| Presión sistólica | Lactantes: 60-70 mm Hg |
| | Niños: 70-90 + (el doble de la edad en años) mm Hg |
| | Adolescentes y adultos: 90-120 mm Hg |

Adaptado de Sheridan RL, Tompkins RG. En: Greenfield LJ, et al, eds. *Surgery: scientific principles and practice.* Filadelfia: J.B. Lippincott Co, 1996.

ción, lo que pondrá en peligro la integridad del globo. La lubricación frecuente del ojo expuesto mediante aplicaciones horarias de lubricantes oculares y la liberación quirúrgica de los párpados en los pacientes que no responden rápidamente ayudará a evitar estas secuelas.

**C.** En los pacientes quemados pueden observarse **neuropatías periféricas** debidas a lesión térmica directa sobre nervios periféricos o debidas a una de las numerosas alteraciones metabólicas que pueden sufrir estos pacientes. Muchas neuropatías periféricas pueden evitarse. El control de la perfusión de las extremidades evitará la morbilidad de escaras que producen constricción y síndromes compartimentales no detectados. La aplicación adecuada de férulas bien ajustadas evitará las neuropatías causadas por presión. La colocación cuidadosa de los pacientes profundamente sedados o anestesiados evitará las lesiones por tracción y por presión.

## VI. Problemas pulmonares

**A. Vía respiratoria.** Hay que comprobar regularmente la colocación firme del tubo endotraqueal. Si la lesión por inhalación es motivo de preocupación, los pacientes pueden extubarse tras la evaluación de las vías respiratorias con un fibrobroncoscopio y la confirmación de que la lesión de las vías respiratorias se encuentra en una fase estable o de mejoría realizada por un médico con experiencia en pacientes quemados. Si la lesión de las vías respiratorias no es la principal preocupación, pero el paciente necesita desbridamientos continuos en el quirófano, o los cambios de los apósitos son muy dolorosos, los médicos de la UCI pueden decidir mantener la intubación endotraqueal durante el tratamiento, y considerar la posibilidad de una traqueostomía.

**B. Lesión por inhalación**

**1. Diagnóstico de la lesión por inhalación.** La lesión por inhalación es un diagnóstico clínico basado en un antecedente de exposición en un ambiente cerrado y en la presencia de pelos de la nariz chamuscados y esputo carbónico. La **fibrobroncoscopia** facilita el diagnóstico en los casos dudosos y puede ayudar a documentar el edema laríngeo. Esta información es útil cuando se toman decisiones sobre la intubación preventiva en el edema progresivo de las vías respiratorias superiores. Cuando el edema de las vías respiratorias parece haber disminuido, es importante evaluarlo antes de la extubación con un fibrobroncoscopio, ya que puede disminuir el riesgo de reintubaciones.

**2. Consecuencias clínicas y tratamiento.** En los pacientes con lesión por inhalación se producen previsiblemente cinco fenómenos con importantes implicaciones clínicas.

**a.** La **obstrucción aguda de las vías respiratorias superiores** es previsible y se trata mediante intubación endotraqueal.

**b.** El **broncoespasmo** causado por irritantes aerosolizados es habitual durante las primeras 24 h a 48 h, particularmente en los niños pequeños, y se trata con agonistas $\beta_2$-adrenérgicos (cap. 21). En algunos niños se necesitarán broncodilatadores intravenosos como terbutalina o infusiones de epinefrina en dosis bajas y, en ocasiones, corticoesteroides. Deben diseñarse estrategias de ventilación para reducir al mínimo la presión teleespiratoria positiva intrínseca (auto-PTEP).

**c.** La **obstrucción de las vías respiratorias** de pequeño calibre se produce con restos necróticos endobronquiales y complica la eliminación de las secreciones. Los tubos endotraqueales pequeños pueden obstruirse de forma repentina y es importante estar preparados para evaluar y responder a un deterioro respiratorio repentino del paciente. La broncoscopia terapéutica facilitará la limpieza de las vías respiratorias.

**d.** En el 30 % al 50 % de los pacientes se producen **infecciones pulmonares**. La diferenciación entre neumonía y traqueobronquitis (infección purulenta del árbol traqueobronquial desollado) suele ser difícil, pero las consecuencias clínicas suelen ser escasas. Un paciente que presente expectoración purulenta reciente, fiebre y alteración del intercambio gaseoso deberá recibir tratamiento; la cobertura antibiótica se ajustará según los resultados de la tinción de Gram y el cultivo del esputo. La eliminación de las secreciones es un componente particularmente importante del tratamiento, porque la lesión por inhalación en la mucosa bronquial altera considerablemente la función de limpieza mucociliar.

   **e.** La **insuficiencia respiratoria** es frecuente en los pacientes en los que persiste la lesión por inhalación. Su tratamiento se detalla en los capítulos 5 y 20.

**3.** La **exposición al monóxido de carbono (CO)** es algo habitual en los pacientes afectados por incendios de edificios. Muchos presentan un estado de obnubilación debido a la combinación de CO, anoxia e hipotensión. Se ha propuesto la utilización del **oxígeno hiperbárico** como un medio para mejorar el pronóstico de los afectados por graves exposiciones al CO, pero no existe acuerdo sobre su uso.

   **a. Fisiología.** El monóxido de carbono se une de forma ávida a las enzimas que contienen el grupo hemo, particularmente la hemoglobina y los citocromos, y las inactiva. La formación de carboxihemoglobina causa una anemia fisiológica aguda, muy similar a una hemodilución isovolémica. Dado que una concentración de carboxihemoglobina del 50 % es fisiológicamente similar a una hemodilución isovolémica del 50 %, la aparición sistemática de inconsciencia con este nivel de carboxihemoglobina deja claro que hay otros mecanismos que intervienen en la fisiopatología de la lesión por CO. Es probable que la unión del CO al sistema de citocromos en las mitocondrias, que interfiere con la utilización del oxígeno, sea más tóxica que la unión del CO a la hemoglobina. Se ha documentado que del 5 % al 20 % de los pacientes con exposiciones graves al CO sufren secuelas neurológicas tardías por razones que se desconocen.

   **b. Opciones de tratamiento.** Los pacientes pueden tratarse con oxígeno isobárico al 100 % o con oxígeno hiperbárico. Si se ha producido una exposición grave, manifestada por una alteración neurológica evidente o una concentración elevada de carboxihemoglobina, probablemente estará justificado el tratamiento con oxígeno hiperbárico, si puede administrarse de un modo seguro.

   **c.** Las pautas de **tratamiento con oxígeno hiperbárico (OHB)** varían, aunque lo habitual es una exposición a 3 atm durante 90 min, con tres «pausas de aire» de 10 min. Una pausa de aire es la respiración de aire ambiente presurizado en lugar de oxígeno presurizado, lo que reduce la incidencia de convulsiones por el efecto tóxico del oxígeno. Dado que el tratamiento se aplica generalmente en una cámara para una sola persona, los pacientes inestables no son los mejores candidatos. Otras contraindicaciones relativas son la presencia de sibilancias o atrapamiento aéreo, que aumenta el riesgo de neumotórax, y la fiebre elevada, que aumenta el riesgo de convulsiones. Antes de colocar al paciente en el interior de la cámara, los globos de neumotaponamiento de los tubos endotraqueales deben llenarse con solución salina (suero fisiológico) para evitar la compresión del globo y las fugas de aire asociadas. Si es posible, se evitará la canulación venosa central en la parte superior del cuerpo con el fin de reducir la posibilidad de que un neumotórax pueda aumentar repentinamente de tamaño durante la descompresión. En los pacientes intubados son necesarias las miringotomías.

   **d.** La **exposición al cianuro** suele detectarse en los pacientes recuperados de incendios de edificios, aunque su gravedad casi nunca justifica el riesgo del tratamiento con nitrato de amilo y tiosulfato sódico.

## VII. Problemas digestivos

   **A. Profilaxis de las úlceras.** Hasta la utilización sistemática de tratamientos profilácticos, los pacientes quemados sufrían una diátesis ulcerosa virulenta («úlcera de Curling»), que constituía una causa habitual de mortalidad. Se cree que la ulceración se debe a períodos de hipoperfusión esplácnica. Actualmente es aconsejable tratar de forma empírica a la mayoría de los pacientes con quemaduras graves con antagonistas de los receptores de histamina, inhibidores de la bomba de protones o ambos (v. cap. 27). Aunque no está claro cuándo debe interrumpirse el tratamiento profiláctico, la mayoría de los especialistas está de acuerdo en que los pacientes con heridas cerradas que toleran la alimentación por sonda tienen un riesgo lo suficientemente bajo como para poder interrumpirse este tratamiento.

**B. Apoyo nutricional.** Los pacientes quemados tienen unas necesidades previsibles y prolongadas de un aporte complementario de proteínas y calorías que debe ser exacto, ya que tanto el exceso como el defecto en el aporte nutricional producen secuelas adversas (v. cap. 11).

1. **Vías de administración y cronología.** Las sondas de alimentación continua suelen ser ideales y eficaces. La alimentación se inicia a un ritmo lento durante la reanimación. Al principio se utiliza una sonda nasogástrica con sumidero, de modo que los residuos gástricos puedan utilizarse para ayudar a determinar la tolerancia a la alimentación. Si no se tolera la alimentación por sonda, se usará la nutrición parenteral. Los pacientes quemados con catabolismo elevado toleran muy mal los períodos de ayuno prolongados.

2. Los **objetivos nutricionales** en los pacientes con graves lesiones por quemaduras siguen siendo un tema controvertido. Las numerosas fórmulas propuestas para predecir estas necesidades varían ampliamente en cuanto a sus predicciones. El acuerdo actual contempla que las necesidades proteicas son de aproximadamente 2,5 (g/kg)/día, y que las necesidades calóricas se encuentran entre 1,5 y 1,7 veces el índice metabólico basal calculado, o 1,3 a 1,5 veces el gasto energético medido en reposo.

3. **Monitorización.** Durante una hospitalización prolongada por quemaduras, el aporte de sustratos debe aumentarse hasta los criterios de valoración nutricional si se pretende evitar las complicaciones de la hiperalimentación o la hipoalimentación. En este sentido, son útiles la exploración física regular, la calidad de la cicatrización de las heridas, el balance de nitrógeno y la calorimetría indirecta. La combinación de un estado catabólico elevado, la necesidad vital de curar heridas extensas y la duración del tiempo de soporte necesario determinan que el control y el ajuste del aporte nutricional sean particularmente importantes en los pacientes con quemaduras extensas.

## VIII. Problemas causados por enfermedades infecciosas

**A. Tratamiento tópico de las heridas.** El mejor método para evitar la sepsis de las heridas es la exéresis rápida y el cierre eficaz de las heridas profundas. En este contexto, los productos tópicos constituyen una ayuda, lentificando la inevitable aparición de sepsis en las heridas profundas, y reduciendo al mínimo la desecación y la colonización de las heridas en proceso de cicatrización. Los productos de uso generalizado son diversos, y los más habituales se resumen en la tabla 37-6.

**TABLA 37-6** Antimicrobianos tópicos habituales

| | |
|---|---|
| **Sulfadiazina argéntica** | Aplicación indolora, penetración en escaras regular o escasa, sin efectos metabólicos secundarios, amplio espectro antibacteriano |
| **Acetato de mafenida** | Aplicación dolorosa, excelente penetración en escaras, inhibidor de la anhidrasa carbónica, amplio espectro antibacteriano |
| **Nitrato de plata al 0,5%** | Aplicación indolora, escasa penetración en escaras, lixiviación de electrólitos, amplio espectro (incluidos hongos) |

**B. Antibioticoterapia.** La fisiología de las quemaduras incluye la aparición sistemática de fiebre moderada, que no es necesariamente un signo de infección. Cuando
aparezca fiebre inesperada, se realizará una exploración física completa; se observarán las heridas por si hay signos de sepsis, se realizarán radiografías y pruebas analíticas, y se enviarán muestras para cultivo de sangre, orina y esputo. Si el
paciente presenta una situación inestable, es prudente instaurar una cobertura
antibiótica de amplio espectro mientras se esperan los resultados de los cultivos
(v. caps. 12 y 29). Si no se identifica un foco de infección, se interrumpirán los antibióticos. Es muy importante buscar exhaustivamente focos ocultos de infección en los pacientes quemados que empeoran con el fin de iniciar rápidamente
el tratamiento antes de la aparición de una sepsis generalizada.

**C. Control de la infección** (cap. 13). Los pacientes remitidos desde otros centros suelen albergar especies bacterianas muy resistentes. Las prácticas para el control
adecuado de la infección son muy importantes para evitar contaminaciones cruzadas de pacientes vulnerables con estos microorganismos. La adopción de las
medidas universales y el lavado de manos riguroso son componentes esenciales
de esta práctica.

**D. Reconocimiento y tratamiento de las complicaciones de las quemaduras.** Para que el
tratamiento sea eficaz, es necesario que una serie previsible de complicaciones
(v. tabla 37-7), la mayoría infecciosas, se traten eficazmente mientras las heridas
se van cerrando progresivamente. La atención rigurosa a las variaciones de la situación clínica facilitará el reconocimiento precoz y el tratamiento eficaz.

**IX. Esfuerzos de rehabilitación en la UCI de quemados**

**A.** Los **fisioterapeutas** y los **ergoterapeutas** tienen una importante función en la UCI
de pacientes quemados. Se empieza con el movimiento pasivo de todas las arti-
culaciones y con posturas estáticas que eviten deformidades, con objeto de evitar
la aparición de contracturas.

**B. Tratamiento perioperatorio.** Los fisioterapeutas y los ergoterapeutas deben estar
informados de la secuencia de intervenciones planificadas y de las modificaciones de los planes de tratamiento que conlleven. Debe animarse a los terapeutas
a valorar a los pacientes bajo anestesia junto con intervenciones planificadas, y a
fabricar férulas y moldes faciales en el quirófano (en particular en los niños), que
suelen tolerar mal estas actividades cuando están conscientes.

**X.** La **asistencia intraoperatoria** se detalla en el capítulo 33 en los *Clinical Anesthesia
Procedures of the Massachusetts General Hospital.* Aquí deseamos destacar la importancia crítica de la continuidad de la asistencia entre los equipos de la unidad de
quemados y de quirófano. En nuestro servicio de quemados varios, miembros del
equipo trabajan tanto en la UCI como en los quirófanos.

**XI. Consideraciones especiales**

**A. Lesión por electricidad**

1. Los pacientes expuestos a voltajes bajos e intermedios pueden sufrir lesiones
locales graves, pero casi nunca presentan consecuencias sistémicas.

2. Los pacientes expuestos a voltajes elevados suelen sufrir síndromes compartimentales, lesión miocárdica, fracturas de huesos largos y vertebrales axiales, y
liberación al plasma de pigmento libre que puede causar insuficiencia renal si
no se elimina rápidamente.

3. En los pacientes que sufren lesiones por voltajes elevados se realizará monitorización cardíaca, radiografías de la columna vertebral, análisis de orina y determinación de la creatinina. La reposición hídrica se basa inicialmente en el
tamaño de las quemaduras, aunque esto no suele relacionarse bien con la lesión tisular profunda, por lo que las reposiciones deberán controlarse y ajustarse de forma rigurosa. Los compartimentos musculares en situación de riesgo deben controlarse estrechamente mediante exploraciones físicas seriadas y

| TABLA 37-7 | Reevaluación sistemática de los pacientes graves con quemaduras de tercer grado |
|---|---|
| **Sistema** | **Complicación** |
| Neurológico | 1. Delirio<br>2. Convulsiones<br>3. Lesiones nerviosas periféricas<br>4. Defectos tardíos medulares y de nervios periféricos |
| Otológico | 1. Condritis auricular<br>2. Sinusitis y otitis media |
| Oftalmológico | 1. Ectopia<br>2. Ulceración corneal<br>3. Simbléfaron |
| Renal | 1. Insuficiencia renal aguda inicial<br>2. Insuficiencia renal tardía secundaria a sepsis, fallo multiorgánico y nefrotóxicos |
| Suprarrenal | 1. Insuficiencia suprarrenal aguda |
| Cardiovascular | 1. Endocarditis y tromboflebitis supurativa |
| Pulmonar | 1. Intoxicación por monóxido de carbono<br>2. Neumonía<br>3. Síndrome de dificultad respiratoria agudo (SDRA) |
| Hematológico | 1. Neutropenia, trombocitopenia, CID |
| Digestivo | 1. Disfunción hepática, colecistitis alitiásica<br>2. Pancreatitis<br>3. Úlcera gastroduodenal<br>4. Isquemia intestinal |
| Genitourinario | 1. Infecciones de las vías urinarias |
| Osteomuscular | 1. Exposición de hueso quemado<br>2. Extremidades quemadas y fracturadas<br>3. Osificación heterotópica. |
| Tejidos blandos | 1. Formación de escaras hipertróficas |

Adaptado de Sheridan RL, Tompkins RG. En: Greenfield LJ, et al, eds. *Surgery: scientific principles and practice.* Filadelfia: J.B. Lippincott Co, 1996.

deberán descomprimirse en el quirófano cuando se sospeche la progresión de un síndrome compartimental. Se desbridarán las heridas y se cerrarán con una combinación de injertos cutáneos y colgajos.

**B. Lesión causada por alquitrán**

1. Numerosos materiales termoplásticos de las calles y carreteras son causa de lesiones laborales. Tienen una gran viscosidad y se calientan a temperaturas de 150 °C a 350 °C.

2. Las heridas deben enfriarse inmediatamente irrigando con agua corriente. La reanimación se basa en el tamaño de las quemaduras y en la monitorización. Se cubren las heridas con un disolvente lipófilo y luego se desbridan, se resecan y se injertan. Las heridas subyacentes suelen ser bastante profundas.

**C. Lesión por frío**

1. Las necrosis de partes blandas por lesiones por frío suelen tratarse en la unidad de quemados. El tratamiento de las heridas será conservador hasta que se observe que es evidente una necrosis irreversible de partes blandas, un fenómeno que suele tardar semanas, si no meses. Cuando se delimita definitivamente, se

realiza el desbridamiento quirúrgico, la escisión y la reconstrucción o cierre, si es necesario; las lesiones más leves no suelen necesitar cirugía para cicatrizar.

2. Los pacientes con lesiones por el frío pueden presentar todos los problemas de la **hipotermia** sistémica y deben recibir el tratamiento correspondiente.

**D. Lesión causada por productos químicos**

1. Los pacientes pueden verse expuestos a miles de sustancias químicas, con frecuencia calientes. Es importante considerar los efectos térmicos, químicos locales y químicos generales.

2. Resulta muy útil la consulta con los **centros de información toxicológica** (v. cap. 33) para abordar los efectos sistémicos. La mayoría de las sustancias puede eliminarse con agua corriente.

   a. Las **sustancias alcalinas** pueden tardar más de los habituales 30 min. La irrigación puede deternerse cuando desaparece la sensación jabonosa que estas sustancias suelen producir en el dedo enguantado, o cuando el papel tornasol aplicado a la herida muestra un pH neutro.

   b. La exposición a **ácido fluorhídrico** concentrado causará una hipocalciemia peligrosa y puede ser adecuada la inyección de gluconato cálcico al 10 % bajo las escaras y la escisión de las heridas.

   c. Los **metales elementales** deben cubrirse con aceite y el **fósforo blanco** se cubrirá con solución salina para evitar una ignición secundaria.

**E. Necrólisis epidérmica tóxica**

1. La necrólisis epidérmica tóxica (NET) es un proceso difuso de fisiopatología desconocida en el que se afecta de forma aguda la unión dermoepidérmica. Los pacientes suelen presentarse con una exposición farmacológica antes de la enfermedad, y presentan heridas cutáneas y viscerales.

2. El cuadro clínico de esta enfermedad es similar al de una quemadura corporal total de *segundo* grado. Con un buen tratamiento de las heridas, en la mayoría

**TABLA 37-8**    Prioridades posiblemente conflictivas en pacientes con traumatismos y quemaduras simultáneos

| Zona de conflicto | Resolución consensuada |
|---|---|
| **Neurológica**<br>En los pacientes con quemaduras y traumatismos craneoencefálicos, debe controlarse el edema cerebral durante la reanimación; los monitores de presión aumentan el riesgo de infección | Reanimación con control muy riguroso, con corta duración de la colocación de los monitores de presión indicados, con cobertura antibiótica |
| **Torácica**<br>Los pacientes con lesiones torácicas cerradas y quemaduras sobre ellas pueden necesitar tubos de tórax en las zonas quemadas con riesgo de empiema y cierre dificultoso del trayecto | Utilizar un túnel subcutáneo largo para disminuir los problemas de cierre del trayecto, y retirar los tubos lo antes posible para reducir el riesgo de empiema |
| **Abdominal**<br>Las lesiones abdominales cerradas pueden ser difíciles de detectar si existe una quemadura por encima. Al intervenir a través de una pared abdominal quemada, la incidencia de dehiscencia de las heridas es elevada | Uso libre de técnicas de imagen para detectar lesiones ocultas y uso sistemático de suturas de retención tras la laparotomía |
| **Ortopédica**<br>El tratamiento óptimo de una fractura puede verse dificultado cuando existe una quemadura sobre ella | El mejor tratamiento en la mayoría de las extremidades en esta situación es la rápida escisión y el injerto de las heridas con fijación externa de la fractura |

de los pacientes las heridas cutáneas sanarán sin necesidad de cirugía. La afectación de la mucosa del tracto respiratorio y digestivo puede causar sepsis y fallos orgánicos, particularmente si las complicaciones sépticas no se reconocen ni se tratan de forma precoz.

**F. Púrpura fulminante**

1. La púrpura fulminante es una complicación de la sepsis meningocócica en la que se produce una extensa necrosis de partes blandas y, habitualmente, fallos orgánicos. Se cree que se debe a un estado de hipercoagulabilidad transitorio que aparece inicialmente en el episodio septicémico primario.

2. Estos pacientes suelen presentar fallos orgánicos asociados a sepsis y extensas heridas profundas. Ambas afecciones deben tratarse de forma simultánea, ya que las heridas tienden a infectarse si no se resecan y se cierran rápidamente.

**G. Infecciones de partes blandas** (v. también cap. 29)

1. Los pacientes con infecciones de partes blandas comparten muchas características con los pacientes quemados.

2. Estos pacientes deben trasladarse inmediatamente al quirófano. Los objetivos quirúrgicos son la exposición de la infección, de modo que pueda describirse exactamente la extensión anatómica de la misma y determinarse su microbiología mediante cultivo, tinción de Gram y biopsia. Se repite el desbridamiento con anestesia general hasta que se controla la infección, y a continuación se cierran las heridas o se colocan injertos. Los antibióticos de amplio espectro, en primer lugar, y específicos a continuación, constituyen una ayuda importante.

**H. Paciente politraumatizado quemado.** Las prioridades del tratamiento de las quemaduras con frecuencia entran en conflicto con otras prioridades ortopédicas, quirúrgicas y de otra índole. La resolución cuidadosa de estas dificultades es una parte importante de la eficacia del tratamiento (tabla 37-8). Son situaciones que suelen precisar una gran dosis de sentido común y consultas con otros especialistas.

**Bibliografía recomendada**

Goldstein AM, Weber JM, Sheridan RL. Femoral venous catheterization is safe in burned children: an analysis of 224 catheters. *J Pediatrics* 1997;3:442–446.

Prelack K, Cunningham J, Sheridan RL, Tompkins RG. Energy provided and protein provisions for thermally injured children revisited: an outcome-based approach for determining requirements. *J Burn Care Rehabil* 1997;10:177–182.

Rabban JT, Blair JA, Rosen CL, Adler JN, Sheridan RL. Mechanisms of pediatric electrical injury. New implications for product safety and injury prevention. *Arch Pediatr Adolesc Med.* 1997;151:696–700

Sheridan RL, Gagnon SW, Tompkins RG, et al. The burn unit as a resource for the management of acute nonburn conditions in children. *J Burn Care Rehabil* 1995;16:62–64.

Sheridan RL, Hinson M, Blanquierre M, et al. Development of a pediatric burn pain and anxiety management program. *J Burn Care Rehabil* 1997;18:455–459.

Sheridan RL, Hurford WE, Kacmarek RM, et al. Inhaled nitric oxide in burn patients with respiratory failure. *J Trauma* 1997;42:641–646.

Sheridan RL, Prelack K, Cunningham JJ. Physiologic hypoalbuminemia is well tolerated by severely burned children. *J Trauma* 1997;43:448–452.

Sheridan RL, Weber JM, Benjamin J, et al. Control of methicillin resistant *Staphylococcus aureus* in a pediatric burn unit. *Am J Infect Control* 1994;22:340–345.

# Preparación para las catástrofes en la UCI

*Todd Seigel y Edward George*

**I. Introducción.** Desde la década de 1970, el **sistema de comando de incidentes o emergencias (SCI)** es la estructura organizativa para la atención de **incidentes con víctimas en masa (IVM)**. La respuesta a los IVM consta de cuatro componentes: búsqueda y rescate, clasificación según la gravedad y estabilización inicial, asistencia definitiva y evacuación. En la preparación para un IVM, cada UCI debe poder evaluar con exactitud sus capacidades logísticas y técnicas, y comunicarlas de un modo fiable a la cadena de mando. Para prepararse ante la llegada de numerosos pacientes en situación grave que puedan necesitar estancias prolongadas en la UCI, el personal de la unidad debe estimar la naturaleza y el grado de la asistencia de las lesiones más frecuentes en los IVM, como quemaduras, lesiones por onda expansiva y alteraciones o lesiones por productos biológicos, químicos o nucleares.

**II. Organización de la UCI durante los IVM**

    **A. La organización de la UCI** para atender una catástrofe puede modelarse después de que se implante el SCI en todo el hospital: la elaboración de una estructura de órdenes en la que la UCI no sólo debe centrarse en llevar a cabo sus propias funciones, sino en integrar la UCI con otras unidades de cuidados intensivos y la respuesta global del hospital. La persona que **dirige la UCI** puede ser un administrador con experiencia, como el director médico o de enfermería, y es el responsable de controlar y dirigir la UCI durante el período de duración del incidente. Esto incluye proporcionar datos actualizados de la situación al personal y recibir datos actualizados de los directores de otras UCI. Además, seleccionará personal para actuar en otros puestos de dirección para ayudar al personal asignado a funciones similares en niveles diferentes del plan de respuesta del centro. En la tabla 38-1 se presenta un esquema simplificado de la estructura de dirección durante los IVM.

    **B. La estrategia para abordar una catástrofe en la UCI** debe centrarse en la función de la unidad en el conjunto de la respuesta del hospital, así como en aumentar al máximo las capacidades de los recursos disponibles.

        **1.** Hay que evaluar y aumentar al máximo la **capacidad física de la unidad**. Los pacientes que estaban en la UCI antes de producirse el suceso pueden necesitar una nueva clasificación de su estado en anticipación a la oleada de nuevos ingresos prevista. Todos los pacientes que puedan salir de la UCI deberán ser trasladados rápidamente. Además, algunos hospitales pueden tener un plan de contingencias para convertir unidades que normalmente no se usan para cuidados intensivos en espacio para UCI, como la unidad de reanimación o recuperación postanestésica (URPA) y unidades de nivel inferior.

        **2. La priorización** para la UCI es algo crucial, al igual que la coordinación con el **servicio de urgencias (SU)**. Según los recursos disponibles, algunos pacientes (como aquellos con ventilación mecánica en situación estable) pueden prescindir de una evaluación en el SU y, por tanto, trasladarse directamente desde el lugar del suceso a la UCI. La clasificación estará condicionada por el espacio disponible, el personal con que se cuenta y la lesión del paciente. Una priorización de UCI adecuada debe centrarse sólo en pacientes con afecciones a las que pueda sobrevivir. Además, pacientes que en otras circunstancias pueden considerarse adecuados para cuidados intensivos, tal vez no lo sean para la

| TABLA 38-1 | Funciones de los puestos principales durante un incidente con víctimas en masa |
|---|---|
| **Puesto** | **Función** |
| Representante de información pública | • Dirige toda la comunicación interna del hospital concerniente a la UCI<br>• Puede trabajar con personal de otros hospitales para realizar sesiones informativas en los medios de comunicación importantes |
| Coordinador entre departamentos | • Actúa como intermediario entre las UCI y entre la UCI y el servicio de urgencias<br>• Dirige la comunicación entre organismos autonómicos y nacionales |
| Director de seguridad | • Aconseja al personal de la UCI sobre la gestión de situaciones peligrosas y de riesgo<br>• En caso de desastres biológicos, químicos o radiológicos, se coordina con expertos para una respuesta especializada<br>• Organiza la distribución de los equipos de protección |
| Jefe de seguridad | • Pone en marcha los procedimientos para el control de los accesos, incluido el cierre de la UCI<br>• En caso de una acción delictiva, recoge pruebas y datos para los agentes de las fuerzas de seguridad |
| Director médico | • Supervisa las operaciones generales de la asistencia médica<br>• Proporciona el personal sanitario adecuado |
| Director de logística | • Supervisa la provisión de los recursos necesarios para las operaciones continuas |
| Jefe de operaciones | • Supervisa el proceso del paciente desde el momento de la priorización hasta el alta<br>• Es el responsable de los datos de los pacientes<br>• Se prepara ante los posibles fallos de registro e informáticos tradicionales |

UCI en situaciones de catastrófe. Entre ellos se encuentran los pacientes con quemaduras en una gran superficie del cuerpo, parada cardíaca recurrente, lesión neurológica grave y edad muy avanzada. Por el contrario, los criterios de selección para la UCI no deben ser tan estrictos como para no proporcionar atención a pacientes sólo con la intención de conservar recursos.

3. Puede que sea necesaria la **descontaminación** en el interior de la UCI, y el personal de seguridad adecuado del hospital deberá intervenir en la creación de una zona de descontaminación para el personal de cada unidad de cuidados intensivos. La ubicación del espacio también puede ser una consideración importante; dependiendo del suceso, el **aislamiento a presión negativa** o la posibilidad de atender quemaduras puede condicionar las decisiones de priorización. La clasificación de las víctimas en masa centrada en una **racionalización** estricta **de los recursos** basada en la situación aguda del paciente y en la posibilidad se supervivencia es fundamental sobre el terreno y en el SU, pero puede no ser adecuada en la UCI.

4. **Recursos humanos y programación del personal.** Las listas de contactos deben actualizarse y distribuirse. Además, la programación debería hacerse con visión de futuro, de forma que todo el personal disponible no se active inmediatamente al reconocer el desastre. Hay que prever el cansancio y las posibles lesiones del personal, y la programación debe centrarse tanto en la respuesta inmediata como en el personal de reserva.

5. **La ubicación de los recursos** es esencial en la organización de las situaciones catastróficas. Además de los recursos humanos y de centros, hay que tener en cuenta el material y personal especial que se necesita para un control adecuado. Aquí se incluyen recursos potencialmente fijos como respiradores, capaci-

dad para aislamiento a presión negativa y equipos de protección para el personal. La evaluación exacta de los recursos y necesidades permite prever posibles problemas.

a. La **administración eficaz de los cuidados intensivos** puede ser particularmente problemática en el contexto de un IVM. La atención médica debe centrarse sobre todo en intervenciones vitales que se considera que mejoran la supervivencia y que pueden realizarse sin costes significativos o equipos especializados. Los aspectos fundamentales de los cuidados intensivos deben incluir la ventilación mecánica, el soporte y control hemodinámico, y antibióticos o antídotos específicos necesarios en casos de ataques biológicos o químicos.

b. El **personal especializado,** como los especialistas en seguridad radiactiva y en enfermedades infecciosas, debe ser avisado lo antes posible cuando se les necesita. Además, será preciso mantener en alerta al personal de laboratorio en caso de amenazas biológicas.

c. Hay que prepararse para la **pérdida de infraestructura** en caso de que la tecnología informática habitual deje de estar disponible o sea ineficaz. Hay que elaborar **planes para seguir los datos del paciente** con el director de operaciones. Además, la información inicial sobre la índole del suceso puede ser limitada o imprecisa, y hay que tenerlo en cuenta en las decisiones de planificación. La **familiaridad con el plan del hospital para afrontar desastres** y el ámbito del suceso puede ayudar en el control de la UCI, así como en la integración de la unidad en las respuestas del centro, locales y nacionales.

## III. Lesiones específicas

A. La **lesión por onda expansiva** es la denominación general para los efectos nocivos producidos por los cambios repentinos en la presión del entorno secundarios a una explosión. En Estados Unidos, este tipo de lesiones se producen fundamentalmente por accidentes industriales más que por estallido intencionado de bombas. Las lesiones por onda expansiva pueden clasificarse en primarias, secundarias y terciarias. Las consideraciones generales en la clasificación de pacientes con estas lesiones dependen del tipo de lesión producida por la explosión, la localización de la explosión y el tipo de energía que la ha causado.

1. Las **lesiones por onda expansiva primarias** son el resultado directo del paso de la onda de choque generada por la explosión. Las presiones máximas se magnifican en medios de mayor densidad, como sucede bajo el agua. La exposición a una onda expansiva puede producir la rotura de cavidades llenas de líquido, una característica común en todas estas lesiones. En las explosiones en áreas cerradas se produce un reflejo de la onda de choque que puede causar una lesión de mayor magnitud. La incidencia de la lesión por onda expansiva primaria es hasta cuatro veces mayor cuando la explosión tiene lugar en un espacio cerrado.

a. La **membrana timpánica** es el punto más habitual de lesión primaria por onda expansiva. La rotura de la membrana puede producirse con presiones de sólo 2 psi.

b. La lesión **pulmonar** es la segunda localización más frecuente de lesión por onda expansiva primaria. El umbral de la lesión es de aproximadamente 15 psi.

(1) Los cambios agudos de presión en el pulmón causan edema y hemorragia alveolar, que dan lugar a contusión pulmonar.

(2) También es posible que se produzcan neumotórax y hemotórax; el primero puede no reconocerse hasta su empeoramiento por la ventilación con presión positiva.

(3) La alteración de la interfase entre la vasculatura pulmonar y las paredes alveolares también puede crear embolias gaseosas que se manifiestan como disfunción neurológica o cardíaca.

   **c.** Las lesiones **intestinales** pueden incluir desgarros de las serosas o perforación intestinal. Las lesiones intestinales necesitan presiones máximas que no suelen observarse en las explosiones en el aire, y suelen ser más frecuentes en las explosiones en el agua.

**2.** Las **lesiones por onda expansiva secundarias** son lesiones producidas por restos que salen despedidos durante la explosión.

**3.** Las **lesiones por onda expansiva terciarias** son lesiones cerradas que se producen cuando el paciente es impulsado contra un objeto que permanece fijo. Un adulto de 70 kg de peso sometido a una hiperpresión máxima de 15 psi sufre una aceleración instantánea de aproximadamente 14 veces la fuerza de la gravedad. La posibilidad de que se produzcan lesiones por onda expansiva secundarias y terciarias es elevada, y suponen la mayoría de las lesiones en una gran parte de las explosiones.

**4.** **Otras lesiones por onda expansiva** son la exposición al polvo y las sustancias químicas relacionadas con la explosión, entre ellas las quemaduras térmicas y por productos químicos. La fuente de energía utilizada para la explosión puede contribuir a la morbilidad de estos pacientes, y merecer especial atención si el origen es químico, nuclear o radiológico (v. más adelante).

**B.** Las **lesiones por quemaduras** en el marco de un IVM es probable que se asocien a otras lesiones, como las producidas por la onda expansiva o, con menos frecuencia, por sustancias químicas, o a una importante exposición a la radiación (v. a continuación). Es probable que en los IVM haya un gran número de pacientes con quemaduras, y en estas situaciones debe emplearse un sistema de priorización eficaz. El tratamiento específico de los pacientes quemados no es diferente de los cuidados generales para quemados, como se expone en el capítulo 37.

**C.** Las **armas biológicas** son microorganismos o derivados de estos, elaborados para causar daño de forma intencionada. Entre ellos se encuentran bacterias, virus y toxinas bacterianas. Las armas biológicas son particularmente insidiosas, ya que pueden no detectarse por el gusto o el olfato. Además, el tamaño de las bacterias permite inocularlas fácilmente en las vías respiratorias inferiores por inhalación, la vía más eficaz para causar un efecto nocivo diseminado. A diferencia de las armas químicas (v. a continuación), la detección de un ataque con armas biológicas puede retrasarse, ya que los síntomas iniciales de la exposición suelen ser inespecíficos y similares a los de otras enfermedades endémicas. Una vez expuesto el paciente, el inicio de los síntomas puede no tener lugar hasta días o semanas después, y en ese momento los pacientes expuestos estarán probablemente separados en tiempo y espacio. La enfermedad causada por agentes biológicos suele ser transmisible, y el personal sanitario deberá adoptar las precauciones adecuadas para reducir al mínimo la posibilidad de exposición y contaminación cruzada. En general, debido al retraso en la aparición de los síntomas en el paciente, no se necesita una descontaminación masiva. La retirada de la ropa y el lavado con agua y jabón elimina más del 99 % de los microorganismos infecciosos. Es esencial que el personal sanitario esté protegido; además de las precauciones habituales, debe asumirse la posibilidad de transmisión aérea y deberán ponerse en práctica medidas estrictas de precaución respiratoria. Los Centers for Disease Control (CDC) y el National Institute of Health (NIH) pueden ser fuentes de consulta útiles. En la tabla 38-2 se muestran las directrices para el tratamiento antibiótico. Para disponer de la información más actualizada, pueden ser útiles las siguientes páginas web:

■ http://sis.nlm.nih.gov/enviro/biologicalwarfare.html
■ http://www.bt.cdc.gov/

**1.** La **viruela** es el síndrome clínico causado por el virus de la viruela, un ortopoxvirus con ADN de gran tamaño. La Organización Mundial de la Salud (OMS) declaró erradicada la viruela en 1979 tras una amplia campaña de vacunación. Sin embargo, quedan restos del virus tanto en Estados Unidos como en Rusia.

| | | TABLA |
|---|---|---|

**38-2**    Directrices del tratamiento antibiótico ante el uso de armas biológicas

| Agente | Afección | Opciones terapéuticas |
|---|---|---|
| Carbunco | Carbunco cutáneo o profilaxis tras la exposición | Amoxicilina, 500 mg v.o tres veces al día<br>*Duración del tratamiento: 60 días* |
| | Carbunco por inhalación | Ciprofloxacino, 400 mg i.v. cada 12 h<br>Doxiciclina, 100 mg i.v. cada 12 h<br>*Duración de tratamiento: 60 días* |
| Peste | Enfermedad activa | Ciprofloxacino, 400 mg i.v. cada 12 h<br>Doxiciclina, 100 mg i.v. cada 12 h<br>Cloranfenicol, 25 mg/kg i.v. cada 6 h<br>Estreptomicina, 1 g i.m. dos veces al día<br>Gentamicina, 5 mg/kg i.v. al día<br>*Duración del tratamiento: 10 días* |
| | Tras la exposición o víctimas en masa | Ciprofloxacino, 500 mg v.o. cada 12 h<br>Doxiciclina, 100 mg v.o. cada 12 h<br>*La duración del tratamiento es de 10 días en la enfermedad activa y de 7 días como profilaxis* |
| Tularemia | Enfermedad activa | Idéntico al tratamiento de la peste, salvo que la duración del tratamiento es de 14 días |

Adaptado de las Directrices para el tratamiento antibiótico del carbunco, la peste y la tularemia. En: *Harwood-Nuss' clinical practice of emergency medicine.* 4th ed. Lippincott, 2005, con autorización.

El virus se transmite predominantemente por gotículas inhaladas tras un contacto estrecho prolongado. Una vez contraída la infección, el período habitual de incubación es de unos 12-14 días. Los síntomas prodrómicos de la infección son inespecíficos y consisten en fiebre, náuseas, cefalea y lumbalgia. Cuando se resuelven los pródromos, aparecen lesiones eruptivas en el paladar, la mucosa bucal y la lengua. Durante 24 h a 36 h, estas lesiones conforman un exantema macular que se suele iniciar en el rostro y se desplaza hacia las extremidades. **El índice de mortalidad global de la viruela es de alrededor del 30%.** La administración de la vacuna en los 4 primeros días tras la exposición atenúa significativamente la enfermedad clínica. La vacuna está reservada por los CDC y puede obtenerse en 24 h. Puede encontrarse información en la página web de los CDC http://www.bt.cdc.gov/agent/smallpox.

2. El **carbunco** es el nombre común de las enfermedades causadas por *Bacillus anthracis*, un bacilo grampositivo formador de esporas. En el ser humano la enfermedad se produce por inoculación directa con esporas del carbunco; la exposición puede ser por vía cutánea, ingestión o inhalación. No se transmite directamente de una persona a otra. Existen vacunas contra el carbunco, pero para que sean eficaces deben administrarse con una exposición bien avanzada.

   a. El carbunco **cutáneo** supone aproximadamente el 95% de los casos de carbunco en el ser humano. De 2 a 5 días después de la exposición cutánea aparece una lesión indolora, parecida a un forúnculo, que finalmente degenera en una úlcera y, por último, en una escara negra. En el 10% al 20% de los casos puede aparecer septicemia y, posteriormente, la muerte. La instauración de la antibioticoterapia oral al reconocer la escara puede reducir al mínimo la posibilidad de que aparezca septicemia a partir de la afección cutánea.

   b. El carbunco transmitido **por inhalación** está causado por esporas aerosolizadas. La mortalidad del carbunco inhalado es casi del 100%, aunque los datos del reciente brote ocurrido en el año 2001 en Estados Unidos sugieren un índice de mortalidad menor. Debido a la elevada morbilidad y a la facilidad de diseminación, el carbunco por inhalación es la forma más probable de encontrar la enfermedad en caso de un ataque terrorista. Tras un período de incubación de 1-6 días aparecen pródromos clínicos de malestar, fiebre y tos; en las pruebas de imagen torácicas realizadas en esta etapa se observarán linfadenopatías mediastínicas en lugar de infiltrados pulmonares manifiestos. La administración precoz de antibióticos (v. tabla 38-2) puede atenuar la enfermedad, pero probablemente carece de utilidad en el momento en que se sospecha el diagnóstico. En cualquier paciente con una posible exposición a esporas de carbunco deberá iniciarse la administración profiláctica de antibióticos.

c. El carbunco **digestivo** se produce tras la ingestión de esporas o carne infectada. En el interior del tracto digestivo aparecen lesiones similares a las del carbunco cutáneo, que actúan de puerta de entrada para las bacterias. Son síntomas habituales el dolor abdominal, las náuseas, los vómitos y la rectorragia, y si no se trata pueden evolucionar hasta la bacteriemia y la muerte, aunque se calcula que el índice de mortalidad es de alrededor del 30 %; la selección de antibióticos discurre paralela a la de la enfermedad por inhalación.

d. **Descontaminación.** Aunque las bacterias no pueden diseminarse entre las personas, las esporas pueden sobrevivir durante mucho tiempo en el ambiente. Puede lograrse una descontaminación eficaz de la piel lavándola con jabón antimicrobiano; se desechará adecuadamente la ropa y otros artículos contaminados del paciente. Los profesionales sanitarios deben llevar equipo de protección personal desechable, así como mascarillas respiratorias que puedan filtrar partículas de aproximadamente 1 μm. Los pacientes que fallecen por carbunco son vectores principales para la transmisión de esporas y es necesario mantenerlos en aislamiento estricto; la incineración es el método de elección para asegurar la descontaminación.

3. La **peste** describe las manifestaciones clínicas de la infección por *Yersinia pestis,* un bacilo gramnegativo. *Yersinia pestis* es un patógeno intracelular zoonótico que se encuentra predominantemente en los roedores. Se transmite directamente al ser humano a través de las pulgas. Al igual que en el caso del carbunco, las bacterias pueden ser aerosolizadas y causar insuficiencia respiratoria.

a. La **peste bubónica** se produce por la inoculación directa en el torrente circulatorio de *Yersinia* a través de la pulga. Tras un período de incubación de 2-10 días, los ganglios se hinchan y se inflaman, produciendo los característicos «bubones», de donde deriva el nombre de esta afección. La propagación bacteriana puede causar una rápida septicemia, coagulación intravascular diseminada (CID) y finalmente la muerte. Si no se trata, la mortalidad llega a ser casi del 100 %, aunque a diferencia del carbunco, la septicemia producida por *Yersinia* puede atenuarse con los **antibióticos adecuados** (v. tabla 38-2), reduciendo la mortalidad a menos del 15 %.

b. La **peste neumónica** se debe a la exposición a las bacterias por inhalación. Tras un breve período de incubación, los síntomas de fiebre y malestar dan paso a tos y hemoptisis. Este tipo de peste casi siempre es mortal. Hay que utilizar medidas de protección frente a las gotículas respiratorias, y todos los pacientes que pueden haber estado expuestos a la enfermedad deben tratarse con antibióticos de forma profiláctica.

4. El **botulismo** es la parálisis mediada por toxinas causada por *Clostridium botulinum,* un bacilo grampositivo, anaerobio y formador de esporas. La enfermedad clínica está causada exclusivamente por la toxina bacteriana; las esporas no son patógenas. Entre las sustancias más letales conocidas ($DL_{50}$ de 1 μg/kg), la toxina botulínica inhibe la liberación de acetilcolina en las terminaciones nerviosas presinápticas. La disminución de acetilcolina por todo el sistema nervioso causa una parálisis flácida. Generalmente, la enfermedad clínica se debe a la ingestión de alimentos contaminados o a la inoculación de una herida con *C. botulinum.* No se produce la transmisión entre humanos.

a. La **ingestión** de *C. botulinum* o toxina botulínica preformada producirá una enfermedad clínica similar. Los síntomas iniciales son predominantemente gastrointestinales y consisten en dolor abdominal, meteorismo, náuseas y vómitos. Los síntomas pueden aparecer incluso a las 4 h de la ingestión, aunque pueden demorarse hasta 10 días. El deterioro neurológico suele iniciarse con síntomas bulbares como disartria y disfagia, y evoluciona a parálisis flácida.

b. El **botulismo de las heridas** se refiere al botulismo que se produce tras la sobreinfección de una herida cutánea con *C. botulinum*. Las bacterias proliferan y producen toxina que causa la enfermedad clínica. En comparación con la ingestión de las bacterias, los síntomas duran más tiempo. No se observan síntomas digestivos.

c. Es posible la **transmisión de la enfermedad por inhalación y a través del agua,** y puede ser el método empleado con mayor frecuencia en incidentes con víctimas en masa. La transmisión a través del agua es menos probable, ya que el proceso de tratamiento del agua inactiva la toxina botulínica.

d. El **diagnóstico** y el **tratamiento** del botulismo es complicado, por lo que debe mantenerse un elevado índice de sospecha. Los objetivos del tratamiento inicial son eliminar la posible infección bacteriana e inactivar la toxina. El tratamiento es, por lo demás, sintomático. Actualmente se están desarrollando análisis para la detección de la toxina, pero su disponibilidad clínica es difícil. En las primeras etapas de la enfermedad, en particular en los casos con afectación digestiva, puede ser útil el lavado y la descontaminación gástricos. Hay que evitar los laxantes con magnesio, ya que pueden exacerbar el bloqueo neuromuscular. La **benzilpenicilina** es el tratamiento de primera línea para la infección por clostridios, y también debe instaurarse. La **antitoxina botulínica** es el único tratamiento definitivo del botulismo y puede obtenerse a través de los CDC o el departamento de salud del Estado. La antitoxina tiene mayor eficacia cuando se administra en las primeras 24 h y sólo limita la progresión de los síntomas; no resuelve los que ya existen antes de su administración.

5. La **tularemia** está causada por *Francisella tularensis*, un cocobacilo gramnegativo. Aunque es endémica en la mayor parte de Estados Unidos, la incidencia de tularemia disminuyó a lo largo de la década de 1990 a aproximadamente 1 caso por millón. Es muy infecciosa y fácil de aerosolizar, lo que la hace deseable como posible arma biológica. La tularemia tiene varios síndromes clásicos, siendo los más frecuentes el ulceroglandular y el tifoideo. El período de incubación de la enfermedad es de unas 2 semanas, aunque la mayoría de los síntomas clínicos aparece en 3-5 días. Los síntomas son inespecíficos y consisten en fiebre, malestar, anorexia y tos. La tularemia ulceroglandular, la forma más frecuente de la enfermedad, produce ganglios linfáticos dolorosos y supurativos, y puede parecer una infección por *Y. pestis*. La tularemia responde al tratamiento antibiótico y, aunque puede causar una infección incapacitante en el hospedador, casi nunca es mortal. En caso de un posible brote de tularemia, hay que notificarlo al laboratorio de microbiología, ya que *F. tularensis* necesita medios específicos para su crecimiento. A diferencia de otras posibles armas biológicas, las bacterias no necesitan medidas específicas de descontaminación, siendo suficiente con las medidas habituales de precaución.

6. Las **enfermedades víricas hemorrágicas,** como Hanta, Ébola y Marburg, están causadas por virus ARN que pueden aerosolizarse para producir víctimas en masa. Dependiendo del virus específico, la posibilidad de transmisión entre humanos es elevada, por lo que deben mantenerse medidas estrictas de protección respiratoria. Los síntomas iniciales de estas enfermedades víricas se parecen a las de otras enfermedades causadas por virus, aunque producen permeabilidad capilar, hemorragia y alteraciones de la coagulación. También suele observarse un exantema petequial. El síndrome evoluciona en algunos ca-

sos a insuficiencia multiorgánica y muerte; el índice de mortalidad por el virus Ébola es > 90 %. El tratamiento de estas enfermedades es puramente sintomático.

**D.** La **guerra química** es el uso de sustancias químicas para causar daños a gran escala de forma intencionada. El último uso conocido de guerra química sucedió en los ataques en el metro de Tokio a mediados de la década de 1990. Debido a los síntomas repentinos y a veces incapacitantes de las armas clínicas, el cuadro clínico y el tratamiento general de la exposición a gran escala a armamento químico difieren de los de la guerra biológica. Las víctimas de la guerra química acudirán en gran número, en lugar de en grupos. Además, a diferencia de los ataques biológicos, la descontaminación a gran escala es crucial para limitar la diseminación y la morbilidad del suceso. Ante la sospecha de un ataque químico, hay que establecer una zona de descontaminación exterior a la zona de tratamiento. La retirada de las ropas expuestas elimina la mayor parte del peligro de transmisión, aunque el personal sanitario que se expone a las víctimas de un modo estrecho deberá utilizar precauciones estandarizadas, así como un traje resistente a los productos químicos y unidades de respiración individual con presión positiva. La piel puede descontaminarse con agua y solución de hipoclorito al 0,5 %. Una vez que los pacientes han sido descontaminados a grandes rasgos, la anamnesis debe centrarse en el momento y la duración de la exposición. Los CDC disponen de directrices para evaluar los posibles riesgos químicos (pueden consultarse en la página web http://www.cdc.gov/nceh/demil/guidelines.htm). Los productos utilizados para la guerra química pueden dividirse de un modo general en letales y no letales, aunque son los primeros los que tienen más probabilidades de ponerse en práctica en un ataque terrorista. Los productos letales pueden dividirse en asfixiantes o sofocantes, vesicantes, nerviosos y asfixiantes sistémicos o «productos sanguíneos».

**1. Productos químicos sofocantes.** En general, estas sustancias actúan como irritantes pulmonares, combinándose con el agua de los pulmones para crear **ácido clorhídrico** y **radicales libres del oxígeno**. La inflamación y la destrucción celular subsiguientes producen edema pulmonar agudo e insuficiencia respiratoria. Los gases son más densos que el aire y, según el método y el lugar de la liberación, puede afectar a las víctimas de forma más grave en áreas geográficas bajas o más próximas al suelo. Incluso en concentraciones bajas, el **cloro** tiene un color amarillo-verdoso característico y el olor de la lejía. El **fosgeno** es incoloro, pero huele a heno o a hierba recién segada. El **difosgeno** tiene un carácter similar al fosgeno, pero es capaz de atravesar filtros químicos y su acción se inicia antes. Tras la exposición a estas sustancias químicas sofocantes, pueden aparecer síntomas de tos, irritación de mucosas y alteraciones de la fonación en cuestión de minutos; el edema pulmonar aparece de 4 h a 24 h después de la exposición. También pueden esperarse quemaduras cutáneas y oculares tras la exposición a estos productos. El **tratamiento** de la lesión pulmonar causada por estas sustancias es fundamentalmente sintomático; además del oxígeno humidificado, pueden ser útiles los broncodilatadores, el bicarbonato sódico nebulizado y la N-acetilcisteína administrada por vía parenteral. Puede ser necesario soporte ventilatorio y ventilación mecánica.

**2.** Los **productos vesicantes** producen ampollas en las superficies expuestas y entre ellos están los gases mostaza y arsénico.

**a.** Los **gases mostaza** son compuestos basados en azufre o nitrógeno, cuyo nombre deriva del olor y el color característicos de la mostaza. A temperatura ambiente, son líquidos oleosos y ambarinos. Pueden evaporarse, y en concentraciones elevadas también pueden inhalarse. Una vez que la piel queda expuesta a estas sustancias, se destruyen los filamentos de la unión dermoepidérmica; empiezan a formarse ampollas y quemaduras químicas al cabo de unas 72 h. Las ropas habituales no protegen de estos productos. Tras la exposición se produce edema corneal que causa dolor ocular, fotofobia y alteraciones visuales. Si se inhalan en concentraciones elevadas, los gases mostaza también pueden causar desnudación epitelial y dificultad respiratoria. Debido a la rotura del ADN, estos gases también son mutágenos y carcinógenos. Aunque la mortalidad por los gases mostaza tradicionales es de alrededor del 5 %, puede producirse una morbilidad importante por las quemaduras que causan, y por la posible sobreinfección y sepsis. La exposición prolongada a los gases mostaza produce una depresión hematopoyética global que constituye un signo de mal pronóstico. Aparecerá leucocitopenia tras 5-7 días, seguida de anemia y trombocitopenia.

**b.** La **lewisita** es un producto vesicante basado en el arsénico con propiedades similares a las de los gases mostaza. Tras el contacto con la piel, la lewisita se hidroliza a **ácido clorhídrico** y ácido **clorovinilarsenioso,** que son las sustancias vesicantes. Más potentes y lipófilos que los productos basados en azufre y nitrógeno, la penetración cutánea se produce en 15 min, y a partir de ahí aparecen las quemaduras químicas y las ampollas. El componente arsénico de la lewisita se une a la piruvato deshidrogenasa e impide la síntesis de acetil CoA, causando la muerte celular y una toxicidad sistémica por arsénico, que se manifiesta principalmente por síntomas gastrointestinales de dolor abdominal, náuseas y vómitos. Puede producirse desnudado de la mucosa y rectorragia.

**c.** El **tratamiento** frente a los productos vesicantes se centra esencialmente en la **descontaminación** inicial, seguida por un tratamiento sintomático. Hay que desvestir a los pacientes y descontaminarlos. El gas mostaza se inactiva con el cloro, por lo que el agua sola es insuficiente para la descontaminación. En su lugar se utilizará una solución de lejía al 5 % diluida en proporción 1:10 para descontaminar a los pacientes. También puede realizarse una descontaminación en seco, aplicando sobre la piel cualquier polvo absorbente y retirándolo con un paño húmedo. Además, el líquido de las ampollas no contiene el vesicante, por lo que no es tóxico para el personal sanitario. Por lo demás, el tratamiento es fundamentalmente sintomático. En cada paciente expuesto a un producto vesicante deberá realizarse una exploración ocular minuciosa y una consulta con los oftalmólogos. La irrigación ocular con solución salina (suero fisiológico) es el mejor método para la descontaminación; también pueden usarse cicloplejicos y analgésicos oculares. Los síntomas generales pueden responder a la $N$-acetilcisteína, el tiosulfato, los corticoesteroides y los inhibidores de la sintasa del óxido nítrico (NOS). El factor estimulador de colonias de granulocitos (GCSF) puede ser útil en la depresión medular. El BAL *(british anti-lewisite)* es un quelante del arsénico que se utiliza como antídoto en la exposición a la lewisita; existen compuestos comercializados relacionados con el BAL, que pueden administrarse por vía oral o intravenosa.

**3.** Los **agentes nerviosos** son líquidos incoloros e inodoros a temperatura ambiente que inducen parálisis en las víctimas expuestas. Pueden inhalarse en forma de vapor o absorberse a través de la piel. La toxicidad por inhalación de los gases nerviosos se mide con la $LCt_{50}$, que es la concentración de vapor necesaria para matar al 50 % de la población sin protección. Al igual que los pesticidas organofosforados, los efectos tóxicos se deben a la inactivación directa de la acetilcolinesterasa (AChE). Los síntomas se producen por un exceso de acetilcolina en todo el sistema nervioso que al principio estimula y, posteriormente paraliza la neurotransmisión. Las manifestaciones clínicas iniciales son similares a las de la **intoxicación anticolinérgica** y consisten en miosis, broncorrea, micción, salivación y lagrimeo. Tras la exposición a concentraciones elevadas del gas, el paciente presenta pérdida de consciencia y convulsiones. Son frecuentes el estado epiléptico y los problemas de conducción cardíaca. La muerte se produce en minutos, generalmente a causa de apnea central, en lugar de por parálisis diafragmática. Existen dos clases principales de agentes nerviosos.

a. **Agentes «G».** Se conocen cuatro agentes G: tabun (GA), sarín (GB), soman (GD) y ciclosarín (GF). El tabun fue el primer gas nervioso conocido y es el menos potente de los gases G ($LCt_{50}$ de 400 mg min/m³). Los otros tres se desarrollaron después secuencialmente, cada uno de ellos con más potencia que el anterior. El ciclosarín es aproximadamente 13 veces más potente que el tabun ($LCt_{50}$ de 30 mg min/m³). Los agentes G son volátiles y se evaporan rápidamente.

b. **Agentes «V».** Son bastante más potentes que los agentes G y comprenden el gas nervioso más tóxico conocido, el VX ($LCt_{50}$ de 10 mg min/m³). Los agentes V son más difíciles de vaporizar y también pueden absorberse a través de la piel, aunque las ropas protegen.

c. El **tratamiento** de la exposición a los gases nerviosos se centra en la reactivación de la AChE y debe realizarse lo antes posible. La **pralidoxima intravenosa** reactivará la enzima, pero sólo durante un tiempo limitado tras la exposición al gas. La duración del período anterior a esta inactivación permanente se denomina «envejecimiento» y es una propiedad intrínseca de los gases nerviosos. El soman (GD) envejecerá en 2 min, el gas sarín (GB) lo hará en unas 5 h a 8 h. El tabun (GA) y el VX envejecerán en unas 40 h. La estrategia consiste en la descontaminación inmediata, seguida de soporte ventilatorio y la administración de atropina y pralidoxima. Debe evitarse la succinilcolina si se utilizan relajantes musculares para la intubación, ya que la disminución de la concentración de AChE prolongará significativamente la duración de la acción. La **atropina** se administra para aliviar los síntomas anticolinérgicos y la dosis debe ser de 2 mg intravenosos cada 2 min a 3 min hasta que la ventilación sea normal. La **pralidoxima** se recomienda para todas las exposiciones y tiene que administrarse lo antes posible para que sea eficaz. La dosis es de 1 g a 2 g durante 10 min, seguida de una infusión continua de 500 mg/h; el tratamiento se mantendrá hasta la mejoría del paciente. Hay que señalar que el soman (GD) envejece demasiado rápido para que la pralidoxima sea eficaz. En este caso puede utilizarse fisostigmina como antagonista competitivo.

d. Los **asfixiantes sistémicos o «productos sanguíneos»** actúan produciendo hipoxia intracelular.

(1) El **cianuro** fuerza el metabolismo anaerobio en el interior celular bloqueando el sistema de transporte de electrones. Esto produce una alteración en la utilización de oxígeno, así como el aumento de la producción de lactato. Los síntomas se basan en el nivel de hipoxemia y pueden causar pérdida de consciencia, arritmias e hipotensión. La cianosis es un signo tardío. El aumento de la saturación venosa de oxígeno, así como la acidosis metabólica con hiato aniónico y el aumento del ácido láctico sérico pueden ser indicios para llegar al diagnóstico. El antídoto en la intoxicación por cianuro es el **nitrito sódico** (300 mg de una solución al 3 %), que invierte el bloqueo del cianuro sobre el sistema de transporte de electrones y deberá ir seguido de la administración de tiosulfato sódico (12,5 g de solución al 25 %). El **tiosulfato sódico** actúa puramente como donante de azufre, retirando cianuro y permitiendo su excreción en forma de tiocianato, en la orina. El nitrito sódico puede causar hipotensión intensa cuando se administra y también puede producir metahemoglobinemia, por lo que deben controlarse las concentraciones de metahemoglobina. La hidroxicobalamina puede utilizarse como un antídoto alternativo (4-5 g durante 30 min).

(2) El **ácido sulfhídrico** también bloquea el transporte de electrones; es un inhibidor más potente que el cianuro, pero al tener menor afinidad de fijación, puede revertirse más fácilmente. A diferencia de la toxicidad causada por el cianuro, aquí faltarán signos iniciales de exposición. El ácido sulfhídrico se absorbe rápidamente por la sustancia blanca cerebral y causa una súbita pérdida de consciencia. Tiene un olor a azufre caracte-

rístico que las personas que acuden a los rescates pueden reconocer. No puede absorberse a través de la dermis y no son necesarias medidas de protección especiales. Los pacientes intoxicados por esta sustancia pueden necesitar un soporte limitado y la toxicidad sistémica también es limitada; el 90 % del ácido sulfhídrico se metaboliza en el organismo en 20 min. Debido a su rápido metabolismo, se dispone de escasos datos específicos sobre antídotos.

E. La **lesión por radiación** se produce como consecuencia de la transferencia de energía desde materiales radiactivos a los tejidos corporales. La exposición a la radiación puede deberse a la colocación intencionada de un aparato que proporcione una dosis fija de radiación en el tiempo o a través de una «bomba sucia» que disemina material radiactivo durante una explosión. En el caso de la explosión, el reconocimiento de la exposición a la radiación puede retrasarse, ya que la atención se centra en las quemaduras y las lesiones traumáticas coexistentes. La sospecha de amenazas radiactivas debe mantenerse hasta que pueda confirmarse su ausencia mediante detectores. Al igual que sucede con las armas químicas, la **descontaminación** es esencial para limitar la diseminación de material peligroso y proteger al personal de rescate.

1. Las **radiaciones ionizantes** proceden de la desintegración de radionúclidos intrínsecamente inestables, situándose el $^{137}$Cs y el $^{60}$Co entre los de mayor riesgo. La radiación se emite en forma de partículas α, partículas β, rayos γ, rayos X y neutrones. Todos estos componentes transfieren energía a los tejidos en diversos grados. Además de la transferencia de energía, los neutrones convierten en radiactiva la sustancia base y, por tanto, en una fuente persistente de radiación ionizante. A medida que llega energía a los tejidos, se generan radicales libres y se produce la muerte celular, principalmente a través de la rotura del ADN. Las células con recambio elevado, particularmente las del aparato digestivo y las células hematopoyéticas, son las que tienen mayor riesgo de sufrir lesión por la exposición a la radiación.

2. **Principios para la clasificación de los pacientes.** Cualquier posible exposición hay que notificarla al especialista en seguridad radiactiva del centro y deberá realizarse rápidamente la **descontaminación** adecuada. Para ello, se empieza desvistiendo al paciente y se continúa con una ducha con jabón y agua templada. Deberá evitarse el agua caliente, ya que puede aumentar la vasodilatación y la consiguiente absorción del radionúclido. La descontaminación puede controlarse mediante determinaciones seriadas de la radiación emitida. La protección del personal tiene como objetivo reducir al mínimo la exposición a la radiación a la menor razonablemente posible, algo que puede realizarse de varios modos:

   a. Reducir al mínimo el tiempo que cada trabajador necesita estar expuesto al material radioactivo.

   b. Aumentar al máximo la distancia a la fuente radiactiva; la dosis de radiación absorbida disminuye en función del cuadrado de la distancia.

   c. Protegerse de la radiación; el equipo de protección personal habitual bloqueará las partículas α y β, pero generalmente no lo hará con los rayos γ. El plomo y otros materiales de elevada densidad proporcionan mayor protección.

   d. La monitorización de la radiación en tiempo real debe estar a disposición de todo el personal que se encuentre en estrecho contacto con el paciente, y no deberá ser superior a 0,1 mGy/h.

3. El **cuadro clínico** de la afección por exposición corporal total a la radiación es lo que se denomina **enfermedad aguda por radiación (EAR)**. En general, la manifestación de la lesión por radiación es tardía y la mayoría de los pacientes asintomáticos sólo necesita estudios analíticos basales y seguimiento ambulatorio; el ingreso hospitalario no es obligatorio. Los pródromos de la enfermedad aguda por radiación son náuseas, vómitos y diarrea, y el momento en que

se inician estos síntomas es un factor pronóstico de la dosis corporal total de radiación. Los síntomas que aparecen antes de 30 min indican una exposición superior a 600 rad, mientras que los que se observan más de 24 h después indican una exposición inferior a 70 rad. Sin asistencia médica, la exposición corporal total de 600 rad conlleva una mortalidad del 100 %. Por el contrario, las dosis inferiores a 70 rad pueden causar tan sólo leves descensos de la cifra de leucocitos. Finalmente, los pacientes con niveles elevados de exposición a la radiación se verán afectados por alteración hematopoyética, con inmunodepresión, diátesis hemorrágica y sepsis. El pronóstico está relacionado directamente con el recuento linfocítico a las 48 h: recuentos superiores a 1 200 o inferiores a 300 indican pronósticos favorable y desfavorable, respectivamente. El tratamiento de la enfermedad aguda por radiación es totalmente sintomático.

## IV. Planificación de la organización

**A.** Una **respuesta eficaz** en la UCI a las víctimas de situaciones catastróficas implica la coordinación del personal del hospital con los mandos nacionales, autonómicos y locales. En Estados Unidos, la National Response Framework presenta los principios de las directrices que facilitan que todos los que intervienen en la respuesta se preparen y proporcionen una respuesta nacional unificada ante desastres y situaciones de emergencia, y establece un abordaje nacional y exhaustivo de todos los peligros para la respuesta a los incidentes internos. Esta estructura está administrada por la Federal Emergency Management Agency (FEMA) y describe el modo en que las comunidades, el sector privado y el personal no gubernamental están integrados en una respuesta nacional eficaz. Puede consultarse en la página web www.fema.gov/emergency/nrf/.

**B. Formación y adiestramiento para situaciones catastróficas.** La destreza en la ejecución de los trabajos asignados es crucial para lograr una respuesta eficaz en situaciones catastróficas. La clave para el abordaje y la organización de estas situaciones está en la preparación de los mismos, y la anticipación exacta de posibles situaciones puede contribuir a su planificación. El principal componente para el control de situaciones catastróficas empieza con el análisis de los peligros para los que una determinada zona es sensible y la consideración de las posibles consecuencias de esos sucesos. Hay que tener en cuenta las localizaciones geográficas, e incluir posibles incidentes relacionados con el clima, desastres naturales o la posibilidad de ataques terroristas. La planificación de situaciones de este tipo deben desarrollarse y realizarse cada año; varias organizaciones médicas profesionales ofrecen cursos sobre planificación de desastres y preparación ante situaciones de urgencia que pueden servir como base para la elaboración de protocolos en los centros.

- http://www.facs.org/trauma/disaster/dmep_course.html
- http://training.fema.gov/IS/crslist.asp
- http://www.aapsus.org/academies/disaster-medicine/index.html
- http://www.hhs.gov/aspr/opeo/ndms/index.html
- www.ifrc.org

## Bibliografía recomendada

Flynn DF, Goans RE. Nuclear terrorism: triage and medical management of radiation and combined-injury casualties. *Surg Clin North Am* 2006;86:601–636.

Hotchkin DL, Rubinson L. Modified critical care and treatment space considerations for mass casualty critical illness and injury. *Respir Care* 2008;53:67–74.

http://sis.nlm.nih.gov/enviro/biologicalwarfare.html

http://www.cdc.gov/nceh/demil/guidelines.htm

Kman NE, Nelson RN. Agents of bioterrorism: a review for emergency physicians. *Emerg Med Clin North Am* 2008;26:2.

Mahoney EJ, Biffl WL, Cioffi WG. Mass-casualty incidents: how does an ICU prepare? *J Intensive Care Med* 2008;23:219–235.

Muskat PC. Mass casualty chemical exposure and implications for respiratory failure. *Respir Care* 2008;53:58–63.

Parker MM. Critical care and disaster management. *Crit Care Med* 2006;34(suppl):S52–S55.

Rubinson L, Hick JL, et al. Definitive care for the critically ill during a disaster: a framework for optimizing critical care surge capacity: from a Task Force for Mass Critical Care summit meeting. *Chest* 2008;133(5 suppl):18S–31S.

Harwood-Nuss' clinical practice of emergency medicine. 4th ed. Lippincott, 2005.

# 39

# Tratamiento en la UCI en el posoperatorio de la cirugía vascular

*Ross Blank y Rae Allain*

I. **Consideraciones generales.** El paciente sometido a cirugía vascular plantea numerosos retos perioperatorios. Además de los riesgos inherentes de la cirugía vascular mayor, suelen ser pacientes de edad avanzada y con afecciones concurrentes importantes. Entre las enfermedades coexistentes habituales se encuentran la hipertensión, la enfermedad coronaria, la insuficiencia cardíaca congestiva, la enfermedad pulmonar obstructiva crónica (EPOC), la insuficiencia renal crónica y la diabetes mellitus. La presencia o ausencia de estas afecciones puede influir en la decisión de llevar a cabo procedimientos vasculares programados. Para obtener más detalles sobre estas afecciones pueden consultarse los capítulos correspondientes.

II. **Estenosis de la arteria carótida.** La afección ateroesclerótica en la bifurcación carotídea o sus proximidades representa un factor de riesgo importante de accidente cerebrovascular (ACV) isquémico. En varios estudios clínicos a gran escala, controlados y aleatorizados, la reparación quirúrgica logró una reducción evidente de los índices de ACV a los 5 años en los pacientes con afectación sintomática y estenosis de grado elevado (≥ 70 %). El beneficio en los pacientes sintomáticos con estenosis < 70 % es más modesto. La decisión de intervenir a los pacientes asintomáticos depende de tres factores principales: *1)* grado de estenosis; *2)* densidad de la placa de ateroma, y *3)* progresión de la enfermedad a lo largo del tiempo.

A. **Endarterectomía carotídea**

1. La endarterectomía carotídea (EAC) es la intervención quirúrgica habitual en los casos de estenosis carotídea. Consiste en el pinzamiento de la arteria carótida con incisión y extirpación posterior de la placa de ateroma que causa la oclusión.
2. La cirugía puede realizarse bajo anestesia general o regional.
3. La mayoría de los pacientes no necesita tratamiento posoperatorio en una unidad de cuidados intensivos, salvo que se produzcan complicaciones o existan afecciones concurrentes importantes.
4. Complicaciones
   a. **Neurológicas**
   (1) En los 30 días siguientes a la cirugía se produce un ACV en aproximadamente el 3 % de los pacientes. Las causas son tromboembolia, hemorragia e isquemia secundaria al pinzamiento de la carótida. La aparición de un déficit nuevo en el período posoperatorio inmediato es una urgencia que puede exigir la realización de pruebas angiográficas o una nueva exploración.
   (2) El **síndrome de hiperperfusión cerebral** (incidencia, 0-3 %) se produce a causa de un notable aumento de la perfusión homolateral tras la revascularización en el contexto de hipertensión y alteración de la autorregulación cerebral regional. Puede manifestarse en forma de cefalea, convulsiones y déficits neurológicos focales, y evolucionar a edema cerebral, hemorragia y muerte. La clave del tratamiento es el control de la presión arterial con fármacos (p. ej., β-bloqueantes) que no causen vasodilatación cerebral.
   b. **Cardíacas**
   (1) Existe una gran relación entre la arteriopatía cerebrovascular y coronaria, y en el 2,2 % de los pacientes sometidos a EAC se produce un **infarto de**

579

**miocardio** en el posoperatorio. Presumiblemente, la isquemia miocárdica sin infarto es incluso más habitual.

(2) Pueden observarse **bradiarritmias** e **hipotensión** tras la manipulación del seno carotídeo y la exposición de los barorreceptores a presiones arteriales mayores con la eliminación de la placa de ateroma.

(3) También es frecuente la **hipertensión**, probablemente multifactorial (empeoramiento de la hipertensión basal, disfunción del seno carotídeo, dolor, hipercapnia, etc.). Independientemente de la causa, deben tratarse las presiones arteriales elevadas para reducir la fuerza de cizallamiento sobre una anastomosis vascular reciente y para reducir al mínimo la hiperperfusión cerebral.

c. **Pulmonares y de las vías respiratorias**

(1) La **obstrucción de las vías respiratorias** puede deberse a un **hematoma expansivo de la herida** que comprime la tráquea o altera el drenaje linfático, causando edema laríngeo. También puede contribuir la disfunción de las cuerdas vocales por lesión del nervio laríngeo recurrente. El hematoma puede eliminarse desde la cabecera del paciente abriendo la incisión quirúrgica con anestesia local, aunque puede que esto no resuelva totalmente la obstrucción si el edema de las vías respiratorias es el mecanismo predominante. La pérdida inminente del control de las vías respiratorias, independientemente de la etiología, exige la **intubación endotraqueal** inmediata, a la que seguirá el tratamiento que indiquen las circunstancias específicas.

(2) Pueden producirse **hipoxia** e **hipercapnia** por disfunción de los quimiorreceptores del cuerpo carotídeo. Estos riesgos son mayores en los pacientes sometidos anteriormente a EAC bilateral.

B. **Colocación de endoprótesis en la arteria carótida**

1. La colocación de endoprótesis vasculares en la arteria carótida es una alternativa menos cruenta que la EAC.

2. El motivo fundamental es el alivio de la obstrucción, en oposición a la eliminación de un proceso patológico, como sucede en la EAC.

3. La utilización precoz estaba limitada por la compresión de la endoprótesis tras el procedimiento, así como por la embolización de restos ateromatosos. Para solventar estos problemas se han desarrollado endoprótesis resistentes al aplastamiento y dispositivos para la protección de embolias.

4. En metaanálisis de estudios clínicos sobre endoprótesis carotídeas frente a la EAC en casos de estenosis sintomáticas, no se han observado diferencias significativas en la mortalidad a los 30 días, en la aparición de ACV y en los índices de ACV discapacitantes. Los datos sobre la evolución a más largo plazo y de los nuevos dispositivos seguirán documentándose.

5. La colocación de endoprótesis puede ser la opción preferida para los pacientes a quienes la cirugía abierta pone en una situación de riesgo particularmente elevado debido a la edad, a las afecciones coincidentes o a las cirugías anteriores.

## III. Aneurismas aórticos

A. **Aneurismas de la aorta ascendente**

1. Los aneurismas de la aorta torácica ascendente y del arco aórtico suelen deberse a la degeneración quística de la media, que produce pérdida de musculatura lisa y de fibras elásticas en la pared arterial, con la consiguiente dilatación. La edad avanzada y la hipertensión son factores de riesgo habituales para la degeneración quística de la media. También se observa en pacientes con síndrome de Marfan, síndrome de aneurisma aórtico torácico familiar y válvula aórtica bicúspide.

2. Otras causas de aneurisma de la aorta ascendente son la sífilis, la vasculitis de grandes vasos, la disección aórtica crónica y los traumatismos aórticos.

3. La reparación de la aorta ascendente y el arco aórtico ha sido tradicionalmente competencia de los cirujanos cardíacos.

**B. Aneurismas de la aorta torácica descendente (ATD) y de la aorta toracoabdominal (ATA).** Son indicaciones primarias para procedimientos en la aorta torácica. Se ha calculado que suponen una incidencia de 6 a 10 por 100 000 personas y año, y probablemente esté aumentando a causa del incremento de población de edad avanzada.

1. Etiología y clasificación

a. A diferencia de los aneurismas de la aorta ascendente y del arco aórtico, los de la aorta torácica descendente (distales con respecto a la arteria subclavia izquierda) y de la aorta abdominal se caracterizan con mayor frecuencia por la presencia de alteraciones ateroescleróticas en la pared vascular. Otras etiologías menos habituales son la disección crónica, las enfermedades del tejido conjuntivo, la infección y la vasculitis.

b. Los factores de riesgo habituales de los aneurismas ateroescleróticos son el tabaquismo, la edad, la hipertensión, la hiperlipidemia y los antecedentes familiares.

c. Estos aneurismas pueden limitarse a la aorta torácica descendente o, si afectan simultáneamente a la aorta torácica y abdominal, pueden describirse mediante el sistema de clasificación de Crawford (fig. 39-1).

(1) El **tipo I** se origina en la porción proximal de la aorta torácica descendente y se extiende hacia la porción proximal de la aorta abdominal, hacia las arterias renales.

(2) El **tipo II** es el más numeroso y se origina en la porción proximal de la aorta torácica descendente y se extiende hasta la aorta abdominal distal con respecto a las arterias renales.

(3) El **tipo III** se origina en la porción intermedia de la aorta torácica descendente (sexto espacio intercostal) y se extiende a la aorta abdominal, distal con respecto a las arterias renales.

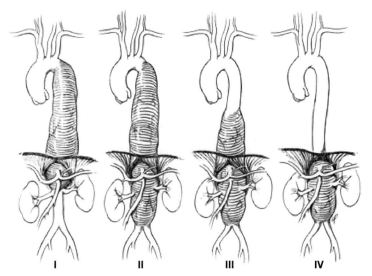

I    II    III    IV

**FIGURA 39-1.** Clasificación de Crawford de los aneurismas aórticos toracoabdominales. (De Conrad MF, Cambria RP. Contemporary management of descending thoracic and thoracoabdominal aortic aneurysms: endovascular versus open. *Circulation* 2008;117:841-852, con autorización.)

**(4)** El **tipo IV** es un aneurisma abdominal total que se origina por debajo del diafragma, proximal con respecto a la arteria celíaca, y se extiende a la aorta abdominal distal con respecto a las arterias renales.

2. La reparación programada de los aneurismas en la ATD/ATA se realiza cuando se considera que el riesgo de rotura es superior al riesgo de la reparación. Un diámetro del aneurisma superior a 6 cm suele ser un umbral generalmente aceptado para la intervención quirúrgica. Otros factores de riesgo de rotura del aneurisma son la velocidad de expansión (> 10 mm/año) y la presencia de disección. Los factores de riesgo del paciente para la rotura del aneurisma son la edad, la hipertensión, el tabaquismo, EPOC, insuficiencia renal, síntomas dolorosos, sexo femenino, síndrome de Marfan, y posiblemente, el tratamiento preoperatorio con corticoesteroides.

3. Reparación abierta y complicaciones

   **a.** Tras la exposición mediante incisión toracoabdominal o de toracotomía izquierda, la intervención consiste en: *1)* pinzamiento de la aorta torácica proximal con respecto al aneurisma; *2)* incisión de la aorta más allá del pinzamiento para permitir la creación de la anastomosis proximal entre la aorta natural y un injerto sintético; *3)* reconstrucción de arterias intercostales esenciales con fijación directamente al injerto; *4)* reconstrucción del segmento aórtico visceral, que suele realizarse incluyendo los orificios de las arterias celíaca, mesentérica superior y renal derecha en un botón suturado al injerto; *5)* reconstrucción de la arteria renal izquierda mediante reimplantación o, con mayor frecuencia, a través de un injerto lateral aparte del injerto aórtico primario, y *6)* creación de la anastomosis distal. Estos pasos pueden modificarse o descartarse debido a la presencia de variaciones en la anatomía vascular y del aneurisma.

   **b.** A pesar de los avances y mejoras en las técnicas quirúrgicas y de conservación de órganos, la **mortalidad** quirúrgica sigue siendo elevada (2-16 % en series publicadas en centros universitarios). Estudios retrospectivos de situaciones del «mundo real» muestran índices de mortalidad intrahospitalaria de alrededor del 22 % en situaciones programadas. Además, los índices de mortalidad intrahospitalaria o a los 30 días probablemente infravaloran de un modo significativo los índices de mortalidad al cabo de 1 año. La reparación urgente de un aneurisma roto o con pérdidas se asocia a grandes aumentos de la mortalidad quirúrgica. En análisis retrospectivos se observa que la insuficiencia renal preoperatoria, la hipotensión intraoperatoria, la necesidad de transfusión durante la intervención, la isquemia medular posoperatoria y la insuficiencia renal posoperatoria aumentan la mortalidad tras la cirugía.

   **c.** Una complicación particularmente perjudicial de la cirugía sobre la aorta torácica es la **isquemia de la médula espinal (IME)**, que produce debilidad o parálisis de las extremidades inferiores. La parte anterior de la médula está irrigada por la arteria espinal anterior, a la que llega sangre principalmente de las arterias intercostales (ramas primarias de la aorta torácica), incluyendo la arteria de Adamkiewicz en los niveles críticos T8-L1. Sin embargo, existe una abundante red vascular colateral, que consta de vasos intercostales por encima de la zona crítica y vasos lumbares por debajo de la misma, así como ramas de las arterias subclavia e ilíaca. La prevención de la IME (v. más adelante) es un objetivo importante del tratamiento perioperatorio, con índices contemporáneos de paraplejía/paraparesia de entre el 2 % y el 10 %. Los factores que aumentan el riesgo de IME son los aneurismas de la ATA de los tipos I y II, el sacrificio intraoperatorio de vasos intercostales esenciales, el pinzamiento intraoperatorio prolongado, la rotura preoperatoria del aneurisma, y la hipotensión intraoperatoria y posoperatoria prolongada. Inmediatamente después de la operación pueden observarse déficits neurológicos, aunque pueden tardar en aparecer días o semanas. Durante el posoperatorio inmediato debe reducirse la sedación con frecuencia para poder realizar exploraciones neurológicas de las extremidades inferiores.

**(1)** Análoga al concepto de presión de perfusión cerebral, la **presión de perfusión medular** se determina por la diferencia entre la presión arterial media y la presión del líquido cefalorraquídeo (LCR). Según esto, la **hipertensión** relativa (objetivo típico de PAS de 120-160 mm Hg) es la meta para mantener una perfusión medular adecuada ante la interrupción quirúrgica del aporte sanguíneo. Suelen evitarse metas superiores para evitar la fuerza de cizallamiento sobre la anastomosis aórtica y la sobrecarga sobre el ventrículo izquierdo. Puede ser necesario aumentar el objetivo de la presión arterial perioperatoria ante la aparición de debilidad o parálisis nueva en las extremidades inferiores. La bibliografía puntual y la experiencia en el Massachusetts General Hospital apoyan que la hipertensión inducida puede conducir a la resolución de los síntomas neurológicos.

**(2)** Para reducir la presión en el LCR, la instauración intraoperatoria del **drenaje del LCR** se ha convertido en un procedimiento estándar, manteniéndose durante 48 h a 72 h después de la intervención. Los drenajes se colocan en el espacio subaracnoideo lumbar, y se permite que drenen de forma pasiva hasta una presión aproximada de 10 mm Hg (13 cm H$_2$O). Los casos de déficit neurológico tardío han respondido favorablemente a la reinstauración del drenaje.

**(3)** El **enfriamiento epidural** es un método de protección de la médula espinal desarrollado en el MGH en el decenio de 1990. El principio de la técnica era reducir el metabolismo de la médula espinal y el riesgo de IME enfriando activamente la médula mediante la infusión de solución salina helada en el espacio epidural durante el período de pinzamiento aórtico. Aunque inicialmente se publicaron resultados prometedores de la experiencia del MGH, no se observaron los mismos resultados en otros centros, y la técnica ya se aplica en la práctica sistemática. Algunos centros aconsejan el **enfriamiento sistémico** con reparación de aneurismas de ATD/ATA realizados con circulación extracorpórea y parada circulatoria hipotérmica profunda.

**(4)** La **derivación cardíaca izquierda** (fig. 39-2) es una maniobra intraoperatoria destinada a mantener el aporte sanguíneo a la arteria espinal anterior, las vísceras y los riñones durante el pinzamiento. Lo más habitual es la creación de un circuito de derivación desde la aurícula izquierda (a la que se accede a través de las venas pulmonares) y la arteria femoral. Esto permite la perfusión retrógrada de la aorta torácica descendente y abdominal durante la reconstrucción proximal.

**(5)** La **reimplantación de arterias intercostales**, particularmente en la zona crítica de T8-L1, suele utilizarse para intentar preservar la perfusión de la médula espinal. El beneficio de la reimplantación debe sopesarse frente al riesgo de prolongar el tiempo de pinzamiento. Con frecuencia se incluyen varios vasos intercostales juntos como un botón para agilizar el proceso.

**(6)** Los **potenciales provocados motores** intraoperatorios permiten la evaluación en tiempo real de la función medular anterior y pueden orientar el control de la presión arterial y la extensión de la revascularización intercostal en el quirófano. En la bibliografía reciente se sugiere una reducción del índice de IME (4,2 % inicial, 2,9 % tardío en 70 pacientes con aneurismas de la ATA de tipo II) mediante esta técnica combinada con drenaje del LCR y derivación cardíaca izquierda.

**(7)** Hay que reconocer que la paraplejía posoperatoria puede deberse a un **hematoma medular o epidural** que comprime la médula espinal. Los médicos deben mantener un elevado índice de sospecha ante estas afecciones, especialmente en los casos en los que se han colocado catéteres en

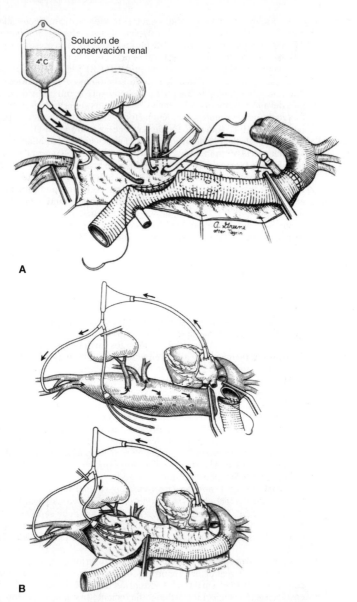

**FIGURA 39-2.** Técnicas quirúrgicas para la reparación de los aneurismas aórticos toracoabdominales. En la imagen **A** se muestra la perfusión fría renal, la derivación mesentérica en línea y el botón intercostal. La imagen **B** muestra una derivación cardíaca izquierda en la que la perfusión distal al pinzamiento se mantiene inicialmente a través de la arteria femoral, y a continuación mediante múltiples catéteres de perfusión una vez que se avanza la reconstrucción distalmente. (De Conrad MF, Cambria RP. Contemporary management of descending thoracic and thoracoabdominal aortic aneurysms: endovascular versus open. *Circulation* 2008;117:841-852, con autorización.)

el sistema nervioso central (SNC) con la coagulopatía consiguiente relacionada con el procedimiento quirúrgico. Cuando la sospecha es elevada, deben realizarse inmediatamente pruebas de diagnóstico de imagen (preferiblemente RM) tras la descompresión quirúrgica, si está indicado.

**d.** Las **complicaciones cardíacas,** entre ellas la arritmia, el infarto de miocardio y la insuficiencia cardíaca congestiva, son frecuentes (alrededor del 15 %) en esta población de alto riesgo.

**(1)** La movilización de líquidos desde el «tercer espacio» los días 2-3 del posoperatorio puede precipitar una sobrecarga de volumen intravascular.

**(2)** El tratamiento hemodinámico posoperatorio suele facilitarse mediante la monitorización del gasto cardíaco con cateterismo de la arteria pulmonar, la termodilución transpulmonar con análisis de la curva del pulso o ecocardiografía. Los valores basales del quirófano son referencias útiles.

**e.** Las **complicaciones pulmonares,** específicamente la ventilación posoperatoria prolongada, la neumonía, la reintubación y la traqueostomía, son excesivamente frecuentes y pueden alcanzar el 50 %. Las causas son multifactoriales, y probablemente comprenden la EPOC preoperatoria, la división quirúrgica del diafragma para facilitar la exposición, la lesión del nervio frénico, el traumatismo del pulmón izquierdo durante la disección quirúrgica, el colapso y la reexpansión del pulmón izquierdo para facilitar la exposición y la lesión pulmonar causada por el respirador en el pulmón derecho durante la ventilación prolongada de un solo pulmón.

**(1)** Lo habitual es colocar un tubo de tórax en el lado izquierdo hasta la conclusión del procedimiento.

**(2)** Los pacientes con traumatismo pulmonar izquierdo intraoperatorio pueden necesitar una aspiración enérgica de sangre y coágulos desde el tubo endotraqueal después de la intervención.

**(3)** Si se utiliza un tubo endotraqueal de doble luz derecho durante la intervención, puede observarse el colapso del lóbulo superior derecho debido a obstrucción del bronquio de este lóbulo.

**f.** La **insuficiencia renal posoperatoria,** definida generalmente como la duplicación de la creatinina basal con un valor absoluto > 3 mg/dl, tiene una incidencia próxima al 20 % con alrededor de un 5 % de los pacientes con necesidad de diálisis, y es un factor de riesgo independiente de mortalidad. Las medidas intraoperatorias para la protección renal consisten en la reducción al mínimo del tiempo de pinzamiento y la instilación directa de solución de conservación renal fría (lactato de Ringer ± manitol y metilprednisolona) en los orificios de la arteria renal durante el pinzamiento, así como derivación cardíaca izquierda (fig. 39-2). También puede realizarse endarterectomía de la arteria renal con endoprótesis o injerto de derivación si se encuentran estenosis significativas. Las etiologías de la insuficiencia renal posoperatoria pueden ser multifactoriales (v. tabla 39-1 y cap. 24). Según las circunstancias clínicas, las pruebas diagnósticas pueden ser urinarias (análisis de orina, sedimento, eosinófilos en orina y electrólitos urinarios para calcular la excreción fraccionada de sodio) y pruebas de imagen vasculares (ecografía Doppler o TC).

**g.** La **isquemia intestinal** tiene una incidencia de aproximadamente el 2 %. La isquemia hepática e intestinal puede verse precipitada por coagulopatías. Además, la colitis isquémica puede deberse al sacrificio o a la ligadura de la arteria mesentérica inferior sin la existencia de un flujo colateral adecuado.

**(1)** Durante la cirugía puede emplearse la derivación cardíaca izquierda para perfundir órganos durante la construcción de la anastomosis proximal. Una vez que la anastomosis prosigue distalmente con la apertura de la aorta, el circuito de derivación puede redirigirse desde la arteria femoral a múltiples catéteres de perfusión colocados directamente en los orificios del vaso (fig. 39-2).

| **TABLA 39-1** | Etiología de la insuficiencia renal después de la cirugía aórtica |
|---|---|
| **Tipo** | **Causa** |
| Nefropatía por contraste | Estudios preoperatorios e intraoperatorios en los que se utilizan contrastes yodados |
| Necrosis tubular aguda (NTA) isquémica | Pinzamiento aórtico por encima de las arterias renales |
| | Fallo (oclusión, acodamiento) de los injertos de derivación de las arterias renales |
| | Hipotensión y/o hipovolemia perioperatoria |
| | Embolización ateromatosa (colesterol) |
| NTA nefrotóxica | Depósito de mioglobina debido a rabdomiólisis (isquemia de extremidades, síndrome compartimental) |
| Nefritis intersticial alérgica (NIA) | Fármacos perioperatorios, entre ellos los antibióticos |

(2) Si no existe una derivación cardíaca izquierda, puede emplearse un cortocircuito mesentérico en línea. Esta técnica consiste en la sutura de una rama colateral al injerto aórtico primario inmediatamente distal a la anastomosis proximal. Tras completar la anastomosis, la pinza se desplaza distal con respecto a la colateral y se extiende un catéter de perfusión desde la colateral al orificio de la arteria celíaca o de la arteria mesentérica superior (fig. 39-2). Esto permite la perfusión pulsátil durante el período de reconstrucción aórtica distal.

**h. Complicaciones hematológicas**

(1) Entre el 2 % y el 5 % de los pacientes con aneurismas ATD/ATA sufre **hemorragias posoperatorias.**

(2) Se ha demostrado que la necesidad de transfusión intraoperatoria se relaciona con la mortalidad perioperatoria.

(3) La reanimación masiva de una hemorragia intraoperatoria puede causar en algunos casos diversas complicaciones, entre ellas **dilución de factores de la coagulación** y plaquetas, hipotermia, hipocalciemia, síndrome compartimental abdominal y **coagulación intravascular diseminada (CID,** v. también cap. 26).

(4) El tratamiento posoperatorio de la hipotermia y la hemorragia por coagulopatía puede consistir en el uso de dispositivos para calentar líquidos, sistemas de aire caliente forzado y aumento de la temperatura ambiental.

(5) El uso de una **autotransfusión** o de «recuperadores de sangre» puede disminuir significativamente la necesidad de transfundir concentrados de hematíes del banco de sangre, ya que hasta el 50 % del recambio sanguíneo durante la resección de aneurismas de ATD/ATA puede devolverse al paciente a través de estos métodos.

(6) Reducir al mínimo la isquemia mesentérica también es esencial para evitar la hemorragia por coagulopatía.

(7) La **trombocitopenia posoperatoria** es un hallazgo frecuente que puede deberse a dilución tras la reanimación o al consumo en caso de hemorragia activa. La trombocitopenia también puede explicarse por la adhesión o la activación plaquetaria por el injerto aórtico sintético, especialmente en caso de sustitución aórtica importante. Con menos frecuencia, la etiología puede ser una trombocitopenia causada por la heparina **(TIH)** (cap. 26).

**4.** Reparación endovascular y complicaciones

**a.** En los últimos años, la **reparación endovascular de un aneurisma torácico** **(TEVAR,** *thoracic endovascular aneurysm repair*, fig. 39-3) ha surgido como una alternativa atractiva para el aneurisma de la ATD. Este procedimiento

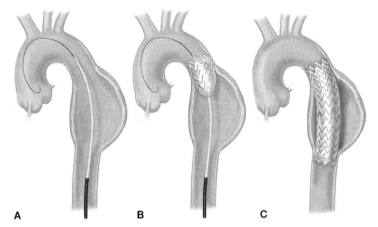

**A**        **B**        **C**

**FIGURA 39-3.** Esquema de la reparación endovascular de un aneurisma torácico (TEVAR). (De Conrad MF, Cambria RP. Contemporary management of descending thoracic and thoracoabdominal aortic aneurysms: endovascular versus open. *Circulation* 2008;117:841-852, con autorización.)

consiste habitualmente en el acceso percutáneo a la aorta a través de la arteria femoral, con la colocación y despliegue de un injerto aórtico expansible bajo guía radiológica. Se evitan, de este modo, los riesgos de la toracotomía y el pinzamiento aórtico.

**b.** Con la tecnología actual, los aneurismas de la ATA no pueden tratarse con esta técnica, ya que el aneurisma afecta a vasos de ramas importantes que quedarían excluidas de la circulación tras la colocación de la endoprótesis. Las endoprótesis ramificadas y fenestradas, o ambas, pueden lograr que el tratamiento endovascular de los aneurismas de la ATA sea más factible en el futuro.

**c.** Los pacientes sometidos a la reparación endovascular de un aneurisma torácico y con riesgo de sufrir IME necesitan a menudo tratamiento posoperatorio en una unidad de cuidados intensivos para un riguroso control neurológico y drenaje del LCR. Además, los pacientes que sufren complicaciones por el procedimiento pueden necesitar también cuidados intensivos.

**d.** Una **colocación defectuosa de la endoprótesis** puede ocluir el flujo hacia vasos importantes, con la consiguiente isquemia visceral, renal o de las extremidades inferiores, que exige una intervención quirúrgica abierta.

**e.** La rotura del aneurisma o la lesión de los vasos de acceso puede causar una **hemorragia quirúrgica infrecuente**, necesitándose la conversión a una reparación quirúrgica abierta.

**f.** Las principales complicaciones neurológicas son el **ACV** y la **IME**. Aunque el riesgo de ACV isquémico puede verse afectado por la manipulación de la guía metálica del arco aórtico, en estudios multicéntricos se observan índices de ictus perioperatorios de aproximadamente el 2% al 4%, que se comparan favorablemente con los observados en la reparación abierta. La incidencia de paraplejía disminuye (alrededor del 1-3%), pero no desaparece debido a la cobertura de la endoprótesis de arterias intercostales esenciales. Suele aconsejarse el drenaje del LCR cuando la anatomía del aneurisma o la cirugía de sustitución aórtica previa (p. ej., aneurisma aórtico abdominal infrarrenal) sugiere un mayor riesgo de sufrir IME.

| TABLA 39-2 | Clasificación de las fugas internas |
|---|---|
| **Clasificación** | **Descripción** |
| Tipo I | Fuga en los puntos de fijación distal y proximal de la endoprótesis a la pared arterial |
| Tipo II | Llenado del saco aneurismático por vasos colaterales |
| Tipo III | Fuga debida a fallo de un componente de la endoprótesis |
| Tipo IV | Fuga a través de material poroso del injerto |
| Tipo V | «Tensión interna»; expansión continua del aneurisma a pesar de no apreciarse una fuga angiográficamente visible |

    **g.** La **fuga interna** es el término utilizado para describir la entrada continua de sangre en el saco aneurismático tras la colocación de la endoprótesis, y se clasifica en cinco tipos (tabla 39-2). Los tipos I y II se consideran específicamente factores de riesgo activos para la rotura del aneurisma, y suelen ser una indicación para procedimientos de reparación adicionales.

    **5.** Las **técnicas híbridas** son combinaciones creativas de intervenciones abierta y endovascular con el fin de lograr la reparación del aneurisma con menos morbilidad asociada. La **derivación abierta entre la carótida izquierda y la subclavia** puede crear una zona segura para colocar una endoprótesis torácica cuando la situación aneurismática produciría la exclusión de la subclavia (con la posibilidad posterior de isquemia cerebral y de la extremidad superior) tras el despliegue de la endoprótesis. De un modo análogo, los procedimientos de **redirección visceral** consisten en la construcción de injertos de derivación desde la aorta abdominal infrarrenal o las arterias ilíacas hasta las arterias celíaca, mesentérica superior o renales para crear una zona distal segura para colocar la reparación mediante endoprótesis de un aneurisma de la ATA (fig. 39-4).

**C.** El **aneurisma de la aorta abdominal (AAA)** es mucho más frecuente que el aneurisma de la aorta torácica, con una prevalencia de aproximadamente el 5 % en varones > 65 años.

    **1.** La ateroesclerosis es la patología subyacente más habitual.

    **2.** Al equilibrar los riesgos de la rotura del aneurisma con la **mortalidad quirúrgica,** estudios prospectivos a gran escala han establecido un diámetro del aneurisma > 5,5 cm como la indicación más frecuente para proceder a la reparación. Esta cifra umbral puede ser menor en los pacientes con aneurismas sintomáticos o de crecimiento rápido, y en las mujeres.

    **3.** La reparación abierta conlleva un índice de mortalidad del 4 % al 6 %, que aumenta en contextos de hipovolemia. Los factores de riesgo de mortalidad preoperatoria son la edad avanzada, la insuficiencia renal y haber sufrido un infarto de miocardio con anterioridad.

    **4.** Las complicaciones asociadas a la reparación abierta de un AAA son similares a las de la reparación del aneurisma de la ATA, aunque la frecuencia es menor para entidades específicas (IME, complicaciones pulmonares). La mayoría de los fallecimientos se deben a complicaciones cardíacas. La anatomía del aneurisma es la que indica la altura del pinzamiento aórtico e influye en la probabilidad de isquemia intestinal y renal.

    **5.** La **reparación endovascular del aneurisma** se utiliza más en la actualidad que la reparación abierta para los AAA infrarrenales con anatomía adecuada. La morbimortalidad perioperatoria a corto plazo disminuye en comparación con la cirugía abierta.

    **6.** Las complicaciones de la reparación endovascular del aneurisma que pueden precisar el ingreso del paciente en la UCI son las mismas que las de la repara-

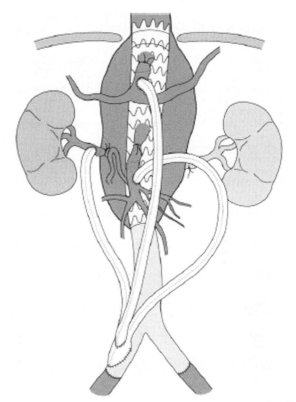

**FIGURA 39-4.**   Esquema de reparación híbrida de un aneurisma ATA de tipo IV con redirección visceral (injertos de derivación desde la arteria ilíaca derecha a las arterias celíaca, mesentérica superior y renal derecha) y endoprótesis aórtica endovascular. (De Peterson BG, Pearce WH, Resnick SA, Eskandari MK. Stent-graft treatment of thoracoabdominal aortic aneurysms after complete visceral debranching. *J Vasc Interv Radol* 2006;17:1522, con autorización.)

ción endovascular de un aneurisma torácico (v. sección III.B.4), aunque tanto el ACV como la IME son poco frecuentes.

**IV. Disección aórtica**

**A.** La disección aórtica (DA) es un desgarro de la íntima de la aorta que permite que la sangre fluya en una falsa luz, separando la íntima de la media o la adventicia. La disección se extiende en sentido anterógrado o retrógrado, o en ambos sentidos desde el punto del desgarro.

**B.** La vía fisiopatológica habitual parece ser el debilitamiento de la media de la aorta por afecciones congénitas o adquiridas. Entre los factores de riesgo se encuentran la hipertensión (se observa en el 72 % de los casos y es, con diferencia, el factor más habitual), la edad avanzada, la ateroesclerosis, el consumo de cocaína, la existencia previa de aneurisma o disección, las enfermedades del tejido conjuntivo (síndrome de Marfan o de Ehlers-Danlos), las vasculitis, la válvula aórtica bicúspide y la lesión yatrógena por cirugía cardíaca o aórtica o por procedimientos de cardiología intervencionista.

**C.** La DA es un síndrome aórtico agudo, una clasificación que también abarca el hematoma intramural y la úlcera ateroesclerótica.

**D.** La incidencia, calculada en 3 casos por 100 000 personas al año, es muy inferior a la del aneurisma aórtico.

**E.** El síntoma clásico es el inicio agudo de dolor torácico lancinante que se irradia hacia la espalda. Sin embargo, en una base de datos internacional a gran escala se ha desvelado que es más frecuente el dolor torácico agudo aislado.

**F.** Otros síntomas dependen de la localización y la extensión de la disección. Las manifestaciones pueden consistir en taponamiento cardíaco (extensión al espacio pericárdico), insuficiencia aórtica (afectación de la válvula aórtica), isquemia miocárdica (afectación de arterias coronarias), ACV isquémico y síncope, o ambos (afectación de ramas del arco aórtico), e isquemia medular, visceral, renal o de las extremidades (afectación de las ramas correspondientes de la aorta torácica descendente y abdominal).

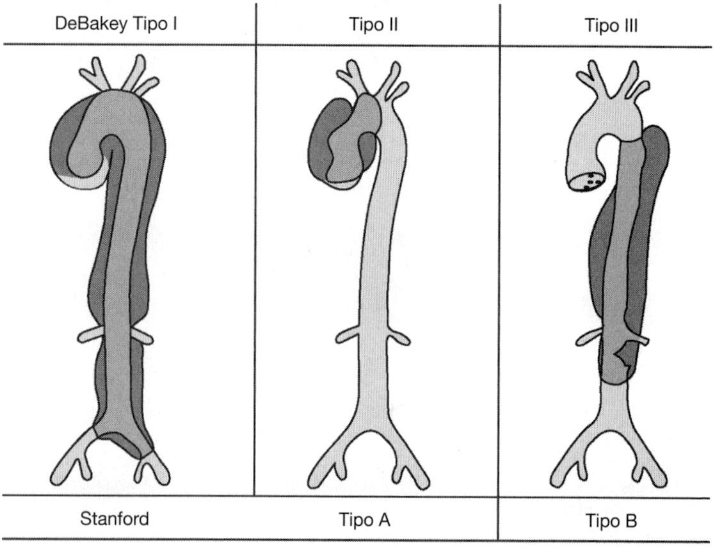

**DeBakey**

Tipo I    Se origina en la aorta ascendente, se propaga al menos hasta el arco aórtico y a menudo es más distal con respecto a éste

Tipo II   Se origina y queda limitado a la aorta ascendente

Tipo III  Se origina en la aorta descendente y se extiende distalmente descendiendo a lo largo de la aorta o, en raras ocasiones, de forma retrógrada hacia el arco aórtico y la aorta ascendente

**Stanford**

Tipo A    Toda la disección afecta a la aorta ascendente independientemente del punto de origen

Tipo B    No toda la disección afecta a la aorta ascendente

**FIGURA 39-5.** Clasificaciones de DeBakey y Stanford de la disección aórtica. (De Nienaber CA, Eagle KA. Aortic dissection: new frontiers in diagnosis and management. Part I: from etiology to diagnostic strategies. *Circulation* 2003;108:628-635, con autorización.)

**G.** En la figura 39-5 se muestran los sistemas de clasificación de **Stanford** y **DeBakey.** El sistema Stanford es el más mencionado en la bibliografía y determina fundamentalmente la estrategia de tratamiento contemporánea.

**H.** Dado que la DA es poco frecuente y comparte síntomas con otras entidades (infarto de miocardio, embolia pulmonar, pericarditis, etc.), resulta bastante difícil de diagnosticar. Los clásicos hallazgos en la radiografía de tórax de ensanchamiento mediastínico y alteración del contorno aórtico pueden faltar en más del 20 % de los casos. La angiotomografía o angiografía con TC se ha convertido en el estudio de confirmación más habitual, aunque también pueden utilizarse la ecocardiografía transesofágica, la RM y la angiografía convencional.

**I.** El **tratamiento médico inicial** tras el diagnóstico va dirigido a evitar la extensión y la rotura de la disección. El control de la frecuencia cardíaca y de la presión arterial probablemente reduzcan al mínimo estos riesgos, al disminuir la fuerza de contracción del ventrículo izquierdo (dP/dt). Los β-bloqueantes generalmente constituyen el tratamiento de primera línea, teniendo como meta una presión arterial sistólica de 100 mm Hg a 120 mm Hg y una frecuencia cardíaca objetivo de < 60 lpm. Pueden usarse antagonistas del calcio que afectan al nódulo AV (diltiazem y verapamilo) en pacientes con intolerancia documentada a los β-bloqueantes. Pueden añadirse a los β-bloqueantes fármacos que disminuyan la presión arterial mediante vasodilatación, pero no son un tratamiento inicial útil ya que pueden causar taquicardia refleja.

**J. Tratamiento definitivo**

**1.** La DA **tipo A de Stanford** (con afectación de la aorta ascendente) es una urgencia quirúrgica porque la mortalidad se aproxima al 20 % a las 24 h, y al 30 % a las 48 h. Las reparaciones las realizan cirujanos cardíacos con circulación extracorpórea. Las lesiones coincidentes que impiden la anticoagulación sistémica pueden contraindicar la reparación quirúrgica inmediata.

**2.** La DA **tipo B de Stanford** (sin afectación de la aorta ascendente) suele tratarse de forma conservadora, con tratamiento médico exclusivamente, ya que se han observado evoluciones más desfavorables a corto plazo en los pacientes a los que se interviene. Las indicaciones para la cirugía son las complicaciones de la disección, entre ellas la rotura aórtica, la perfusión deficiente de vísceras, riñones y extremidades, la progresión de la disección y el dolor que no responde al tratamiento.

**3.** Las **técnicas endovasculares** se están empleando cada vez más para sustituir o complementar el tratamiento médico tradicional o a la quirúrgia. En un estudio multicéntrico prospectivo en curso en el momento de redactarse esta obra, se está comparando la colocación primaria de **endoprótesis** de la luz verdadera con cobertura del inicio del desgarro en pacientes con disección de tipo B frente al tratamiento médico. Además, en los pacientes con disecciones de tipo A o B que sufren síndromes por hipoperfusión de la aorta torácica descendente o abdominal, el tratamiento intervencionista puede consistir en la colocación de endoprótesis en la luz aórtica y las ramas afectadas, o en ambas, así como la fenestración del colgajo de la íntima entre la luz verdadera y la falsa para promover el flujo adecuado entre ambas luces.

**V.** Los **traumatismos aórticos** se suelen producir por un mecanismo de desaceleración a gran velocidad, y se manifiestan como una lesión de desgarro entre el arco aórtico fijo y la aorta descendente, más móvil. Tradicionalmente el diagnóstico era difícil y el tratamiento consistía en la reparación quirúrgica abierta, a menudo en pacientes de riesgo elevado con múltiples lesiones. Actualmente el diagnóstico suele realizarse con mayor frecuencia mediante TC y el tratamiento ha evolucionado a favor de las **endoprótesis endovasculares;** (v. cap. 9).

**VI. Vasculopatía periférica**

**A.** Los pacientes ingresados en la UCI tras procedimientos de revascularización periférica (p. ej., injerto de derivación femoral o poplíteo) suelen presentar complicaciones de afecciones coexistentes, generalmente cardiopatías y diabetes.

**B.** La vasculopatía periférica grave con isquemia, ulceración e infección pocas veces puede dar lugar a la aparición de una **«extremidad séptica»** con todas las secuelas de la sepsis asociadas. El mejor tratamiento en estos casos es la amputación urgente de la extremidad afectada y la administración de antibióticos, inicialmente de amplio espectro, hasta que puedan precisarse según los resultados de los cultivos quirúrgicos.

**C.** La oclusión de los injertos vasculares periféricos por trombosis o acodamientos puede causar isquemia de la extremidad y producir un dolor intenso. La isquemia prolongada puede causar la elevación de la concentración de creatina fosfocinasa, rabdomiólisis e incluso un síndrome compartimental. Las opciones de tratamiento son la exploración quirúrgica, la trombólisis farmacológica con catéteres intraarteriales dirigidos al foco de la trombosis y la amputación.

**D.** Deben estudiarse las trombosis repetidas o sin causa aparente del injerto, debido a la posibilidad de que exista un estado de hipercoagulabilidad congénito o adquirido.

### Bibliografía recomendada

Cina CS, Abouzahr L, Arena GO, et al. Cerebrospinal fluid drainage to prevent paraplegia during thoracic and thoracoabdominal aortic aneurysm surgery: a systematic review and meta-analysis. *J Vasc Surg* 2004;40:36–44.

Conrad MF, Cambria RP. Contemporary management of descending thoracic and thoracoabdominal aortic aneurysms: endovascular versus open. *Circulation* 2008;117:841–852.

Conrad MF, Crawford RS, Davison JK, et al. Thoracoabdominal aneurysm repair: a 20-year perspective. *Ann Thorac Surg* 2007;83:S856–S861.

Demetriades D, Velmahos GC, Scalea TM, et al. Diagnosis and treatment of blunt thoracic aortic injuries: changing perspectives. *J Trauma* 2008;64:1415–1419.

Golledge J, Eagle KA. Acute aortic dissection. *Lancet* 2008;372:55–66.

Greenhalgh RM, Powell JT. Endovascular repair of abdominal aortic aneurysm. *NEJM* 2008;358:494–501.

Griepp RB, Griepp EB. Spinal cord perfusion and protection during descending thoracic and thoracoabdominal aortic surgery: the collateral network concept. *Ann Thorac Surg* 2007;83:S865–S869.

Gurm HS, Nallamothu BK, Yadav J. Safety of carotid artery stenting for symptomatic carotid artery disease: a meta-analysis. *Eur Heart J* 2008;29:113–119.

Hagan PG, Nienaber CA, Isselbacher EM, et al. The international registry of acute aortic dissection (IRAD): new insights into an old disease. *JAMA* 2000;283:897–903.

Hallett Jr JW, Mills JL, Earnshaw JJ, Reekers JA. *Comprehensive vascular and endovascular surgery.* Edinburgh: Mosby, 2004.

Howell SJ. Carotid endarterectomy. *Br J Anaesth* 2007;99:119–131.

Isselbacher EM. Thoracic and abdominal aortic aneurysms. *Circulation* 2005;111:816–828.

Jacobs MJ, Mess W, Mochtar B, et al. The value of motor evoked potentials in reducing paraplegia during thoracoabdominal aneurysm repair. *J Vasc Surg* 2006;43:239–246.

Meschia JF, Brott TG, Hobson RW. Diagnosis and invasive management of carotid atherosclerotic stenosis. *Mayo Clin Proc* 2007;82:851–858.

van Mook WNKA, Rennenberg RJMW, Schurink GW, et al. Cerebral hyperperfusion syndrome. *Lancet Neurol* 2005;4:877–888.

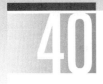

# Tratamiento en la UCI en el posoperatorio de la cirugía torácica

*Kathrin Allen, Henning Gaissert y Luca Bigatello*

## INTRODUCCIÓN

Los pacientes sometidos a cirugía torácica suelen necesitar una rigurosa supervisión posoperatoria, ya sea en una UCI o en un nivel asistencial inferior. Los procedimientos torácicos pueden asociarse a una disfunción cardiopulmonar considerable, causando una morbilidad importante al paciente, que necesitará un reconocimiento y un tratamiento precoz adecuados. En centros con un gran número de pacientes torácicos, la asistencia en la UCI se selecciona más en pacientes con afecciones coexistentes importantes, tras intervenciones quirúrgicas prolongadas y en caso de necesidad de ventilación mecánica. Las recomendaciones sobre el nivel de asistencia posoperatoria se realizan teniendo en cuenta el centro, y pueden precisar un ajuste donde se realicen procedimientos torácicos con escasa frecuencia.

### I. Procedimientos quirúrgicos torácicos

**A. Resección pulmonar.** El ingreso en la UCI está determinado por factores relacionados con el paciente (disfunción cardiopulmonar preoperatoria grave, isquemia miocárdica intraoperatoria) o con el procedimiento (neumonectomía, pérdida abundante de sangre, resección asociada de la pared torácica). Muchos de los ingresos son para un soporte vasoactivo temporal y, por tanto, de corta duración. El control intraarterial de la presión arterial es útil durante la resección pulmonar y en el posoperatorio inmediato.

1. Las **resecciones pulmonares parciales** son la lobulectomía, la resección de un segmento pulmonar y la resección en cuña. Habitualmente en estos procedimientos la pérdida de sangre es limitada y el desplazamiento de líquidos al tercer espacio es mínimo, y no necesitan ventilación mecánica posoperatoria, siendo el riesgo perioperatorio escaso y la recuperación intrahospitalaria breve. Las complicaciones pulmonares relacionadas con aspiración, edema pulmonar, arritmia y alteración en la eliminación de las secreciones son poco frecuentes, aunque sí una posible dificultad importante. El cambio reciente hacia el uso de técnicas toracoscópicas ha reducido el dolor y las complicaciones relacionadas con los opiáceos.

   a. La **resección en cuña** consiste en la extirpación no anatómica de una parte de un lóbulo pulmonar mediante cirugía torácica videoasistida (**VATS,** *video-assisted thoracic surgery*) o toracotomía. Salvo por factores relacionados con el paciente, casi nunca se necesita asistencia en la UCI en estos casos.

   b. La **lobulectomía** o extirpación anatómica de un lóbulo pulmonar se realiza mediante toracotomía estándar o mediante VATS, cuya principal diferencia está en la intensidad del dolor causado por la incisión. La selección de uno u otro método se basa en la preferencia del cirujano y en la extensión del tumor; por ejemplo, la toracotomía, suele elegirse en caso de tumores de gran tamaño y metástasis ganglionares diagnosticadas.

   c. La **lobulectomía en manguito** es una intervención que ahorra parénquima y que se realiza en caso de tumores pulmonares centrales que invaden el bronquio principal. Se extirpa el lóbulo afectado junto con un segmento bronquial, reimplantando la vía respiratoria del lóbulo restante en el tronco del bronquio principal. La lobectomía en manguito se realiza en pacientes con una función pulmonar afectada y en los que no podrían tolerar una neumonectomía más radical. La función mucociliar en el bronquio reimplantado se afecta temporalmente. La retención de secreciones y la atelectasia se tratan con el uso precoz del broncoscopio. En manos expertas, la rotura de la anastomosis bronquial con formación de una fístula broncopleural o vascular son episodios poco frecuentes que se observan en menos del 5% de los procedimientos.

2. **Neumonectomía.** La extirpación de un pulmón entero aumenta la mortalidad y la morbilidad quirúrgicas de la resección pulmonar. Es obligatorio realizar pruebas preoperatorias rigurosas con objeto de identificar a los candidatos adecuados para la neumonectomía (v. cap. 21 de *Anesthesia Procedures of the Massachusetts General Hospital*, 7th edition). Durante la intervención, la instauración de una estrategia de restricción hídrica, soporte hemodinámico y «ventilación pulmonar protectora» ha reducido la incidencia de **lesión pulmonar aguda posneumonectomía (LPA,** sección III.A.1). El cierre del bronquio y su refuerzo con tejido vascularizado son detalles importantes para evitar la fuga en el muñón bronquial, una complicación con un elevado índice de mortalidad. En el posoperatorio inicial, el tratamiento se dirige a cualquier aumento de las necesidades de oxígeno complementario. La hipoxia obligará a la rápida evaluación del pulmón restante. Debe esperarse un aumento lento del nivel hidroaéreo pleural en el espacio de la neumonectomía, pero la inestabilidad hemodinámica asociada a una rápida opacificación del hemitórax deberá hacer sospechar la existencia de hemorragia. La **fibrilación auricular,** aunque es frecuente tras una neumonectomía, puede no tolerarse bien y suele indicar la presencia de complicaciones asociadas que son potencialmente mortales (sección III.B).

3. La **neumonectomía extrapleural** consiste en una neumonectomía con resección añadida de la pleura parietal, el pericardio y el diafragma homolaterales; tanto el pericardio como el diafragma se sustituyen por membranas protésicas. Las indicaciones quirúrgicas son el mesotelioma pleural maligno y determinados carcinomas tímicos. La selección rigurosa del paciente debe establecer la presencia de una función pulmonar excelente y la ausencia de disfunción cardíaca derecha o izquierda. Debido a la gran superficie de la herida, la pérdida de sangre y el desplazamiento de líquido durante y después de la intervención quirúrgica pueden ser considerables, en comparación con la neumonectomía estándar. La reposición hídrica es a su vez un problema, porque estos pacientes tienen el riesgo de sufrir **LPA tras la neumonectomía** (sección III.A). Sin embargo, las pérdidas de líquido pueden ser importantes debido a una hemorragia difusa de la pared torácica, lo que suele requerir una reposición hídrica considerablemente mayor que en la neumonectomía estándar. La hipotensión posoperatoria también puede deberse a un parche pericárdico apretado, taponamiento cardíaco o herniación cardíaca a través del parche. En la evaluación, es importante monitorizar la presión venosa central, los parámetros hematológicos y la ecocardiografía.

4. **Cirugía de reducción del volumen pulmonar (LVRS,** *lung volume reduction surgery*). Los pacientes con enfisema no bulloso avanzado y disnea importante con tratamiento médico máximo pueden ser candidatos a la cirugía de reducción del volumen pulmonar. El procedimiento pretende extirpar el pulmón destruido, no funcionante en un enfisema heterogéneo mediante VATS o esternotomía. Se han publicado los criterios de selección obligatorios para el reembolso por Medicare y otras aseguradoras. Incluso el tratamiento de los pacientes rigurosamente seleccionados es difícil, porque la mejoría clínica tras esta cirugía no es inmediata. La aparición de **presión teleespiratoria positiva intrínseca (auto-PTEP)** es habitual en estos pacientes a causa de la grave limitación del flujo respiratorio relacionada con la enfermedad subyacente. Para poder diagnosticar y tratar adecuadamente este fenómeno, es importante conocer bien los efectos fisiológicos de la PTEP intrínseca sobre la circulación y el trabajo respiratorio (v. caps. 4 y 21). La extubación inmediata y la evitación

de la ventilación mecánica son elementos esenciales para obtener resultados satisfactorios, al igual que un cuidadoso equilibrio entre el control del dolor epidural y la prevención de una sedación excesiva. Son frecuentes las fugas de aire pleurales debido a la extensa destrucción estructural del enfisema. Se ha observado que es eficaz la colocación adecuada de varios tubos de tórax y la aplicación de la menor presión pleural negativa posible para lograr la expansión pulmonar.

**B.** La **resección y reconstrucción traqueales** están indicadas en la estenosis traqueal tras la intubación, los tumores traqueales y las fístulas traqueoesofágicas. La reconstrucción quirúrgica restablece la vía respiratoria en la mayoría de los pacientes sin necesidad de tubos traqueales. Por ello hay que prestar la máxima atención a la vía respiratoria en el posoperatorio, único motivo por el que estos pacientes se mantienen en observación en una unidad de cuidados intensivos. Entre las complicaciones de las vías respiratorias, están la separación parcial o dehiscencia de las anastomosis, que se producen en función de la tensión anastomótica. Aunque no es habitual, la obstrucción de la vía respiratoria es potencialmente mortal y precisa tratamiento inmediato. Los corticoesteroides intravenosos casi nunca resultan útiles porque ponen en peligro la cicatrización de la anastomosis, mientras que la administración temporal de una mezcla de helio y oxígeno («heliox») puede reducir el estridor (v. cap. 21). La recuperación inicial se caracteriza por un equilibrio preciso entre la analgesia, la eliminación de la ansiedad y la necesidad de promover la eficacia de la limpieza de las vías respiratorias y la tos. Si se produce una obstrucción de la vía respiratoria, se considerará realizar una traqueostomía.

**C.** Las indicaciones para una **resección esofágica** son la presencia de un carcinoma y la alteración funcional debida a estenosis o trastornos de la movilidad. Existen cuatro abordajes quirúrgicos para el esófago: el abordaje toracoabdominal izquierdo, la laparotomía y toracotomía derecha según Ivor Lewis, el abordaje transhiatal con incisión abdominal y cervical izquierda, y la combinación mínimamente invasiva de laparoscopia y toracoscopia. Se utilizan otras variaciones de métodos menos cruentos con la intención de evitar o reducir el tamaño de la toracotomía. Los dos primeros métodos, que permiten una excelente exposición intraoperatoria y la disección ganglionar, son destructivos en lo que respecta a la disección tisular y el traumatismo intraoperatorio, la necesidad de ventilación de un solo pulmón, y el tratamiento hídrico, la insuficiencia respiratoria y el dolor posoperatorios.

**1.** Ya que estas intervenciones afectan a dos cavidades corporales, la **fluidoterapia** es similar a la de la cirugía abdominal gastrointesinal mayor. Estos pacientes tienden a presentar grandes necesidades de líquidos intravenosos en las primeras 24 h y empiezan a orinar en los siguientes días.

**2. Control de las vías respiratorias.** La intervención en la que se realiza la resección esofágica puede tener una duración prolongada. La posición en decúbito lateral y la administración de líquidos pueden provocar la aparición de inflamación orofaríngea. La disección quirúrgica para separar la tráquea y el esófago puede alterar la función de la porción membranosa. Aunque estos factores pueden causar la obstrucción de la vía respiratoria superior y alterar la tos, la necesidad de intubación posoperatoria ha descendido uniformemente durante los últimos 10 años. La **aspiración de saliva o contenido gástrico** es muy frecuente poco después de la cirugía esofágica. La cabeza del paciente debe elevarse más de 30° y habrá que utilizar antiácidos. En el momento de la cirugía se introduce una sonda nasogástrica de Levine como colector continuo con una aspiración de 30 mm Hg, que debe mantenerse permeable aspirando e irrigando repetidamente con una jeringa para descomprimir el estómago intratorácico.

**D. Cirugía mediastínica.** Algunas masas mediastínicas de gran tamaño y ubicación central pueden comprimir las vías respiratorias, el ventrículo derecho o el izquierdo, o la vena cava superior. El reconocimiento preoperatorio y el control de la vía respiratoria en la UCI pueden mejorar la planificación de las intervenciones diagnósticas y terapéuticas.

1. La **evaluación** y **valoración de los riesgos** comprenden la evaluación de los cambios posturales, la localización y el grado de compresión cardiovascular, de la vía respiratoria o de ambas mediante TC, así como el uso de un fibrobroncoscopio rígido.

2. La **obstrucción aguda de la vía respiratoria o la insuficiencia cardiovascular** pueden precipitarse por un cambio postural o por la pérdida de la ventilación espontánea. El decúbito supino puede aumentar la presión sobre la vía respiratoria, aumentar el flujo sanguíneo central o ambas cosas, incrementando el tamaño de la masa. La respiración espontánea y el movimiento normal del diafragma mantienen presiones transpulmonares normales y reducen al mínimo la posibilidad de que la vía respiratoria se obstruya. Por tanto, los pacientes deben mantenerse en la posición óptima (generalmente erguidos) y la sedación, si es necesaria, deberá administrarse con gran precaución. Si aparece **dificultad respiratoria** habrá que mantener la respiración espontánea y, si se dispone de tiempo suficiente, un anestesista y un cirujano torácico con experiencia intubarán al paciente en el quirófano. La intubación fibrobroncoscópica con el paciente consciente puede permitir la visualización directa del área traqueal comprimida y asegurar el paso del tubo endotraqueal más allá, mientras el paciente mantiene presiones transpulmonares normales. Si existe obstrucción de la vena cava superior, se aconseja situar la vía de acceso venoso en la vena safena o la femoral.

3. La **necesidad de tratamiento posoperatorio en la UCI** se basa en los hallazgos intraoperatorios, la gravedad de la afectación preoperatoria de la vía respiratoria y la presencia de cualquier signo de afección posoperatoria inmediata, como estridor y disnea con o sin cambios posturales.

4. La **necesidad de monitorización central** debe considerarse cuidadosamente antes de que el paciente salga de la anestesia general y antes de la extubación traqueal debido a la dificultad de la colocación de una vía central en una situación de dificultad respiratoria por obstrucción de las vías respiratorias superiores. Además, hay que considerar rigurosamente la posibilidad de alteraciones anatómicas de las venas centrales debido a la patología subyacente. En estas circunstancias, la guía ecográfica puede ser de gran utilidad.

E. **Trasplante de pulmón:** véase el capítulo 41.

## II. Consideraciones generales del tratamiento posoperatorio

A. **Control de la vía aérea.** Todo el personal del equipo, enfermeras, residentes, colaboradores y auxiliares deben conocer la posibilidad de que aparezcan alteraciones de las vías respiratorias durante el período posoperatorio, y tienen que preparar opciones para atender y apoyar esta situación a la cabecera del paciente. Para ello pueden disponerse una serie de tubos endotraqueales pequeños (4-6 mm) junto al paciente tras la resección traqueal, o un fibrobroncoscopio tras la lobectomía en manguito. Si es posible, deberá elaborarse un plan de acción antes de que se produzca la urgencia.

B. **Cuidados pulmonares.** El dolor de la pared torácica, el edema y la inflamación intersticial tras el colapso pulmonar prolongado durante la ventilación de un solo pulmón, y la retención de secreciones bronquiales en el pulmón declive alteran el intercambio gaseoso y la oxigenación. Es importante la limpieza pulmonar enérgica con percusión de la pared torácica, espirometría incentivada y movilización precoz para evitar y resolver estas alteraciones.

C. **Drenaje del espacio pleural.** Tras realizar una toracotomía, uno o más tubos de tórax drenarán el aire y el líquido de la cavidad torácica y mantendrán la expansión pulmonar. El drenaje pleural es un sistema mecánico aparentemente sencillo, pero en el que el fallo de cualquiera de los componentes puede causar complicaciones importantes. En la figura 40-1 se muestra un esquema del funcionamiento de un **sistema de drenaje tricameral para toracostomía**. El funcionamiento adecuado del tubo de tórax y el sistema de drenaje pueden controlarse respondiendo unas preguntas básicas: ¿está el tubo en el tórax del paciente? ¿Está el sistema de drenaje conectado de un modo seguro al tubo y pueden las cámaras para el líquido abarcar el drenaje? ¿Se está aplicando aspiración a la cavidad pleural?

**D. Fluidoterapia.** Aparte de la resección esofágica y la neumonectomía extrapleural, suele emplearse una estrategia de administración conservadora de líquidos para reducir al mínimo el edema pulmonar del tejido pulmonar traumatizado y los puntos de sutura. Tras una resección pulmonar es frecuente que la diuresis sea escasa y se necesitará una evaluación rigurosa. Si no existe afectación neurológica, anemia grave, acidosis metabólica ni hipotensión arterial, puede observarse una diuresis escasa (≥ 20 ml/h). Puede administrarse con tranquilidad un número limitado (2-3) de pequeños (250 ml) **bolos de líquido intravenoso**. El soporte

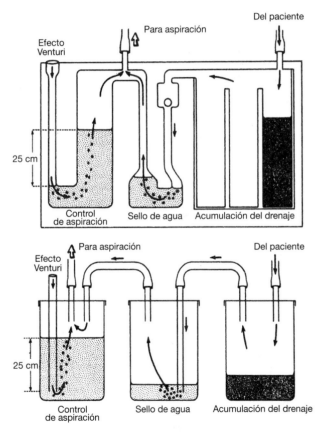

**FIGURA 40-1.** Sistema de drenaje de un tubo de tórax. El dibujo superior muestra un aparato disponible comercialmente. La cámara proximal (a la derecha) es para drenaje pleural, la intermedia es la cámara con sello de agua, que impide que el aire o el líquido se dirijan hacia el tórax, y la distal (a la izquierda) es la cámara que regula el nivel de presión negativa aplicada. En el dibujo inferior se muestra un «sistema de tres frascos» tradicional, para comparar.

prolongado de la presión arterial tras una reposición hídrica aparentemente adecuada obliga a la colocación de una **vía venosa central**. Los pacientes tratados con inhibidores de la enzima conversora de la angiotensina por hipertensión crónica, y a los que reciben analgesia epidural posoperatoria necesitan, en ocasiones, un soporte vasoactivo prolongado.

**E.** La **analgesia posoperatoria** es esencial, no sólo para proporcionar el bienestar adecuado al paciente, sino también para facilitar la limpieza pulmonar, la respiración profunda y la tos, así como la deambulación precoz. Sin embargo, en ocasiones la hipotensión asociada a la analgesia epidural puede obligar a una reducción temporal y a considerar métodos alternativos para proporcionar analgesia.

1. La **analgesia epidural** es el método preferido para controlar el dolor en el paciente sometido a una toracotomía. Puede proporcionarse con un anestésico local, un opiáceo o, lo más habitual, con una combinación de ambos. Suele utilizarse una concentración baja de un anestésico local (**bupivacaína** al 0,1 %) con un opiáceo a dosis baja (2 μg/ml **de fentanilo** o 20 μg/ml de **hidromorfona**). La elección del opiáceo epidural suele basarse en la lipofilia. Cuanto más lipófilo sea el opiáceo, menos se extiende por el espacio epidural. Esto produce menos sedación, pero también menos analgesia en los dermatomas situados más allá de la punta del catéter epidural.

2. Los **antiinflamatorios no esteroideos (AINE)** pueden usarse como tratamiento único o como complemento de los opiáceos epidurales y parenterales. El **ketorolaco** proporciona analgesia importante sin depresión respiratoria ni sedación. Hay que utilizar todos los AINE (v. Apéndice) con precaución en los pacientes con alteración de la función renal, con gastritis y en los que tienen tendencia a sufrir hemorragias.

3. Los **opiáceos por vía parenteral** son analgésicos eficaces, pero deben utilizarse con precaución a causa del efecto de depresión respiratoria. Se ha demostrado que la **analgesia controlada por el paciente (PCA)** es más eficaz que la administración a demanda, además de segura tras la cirugía torácica.

**F. Radiografía de tórax**

1. Deberán realizarse radiografías de tórax diarias mientras estén colocados los tubos de tórax y según lo indique la clínica del paciente, con el fin de controlar la resolución de las atelectasias, los neumotórax y las neumonías.

**III. Complicaciones de la cirugía torácica.** A continuación se detallan un gran número de las complicaciones observadas durante el tratamiento sistemático de los pacientes con problemas quirúrgicos torácicos. La experiencia enseña que, aunque las complicaciones pueden aparecer de forma aislada, lo habitual es que coincidan diversas alteraciones en un mismo paciente. Por tanto, el diagnóstico de una complicación suscitará la búsqueda de otras afecciones asociadas.

**A. Insuficiencia respiratoria aguda**

**1. Insuficiencia en el posoperatorio inmediato**

a. **Problemas médicos.** El edema de las vías respiratorias superiores, la parálisis de las cuerdas vocales, el laringoespasmo y la obstrucción de las vías respiratorias superiores por partes blandas y la lengua pueden impedir la extubación traqueal temporalmente. Las secreciones bronquiales retenidas pueden obligar a una aspiración cuidadosa a ciegas; para evaluar y tratar las secreciones, el método de elección es el uso del fibrobroncoscopio, generalmente con el paciente consciente y con anestesia local.

b. El **edema pulmonar agudo** que causa hipoxia obliga a una diuresis rápida y puede beneficiarse de la presión positiva continua en la vía respiratoria **(PPCVR)** o de la ventilación con presión positiva no invasiva **(VPPNI)** a través de una mascarilla facial (v. sección III.A). Con una administración disciplinada de líquidos intravenosos, el edema pulmonar es poco frecuente.

c. La **sobredosis de opiáceos** por la administración intraoperatoria o posoperatoria de los mismos debe reconocerse pronto para evitar que se produzca una retención creciente de $CO_2$ e hipoxia. Los pacientes ancianos son particularmente sensibles a los efectos secundarios de los opiáceos. Si el paciente presenta un cierto grado de obstrucción de las vías respiratorias superiores pero la ventilación minuto es adecuada, la VPPNI puede actuar como medida temporal mientras se retiran los opiáceos. **No debe administrarse VPPNI a los pacientes tras someterlos a una esofagectomía,** con el fin de evitar la distensión gástrica torácica. También pueden administrarse pequeñas dosis de naloxona (0,04 mg cada 2-5 min) en dosis crecientes. Sin embargo, si no puede despertarse al paciente y empieza a presentar hipoxia, la intubación traqueal proporcionará el control más fiable de la vía respiratoria.

2. La **LPA tras la resección pulmonar,** descrita también como **edema pulmonar tras la neumonectomía,** es un síndrome de insuficiencia respiratoria aguda tras la resección pulmonar que se acompaña de infiltrados pulmonares radiográficos sin una causa claramente identificable (fig. 40-2). Esta complicación se ha descrito con mayor frecuencia tras la neumonectomía, aunque en ocasiones puede observarse después de resecciones más pequeñas.

   a. **Epidemiología.** Las incidencias documentadas oscilan entre el 4 % y el 8 % tras la neumonectomía y entre el 1 % y el 7 % tras la lobectomía. La mortalidad es muy elevada, particularmente tras la neumonectomía derecha.

   b. **Patogenia.** La secuencia de fenómenos que conducen a este síndrome sigue sin estar muy clara. Aunque anteriormente se insistía mucho en la administración excesiva de líquidos, esta consideración es simplista. La ausencia de insuficiencia ventricular izquierda, la demora en el inicio del síndrome y la ineficacia de la administración de diuréticos apuntan a una patogenia más compleja. Es muy probable que se trate de una reacción inflamatoria en respuesta a la lesión pulmonar perioperatoria. Esta lesión puede comprender el traumatismo quirúrgico, la ventilación mecánica con presiones y volúmenes inspiratorios elevados, el aumento de la presión capilar y en la arteria pulmonar, y la alteración del flujo sanguíneo pulmonar que causa isquemia y reperfusión en el pulmón restante. También se han identificado factores de riesgo preexistentes, entre ellos la gravedad de la EPOC, la edad superior a 60 años, el sexo masculino y el consumo excesivo de alcohol.

   c. **Tratamiento.** Ninguna medida de tratamiento específica ha demostrado mejorar la evolución. Sin embargo, como se considera una forma de lesión pulmonar aguda o un síndrome de dificultad respiratoria agudo (LPA/SDRA, cap. 20), se utiliza una estrategia de restricción de líquidos y ventilación mecánica con protección pulmonar.

      (1) **Limitación de la administración de líquidos**

         i. La administración excesiva de líquidos en el período perioperatorio se ha identificado como un factor de riesgo de LPA/SDRA tras la cirugía torácica. Además, en un reciente estudio clínico controlado se demostró la mejoría de la función pulmonar y la necesidad de ventilación mecánica durante menos tiempo cuando se utilizaba una estrategia de **administración de líquidos conservadora.**

         ii. **Coloides o cristaloides.** No se ha demostrado que el tipo de líquido administrado afecte a la incidencia ni a la duración de la LPA tras la resección pulmonar.

         iii. No se ha llegado a demostrar que los **hemoderivados, bien** sean hematíes o componentes plasmáticos, mejoren la evolución de ningún tipo de LPA/SDRA. De hecho, todos los hemoderivados pueden desencadenar una reacción inflamatoria en el pulmón **(lesión pulmonar aguda relacionada con la transfusión),** y no deben administrarse salvo en caso de indicaciones hematológicas específicas.

      (2) **Vigilancia ante la aparición de infecciones.** La neumonía es una complicación devastadora en el contexto de la LPA, por lo que debe mantenerse un elevado índice de sospecha durante la evolución de la LPA tras la resec-

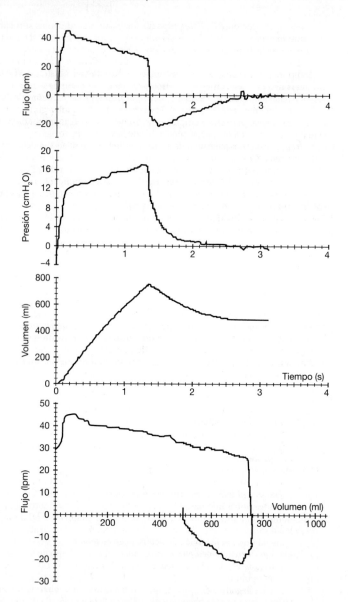

**FIGURA 40-2.** Semicuantificación de la pérdida de volumen que tiene lugar cuando existe una fuga de aire debida a una fístula broncopleural. Obsérvese que en el trazado de flujo *(arriba)*, la zona bajo la curva (el volumen corriente) es menor durante la espiración, lo que indica pérdida de volumen. El gráfico de flujo-volumen *(abajo)* no se cierra al final de la espiración, lo que también indica una pérdida de volumen. (Reimpreso de Lucangelo U, Bernabe F, Blanch L. Respiratory mechanics derived from signals in the ventilator circuit. *Resp Care* 2005;50:55-65, con autorización.)

ción pulmonar. No se ha demostrado que el uso profiláctico de antibióticos sea eficaz.

**(3) Agonistas β-adrenérgicos.** Además del efecto broncodilatador, hay algunos datos que señalan que los agonistas β-adrenérgicos pueden atenuar la lesión vascular pulmonar y acelerar la resolución del edema alveolar.

    **i.** Se ha demostrado que la **ventilación con presión positiva no invasiva** es eficaz en el tratamiento de la insuficiencia respiratoria aguda tras las resecciones pulmonares, el edema pulmonar agudo y la reagudización de la EPOC. Sin embargo, el uso prolongado de esta ventilación aumenta el riesgo de aspiración y de fatiga; después de 24 h a 48 h de ventilación con presión positiva no invasiva, deben reconsiderarse sus beneficios y riesgos como una alternativa a la intubación traqueal.

**3.** El denominado **síndrome posneumonectomía** se caracteriza por un desplazamiento y rotación extremas del mediastino tiempo después de la neumonectomía. El síndrome produce la obstrucción de un bronquio principal o lobular y atrapamiento aéreo que causa disnea, trabajo respiratorio adicional y, finalmente, inestabilidad hemodinámica. El diagnóstico suele realizarse mediante una combinación de radiografías de tórax, TC torácica, ecocardiografía y broncoscopia flexible. El tratamiento es quirúrgico y consiste en colocar de nuevo el mediastino en la línea media mediante la implantación de prótesis llenas de solución salina (como los implantes mamarios) en la cavidad pleural vacante.

**4.** Las **fístulas broncopleurales (FBP)** son cualquier comunicación que se produce entre las vías respiratorias y el espacio pleural. Pueden producirse tras la resección pulmonar, traumatismos, laceración de la vía respiratoria y rotura alveolar secundaria a hiperdistensión alveolar. Al principio del período posoperatorio, las FBP se manifiestan en primer lugar con una **fuga persistente de aire desde el tubo de toracostomía.** Las pequeñas fugas de aire son relativamente frecuentes tras una lobulectomía o resecciones menores, y se producen desde la pleura visceral o la fisura. En estos casos, las pérdidas de aire suelen resolverse de forma espontánea y no precisan intervención alguna. Por el contrario, **cualquier fuga de aire tras la neumonectomía** y una **gran fuga de aire persistente tras la lobulectomía** hacen sospechar la existencia de una posible rotura de la sutura bronquial. El paciente corre el riesgo de sufrir sepsis pleural, sepsis pulmonar e insuficiencia respiratoria.

    **a. Evaluación.** El muñón bronquial debe inspeccionarse mediante broncoscopia, ya sea en el quirófano o en la UCI, en caso de que el paciente esté grave. Una pequeña fuga en un paciente estable también puede identificarse mediante gammagrafía de ventilación.

    **b.** El **tratamiento** depende del momento en que se realiza el diagnóstico y de la situación del paciente. Puede intentarse el cierre quirúrgico poco después de la resección en los pacientes estables y sin sepsis. Por el contrario, si el cierre se retrasa, es importante contar con un drenaje pleural apropiado con tubos de tórax adecuadamente colocados. En los pacientes con grandes roturas bronquiales complicadas por sepsis pulmonar o pleural y que necesitan ventilación mecánica, la exclusión del bronquio principal o lobular con una intubación selectiva u oclusión con globo limita la presión aplicada a través de la vía respiratoria afectada. Sin embargo, el control de la ventilación pulmonar selectiva es complejo debido a la inestabilidad inherente de los sistemas utilizados para proporcionar aislamiento pulmonar, como los tubos endotraqueales de doble luz y los bloqueadores bronquiales (v. sección IV). Los métodos eficaces para limitar el flujo aéreo a través de la FBP durante la ventilación mecánica son limitar las presiones positivas inspiratoria y espiratoria, evitar la aparición de PTEP intrínseca y reducir el volu-

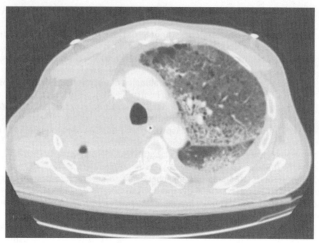

**FIGURA 40-3.** Lesión pulmonar aguda tras una neumonectomía. (MGH Surgical ICU, noviembre 2004.)

men corriente. Es importante señalar que la presión que mantiene la fístula abierta es la **presión alveolar transmural,** en lugar de la presión que se aplica a la vía respiratoria. Por tanto, durante la ventilación asistida (cap. 5), la presión que mantiene abierta la FBP al final de la inspiración es igual a la presión positiva aplicada por la máquina más la presión negativa aplicada por el paciente (que no se mide de forma sistemática).

c. La **cuantificación del tamaño de la FBP,** y por lo tanto la magnitud de la ventilación perdida en cada respiración, puede ayudar a observar la evolución de la afección y a dirigir los parámetros del respirador. En los respiradores modernos, la posibilidad de proporcionar curvas de flujo y de volumen puede proporcionar información útil, como se muestra en la figura 40-3.

d. Las **técnicas ventilatorias específicas** y los modos de ventilación, como la **ventilación a frecuencia elevada** y la **ventilación con liberación de presión en la vía respiratoria** (cap. 5), se han utilizado con éxito para tratar a pacientes con grandes FBP. Sin embargo, en ningún estudio clínico controlado se ha demostrado la superioridad de estos métodos sobre los enfoques tradicionales. Es probable que el éxito de cada técnica dependa más de la experiencia individual que de la superioridad real de un método sobre otro. Es importante señalar que el $CO_2$ suele eliminarse de forma suficiente con el flujo a través de la fístula sin ventilación corriente real.

B. Las **arritmias auriculares** son frecuentes tras la toracotomía. Aunque suele resolverse de forma espontánea y se debe fundamentalmente a la manipulación quirúrgica del corazón y las venas pulmonares, la taquicardia supraventricular es la primera manifestación de muchos pacientes que fallecen tras procedimientos quirúrgicos torácicos. Por tanto hay que considerar causas específicas como la isquemia miocárdica, la embolia pulmonar, los desequilibrios electrolíticos, la sobrecarga de líquidos y el neumotórax. La evaluación de una primera arritmia auricular debe incluir una radiografía de tórax, electrocardiograma y determinación de electrólitos séricos. Si no puede encontrarse y corregirse una causa subyacente, o si el diagnóstico electrocardiográfico exacto no está claro, puede ser útil consultar con un cardiólogo. Los **β-bloqueantes** y los **antagonistas del calcio** son fármacos de primera línea para el control de la frecuencia cardíaca. La **amiodarona** es eficaz para controlar la frecuencia y posiblemente para la conversión, aunque hay estudios aislados de fibrosis pulmonar aguda que limitan el uso de este fármaco eficaz tras las resecciones pulmonares.

## IV. Urgencias torácicas posoperatorias concretas

**A. Hemorragia arterial pulmonar con o sin hemoptisis.** La mayoría de los episodios de hemoptisis que se producen tras intervenciones intratorácicas se resuelven de forma espontánea. La hemorragia desde una arteria pulmonar debida a la erosión de un tumor, un absceso o la línea de sutura puede causar una hemorragia inmediata y masiva. La perforación de la arteria pulmonar con la punta de un catéter es una complicación bien conocida. La muerte por desangramiento puede producirse en cuestión de segundos y la evaluación quirúrgica deberá realizarse teniendo en cuenta la exploración.

   **1.** Puede ser extremadamente difícil aspirar e **intubar** de inmediato la vía respiratoria debido a la presencia de una gran cantidad de sangre en ella. Un **tubo con doble luz** puede aislar y proteger el pulmón que no sangra. El lado de la hemorragia se determina revisando las radiografías.

   **2.** Si no existe hemorragia activa puede utilizarse un **broncoscopio rígido** para identificar el origen.

   **3.** La **reparación o la resección quirúrgica** o **la embolización angiográfica** constituyen las opciones finales de tratamiento.

**B.** Puede producirse un **neumotórax a tensión** con o sin la presencia de un tubo de tórax y debe buscarse en todos los pacientes en los que se detecte hipoxia sin causa aparente, hipotensión o aumento repentino de las presiones en las vías respiratorias. El diagnóstico puede establecerse clínicamente por la ausencia de murmullo vesicular en el lado afectado. Es posible realizar una **descompresión mediante punción con aguja** con una cánula del calibre 14G en el segundo espacio intercostal, en la línea medioclavicular, hasta colocar un tubo de tórax. Sin embargo, la inserción de una aguja obliga a la colocación de un tubo de tórax porque el pulmón puede lesionarse durante esta maniobra. Si la vida del paciente corre peligro, la toracostomía abierta lateral logra el mismo objetivo con un riesgo de lesión menor.

**C.** Puede producirse **herniación** y **torsión cardíaca** tras la rotura traumática del pericardio o a través de un defecto quirúrgico en el mismo. Dado que el corazón está fijado en el lado derecho por la vena cava y la aorta, es más frecuente la herniación al espacio pleural derecho tras una neumonectomía extrapleural derecha. La obstrucción de la cava reduce la entrada de sangre al corazón derecho y se observan signos de insuficiencia cardiovascular, síndrome de la vena cava superior e isquemia miocárdica, que se aprecian de forma característica tras cambios de postura o con la tos. Deberá mantenerse hemodinámicamente a los pacientes y prepararse para una intervención quirúrgica urgente.

## V. Procedimientos torácicos frecuentes en la UCI

**A.** La **toracostomía con tubo** permite el drenaje del espacio pleural cuando existe un neumotórax o un derrame pleural. Los tubos torácicos también pueden utilizarse para introducir sustancias esclerosantes en caso de derrames pleurales persistentes. Para drenar el espacio pleural se utilizan sistemas de drenaje cerrados comercializados, que derivan de los **sistemas de tres frascos** originales (fig. 40-1B). Los tubos torácicos se colocan inicialmente para que aspiren a una presión de 10 cm $H_2O$ a 20 cm $H_2O$. Cuando no se detectan fugas de aire, la aspiración puede interrumpirse y el tubo de tórax se deja sólo con un cierre hidráulico. Una vez que el drenaje es mínimo (generalmente < 150 ml en 24 h) y no existe neumotórax ni hay fuga de aire, debe retirarse el tubo torácico. No es necesaria una cobertura antimicrobiana profiláctica (v. cap. 3).

   **1.** Para realizar la toracostomía con tubo y la toracocentesis, suele utilizarse **la guía ecográfica.**

   **2.** Las **complicaciones** de la toracostomía con tubo de tórax son la colocación intraparenquimatosa del tubo (con la posicilidad de contusión pulmonar, hemorragia y FBP consiguientes), el hemotórax por lesión de vasos intercostales y el enfisema subcutáneo.

**B.** La **fibrobroncoscopia** se utiliza libremente para eliminar secreciones (especialmente grandes tapones de mucosidad que provocan atelectasia) y para obtener muestras de esputo para cultivo en el diagnóstico de la neumonía (v. cap. 29).

   **1.** **En el paciente intubado,** la broncoscopia es una herramienta segura en manos de un experto. La descripción exacta de la anatomía bronquial y el uso de una técnica estéril para cultivar las secreciones aumentan el rendimiento del procedimiento.

   **2.** **En el paciente no intubado,** la broncoscopia requiere una gran destreza debido a los riesgos que conlleva la limitación de la ventilación y la hipercapnia e hipoxemia.

   **a.** El uso de **anestesia tópica** (lidocaína al 2-4 % mediante un nebulizador o un atomizador) es eficaz para anestesiar la vía respiratoria superior, pero es preciso actuar con prudencia porque la aplicación sobre las cuerdas vocales puede facilitar temporalmente la aspiración de contenido bucal a las vías respiratorias.

   **b.** Una leve sedación con **remifentanilo** (0,05-0,1 [μg/kg]/min) o **dexmedetomidina** (0,1-0,5 [μg/kg]/h) puede ser eficaz si la administra y la ajusta alguien con experiencia. Si se evita la sedación, se eliminan los posibles efectos secundarios; un broncoscopista con experiencia explicará el procedimiento en detalle y administrará anestesia eficaz para la mucosa faringolaríngea.

## Bibliografía recomendada

Alam N, Park BJ, Wilton A, et al. Incidence and risk factors for lung injury after lung cancer resection. *Ann Thorac Surg* 2007;84:1085–1091.

Auriant I, Jallot A, Herve P, et al. Noninvasive ventilation reduces mortality in acute respiratory failure following lung resection. *Am J Respir Crit Care Med* 2001;164:1231–1235.

Fernandez-Perez ER, Keegan MT, Brown DR, et al. Intraoperative tidal volume as a risk factor for respiratory failure after pneumonectomy. Anesthesiology 2006;105:14–18.

Grillo HC, Shepard JO, Mathisen DJ, et al. Postpneumonectomy syndromes: diagnosis, management, and results. *Ann Thorac Surg* 1992;54:638–651.

Hulscher JBF, Van Sandick JW, de Boer AG, et al. Extended transthoracic resection compared with limited transhiatal resection for adenocarcinoma of the esophagus. *N Engl J Med* 2002;347:1662–1669.

Licker M, Tschop JM, Roberts J, et al. Aerosolized salbutamol accelerates the resolution of pulmonary edema after lung resection. *Chest* 2008;133:845–852.

Martin GS, Mangialardi RJ, Wheeler AP, et al. Albumin and furosemide therapy in hypoproteinemic patients with acute lung injury. *Crit Care Med* 2002;30:2175–2182.

Slinger PD. Perioperative fluid management for thoracic surgery: the puzzle of postpneumonectomy pulmonary edema. *J Cardiothorac Vasc Anesth* 1998;9:442–451.

Spira A, Ettinger DS. Multidisciplinary management of lung cancer. *N Engl J Med* 2004;350:379–392.

www.cms.hhs.gov/transmittals/downloads/R3NCD.pdf

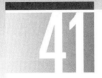

# Tratamiento en la UCI en el posoperatorio del trasplante hepático, renal y pulmonar

*Jason Wertheim y William Benedetto*

## I. Principios del tratamiento de los pacientes trasplantados

**A. Evolución cronológica.** El cuadro clínico complejo de los pacientes trasplantados puede simplificarse considerando períodos en los que se manifiestan diferentes problemas.

**1. Primeros 7 días: cirugía del donante y del receptor.** Por lo general, el aloinjerto es el órgano más afectado por las alteraciones hemodinámicas. El funcionamiento adecuado del aloinjerto habitualmente desembocará en una rápida mejoría clínica global. Por otro lado, la disfunción del aloinjerto obligará a estudiar la contribución del estado preoperatorio del receptor, la evolución intraoperatoria, la calidad del órgano donado y la posibilidad de complicaciones técnicas.

**2. Después de la primera semana: rechazo agudo.** Debido a las numerosas etapas en la compleja cascada que conduce a la diferenciación y activación completas de los linfocitos T, el rechazo agudo clínicamente detectable no suele producirse hasta transcurridos varios días o semanas desde el trasplante. Una vez descartadas las complicaciones técnicas (p. ej., trombosis vascular, fuga biliar y lesión por la conservación), la disfunción del órgano en este momento suele atribuirse al rechazo y puede tratarse con un aumento de la inmunodepresión. A veces puede ser útil realizar una biopsia hepática en los pacientes con hepatitis C para distinguir el rechazo agudo de la recidiva de la enfermedad. En el trasplante renal, un episodio de rechazo agudo puede anunciar un mecanismo celular o mediado por anticuerpos, y el resultado de una biopsia puede indicar vías de tratamiento diferentes.

**3. Transcurridos 6 meses: problemas crónicos.** El riesgo de aparición de infecciones oportunistas aumenta con el grado de inmunodepresión del receptor. Por tanto, las infecciones son más habituales en el período posoperatorio inmediato, especialmente si episodios repetidos de rechazo han necesitado múltiples ciclos de inmunodepresión intensa. La disfunción tardía del aloinjerto aumenta la posibilidad de recidiva de la enfermedad o de rechazo crónico, pudiendo ambos causar un fallo del aloinjerto que progresará de un modo constante y no responderán al aumento de la inmunodepresión.

**B. Inmunodepresión.** La administración de cualquier inmunodepresor se verá limitada por los efectos secundarios. Si se combinan diferentes fármacos, es posible aumentar la inmunodepresión al mismo tiempo que se limitan los efectos secundarios no deseados. Por esta razón, la mayoría de los receptores de un órgano entero se tratan con dos o tres inmunodepresores distintos (tabla 41-1).

**1. Inhibidores de la calcineurina:** la **ciclosporina** y el **tacrolimús** van dirigidos específicamente a la activación de los linfocitos T (las células inmunitarias principalmente responsables del rechazo). Los inhibidores de la **calcineurina** constituyen el eje central de la mayoría de los protocolos inmunodepresores actuales. Uno y otro pueden iniciarse en el período perioperatorio y administrarse por vía oral como mantenimiento crónico. Ambos son nefrotóxicos y necesitan un riguroso ajuste según las concentraciones sanguíneas. Otros efectos secundarios son la hipertensión, la hiperpotasiemia, la hiperglucemia (especialmente en los pacientes tratados con dosis elevadas de corticoesteroides), neurotoxicidad (convulsiones y temblores) e hiperuricemia (gota).

| **TABLA 41-1** Inmunodepresores | |
| --- | --- |
| **Fármaco** | **Clase/función** |
| Ciclosporina | Inhibidor de la calcineurina |
| Sirolimús | Antiproliferativo (inhibidor mTOR) |
| Micofenolato mofetilo | Antiproliferativo (inhibidor IMPDH) |
| Azatioprina | Antiproliferativo (antimetabolito purínico) |
| Metilprednisolona, prednisona | Corticoesteroides |
| Basiliximab, daclizumab | Antagonistas del receptor de la IL-2 |
| Muromonab-CD3 | Anticuerpo monoclonal específico para CD3 |
| Globulina antitimocítica | Anticuerpo policlonal inespecífico |

2. **Anticuerpos de depleción antilinfocítica y anticuerpos antagonistas de la interleucina 2 (IL-2): muromonab-CD3, globulina antitimocítica, basiliximab** y **daclizumab**
también van dirigidos hacia los linfocitos T, pero sólo pueden administrarse
por vía intravenosa. Los fármacos basados en anticuerpos se usan para inducir la inmunodepresión, para tratar el rechazo agudo que no responde a los
corticoesteroides y como parte de nuevos protocolos que producen «tolerancia». Los ciclos múltiples pueden mostrar una disminución de la eficacia y desembocar en la aparición de infección y neoplasias malignas a largo plazo. En
los pacientes con insuficiencia renal posoperatoria pueden interrumpirse la
ciclosporina o el tacrolimús sustituyéndolos el muromonab-CD3 o la globulina antitimocítica como inmunodepresión equivalente, pero no nefrotóxica.
Esto simplifica el tratamiento posoperatorio inicial, pero agota una opción terapéutica importante, de la que puede dejar de disponerse para tratar un posterior rechazo resistente en un momento más avanzado de la evolución posoperatoria.

3. **Antimetabolitos:** el **micofenolato** y la **azatioprina** inhiben la síntesis de ADN o
ARN y, por tanto, bloquean la proliferación de linfocitos activos. Puede ser necesario reducir la dosis si aparece leucocitopenia, trombocitopenia o anemia.
El uso del micofenolato también se ve limitado por efectos secundarios digestivos, entre ellos íleo leve, gastritis, náuseas y vómitos.

4. Los **corticoesteroides** proporcionan inmunodepresión relativamente inespecífica. Suele iniciarse la administración intravenosa de dosis elevadas de **metilprednisolona** el día del trasplante, y se reduce progresivamente durante los
siguientes 4-5 días hasta llegar a una dosis de mantenimiento. Cuando se reanuda la alimentación, la metilprednisolona se sustituye con **prednisona**. Si
aparece rechazo, se administran bolos de dosis elevadas de metilprednisolona (500 mg i.v. cada día durante 2 días) como tratamiento inicial. Los pacientes pueden necesitar complementos con dosis de refuerzo para realizar
procedimientos quirúrgicos mayores mientras reciben tratamiento cortico-
esteroideo. El día de la intervención se administra **hidrocortisona** intravenosa
(100 mg i.v. cada 8 h), y se reduce progresivamente durante 3 días. A lo largo
de este período se mantiene la inmunodepresión con prednisona oral o con
metilprednisolona intravenosa. Los pacientes tratados con dosis elevadas de
corticoesteroides tienen riesgo de sufrir hiperglucemia y hemorragia digestiva, que puede atenuarse con la administración profiláctica de antagonistas
histamínicos 2 ($H_2$).

5. **Esfuerzos para retirar gradualmente los inmunodepresores.** Se investiga activamente la generación de una verdadera «tolerancia al trasplante» (ausencia de reactividad inmunitaria específica hacia el órgano donado) y el desarrollo de protocolos clínicos para la reducción de la inmunodepresión tradicional con tres
fármacos hacia la monoterapia.

6. **Interacciones farmacológicas.** La compleja pauta farmacológica de los pacientes trasplantados debe reevaluarse y simplificarse de forma constante. Esto mejorará el cumplimiento y evitará la aparición de interacciones farmacológicas potencialmente perjudiciales y, en ocasiones, imprevisibles. Concretamente, la adición de nuevos fármacos a una pauta inmunodepresora debe considerarse de forma cuidadosa. Por ejemplo, si se administra **alopurinol** combinado con azatioprina, puede precipitar una leucocitopenia potencialmente mortal. Numerosos fármacos (p. ej., **sucralfato, verapamilo y eritromicina**) pueden alterar la absorción de la ciclosporina y, de este modo, precipitar la aparición de rechazo o toxicidad.

C. **Infecciones**

1. **Estrategias profilácticas.** Entre el 60% y el 80% de los pacientes que reciben un trasplante hepático presentarán algún tipo de infección días, semanas o años después del trasplante. Sin embargo, diferentes infecciones oportunistas aparecen en períodos previsibles durante el posoperatorio y se han establecido pautas antibióticas profilácticas (cap. 12). La administración prolongada de dosis bajas de **trimetoprima-sulfametoxazol** evita eficazmente las infecciones por *Pneumocystis* y también pueden evitar la aparición de infecciones urinarias. Durante los períodos de mayor inmunodepresión se añade **ganciclovir** o **aciclovir** (o sus derivados **valganciclovir** o **valaciclovir**) para reducir la incidencia de infecciones por citomegalovirus (CMV) y virus de Epstein-Barr (VEB). Debido a que los procedimientos cruentos aumentan el riesgo de infecciones bacterianas, se administrarán antibióticos por vía parenteral durante el período perioperatorio y antes de realizar colangiografías o biopsias percutáneas.

2. Las **medidas preventivas** consisten en reducir al mínimo la inmunodepresión, evitar la intubación endotraqueal y los catéteres intravasculares, corregir la desnutrición y controlar rigurosamente la glucemia. La evaluación de posibles hematomas, abscesos o acumulaciones de líquido se realizará mediante ecografías o TC seriadas, y debe efectuarse rápidamente el drenaje adecuado si se sospecha que existe una infección. Teniendo en cuenta que la inmunodepresión amortigua los signos habituales de la inflamación, es esencial que la vigilancia y los métodos diagnósticos sean muy enérgicos, con cultivos sistemáticos (p. ej., cultivos bisemanales de esputo, orina y bilis, y drenaje de las heridas) y radiografías de tórax diarias mientras el receptor está siendo tratado con ventilación mecánica.

II. **Trasplante hepático**

A. **Indicaciones**

1. La **insuficiencia hepática cirrótica descompensada,** la **insuficiencia hepática fulminante aguda,** los **trastornos metabólicos** y la **insuficiencia hepática con conservación de la función de los hepatocitos** son indicaciones para el trasplante hepático y se comentan con detalle en el capítulo 25.

B. **Injerto donado**

1. **Donante.** La probabilidad del fallo inicial del aloinjerto se relaciona con características del donante (obesidad, estancia prolongada en la UCI, desnutrición, hipotensión terminal y alteraciones de esteatosis hepática). Aunque se han especificado bien las características del «donante ideal», en Estados Unidos se ha observado un uso cada vez mayor de injertos de donante subóptimos o «marginales». Esta práctica responde al insuficiente número de órganos necesarios donados, y ha tenido un efecto proporcionado sobre los resultados en el receptor en el período posoperatorio. En muchos casos, los receptores que probablemente no van a recibir órganos debido a una enfermedad grave pueden recibir injertos marginales como una alternativa a la muerte sin un trasplante.

2. **Esfuerzos para aumentar la disponibilidad de órganos.** Además del uso de donaciones marginales, otros esfuerzos para aumentar el número de órganos dis-

ponibles son la **donación tras la muerte cardíaca** (DMC), la división de injertos de cadáver para dos receptores y el uso de donantes vivos. Los trasplantes hepáticos de DMC probablemente proporcionen una menor supervivencia global del injerto y del paciente, mientras que los órganos de donantes vivos funcionan bien, pero suponen un riesgo adicional para un donante sano. Se han desarrollado algoritmos cuantitativos utilizando las características del donante para emparejar mejor la asignación de órganos donados y receptores, y aumentar al máximo la utilización de estos órganos. La división de órganos de cadáver bien seleccionados para un par de receptores adulto o infantil en los que uno de los dos está grave ha demostrado que consigue resultados prometedores.

3. **Conservación.** El tiempo de isquemia prolongado también está relacionado con la disfunción del aloinjerto. El tiempo de isquemia fría suele limitarse idealmente a menos de 12 h en el caso del hígado, y es inferior en las donaciones marginales. Durante la extracción, el aloinjerto donado se lava con solución de la Universidad de Wisconsin (UW), que ha sido la solución de conservación de referencia, y se guarda envuelto en hielo hasta el momento del trasplante. Otras soluciones de conservación, como histidina-triptófano-cetoglutarato y Celsior, que carecen de almidón, se investigan actualmente como alternativas a la solución UW.

## C. Intervención en el receptor

1. **Hepatectomía natural.** La coagulopatía de la hepatopatía terminal y las múltiples colaterales venosas de la hipertensión portal pueden causar una **pérdida de sangre masiva** relacionada directamente con la morbilidad y la mortalidad posoperatorias. Por tanto, esta fase del procedimiento del trasplante suele ser la de mayor dificultad técnica. Una vez extirpado el hígado, los pacientes con frecuencia presentan **acidosis metabólica,** que deberá corregirse antes de la reperfusión. Sin embargo, la corrección excesiva con bicarbonato sódico puede causar **alcalosis metabólica** posoperatoria grave. Este fenómeno se debe al metabolismo del **citrato** administrado con los hemoderivados transfundidos, que es transformado en bicarbonato por el aloinjerto funcionante.

2. La **implantación del hígado donado** puede realizarse mediante diferentes técnicas según la anastomosis de la vena cava. El método tradicional utiliza la anastomosis entre la vena cava del órgano donado y del receptor en localizaciones suprahepática e infrahepática. Generalmente se interrumpe el flujo sanguíneo a través de la vena cava y un circuito de derivación venovenosa permite que la sangre pase desde las venas femoral y porta a las venas yugular interna o axilar. Por otro lado, una técnica denominada *«piggyback»* (hepatectomía con conservación de la vena cava retrohepática) crea un extremo para la anastomosis lateral entre la vena cava suprahepática del hígado donado y la vena cava del receptor, permitiendo un retorno continuo de sangre al corazón si se usa un pinzamiento lateral mientras se sutura la anastomosis. A continuación se realiza la anastomosis de la vena porta, la arteria hepática y los conductos biliares (ya sea por coledococoledocostomía o mediante coledocoyeyunostomía en Y de Roux). Puede colocarse un tubo en T o una endoprótesis biliar a través de la anastomosis y permitir el drenaje percutáneo. También se colocan drenajes peritoneales en los espacios suprahepático e infrahepático.

3. La **reperfusión del aloinjerto,** generalmente en los primeros 60 min de isquemia caliente, devuelve un bolo repentino de sangre fría, hiperpotasiémica y acidótica de la parte inferior del cuerpo y el hígado, y puede causar una grave **vasoconstricción de la arteria pulmonar (AP)**, con la consiguiente hipotensión y posible arritmia («fenómeno de reperfusión»). La reperfusión del hígado isquémico también puede precipitar una **fibrinólisis** acelerada. En ocasiones es necesaria la reposición intesiva de factores de la coagulación y la administración de antifibrinolíticos (v. cap. 10) para lograr la hemostasia.

## D. Tratamiento tras el trasplante

**1. Cuidados generales.** Además de la exploración física sistemática (comprobación del estado mental, abdomen, heridas y drenajes peritoneales y biliares) y de la monitorización invasiva, la evaluación incluye estudios analíticos, radiografía de tórax y ecografía Doppler en las primeras 48 h para poder detectar una trombosis de la arteria hepática (TAH) (v. a continuación). Las complicaciones neurológicas pueden atribuirse frecuentemente a encefalopatía, neurotoxicidad secundaria a los inmunodepresores, hemorragia cerebral y accidente cerebrovascular (ACV). Hay que evitar la hipotermia en el período posoperatorio inmediato y puede corregirse calentando antes la habitación de la UCI, cubriendo al paciente con mantas térmicas y utilizando calefactores de aire. Los líquidos intravenosos de mantenimiento siempre deben contener glucosa para evitar el agotamiento de las reservas hepáticas de glucógeno. Los pacientes suelen tolerar la ingestión de sorbos de agua a las 24 h a 48 h de la intervención, aunque la alimentación se reanudará con precaución en los pacientes con una coledocoyeyunostomía en Y de Roux. Si se colocó un tubo biliar, se realizará una colangiografía al quinto día de la intervención. Si no se detecta obstrucción ni fuga, se pinzará el tubo en T o la endoprótesis biliar, y se programará la retirada para 3-6 meses después del trasplante.

**2. Cardiovascular**

   **a. Hemodinámica.** El gasto cardíaco elevado y la escasa resistencia vascular periférica habituales en la hepatopatía terminal suelen persistir durante el período posoperatorio inicial, por lo que casi nunca se necesitan fármacos inótropos en los receptores de trasplantes hepáticos.

   **b. Hipotensión.** La primera respuesta terapéutica habitual es la administración de volumen. Hay que evitar las presiones venosas centrales excesivamente elevadas, porque la transmisión hacia los sinusoides hepáticos puede empeorar el edema del aloinjerto ya presente por la lesión de reperfusión. Si la hipotensión persiste sin hipovolemia ni disfunción cardíaca detectables, deberá sospecharse la existencia de sepsis y obtenerse muestras para hemocultivos e iniciarse el tratamiento antibiótico empírico. El uso de una infusión de prostaglandina E para contrarrestar la lesión por reperfusión puede ser una contribución yatrógena a la hipotensión posoperatoria.

   **c. Hipertensión.** La hipertensión posoperatoria puede deberse a dolor, ansiedad, sobrecarga de líquido e hipertensión preexistente. Debido a los mayores riesgos de edema cerebral, hemorragia y convulsiones, la hipertensión mantenida necesita un tratamiento muy enérgico.

**3. Respiratorio.** Si la función del injerto es buena, suele poder realizarse la extubación endotraqueal al cabo de 12 h a 48 h, aunque puede verse demorada por la presencia de hidrotórax hepático o parálisis diafragmática derecha por la colocación intraoperatoria de la pinza vascular suprahepática y por alcalosis metabólica. En los grandes hospitales, la extubación «rápida» tras un trasplante hepático ortotópico sin complicaciones se está convirtiendo en norma. En ocasiones, antes de la extubación es necesaria la diuresis para resolver los efectos de la reposición con grandes volúmenes. El uso prudente de opiáceos que no se ven afectados relativamente por la disfunción hepática (p. ej., fentanilo) puede facilitar la extubación temprana.

**4. Renal.** Muchos receptores de un trasplante hepático presentarán una leve disfunción renal posoperatoria debido a insuficiencia renal preexistente, oclusión intraoperatoria de la cava, hemorragia, hipotensión, disfunción del injerto hepático después de la implantación, y la acción de fármacos nefrotóxicos como la ciclosporina y el tacrolimús. Otros fármacos nefrotóxicos, como los aminoglucósidos, pueden causar disfunción renal intrínseca, por lo que deberán evitarse. La **prostaglandina E$_1$** puede ejercer un efecto beneficioso sobre la función renal del receptor de un trasplante hepático durante el período posoperatorio inicial. Algunos pacientes cuya disfunción renal preoperatoria se debe a la insuficiencia hepática (pacientes con síndrome hepatorrenal) mejorarán después del trasplante. Si persiste una oliguria posoperatoria a pesar de una hemodinámica optimizada, se sustituyen el tacrolimús o la ciclosporina por un inmunodepresor basado en anticuerpos no nefrotóxicos. Con este método suele poder evitarse la diálisis. La **hemofiltración venovenosa continua** (v. cap. 24) tiene menos desplazamientos de líquido y alteraciones electrolíticas que la hemodiálisis intermitente, y se prefiere cuando es necesario este tipo de tratamiento renal. La diálisis debe utilizarse con extrema precaución porque los cambios osmóticos rápidos pueden empeorar la inflamación cerebral ya existente en los pacientes con insuficiencia hepática. En los pacientes cuya alteración renal evoluciona hacia la necesidad de la diálisis, la mortalidad es elevada.

5. **Hematológico.** La leucocitopenia y la trombocitopenia secundaria al hiperesplenismo persisten generalmente durante el posoperatorio inicial, y a veces se precisa una disminución de la dosis de azatioprina. Si el recuento leucocítico desciende por debajo de $1\,500/mm^3$, puede administrarse **factor estimulador de colonias de granulocitos** (v. también cap. 35) para disminuir la incidencia de infecciones posoperatorias. El hematócrito se mantiene en el postoperatorio entre el 25 % y el 30 %. Si no existe hemorragia activa, suele poder permitirse un índice internacional normalizado entre 1,5 y 2, un recuento de plaquetas mayor de $50 \times 100/l$ y una concentración de fibrinógeno superior a 100 mg/dl, aunque los valores de referencia varían según los centros. La probabilidad de que se produzca una hemorragia importante durante el posoperatorio está relacionada directamente con el grado de hemorragia intraoperatoria y la calidad de la función inmediata del aloinjerto. Si persiste una pérdida importante de sangre a pesar de resolver la coagulopatía, estará indicada una exploración quirúrgica. Incluso en los pacientes en los que la hemorragia inicial cesa, puede estar indicada una nueva exploración para extraer coágulos. Esto puede mejorar la ventilación al disminuir la distensión abdominal y evitar la aparición de hematomas infectados de forma secundaria si la sangre coagulada se deja en el abdomen.

E. **Disfunción del aloinjerto**
1. La **disfunción primaria del injerto,** definida como el mal funcionamiento inicial del aloinjerto hepático, se produce en aproximadamente el 2 % al 10 % de los receptores, y es una causa habitual de un nuevo trasplante precoz.
   a. La disfunción primaria del injerto debe diferenciarse de la lesión reversible por conservación que se observa frecuentemente en los primeros 2 días del posoperatorio. La lesión por conservación se asocia en general a un nivel sérico máximo de aspartato aminotransferasa (ASAT) inferior a 2 000 U/l y a una mejoría clínica rápida. Deben descartarse también los problemas técnicos en cualquiera de las anastomosis vasculares, para lo que suele utilizarse la ecografía abdominal (v. más adelante). Por el contrario, la disfunción primaria del injerto se asocia a un importante incremento de la bilirrubina y las transaminasas (p. ej., ASAT > 2 000 U/l), encefalopatía hepática persistente, mínima emisión biliar (< 30-60 ml/día, con frecuencia incolora o blanquecina), coagulopatía que no puede corregirse, acidosis, hiperpotasiemia, empeoramiento de la función renal e hipoglucemia considerable.
   b. El **tratamiento** consiste en la infusión rápida de prostaglandina $E_1$, soporte intensivo y un nuevo trasplante.
2. **Rechazo agudo.** Tanto el rechazo agudo como la hepatitis vírica aguda (B, C) o la infección por CMV pueden ser anunciados por un aumento de la bilirrubina y las transaminasas. El rechazo agudo no es habitual tras el trasplante hepático, pero puede producirse durante la primera o la segunda semana del período posoperatorio, mientras que la hepatitis recurrente suele observarse más adelante. Puede ser necesario realizar una biopsia percutánea para establecer

el diagnóstico correcto. Casi la mitad de los receptores sufre cierto grado de rechazo agudo y, de ellos, casi el 90% responde a bolos de corticoesteroides. Casi nunca es necesario un nuevo trasplante por un rechazo no controlado.

**3. Complicaciones técnicas**

   **a.** La **trombosis de la arteria hepática (TAH)** es más frecuente en los niños que reciben un trasplante, especialmente en aquellos con arterias pequeñas o múltiples del aloinjerto. El cuadro clínico varía: alrededor de un tercio de estos pacientes presenta insuficiencia hepática aguda, con aumento importante de las transaminasas (ASAT de 2000-10000 U/l) o fuga del conducto biliar porque la arteria hepática es el único aporte sanguíneo a los conductos biliares; en otro tercio de los pacientes se producen episodios sépticos recurrentes con o sin absceso hepático, y en el tercio restante, los pacientes están asintomáticos, llegándose al diagnóstico por un hallazgo casual. Entre las secuelas tardías de la TAH pueden encontrarse la disfunción biliar o la estenosis de los conductos. La ecografía Doppler se utiliza para buscar la presencia de TAH, mientras que puede necesitarse una arteriografía para confirmar el diagnóstico. Las opciones terapéuticas dependen del cuadro clínico y consisten en un nuevo trasplante, una nueva intervención quirúrgica, la inyección selectiva de urocinasa y la observación.

   **b.** Pueden detectarse **complicaciones en los conductos biliares** por la aparición de bilis en un drenaje, o por dolor abdominal y un aumento de la bilirrubina sérica sin causa aparente. Puede necesitarse una colangiopancreatografía retrógrada endoscópica (CPRE) (v. cap. 26) o una nueva exploración.

   **c. Otras complicaciones,** como la trombosis de la vena porta o la vena cava (que se manifiesta por ascitis o hemorragia desde las varices, o se detecta mediante estudios radiológicos), son extremadamente inusuales. Entre las opciones de tratamiento suelen incluirse el soporte médico, la intervención radiológica y la trombectomía quirúrgica. Las infecciones posoperatorias constituyen la principal causa de muerte tras el trasplante hepático y son un motivo frecuente de reingreso en la UCI. Las localizaciones habituales de la infección son los pulmones y la cavidad abdominal.

## III. Trasplante renal

   **A. Indicaciones.** Las indicaciones más frecuentes para el trasplante renal son: **glomerulonefritis crónica, nefropatía diabética, pielonefritis crónica, nefroesclerosis maligna** y **poliquistosis renal.**

   **B.** Los **receptores de un trasplante renal** tienen un riesgo significativo de sufrir complicaciones cardiovasculares. La diabetes es la principal indicación para el trasplante renal, y la hipertensión y la hipercolesterolemia suelen complicar la insuficiencia renal. No obstante, las complicaciones cardiovasculares son relativamente inusuales en el posoperatorio inmediato, debido a que el cribado intenso antes del trasplante y el tratamiento preoperatorio de la coronariopatía oculta constituyen la norma.

   **C. Aloinjerto donado.** Las características adversas del donante, como la edad avanzada, la hipotensión terminal o prolongada y la necesidad de vasopresores se relacionan intensamente con la necrosis tubular aguda (NTA) tras el trasplante. Sin embargo, mientras el aloinjerto cuente con parénquima subyacente razonable (establecido mediante biopsia), puede esperarse la recuperación. El tiempo de isquemia fría prolongado, asociado al traslado del aloinjerto renal a grandes distancias y al uso de donaciones tras la muerte cardíaca, también puede contribuir a una función deficiente intraoperatoria y posoperatoria del injerto. La función tardía del aloinjerto es mucho más fácil de tratar en los receptores de trasplantes renales que en los que reciben trasplantes hepáticos debido a la disponibilidad de la diálisis. La NTA es extremadamente inusual en los receptores de donantes vivos. Aunque los esfuerzos por buscar la compatibilidad HLA han demostrado ser eficaces para prolongar la semivida de los aloinjertos renales con buena compatibilidad, no se esperan diferencias en cuanto a la inmunodepresión o el rendimiento perioperatorios.

**D. Intervención en el receptor.** El aloinjerto se implanta en la pelvis, suturándose la arteria y la vena renales en los vasos ilíacos correspondientes. Si se implanta el uréter en la vejiga, debe mantenerse una sonda de Foley durante 5 días para evitar la distensión vesical y la tensión sobre la anastomosis entre el uréter y la vejiga. Por otro lado, si se construye una ureteroureterostomía (tras una nefrectomía natural), no es necesario el drenaje prolongado con una sonda vesical. En cualquier caso, se dejará un drenaje de Jackson-Pratt en el punto de las anastomosis ureterales.

**E. Posoperatorio inmediato**
   1. La función inmediata del aloinjerto es anunciada por una diuresis masiva que exige una reposición hídrica enérgica (p. ej., ritmo por hora igual a la diuresis por hora anterior en mililitros más 30 ml, limitada a 400 ml/h) y control electrolítico.
   2. La oliguria en el posoperatorio inicial suele deberse a NTA reversible, aunque también deben descartarse las complicaciones técnicas.

**F. Evolución posterior.** La elevación de la creatinina en el posoperatorio lleva a tener que decidir entre reducir la dosis de un inmunodepresor nefrotóxico (ciclosporina o tacrolimús) o aumentar la inmunodepresión en un intento por tratar el rechazo. Suele ser precisa una biopsia para determinar la causa de la disfunción del injerto.

**G. Complicaciones.** La complicación vascular más frecuente tras el trasplante renal es la estenosis de la arteria renal, que suele manifestarse en forma de hipertensión grave. El tratamiento puede ser quirúrgico o mediante técnicas percutáneas que utilizan un globo. Las complicaciones urológicas son la fuga desde la sutura vesical o la anastomosis ureteral, además de la obstrucción ureteral. El linfocele del lecho del trasplante puede evitarse con la ligadura meticulosa de los linfáticos circundantes durante la preparación del receptor.

# IV. Trasplante pulmonar
**A.** Entre las indicaciones se encuentran la enfermedad pulmonar obstructiva crónica (**EPOC**) terminal, **fibrosis quística, fibrosis pulmonar, déficit de $\alpha_1$-antitripsina, sarcoidosis, bronquiectasias, linfangioleiomiomatosis, neumopatías laborales** e **hipertensión pulmonar.** Los candidatos tienen una neumopatía terminal con una esperanza de vida aproximada de 2-3 años sin el trasplante.

**B. Órganos donados.** Los avances y mejoras en la conservación de los órganos y en el tratamiento perioperatorio han ampliado el número de potenciales donantes de órganos, pero **los pulmones siguen siendo más propensos a la lesión isquémica que cualquier otro órgano trasplantado.** El tiempo de isquemia en el trasplante pulmonar debe limitarse a 6-8 h; los pulmones de donantes de mayor edad toleran peor los tiempos prolongados de isquemia que los órganos procedentes de donantes más jóvenes. La **donación pulmonar de donantes vivos** (con dos donantes, cada uno de ellos donando un lóbulo) es una opción que se practica cada vez con mayor frecuencia en centros especializados. En los trasplantes pulmonares también se ha utilizado la donación tras la muerte cardíaca.

**C.** Las **características del receptor** afectan a la evolución posoperatoria. Por ejemplo, los pacientes con una enfermedad sistémica como la fibrosis quística pueden tener otros órganos afectados. Del mismo modo, los años de tabaquismo pueden asociarse, tras la intervención, a vasculopatía periférica y enfermedad pulmonar en los receptores de un solo pulmón.

**D. Intervención del receptor**
   1. **Monitorización.** Los pacientes sometidos a trasplante de un pulmón o de dos suelen monitorizarse con catéteres arteriales pulmonar y sistémico, y posiblemente con ecocardiografía transesofágica. El procedimiento exige la intubación endotraqueal con una técnica que permita la ventilación pulmonar selectiva, generalmente con un tubo endotraqueal de doble luz.

**2.** La **intervención quirúrgica del receptor** consiste en una toracotomía posterolateral para el trasplante de un solo pulmón o una toracoesternotomía anterior bilateral para el transplante bilateral de lóbulos. El trasplante pulmonar doble con una sola anastomosis traqueal casi nunca se realiza, debido a las complicaciones anastomóticas.

**E. Tratamiento posoperatorio**

**1. General.** Los problemas posoperatorios del paciente receptor de un trasplante pulmonar suelen afectar al control de la situación respiratoria, la hemodinámica, la prevención y el tratamiento de las infecciones, la continuación de la pauta inmunodepresora y el control del dolor.

**2. Tratamiento respiratorio.** El objetivo del tratamiento respiratorio posoperatorio en el receptor de un trasplante pulmonar es lograr una oxigenación y ventilación adecuadas, a la vez que se evita la toxicidad del oxígeno y el barotrauma. Suele añadirse presión teleespiratoria positiva (PTEP) a un valor de 5 cm $H_2O$ a 10 cm $H_2O$. Se cree que la limitación del volumen corriente y de las presiones máximas en las vías respiratorias a menos de 40 cm $H_2O$ reduce el barotrauma y las complicaciones anastomóticas bronquiales. La respuesta de reimplantación pulmonar es un fenómeno de edema pulmonar no cardiógeno que dura hasta 3 semanas y que obliga a asistencia ventilatoria, aunque suele asociarse a un pronóstico favorable. Tras la extubación, los receptores de un trasplante pulmonar muestran una respuesta de hipoventilación a la hipercapnia, aunque no está totalmente clara la etiología.

**3. Tratamiento hemodinámico.** El tratamiento hemodinámico posoperatorio del receptor de un trasplante pulmonar es un equilibrio preciso entre el volumen adecuado para el funcionamiento de los órganos vitales y la prevención del edema pulmonar, y por lo tanto, la monitorización con un catéter en la AP puede facilitarlo. La hemorragia es más frecuente tras el trasplante en el que se ha utilizado circulación extracorpórea (CEC). Ésta también puede aumentar la necesidad transfusional posoperatoria, la duración de la intubación y la permanencia global en el hospital. Es frecuente observar hipertensión pulmonar en el posoperatorio inmediato; los pacientes pueden beneficiarse del tratamiento con óxido nítrico inhalado para disminuir las presiones en la AP sin que aparezca hipotensión sistémica.

**4.** El **tratamiento del dolor** suele consistir en la administración sistémica de opiáceos o en la administración de analgesia epidural. Los pacientes con insuficiencia respiratoria crónica debida a EPOC o fibrosis quística pueden ser particularmente propensos a presentar hipercapnia cuando son tratados con opiáceos por vía sistémica. Aunque los opiáceos epidurales también pueden causar hipercapnia, suele poder alcanzarse una analgesia equivalente con una dosis de opiáceos significativamente inferior. La analgesia epidural puede disminuir los tiempos hasta la extubación y el alta de la UCI. Sin embargo, su uso depende del hospital, y puede estar contraindicado en el marco de la anticoagulación cuando se utiliza CEC.

**5. Inmunodepresión.** En la mayoría de los centros, la inmunodepresión se inicia en el quirófano. Casi todos los protocolos incluyen un corticoesteroide antiinflamatorio inespecífico, por lo que hay que tener en cuenta los efectos secundarios de los corticoesteroides, como la hiperglucemia y la miopatía. También suele iniciarse la administración de un inhibidor de la calcineurina como la **ciclosporina,** cuyos efectos secundarios son nefrotoxicidad, hipertensión y neurotoxicidad. El **tacrolimús** tiene esencialmente el mismo mecanismo de acción que la ciclosporina, pero es más eficaz en la prevención del rechazo agudo. El tacrolimús tiene índices superiores de neurotoxicidad, nefrotoxicidad y diabetes de comienzo reciente. La **azatioprina** o el **micofenolato,** inhibidores ambos de la proliferación linfocítica, pueden ser inmunodepresores complementarios. Entre sus efectos tóxicos se encuentran la leucocitopenia, la hepatitis y la colestasis. Finalmente puede iniciarse la administración de preparaciones antilinfocíticas como la **globulina antilinfocítica** policlonal y el muromonab-CD3.

6. **Infecciones.** La inmunodepresión aumenta la incidencia de infecciones víricas y bacterianas en los receptores de trasplantes. Las infecciones iniciales tienden a ser bacterianas, predominando los microorganismos gramnegativos. La infección por **citomegalovirus (CMV)** es la infección vírica inicial más frecuente y puede deberse a la reactivación de una infección en un receptor seropositivo (secundaria) o, con mayor frecuencia, a una nueva infección en un receptor seronegativo de un órgano donado seropositivo (primaria). La manifestación más grave de la infección por CMV es la neumonitis o la neumonía; el tratamiento consiste en la administración de **ganciclovir,** el cual, cuando se administra de forma profiláctica, puede disminuir la incidencia. La infección micótica más frecuente se debe a *Aspergillus fumigatus,* y presenta un máximo de incidencia en los 2 primeros meses. Entre las manifestaciones destacan ulceraciones, seudomembranas y traqueobronquitis.

7. **Rechazo.** En la unidad de cuidados intensivos pueden encontrarse casos de rechazo hiperagudo, agudo y crónico. El rechazo hiperagudo (fulminante) es extremadamente inusual y aparece en los primeros minutos u horas tras el trasplante, siendo casi universalmente mortal. Se debe a anticuerpos previamente formados contra antígenos HLA o ABO y puede confundirse con una lesión por isquemia y reperfusión. El rechazo agudo se produce durante los primeros 3 a 6 meses, y sus síntomas son fiebre, tos, disnea y anorexia. Las disminuciones en la espirometría pulmonar o en la capacidad de difusión pueden ayudar a establecer el diagnóstico, que exigirá la confirmación mediante biopsia. El tratamiento del rechazo agudo consiste en un ciclo de corticoesteroides a dosis elevadas y la eliminación de otras causas de síntomas. El rechazo crónico se produce generalmente entre 6 y 12 meses después del trasplante, y suele manifestarse en forma de bronquiolitis obliterante (BO). La fisiopatología de la BO no está muy clara, pero el síndrome se caracteriza habitualmente por una limitación del flujo aéreo debida a fibroproliferación en las vías respiratorias de pequeño calibre. El tratamiento consiste en corticoesteroides e inmunodepresores, pero la mortalidad sigue siendo elevada a pesar del tratamiento.

**Bibliografía recomendada**

Abt PL, Desai NM, Crawford MD, et al. Survival following liver transplantation from non-heart-beating donors. *Ann Surg* 2004;239:87–92.

Allan JS. Immunosuppression for lung transplantation. *Semin Thorac Cardiovasc Surg* 2004;16:333–341.

Arcasoy SM, Kotloff RM. Lung transplantation. *N Engl J Med* 1999;340:1081–1091.

Busuttill RW, Klintmaim GB. *Transplantation of the liver.* 2nd ed. Philadelphia: Elsevier Saunders, 2005.

Busuttill RW, Shaked A, Millis JM, et al. One thousand liver transplants. The lessons learned. *Ann Surg* 1994;219:490–497.

Consensus conference on standardized listing criteria for renal transplant candidates. *Transplantation* 1998;66:962.

DeMeo DL, Ginns LC. Clinical status of lung transplantation. *Transplantation* 2001;72: 1713–1724.

Feng S, Goodrich NP, Bragg-Gresham JL, et al. Characteristics associated with liver graft failure: the concept of a donor risk index. *Am J Transplant* 2006;6:783–790.

Findlay JY, Jankowski CJ, Vasdeve GM, et al. Fast track anesthesia for liver transplantation reduces postoperative ventilation time but not intensive care unit stay. *Liver Transpl* 2002;8:670–675.

Ghobrial RM, Busuttil RW. Future of adult living donor liver transplantation. *Liver Transpl* 2003;9:S73–S79.

Kawai T, Cosimi AB, Spitzer TR, et al. HLA-mismatched renal transplantation without maintenance immunosuppression. *N Engl J Med* 2008;358:353–361.

Ng CY, Madsen JC, Rosengard BR, Allan JS. Immunosuppression for lung transplantation. *Front Biosci* 2009;14:1627–1641.

Organ Procurement and Transplantation Network Web site. Available at www.optn.org.

Ploeg RJ, D'Alessandro AM, Knechtle SJ, et al. Risk factors for primary dysfunction after liver transplantation—a multivariate analysis. *Transplantation* 1993;55:807–813.

Renz JF, Emond JC, Yersiz H, et al. Split-liver transplantation in the United States: outcomes of a national survey. *Ann Surg* 2004;239:172–181.

Singh H, Bossard FR. Perioperative anaesthetic considerations for patients undergoing lung transplantation. *Can J Anaesth* 1997;44:284–299.

Sleiman C, Mal H, Fournier M, et al. Pulmonary reimplantation response in single-lung transplantation. *Eur Respir J* 1995;8:5–9.

Sollinger HW, Knechtl SJ, Reed A, et al. Experience with 100 consecutive simultaneous kidney-pancreas transplants with bladder drainage. *Ann Surg* 1991;214:703–711.

Starzl TE, Murase N, Abu-Elmagd K, et al. Tolerogenic immunosuppression for organ transplantation. *Lancet* 2003;361:1502–1510.

Tolkoff RN, Rubin RH. The infectious disease problems of the diabetic renal transplant recipient. *Infect Dis Clin North Am* 1995;9:117–130.

Tzakis AG, Gordon RD, Shaw BW Jr, et al. Clinical presentation of hepatic artery thrombosis after liver transplantation in the cyclosporin era. *Transplantation* 1985;40:667–671.

# Tratamiento en la UCI del paciente obeso

*Jeremy Goldfarb y Jean Kwo*

**I. Introducción.** La obesidad ha alcanzado proporciones epidémicas en Estados Unidos, con una prevalencia ajustada para la edad del 30 % en los adultos. Hasta el 26 % de los pacientes ingresados en una unidad de cuidados intensivos médico-quirúrgica son obesos, y la prevalencia de la obesidad *mórbida* en la UCI alcanza el 7 %. Los pacientes obesos no sólo suelen presentar múltiples afecciones coexistentes que complican la evolución perioperatoria, sino que la obesidad también es un factor de riesgo independiente de numerosas complicaciones posoperatorias. Por tanto, de trata de una población de pacientes a la que debe prestarse una especial consideración.

**II.** La **obesidad mórbida** se define como un **índice de masa corporal (IMC) igual o superior a 40** (tabla 42-1).

$$IMC = peso~(kg)/altura~(m)^2$$

**II. Cambios fisiológicos** asociados a la obesidad (tabla 42-2).

**A. Cardiovasculares**

1. La **hipertensión** es la afección asociada con mayor frecuencia al sobrepeso y la obesidad, y su etiología es multifactorial. Los valores de presión arterial se relacionan estrechamente con el IMC.

2. **Insuficiencia cardíaca**

   a. El exceso de tejido adiposo y el aumento de la carga que soportan los músculos y los huesos **elevan las demandas metabólicas.**

   b. El volumen de sangre circulante y el gasto cardíaco aumentan para responder a esta demanda. El mayor volumen sanguíneo aumenta la tensión en la pared ventricular, que finalmente puede producir dilatación del ventrículo izquierdo y, junto con la hipertensión, **hipertrofia ventricular izquierda.**

   c. La disfunción sistólica y diastólica resultante, con frecuencia asociada a cardiopatía isquémica, puede causar **insuficiencia ventricular izquierda.**

   d. La insuficiencia del ventrículo izquierdo, combinada con la hipoxemia y la hipercapnia crónicas, causa hipertensión arterial pulmonar e **insuficiencia del ventrículo derecho.**

3. **Arteriopatía coronaria.** La hipertensión, la hipercolesterolemia y la diabetes mellitus de tipo 2 están intensamente relacionadas con la obesidad y son factores de riesgo para la aparición de arteroesclerosis. La obesidad es un factor de riesgo independiente de arteriopatía coronaria.

4. **Arritmias.** La hipoxemia, la hipercapnia, las alteraciones electrolíticas, la arteriopatía coronaria, el aumento de catecolaminas circulantes y la insuficiencia cardíaca predisponen al paciente obeso a sufrir arritmias cardíacas y muerte súbita cardíaca.

**B. Respiratorios**

1. **Alteración de la mecánica respiratoria**

   a. La obesidad se asocia a una **disminución de la distensibilidad del aparato respiratorio** (v. cap. 3). El tejido adiposo de la caja torácica, el diafragma y el abdomen asociado a una cifosis torácica y una lordosis lumbar exageradas **disminuyen la distensibilidad de la pared torácica.** La disminución de los volúmenes pulmonares, particularmente la capacidad funcional residual **(CFR)**, contribuye a **reducir la distensibilidad pulmonar.**

| TABLA 42-1 | Índice de masa corporal (IMC) y clasificación por peso |
|---|---|
| **IMC** | **Clasificación** |
| 18,5-24,9 | Peso saludable |
| 25-29,9 | Sobrepeso |
| 30-34,9 | Obesidad de clase I (moderada) |
| 35-39,9 | Obesidad de clase II (grave) |
| ≥ 40 o 35 con afecciones coexistentes | Obesidad de clase III (mórbida) |

    **b.** El abdomen obeso limita el descenso del diafragma, especialmente en decúbito supino. En esta posición, la CFR disminuirá más y puede caer dentro de la capacidad de cierre que produce el cierre de la vía respiratoria, desequilibrio entre ventilación y perfusión e hipoxemia durante la ventilación con volumen corriente normal.

**2. Intercambio gaseoso**

    **a.** El **consumo de oxígeno** y la producción de dióxido de carbono están aumentados debido a la elevada demanda metabólica.

    **b.** Para mantener la eucapnia es necesario aumentar la ventilación minuto y **el trabajo respiratorio.**

    **c.** La **hipoxemia** debida a un desequilibrio entre ventilación y perfusión, cortocircuito intrapulmonar y enfermedad respiratoria coexistente causará insuficiencia respiratoria.

**3. Apnea obstructiva del sueño (AOS) y síndrome de hipoventilación por la obesidad (SHO).**

    **a.** La **AOS** se caracteriza por episodios frecuentes de apnea o hipopnea, ronquidos, somnolencia diurna excesiva y alteraciones psicológicas.

    **b.** La **AOS** causa hipoxemia y un aumento de las catecolaminas circulantes, que produce **hipertensión pulmonar** y **sistémica.** La presencia de policitemia sugiere una hipoxemia crónica.

    **c.** Los pacientes con potencial AOS deben derivarse a un especialista del sueño para evaluación polisomnográfica antes de llevar a cabo una cirugía programada.

    **d.** El **SHO** se caracteriza por episodios apneicos/hipopneicos *centrales* (no obstructivos), que causan hipercapnia e hipoxemia mantenidas.

    **e.** La hipoxemia y la hipercapnia crónicas por **AOS** y **SHO** pueden causar **hipertensión pulmonar** e **insuficiencia del ventrículo derecho.**

**C. Otras alteraciones fisiopatológicas**

    **1. Digestivas.** La obesidad se asocia a un aumento del volumen gástrico, hernias diafragmáticas y reflujo gastroesofágico.

    **2. Hepatobiliares**

        **a.** Las alteraciones del metabolismo lipídico y del colesterol producen infiltración grasa del hígado. En algunos casos esto puede desembocar en cirrosis, insuficiencia hepática o carcinoma hepatocelular.

        **b.** La **colelitiasis** es frecuente y se encuentra hasta en el 27 % de los casos antes de la cirugía. Hasta un 41 % de los pacientes sometidos a derivación gástrica necesitará una colecistectomía.

    **3. Renales.** El aumento del volumen sanguíneo circulante y del gasto cardíaco produce un aumento de la filtración glomerular. Si a esto se añaden otras afecciones coexistentes, como la hipertensión y la diabetes mellitus de tipo 2, puede desembocar en insuficiencia renal crónica y fallo renal.

    **4. Hematológicas**

        **a.** La obesidad se asocia a un **estado de hipercoagulabilidad** y a alteración de la fibrinólisis.

| Sistema | Alteración |
|---|---|
| Respiratorio | ↓ CRF, CPT, CV, CI, VRE<br>↑ $FEV_1$/FVC<br>Apnea obstructiva del sueño |
| Cardiovascular | ↑ Volumen sanguíneo<br>↑ Tono vascular<br>↓ Contractilidad ventricular |
| Renal | ↑ Eliminación de fármacos excretados por vía renal<br>Nefropatía hipertensiva, diabética |
| Hematológico | ↑ Fibrinógeno<br>↑ PAI-1<br>↓ AT-III<br>Estasis venosa |
| Gastrointestinal | Hernia de hiato<br>↑ Volumen de secreción gástrica<br>↓ pH gástrico |
| Metabólico/endocrino | ↑ Gasto energético en reposo<br>Resistencia a la insulina<br>↑ Proteólisis |
| Inmunitario | ↑ IL-6<br>Alteración función neutrófilos |

↑, aumento; ↓, disminución; AT-III, antitrombina III; CFR, capacidad funcional residual; CI, capacidad inspiratoria; CPT, capacidad pulmonar total; CV, capacidad vital; $FEV_1$/FVC, cociente entre volumen espiratorio forzado en 1 s y capacidad vital forzada; IL-6, interleucina 6; PAI-1, inhibidor del activador del plasminógeno; VRE, volumen de reserva espiratorio.

De Pieracci FFM, Barie PS, Pomp A. Critical care of the bariatric patient. *Crit Care Med* 2006;34(6):1796-1804..

    **b.** La compresión de la vena cava y la inmovilidad producen congestión y estasis venosas.

    **c.** Estas alteraciones aumentan el riesgo de **trombosis venosa profunda (TVP)** y **tromboembolia** en los pacientes obesos.

**5. Endocrinas.** La obesidad se asocia a hiperglucemia, resistencia a la insulina e hiperinsulinemia, causando **diabetes mellitus de tipo 2.**

**6. Síndrome metabólico**

    **a.** El síndrome metabólico se define por la presencia de tres o más de las siguientes manifestaciones: obesidad abdominal, concentración elevada de triglicéridos, concentraciones de colesterol-LDL bajas, hipertensión y glucemia elevadas en ayunas. La incidencia aumenta con el perímetro de la cintura y el IMC.

    **b.** Esta agrupación de factores de riesgo de coronariopatía tiene en común la resistencia a la insulina y es probable que se deba a obesidad, un defecto genético congénito o ambas cosas.

**7. Inmunitarias.** El tejido adiposo es metabólicamente activo y secreta citocinas y hormonas. Este tejido produce **citocinas inflamatorias,** como el factor de necrosis tumoral α y la interleucina 6, así como marcadores de la inflamación como la proteína C reactiva.

**8. Piel.** Es frecuente la dermatitis intertriginosa.

**9. Psicoconductuales.** Depresión y baja autoestima.

**IV.** El **tratamiento del paciente obeso** en la unidad de cuidados intensivos puede resultar problemático debido a las dificultades técnicas que plantea, la presencia de afecciones coincidentes preexistentes y los sesgos de los médicos y otros profesionales que atienden a estos pacientes.

**A. Control de la vía respiratoria**

1. Una puntuación de **Mallampati elevada** y un **gran perímetro cervical** predicen dificultades con la laringoscopia y la intubación. La obesidad y el IMC por sí mismos no son factores pronóstico de dificultad con la intubación.

2. Las partes blandas redundantes pueden dificultar la **ventilación con mascarilla**.

3. La posición adecuada es esencial para asegurar la vía respiratoria.

   **a.** Al colocar al paciente en posición de olfateo, utilizando apoyos para «elevar» la cabeza, el cuello y los hombros, puede mejorarse la visualización de la abertura glótica durante la intubación.

   **b.** El uso de un mango corto puede reducir al mínimo el contacto con el tórax del paciente.

   **c.** La **preoxigenación** del paciente con la cabeza elevada 25° aumenta la CRF y permite prolongar el tiempo hasta la desaturación.

4. Debido a los problemas anteriores, muchos anestesistas pueden elegir una inducción de **secuencia rápida** o incluso una intubación con el paciente despierto.

**B. Insuficiencia respiratoria**

1. Los pacientes obesos hospitalizados tienen un mayor riesgo de sufrir complicaciones respiratorias. Las complicaciones pulmonares posoperatorias son el doble de probables en los pacientes obesos.

2. **Ventilación mecánica**

   **a.** Para evitar la lesión pulmonar durante la ventilación mecánica, los **volúmenes corrientes** iniciales deben basarse en el peso corporal ideal, en lugar de en el peso corporal total. A continuación, estos volúmenes pueden ajustarse para lograr un límite de presión inspiratoria (teniendo en cuenta la disminución de la distensibilidad de la pared torácica) y una $PaCO_2$ razonables.

   **b.** Debe utilizarse **presión teleespiratoria positiva (PTEP)** para evitar el cierre de las vías respiratorias, atelectasias y cortocircuitos.

   **c.** En los pacientes con SHO e hipertensión pulmonar con disfunción del ventrículo derecho, el aumento de la presión intratorácica y la resistencia vascular pulmonar por la intubación y la ventilación mecánica puede causar **hipotensión sistémica**.

   **d.** La anestesia puede amortiguar la respuesta a la vasoconstricción hipóxica crónica, que puede aumentar la fracción de cortocircuito intrapulmonar y empeorar la hipoxemia.

3. La **ventilación no invasiva** (VNI) puede considerarse en los pacientes con causas de insuficiencia respiratoria potencialmente reversibles (p. ej., edema pulmonar cardiógeno o sobredosis de opiáceos). Se ha demostrado que la VNI es segura en el paciente que ha sido sometido a una cirugía de derivación gástrica.

   **a.** Hay que observar rigurosamente a los pacientes por si la VNI fracasa. En los pacientes en los que no se observan mejorías en la frecuencia respiratoria, el pH, la $PaO_2$ y la $PaCO_2$, deberá programarse la intubación.

   **b.** Se anima a los pacientes con AOS/SHO a llevarse al domicilio la máquina de presión positiva continua en la vía respiratoria o BiPAP para mejorar su bienestar, reducir la ansiedad y mejorar la ventilación.

4. Retirar la **ventilación mecánica** (cap. 23) puede ser difícil debido a la ausencia de reserva pulmonar e impulso respiratorio. Hay que considerar la realización de una **traqueostomía** cuanto antes para mejorar el bienestar del paciente y posiblemente reducir el nivel de soporte.

   **a.** La traqueostomía puede resultar técnicamente difícil debido a la mayor cantidad de tejido pretraqueal y a alteraciones anatómicas. En los pacientes con un exceso de tejido particularmente importante en el cuello, puede ser necesario recurrir a **cánulas de traqueostomía «a medida»**. Puede usarse temporalmente una cánula de traqueostomía con un reborde ajustable (p. ej., Rusch, Bivona).

**b.** La obesidad mórbida se asocia a un mayor riesgo de **complicaciones** relacionadas con la traqueostomía, entre ellas la obstrucción y la mala colocación de la cánula.

**C. Control hemodinámico.** Debido a la existencia previa de afecciones concurrentes, el paciente obeso en estado grave suele ser un candidato para el control hemodinámico invasivo.

**1.** Un **catéter arterial** proporciona una medida más fiable de la presión arterial, debido a la dificultad de lograr un ajuste óptimo con el manguito de presión arterial incruento.

**2.** El **cateterismo venoso central y de la arteria pulmonar** puede contribuir a evaluar la volemia y la función cardíaca cuando existen alteraciones cardiovasculares anteriores (aumento del volumen intravascular, hipertensión, insuficiencia cardíaca, cardiopatía isquémica, etc.) e insuficiencia renal.

**D. Acceso vascular**

**1.** El excesivo tejido subcutáneo puede ocultar puntos de referencia y dificultar técnicamente el acceso. Para la identificación de los vasos sanguíneos puede ser útil la **guía ecográfica.**

**2.** La dermatitis intertriginosa en el pliegue femoral puede impedir la colocación de catéteres en la arteria o la vena femorales.

**E. Sedación y analgesia**

**1.** La **depresión respiratoria** es un problema importante en el paciente obeso, especialmente en los que antes tienen AOS o SHO, cuyo impulso respiratorio puede estar afectado previamente.

**2.** Los **opiáceos** deben administrarse por vía **intravenosa** y no por vía intramuscular ni subcutánea, ya que estas vías pueden dar lugar a concentraciones plasmáticas poco fiables. Debe elegirse la **analgesia controlada por el paciente** con dosis iniciales basadas en el peso corporal ideal, que se ajustan después cuidadosamente.

**3.** La **infusión epidural** de un opiáceo y un anestésico local puede proporcionar una analgesia eficaz.

**a.** La **colocación de un catéter epidural** puede ser técnicamente difícil debido a la escasa visibilidad de los puntos de referencia óseos habituales, así como por la dificultad para colocar al paciente en la posición óptima.

**b.** El **mantenimiento del catéter** en el espacio epidural también puede ser difícil, debido a la gruesa capa de tejido subcutáneo entre el punto de superficie y el contacto con el ligamento.

**c. Debe reducirse el volumen del anestésico local** de un 20 % al 25 %, ya que el volumen del espacio epidural está reducido por infiltración grasa y congestión venosa a causa del aumento de la presión intraabdominal.

**d.** Deben utilizarse **analgésicos complementarios,** como los **antiinflamatorios no esteroideos,** la **ketamina,** o agonistas $\alpha_2$-adrenérgicos como como la **clonidina** y la **dexmedetomidina,** salvo que estén contraindicados.

**F. Farmacología** (v. Apéndice)

**1.** Se dispone de escasa información sobre la **farmacocinética** y la **farmacodinámica** de los fármacos en los pacientes obesos. La alteración en la distribución, la administración a ciegas y la eliminación exige el ajuste de la dosis según criterios clínicos y concentraciones séricas, en contraposición al peso.

**2.** La obesidad disminuye la actividad enzimática del **citocromo P450.** La esteatosis, la disfunción biliar o ambas pueden disminuir el metabolismo y la eliminación hepáticos.

**3.** El mayor volumen sanguíneo circulante aumenta el **volumen de distribución** inicial para un determinado fármaco.

**4.** La **eliminación renal** puede disminuir por insuficiencia renal crónica en presencia de insuficiencia cardíaca congestiva o vasculopatía ateroesclerótica.

**5.** La **fijación a las proteínas plasmáticas** se ve afectada por el aumento de las concentraciones de glucoproteína ácida $\alpha_1$ y por hiperlipidemia.

6. La **dosificación del fármaco** es complicada. Hay quien sugiere dosificar los fármacos según el peso corporal ideal o el peso corporal ideal más una cierta fracción de la diferencia entre el peso corporal total y el peso corporal ideal.

7. Un **método sensible** es utilizar fármacos de acción corta, de dosificación fácilmente ajustable, como propofol y fentanilo, y relajantes musculares con cinética previsible, como el cisatracurio.

8. **Fármacos específicos**

   a. La dosificación de la **succinilcolina** debe basarse en el peso corporal total cuando se utiliza para la inducción de secuencia rápida.

   b. El volumen de distribución de determinados **antibióticos,** como es el caso de la **vancomicina,** está relacionado con el peso corporal total, por lo que debe dosificarse según éste. Las **fluoroquinolonas** y los **aminoglucósidos** deben basarse en el peso corporal ajustado.

   c. **Los sedantes** pueden ejercer un efecto prolongado en los pacientes obesos.

      (1) El **midazolam** tiene un efecto prolongado debido a la acumulación en el tejido adiposo y a la inhibición del citocromo P450 por otros fármacos y por la obesidad, o por ambos.

      (2) El **fentanilo** (no así no la morfina) muestra un efecto acumulativo tras el uso prolongado en el paciente obeso.

   d. Los fármacos con un **índice terapéutico** estrecho, como la **aminofilina,** los **aminoglucósidos** y la **digoxina,** pueden llegar a causar efectos tóxicos si las dosis se basan en el peso.

G. La **infección de las heridas** es dos veces más frecuente en el paciente obeso debido a diversos factores. La capa gruesa e hipovascular de tejido adiposo proporciona un rico **sustrato para el crecimiento bacteriano.** La hiperglucemia y la inflamación crónica causan alteración en la migración y la activación de los neutrófilos.

H. **Piel**

1. En el paciente obeso es esencial realizar una **evaluación y un control exhaustivos** de la integridad de la piel.

2. Los múltiples pliegues cutáneos profundos albergan humedad y bacterias, y suelen infectarse con hongos. El lavado frecuente con secado meticuloso y la aplicación de un polvo antifúngico pueden evitar la aparición de complicaciones relacionadas con la piel.

3. Las heridas grandes y abiertas se tratan de un modo eficaz mediante un **cierre con sistema de vacío.**

4. La **movilización** del paciente es esencial para evitar las roturas y las abrasiones cutáneas, así como para disminuir el riesgo de TVP. Pueden necesitarse materiales especiales, como camas, elevadores y un «equipo para la elevación».

I. La **profilaxis de la TVP** debe iniciarse antes de la intervención quirúrgica y mantenerse hasta la deambulación del paciente con **heparina de bajo peso molecular** y dispositivos de compresión seriada. El uso de enoxaparina subcutánea en dosis de 40 mg dos veces al día se ha estudiado más profundamente en la población sometida a cirugía bariátrica y se prefiere optar por ella. La colocación de un filtro en la vena cava inferior debe considerarse cuando está contraindicada la anticoagulación, aunque en la actualidad no se ha demostrado todavía su utilidad como complemento a la profilaxis habitual.

J. **Nutrición**

1. Durante los períodos de estrés metabólico, los pacientes obesos no pueden movilizar sus depósitos de grasa. El recurso de los hidratos de carbono como combustible de la gluconeogénesis acelera el catabolismo proteico y aumenta el riesgo de **desnutrición proteica.**

2. El **soporte nutricional** en forma de nutrición enteral o parenteral es una necesidad en el paciente obeso en estado grave.

3. Debe mantenerse el balance de nitrógeno proporcionando de 1,5 g a 2 g de proteínas por kilogramo de peso corporal ideal.

**4.** La **calorimetría indirecta** es el único método validado para medir el gasto energético en el paciente obeso y debe utilizarse si es posible.

**5.** La mayoría de las pautas de alimentación enteral recomiendan administrar al paciente 20 kcal/kg a 30 kcal/kg de peso corporal ideal al día; sin embargo, el uso de protocolos basados en el peso puede desembocar en una hiperalimentación del paciente obeso. Los estudios recientes que utilizan alimentos **hipocalóricos,** con **abundantes proteínas,** sugieren mejores resultados en el paciente obeso grave, y pueden llegar a utilizarse más en el futuro.

**6.** El procedimiento de derivación gástrica en Y de Roux no suele causar desnutrición. Sin embargo, otros procedimientos de malabsorción o de absorción insuficiente pueden causar sobrecrecimiento bacteriano y desnutrición proteicocalórica.

**7.** La esteatorrea puede causar un **déficit de vitaminas liposolubles.**

**8.** La gastrectomía puede causar un **déficit adquirido de factor intrínseco y vitamina $B_{12}$,** así como anemia ferropénica.

**K. Eliminación**

**1.** Hasta que el paciente pueda controlar la micción, debe colocarse una **sonda de Foley.**

**2.** Los dispositivos para la **incontinencia fecal** a menudo no se ajustan adecuadamente, lo que puede causar suciedad e infección. Las sondas rectales constituyen una opción, pero pueden causar necrosis rectal. Cuando se utilizan, debe desinflarse el globo durante 15 min cada 2 h.

**L. Material.** La cama habitual de la UCI puede ser inadecuada para el paciente obeso. Existen camas bariátricas especiales con un límite de peso de 385 kg, con superficie terapéutica con fugas de aire escasas, balanzas integradas, salidas para sillas y opciones para terapia de rotación y percusión.

**M. Evolución.** No existe acuerdo sobre la influencia de la obesidad en la evolución de pacientes en estado crítico; algunos estudios sugieren una mayor mortalidad y en otros se observa una disminución de ésta o ninguna asociación. La razón más probable de las diferencias en los datos es que estos estudios representan una población heterogénea de pacientes con múltiples etiologías diferentes de las enfermedades graves.

**1.** La **relación entre el IMC y la mortalidad** se describe mejor con una curva en forma de U (fig. 42-1). La mayor probabilidad de mortalidad se produce con los IMC menores, y disminuye hasta un mínimo con un IMC entre 35 y 40. A partir de aquí, la mortalidad aumenta con IMC superiores.

**2.** En los pacientes obesos, la **duración de la ventilación mecánica** es más prolongada en comparación con los pacientes no obesos.

**3.** Los pacientes obesos permanecen durante **más tiempo en la UCI,** en comparación con los pacientes no obesos.

**4.** Las **complicaciones** del tipo de insuficiencia respiratoria, neumonía, infecciones de las vías urinarias y úlceras de decúbito son más frecuentes en los pacientes obesos. Los pacientes con un IMC > 40 tienen el doble de complicaciones que los pacientes con un IMC < 25.

**V. Cirugía bariátrica.** El tratamiento quirúrgico de la obesidad es la estrategia terapéutica más eficaz para lograr perder peso.

**A.** Entre las **indicaciones** se encuentran un IMC ≥ 40 o > 35 con afecciones coexistentes graves, el fracaso de los intentos no quirúrgicos para perder peso, la ausencia de trastornos endocrinos que causen la obesidad y la estabilidad psicológica.

**B. Método quirúrgico.** Existen varios tipos de cirugía bariátrica, entre ellos intervenciones restrictivas gástricas (gastroplastia grapada, las bandas gástricas y la derivación gástrica en Y de Roux) y de hipoabsorción (derivación biliopancreática) (fig. 42-2).

**1.** La **derivación gástrica** se asocia a un 60 % a 70 % de pérdida de peso corporal extra y a más del 70 % de control de afecciones coexistentes. Por tanto, se trata del

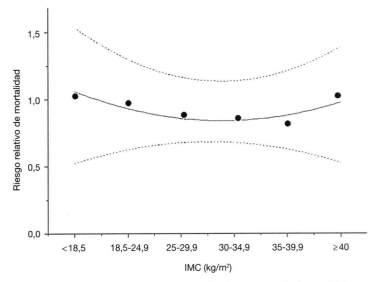

**FIGURA 42-1.**  Correlación en forma de U entre el índice de masa corporal y la mortalidad en pacientes en estado crítico. (Reproducido de Akinnusi et al. *Crit care Med* 2008, con autorización.)

método de cirugía bariátrico más realizado en Estados Unidos, y constituye del 80 % al 90 % de los procedimientos para reducir peso. Actualmente, el 70 % de los procedimientos de derivación en Y de Roux se realizan por vía laparoscópica.

2. El **índice de complicaciones** asociadas a la derivación gástrica por vía laparoscópica (DGL) es inferior que en el caso de la derivación gástrica abierta (DGA). El primer método se asocia a índices inferiores de complicaciones pulmonares, embolias pulmonares, infección de heridas, hernia a través de la incisión y mortalidad perioperatoria. Sin embargo, se asocia a índices superiores de obstrucción intestinal, hemorragia intestinal y estenosis del estoma, si se compara con la derivación gástrica abierta.

3. La colocación de **bandas gástricas ajustables** por vía laparoscópica es un método más popular fuera de Estados Unidos, probablemente porque su uso en este país no se autorizó hasta 2001. Se asocia a una pérdida de peso inferior y a una menor mejoría de las afecciones coexistentes cuando se compara con los procedimientos de derivación gástrica. Sin embargo, también se asocia a menor mortalidad y menor índice de complicaciones, en comparación con los mismos procedimientos.

**C.** Los **beneficios** de la cirugía bariátrica son la mejoría de la calidad de vida y la disminución de las afecciones coexistentes relacionadas con la obesidad.

1. La **diabetes** se resuelve en el 77 % de los pacientes y mejora hasta en el 86 %.
2. La **hiperlipidemia** se resuelve o mejora hasta en el 70 % de los pacientes.
3. La **hipertensión** se resuelve en el 66 % y mejora hasta en el 79 % de los pacientes.
4. La **AOS** se resuelve hasta en el 86 % de los pacientes.

**D. Complicaciones**

1. El riesgo de **TVP** y **EP** en el paciente obeso con cirugía abdominal no maligna es el doble que el del paciente delgado.
2. Los pacientes obesos tienen riesgo de sufrir insuficiencia respiratoria posoperatoria debido a AOS y SHO subyacentes, así como insuficiencia posoperatoria de los músculos respiratorios, rigidez muscular antiálgica y atelectasia.

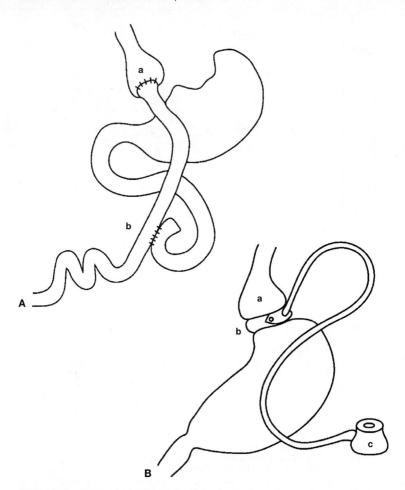

**FIGURA 42-2.   A)** Tipos de cirugía bariátrica. Derivación gástrica en Y de Roux. Se forma una bolsa gástrica de 15-30 ml y se anastomosa a la parte proximal del yeyuno **(a).** Distalmente, se forma una yeyunoyeyunostomía **(b). B)** Banda gástrica ajustable. Se coloca una banda ajustable e inflable **(b)** rodeando la parte proximal del estómago **(a)** para limitar la ingesta oral. Se inyecta o se retira solución salina a través de un puerto para variar el tamaño de la banda **(c).** (De Ogunnaike BO, Jones SB, Jones DB, Provost D, Whitten CW. Anesthetic considerations for bariatric surgery. *Anesth Analg* 2000;95:1793-1805.)

3. La **cicatrización deficiente de las heridas** en el paciente obeso causa rotura de las anastomosis y fugas gastrointestinales, estenosis, obstrucción del estoma o ambas, además de hemorragia.
   a. La **fuga anastomótica** complica aproximadamente el 1 % al 2 % de los casos de cirugía bariátrica.
   b. La **complicación perioperatoria** más frecuente asociada tanto a la DGL como a la DGA es la **infección de la herida**.
   c. La **complicación tardía** más frecuente tras la DGL es la estenosis del estoma anastomótico y, tras la DGA, la hernia a través de la incisión.

**4.** La **mortalidad** perioperatoria asociada a la cirugía bariátrica es de aproximadamente un 0,5 %.

**5. Factores de riesgo**

  **a.** La edad del paciente, el grado de obesidad, las afecciones médicas coexistentes y el tipo de cirugía afectan al riesgo de aparición de complicaciones perioperatorias.

  **b.** Los pacientes con insuficiencia respiratoria, estasis venosa, IMC mayores, sexo masculino, diabetes, enfermedad cardiovascular, edad superior a 50 años, o quienes sufren complicaciones intraoperatorias, tienen mayor riesgo de presentar complicaciones posoperatorias y deben considerarse como candidatos a ser atendidos en la UCI.

### Bibliografía recomendada

Akinnusi ME, Pineda LA, El Solh AA. Effect of obesity on intensive care morbidity and mortality: a meta-analysis. *Crit Care Med* 2008;36:151–158.

Buchwald H, Avidor Y, Braunwald E, et al. Bariatric surgery: a systematic review and meta-analysis. *JAMA* 2004;292(14):1724–1737.

Dixon BJ, Dixon, JB, Carden JR, et al. Preoxygenation is more effective in the 25° head-up position than in the supine position in severely obese patients. *Anesthesiology* 2005;102(6):1110–1115.

Hall JE, Crook ED, Jones DW, et al. Mechanisms of obesity-associated cardiovascular and renal disease. *Am J Med Sci* 2002;324:127–137.

Koenig SM. Pulmonary complications of obesity. *Am J Med Sci* 2001;321:249–279.

Goodman LD, Patel M, et al. Critical care of the obese and bariatric surgical patient. *Crit Care Clin* 2003;19:11–32.

Maggard MA, Shugarman LR, Suttorp M, et al. Meta-analysis: surgical treatment of obesity. *Ann Intern Med* 2005;142(7):547–559.

Nasraway SA Jr, Hudson-Jinks TM, Kelleher RM. Multidisciplinary care of the obese patient with chronic critical illness after surgery. *Crit Care Clin* 2002;18:643–657.

Newell MA et al. Body mass index and outcomes in critically injured blunt trauma patients: weighing the impact. *J Am Coll Surg* 2007;204:1056–1064.

O'Brien JM, Phillips GS, Ali NA, et al. Body mass index is independently associated with hospital mortality in mechanically ventilated adults with acute lung injury. *Crit Care Med* 2006;34:738–744.

Pieracci FFM, Barie PS, Pomp A. Critical care of the bariatric patient. *Crit Care Med* 2006; 34(6);1796–1804.

Stelfox HT et al. Hemodynamic monitoring in obese patients: the impact of body mass index on cardiac output and stroke volume. *Crit Care Med* 2006;34(4):1243–1246.

# El médico intensivista fuera de la UCI

*Edward George y Edward Bittner*

El papel de los médicos intensivistas es cada vez mayor fuera del entorno de la UCI. Este hecho se relaciona con el número creciente de pacientes y afecciones agudas, y con las habilidades específicas que el intensivista posee. Ha ido en aumento el interés por identificar a los pacientes antes de que el deterioro clínico requiera el ingreso en la UCI, optimizar la utilización de los recursos de cuidados intensivos mediante una selección adecuada de los pacientes y realizar el seguimiento de éstos tras el alta de la UCI para evitar el reingreso en esta unidad.

**I. Introducción.** Los pacientes en estado crítico habitualmente reciben tratamiento en una UCI, donde el material y el personal especializados facilitan la monitorización intensa y exhaustiva, y es posible poner en práctica un plan asistencial complejo. Sin embargo, también pueden encontrarse pacientes graves en otros entornos ajenos a la UCI tradicional.

  **A. El servicio de urgencias (SU)** es un lugar donde habitualmente puede encontrarse a los pacientes en estado crítico. Aunque es frecuente que estos pacientes sean trasladados entre centros directamente a una UCI, no es inusual que lleguen al SU con dificultades y que presenten un deterioro clínico rápido que obligue a instaurar cuidados intensivos. Estos pacientes pueden requerir una asistencia más especializada, y sobre todo, soporte ventilatorio, hemodinámico o ambos (p. ej., UCI de neurocirugía por la intervención de un accidente cerebrovascular [ACV]). Los servicios de urgencias suelen estar provistos de personal y material para proporcionar cuidados intensivos a corto plazo mientras se prepara el traslado a una UCI. Sin embargo, con frecuencia se producen demoras en los traslados desde el SU a una UCI adecuada, retrasos que pueden deberse a la ausencia de camas disponibles, a la necesidad de realizar otras pruebas (rayos X, TC, estudios vasculares, etc.) o a la inestabilidad clínica del paciente. Muchos centros se benefician de la estrecha relación entre el personal del SU y el de la UCI. Puede contarse con un intensivista a distancia (teléfono, ordenador, etc.) o a la cabecera del paciente para ayudar en los cuidados necesarios mientras se espera el traslado a una UCI.

  **B. Recursos especializados como una función del centro.** Aunque la utilización de las habilidades y la formación especializada de un intensivista fuera de la UCI proporciona numerosas ventajas, varios factores pueden afectar al ámbito y la amplitud de esta capacidad. Un centro médico universitario de gran tamaño puede contar con un cuadro suficiente de intensivistas para cubrir las necesidades internas las 24 h del día; sin embargo, los hospitales más pequeños o más especializados pueden tener sólo una UCI y un número limitado de intensivistas o pueden cubrir la UCI con médicos sin la formación específica en medicina de cuidados intensivos. Por tanto, la capacidad para proporcionar el beneficio que supone la experiencia de un intensivista puede verse limitada por la hora del día o por el acceso presencial o a distancia.

  **C. Ventajas del tratamiento dirigido por intensivistas.** La bibliografía sugiere que un equipo asistencial multidisciplinar guiado por un intensivista que dirige o codirige la asistencia de los pacientes en la UCI puede proporcionar una asistencia óptima para los enfermos en estado crítico. El modelo de intensivista parece beneficiar a un gran número de tipos y tamaños institucionales. Se ha demostrado que la posibilidad de proporcionar tratamiento dirigido por intensivistas a los pacientes en estado crítico reduce la morbilidad y la mortalidad.

**D. Directrices de la Joint Commission.** En el año 2007, la Joint Commission sugirió que los centros desarrollasen las capacidades para responder inmediatamente a indicadores clave que señalaban el deterioro de la situación clínica de un paciente, con la esperanza de que la intervención precoz pudiera evitar el deterioro adicional. Este concepto, ya establecido en un gran número de centros, se refiere con mayor frecuencia a un **equipo de respuesta rápida (ERR).** La composición de un equipo de este tipo puede variar y verse limitada por los recursos disponibles. La participación de médicos de cuidados intensivos en los ERR proporciona la capacidad de aplicar una experiencia esencial en la asistencia del paciente fuera del entorno de la UCI de un modo más rápido y eficaz.

## II. Funciones del médico intensivista fuera de la UCI
### A. Clínicas
1. **Tratamiento de los pacientes en la unidad de recuperación postanestésica (URPA) y unidades de nivel inferior.** Los centros utilizan cada vez más las unidades de recuperación postanestésica a modo de UCI a corto plazo en los pacientes que han sido operados. En este entorno, un intensivista de cirugía proporciona la vigilancia y el tratamiento inmediato a estos pacientes. Además, con la aparición de otras unidades específicas para pacientes con problemas respiratorios crónicos, el intensivista puede proporcionar la perspectiva de un médico acostumbrado a las necesidades de los pacientes que dependen de un respirador.

   La naturaleza de los procedimientos admitidos para la cobertura durante la noche en la URPA es variable. Prácticamente, todos los servicios de cirugía tienen pacientes que necesitan cuidados intensivos breves previsibles. En la URPA estos pacientes permanecen rigurosamente monitorizados y habitualmente se les traslada a un servicio de cirugía general el primer día del posoperatorio.

2. **Selección.** Lo ideal sería que los pacientes ingresaran o se dieran de alta estrictamente por la posibilidad de beneficiarse de la asistencia en la UCI. Sin embargo, el número de posibles pacientes para la UCI puede superar las camas disponibles, por lo que es necesario contar con un método de selección y priorización. La necesidad de la selección se reduce al mínimo cuando se realiza un cribado riguroso de los ingresos en la UCI, y si la evaluación para el alta es continua.

   a. **Ingreso.** Se han propuesto diversos modelos para facilitar las decisiones en la selección de los pacientes para la UCI (fig. 43-1).

   **(1)** Un modelo de **priorización** define los pacientes que se beneficiarán más de la asistencia en la UCI (prioridad 1) hasta los que no se beneficiarán en absoluto (prioridad 4).

   **(2)** Un modelo de **diagnóstico** utiliza afecciones o enfermedades específicas para determinar la idoneidad del ingreso en la UCI.

   **(3)** Un modelo de **parámetros objetivos** utiliza parámetros objetivos, como las constantes vitales, los valores analíticos, los resultados radiológicos y de otras pruebas compatibles con la gravedad de la enfermedad, para evaluar la necesidad de los recursos de la UCI.

   b. **Alta.** La situación de los pacientes ingresados en la UCI debe examinarse regularmente para identificar a los que ya no necesitan el nivel de asistencia de esta unidad. El alta será adecuada cuando:

   **(1)** El estado fisiológico del paciente se haya estabilizado y ya no sean necesarias la monitorización y el tratamiento de la UCI.

   **(2)** El estado fisiológico del paciente se haya deteriorado y ya no se programen más intervenciones activas.

3. **Equipo de respuesta rápida**

   a. Un **ERR** está formado por un grupo de médicos que proporcionan la experiencia de cuidados intensivos a la cabecera del paciente (o donde sea necesario). El equipo ayuda a evaluar y estabilizar la situación del paciente y a organizar la información que debe comunicarse a su médico. El ERR puede ser también un recurso formativo para el centro.

**b. Objetivo/función/beneficio.** Los estudios sugieren que los pacientes con frecuencia presentan signos clínicos de deterioro hasta 8 h a 12 h antes de que se produzca una parada cardíaca u otro episodio crítico que obligue a algún modo de intervención urgente. El reconocimiento precoz de estos indicadores, seguido por el tratamiento rápido, puede reducir la morbilidad y la mortalidad, así como la utilización de recursos del hospital. Otras posibles ventajas de un ERR son la mejora de las relaciones entre el personal, la mayor satisfacción del mismo y la disminución de los costes de la asistencia sanitaria.

**c. Criterios/mecanismos para la activación.** Cada organización debe determinar qué criterios usar para recurrir al ERR. Los factores que desencadenan la activación se basan generalmente en parámetros fisiológicos (tabla 43-1).

**d. Situación-Antecedentes-Valoración-Recomendación (SAVR).** El formato SAVR proporciona una estructura fiable para la comunicación entre los miembros del equipo de asistencia sanitaria acerca de la situación del paciente. Un método normalizado para compartir información es importante para asegurar que la información sobre el paciente sea uniforme y exacta, algo esencial durante episodios críticos o traslados de pacientes.

**(1) S (Situación):** ¿qué está sucediendo en el momento actual?
Identificarse, identificar al paciente, localización del paciente, establecer brevemente el problema, cuándo sucedió o empezó, y gravedad.

**(2) A (Antecedentes):** ¿cuáles son las circunstancias que han conducido a esta situación? Diagnósticos al ingreso y fecha de ingreso, lista de fármacos actuales, alergias, líquidos intravenosos, constantes vitales más recientes, resultados analíticos y otra información clínica, como las decisiones relativas a la reanimación.

**(3) V (Valoración):** ¿cuál parece ser el problema?

**(4) R (Recomendaciones):** ¿qué debe hacerse para solucionar el problema?

**e. Funciones del equipo de respuesta rápida**

**(1) Evaluación.** La evaluación inicial suele basarse en el «ABC» del soporte vital básico. Puede recurrirse al ERR para ayudar a atender a un paciente que está sufriendo un deterioro clínico gradual durante horas (o días) o puede ser requerido urgentemente para atender a un paciente que sufre una alteración aguda (disnea, alteración del estado mental, etc.). La capacidad para evaluar rápidamente la situación y planificar o iniciar las medidas para su corrección proporciona la posibilidad de evitar un deterioro adicional de la situación clínica. Los miembros del ERR pueden proporcionar la experiencia obtenida mediante una formación especial, como el Fundamentals of Critical Care Support Course (FCCS) de la Society for Critical Care Medicine.

| **TABLA 43-1** | Ejemplo de criterios para recurrir al equipo de respuesta rápida |
|---|---|

| Medida fisiológica | Parámetro |
|---|---|
| Frecuencia cardíaca | < 40 o > 130 lpm |
| Presión arterial sistólica | < 90 mm Hg |
| Frecuencia respiratoria | < 8 o > 28 resp/min o vía aérea en peligro |
| Saturación de oxígeno | < 90 % a pesar de la administración de oxígeno |
| Nivel de consciencia | Cualquier empeoramiento |
| Diuresis | < 50 ml en 4 h |
| Preocupación del personal | Cualquier preocupación sobre el paciente |

**(2) Estabilización.** Ante un paciente que sufre un empeoramiento clínico, el ERR ofrece la capacidad de un recurso coordinado, proporcionando una experiencia adicional en la asistencia del paciente inestable o en estado crítico.

**(3) Comunicación.** El ERR puede facilitar la comunicación de información clínica esencial para coordinarse con personal que no está presente junto al paciente.

**(4) Formación y apoyo.** Por su formación y entrenamiento especializado, el personal del ERR y las estructuras de apoyo pueden utilizarse como un recurso formativo. En su papel como formadores, los miembros del ERR tienen la oportunidad única de enseñar a personal que no pertenece a la UCI en el momento del aviso a evaluar al paciente y las estrategias de estabilización. Además, el ERR puede actuar como formador en otros programas de tratamiento agudo, como el soporte vital básico y avanzado.

**(5) Traslado.** El objetivo del ERR es proporcionar recursos y experiencia adicional a la asistencia de un paciente que empeora clínicamente con el fin de evitar descompensaciones adicionales. Sin embargo, la asistencia adicional del paciente puede precisar que sea trasladado a un servicio diferente dentro del mismo hospital (unidad de cuidados intensivos, unidad de un nivel inferior, quirófano, etc.) o fuera del hospital.

**f. Estructura del ERR.** Se han puesto en práctica con buenos resultados múltiples modelos. Las características esenciales de los miembros del equipo deben ser:

**(1)** Disponibilidad para responder inmediatamente sin verse limitados por otras responsabilidades.

**(2)** Localización en el centro y accesibilidad.

**(3)** Contar con la formación en cuidados intensivos necesaria para evaluar adecuadamente e iniciar el tratamiento oportuno.

**(4)** Funciones clínicas establecidas en el hospital para facilitar la colaboración.

**g. Documentación.** En cada actuación del ERR debe completarse un formulario de documentación estructurado (fig. 43-1). En el formulario se registra la información sobre las razones del aviso al ERR y los tipos de intervención requeridos. Además puede utilizarse para organizar información sobre la situación del paciente antes de llamar el médico responsable, y es un registro de las intervenciones terapéuticas realizadas.

**h. Mecanismo de retroalimentación.** En la función de cualquier equipo encargado de responder a una situación clínica urgente, es esencial contar con un mecanismo para preguntar sobre el incidente. En el interrogatorio debe evitarse un tono amenazador o crítico, y debe aproximarse al suceso lo más posible. Todo el personal debe intervenir, y el director del equipo debe identificar y opinar de forma no sancionadora las áreas de afección percibidas (así como la determinación demostrada). En la tabla 43-2 se muestran unas directrices orientativas para interrogar en incidentes críticos.

**i. Eficacia.** Para evaluar la eficacia del ERR se han sugerido tres sistemas esenciales de medida:

**(1)** Códigos para 1 000 altas.

**(2)** Códigos fuera de la UCI.

**(3)** Utilización del ERR.

    **i.** Las medidas secundarias pueden incluir la evaluación de la satisfacción del personal con el ERR, la supervivencia hasta el alta y datos de revisión de la cultura de seguridad.

**4. Servicio de urgencias (incluido el equipo de politraumatizados).** Al llegar un paciente en estado crítico al SU, puede solicitarse la presencia del intensivista para ayudar a orientar el tratamiento inicial y realizar procedimientos invasivos, como la colocación de una vía central y el control de la vía respiratoria

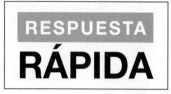

## OBTENCIÓN DE DATOS

Su nombre _____ ○ residente de último año  ○ supervisor clínico  ○ respiratorio

Fecha \_\_\_ / \_\_\_ / \_\_\_  Hora llamada \_\_\_  Hora llegada \_\_\_  Hora finalización \_\_\_

¿Quién avisó al equipo de respuesta rápida?: _____

○ Médico   ○ Cirugía   ○ Neuro   ○ Otros: _____

**Urgencia:**   ○ Urgente (intervención en horas para evitar episodio adverso)
○ Potencialmente mortal (intervención inmediata para evitar la muerte)

**Médicos presentes:**
Interno/Residente de primer año   ○ sí  ○ no  Enfermera con el paciente  ○ sí  ○ no
Cuidados intensivos:                        ○ sí  ○ no  Otro personal (especificar) _____

**Desencadenante:** (comprobar todos)

*Cardíaco*
☐ Bradicardia
☐ Taquicardia
☐ Hipotensión
☐ Hipertensión
☐ Dolor torácico que no responde a NTG

*Respiratorio*
☐ Insuficiencia respiratoria
☐ Taquipnea
☐ Dificultad respiratoria reciente
☐ BIPAP/CPAP sin mejoría
☐ Hemorragia en las vías respiratorias
☐ Saturación de oxígeno <90 %

*Médico*
☐ Diuresis <50 ml en 4 h

☐ Hemorragia no controlada

*Neurológico*
☐ Cambio del estado mental
☐ Pérdida inmediata de consciencia
☐ Convulsiones
☐ Presunto ACV agudo
☐ Agitación o confusión sin causa aparente

*Otros*
☐ Dolor
☐ «Estoy muy preocupado»
☐ Otros: _____

**Respuesta a esta llamada:**
○ Código solicitado
○ Médico solicitado (especificar): _____
○ Otra persona (especificar): _____
○ Necesidad de seguimiento: _____

**Disposición:**
○ Permanece en la unidad
○ Fallecido: _____
○ Traslado a: _____
○ Otros: _____

**Breve descripción de la llamada:**

**FIGURA 43-1.**  Formulario de documentación estructurado utilizado por el equipo de respuesta rápida del MGH.

| | Directrices para el interrogatorio sobre el incidente crítico | |
|---|---|---|
| **Acción** | **Objetivo** | **Resultado** |
| Orientación | Presentar el concepto de interrogatorio | El personal aprecia las necesidades y los beneficios del interrogatorio |
| Situación | Descripción de acontecimientos | Oportunidad para una breve revisión del incidente para incluir la solicitud de percepciones que difieren |
| Ejecución | Modo en que se dirigió el acontecimiento | Descripción cualitativa y cuantitativa de actividades |
| Análisis | Describir los puntos fuertes y las debilidades del equipo | Oportunidad para opinar abiertamente sin temor a sanción |
| Cierre | Suma de acontecimientos para incluir cualquier necesidad de seguimiento | Fortalece al equipo para promover la eficacia, el crecimiento y la satisfacción del servicio |

(tabla 43-3). Al participar en la aplicación de tratamientos dirigidos, el intensivista puede seguir atendiendo al paciente mientras se le traslada a la UCI. En el contexto de un equipo de tratamiento al paciente politraumatizado, el intensivista puede ayudar en el tratamiento inicial y la coordinación del traslado y actuar como un recurso adicional en el tratamiento del politraumatizado.

5. **Equipo de reanimación.** Supervisar al equipo de reanimación suele ser responsabilidad de un intensivista. Los intensivistas intervienen en estos equipos ya sea proporcionándoles formación, supervisando la organización y el diseño del equipo o participando directamente como elemento principal del equipo de reanimación. Las situaciones suelen ser caóticas y con frecuencia sufren o una ausencia de un liderazgo claro o perspectivas competitivas entre los reanimadores. En este contexto, el intensivista puede establecer el control adecuado y actuar como elemento principal del equipo o bien facilitar la función de quien ya lo está haciendo.

6. **Procedimientos invasivos fuera de la UCI.** La capacidad para realizar procedimientos invasivos a la cabecera del paciente suele ser una función de la experiencia del médico y de las posibilidades existentes. Son muchos los médicos que no realizan un número suficiente de procedimientos especializados, como la colocación de una vía central, para mantener su destreza. La intervención de un intensivista en la realización o la supervisión de estos procedimientos ofrecen una medida adicional de seguridad y enriquece un programa de formación.

| | Intervenciones más habituales realizadas por el equipo externo de cuidados intensivos |
|---|---|

Dirigir el tratamiento con traqueostomía
Realizar aspiración traqueal y fisioterapia torácica
Dirigir el control de la PPCVR
Optimizar la posición del paciente
Administración de tratamiento en nebulización
Solicitar la repetición de análisis sanguíneos
Aumentar la frecuencia de observaciones cardiovasculares/respiratorias
Iniciar la monitorización horaria del equilibrio hídrico
Solicitar el envío de muestras para microcultivo y antibiograma

PPCVR, presión positiva continua en la vía respiratoria.

7. **Seguimiento de los pacientes de la UCI.** Tras recibir el alta de la UCI, los pacientes tienen un mayor riesgo de empeorar, algo que puede deberse a un alta prematura, una disfunción orgánica residual o a ambas cosas. Una u otra causa puede desembocar en un reingreso, que se asocia a una mayor mortalidad intrahospitalaria. Se ha demostrado que la introducción de un servicio de seguimiento disminuye la cifra de muertes tras el alta de la UCI y puede reducir el número de reingresos en esta unidad. Además, se ha recomendado el seguimiento de los pacientes que reciben el alta de la UCI como un medio para la evaluación del servicio. Sin el beneficio de los datos de seguimiento, el personal de la UCI sólo puede utilizar la información sobre mortalidad o alta hospitalaria como las evoluciones clínicas sobre las que juzgar el rendimiento de la práctica. Conocer los problemas físicos y psicológicos habituales que presentan los pacientes tras el alta de la UCI y la aplicación del tratamiento para enfocar esos problemas puede ayudar a prevenir el reingreso en la UCI, disminuir la mortalidad y aumentar la calidad de vida (tabla 43-4).

8. **Telemedicina en la UCI.** La telemedicina consiste en el uso de información electrónica y tecnologías de comunicación para ayudar y apoyar a los profesionales sanitarios cuando hay una distancia entre ellos (fig. 43-2). Los fundamentos para el uso de las tecnologías de la telemedicina en la UCI son:

a. Lograr la cobertura de un médico de UCI durante «**24 horas/7 días a la semana**» para proporcionar una asistencia óptima. La mayoría de los hospitales no han podido implantar este nivel de servicio debido a la escasez de intensivistas y al elevado coste que supone proporcionar esta cobertura continua.

b. Mejorar la eficacia de la asistencia del paciente automatizando la obtención, evaluación y presentación de grandes cantidades de datos clínicos generados en las UCI modernas.

c. Aumentar posiblemente la eficacia de los cuidados intensivos y compensar parcialmente la escasez de intensivistas.

d. Dotar a los equipos de un solo intensivista capaz de dirigir y coordinar el tratamiento de los pacientes con profesionales sanitarios en sus puestos.

| TABLA 43-4 | Problemas físicos y fisiológicos habituales de los pacientes tras recibir el alta de la UCI |
|---|---|

**Trastornos físicos**
Atrofia muscular, cansancio y debilidad, incluyendo disminución de la tos y debilidad faríngea
Rigidez articular
Entumecimiento, parestesias (neuropatía periférica)
Alteraciones en el sentido del gusto, disminución del apetito
Trastornos del sueño
Descompensación cardíaca: hipotensión postural
Disminución de la reserva pulmonar: disnea de moderados esfuerzos
Recuperación de insuficiencia orgánica (pulmón, riñón, hígado, etc.)
Yatrógenos: estenosis traqueal (por intubación), parálisis nerviosas, cicatrices

**Trastornos psicológicos**
Depresión
Alteración de la memoria y la concentración
Ansiedad, crisis de angustia
Pesadillas recurrentes
Trastorno de estrés postraumático

Adaptado de Broomhead LR, Brett SJ. Clinical review: intensive care follow-up, what has it told us? *Critical Care* 2002;6:411-417 y Griffiths RD, Jones C. ABC of intensive care; recovery from intensive care. *BMJ* 1993;319:427-429.

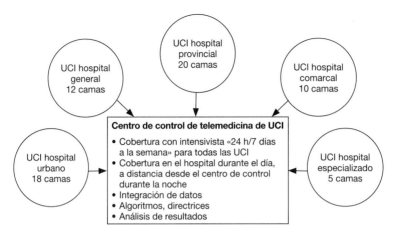

**FIGURA 43-2.** Ejemplo de telemedicina en la UCI: control de múltiples UCI desde un punto central.

## B. Administrativas

1. **Departamentales.** Los intensivistas suelen intervenir en diversas funciones de supervisión y apoyo departamentales. A través de la participación en comités en un servicio de anestesia (como la garantía de calidad), así como en la supervisión de valores en el departamento (como equipos de asistencia intraoperatoria especializada para pacientes complejos y/o los que necesitan monitorización invasiva especializada), se recurre a los intensivistas para que proporcionen orientación en asistencia intraoperatoria y coordinación entre el quirófano y la UCI.

2. **Institucional.** Las funciones de los intensivistas pueden variar en parte en función del tamaño del centro. Sin embargo, además de las funciones habituales como miembro de un comité de supervisión de cuidados intensivos para el centro, las funciones pueden incluir la supervisión de los equipos de urgencias del hospital, grupos de seguridad de los pacientes y comités de ética del centro.

3. **Nacional.** Las oportunidades para actuar a nivel nacional (p. ej., American Society of Critical Care Anesthesiologists, Society of Critical Care Medicine) ofrecen la posibilidad de influir en el desarrollo de la disciplina. Otros servicios pueden ser la participación a nivel nacional, como miembros en los National Disaster Medical Teams del Department of Health and Human Services. Aconsejando al sector de la sanidad pública pueden influir en la planificación y la ubicación de recursos para los pacientes graves en situaciones de desastres, epidemias, etc.

## APÉNDICE 43-1
**Modelos para facilitar la priorización en la UCI**

**Modelo de priorización**

**Prioridad 1**    Pacientes en estado crítico, inestables, que necesitan tratamiento y monitorización intensivos que no pueden proporcionarse fuera de la UCI. Estos tratamientos comprenden: soporte ventilatorio, administración de fármacos vasoactivos, etc. Son pacientes que generalmente no tienen límites establecidos sobre la magnitud del tratamiento que van a recibir.

**Prioridad 2**    Los pacientes necesitan monitorización intensiva y pueden llegar a necesitar una intervención inmediata. Generalmente no hay límites terapéuticos estipulados para estos pacientes.

**Prioridad 3**    Pacientes inestables y en estado crítico, pero con una probabilidad reducida de recuperación por alguna enfermedad subyacente o por la naturaleza de su enfermedad aguda. Pueden recibir tratamiento intensivo para aliviar la afección aguda, pero pueden establecerse límites a los esfuerzos terapéuticos.

**Prioridad 4**    Pacientes que no suelen ser apropiados para el ingreso en la UCI. El ingreso debe realizarse de forma individualizada según la opinión del director de la UCI.

**Modelo de diagnóstico**

1. **Trastornos cardíacos.** Infarto agudo de miocardio con complicaciones, shock cardiógeno, arritmias complejas, ICC aguda con insuficiencia respiratoria y/o que necesita apoyo hemodinámico, urgencias hipertensivas, angina inestable, estado posparada cardíaca, taponamiento cardíaco con inestabilidad, aneurismas aórticos disecantes.

2. **Trastornos pulmonares.** Insuficiencia respiratoria aguda que necesita asistencia ventilatoria, embolia pulmonar con inestabilidad hemodinámica, pacientes en una unidad de cuidados intermedios con deterioro respiratorio, hemoptisis masiva, insuficiencia respiratoria con intubación inminente.

3. **Trastornos neurológicos.** ACV agudo con alteración del estado mental, coma, hemorragia intracraneal, HSA aguda, meningitis con alteración del estado mental o afección respiratoria, trastornos neuromusculares o del sistema nervioso central con deterioro de la función pulmonar o neurológica, estado epiléptico, muerte cerebral o posible muerte cerebral en paciente que se está tratando intensamente para donación de órganos.

4. **Ingestión y sobredosis de drogas o fármacos.** Inestabilidad hemodinámica, alteración importante del estado mental, protección inadecuada de la vía respiratoria, convulsiones tras la ingestión de drogas o fármacos.

5. **Trastornos digestivos.** Hemorragia digestiva potencialmente mortal, insuficiencia hepática aguda, pancreatitis grave.

6. **Trastornos endocrinos.** Cetoacidosis diabética complicada, crisis hipertiroidea o coma mixedematoso, estado hiperosmolar con coma, crisis suprarrenal, hipercalcemia grave con alteración del estado mental, hiponatriemia o hipernatriemia con convulsiones o alteración del estado mental, hipomagnesiemia con alteración hemodinámica o arritmias, hipofosfatemia con debilidad muscular.

7. **Quirúrgicos.** Pacientes en el posoperatorio que necesitan monitorización hemodinámica y asistencia ventilatoria o cuidados de enfermería continuos.

8. **Otros.** Shock séptico, afecciones clínicas que necesitan cuidados de enfermería de nivel UCI, lesiones ambientales (rayos, cuasi ahogamiento, hipotermia o hipertermia), tratamientos nuevos o experimentales con posibles complicaciones.

**Modelo de parámetros objetivos**

1. **Constantes vitales.** FC $<40$ o $>150$, PAS $<80$ o $20\%$ por debajo de valores basales, PAM $<60$ mm Hg, PAD $>120$ mm Hg, FR $>35$.

2. **Valores analíticos.** Na sérico $<110$ o $>170$ mEq/l, K sérico $<2$ o $>7$, Pao$_2$ $<50$, pH $<7,1$ o $>7,7$, glucosa sérica $>800$ mg/dl, Ca sérico $>15$ mg/dl, concentración tóxica de fármacos o sustancias en un paciente con afectación hemodinámica o neurológica.

3. **Radiología.** Hemorragia cerebral, contusión o HSA con deterioro neurológico; rotura visceral, varices esofágicas con inestabilidad hemodinámica, aneurisma aórtico disecante.

4. **Electrocardiograma.** IM con arritmias complejas, hipotensión o ICC, arritmia ventricular mantenida, bloqueo cardíaco completo.

5. **Hallazgos físicos.** Obnubilación aguda, anuria, obstrucción de la vía respiratoria, convulsiones continuas, taponamiento cardíaco.

---

FC, frecuencia cardíaca; FR, frecuencia respiratoria; HSA, hemorragia subaracnoidea; ICC, insuficiencia cardíaca congestiva; IM, infarto de miocardio; PAD, presión arterial diastólica; PAM, presión arterial media; PAS, presión arterial sistólica; SNC, sistema nervioso central.
Adaptado de Task Force of the American College of Critical Care Medicine, Society of Critical Care Medicine. Guidelines for intensive care unit admission, discharge and triage. *Crit Care Med* 1999;27:633-638, Lippincott.

### Bibliografía recomendada

Breslow MJ, Rosenfeld BA, Doerfler M, et al. Effect of a multiple-site intensive care unit telemedicine program on clinical and economic outcomes: an alternative paradigm for intensivist staffing. *Crit Care Med* 2004;32:31–38.

Broomhead LR, Brett SJ. Clinical review: intensive care follow-up, what has it told us? *Crit Care* 2002;6:411–417.

Griffiths RD, Jones C. ABC of intensive care: recovery from intensive care. *BMJ* 1999;319:427–429.

Task Force of the American College of Critical Care Medicine, Society of Critical Care Medicine. Guidelines for intensive care unit admission discharge and triage. *Crit Care Med* 1999;27:633–638.

Joint Commission Practice Guidelines for establishment of a rapid response team. http://jointcommission.org Accessed March 16, 2009.

Leapfrog recommendations for intensivist-managed ICUs. http://www.leapfroggroup.org. Accessed March 16, 2009.

Institute for Healthcare Improvement. Sample Rapid Response Team Education and Training Packet. http://www.ihi.org/IHI/Topics/CriticalCare/IntensiveCare/Tools/SampleRapidResponseTeamEducationandTrainingPacket.htm. Accessed July 17, 2008.

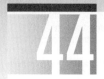

# Cuidados intensivos obstétricos

*Amy Ortman y Richard Pino*

**I. Introducción.** Por lo general las pacientes obstétricas constituyen una población saludable, aunque las afecciones coincidentes preexistentes y diversos trastornos relacionados con la gestación pueden asociarse a una morbilidad y una mortalidad importantes.

**II.** La **preeclampsia** forma parte de un espectro de trastornos hipertensivos específicos de la gestación. Aunque la etiología exacta de la preeclampsia sigue sin estar del todo clara, se trata de una afección que sólo se produce en presencia de tejido placentario. Las manifestaciones maternas son compatibles con un proceso de vasoespasmo, isquemia y alteraciones en el equilibrio normal de mediadores humorales y autacoides. Se diagnostica en el 3 % al 5 % de las gestaciones en Estados Unidos y es más frecuente en las mujeres nulíparas. Una paciente cumple los criterios para el diagnóstico de preeclampsia ante una elevación persistente de la presión arterial después de la semana 20 de la gestación en el contexto de una presión arterial anteriormente normal, y proteinuria de más de 300 mg en 24 h. El diagnóstico de preeclampsia se divide en leve y grave, según la presencia o la ausencia de signos, síntomas y valores analíticos alterados específicos (tabla 44-1).

**A.** Otros dos diagnósticos, el **síndrome HELLP** y la **eclampsia,** forman parte de este espectro patológico.

**1.** El **síndrome HELLP** (hemólisis, elevación de enzimas hepáticas y recuento de plaquetas bajo) comprende un grupo de alteraciones analíticas, y suele contemplarse como un subgrupo dentro de la preeclampsia grave. El diagnóstico del síndrome HELLP también se asocia a un mayor riesgo de evoluciones adversas, como desprendimiento placentario, insuficiencia renal, formación de un hematoma subcapsular hepático, rotura hepática, y muerte fetal y materna.

**2.** La **eclampsia** se define como la aparición de **convulsiones** en una mujer con preeclampsia que no pueden atribuirse a otra causa. Las convulsiones de la eclampsia pueden producirse antes, durante o después del parto. La eclampsia es una de las causas importantes de morbilidad materna y fetal, y se observa en aproximadamente el 50 % de las muertes maternas asociadas a la preeclampsia.

**B. Tratamiento**

**1. Parto.** El único tratamiento definitivo de la preeclampsia es el alumbramiento del feto y la placenta. La decisión del momento se basa en la edad gestacional y la gravedad de la enfermedad. Hay que individualizar cada paciente y cada situación clínica con una estrategia terapéutica que busque el equilibrio y reduzca al mínimo la morbilidad materna y fetal.

**2. Tratamiento farmacológico**

**a. Profilaxis de las crisis epilépticas.** Aunque se desconoce el mecanismo de acción, el **sulfato de magnesio** es el fármaco de elección para la profilaxis y el tratamiento de las convulsiones de la eclampsia. La dosis de magnesio es de 4 g en un bolo intravenoso durante 30 min, seguidos de 2 g/h intravenosos. El fármaco se administra durante el parto, el alumbramiento y en las primeras 24 h 48 h del período puerperal. Debido al efecto relajante sobre la musculatura lisa vascular y visceral, el magnesio puede reducir la presión arterial materna y predisponer a atonía uterina y hemorragia puerperal.

| | Criterios para el diagnóstico de la preeclampsia leve y grave | |
|---|---|---|
| | **Preeclampsia leve** | **Preeclampsia grave** |
| Presión arterial | >140/90 mm Hg pero <160/110 mm Hg | >160/110 mm Hg |
| Proteinuria | 0,3-5 g en orina de 24 h o 1-2 + en tira reactiva en orina | >5 g en orina de 24 h o 3-4 + en tira reactiva en orina |
| Otros signos y síntomas | Ninguno | Cefalea persistente Alteraciones cerebrales o visuales Alteración de la función hepática Dolor en epigastrio o hipocondrio derecho Trombocitopenia Edema pulmonar o cianosis Limitación del desarrollo fetal Oliguria <500 ml/24 h |

**TABLA 44-1**

**b.** Para el control de la presión arterial se administran con frecuencia **antihipertensivos** como el **labetalol,** la **hidralazina** y los antagonistas **de los canales del calcio.** El objetivo no es normalizar la presión arterial, sino evitar que la paciente evolucione hacia una crisis hipertensiva, una encefalopatía o un accidente cerebrovascular (ACV). Cuando se administran antihipertensivos, es importante recordar que la placenta carece de capacidad para autorregular el flujo. Por tanto, un descenso brusco de la presión arterial de la madre puede disminuir la perfusión placentaria y afectar de un modo significativo al feto.

**III. Esteatosis hepática aguda del embarazo (EHAE).** Es una complicación del embarazo poco frecuente, pero es potencialmente mortal. Consiste en el depósito de grasa microvesicular en el hígado y se caracteriza por disfunción hepática, coagulación intravascular diseminada (CID), hipoglucemia, encefalopatía e insuficiencia renal. Las pacientes suelen presentarla en el tercer trimestre, aunque se han descrito casos de la enfermedad incluso en la semana 23 de la gestación.

**A. Fisiopatología.** La patogenia concreta de la EHAE no se conoce, aunque la enfermedad se asocia a un déficit fetal de 3-hidroxiacil-CoA-deshidrogenasa de cadena larga (LCHAD). Se cree que metabolitos de ácidos grasos anómalos de un feto con déficit de LCHAD entran en la circulación materna y desbordan la vía de oxidación mitocondrial de la madre, lo que causa infiltración grasa y disfunción hepática importante.

**B. Manifestaciones clínicas.** Con frecuencia las pacientes manifiestan síntomas inespecíficos como malestar, náuseas y vómitos, ictericia, dolor en el epigastrio o en el hipocondrio derecho, cefalea y anorexia.

**C. Diagnóstico y datos analíticos.** El dato analítico característico de la esteatosis hepática aguda del embarazo es la **hiperbilirrubinemia,** con valores séricos documentados de 3 mg/dl a 40 mg/dl. Las pacientes también tienen concentraciones séricas elevadas de amoníaco, elevación leve o moderada de las transaminasas, prolongación del tiempo de protrombina, intensa disminución de la antitrombina 3 e hipoglucemia. La proteinuria y la hipertensión son hallazgos frecuentes en esta afección. Otros datos menos constantes son el aumento de la creatinina sérica debido a insuficiencia renal y la hiponatriemia por diabetes insípida, que se observa hasta en el 10 % de las pacientes. Casi nunca es necesaria la biopsia hepática y sólo se realizará cuando sea absolutamente necesario por la coagulopatía concurrente.

**D. Tratamiento.** La disfunción y la insuficiencia hepáticas asociadas a la EHAE son reversibles en prácticamente todas las pacientes, y el **tratamiento sintomático** y el

**parto** constituyen los elementos esenciales del tratamiento. Se trata de una urgencia médica que requiere una evaluación inmediata. El componente más importante del tratamiento es el alumbramiento del feto. Entre las medidas sintomáticas se encuentran la evaluación rigurosa del estado hídrico y la valoración regular de los electrólitos. La **glucemia** debe comprobarse cada 1 h a 2 h y la hipoglucemia se tratará enérgicamente; se administrará a todas las pacientes una infusión de solución glucosada al menos al 5 %, aunque muchas necesitarán concentraciones superiores con bolos intermitentes para mantener la normoglucemia. Hay que realizar **pruebas de coagulación** a intervalos regulares y anticiparse a la hemorragia puerperal. Independientemente del modo del nacimiento, las pacientes deben contar con una vía intravenosa adecuada y hemoderivados compatibles disponibles. Si es preciso realizar una cesárea, se procurará mejorar o corregir la coagulopatía antes de realizar la incisión.

## IV. Trastornos neurológicos

**A. Accidente cerebrovascular (ACV).** Se calcula que la incidencia de ACV durante la gestación está en 5-15 por 100 000 nacimientos, y estos episodios causan el 5 % de las muertes maternas. Una proporción importante de ACV se produce con la gestación avanzada, situándose la mayor incidencia en el período perinatal. Los **episodios isquémicos** suponen entre la mitad y las dos terceras partes de los ACV durante la gestación, mientras que los **ACV hemorrágicos** son algo menos frecuentes.

1. **Manifestaciones clínicas.** La **cefalea** es el síntoma inicial más frecuente. Otros síntomas son los déficits neurológicos focales y las crisis comiciales.

2. **Diagnóstico.** Además de la exploración física, las pruebas de neuroimagen son esenciales para establecer el diagnóstico y la etiología. Debe procurarse reducir al mínimo la exposición fetal a la radiación, aunque no deben evitarse algunas técnicas de imagen adecuadas.

3. **Etiologías.** Los infartos cerebrales pueden dividirse en etiologías arteriales o venosas. Las **etiologías arteriales** comprenden las vasculopatías, las disecciones y los episodios embólicos; los **infartos venosos** pueden deberse a estados de hipercoagulabilidad, deshidratación o infecciones. Los **episodios hemorrágicos** se deben fundamentalmente a aneurismas, malformaciones vasculares, preeclampsia y traumatismos.

4. El **tratamiento** en la paciente gestante es similar al que se utiliza en las pacientes no gestantes; es sintomático y se dirige a la etiología subyacente. Para preservar el bienestar fetal, deben mantenerse la oxigenación, el volumen intravascular y la presión arterial normal, además de evitarse la aparición de hipocapnia extrema y convulsiones maternas. El parto puede complicarse por el riesgo de rotura de aneurismas o malformaciones arteriovenosas (MAV), el tratamiento trombolítico o la anticoagulación; en cada paciente se individualizará tanto la vía para el parto como el tratamiento anestésico.

**B. Trastornos epilépticos.** Alrededor del 0,5 % de las parturientas tiene un trastorno epiléptico preexistente que es crónico. La mitad de las mujeres con epilepsia no presentan cambios o presentarán cambios muy escasos en la frecuencia de sus crisis durante el embarazo; en el 50 % restante, la mayoría presentará un aumento, y el resto percibirá una disminución de la frecuencia de las crisis. A pesar de los posibles efectos teratógenos, las pacientes no deben suspender el tratamiento antiepiléptico durante el embarazo para reducir al mínimo el riesgo de que aparezca una actividad comicial sin control.

1. **Estado epiléptico** (v. también cap. 31). Aunque la frecuencia de la actividad comicial aumenta en un número significativo de parturientas, el embarazo en sí no aumenta la probabilidad de que se produzca un estado epiléptico.

   a. Si aparece un estado epiléptico en una paciente gestante, los **objetivos del tratamiento** son: *a)* mantener una vía respiratoria adecuada; *b)* asegurar una oxigenación adecuada; *c)* determinar la causa de la crisis, y *d)* detener la crisis. Hay que colocar a la paciente en decúbito lateral y administrar oxígeno complementario.

**b.** El **tratamiento farmacológico** debe iniciarse tras 2 min a 5 min de actividad comicial prolongada y consiste en los mismos medicamentos que se utilizan en la población no gestante.

**c.** Cuando la **actividad comicial no responde,** puede requerirse monitorización electroencefalográfica, inhibición de la actividad epiléptica con fármacos, intubación traqueal y ventilación mecánica.

**2. Eclampsia.** El diagnóstico de eclampsia debe contemplarse y descartarse en toda mujer gestante que presenta un trastorno epiléptico por primera vez tras la semana 20 de la gestación. El tratamiento de las crisis de la eclampsia consiste en la administración de sulfato de magnesio y en adelantar el parto.

**V. Síndrome de dificultad respiratoria aguda (SDRA,** v. cap.20). Es una complicación poco frecuente pero grave de la gestación, y cuando se produce puede ser la causa de una mortalidad significativa tanto materna como fetal. No se han realizado estudios clínicos a gran escala, pero los datos de las últimas décadas sitúan los índices de mortalidad materna en un 30 % al 40 %, y la mortalidad fetal, por encima del 20 %.

**A.** Los **factores de riesgo específicos de la gestación** son la aspiración gástrica, los fármacos usados como tocolíticos, la preeclampsia, la embolia trofoblástica o de líquido amniótico y el desprendimiento placentario.

**B. Tratamiento.** Al igual que en la población no gestante, el elemento terapéutico esencial es el tratamiento sintomático. Sin embargo, cuando se trata a una paciente gestante con SDRA hay que tener en cuenta lo siguiente:

**1. Ventilación.** En experimentos realizados con animales se ha observado que la hipercapnia permisiva con una $PaCO_2$ de hasta 60 mm Hg no afecta significativamente al flujo sanguíneo uterino, aunque no se dispone de datos en humanos. El consumo materno de oxígeno durante el embarazo aumenta de un 20 % a un 30 % a término, fundamentalmente por el mayor consumo por el feto y la placenta. Para reducir al mínimo los efectos sobre el feto, la $PaO_2$ materna debe mantenerse por encima de 60 mm Hg.

**2.** El **mantenimiento del gasto cardíaco materno** es esencial para la perfusión placentaria y la oxigenación fetal. Por tanto, deben sopesarse los tratamientos habituales del SDRA, como valores de PTEP elevados, diuréticos y vasopresores, frente al riesgo de disminución del retorno venoso, disminución del gasto cardíaco y alteraciones en la distribución del flujo sanguíneo materno, que pueden disminuir la perfusión placentaria y la oxigenación fetal. Además, tras 20 semanas de gestación, las pacientes deben colocarse con desplazamiento uterino o en decúbito lateral para reducir al mínimo la compresión aortocava.

**C. Consideraciones obstétricas.** Para evaluar el bienestar del feto deben realizarse valoraciones fetales a intervalos regulares. Las pacientes que sufren SDRA en el embarazo tienen mayor riesgo de un parto prematuro, por lo que deben monitorizarse adecuadamente. Finalmente, algunos especialistas sugieren que el alumbramiento del feto pretérmino después de las 28 semanas de gestación en pacientes con SDRA puede mejorar la evolución materna.

**VI. Trastornos cardiovasculares**

**A. Valvulopatía** (v. también cap. 18)

**1.** Las **insuficiencias** (lesiones insuficientes) crónicas se toleran bien con los cambios fisiológicos del embarazo. La disminución de la resistencia vascular sistémica, la reducción de la poscarga ventricular izquierda y un ligero aumento de la frecuencia cardíaca conducen a la disminución de la regurgitación. Sin embargo, en el período puerperal inmediato, el aumento repentino del retorno venoso y la resistencia vascular pueden causar una descompensación, y las pacientes deberán monitorizarse rigurosamente durante las primeras 24 h a 48 h. En este grupo de pacientes no se recomienda la **profilaxis para la endocarditis**.

a. La **insuficiencia aórtica (IA)** con conservación de la función del ventrículo izquierdo (VI) se tolera bien durante la gestación. En la IA grave sintomática, el tratamiento consiste en la **restricción de sal** y la administración de **diuréticos** y **digoxina**. Pueden emplearse vasodilatadores como la **hidralazina** y los **nitratos** como sustitutos de los inhibidores de la enzima conversora de angiotensina (IECA), ya que éstos están contraindicados en el embarazo.

b. La **insuficiencia mitral (IM)** durante la gestación suele deberse a valvulopatía reumática o a la degeneración mixomatosa de un prolapso de la válvula mitral. Las pacientes con IM en el embarazo casi nunca manifestarán síntomas, aunque si se produce una descompensación puede ser útil el tratamiento médico con **vasodilatadores** y **diuréticos**.

c. Al igual que en la población no gestante, las **lesiones insuficientes agudas** se toleran mal, y constituyen una urgencia médica y quirúrgica.

2. A diferencia de las lesiones insuficientes, las **lesiones estenóticas** no se toleran tan bien durante la gestación. El aumento del volumen intravascular, el aumento de la frecuencia cardíaca y la disminución de la resistencia vascular sistémica en el embarazo afectan de forma adversa a estas pacientes. Los factores pronóstico conocidos de una evolución maternofetal desfavorable son un antecedente de arritmia o afección cardíaca, la alteración de la función ventricular izquierda, la hipertensión pulmonar, las lesiones estenóticas graves y la alteración de la clase funcional de la New York Heart Association al principio de la asistencia prenatal. La autotransfusión y el aumento del retorno venoso asociados al parto pueden causar una descompensación adicional, y las pacientes deberán monitorizarse rigurosamente durante las primeras 24 h a 48 h después del parto. En las pacientes con lesiones estenóticas no se recomienda la **profilaxis para la endocarditis**.

a. La **estenosis aórtica (EA)** en las mujeres gestantes suele ser congénita. Las pacientes con una afección leve o moderada tolerarán la gestación siempre que se controlen rigurosamente y se traten de forma adecuada. Por el contrario, las mujeres con EA grave tienen riesgo de empeorar, con la aparición de insuficiencia cardíaca y parto prematuro.

(1) El **tratamiento médico** consiste en la administración de **diuréticos** y el **mantenimiento del ritmo sinusal**.

(2) Si es posible, en pacientes con una afección grave debe realizarse una valvuloplastia antes de la concepción. Cuando ya existe un embarazo, la valvuloplastia es el procedimiento de elección para reducir al mínimo el riesgo de muerte fetal.

(3) En el momento del parto se recomienda monitorización hemodinámica, anestesia epidural precoz y asistencia en el período expulsivo del parto.

b. La **estenosis mitral (EM)** es la valvulopatía adquirida más frecuente durante la gestación. El aumento del volumen sistólico y la frecuencia cardíaca con una estenosis valvular significativa produce un aumento de la presión auricular, arritmias y empeoramiento de los síntomas.

(1) Debe aconsejarse la realización de una valvuloplastia o sustitución valvular a las pacientes con una estenosis grave que contemplan la posibilidad de un embarazo; en las pacientes ya gestantes siempre se prefiere la valvuloplastia.

(2) El **tratamiento médico** óptimo de las pacientes gestantes consiste en la administración de β-**bloqueantes** para disminuir la frecuencia cardíaca y la presión en la aurícula izquierda. También pueden ser necesarios los **diuréticos** y la **restricción de sal**. Deberá considerarse la **anticoagulación** en las pacientes con EM grave y una aurícula izquierda aumentada de tamaño, incluso en ausencia de fibrilación auricular.

(3) Durante el parto se recomienda monitorización hemodinámica, anestesia epidural precoz y asistencia en el período expulsivo. Las pacientes con

EM son particularmente propensas a insuficiencia después del parto, por lo que pueden necesitarse diuréticos para evitarla.

**c.** La **estenosis pulmonar (EP)** aislada, incluso si es grave, se tolera bien en la gestación. En las pacientes sintomáticas, una opción terapéutica es la valvuloplastia con globo.

**3.** Las **prótesis valvulares** se asocian a riesgos adicionales durante la gestación. A pesar de la sustitución de una válvula que funciona mal, suele persistir un cierto grado de disfunción miocárdica, valvular o pulmonar.

**a. Anticoagulación.** Los episodios tromboembólicos son particularmente preocupantes durante la gestación, y todas las pacientes obstétricas con prótesis valvulares mecánicas o biológicas en fibrilación auricular deben tratarse con anticoagulantes. Las mujeres con prótesis valvulares biológicas y sin factores de riesgo no precisan anticoagulación. Durante el embarazo, la anticoagulación suele realizarse con **heparina no fraccionada** o **heparina de bajo peso molecular** (HBPM), aunque puede usarse warfarina en las pacientes con un riesgo particularmente elevado antes de las 35 semanas de gestación. En esta población de pacientes se recomienda **profilaxis para la endocarditis.**

**B. Cardiopatía congénita.** Cada vez son más frecuentes las mujeres gestantes con antecedentes de reparación de una afección congénita, ya que son más las que sobreviven hasta la edad de procrear, y las cardiopatías congénitas son actualmente la causa más habitual de cardiopatía en la población gestante. Muchas pacientes estarán **asintomáticas,** con patrones de flujo y presiones relativamente normales, y no necesitarán un tratamiento especial durante el embarazo. Sin embargo, otras **presentarán una lesión parcialmente corregida o no corregida en absoluto,** lo que hace que el tratamiento sea mucho más complejo. Los factores que predicen una evolución maternofetal desfavorable comprenden los siguientes indicadores previos a la concepción: presión elevada en la arteria pulmonar, disminución de la función ventricular derecha o izquierda, cianosis y alteración de la clase funcional de la New York Heart Association. Se administrará **profilaxis para la endocarditis** a las pacientes con cardiopatía cianótica no reparada, cardiopatía reparada con defectos residuales adyacentes al material protésico, o una reparación en la que se haya colocado material protésico en los 6 meses anteriores.

**1.** El **cortocircuito intracardíaco de izquierda a derecha** puede producirse por varias lesiones congénitas frecuentes: **comunicación interauricular (CIA), comunicación interventricular (CIV)** o un **conducto arterial persistente.** Debe retirarse el aire de las jeringas y de los sistemas de infusión intravenosa en todas las pacientes con cortocircuito, ya que puede producirse la inversión de éste y una embolia paradójica asociadas a la tensión del parto o a la reducción de la resistencia vascular sistémica tras el bloqueo regional. Los cortocircuitos leves suelen tolerarse bien, y la mortalidad es inusual.

**2.** La **tetralogía de Fallot** se caracteriza por: *1)* CIV; *2)* hipertrofia del ventrículo derecho (VD); *3)* obstrucción del infundíbulo de salida del VD, y *4)* una aorta que pasa sobre los ventrículos derecho e izquierdo. Sin una corrección quirúrgica, muy pocas mujeres sobrevivirán hasta la edad fértil. La corrección suele consistir en el cierre de la CIV y el ensanchamiento del infundíbulo de salida del VD, y si tiene éxito, la paciente permanecerá asintomática. Incluso tras una reparación eficaz, las pacientes siguen en situación de riesgo de sufrir arritmias durante la gestación, y los cambios fisiológicos de un embarazo pueden enmascarar una pequeña CIV residual. Las pacientes con lesiones no corregidas o amortiguadas pueden presentar un aumento del cortocircuito de derecha a izquierda, cianosis, insuficiencia biventricular, arritmias y embolias paradójicas. La evolución fetal se relaciona intensamente con la aparición de cianosis.

**3.** La **coartación aórtica no corregida** hace que las pacientes tengan riesgo de sufrir insuficiencia ventricular izquierda, rotura o disección aórtica y endocarditis. La coartación suele localizarse inmediatamente distal con respecto a la arteria subclavia izquierda, y las pacientes presentarán un gradiente entre las presiones arteriales medidas en las extremidades superiores y las inferiores. Las manifestaciones fisiopatológicas comprenden una lesión obstructiva fija con hipoperfusión distal, y las afecciones coexistentes asociadas habitualmente son una válvula aórtica bicúspide y aneurismas cerebrales. Puede existir un mayor riesgo de mortalidad fetal debido a la disminución de la perfusión uterina, aunque los datos son contradictorios. Durante el parto debe mantenerse el volumen intravascular y se utilizarán las medidas de la presión arterial distales al lugar de la cortación para calcular la presión de perfusión uterina.

4. El **síndrome de Eisenmenger** es el resultado de un cortocircuito de izquierda a derecha crónico, no corregido, que produce presiones elevadas en las cavidades cardíacas derechas, hipertrofia ventricular y, finalmente, un cortocircuito de derecha a izquierda. Los cambios hemodinámicos de la gestación se toleran mal, y el índice de mortalidad materna se aproxima al 50%, con un índice de mortalidad fetal estimado del 40%. Se considera que el embarazo está contraindicado y se recomienda interrumpirlo. En las pacientes que deciden seguir con la gestación se recomienda limitar la actividad y administrar oxígeno complementario y anticoagulación profiláctica. Se prefiere el parto por vía vaginal, pero pocas pacientes lo tolerarán y es frecuente la opción de la cesárea. Se vigilará rigurosamente la presión arterial y el volumen intravascular. Debido a que se han documentado mayores complicaciones con el uso de catéteres de presión en la arteria pulmonar, éstos no son recomendables.

C. El **infarto de miocardio** es poco frecuente durante la gestación, con una incidencia estimada de 3-10 por 100 000 partos, y un índice de mortalidad del 5% al 20%. Las etiologías posibles son la enfermedad ateroesclerótica, y la disección, el vasoespasmo o los trombos coronarios. Los factores de riesgo del IM en el embarazo son: edad materna avanzada, hipertensión, diabetes, trombofilia, tabaquismo, consumo de cocaína, transfusión y hemorragia puerperal.

1. El equilibrio entre el **aporte y la demanda de oxígeno en el miocardio** se ve afectado por los cambios fisiológicos de la gestación, por lo que se produce un aumento de la frecuencia cardíaca, la contractilidad y la tensión en la pared. Además, el parto se asocia a un importante aumento del gasto cardíaco y al consumo miocárdico de oxígeno, así como a valores elevados de catecolaminas circulantes. Aunque no se cree que el embarazo en sí sea un factor de riesgo de IM, los cambios de la gestación pueden situar a las pacientes de riesgo elevado en una situación de mayor riesgo; en comparación con las pacientes no gestantes de la misma edad, la incidencia del IM puede triplicarse o cuadruplicarse en el embarazo.

2. **Diagnóstico.** Al igual que en las personas no gestantes, el diagnóstico del IM se realiza por la anamnesis, la exploración física y las pruebas diagnósticas adecuadas. Las **troponinas** siguen siendo sensibles y específicas en la población gestante. Sin embargo, durante el embarazo es frecuente observar alteraciones electrocardiográficas (ECG) leves, como inversiones de la onda T y depresiones del segmento ST, lo que disminuye la especificidad de la interpretación del ECG para la isquemia. Deberá considerarse el **cateterismo cardíaco** a pesar del pequeño riesgo de la radiación ionizante sobre el feto; con protección y radioscopia limitada, la dosis total de radiación puede limitarse a aproximadamente 1 rad, muy por debajo del umbral teratógeno de 5 rad. Finalmente, puede ser útil una ecocardiografía para evaluar la función ventricular.

3. El **tratamiento** de un IM agudo en el embarazo se rige por los mismos principios que en la población no gestante, con algunas consideraciones importantes.

a. **Tratamiento médico.** Los β-**bloqueantes** y los **nitratos** pueden usarse con tranquilidad en el embarazo, aunque debe evitarse la hipotensión. Se ha demostrado que el **ácido acetilsalicílico a dosis bajas** es seguro, incluso con el tratamiento crónico. Por el contrario, los IECA y las vastatinas están contraindicados en la gestación, y ambos deben evitarse.

**b.** La **anticoagulación** puede lograrse con **heparina no fraccionada** o **HBPM**. Existen pocos datos sobre la inocuidad y la eficacia del **tratamiento trombolítico** durante el embarazo; aunque se han documentado éxitos, también se ha observado un mayor riesgo de hemorragia puerperal y desprendimiento placentario.

**c. Revascularización.** Tanto la **intervención coronaria percutánea** (IPC) como el **injerto de revascularización coronaria** se han usado con éxito para tratar el infarto agudo de miocardio asociado a la gestación, y la elección de la modalidad terapéutica debe individualizarse en cada paciente. El embarazo no es una contraindicación para la circulación extracorpórea, y es posible lograr buenos resultados maternofetales, aunque se calcula que la muerte fetal se sitúa entre el 20 % y el 40 % de los casos.

**d. Tratamiento obstétrico.** El feto debe estar rigurosamente controlado, y debe establecerse un plan para el parto en caso de descompensación materna o fetal repentina.

**D.** La **miocardiopatía perinatal** es una miocardiopatía dilatada poco frecuente con una incidencia estimada de 1 por cada 4 000-15 000 nacidos vivos. La etiología sigue sin estar clara, aunque entre los factores de riesgo se encuentran la gestación múltiple, la edad materna avanzada, la obesidad y la preeclampsia.

**1. Cuadro clínico y diagnóstico.** Las pacientes acuden con síntomas de insuficiencia cardíaca, como disnea, cansancio y edema, que pueden resultar difíciles de distinguir de los cambios normales de la gestación. El diagnóstico requiere signos ECG de miocardiopatía y tres criterios: *1)* inicio en un período de 6 meses, desde el último mes de la gestación hasta 5 meses después del parto; *2)* ausencia de antecedentes de miocardiopatía y ausencia de insuficiencia cardíaca previa, y *3)* exclusión del resto de causas identificables de miocardiopatía.

**2.** El **tratamiento médico** es sintomático y similar al de otras formas de insuficiencia cardíaca. Las pacientes pueden beneficiarse del **apoyo inótropo,** la **restricción de sodio,** los **diuréticos** y la **reducción de la poscarga ventricular.** Las pacientes con miocardiopatía perinatal tienen riesgo elevado de tromboembolia, y deberá considerarse el uso de **anticoagulación.** Las gestantes no deben tratarse con IECA y el nitroprusiato se usará con precaución debido al riesgo de intoxicación fetal por cianuro con el uso prolongado. Finalmente se considerará el soporte mecánico con un **dispositivo de asistencia ventricular** o una **bomba con globo intraaórtico** como tratamiento de transición hasta el trasplante en las pacientes que no responden al tratamiento médico.

**3. Tratamiento obstétrico.** El parto debe considerarse seriamente en las pacientes gestantes diagnosticadas de miocardiopatía perinatal, sobre todo si el feto está en situación de riesgo, si la paciente no responde al tratamiento médico o si presenta también preeclampsia.

**4. Pronóstico y recidiva.** En el 50 % de las pacientes diagnosticadas de miocardiopatía perinatal la función cardíaca mejorará significativamente. El resto presentará una progresión de la enfermedad que precisará trasplante cardíaco o producirá una muerte precoz. La mortalidad global estimada de las pacientes que adquieren esta afección es del 15 % al 20 %. No existe acuerdo claro sobre la recidiva de la enfermedad en embarazos posteriores, aunque los datos sugerirían que las pacientes con alteración residual en el VI en el momento de la concepción tienen mayor riesgo de recidiva y mortalidad.

**E.** La **hipertensión pulmonar** se define como una presión sistólica en la arteria pulmonar (PAP) superior a 35 mm Hg o una PAP media de más de 25 mm Hg en reposo, y suele clasificarse como primaria o secundaria. Puede aparecer rápidamente insuficiencia ventricular derecha cuando los aumentos del volumen sanguíneo y del gasto cardíaco inducidos por la gestación se superponen a una hipertensión pulmonar preexistente.

**1.** La **hipertensión pulmonar primaria (HPP)** es una enfermedad progresivamente mortal de etiología desconocida. La fisiopatología comprende vasoconstricción pulmonar, remodelado de la pared vascular y trombosis, que producen insuficiencia ventricular derecha y muerte. A diferencia de la hipertensión pulmonar secundaria, las pacientes con HPP responden al tratamiento vasodilatador.

    **a.** El **tratamiento médico** debe individualizarse en cada caso y se adoptará un enfoque multidisciplinar. El **oxígeno,** ya sea de forma continua o durante unas horas cada día, reduce la PAP y mejora el gasto cardíaco. Se recomienda la **anticoagulación** con heparina no fraccionada o HBPM para evitar la embolia pulmonar, que en algunos casos puede ser mortal. El **tratamiento vasodilatador pulmonar específico** consiste en **óxido nítrico inhalado, prostaciclina** inhalada, subcutánea o intravenosa, además de **sildenafilo.** El uso de **bosentán** e **iloprost** está contraindicado en la gestación debido a sus efectos teratógenos.

    **b.** A lo largo del embarazo y el parto, los objetivos hemodinámicos deben ser: *1)* evitar el dolor, la hipoxemia, la acidosis y la hipercapnia; *2)* mantener el volumen intravascular y la precarga, pero con monitorización rigurosa para evitar la sobrecarga de volumen y la insuficiencia del VD en el período perinatal; *3)* mantener una presión arterial sistólica mayor que la PAP para asegurar la perfusión coronaria adecuada del VD; *4)* aumentar el gasto cardíaco a demanda, y *5)* evitar las taquiarritmias.

  **2.** La **hipertensión pulmonar secundaria** puede producirse por una valvulopatía mitral crónica o por cortocircuitos de izquierda a derecha sin tratamiento. El índice de mortalidad de estas pacientes en el embarazo es del 25 % al 50 %, puede deberse a embolia, arritmia, insuficiencia ventricular derecha o infarto de miocardio.

**VII.** La **tromboembolia venosa (TEV)** es la principal causa de mortalidad materna en Estados Unidos. Varios cambios fisiológicos normales de la gestación aumentan el riesgo de TEV, entre ellos la estasis venosa en las extremidades inferiores por compresión mecánica del útero, la mayor producción de factores de la coagulación y el aumento de la activación plaquetaria. El reposo en cama anterior al parto, la cesárea y la ligadura de trompas en el puerperio aumentan aun más el riesgo.

**A.** Se calcula que la **incidencia** de tromboembolia pulmonar (TEP) en la gestación es del 0,5 %. Hasta un 25 % de las pacientes gestantes con trombosis venosa profunda no tratada sufrirá una embolia pulmonar, y entre las que la sufren, el índice de mortalidad es del 12 % al 15 %.

**B. Factores de riesgo.** Además de los factores mencionados antes, la obesidad, la edad avanzada y la paridad, además de los estados de hipercoagulabilidad congénitos y adquiridos se asocian a un mayor riesgo de TEV.

**C. Diagnóstico.** Las pacientes embarazadas presentan los mismos signos y síntomas que la población no gestante. Sin embargo, la confirmación del diagnóstico puede ser más compleja. El dímero D no es específico de la TEV en la gestación. La **ecografía Doppler** de las extremidades inferiores puede utilizarse con seguridad durante el embarazo. Aunque las técnicas de diagnóstico por la imagen utilizadas habitualmente para diagnosticar la EP (**tomografía computarizada espiral, gammagrafía de perfusión** y **angiografía pulmonar**) exponen al feto a la radiación, la exposición es muy inferior a 5 rad.

**D.** El **tratamiento** de la TEV en la gestación se describe en la tabla 44-2.

**VIII. Hemorragia.** El volumen sanguíneo aumenta de un 30 % a un 40 % durante la gestación, lo que ayuda a compensar la pérdida de sangre que puede producirse en el momento del parto. Incluso con una hemorragia importante, la mayoría de las parturientas se recuperará de forma rápida y total; sin embargo, un número reducido de ellas necesitará asistencia en la UCI para tratar la hemorragia. A pesar de los avances en las estrategias de reanimación, la hemorragia (tanto antes como después del parto) sigue siendo una causa importante de morbilidad materna y es la segunda causa más frecuente de mortalidad materna.

**Directrices del American College of Chest Physicians para el tratamiento antitrombótico durante la gestación**

| Afección | Recomendación |
|---|---|
| TEV previa a la gestación actual o trombofilia con o sin TEV | Vigilancia, heparina (5 000 U s.c. cada 12 h o ajustada a un nivel de anti-Xa de 0,1-0,3 U/ml) o HBPM profiláctica (dalteparina, 5 000 U s.c. cada 24 h o enoxaparina, 40 mg s.c. cada 24 h para mantener un nivel de anti-Xa de 0,2-0,6 U/ml) durante toda la gestación, seguido por anticoagulación durante 4-6 semanas después del parto. La indicación para la profilaxis activa es más sólida en la mujer con déficit de antitrombina |
| TEV o EP durante la gestación actual | HBPM en dosis ajustada (ajustada al peso, dosis terapéuticas completas [p. ej., dalteparina 200 U/kg cada 24 h o enoxaparina 1 mg/kg cada 12 h]) o heparina en dosis i.v. completas durante 5-10 días, seguido por inyecciones s.c. cada 12 h para prolongar 6 h el TTP tras la inyección en el intervalo terapéutico y mantener para el parto, seguido de anticoagulación puerperal durante 6 semanas |
| Planificación de embarazo en pacientes en tratamiento prolongado con anticoagulantes orales | Heparina s.c. cada 12 h para prolongar 6 h el TTP tras la inyección en el intervalo terapéutico, o Pruebas frecuentes de embarazo y sustituir la heparina (como antes) por warfarina cuando se logre el embarazo |
| Prótesis valvulares mecánicas | Heparina s.c. cada 12 h para prolongar 6 h tras la inyección el TTP en los valores terapéuticos o HBPM para mantener 4 tras la inyección un nivel de anti-Xa en aproximadamente 1 U/ml, o Heparina s.c. de dosis ajustada o HBPM como antes hasta la semana 13, warfarina (INR objetivo de 2,5-3) hasta la mitad del tercer trimestre, luego reanudar heparina s.c. o HBPM hasta el parto |
| Anticuerpos antifosfolípido y más de un embarazo perdido anterior | Ácido acetilsalicílico prenatal y heparina o HBPM como antes para la TVP anterior |
| Anticuerpos antifosfolípido y uno o ningún embarazo perdido previo | Vigilancia, 80-325 mg de ácido acetilsalicílico cada 24 h, 5 000 U de heparina s.c. cada 12 h, o HBPM profiláctica (dalteparina 5 000 U s.c. cada 24 h o enoxaparina 40 mg s.c. cada 24 h para mantener un nivel de anti-Xa de 0,2-0,6 U/ml) |
| Anticuerpos antifosfolípido y trombosis venosa anterior | Heparina s.c. cada 12 h para prolongar 6 h tras la inyección el TTP en los valores terapéuticos o HBPM para mantener 4 tras la inyección el nivel de anti-Xa en 1 U/ml aproximadamente. Reanudar la anticoagulación prolongada después del parto |

EP, embolia pulmonar; HBPM, heparina de bajo peso molecular; INR, índice internacional normalizado; s.c., subcutáneo; TEV, tromboembolia venosa; TTP, tiempo de tromboplastina parcial activado.
Adaptado de Ginsberg JS, Greer I, Hirsh J. Use of antithrombotic agents during pregnancy. *Chest* 2001;119: 122S-131S, con autorización.

**A.** La **hemorragia vaginal prenatal** se produce en aproximadamente el 6 % de los embarazos y con frecuencia indica una implantación placentaria anómala. El paciente con mayor riesgo es el feto y puede ser necesario un parto pretérmino. Las **etiologías** son:

**1. Placenta previa,** que se diagnostica cuando la placenta llega hasta el orificio cervical interno o lo cubre. Los **factores de riesgo** son: cicatriz uterina por un procedimiento o una intervención quirúrgica anteriores, multiparidad creciente y edad materna avanzada. El cuadro clínico clásico es la hemorragia vaginal indolora. La ecografía confirmará el diagnóstico.

2. **Desprendimiento placentario,** que se define como una separación prematura de la placenta del útero. Se produce hemorragia debido a la exposición de los vasos, y puede producirse sufrimiento fetal por una pérdida de la superficie placentaria para el intercambio de oxígeno y nutrientes. La etiología sigue sin estar clara, pero los **factores de riesgo** son: hipertensión, edad materna avanzada, multiparidad creciente, traumatismo, antecedente de desprendimiento de placenta, tabaquismo, consumo de cocaína y rotura prematura de la bolsa. El cuadro clínico clásico consiste en hemorragia vaginal, dolor uterino durante la palpación, además de contracciones frecuentes y dolorosas. El diagnóstico es fundamentalmente clínico, aunque pueden ser útiles la ecografía y las pruebas analíticas como la de Kleihauer-Betke, una prueba hematológica que mide la cantidad de hemoglobina fetal que se transfiere a la circulación materna.

3. La **rotura uterina** es una complicación poco frecuente del embarazo, que puede causar morbilidad maternofetal importante. El principal **factor de riesgo** es una cicatriz uterina anterior; en las pacientes con una incisión previa del segmento uterino inferior, la incidencia es menor del 1 %. Sin embargo, en aquéllas con antecedentes de una incisión uterina clásica, la incidencia es mayor; en estas pacientes la rotura se asocia a una mayor morbilidad debido a la vascularización de la pared uterina anterior y a la posible rotura del lecho placentario.

4. **Tratamiento.** En todos los tipos de hemorragia prenatal, los primeros pasos se dirigen a la estabilización materna y a asegurar el bienestar fetal. Debe canalizarse una vía intravenosa adecuada y solicitarse pruebas analíticas preliminares. La placenta previa y el desprendimiento placentario pueden tratarse de forma expectante, según el grado de hemorragia y la edad gestacional. Si la hemorragia es importante, es esencial adelantar el alumbramiento y la reposición intensiva de líquidos. Las pacientes con placenta previa y desprendimiento placentario tienen un mayor riesgo de atonía uterina y de sufrir coagulopatía, que deberá preverse y tratarse enérgicamente. La rotura uterina obliga a la extracción inmediata del feto. El útero puede repararse, aunque en ocasiones es necesaria una histerectomía.

B. **Hemorragia puerperal.** El promedio de pérdida de sangre en un parto vaginal y en una cesárea es de menos de 500 cm³ y menos de 1000 cm³, respectivamente. La hemorragia puerperal puede definirse como una pérdida de sangre mayor de las indicadas antes o, desde el punto de vista clínico, una disminución del 10 % del hematócrito desde el ingreso hasta el período puerperal. Las **etiologías** son:

1. **Atonía uterina,** que es la causa más habitual de hemorragia puerperal primaria y una indicación frecuente para una histerectomía perinatal. Los **factores de riesgo** son: parto prolongado, multiparidad, gestación múltiple, corioamnionitis, parto provocado, uso de tocolíticos y uso de fármacos volátiles. Una vez realizado el diagnóstico, el tratamiento inicial consistirá en masaje bimanual, colocación de una vía intravenosa de gran calibre e infusión de **oxitocina.** El tratamiento farmacológico posterior puede incluir la administración de fármacos tónicos uterinos, como el **maleato de metilergometrina (0,2 mg i.m.),** el **misoprostol (800-1000 μg por vía rectal)** y la **15-metilprostaglandina F$_{2\alpha}$ (250 μg i.m.).** Puede requerirse una intervención quirúrgica, incluida una histerectomía perinatal, así como reposición volumétrica intensa.

2. La **placenta adherida** *(accreta)* se define como una placenta adherida a la pared uterina. Hay otros dos tipos más de placenta adherida: **placenta penetrante** *(increta),* definida como la invasión del miometrio, y la **placenta perforante** *(percreta),* definida como la invasión a través de la serosa uterina. Los **factores de riesgo** de la placenta penetrante son: incisión o instrumentación uterina anterior, edad materna avanzada, multiparidad y placenta de implantación baja o placenta previa. La incidencia de la placenta adherida aumenta signi-

ficativamente cuando existe placenta previa en una paciente con una o más incisiones uterinas anteriores. El tratamiento consiste en mantener un índice elevado de sospecha en las pacientes con riesgo elevado y en la preparación adecuada para una gran reposición volumétrica. Aunque en algunos casos puede conservarse el útero, suele ser necesaria la histerectomía perinatal.

3. La **inversión uterina,** que es la invaginación total o parcial del útero, es una afección poco frecuente que puede causar una hemorragia significativa. El tratamiento de primera línea es colocar de nuevo el útero, y a continuación se inicia un tratamiento médico intensivo (administración de fármacos tónicos uterinos) para mejorar el tono uterino y evitar la pérdida sanguínea.

4. La **retención de la placenta** es una causa frecuente de hemorragia puerperal. El tratamiento consiste en la extracción de la placenta de forma manual o mediante legrado, además de la reposición de líquidos según sea necesario.

**IX.** La **sepsis** es una afección poco frecuente, pero grave, durante la gestación. Se calcula que se produce bacteriemia en aproximadamente 7,5 de cada 1 000 ingresos obstétricos, y la sepsis aparece en el 8 % al 10 % de esta población bacteriémica. En el mundo, la sepsis es una de las cinco causas principales de mortalidad materna, con índices documentados significativamente mayores de sepsis y muerte en los países en desarrollo. La sepsis obstétrica se origina sobre todo por corioamnionitis, endometritis, infecciones urológicas, abortos sépticos e infecciones de heridas.

**A. Fisiopatología.** En general, las pacientes obstétricas con sepsis presentan una evolución favorable comparadas con la población general, probablemente debido a la ausencia de afecciones concurrentes. Sin embargo, algunos cambios fisiológicos del embarazo pueden complicar el diagnóstico y la situación de la enfermedad.

1. **Pulmonares.** Debido a una menor presión oncótica, la disminución de la capacidad pulmonar total y el aumento del consumo de oxígeno, las gestantes pueden presentar edema pulmonar e inicio rápido de hipoxemia.

2. **Cardiovasculares.** La gestación se asocia al aumento de la frecuencia cardíaca, disminución de la presión arterial y aumento del gasto cardíaco. Estos cambios pueden enmascarar algunos signos iniciales de la sepsis y afectar a la perfusión orgánica en la paciente séptica.

3. **Hematológicos.** El embarazo se asocia a un estado procoagulante por la mayor producción de factores de la coagulación y la disminución de la actividad del sistema fibrinolítico. En el marco de la sepsis, estos cambios pueden predisponer a la aparición de CID.

**B. Tratamiento.** El diagnóstico precoz, seguido del tratamiento rápido y enérgico, es esencial para reducir al mínimo la morbilidad y la mortalidad. Aunque no se han realizado estudios clínicos específicos sobre el tratamiento de la sepsis en las pacientes obstétricas, la mayoría de las recomendaciones basadas en los datos para aumentar la supervivencia en la sepsis pueden aplicarse a la gestación (v. cap. 30). Las pacientes gestantes con sepsis tienen riesgo de sufrir parto pretérmino y muerte fetal. En el marco de la sepsis, la afectación fetal suele deberse a descompensación materna y, por tanto, la prioridad será dirigir los esfuerzos hacia la reanimación de la madre. Es necesaria la monitorización cardiotocográfica regular y frecuente para evaluar el bienestar del feto y vigilar la posibilidad de un parto pretérmino. Al elegir los antibióticos, se procurará maximizar la eficacia sobre la madre y reducir al mínimo la agresión sobre el feto, aunque esto no siempre es posible. Finalmente, los cambios fisiológicos de la gestación modifican en algunos casos la farmacocinética de los antibióticos, y pueden requerirse ajustes en la dosificación y el control.

**X. Trastornos endocrinos** (v. cap. 28)

**A.** La **cetoacidosis diabética (CAD)** es poco frecuente en la gestación, con una incidencia estimada del 1 % y el 2 % en los embarazos complicados por diabetes preexistente o gravídica. La mortalidad materna asociada a la CAD ha descendido en los últimos años, pero la muerte fetal sigue siendo elevada, con incidencias que oscilan entre el 9 % y el 35 % en los embarazos afectados.

1. El **cuadro clínico** y las **alteraciones analíticas** son idénticos a los de la población no gestante. Además casi siempre hay signos de afectación fetal.

2. Los **factores de riesgo** de la CAD en la gestación son los vómitos de cualquier etiología, el uso de simpaticomiméticos β, la infección, la diabetes no diagnosticada previamente y el escaso cumplimiento del tratamiento de las pacientes.

3. Varios **cambios fisiológicos del embarazo** predisponen a las pacientes a sufrir CAD. La gestación es una situación de resistencia relativa a la insulina y de aumento de la lipólisis, con tendencia a la formación de cuerpos cetónicos. Además, el aumento de la ventilación minuto causa una ligera alcalosis respiratoria, que se compensa por el aumento de la excreción renal de bicarbonato; esta alcalosis respiratoria compensada hace que las pacientes sean menos capaces de amortiguar los cetoácidos séricos.

4. **Problemas fetales.** La acidosis materna disminuye el flujo sanguíneo uterino y produce una desviación a la izquierda de la curva de disociación de la oxihemoglobina materna, lo que afecta a la oxigenación fetal. Los cetoácidos se disocian y atraviesan la placenta, contribuyendo a la acidosis metabólica en el feto. Finalmente, la glucosa atraviesa rápidamente la placenta, causando hiperglucemia fetal, diuresis osmótica e hipovolemia.

5. El **tratamiento médico** no es distinto al de la población general. La reposición enérgica de líquidos, el control de la glucemia, el tratamiento de la causa subyacente y el control de las alteraciones electrolíticas constituyen los elementos esenciales del tratamiento.

6. **Tratamiento obstétrico.** La situación fetal puede controlarse indirectamente mediante los trazados de la frecuencia cardíaca fetal o el perfil biofísico. La reanimación materna es obligatoria para mejorar la evolución del feto, y el parto por indicaciones fetales debe reservarse para el caso de sufrimiento fetal, que continúa tras la reanimación materna adecuada.

B. El **síndrome de hiperestimulación ovárica (SHEO)** es una complicación yatrógena y poco frecuente de la inducción de la ovulación que puede producirse en respuesta a casi todos los fármacos usados para estimular los ovarios. Suele producirse en la fase lútea o en la primera semana después de la concepción. El fenómeno inicial en la génesis del SHEO es el aumento de tamaño del ovario, con una salida aguda de líquido del espacio intravascular que causa ascitis e hipovolemia intravascular.

1. La **prevalencia** documentada de la forma más grave es del 0,5 % al 5 %, con una mortalidad estimada de 1 por cada 450 000 a 1 por cada 50 000 pacientes.

2. **Cuadro clínico.** Los signos y síntomas se deben al aumento de la permeabilidad vascular y de la dilatación arterial, que causan extravasación de líquido intravascular en los espacios extravasculares. Las pacientes pueden presentar ascitis, oliguria, insuficiencia renal, hidrotórax o SDRA. Las alteraciones analíticas son: desequilibrios electrolíticos (hiponatremia e hiperpotasiemia), aumento de la creatinina, hemoconcentración, leucocitosis y trombocitosis.

3. **Tratamiento.** El tratamiento del SHEO es sintomático. Hay que controlar rigurosamente a las pacientes, administrar líquidos isotónicos para restablecer el volumen intravascular y tratar los desequilibrios electrolíticos. El aumento de la presión intraabdominal por la ascitis puede alterar la función pulmonar y la perfusión renal, además de causar efectos nocivos importantes sobre la circulación materna. Se ha demostrado que la **paracentesis guiada por ecografía** mejora el aclaramiento de creatinina, la diuresis, la disnea y la osmolaridad, aunque hay que tener precaución para evitar la punción inadvertida de quistes ováricos, con la consiguiente hemorragia intraperitoneal. Estas pacientes también tienen riesgo de sufrir trombosis en la circulación venosa (25 %) o arterial (75 %), por lo que deberá iniciarse la **anticoagulación** profiláctica.

**4. Resolución.** Tras unos días, las pacientes empiezan a movilizar el líquido extravascular y se produce una diuresis natural. La resolución completa suele tardar 2 semanas desde el inicio de los síntomas.

**XI.** La **embolia de líquido amniótico** es una complicación poco frecuente, aunque potencialmente fatal, del embarazo. Como sigue siendo un diagnóstico de exclusión, se desconoce la verdadera incidencia, aunque se calcula que se sitúa entre 3 y 5 por cada 100 000 nacidos vivos. Sin embargo, el índice de mortalidad entre las parturientas afectadas puede alcanzar el 85 %, y la enfermedad supone hasta el 12 % de las muertes maternas en general. Entre las pacientes que sobreviven son frecuentes las secuelas neurológicas importantes y permanentes.

**A. Cuadro clínico.** Habitualmente aparece hipoxia aguda e hipotensión durante el parto o el alumbramiento, o en el período puerperal inmediato, que evolucionarán rápidamente hacia la insuficiencia cardiovascular, la coagulopatía y la muerte.

**B. Fisiopatología.** La etiología es probablemente multifactorial y poco conocida. Se cree que el factor desencadenante es una brecha en la barrera entre los compartimentos materno y fetal, que conlleva la presencia de células fetales, líquido amniótico y mediadores inflamatorios en la circulación materna.

**C.** Las **manifestaciones** afectan a múltiples sistemas orgánicos y el cuadro clínico puede variar en función del cambio fisiológico predominante.

**1. Cardiovasculares.** La hipotensión es un rasgo característico, presente en el 100 % de las pacientes con afectación grave. Se ha propuesto un modelo bifásico de shock para explicar los hallazgos observados en las pacientes con embolia de líquido amniótico. La respuesta inicial transitoria es la hipertensión pulmonar (probablemente por la liberación de sustancias vasoactivas) que causa hipoxia e insuficiencia cardíaca derecha. Las pacientes que sobreviven a la afección inicial presentan una segunda fase de insuficiencia cardíaca izquierda y edema pulmonar, aunque la etiología de la disfunción cardíaca izquierda no está clara.

**2. Pulmonares.** La hipoxia es una manifestación inicial secundaria a la hipertensión pulmonar con el consiguiente desequilibrio entre la ventilación y la perfusión. Más adelante se produce edema pulmonar asociado a disfunción ventricular izquierda. Una parte importante de las pacientes también presentará edema pulmonar no cardiógeno tras la mejoría de la función ventricular izquierda.

**3. Coagulación.** Hasta en una tercera parte de las pacientes se produce la interrupción de la cascada normal de la coagulación. Sigue sin estar claro si la coagulopatía se debe a un proceso de consumo o a fibrinólisis masiva. Sin embargo, las pacientes pueden presentar hemorragia importante, hemorragia masiva y CID.

**D.** El **tratamiento** consiste en la reanimación intensiva; el tratamiento sintomático o de soporte pretende reducir al mínimo la hipoxia adicional y la posterior lesión de órganos periféricos. Los objetivos del tratamiento son mantener la oxigenación, el soporte circulatorio y la corrección de la coagulopatía. *1)* La mayoría de las pacientes necesitará intubación traqueal, ventilación mecánica y oxígeno complementario. *2)* La inestabilidad hemodinámica debe corregirse con reposición hídrica y aporte de vasopresores si es necesario. *3)* Las **vías y monitores** deben incluir una vía intravenosa adecuada, pulsioximetría continua, monitorización invasiva de la presión arterial y un catéter en la arteria pulmonar, añadiendo o reemplazando este último por una ecocardiografía transesofágica para evaluar la función ventricular. *4)* Hay que realizar **pruebas analíticas** a intervalos regulares y deberá tratarse enérgicamente la coagulopatía. *5)* Si el episodio se produce antes del parto, debe extraerse el feto lo antes posible para reducir al mínimo la hipoxia fetal y ayudar a la reanimación materna. *6)* En la bibliografía se describen tratamientos de último recurso (como la circulación extracorpórea, la oxigenación mediante membrana extracorpórea y la contrapulsación con balón intraaórtico) como opciones eficaces para el tratamiento de la embolia de líquido amniótico que no responde al tratamiento.

**XII.** Los **traumatismos** (cap. 9) constituyen la causa más frecuente de mortalidad y morbilidad no obstétrica en la gestación, y complican el 5 % al 10 % de los embarazos. Las causas habituales son los accidentes de tráfico, las agresiones, las caídas y las quemaduras.

   **A. Tratamiento.** Las directrices habituales para el tratamiento de las pacientes con traumatismos se aplican a las mujeres gestantes con varias modificaciones importantes: *1)* las pacientes con 20 o más semanas de gestación que se colocan sobre una camilla rígida deben inclinarse 15° hacia la izquierda  para reducir al mínimo la compresión aortocava; 2) hay que procurar transfundir sólo sangre O negativa cuando se necesite una transfusión antes de poder realizar pruebas cruzadas; *3)* deben mantenerse la presión arterial y el volumen intravascular, y *4)* se realizará una evaluación inicial por si existen complicaciones del embarazo y para comprobar el bienestar fetal.

   **B.** Las **complicaciones maternas** varían según el mecanismo y la gravedad de la lesión. En las mujeres con más de 20 semanas de gestación se realizará una **monitorización cardiotocográfica** durante las 2 h a 6 h siguientes a la lesión. Las contracciones frecuentes son un indicador de un posible desprendimiento placentario. El período de monitorización y observación debe prolongarse cuando las pacientes presentan contracciones, dolor abdominal durante la palpación o lesión importante. Otras pruebas específicas para la gestación pueden consistir en una **prueba de Kleihauer-Betke,** que puede indicar la gravedad del traumatismo uteroplacentario. Finalmente hay que tipificar el grupo sanguíneo de todas las pacientes, y aquellas con Rh negativo con un resultado positivo en la prueba de Kleihauer-Betke deben recibir **inmunoglobulina Rh.**

   **1. Traumatismo cerrado.** Debido a la mayor vascularidad y al desplazamiento del contenido abdominal por el útero grávido, es más frecuente la lesión esplénica y retroperitoneal en las mujeres gestantes, mientras que la lesión intestinal es menos habitual. Puede existir desprendimiento placentario hasta en el 40 % de las mujeres con traumatismo materno grave.

   **2. Traumatismo penetrante.** A causa de las variaciones anatómicas, en las mujeres gestantes la mortalidad por traumatismo penetrante se divide por cuatro, en comparación con las mujeres no gestantes. Sin embargo, los mismos cambios anatómicos causan un mayor riesgo de lesión intestinal cuando el traumatismo penetrante se produce en la parte superior del abdomen.

   **C.** La **evolución fetal** depende de la evolución materna y del mecanismo de la lesión. La muerte materna es la causa más frecuente de muerte fetal y las lesiones maternas graves producen muerte fetal en el 20 % al 40 % de los casos. En los traumatismos abdominales penetrantes importantes, las lesiones fetales son frecuentes, con una mortalidad fetal que oscila entre el 40 % y el 70 %, debido a lesión fetal directa o a parto prematuro. En la evaluación fetal debe incluirse una **valoración ecográfica** del feto y la placenta, y así como la **monitorización continua de la frecuencia cardíaca fetal** durante las primeras 2 h a 6 h o durante un período más prolongado.

**XIII. Efectos tóxicos de la anestesia local.** La absorción sistémica o la inyección intravascular inadvertida de anestésicos locales pueden causar efectos tóxicos, que generalmente se manifiestan por síntomas del sistema nervioso central (SNC) y de afección cardiovascular. La toxicidad de los anestésicos locales se relaciona con la potencia, y la clasificación según su toxicidad creciente es: 2-cloroprocaína, mepivacaína, lidocaína, etidocaína, tetracaína y bupivacaína.

   **A.** Los **síntomas del SNC** referidos por las pacientes se relacionan con las mayores concentraciones plasmáticas de anestésicos locales. Con concentraciones menores aparece **entumecimiento periorbitario y sabor metálico.** A medida que las concentraciones séricas aumentan, pueden producirse **pérdida de consciencia, convulsiones** y **parada respiratoria.**

B. Las **manifestaciones cardiovasculares** aparecen con concentraciones séricas muy superiores a las observadas con los síntomas del SNC. Pueden evolucionar desde un **aumento de la presión arterial** hasta **bradicardia, disfunción ventricular, taquicardia ventricular** y **fibrilación.** Al igual que en las pacientes no gestantes, los anestésicos locales de tipo amida más potentes, como la bupivacaína, tienen un menor margen de seguridad y pueden causar arritmias que no responden al tratamiento. A pesar de ello, la bupivacaína sigue siendo el anestésico local más habitual en la anestesia obstétrica.

C. La gestación aumenta el riesgo de evoluciones adversas por los efectos tóxicos de los anestésicos locales por varios mecanismos: la disminución de las concentraciones de las proteínas plasmáticas produce una mayor concentración sérica libre, y la congestión vascular puede aumentar el riesgo de colocación del catéter epidural en una vena epidural. Además, la reanimación es más difícil debido a la rápida aparición de hipoxemia y a la dificultad técnica de realizar compresiones torácicas eficaces en las pacientes embarazadas.

D. El **tratamiento** es fundamentalmente sintomático. Las convulsiones deben resolverse con **benzodiazepinas** o **barbitúricos.** Además, se considerará la reanimación con tratamiento **intralipídico,** a partir de la bibliografía sobre la eficacia en las pacientes gestantes. Hay que administrar oxígeno complementario a todas las pacientes, y se considerará la intubación traqueal. La monitorización debe incluir la frecuencia cardíaca fetal. La presión arterial se mantendrá con líquidos, fármacos vasoactivos y, si es necesario, con reanimación cardiopulmonar (RCP).

XIV. **Reanimación cardiopulmonar (RCP).** La parada cardíaca es una complicación que aparece en 1 de cada 30 000 embarazos, con una mayor incidencia en las mujeres con patología cardiopulmonar subyacente. En general, los algoritmos para la RCP no varían en las mujeres gestantes, ya que la reanimación materna es el mejor tratamiento para el feto. Los **fármacos vasoactivos** y la **desfibrilación** deben administrarse del mismo modo que en la población no gestante. Existen algunas diferencias importantes:

A. **Vía respiratoria.** La paciente gestante debe ser intubada pronto tras el inicio de la RCP con el fin de proteger las vías respiratorias de la aspiración, y para facilitar la oxigenación y la ventilación.

B. **Circulación.** El gasto cardíaco se ve significativamente afectado por la posición tras unas 20 semanas de gestación. La compresión de la VCI y la aorta por el útero puede afectar considerablemente a la precarga y al gasto cardíaco. Un componente esencial en la reanimación de la población obstétrica consiste en el desplazamiento uterino hacia la izquierda, colocando una cuña o una almohada bajo la cadera derecha de la paciente, o mediante desplazamiento manual del útero hacia la izquierda.

C. **Parto.** Si la parada cardíaca se produce antes de la semana 24 de la gestación (edad de viabilidad fetal), los esfuerzos del reanimador deben dirigirse en exclusiva a la madre. Si la parada se produce después de la semana 24, el feto se extraerá si la RCP no ha sido eficaz en 4 min a 5 min, para así optimizar la evolución tanto de la madre como del feto. La extracción precoz del feto reduce al mínimo el riesgo de agresión hipóxica y mejora el gasto cardíaco materno al aliviar la compresión aortocava, reducir las demandas metabólicas y permitir compresiones torácicas más eficaces. El parto debe considerarse incluso en una gestación no viable para mejorar la reanimación de la madre.

D. El **acceso venoso** debe asegurarse en las extremidades superiores.

E. Se han aconsejado tanto la **circulación extracorpórea** como el **masaje cardíaco abierto** si los esfuerzos de reanimación con tórax cerrado no son eficaces.

**Bibliografía recomendada**

Bandi VD, Munnur U, Matthay MA. Acute lung injury and acute respiratory distress syndrome in pregnancy. *Crit Care Clin* 2004;20:577–607.

Budev MM, Arroliga AC, Falcone T. Ovarian hyperstimulation syndrome. *Crit Care Med* 2005;33:S301–S306.

Carroll MA, Yeomans ER. Diabetic ketoacidosis in pregnancy. *Crit Care Med* 2005;33:S347–S353.

Duhl AJ, Paidas MJ, Ural SH, et al. Antithrombotic therapy and pregnancy: consensus report and recommendations for prevention and treatment of venous thromboembolism and adverse pregnancy outcomes. *Am J Obstet Gynecol* 2007;197:457e1–457e21.

Elkayam U, Bitar F. Valvular heart disease and pregnancy: part I: native valves. *J Am Coll Cardiol* 2005; 46:223–230.

Fernandez-Perez ER, Salman S, Pendem S, Farmer JC. Sepsis during pregnancy. *Crit Care Med* 2005; 33:S286–S293.

Harnett M, Mushlin PS, Camann WR. Cardiovascular disease. In: Chestnut DH, ed. *Obstetric anesthesia: principles and practice.* St. Louis, MO: Mosby, 2004:707–733.

James AH, Jamison MG, Biswas MS, Brancazio LR, Swamy GK, Meyers ER. Acute myocardial infarction in pregnancy: a United States population-based study. *Circulation* 2006;113:1564–1571.

Muench MV, Canterino JC. Trauma in pregnancy. *Obstet Gynecol Clin N Am* 2007;34:555–583.

O'Shea A, Eappen S. Amniotic fluid embolism. *Int Anesthesiol Clin* 2007;45:17–28.

Stout KK, Otto CM. Pregnancy in women with valvular heart disease. *Heart* 2007;93:552–558.

Tidswell M. Peripartum cardiomyopathy. *Crit Care Clin* 2004;20:777–788.

Turan TT, Stern BJ. Stroke in pregnancy. *Neurol Clin* 2004;22:831–840.

Wilson W et al. Prevention of infective endocarditis: guidelines from the American Heart Association. *Circulation* 2007;116:1736–1754.

# Información farmacológica complementaria

*Alan DiBiasio, Robert Hallisey Jr.*
*y Kathryn Kalafatas Davis*

## Abciximab

| | |
|---|---|
| **Indicaciones** | Evitar la formación de trombos tras la angioplastia coronaria transluminal percutánea (ACTP) y tras la colocación de endoprótesis |
| **Dosis** | Bolo: 0,25 mg/kg administrada 10-60 min antes de la ACTP |
| | Dosis de mantenimiento: 0,125 (μg/kg)/min hasta un máximo de 10 μg/min durante las 12 h siguientes al procedimiento |
| **Efecto** | Inhibidor de glucoproteína IIB/IIIA, impide la adhesión y agregación plaquetarias |
| **Inicio** | 2 h |
| **Duración** | 2-4 h para la hemorragia; hasta 24 h para la recuperación plaquetaria |
| **Comentarios** | Puede aparecer anafilaxia; hipotensión con la dosis en bolo; las complicaciones hemorrágicas y la trombocitopenia son efectos secundarios habituales |

## Acetazolamida

| | |
|---|---|
| **Indicaciones** | Alcalosis metabólica; antiepiléptico alternativo; aumenta las presiones intraocular e intracraneal; diurético |
| **Dosis** | 125-500 mg i.v. durante 1-2 min o v.o. sin superar 2 g en 24 h |
| **Efecto** | Inhibidor de la anhidrasa carbónica que aumenta la excreción de iones bicarbonato |
| **Inicio** | i.v.: 2 min |
| **Duración** | Cápsula de liberación prolongada: 18-24 h |
| | Comprimido: 8-12 h |
| | i.v.: 4-5 h |
| **Eliminación** | Se excreta del 70 % al 100 % sin modificar en la orina en 24 h |
| **Comentarios** | Puede aumentar las necesidades de insulina en pacientes diabéticos y causar litiasis renal en pacientes con antecedentes de litiasis cálcica; puede causar hipopotasiemia, trombocitopenia, anemia aplásica, aumento de la excreción urinaria de ácido úrico e hiperglucemia; la dosis inicial puede causar una diuresis intensa; aparece tolerancia a los efectos deseados de la acetazolamida en 2-3 días; reacción de hipersensibilidad poco frecuente en pacientes con alergia a las sulfamidas |

## Acetilcisteína

| | |
|---|---|
| **Indicaciones** | 1. Sobredosis de paracetamol |
| | 2. Profilaxis de la nefropatía inducida por contrastes |
| **Dosis** | 1. v.o.: 140 mg/kg v.o. × 1 dosis; a continuación 70 mg/kg cada 4 h × 17 dosis |

i.v.: carga de 150 mg/kg en 200 ml de solución glucosada al 5 % × 1 dosis en 15 min; a continuación 50 mg/kg en 500 ml de solución glucosada al 5 % × 1 dosis durante 4 h; a continuación, 100 mg/kg en 1 000 ml de solución glucosada al 5 % × 1 dosis durante 16 h

2. v.o.: 600-1 200 mg v.o. 2 veces al día × 4 dosis; 2 dosis antes de administrar el contraste y otras 2 dosis después

**Efecto**    Se desconoce el mecanismo de acción exacto en la toxicidad por paracetamol; se cree que actúa proporcionando sustrato para la conjugación con el metabolito tóxico. El presunto mecanismo en la prevención de la nefropatía causada por contraste es la capacidad para eliminar radicales libres derivados del oxígeno y mejorar la vasodilatación dependiente del endotelio

**Eliminación**    Renal

**Comentarios**    Existe un preparado (200 mg/ml) sólo para uso i.v., y otro (200 mg/ml) sólo para uso oral y por inhalación

## Aciclovir

**Indicaciones**    1. Tratamiento inicial y profilaxis de las infecciones cutánea y mucosa recurrentes por el virus del herpes simple (VHS-1 y VHS-2)
2. Encefalitis por VHS
3. Infecciones por el virus de la varicela-zóster
4. Infecciones por el virus del herpes zóster, del herpes genital y de la varicela-zóster en pacientes inmunodeprimidos.

**Dosis**    Puede variar con la indicación específica
Adultos:
1. i.v.: 5 (mg/kg)/dosis cada 8 h durante 7-14 días
2. i.v.: 10-15 (mg/kg)/dosis cada 8 h durante 10-14 días
3. i.v.: 10 (mg/kg)/dosis cada 8 h durante 7-10 días
   v.o.: 800 mg/dosis 4 veces al día durante 5 días
4. i.v.: 10 (mg/kg)/dosis o 500 (mg/m$^2$)/dosis cada 8 h durante 7 días
   v.o.: 800 mg cada 4 h (5 veces al día) durante 7-10 días
Niños:
1. i.v.: 750 (mg/m$^2$)/día dividida cada 8 h o 15 (mg/kg)/día dividida cada 8 h durante 5-10 días
2. i.v. 1 500 (mg/m$^2$)/día dividida cada 8 h o 30 (mg/kg)/día dividida cada 8 h durante 10 días
3. i.v. 1 500 (mg/m$^2$)/día dividida cada 8 h o 30 (mg/kg)/día dividida cada 8 h durante 5-10 días
   v.o.: 10-20 (mg/kg)/dosis (hasta 800 mg) 4 veces al día
4. i.v.: 7,5 (mg/kg)/dosis cada 8 h
   v.o.: 250-600 (mg/m$^2$)/dosis 4-5 veces al día
Recién nacidos:
Infección por VHS:
i.v.: 1 500 (mg/m$^2$)/día divididos cada 8 h o 30 (mg/kg)/día dividido cada 8 h durante 10-14 días

**Efecto**    Antivírico; inhibe la síntesis de ADN y la replicación del virus del herpes

**Inicio**    Oral: en 1,5-2 h
i.v.: en 1 h

**Duración**    Semivida:
Recién nacidos: 4 h
Niños 1-12 años: 2-3 h
Adultos: 3 h

| | |
|---|---|
| **Eliminación** | La vía principal es la renal (el 30-90 % de la dosis se excreta sin modificar); la hemodiálisis elimina alrededor del 60 % de la dosis, mientras que la eliminación por diálisis peritoneal es mucho menor |
| **Comentarios** | La dosis debe disminuirse en los pacientes con alteración renal; se usará con precaución en los pacientes con nefropatía preexistente o en los que están siendo tratados al mismo tiempo con otros fármacos nefrotóxicos; se usará con precaución en los pacientes con alteraciones neurológicas subyacentes, y en aquellos con alteraciones renales, hepáticas o electrolíticas graves o hipoxia importante |

## Adenosina

| | |
|---|---|
| **Indicaciones** | Taquicardia supraventricular paroxística, síndrome de Wolff-Parkinson-White |
| **Dosis** | Adultos: bolo i.v. de 6-12 mg<br>Niños: 50 µg/kg i.v. |
| **Efecto** | Lentificar o cesar temporalmente la conducción a través del nódulo AV y a través de vías de reentrada |
| **Inicio** | Inmediato |
| **Duración** | < 10 s |
| **Eliminación** | Metabolismo eritrocítico y de las células endoteliales |
| **Comentarios** | Sus efectos se antagonizan con metilxantinas como la teofilina; la adenosina está contraindicada en pacientes con bloqueo cardíaco de grado elevado o síndrome del seno enfermo; puede aparecer hipotensión; no es eficaz en el aleteo (flúter) ni en la fibrilación auriculares; es frecuente la asistolia de 3-6 s |

## Alprostadil (prostaglandina E1)

| | |
|---|---|
| **Indicaciones** | Vasodilatador pulmonar, mantenimiento del conducto arterial persistente |
| **Dosis** | Dosis inicial: 0,05-0,1 (µg/kg)/min<br>Mezcla habitual: 500 µg/250 ml de solución glucosada al 5 % o solución salina normal |
| **Efecto** | La prostaglandina E1 causará vasodilatación, inhibición de la agregación plaquetaria, relajación de la musculatura lisa vascular, y estimulación de la musculatura lisa intestinal y uterina |
| **Inicio** | Inmediato |
| **Duración** | 60 min |
| **Eliminación** | Metabolismo pulmonar, eliminación renal |
| **Comentarios** | Puede causar hipotensión, apnea, enrojecimiento facial y bradicardia |

## Alteplasa (Rt-PA, activador tisular del plasminógeno recombinante)

| | |
|---|---|
| **Indicaciones** | 1. Lisis de trombos en arterias coronarias en pacientes hemodinámicamente inestables con infarto agudo de miocardio<br>2. Tratamiento de la embolia pulmonar masiva en los adultos<br>3. ECV embólico agudo<br>4. Limpieza de catéteres |
| **Dosis** | 1. Dosis inicial:<br>Paciente > 67 kg: bolo de 15 mg, a continuación 50 mg durante los 30 min siguientes. Instaurar tratamiento heparínico con un bolo. Infundir 35 mg restantes de t-PA durante la siguiente hora (dosis total de t-PA = 100 mg) |

Paciente <67 kg: bolo de 5 mg, a continuación 0,75 mg/kg (máximo de 50 mg) durante 30 min. Iniciar tratamiento heparínico con un bolo. Luego, 0,5 mg/kg (máximo 35 mg) durante la siguiente hora

2. 100 mg en infusión continua durante 2 h

3. Total de 0,9 mg/kg (máximo de 90 mg), administrar el 10 % en bolo y el resto en 60 min. No iniciar la heparina en 24 h

4. Pacientes <30 kg: 110 % del volumen de la luz interna del catéter, sin superar 2 mg/ml; mantener en el catéter durante 0,5-2 h; se puede instilar una segunda dosis si el catéter sigue obstruido

Pacientes ≥30 kg: 2 mg (2 ml); mantener en el catéter durante 0,5-2 h; se puede instilar una segunda dosis si el catéter sigue obstruido

| | |
|---|---|
| **Efecto** | Activador tisular del plasminógeno |
| **Inicio** | Rápido |
| **Duración** | El 80 % se elimina en 10 min de infusión interrumpida |
| **Eliminación** | Eliminación hepática rápida |
| **Comentarios** | Tras un infarto agudo de miocardio debe administrarse ácido acetilsalicílico (325 mg) al iniciar el tratamiento; debe iniciarse la heparina (1 000 U/h) en infusión continua 1 h después de iniciar la alteplasa. Las dosis superiores a 150 mg se han asociado a una mayor incidencia de hemorragia intracraneal; utilizar en las 6 h siguientes a la oclusión coronaria para obtener los mejores resultados; está contraindicada si existe hemorragia interna activa, antecedentes de ACV hemorrágico, neoplasia intracraneal, aneurisma, cirugía o traumatismo intracraneal o intrarraquídeo recientes (2 meses); debe utilizarse con precaución en los pacientes a los que se han realizado compresiones torácicas, y en los que están siendo tratados con heparina, warfarina o inhibidores plaquetarios |

## Aminocaproico, ácido

| | |
|---|---|
| **Indicaciones** | Hemorragia debida a fibrinólisis |
| **Dosis** | Dosis inicial: 4-5 g administrados en 1 h |
| | Dosis de mantenimiento: 6-24 g de forma continua durante 24 h |
| | La dosis total en 24 h no debe superar los 30 g |
| | Mezcla habitual: 6 g/250 ml de solución glucosada al 5 % o solución salina |
| **Efecto** | Estabiliza la formación del coágulo al inhibir la plasmina y los activadores del plasminógeno |
| **Eliminación** | Principalmente renal |
| **Comentarios** | Contraindicado en la coagulación intravascular diseminada |

## Amiodarona

| | |
|---|---|
| **Indicaciones** | Taquicardia ventricular recurrente o resistente o fibrilación ventricular; arritmias supraventriculares rápidas, particularmente la fibrilación auricular |
| **Dosis** | Dosis de carga oral: 800-1 600 mg/día en dosis fraccionadas v.o. durante 1-3 semanas; a continuación 600-800 mg/día en dosis fraccionadas v.o. durante 4 semanas |
| | Dosis oral de mantenimiento: 100-400 mg/día |
| | Dosis de carga i.v.: 150 mg en 100 ml de solución glucosada al 5 % en 10 min (15 mg/min) |
| | Dosis de mantenimiento i.v.: 360 mg durante las 6 h siguientes (1 mg/min); a continuación 540 mg durante las siguientes 18 h (0,5 mg/min) |
| | Parada, FV sin pulso o TV: 300 mg i.v. en bolo; se puede repetir un bolo de 150 mg i.v. en 3-5 min |

| **Efecto** | Inhibe el nódulo sinusal; prolonga los intervalos PR, QRS y QT, y produce bloqueo α-adrenérgico y β-adrenérgico |
|---|---|
| **Inicio** | Oral: días o meses |
| **Duración** | Semanas a meses |
| **Eliminación** | Eliminación biliar |
| **Comentarios** | Puede causar bradicardia sinusal grave, arritmias ventriculares, bloqueo AV, alteraciones de las pruebas funcionales hepáticas y tiroideas, hepatitis y cirrosis; puede aparecer fibrosis pulmonar con el uso prolongado; aumenta los niveles séricos de digoxina, anticoagulantes orales, diltiazem, quinidina, procainamida y fenitoína. **Recuadro negro de alarma de la Food and Drug Administration (FDA).** La amiodarona no está indicada en pacientes con arritmias potencialmente mortales, debido al riesgo de empeoramiento de las mismas. Este riesgo puede aumentar con el uso concomitante de otros antiarrítmicos que prolongan el intervalo QTc. Con el tiempo debe controlarse en los pacientes la posible aparición de toxicidad hepática y lesión pulmonar. |

## Argatrobán

| **Indicaciones** | Anticoagulación terapéutica en pacientes con sólida sospecha o confirmación de trombocitopenia inducida por la heparina (TIH tipo II) |
|---|---|
| **Dosis** | 0,5-2 (μg/kg)/min ajustado hasta 1,5-3 veces el tiempo de tromboplastina parcial activada (TTPa) control; no hay que superar 10 (μg/kg)/min |
| **Efecto** | Inhibidor de la trombina fijada y soluble |
| **Eliminación** | Hepática (principal), renal (2-10%) |
| **Comentarios** | Interrumpir y eliminar todos los productos heparínicos, obtener un TTPa basal antes de iniciar el tratamiento (excepto en laboratorio de cateterismo); una vez alcanzada una dosis estable, obtener un TTPa cada 24 h; obtener orden para cada cambio de dosis; no existe antídoto ni fármaco que invierta el argatrobán; el INR y el TTPa también pueden estar elevados, pero no deben considerarse parámetros de control; se administrará por una vía para ello, ya que el argatrobán no es compatible con otros fármacos |

## Atenolol

| **Indicaciones** | Hipertensión, angina de pecho, tras infarto de miocardio |
|---|---|
| **Dosis** | v.o.: 50-100 mg/día |
| **Efecto** | Bloqueo selectivo de receptores $\beta_1$-adrenérgicos |
| **Inicio** | Oral: 30-60 min |
| **Duración** | Oral: >24 h |
| **Eliminación** | Renal, eliminación intestinal sin modificar |
| **Comentarios** | Las dosis elevadas bloquean receptores $\beta_2$-adrenérgicos; relativamente contraindicado en insuficiencia cardíaca congestiva, asma y bloqueo cardíaco; precaución en pacientes tratados con antagonistas del calcio; tras una interrupción brusca, puede producirse angina de rebote |

## Atropina

| **Indicaciones** | 1. Antisialogogo |
|---|---|
| | 2. Bradicardia |
| **Dosis** | Adultos: |
| | 1. 0,2-0,4 mg i.v. |
| | 2. 0,4-0,10 mg i.v. |

Niños:
1. 0,01 (mg/kg)/dosis i.v./i.m. (< 0,4 mg)
2. 0,02 (mg/kg)/dosis i.v. (< 0,4 mg)

| | |
|---|---|
| **Efecto** | Bloqueo competitivo de la acetilcolina en receptores muscarínicos |
| **Inicio** | Rápido |
| **Duración** | Variable |
| **Eliminación** | 50-70 % metabolismo hepático, eliminación renal |
| **Comentarios** | Puede causar taquiarritmias, disociación AV, extrasístoles ventriculares, xerostomía o retención urinaria; en dosis elevadas aparecen efectos sobre el SNC |

## Azatioprina

| | |
|---|---|
| **Indicaciones** | 1. Complemento en la prevención del rechazo en el alotrasplante |
| | 2. Artritis reumatoide |
| **Dosis** | Puede variar con la indicación específica |
| | Adultos: |
| | 1. Trasplante renal: |
| | v.o., i.v.: 200-300 mg/día para empezar |
| | Dosis de mantenimiento: 50-200 mg/día |
| | 2. Artritis reumatoide: |
| | v.o.: 50-100 mg/día durante 6-8 semanas; aumentar 0,5 mg/kg cada 4 semanas hasta respuesta o hasta 200 mg/día |
| | Tratamiento de mantenimiento: dosis mínima eficaz |
| | Niños: |
| | 1. Trasplante renal: |
| | v.o., i.v.: 3-5 (mg/kg)/día para empezar |
| | Dosis de mantenimiento: 1-3 (mg/kg)/día |
| **Efecto** | Antimetabolito, inmunodepresor |
| **Eliminación** | Ampliamente metabolizado por la xanteno oxidasa hepática a 6-mercaptopurina (activa) |
| **Comentarios** | Debe reducirse la dosis si el recuento leucocitario es < 4 000 leucocitos/mm$^3$ y/o mantener si es < 3 000 leucocitos/mm$^3$; el metabolismo de la azatioprina es inhibido de forma competitiva por el alopurinol, y se necesita reducir la dosis; usar con precaución en pacientes con hepatopatía y alteración renal; la inmunodepresión aumenta el riesgo de neoplasia; tiene potencial mutágeno tanto en hombres como en mujeres, y posibles efectos tóxicos hematológicos |

## Bicarbonato sódico

| | |
|---|---|
| **Indicaciones** | 1. Acidosis metabólica |
| | 2. Profilaxis de la nefropatía inducida por contraste en los adultos |
| **Dosis** | 1. Dosis i.v. en mEq de $NaHCO_3$ = déficit de bases $\times$ peso (kg) $\times$ 0,3 (dosis siguientes ajustadas según pH del paciente) |
| | 2. 150 mEq de bicarbonato sódico en 1 000 ml de solución glucosada al 5 %, infundir 3 (ml/kg)/h durante 1 h antes del procedimiento; a continuación, 1 (ml/kg)/h durante 6 h después del procedimiento |
| **Efecto** | Neutralización de la acidosis metabólica |
| **Inicio** | Rápido |
| **Duración** | Variable |
| **Eliminación** | Metabolismo plasmático; eliminación pulmonar, renal |
| **Comentarios** | Puede causar alcalosis metabólica, hipercapnia, hiperosmolalidad; puede disminuir el gasto cardíaco, la resistencia vascular sistémica y la |

contractilidad miocárdica; en los neonatos, puede causar hemorragia intraventricular; atraviesa la placenta; una solución al 8,4 % es aproximadamente 1 mEq/l; una solución al 4,2 % es aproximadamente 0,5 mEq/l

## Bumetanida

| | |
|---|---|
| **Indicaciones** | Edema, hipertensión, hipertensión intracraneal |
| **Dosis** | 0,5-1 mg i.v., repetir hasta un máximo de 10 mg/día |
| **Efecto** | Diurético del asa con efecto principal en la rama ascendente del asa de Henle; causa un aumento de la excreción de $Na^+$, $K^+$, $Cl^-$ y $H_2O$ |
| **Inicio** | Inmediato; máximo en 15-30 min |
| **Duración** | 2-4 h |
| **Eliminación** | Metabolismo hepático, 81 % excreción renal (45 % sin modificar) |
| **Comentarios** | Puede causar desequilibrio electrolítico, deshidratación y sordera; los pacientes alérgicos a las sulfamidas pueden mostrar hipersensibilidad a la bumetanida; eficaz en la insuficiencia renal |

## Calcio (cloruro cálcico, gluconato cálcico)

| | |
|---|---|
| **Indicaciones** | Hipocalciemia, hiperpotasiemia, hipermagnesiemia, hipotensión grave |
| **Dosis** | Cloruro cálcico (CaCl): 5-10 mg/kg i.v. a demanda<br>($CaCl_2$ al 10 % = 13,6 mEq $Ca^{2+}$/10 ml y 273 mg $Ca^{2+}$)<br>Gluconato cálcico: 15-30 mg/kg i.v. a demanda<br>(gluconato cálcico al 10 % = 4,5 mEq $Ca^{2+}$/10 ml y 93 mg $Ca^{2+}$) |
| **Efecto** | Mantenimiento de la integridad de la membrana celular, acoplamiento excitación-contracción muscular, acoplamiento estimulación-secreción glandular y función enzimática. Aumenta la presión arterial |
| **Inicio** | Rápido |
| **Duración** | Variable |
| **Eliminación** | Incorporado al hueso, músculos, otros tejidos; inicio rápido; duración variable |
| **Comentarios** | Puede causar taquicardia, bradicardia y arritmia (especialmente, con digitálicos); el CaCl no debe administrarse por vía periférica sin diluir salvo en situaciones de urgencia; el CaCl tiene el triple de calcio elemental disponible |

## Captopril

| | |
|---|---|
| **Indicaciones** | Hipertensión, insuficiencia cardíaca congestiva |
| **Dosis** | Dosis de carga: 12,5-25 mg v.o. 2-3 veces al día<br>Dosis de mantenimiento: 25-150 mg v.o. 2-3 veces al día |
| **Efecto** | La inhibición de la enzima conversora de la angiotensina I disminuye los niveles de angiotensina II y aldosterona; reduce tanto la precarga como la poscarga en pacientes con insuficiencia cardíaca congestiva |
| **Inicio** | 15-60 min, máximo 60-90 min |
| **Duración** | 4-6 h |
| **Eliminación** | Metabolismo hepático; 95 % de eliminación renal (40-50 % sin modificar) |
| **Comentarios** | Puede usarse en urgencias hipertensivas; puede causar neutropenia, agranulocitosis, hipotensión o broncoespasmo; evitar en pacientes gestantes; respuesta exagerada en estenosis de la arteria renal y con diuréticos |

## Clonidina

| | |
|---|---|
| Indicaciones | Hipertensión; sobrecarga adrenérgica debida a retirada de narcóticos |
| Dosis | 0,1-1,2 mg/día v.o. en dosis fraccionadas (dosis máxima de 2,4 mg/día); también disponible como parche transdérmico que proporciona 0,1 mg/día, 0,2 mg/día o 0,3 mg/día durante 7 días |
| Efecto | Agonista $\alpha_2$-adrenérgico central, que produce una disminución de la resistencia vascular sistémica y la frecuencia cardíaca |
| Inicio | Oral: 30-60 min, máximo en 2-4 h<br>Transdérmico: 48 h |
| Duración | 8 h |
| Eliminación | 50 % metabolismo hepático; eliminación 20 % biliar, 80 % renal |
| Comentarios | La retirada brusca puede causar hipertensión de rebote o arritmias; puede causar somnolencia, pesadillas, intranquilidad, ansiedad o depresión; la inyección i.v. puede causar estimulación $\alpha$-adrenérgica periférica transitoria |

## Clorotiazida

| | |
|---|---|
| Indicaciones | Edema, insuficiencia cardíaca, insuficiencia renal aguda/crónica, hipertensión |
| Dosis | Adultos: 250-500 mg i.v. bolo a 50-100 mg/min<br>Máximo 2000 mg en 24 h<br>Niños: 20 (mg/kg)/día v.o. dividido en 2 dosis cada 12 h |
| Efecto | Diurético tiazídico |
| Inicio | 2 h |
| Duración | Oral: 6-12 h<br>i.v. aproximadamente 2 h |
| Eliminación | Renal |
| Comentarios | Estimula la actividad de los antihipertensivos, la digoxina; puede fomentar la actividad de los diuréticos del asa en la insuficiencia renal; puede aumentar las necesidades de insulina en los pacientes diabéticos |

## Dalteparina

| | |
|---|---|
| Indicaciones | 1. Profilaxis de la trombosis venosa profunda y embolia pulmonar (TVP/EP)<br>2. Anticoagulación terapéutica para el tratamiento o la prevención de la trombosis<br>3. Síndrome coronario agudo |
| Dosis | 1. 2500-5000 U s.c. al día<br>2. 100 U/kg s.c. cada 12 h<br>3. 120 U/kg s.c. cada 12 h |
| Efecto | Se une a la antitrombina III y acelera la inactivación de los factores IIa (trombina), Xa, IXa, XIa y XIIa |
| Inicio | 2 h |
| Duración | 10-24 h |
| Eliminación | Renal |
| Comentarios | Las dosis terapéuticas deben usarse con precaución en pacientes con alteración renal; los niveles de factor Xa tienen escaso valor para determinar la respuesta terapéutica; la protamina lo invierte de forma incompleta e impredecible; no debe usarse en pacientes con trombocitopenia inducida por la heparina |

## Dantroleno

| | |
|---|---|
| **Indicaciones** | Hipertermia maligna, espasticidad de la musculatura esquelética, síndrome neuroléptico maligno |
| **Dosis** | El tratamiento profiláctico no suele recomendarse |
| | Hipertermia maligna: bolo i.v. 2,5 mg/kg; si el síndrome persiste a los 30 min, repetir la dosis, hasta 10 mg/kg |
| | Síndrome neuroléptico maligno: 1 mg/kg; se puede repetir la dosis hasta una dosis máxima acumulada de 10 mg/kg; a continuación, cambiar a dosis oral. El tratamiento debe ir en conjunción con bromocriptina |
| **Efecto** | Reducción de la liberación de $Ca^{2+}$ del retículo sarcoplasmático |
| **Inicio** | 30 min |
| **Duración** | 8 h |
| **Eliminación** | Metabolismo hepático; eliminación renal |
| **Comentarios** | Mezclar 20 mg en 60 ml de agua estéril; se disuelve lentamente en solución; puede causar debilidad muscular, molestias gastrointestinales, somnolencia, sedación o alteración de la función hepática (crónica); efecto aditivo con los bloqueantes neuromusculares. **Recuadro negro de advertencia de la Food and Drug Administration (FDA).** El dantroleno sódico puede causar hepatotoxicidad por hepatitis, isiosincrásica o hipersensibilidad. Debe prescribirse la mínima dosis eficaz posible para cada paciente concreto |

## Desmopresina, acetato (DDAVP)

| | |
|---|---|
| **Indicaciones** | 1. Mejora la coagulación en la enfermedad de Von Willebrand, hemofilia A, hemorragia urémica |
| | 2. Antidiurético |
| **Dosis** | Adultos: |
| | 1. 0,3 μg/kg i.v. (diluido en 50 ml de solución salina normal), infundido durante 15-30 min antes de la intervención y/o cada 12-24 h hasta un máximo de 3 días |
| | 2. Diabetes insípida: 2-4 μg/día generalmente en 2 dosis fraccionadas |
| | Niños: |
| | <10 kg: diluir la dosis del adulto en 10 ml de solución SN |
| | >10 kg: v. dosis de adultos |
| **Efecto** | Aumenta los niveles plasmáticos de actividad del factor VIII liberando factor de Von Willebrand desde las células endoteliales; aumenta la reabsorción renal de agua |
| **Duración** | 3 h en la enfermedad de Von Willebrand, 4-24 h en la hemofilia A |
| **Eliminación** | Renal |
| **Comentarios** | La clorpropamida, la carbamazepina y el clofibrato potencian el efecto antidiurético; en la diátesis hemorrágica, las dosis repetidas tendrán menor efecto en comparación con la dosis inicial |

## Dexametasona

| | |
|---|---|
| **Indicaciones** | Edema cerebral por tumores del SNC; edema en las vías respiratorias |
| **Dosis** | Dosis de carga: 10 mg i.v. |
| | Dosis de mantenimiento: 4 mg i.v. cada 16 h (disminuida gradualmente durante 6 días) |
| **Efecto** | Antiinflamatorio y antialérgico; efecto mineralocorticoide; estimulación de la gluconeogénesis; inhibición de la síntesis proteica periférica; efecto |

estabilizante de membrana; tiene una potencia que multiplica por 25 la
hidrocortisona; efecto mineralocorticoide mínimo

**Inicio**          i.v.: inmediato
**Duración**        i.v.: 4-6 h hasta 24 h
**Eliminación**     Metabolismo fundamentalmente hepático; eliminación renal
**Comentarios**     Puede causar insuficiencia corticosuprarrenal (crisis de Addison) con la
                    retirada brusca, retraso en la cicatrización de las heridas, trastornos del
                    SNC, osteoporosis o alteraciones electrolíticas

## Dexmedetomidina

**Indicaciones**    Uso a corto plazo como sedante en pacientes con ventilación mecánica en
                    la UCI
**Dosis**           Infusión inicial: 1 $\mu$g/kg durante 10 min
                    Dosis de mantenimiento: 0,2-0,7 ($\mu$g/kg)/h
**Efecto**          Agonista selectivo de receptores $\alpha_2$-adrenérgicos que se usa para
                    tratamiento a corto plazo como sedante en pacientes con ventilación
                    mecánica en la UCI
**Inicio**          30 min
**Duración**        Hasta 4 h
**Eliminación**     Hepática
**Comentarios**     Puede aparecer hipotensión en aproximadamente el 30 % de los pacientes;
                    la hipertensión transitoria puede asociarse a la dosis en bolo; en pacientes
                    no ventilados puede aparecer hipoxia

## Dextrano 40

**Indicaciones**    Inhibición de la agregación plaquetaria; mejora del flujo sanguíneo en
                    estados de bajo flujo (p. ej., cirugía vascular); expansor del volumen
                    intravascular
**Dosis**           Adultos:
                    Dosis inicial: 30-50 ml i.v. durante 30 min
                    Dosis de mantenimiento: 15-30 ml/h i.v. (solución al 10 %)
                    Niños:
                    < 20 (ml/kg)/24 h de dextrano al 10 %
**Efecto**          Expansión plasmática inmediata; adsorción a la superficie de los eritrocitos
                    impidiendo la agregación, disminuyendo la viscosidad sanguínea y la
                    adhesividad plaquetaria
**Inicio**          Rápido
**Duración**        4-8 h
**Eliminación**     100 % de eliminación renal
**Comentarios**     El monómero de dextrano ya no se encuentra disponible en Estados
                    Unidos. Puede causar sobrecarga de volumen, anafilaxia, tendencia a la
                    hemorragia, interferencia con las pruebas cruzadas o falsa elevación de la
                    glucemia; puede causar insuficiencia renal

## Difenhidramina

**Indicaciones**    Reacciones alérgicas, reacciones extrapiramidales inducidas por fármacos,
                    sedación
**Dosis**           Adultos: 10-50 mg i.v. cada 6-8 h
                    Niños: 5 (mg/kg)/día i.v. en 4 dosis fraccionadas (máximo 300 mg)
**Efecto**          Antagonismo de la acción de la histamina en los receptores $H_2$;
                    anticolinérgico; depresión del SNC

| | |
|---|---|
| **Inicio** | Rápido |
| **Duración** | 4-6 h |
| **Eliminación** | Metabolismo hepático; excreción renal |
| **Comentarios** | Puede causar hipotensión, taquicardia, mareo, retención urinaria, convulsiones; debe administrarse por vía i.v. o i.m.; NO debe administrarse por vía s.c. |

## Digoxina

| | |
|---|---|
| **Indicaciones** | Insuficiencia cardíaca, taquiarritmias, fibrilación auricular, aleteo (flúter) auricular |
| **Dosis** | Adultos: <br> Dosis inicial: 0,5-1 mg/día i.v. o v.o. en dosis fraccionadas <br> Dosis de mantenimiento: 0,125-0,5 mg i.v. o v.o. al día; reducir la dosis si hay insuficiencia renal |
| **Efecto** | Aumenta la contractilidad miocárdica; disminuye la conducción en el nódulo AV y las fibras de Purkinje |
| **Inicio** | 15-30 min |
| **Duración** | 2-6 días |
| **Eliminación** | Renal (50-70 % sin modificar) |
| **Comentarios** | Puede causar intolerancia gastrointestinal, visión borrosa, alteraciones del ECG o arritmias; los efectos tóxicos se potencian por hipopotasiemia, hipomagnesiemia e hipercalciemia; usar con precaución en el síndrome de Wolff-Parkinson-White y con la desfibrilación; el bloqueo cardíaco se potencia por el bloqueo β y el bloqueo de los canales del calcio |

## Diltiazem

| | |
|---|---|
| **Indicaciones** | Angina de pecho, angina variante por espasmo de arterias coronarias, fibrilación/aleteo auricular, taquicardia supraventricular paroxística, hipertensión |
| **Dosis** | Dosis inicial i.v.: 0,25 mg/kg (~15-20 mg; dosis máxima de 25 mg) en bolo i.v. directa durante 2 min; si la respuesta no es la adecuada, puede administrarse una dosis adicional de 0,35 mg/kg i.v. durante 2 min (~25-30 mg) 15 min después de la dosis inicial <br> Dosis de mantenimiento i.v.: 10 mg/h (5 mg/h si existe inestabilidad hemodinámica); ajustar mediante 2,5 mg/h cada 0,5-2 h hasta alcanzar la frecuencia cardíaca deseada; máximo recomendado de 30 mg/h <br> Dosis de mantenimiento oral: 30-60 mg cada 6 h <br> Máximo: 540 mg/día en la hipertensión; 480 mg/día en la angina de pecho |
| **Efecto** | Antagonista del calcio que lentifica la conducción a través de los nódulos sinusal y AV; dilata las arteriolas coronarias y periféricas, y disminuye la contractilidad miocárdica |
| **Inicio** | i.v.: 1-3 min <br> oral: 1-3 h |
| **Duración** | i.v.: 1-3 h <br> oral: 4-24 h |
| **Eliminación** | Metabolismo principalmente hepático; eliminación renal |
| **Comentarios** | Puede causar hipotensión, bradicardia y bloqueo cardíaco; puede interactuar con los β-bloqueantes y la digoxina para alterar la contractilidad; causa elevación transitoria de las pruebas funcionales hepáticas; debe evitarse el uso en pacientes con vías accesorias, bloqueo AV, tratamiento i.v. con β-bloqueantes o taquicardia ventricular |

## Dobutamina

| | |
|---|---|
| **Indicaciones** | Insuficiencia cardíaca, hipotensión |
| **Dosis** | Mezcla habitual: 250 mg en 250 ml de solución glucosada al 5 % o solución SN |
| | Adultos: iniciar la infusión a un ritmo de 2 ($\mu$g/kg)/min y aumentar hasta lograr el efecto |
| | Niños: 5-20 ($\mu$g/kg)/min |
| **Efecto** | Agonista $\beta_1$-adrenérgico |
| **Inicio** | 1-2 min |
| **Duración** | <5 min |
| **Eliminación** | Metabolismo hepático; excreción renal |
| **Comentarios** | Puede causar hipertensión, hipotensión, arritmias o isquemia miocárdica; puede aumentar la frecuencia ventricular en la fibrilación auricular; las dosis > 20 $\mu$g/kg presentan un índice elevado de arritmia cardíaca |

## Dopamina

| | |
|---|---|
| **Indicaciones** | 1. Hipotensión, insuficiencia cardíaca |
| | 2. Oliguria |
| **Dosis** | Mezclas habituales: 200, 400 u 800 mg en 250 ml de solución glucosada al 5 % o SN |
| | 1. Infusión de 5-20 ($\mu$g/kg)/min i.v., aumentar hasta lograr efecto |
| | 2. Infusión de 1-3 ($\mu$g/kg)/min i.v. |
| **Efecto** | Dopaminérgico, agonista $\alpha$-adrenérgico y $\beta$-adrenérgico |
| **Inicio** | 5 min |
| **Duración** | <10 min |
| **Eliminación** | El 75 % se metaboliza en el hígado, los riñones y el plasma, por la acción de la monoaminooxidasa y la *O*-metiltransferasa, para dar ácido homovanílico inactivo |
| **Comentarios** | Puede causar hipertensión, arritmias o isquemia miocárdica; con dosis de 1-5 ($\mu$g/kg)/min, efectos principalmente dopaminérgicos (aumento del flujo sanguíneo renal); con dosis $\geq$ 10 ($\mu$g/kg)/min, efectos principalmente $\alpha$-adrenérgico y $\beta$-adrenérgico; administrar por vía central |

## Droperidol

| | |
|---|---|
| **Indicaciones** | 1. Náuseas, vómitos |
| | 2. Agitación, sedación, complemento en la anestesia |
| **Dosis** | Adultos: |
| | 1. 0,625-2,5 mg i.v. a demanda |
| | 2. 2,5-10 mg i.v. a demanda |
| | Niños: |
| | 1. 0,05-0,06 mg/kg cada 4-6 h |
| **Efecto** | Antagonista del receptor de dopamina ($\delta_2$); indiferencia física aparente al entorno, catatonía, antipsicótico, antiemético |
| **Inicio** | 3-10 min |
| **Duración** | 3-6 h |
| **Eliminación** | Metabolismo hepático; excreción renal |
| **Comentarios** | Puede causar ansiedad, reacciones extrapiramidales o hipotensión (por antagonismo $\alpha$-adrenérgico y dopaminérgico moderado); los efectos residuales pueden persistir $\geq$ 24 h. Potencia otros depresores del SNC, y puede causar arritmia ventricular mortal. **Un recuadro negro de advertencia de la Food and Drug Administration (FDA)** informa de la documentación |

de prolongación de QT, arritmia ventricular del tipo *torsade de pointes* e incluso la muerte. El droperidol no debe administrarse a hombres con intervalos QTc >440 ms ni en mujeres con intervalos QTc >450 ms. El control ECG debe continuar durante 2-3 h después de completar el tratamiento con droperidol; los pacientes de riesgo, según el fabricante, comprenden los que presentan insuficiencia cardíaca congestiva, bradicardia, hipertrofia cardíaca, hipopotasiemia o hipomagnesiemia; también los tratados con diuréticos u otros fármacos que causan prolongación del intervalo QT.

1. Intramuscular (solución)

*a)* Se han documentado casos de prolongación de QT y/o *torsade de pointes* en pacientes tratados con droperidol en las dosis recomendadas o inferiores. Algunos casos se han producido en pacientes sin factores de riesgo conocidos de prolongación del QT, y algunos casos fueron mortales. *b)* Debido a la posibilidad de causar graves efectos proarrítmicos y muerte, el uso del droperidol debe reservarse para el tratamiento de los pacientes que no muestran una respuesta aceptable a otros tratamientos adecuados, ya sea por eficacia insuficiente o por la imposibilidad de alcanzar una dosis eficaz a causa de efectos adversos intolerables de esos fármacos. *c)* Se han documentado casos de prolongación del QT y arritmias graves (p. ej., *torsade de pointes*) en pacientes tratados con droperidol. Basándose en estos datos, debe realizarse un ECG de 12 derivaciones a todos los pacientes antes de la administración de droperidol, para determinar si existe un intervalo QT prolongado (QTc >440 ms en los hombres, o >450 ms en las mujeres). Si el intervalo QT está prolongado, no debe administrarse droperidol. En los pacientes en los que se considera que el posible beneficio del tratamiento con droperidol supera los riesgos de la aparición de arritmias potencialmente graves debe realizarse un control ECG antes del tratamiento y continuarse durante 2-3 h después de completado éste, con el fin de controlar las arritmias. *d)* El droperidol está contraindicado en los pacientes con prolongación del QT presunta o confirmada, incluyendo los que sufren el síndrome del QT largo congénito. *e)* El droperidol debe administrarse con extrema precaución en pacientes que pueden tener riesgo de sufrir un síndrome de QT prolongado (p. ej., insuficiencia cardíaca congestiva, bradicardia, uso de un diurético, hipertrofia cardíaca, hipopotasiemia, hipomagnesiemia o administración de otros fármacos que se sabe aumentan el intervalo QT). Otros factores de riesgo pueden ser: edad superior a 65 años, consumo excesivo de alcohol, y uso de benzodiazepinas, anestésicos volátiles y opiáceos i.v. El droperidol debe iniciarse en dosis bajas e irse aumentando, con precaución, según sea necesario hasta alcanzar el efecto deseado (Prod Info Droperidol intravenous solution, intramuscular solution, USP, 2002).

## Efedrina

| | |
|---|---|
| **Indicaciones** | Hipotensión |
| **Dosis** | 5-50 mg i.v. a demanda |
| **Efecto** | Estimulación $\alpha$-adrenérgica y $\beta$-adrenérgica; liberación de noradrenalina en las terminaciones nerviosas simpáticas |
| **Inicio** | Rápido |
| **Duración** | 1 h |
| **Eliminación** | Fundamentalmente eliminación renal, sin modificar |
| **Comentarios** | Puede causar hipertensión, arritmias, isquemia miocárdica, estimulación del SN, disminución de la actividad uterina y broncodilatación leve; no debe administrarse a pacientes tratados con inhibidores de la monoaminooxidasa; efecto mínimo sobre el flujo sanguíneo uterino; taquifilaxia con dosis repetidas |

## Enalapril

| | |
|---|---|
| **Indicaciones** | Hipertensión, insuficiencia cardíaca congestiva |
| **Dosis** | Dosis inicial: 2,5-5 mg/día v.o. |
| | Dosis de mantenimiento: 10-40 mg/día v.o. |
| | i.v.: 0,125-5 mg cada 6 h (como enalaprilato) |
| **Efecto** | Inhibidor de la enzima conversora de angiotensina, sinergia con diuréticos |
| **Inicio** | 1 h |
| **Duración** | 6-24 h |
| **Eliminación** | Renal/fecal; metabolismo hepático del enalapril al metabolito activo (enalaprilato) |
| **Comentarios** | Hiperpotasiemia, aumento del flujo sanguíneo renal, hipotensión que responde al volumen; las dosis posteriores son aditivas en cuanto al efecto; puede causar angioedema, discrasia sanguínea, tos, toxicidad por litio o empeoramiento de la alteración renal |

## Enoxaparina

| | |
|---|---|
| **Indicaciones** | 1. Profilaxis de TVP/EP |
| | 2. Anticoagulación terapéutica para el tratamiento de o la prevención de la trombosis, síndrome coronario agudo |
| **Dosis** | 1. 30 mg s.c. 2 veces al día o 40 mg s.c. al día |
| | 2. 1 mg/kg s.c. cada 12 h |
| **Efecto** | Se une a la antitrombina III y acelera la inactivación de los factores IIa (trombina), Xa, IXa, XIa y XII a |
| **Inicio** | 2 h |
| **Duración** | 10-24 h |
| **Eliminación** | Renal |
| **Comentarios** | Las dosis terapéuticas deben usarse con precaución en los pacientes con alteración renal; los niveles de factor Xa tienen escaso valor para determinar la respuesta terapéutica; su efecto se invierte por la protamina de forma incompleta e imprevisible; no debe usarse en los pacientes con trombocitopenia inducida por la heparina |

## Epinefrina

| | |
|---|---|
| **Indicaciones** | 1. Insuficiencia cardíaca, hipotensión, parada cardíaca |
| | 2. Broncoespasmo, anafilaxia |
| | 3. Edema de vías respiratorias, broncoespasmo |
| **Dosis** | Mezcla habitual: 2 mg en 250 ml de solución glucosada al 5 % o SN |
| | Adultos: |
| | 1. 0,1-1 mg i.v. o (intracardíaco) cada 5 min a demanda: 1-3 mg intratraqueal durante la RCP |
| | 2. 0,1-0,5 mg s.c., 0,1-0,25 mg i.v. o 0,25-1,5 $\mu$g/min en infusión i.v. |
| | 3. 2,5-5 mg inhalado en nebulizador cada 1-4 h a demanda |
| | Niños: |
| | 1. Recién nacidos: 0,01-0,03 mg/kg cada 3-5 min |
| | Niños: 0,01 mg/kg i.v. o intratraqueal cada 3-5 h (hasta 5 ml 1:10 000) |
| | 2. 0,01 mg/kg i.v. hasta 0,5 mg; 0,01 mg/kg s.c. cada 15 min en 2 dosis hasta 1 mg/dosis |
| | 3. 0,25-0,5 ml/kg (máximo 5 ml) en 3 ml de SN nebulizado a demanda |
| **Efecto** | Agonista $\alpha$-adrenérgico y $\beta$-adrenérgico |
| **Inicio** | Rápido |
| **Duración** | 1-2 min |

| | |
|---|---|
| **Eliminación** | Metabolismo de monoaminooxidasa/catecol-*O*-metiltransferasa |
| **Comentarios** | Puede causar hipertensión, arritmias e isquemia miocárdica; las arritmias se potencian por el halotano; inyección tópica o local 1:80 000-1:500 000 causa vasoconstricción; atraviesa la placenta |

## Ergonovina

| | |
|---|---|
| **Indicaciones** | Hemorragia puerperal debida a atonía uterina |
| **Dosis** | En hemorragia puerperal: i.v. (sólo urgencias): 0,2 mg en 5 ml de solución SN durante $\geq$ 1 min |
| | i.m.: 0,2 mg cada 2-4 h a demanda hasta 5 dosis; a continuación, |
| | v.o.: 0,2-0,4 mg cada 6-12 h durante 2 días a demanda |
| **Efecto** | Constricción del músculo liso vascular y uterino |
| **Inicio** | i.v.: 1 min |
| | i.m.: 2-3 min |
| | oral: 6-15 min |
| **Duración** | i.v.: 45 min |
| | oral/i.m.: 3 h |
| **Eliminación** | Metabolismo hepático; eliminación renal |
| **Comentarios** | Puede causar hipertensión por vasoconstricción sistémica (especialmente en la eclampsia e hipertensión), arritmias, espasmo coronario, tetania uterina o molestias gastrointestinales; la vía i.v. se usa sólo en urgencias; la sobredosis puede causar convulsiones y ACV |

## Escopolamina

| | |
|---|---|
| **Indicaciones** | Antisialogogo; amnesia, sedación, antiemético, anticinetosis |
| **Dosis** | i.v., i.m.: 0,3-0,6 mg |
| | Transdérmica: parche de 1,5 mg cada 72 h |
| **Efecto** | Antagonismo colinérgico (muscarínico) periférico y central |
| **Inicio** | i.v., i.m.: rápido |
| | Transdérmico: 4 h |
| **Duración** | Variable |
| **Eliminación** | Metabolismo hepático; eliminación renal |
| **Comentarios** | La depresión excesiva del SNC puede invertirse con fisostigmina; puede causar excitación o confusión, taquicardia transitoria, hipertermia, retención urinaria; atraviesa la barrera hematoencefálica y la placenta |

## Esmolol

| | |
|---|---|
| **Indicaciones** | Taquiarritmias supraventriculares, isquemia miocárdica |
| **Dosis** | Iniciar con 5-10 mg en bolo i.v. y aumentar cada 3 min a demanda hasta un total de 100-300 mg; infusión de 1-15 mg/min |
| **Efecto** | Bloqueo selectivo $\beta_1$-adrenérgico |
| **Inicio** | Rápido |
| **Duración** | 10-20 min tras la interrupción |
| **Eliminación** | Degradado por esterasas eritrocíticas; eliminación renal |
| **Comentarios** | Puede causar bradicardia, retraso de la conducción AV, hipotensión, insuficiencia cardíaca congestiva; actividad $\beta_2$ en dosis elevadas |

## Esomeprazol

| | |
|---|---|
| **Indicaciones** | Hipersecreción de ácido gástrico o gastritis; reflujo gastroesofágico |
| **Dosis** | i.v.: 20 mg o 40 mg una vez al día; cambiar a tratamiento oral en cuento sea adecuado |
| **Efecto** | Inhibición de la secreción de $H^+$ por unión irreversible a la $H^+/K^+$-ATPasa |
| **Inicio** | 1 h |
| **Duración** | >24 h |
| **Eliminación** | Metabolismo hepático intenso; 72-80 % eliminación renal, 18-23 % eliminación fecal |
| **Comentarios** | Aumenta la secreción de gastrina; curación más rápida de la úlcera gástrica que con los bloqueantes histamínicos 2; eficaz en úlceras que no responden a bloqueo histamínico 2; inhibe algunas enzimas del sistema del citocromo P-450 |

## Etacrínico, ácido

| | |
|---|---|
| **Indicaciones** | Edema, insuficiencia cardíaca congestiva, insuficiencia renal aguda/crónica |
| **Dosis** | Adultos: <br> i.v.: 25-100 mg i.v. durante 5-10 min; dosis acumulada en 24 h: 400 mg <br> v.o.: 50-200 mg/día en 1-2 dosis fraccionadas <br> Niños: <br> i.v.: 1 (mg/kg)/dosis; repetir las dosis con precaución debido a la posible ototoxicidad <br> v.o.: 25 mg/día al principio y aumentar 25 mg/día hasta obtener respuesta; máximo de 3 (mg/kg)/día |
| **Efecto** | Diurético |
| **Inicio** | i.v.: 5 min <br> Oral: 30 min |
| **Duración** | i.v.: 2 h <br> Oral: 12 h |
| **Eliminación** | Metabolizado en el hígado al conjugado de cisteína activo (35-40 %); 30-60 % excretado sin modificar en bilis y orina |
| **Comentarios** | Puede potenciar la actividad de los antihipertensivos, los bloqueantes neuromusculares y la digoxina, y aumenta la necesidad de insulina en los pacientes diabéticos; no se dispone fácilmente de preparaciones orales; no suele poder usarse un tratamiento prolongado |

## Fenilefrina

| | |
|---|---|
| **Indicaciones** | Hipotensión |
| **Dosis** | i.v.: infusión inicial de 10 $\mu$g/min, y luego ajustar hasta respuesta <br> Bolo i.v.: 40-100 $\mu$g/dosis <br> Mezcla habitual: 20 mg en 250 ml de solución glucosada al 5 % o SN |
| **Efecto** | Agonista $\alpha$-adrenérgico |
| **Inicio** | Rápido |
| **Duración** | 5-20 min |
| **Eliminación** | Metabolismo hepático; eliminación renal |
| **Comentarios** | Puede causar hipertensión, bradicardia refleja, constricción de microcirculación, contracción uterina o vasoconstricción uterina |

## Fenitoína

| | |
|---|---|
| **Indicaciones** | 1. Convulsiones, profilaxis convulsiones |
| | 2. Arritmias inducidas por digoxina |
| | 3. Taquicardia ventricular refractaria |
| **Dosis** | 1. Convulsiones |
| | i.v.: v. Fosfenitoína |
| | Dosis inicial: 15-20 mg/kg v.o.; se basa en la concentración sérica de fenitoína y en la anamnesis de dosis reciente; administrar la dosis inicial oral en 3 dosis fraccionadas, administradas cada 2-4 h |
| | Dosis de mantenimiento: 300 mg/día o 5-6 (mg/kg)/día en 3 dosis fraccionadas o 1-2 dosis fraccionadas con formulación de liberación prolongada |
| | 2, 3. Arritmias: |
| | Niños y adultos: |
| | Dosis inicial i.v.: **v. Fosfenitoína** |
| | Niños: |
| | Dosis de mantenimiento: 5-10 (mg/kg)/día v.o. en 2-3 dosis fraccionadas |
| | Adultos: |
| | Dosis inicial: 250 mg 4 veces al día v.o. durante 1 día; a continuación, 250 mg 2 veces al día durante 2 días |
| | Dosis de mantenimiento: 300-400 mg/día v.o. en dosis fraccionadas 1-4 veces al día |
| **Efecto** | Anticonvulsivo por estabilización de membrana; efectos antiarrítmicos similares a los de la quinidina o procainamida |
| **Inicio** | 3-5 min |
| **Duración** | Dependiente de la dosis, la semivida depende de la dosis en el intervalo terapéutico |
| **Eliminación** | Metabolismo hepático; eliminación renal (fomentado por orina alcalina) |
| **Comentarios** | Puede causar nistagmo, diplopía, ataxia, somnolencia, hipertrofia gingival, molestias gastrointestinales, hiperglucemia, o inducción de enzimas microsómicas hepáticas; el bolo i.v. puede causar bradicardia, hipotensión, parada respiratoria, parada cardíaca, depresión del SNC; irritante tisular; atraviesa la placenta; variación importante entre pacientes, de 7,5 a 20 $\mu$g/ml, en la dosis necesaria para lograr concentración terapéutica; la determinación de los niveles de fenitoína no fijada puede ayudar en los pacientes con insuficiencia renal o hipoalbuminemia; se dividirá la dosis diaria en 3 dosis cuando se utilice suspensión, comprimidos masticables o preparaciones de liberación inmediata; las preparaciones de liberación prolongada pueden dosificarse en los adultos cada 12-24 h si el paciente ro recibe fármacos de inducción enzimática concomitantes y la semivida aparente es lo suficientemente prolongada |

## Fenobarbital

| | |
|---|---|
| **Indicaciones** | 1. Sedante/hipnótico |
| | 2. Anticonvulsivo |
| **Dosis** | 1. Adultos y niños: 1-3 mg/kg v.o. |
| | 2. Adultos, lactantes y niños: |
| | Dosis inicial: 10-20 mg/kg, dosis adicionales de 5 mg/kg cada 15-30 min para controlar el estado epiléptico, máximo de 30 mg/kg |
| | Dosis de mantenimiento: |
| | Lactantes: 5-6 (mg/kg)/día en 1-2 dosis fraccionadas |
| | Niños: 1-5 años: 6-8 (mg/kg)/día en 1-2 dosis fraccionadas |

Niños 5-12 años: 4-6 (mg/kg)/día en 1-2 dosis fraccionadas
Niños > 12 años y adultos: 1-3 mg/kg en 1-2 dosis fraccionadas

| | |
|---|---|
| **Inicio** | 5 min, dejar 60-90 min para el efecto sedante |
| **Duración** | 10-12 h; la semivida puede ser > 100 h |
| **Eliminación** | Metabolismo hepático; 25-50 % eliminación renal sin modificar |
| **Comentarios** | Puede causar hipertensión; interacciones con múltiples fármacos por la inducción de sistemas enzimáticos hepáticos; concentración terapéutica anticonvulsiva de 15-40 μg/ml en valle (justo antes de la siguiente dosis) |

## Fenoldopam

| | |
|---|---|
| **Indicaciones** | 1. Hipertensión<br>2. Oliguria |
| **Dosis** | Adultos:<br>1. Hipertensión: inicial, 0,03-0,1 (μg/kg)/min; aumentar cada 15 min 0,05-0,1 (μg/kg)/min según la respuesta; máximo de 1,6 (μg/kg)/min<br>2. Oliguria: 0,03 (μg/kg)/min sin ajustes de dosis<br>Niños:<br>1. Hipertensión: inicial, 0,2 (μg/kg)/min i.v.; aumentar en incrementos de hasta 0,3-0,5 (μg/kg)/min cada 20-30 min; las dosis > 0,8 (μg/kg)/min han causado taquicardia sin observarse efecto beneficioso alguno |
| **Efecto** | Agonista selectivo de receptor $\delta_1$ |
| **Inicio** | 15-30 min |
| **Duración** | Hasta 4 h |
| **Eliminación** | Hepática (insignificante) |
| **Comentarios** | Se ha documentado hipotensión, aumentos de la frecuencia cardíaca y aplanamiento asintomático de la onda T en el electrocardiograma; otros efectos adversos son cefalea, mareo, sofocos, náuseas y vómitos, y aumento de la presión portal en los pacientes cirróticos |

## Fenoxibenzamina

| | |
|---|---|
| **Indicaciones** | Preparación preoperatoria para resección de feocromocitoma |
| **Dosis** | 10-40 mg/día divididos 2-3 veces al día v.o. ajustada (empezar con 10 mg/día y aumentar la dosis 10 mg/día cada 4 días a demanda) |
| **Efecto** | Antagonista α-adrenérgico no selectivo, no competitivo |
| **Inicio** | Horas |
| **Duración** | 3-4 días |
| **Eliminación** | Metabolismo hepático; excreción biliar/renal |
| **Comentarios** | Puede causar hipotensión ortostática (que puede no responder a la norepinefrina) y taquicardia refleja; se espera congestión nasal |

## Fentolamina

| | |
|---|---|
| **Indicaciones** | 1. Hipertensión por exceso de catecolaminas como en el feocromocitoma<br>2. Extravasación de agonista α |
| **Dosis** | 1. 1-5 mg i.v. a demanda en la hipertensión<br>2. Infiltrar el área con una pequeña cantidad (p. ej., 1 ml) de solución (diluyendo 5-10 mg en 10 ml de SN) en las 12 h siguientes a la extravasación |
| **Efecto** | Antagonista α-adrenérgico no selectivo competitivo |
| **Inicio** | Minutos |
| **Duración** | Semivida: 19 min |

| Eliminación | Metabolismo desconocido; 10 % eliminación renal no metabolizada |
|---|---|
| Comentarios | Puede causar hipotensión, taquicardia refleja, espasmo cerebrovascular, arritmias, estimulación del tracto gastrointestinal o hipoglucemia |

## Filgrastim (G-CSF, factor estimulador d,e colonias de granulocitos)

| Indicaciones | Neutropenia secundaria a tratamiento inmunodepresor |
|---|---|
| Dosis | Adultos y niños:<br>Recomendación de dosis inicial: 5 ($\mu$g/kg)/día administrada por vía s.c.<br>En pacientes neutropénicos, puede administrarse i.v.<br>Las dosis pueden aumentarse en incrementos de 5 $\mu$g/kg, ajustándose a la respuesta del paciente, según la duración y la gravedad del nadir del recuento absoluto de neutrófilos |
| Efecto | Promueve la formación de neutrófilos |
| Inicio | Elevación rápida del recuento de neutrófilos en las primeras 24 h, alcanzando una meseta en 3-5 días |
| Duración | El recuento absoluto de neutrófilos disminuye un 50 % en 2 días después de interrumpir la administración de G-CSF; los recuentos leucocitarios vuelven a la normalidad en 4-7 días |
| Eliminación | Metabolismo sistémico |
| Comentarios | La dosis de filgrastim debe ajustarse para coincidir con los recipientes de un solo uso disponibles (300 $\mu$g, 480 $\mu$g) siempre que sea posible |

## Fisostigmina

| Indicaciones | Confusión posoperatoria, sobredosis de antidepresivos tricíclicos, inversión de los efectos de los anticolinérgicos sobre el SNC |
|---|---|
| Dosis | 0,5-2 mg i.v. cada 15 min a demanda |
| Efecto | Inhibición de la colinesterasa, efectos colinérgicos centrales y periféricos |
| Inicio | Rápido |
| Duración | 30-60 min |
| Eliminación | Metabolismo de la colinesterasa |
| Comentarios | Puede causar bradicardia, temblor, convulsiones, alucinaciones, depresión del SNC. Ligero bloqueo ganglionar, crisis colinérgicas; atraviesa la barrera hematoencefálica; antagonizado por la atropina; contiene sulfito |

## Flumazenil

| Indicaciones | 1. Inversión de la sedación por benzodiazepinas<br>2. Sobredosis de benzodiazepinas |
|---|---|
| Dosis | 1. 0,2-1 mg i.v. cada 20 min a 0,2 mg/min<br>2. 3,5 mg i.v. a 0,5 mg/min |
| Efecto | Antagonista competitivo del receptor benzodiazepínico del SNC |
| Inicio | 1-2 min |
| Duración | 1-2 h (dependiendo de la dosis) |
| Eliminación | 100 % metabolismo hepático; 90-95 % eliminación renal del metabolito |
| Comentarios | La duración de la acción depende de la dosis y de la duración de acción de la benzodiazepina; el flumazenil invertirá la sedación del SNC, pero su efecto es escaso sobre el impulso respiratorio (dependiente del $CO_2$); puede inducir excitación del SNC, incluyendo convulsiones, abstinencia aguda, náuseas, mareo, agitación; no invierte la depresión del SNC no inducida por benzodiazepinas |

## Fólico, ácido

| | |
|---|---|
| **Indicaciones** | Anemias megaloblásticas y macrocíticas |
| **Dosis** | Adultos: |
| | v.o., i.m., i.v., s.c.: |
| | Dosis inicial: 1 mg/día |
| | Dosis de mantenimiento: 0,5 mg/día; mujeres gestantes y que lactan: |
| | 0,8 mg/día |
| | Niños: |
| | v.o., i.m., i.v., s.c.: |
| | Dosis inicial: 1 mg/día |
| | Dosis de mantenimiento: |
| | 1-10 años: 0,1-0,3 mg/día |
| | Lactantes: 15 ($\mu$g/kg)/día o 50 $\mu$g/día |
| **Efecto** | Sustrato del complejo vitamínico B |
| **Inicio** | En 0,5-1 h |
| **Comentarios** | El ácido fólico puede mejorar las complicaciones hematológicas de la anemia perniciosa, aunque permite que se produzcan secuelas neurológicas, por lo que debe administrarse con extrema precaución a pacientes sin anemia diagnosticada; puede producir reacciones alérgicas |

## Fondaparinux

| | |
|---|---|
| **Indicaciones** | 1. Profilaxis de TVP/EP en cirugía ortopédica y fracturas de cadera |
| | 2. Tratamiento de la TVP y la EP |
| **Dosis** | 1. 2,5 mg s.c. al día |
| | 2. <50 kg: 5 mg s.c. al día |
| | 50-100 kg: 7,5 mg s.c. al día |
| | >100 mg: 10 mg s.c. al día |
| **Efecto** | Pentasacárido anti-Xa |
| **Inicio** | 60-90 min |
| **Duración** | 17-21 h |
| **Eliminación** | Renal (evitar en pacientes con aclaramiento de creatinina <30 ms) |
| **Comentarios** | Excreción renal; no presenta reacción cruzada con anticuerpos heparina FP4 |

## Fosfenitoína

(V. en cap. 29 el tratamiento de las crisis convulsivas)

| | |
|---|---|
| **Indicaciones** | 1. Convulsiones, profilaxis de las crisis convulsivas |
| | 2. Arritmias inducidas por la digoxina |
| | 3. Taquicardia ventricular resistente |
| **Dosis** | 1. Convulsiones: |
| | Dosis inicial i.v.: |
| | Recién nacidos: 15-20 mg **equivalentes de fenitoína (EF)**/kg i.v. |
| | Lactantes, niños y adultos: 15-18 mg EF/kg en una sola dosis o dividida |
| | Dosis de mantenimiento i.v.: |
| | Recién nacidos: 2,5 (mg EF/kg)/dosis cada 12 h |
| | Lactantes y niños: 5 (mg EF/kg)/día en 2-3 dosis fraccionadas, |
| | Dosis habituales: (dosificar según las dosis de fenitoína i.v. recomendadas) |
| | 0,5-3 años: 8-10 (mg EF/kg)/día |
| | 4-6 años: 7,5-9 (mg EF/kg)/día |
| | 7-9 años: 7-8 (mg EF/kg)/día |
| | 10-16 años: 6-7 (mg EF/kg)/día |

Adultos: habitual: 300 (mg EF)/día o 4-6 (mg EF/kg)/día en 2-3 dosis
fraccionadas

2, 3. Arritmias:

Niños y adultos: dosificar según las dosis de fenitoína i.v. recomendadas

Dosis inicial i.v.: 1,25 mg EF/kg cada 5 min. Se puede repetir hasta una dosis
inicial total de 15 mg EF/kg

Dosis de mantenimiento i.v.:

Niños: 5-10 (mg EF/kg)/día en 2-3 dosis fraccionadas

| | |
|---|---|
| **Efecto** | Efecto anticonvulsivo a través de la estabilización de membrana; efectos antiarrítmicos similares a los de la quinidina o la procainamida |
| **Inicio** | 3-5 min |
| **Duración** | Depende de la dosis; en los valores terapéuticos, la semivida depende de la dosis |
| **Eliminación** | Metabolismo hepático; eliminación renal (estimulado por la orina alcalina) |
| **Comentarios** | **EF = equivalentes de fenitoína**. La fosfenitoína es un profármaco de la fenitoína, y sus efectos anticonvulsivos se atribuyen a la fenitoína. Puede causar nistagmo, diplopía, ataxia, somnolencia, hiperplasia gingival, molestias gastrointestinales, hiperglucemia o inducción de enzimas microsómicas hepáticas; un bolo i.v. puede causar bradicardia, hipotensión, parada respiratoria, parada cardíaca, depresión del SNC; irritante tisular; atraviesa la placenta; variación importante entre los pacientes, de 7,5 $\mu$g/ml a 20 $\mu$g/ml, en la dosis necesaria para alcanzar una concentración terapéutica; la determinación de los niveles de fenitoína no unida puede ayudar en los pacientes con insuficiencia renal o hipoalbuminemia |

## Fósforo

| | |
|---|---|
| **Indicaciones** | 1. Tratamiento y prevención de la hipofosfatemia<br>2. Tratamiento del estreñimiento a corto plazo<br>3. Evacuación del colon para exploraciones intestinales y rectales |
| **Dosis** | 1. Hipofosfatemia leve o moderada:<br>Niños <4 años:<br>v.o.: 2-3 (mmol/kg)/día en dosis fraccionadas<br>Niños >4 años:<br>v.o.: 250-500 mg 3 veces al día durante 3 días<br>i.v.: 0,08-0,15 mmol/kg durante 6 h<br>Hipofosfatemia moderada a grave:<br>i.v.:<br>Niños <4 años: 0,15-0,3 mmol/kg durante 6 h<br>Niños >4 años y adultos: 0,15-0,25 mmol/kg durante 6-12 h<br>2. Laxante:<br>v.o.:<br>Niños 5-9 años: 5 ml en dosis única<br>Niños 10-12 años: 10 ml en dosis única<br>Niños >12 años y adultos: 20-30 ml en dosis única<br>3. Preparación para colonoscopia:<br>v.o.:<br>Adultos: 45 ml diluidos en 90 ml de agua la noche anterior a la exploración, y repetir la dosis de nuevo a la mañana siguiente |
| **Efecto** | Reposición electrolítica |
| **Inicio** | Laxante: 3-6 h |
| **Eliminación** | El 80 % de la dosis se reabsorbe por los riñones |
| **Comentarios** | Infundir las dosis de fosfato i.v. en un período de 4-6 h; los riesgos de la infusión i.v. rápida son hipocalcemia, hipotensión, irritación muscular, depósitos de calcio, alteración de la función renal e hiperpotasemia; |

las peticiones de las preparaciones i.v. de fosfato deben escribirse en mmol (1 mmol = 31 mg); usar con precaución en pacientes con cardiopatía e insuficiencia renal; no administrar con antiácidos que contengan aluminio y magnesio ni con sucralfato, que puede unirse al fosfato

## Furosemida

| | |
|---|---|
| Indicaciones | Edema, hipertensión, insuficiencia renal, hipercalciemia |
| Dosis | Adultos: 10-40 mg i.v. (dosis inicial, dosis individualizada) a una velocidad no superior a 10 mg/min |
| | Niños: 1-2 (mg/kg)/dosis |
| Efecto | Aumenta la excreción de $Na^+$, $Cl^-$, $K^+$, $PO_4^{3-}$, $Ca^{2+}$ y $H_2O$, al inhibir la reabsorción en el asa de Henle |
| Inicio | 5 min |
| Duración | 6 h |
| Eliminación | Metabolismo hepático; 88 % eliminación renal |
| Comentarios | Puede causar desequilibrio electrolítico, deshidratación, hipotensión transitoria, sordera, hiperglucemia o hiperuricemia; los pacientes con alergia a las sulfamidas pueden presentar hipersensibilidad a la furosemida. Puede administrarse en infusión continua en la UCI |

## Ganciclovir

| | |
|---|---|
| Indicaciones | Tratamiento de la retinitis causada por citomegalovirus (CMV) en pacientes inmunodeprimidos, tratamiento de la colitis y la neumonitis por CMV |
| Dosis | Adultos y niños: |
| | Dosis inicial: 5 mg/kg i.v. cada 12 h durante 14-21 días |
| | Seguido por 5 mg/kg i.v. como dosis única mientras dura la inmunodepresión del paciente; ajustar la dosis en caso de alteración renal |
| Efecto | Antivírico |
| Inicio | La absorción oral aumenta con los alimentos |
| Duración | Semivida: 1,7-5,8 h; aumenta con la alteración de la función renal |
| Eliminación | La mayor parte (94-99 %) se excreta sin modificar en la orina |
| Comentarios | Puede necesitarse un ajuste de la dosis o la interrupción del tratamiento con ganciclovir en los pacientes con neutropenia y/o trombocitopenia, y en pacientes con alteración de la función renal |

## Glucagón

| | |
|---|---|
| Indicaciones | 1. Relajación duodenal o del colédoco |
| | 2. Hipoglucemia |
| | 3. Sobredosis de β-bloqueantes |
| Dosis | 1. 0,25-0,5 mg i.v. cada 20 min a demanda |
| | 2. 0,5-1 mg, puede repetirse a los 20 min si es necesario |
| | 3. Bolo de 5 mg seguido por una infusión de 1-5 mg/h hasta 10 mg/h ajustado a la respuesta del paciente |
| Efecto | Liberación de catecolaminas |
| Inicio | 45 s |
| Duración | 9-25 min (depende de la dosis) |
| Eliminación | Proteólisis hepática y renal |
| Comentarios | Puede causar anafilaxia, náuseas, vómitos, hiperglucemia, o efectos inótropos y cronótropos positivos; las dosis elevadas potencian los anticoagulantes orales |

## Glucopirrolato

| | |
|---|---|
| **Indicaciones** | 1. Disminución de la movilidad gastrointestinal, antisialogogo |
| | 2. Bradicardia |
| **Dosis** | Adultos: |
| | 1. i.v./i.m./s.c.: 0,1-0,2 mg; v.o.: 1-2 mg |
| | 2. 0,1-0,2 mg/dosis i.v. |
| | Niños: |
| | 1. v.o.: 40-100 ($\mu$g/kg)/dosis, 3-4 veces al día |
| | i.m., i.v.: 4-10 ($\mu$g/kg)/dosis cada 3-4 h |
| **Efecto** | V. Atropina |
| **Inicio** | i.v.: 1-4 min |
| | i.m.: 30-45 min |
| **Duración** | i.v.: 2-4 h |
| | i.m.: 2-7 h |
| **Eliminación** | Renal |
| **Comentarios** | V. Atropina; las dosis no atraviesan la barrera hematoencefálica ni la placenta; con menor efecto cronótropo que la atropina; absorción oral errática |

## Haloperidol

| | |
|---|---|
| **Indicaciones** | 1. Psicosis, agitación estado confusional |
| | 2. Estado confusional en la UCI |
| **Dosis** | 1. 0,5-5 mg i.v. a demanda 2-3 veces al día (dosis individualizadas) |
| | 2. 2-5 mg i.v.; pueden repetirse dosis en bolo cada 20-30 min hasta calmar al paciente; a continuación se administrará el 25 % de la dosis máxima cada 6 h; controlar el ECG y el intervalo QTc |
| **Efecto** | Efectos antipsicóticos debido al antagonismo del receptor de dopamina ($\delta_2$); depresión del NC |
| **Inicio** | Efecto máximo i.v. en menos de 20 min |
| **Duración** | Semivida i.v. 14 h |
| **Eliminación** | Metabolismo hepático; eliminación renal/biliar |
| **Comentarios** | Controlar el ECG y el intervalo QTc. Puede causar reacciones extrapiramidales o ligero antagonismo $\alpha$-adrenérgico; puede precipitar el síndrome neuroléptico maligno; contraindicado en la enfermedad de Parkinson, depresión tóxica del SNC, coma |

## Heparina

| | |
|---|---|
| **Indicaciones** | 1. Anticoagulación por trombosis, tromboembolia |
| | 2. Derivación cardiopulmonar |
| | 3. Coagulación intravascular diseminada |
| **Dosis** | Adultos: |
| | 1. Dosis inicial: 50-150 U/kg i.v. |
| | Dosis de mantenimiento: 15-25 (U/kg)/h i.v.; ajustar la dosis con el tiempo de tromboplastina parcial o el tiempo de coagulación activado |
| | 2. Dosis inicial: 300 U/kg i.v. |
| | Dosis de mantenimiento: 100 (U/kg)/h i.v.; ajustar con pruebas de coagulación |
| | 3. Dosis inicial: 50-100 U/kg i.v. |
| | Niños: |
| | Dosis inicial: 50 U/kg i.v. |

|  | Dosis de mantenimiento: 15-25 (U/kg)/h i.v.; ajustar con pruebas de coagulación |
|---|---|
| **Efecto** | Potencia la acción de la antitrombina III; bloqueo de la conversión de la protrombina y activación de otros factores de la coagulación |
| **Inicio** | i.v.: inmediato |
|  | s.c.: 1-2 h |
| **Duración** | Semivida: 1-6 h; aumenta con la dosis |
| **Eliminación** | Fundamentalmente por captación reticuloendotelial, biotransformación hepática |
| **Comentarios** | Puede causar hemorragia, **trombocitopenia inducida por la heparina (TIH)**, reacciones alérgicas o diuresis (36-48 h tras una dosis elevada); la semivida aumenta en la insuficiencia renal, y disminuye en la tromboembolia y la hepatopatía; no atraviesa la placenta; se invierte su efecto por la protamina |

## Hidralazina

| **Indicaciones** | Hipertensión |
|---|---|
| **Dosis** | 2,5-20 mg i.v. cada 4 h o a demanda (dosis individualizada) |
| **Efecto** | Relajación de la musculatura lisa vascular (arteriolas > vénulas) |
| **Inicio** | 5-20 min; efecto máximo a los 10-80 min |
| **Duración** | 2-6 h |
| **Eliminación** | Amplio metabolismo hepático; eliminación renal |
| **Comentarios** | Puede causar hipotensión (diastólica > sistólica), taquicardia refleja, síndrome de lupus eritematoso diseminado o anemia hemolítica positiva para la prueba de Coombs; aumenta los flujos sanguíneos coronario, esplácnico, cerebral y renal |

## Hidrocortisona
(v. también cap. 27 para comparación de varios corticoesteroides)

| **Indicaciones** | 1. Insuficiencia suprarrenal |
|---|---|
|  | 2. Inflamación y alergia |
|  | 3. Estado asmático |
| **Dosis** | 1. Bolo i.v. de 100 mg, a continuación 300 mg/día en dosis fraccionadas cada 8 h |
|  | 2. v.o., i.m., i.v.: 15-240 mg cada 12 h |
|  | 3. i.v.: 1-2 (mg/kg)/dosis cada 6 h durante 24 h; a continuación, mantenimiento de 0,5-1 mg/kg cada 6 h |
| **Efecto** | Efecto antialérgico y antiinflamatorio; efecto mineralocorticoide; estimulación de gluconeogénesis; inhibición de la síntesis proteica periférica; efecto estabilizante de membrana |
| **Inicio** | 1 h |
| **Duración** | 6-8 h (dependiente de dosis/vía) |
| **Eliminación** | Metabolismo hepático; eliminación renal |
| **Comentarios** | Puede causar insuficiencia corticosuprarrenal (crisis de Addison) con la retirada brusca, retraso en la cicatrización de las heridas, trastornos del SNC, osteoporosis o trastornos electrolíticos |

## Hidroxizina

| **Indicaciones** | Ansiedad, náuseas y vómitos, alergia, sedación |
|---|---|
| **Dosis** | v.o.: 25-200 mg cada 6-8 h |
|  | i.m.: 25-100 mg cada 4-6 h |
|  | No es un fármaco i.v. la inyección es sólo para uso i.m. |

| | |
|---|---|
| **Efecto** | Antagonismo de la acción de la histamina sobre receptores $H_1$; depresión del SNC, antiemético |
| **Inicio** | 15-60 min |
| **Duración** | 4-6 h |
| **Eliminación** | Metabolismo hepático (P-450); eliminación renal |
| **Comentarios** | Puede causar xerostomía; depresión cardiorrespiratoria mínima; la inyección i.v. puede causar trombosis; atraviesa la placenta |

## Insulina

| | |
|---|---|
| **Indicaciones** | 1. Hiperglucemia |
| | 2. Cetoacidosis diabética |
| **Dosis** | 1. Individualizada: generalmente 5-10 U i.v./s.c. a demanda (insulina regular) |
| | 2. Dosis inicial: 10-20 U i.v. (insulina regular) |
| | Dosis de mantenimiento: 0,05-0,1 (U/kg)/h i.v. (insulina regular), ajustado según el nivel de glucemia |
| **Efecto** | Facilitación del transporte de glucosa en el interior de la célula; desplazamiento de $K^+$ y $Mg^{2+}$ intracelular |
| **Inicio** | s.c.: insulina aspart, lispro: acción rápida: 10-20 min |
| | Regular: 30 min |
| | NPH: 1-2 h |
| | Glargina: 3-4 h |
| **Duración** | s.c.: insulina, aspart: acción rápida: 3-5 h |
| | Lispro: 60-90 min |
| | Regular: 5-7 h |
| | NPH: 18-24 h |
| | Glargina: 24 h |
| **Eliminación** | Metabolismo hepático y renal; 30-80 % eliminación renal; la insulina no modificada se reabsorbe |
| **Comentarios** | Puede causar reacciones alérgicas, síntesis de anticuerpos frente a la insulina; puede absorberse por el plástico de los tubos i.v., usar insulina humana, en lugar de bovina o porcina, para reducir al mínimo la aparición de anticuerpos (v. también cap. 28) |

## Isosorbida, dinitrato

| | |
|---|---|
| **Indicaciones** | Angina de pecho, hipertensión, infarto de miocardio, insuficiencia cardíaca congestiva |
| **Dosis** | 5-20 mg v.o. cada 6 h |
| **Efecto** | V. Nitroglicerina |
| **Inicio** | 15-40 min |
| **Duración** | 4-6 h |
| **Eliminación** | Casi 100 % de metabolismo hepático; eliminación renal |
| **Comentarios** | V. Nitroglicerina; aparece tolerancia |

## Ketorolaco

| | |
|---|---|
| **Indicaciones** | Analgésico antiinflamatorio no esteroideo (AINE) para el dolor moderado; complemento útil en el dolor intenso cuando se usa con opioides parenterales o epidurales |
| **Dosis** | i.m./i.v.: 30 mg; a continuación, 15-30 mg cada 6 h |
| | En pacientes de más de 65 años, la dosis máxima sugerida es de 15 mg cada 6 h |

| | |
|---|---|
| **Efecto** | Limita la síntesis de prostaglandinas por inhibición de la ciclooxigenasa |
| **Inicio** | 30-60 min |
| **Duración** | 4-6 h |
| **Eliminación** | <50% metabolismo hepático, metabolismo renal; 91% eliminación renal |
| **Comentarios** | Los efectos adversos son similares a los de otros AINE: úlcera gastroduodenal, hemorragia, disminución del flujo sanguíneo renal; el tratamiento no debe prolongarse más de 5 días |

## Labetalol

| | |
|---|---|
| **Indicaciones** | Hipertensión, angina de pecho |
| **Dosis** | i.v.: 5-10 mg incrementos a intervalos de 5 min, hasta 40-80 mg/dosis Mezcla habitual: 500 mg en 250 ml de solución glucosada al 5% o SN (5 mg/ml); empezar con 0,05 ($\mu$g/kg)/min |
| **Efecto** | Bloqueo selectivo $\alpha_1$-adrenérgico con bloqueo no selectivo $\beta$-adrenérgico: la proporción de bloqueo $\alpha/\beta$ es de 1:7 |
| **Inicio** | Minutos |
| **Duración** | 2-12 h |
| **Eliminación** | Metabolismo hepático; eliminación renal |
| **Comentarios** | Puede causar bradicardia, retrasos de la conducción AV, broncoespasmo en pacientes con asma e hipotensión postural; atraviesa la placenta |

## Levotiroxina

| | |
|---|---|
| **Indicaciones** | Hipotiroidismo |
| **Dosis** | Se ajusta según las necesidades individuales y la respuesta Adultos: v.o.: 0,1-0,2 mg/día hasta un máximo de 0,5 mg/día i.v.: 75% de la dosis oral Niños: v.o.: 0-6 meses: 25-50 $\mu$g/día u 8-10 ($\mu$g/kg)/día 6-12 meses: 50-75 $\mu$g/día o 6-8 ($\mu$g/kg)/día 1-5 años: 75-100 $\mu$g/día o 5-6 ($\mu$g/kg)/día 6-12 años: 100-150 $\mu$g/día o 4-5 ($\mu$g/kg)/día >12 años: >150 $\mu$g/día o 2-3 ($\mu$g/kg)/día i.v.: 75% de la dosis oral |
| **Efecto** | Tiroxina exógena |
| **Inicio** | Oral: 3-5 días i.v.: en 6-8 h |
| **Duración** | Máximo efecto a las 24 h aproximadamente |
| **Eliminación** | Metabolizada en el hígado a triyodotironina (activa); eliminada en heces y orina |
| **Comentarios** | Contraindicada con infarto de miocardio reciente o tirotoxicosis o insuficiencia suprarrenal no corregida; la fenitoína puede disminuir los niveles de levotiroxina; aumenta los efectos de los anticoagulantes orales; los antidepresivos tricíclicos pueden aumentar el potencial tóxico de ambos fármacos; el tratamiento intravenoso puede administrarse con tres cuartas partes de la dosis oral |

## Lidocaína

| | |
|---|---|
| **Indicaciones** | 1. Arritmias ventriculares 2. Anestesia local |

| | |
|---|---|
| **Dosis** | Adultos: |
| | 1. **Dosis inicial: 1 mg/kg i.v. en 1 min** |
| | Dosis de carga adicionales: 0,5 mg/kg a intervalos de 10 min hasta 3 mg/kg |
| | Dosis de mantenimiento: 15-50 ($\mu$g/kg)/min i.v. (1-4 mg/min) |
| | 2. 5 mg/kg dosis máxima para infiltración o bloqueo de conducción |
| | Niños: |
| | 1. Dosis inicial: 0,5-1 mg/kg i.v. (segunda dosis 20-30 min después de la primera dosis) |
| | Dosis de mantenimiento: 15-50 ($\mu$g/kg)/min i.v. |
| **Efecto** | Efecto antiarrítmico; sedación; bloqueo nervioso; disminución de la conductancia de los canales de sodio |
| **Inicio** | Rápido |
| **Duración** | 5-20 min |
| **Eliminación** | Metabolismo hepático a metabolitos tóxicos/activos; eliminación renal (10 % sin modificar) |
| **Comentarios** | Puede causar mareo, convulsiones, desorientación, bloqueo cardíaco (con defecto de la conducción miocárdica) o hipotensión; atraviesa la placenta; la concentración terapéutica es de 1-5 mg/l; se evitará en pacientes con síndrome de Wolff-Parkinson-White |

## Magnesio, sulfato

| | |
|---|---|
| **Indicaciones** | 1. Preeclampsia, eclampsia |
| | 2. Hipomagnesemia |
| | 3. Taquicardia ventricular polimorfa *(torsade de pointes)* |
| **Dosis** | Adultos: |
| | 1. Dosis inicial: 2-6 g durante 20-30 min i.v. (2 g/100 ml o 40 g/1 000 ml) |
| | Dosis de mantenimiento: 1-4 g/h infusión (2 g/100 ml o 40 g/1 000 ml) |
| | 2. 1 g (8 mEq) cada 6 h $\times$ 4 dosis |
| | 3. 1-2 g en 10 ml de solución glucosada al 5 % durante 1-2 min; pueden administrarse 5-10 mg en arritmias que no responden |
| **Efecto** | Reponer el magnesio sérico; prevención y tratamiento de convulsiones e hiperreflexia asociados a preeclampsia/eclampsia |
| **Inicio** | Rápido |
| **Duración** | 4-6 h |
| **Eliminación** | 100 % eliminación renal por vía i.v. |
| **Comentarios** | Potencia el bloqueo neuromuscular (tanto agentes despolarizantes como no despolarizantes); potencia los efectos sobre el SNC de anestésicos, hipnóticos y opioides; aparecen efectos tóxicos con concentración sérica $\geq$ 10 mEq/l; evitar en pacientes con bloqueo cardíaco; puede alterar la conducción cardíaca en pacientes digitalizados; precaución en pacientes con insuficiencia renal |

## Manitol

| | |
|---|---|
| **Indicaciones** | 1. Aumento de la presión intracraneal |
| | 2. Oliguria, o anuria asociada a insuficiencia renal aguda |
| **Dosis** | Adultos: |
| | 1. 0,25-1 g/kg i.v. como solución al 20 % durante 30-60 min (en una situación aguda) puede administrarse un bolo de 1,25-25 g durante 5-10 min |
| | 2. 0,2 g/kg dosis de prueba durante 3-5 min; a continuación, 50-100 g i.v. durante 30 min si la respuesta es adecuada |
| | Niños: |
| | 1. 0,2 g/kg dosis de prueba, con mantenimiento de 2 g/kg durante 30-60 min |

| | |
|---|---|
| **Efecto** | Aumenta la osmolalidad sérica, lo que reduce el edema cerebral y disminuye la presión intracraneal e intraocular; también causa diuresis osmótica y expansión transitoria del volumen intravascular |
| **Inicio** | 15 min |
| **Duración** | 2-3 h |
| **Eliminación** | Renal; empieza a los 15 min, duración 2-3 h |
| **Comentarios** | La administración rápida puede causar vasodilatación e hipotensión; puede empeorar o causar edema pulmonar, hemorragia intracraneal, hipertensión sistémica o hipertensón intracraneal de rebote; es frecuente la hiponatremia. Administrar con un filtro colocado de 5 μm |

## Metiltioninio, cloruro

| | |
|---|---|
| **Indicaciones** | 1. Marcador quirúrgico en cirugía genitourinaria |
| | 2. Metahemoglobinemia |
| **Dosis** | 1. 100 mg (10 ml de solución al 1 %) i.v. |
| | 2. 1-2 mg/kg i.v. de solución al 1 % durante 10 min; repetir cada hora a demanda |
| **Efecto** | La dosis baja promueve la conversión de metahemoglobina en hemoglobina; la dosis elevada promueve la conversión de hemoglobina en metahemoglobina |
| **Inicio** | Inmediato |
| **Eliminación** | Reducción tisular; eliminación urinaria y biliar |
| **Comentarios** | Puede causar destrucción de eritrocitos (uso prolongado), hipertensión, irritación vesical, náuseas, diaforesis; puede inhibir la relajación de las arterias coronarias inducida por los nitratos; interfiere con la pulsioximetría durante 1-2 min; puede causar hemólisis en los pacientes con déficit de glucosa-6-fosfato deshidrogenasa |

## Metilergonovina

| | |
|---|---|
| **Indicaciones** | Hemorragia puerperal |
| **Dosis** | i.v. (SÓLO URGENCIAS, tras alumbramiento de la placenta): 0,2 mg en 5 ml de SN/dosis durante ≥1 min |
| | i.m.: 0,2 mg cada 2-4 h (<5 dosis) |
| | v.o.: (tras dosis i.m. o i.v.): 0,2-0,4 mg cada 6-12 h durante 2-7 días |
| **Inicio** | i.v.: inmediato |
| | i.m.: 2-5 min (respuesta máxima tras 30 min) |
| | v.o.: 5-10 min |
| **Duración** | 1-3 h |
| **Eliminación** | Metabolismo hepático; eliminación renal |
| **Comentarios** | V. Ergonovina; la respuesta hipertensiva es menos intensa que con la ergonovina |

## Metilprednisolona

| | |
|---|---|
| **Indicaciones** | Insuficiencia suprarrenal, enfermedad pulmonar obstructiva crónica, edema cerebral, enfermedades inflamatorias, inmunodepresión |
| | Lesión de la médula espinal |
| | Rechazo de trasplantes |
| | Reducción de respuesta farmacológica alergénica |
| | Reagudizaciones asmáticas |

| | |
|---|---|
| **Dosis** | Adultos: |
| | 1. En afecciones que no son potencialmente mortales: 10-250 mg i.v. cada 4-24 h (i.v. administrado en 1 min) |
| | En afecciones potencialmente mortales: 100-250 mg i.v. cada 2-6 h, o 30 mg/kg i.v. (en 15 min) cada 4-6 h |
| | 2. Dosis inicial i.v.: 30 mg/kg en 50 ml durante 15 min |
| | Dosis de mantenimiento: 5,4 (mg/kg)/h $\times$ 23 h. Iniciar 45 min después de finalizar la dosis inicial |
| | 3. 500 mg i.v. $\times$ 1 dosis; 1,00 g i.v. $\times$ 1 dosis en pacientes con trasplante cardíaco |
| | 4. v.o.: 32 mg. Administrados 12 h y 2 h antes de la administración del fármaco agresor |
| | 5. Dosis inicial de 2 (mg/kg)/dosis, a continuación 0,5-1 (mg/kg)/dosis cada 6 h hasta durante 5 días |
| | Niños: |
| | 1. En afecciones potencialmente mortales: no más de 0,5 mg/kg en un período de 24 h |
| | 2. V. dosis de adultos |
| | 3. 250-500 mg i.v. $\times$ 1 dosis |
| | 4. V. dosis de adultos |
| **Efecto** | V. Hidrocortisona; tiene cinco veces más potencia glucocorticoide que la hidrocortisona; casi ninguna actividad mineralocorticoide |
| **Inicio** | Minutos |
| **Duración** | 6 h |
| **Eliminación** | Metabolismo hepático; eliminación renal (dependiente de dosis/vía) |
| **Comentarios** | V. Hidrocortisona |

## Metoclopramida

| | |
|---|---|
| **Indicaciones** | Reflujo gastroesofágico, gastroparesia diabética, premedicación para pacientes que necesitan aspiración pulmonar profiláctica, antiemético |
| **Dosis** | Adultos: |
| | i.v.: 10 mg 4 veces al día |
| | v.o.: 10 mg 4 veces al día |
| | Niños: i.v., v.o.: 0,1-0,2 (mg/kg)/dosis 4 veces al día. No superar 0,5 (mg/kg)/día |
| **Efecto** | Facilita el vaciado gástrico al aumentar la motilidad gastrointestinal y reducir el tono del esfínter esofágico inferior; los efectos antieméticos son secundarios al antagonismo de los receptores de dopamina centrales y periféricos |
| **Inicio** | i.v.: 1-3 min |
| | Oral: 30-60 min hasta el efecto máximo |
| **Duración** | i.v., oral: 1-2 h |
| **Cinética** | Metabolismo hepático; eliminación renal |
| **Comentarios** | Evitar en pacientes con obstrucción gastrointestinal, feocromocitoma y enfermedad de Parkinson; reacciones extrapiramidales en el 0,2-1 % de los pacientes; puede empeorar la depresión. Hay que reducir la dosis si existe disfunción renal |

## Metoprolol

| | |
|---|---|
| **Indicaciones** | Hipertensión, angina de pecho, arritmia, miocardiopatía hipertrófica, infarto de miocardio, feocromocitoma |

| | |
|---|---|
| **Dosis** | i.v.: 2,5-10 mg cada 6 h |
| | v.o.: 50-100 mg cada 6-8 h |
| **Efecto** | Bloqueo $\beta_1$-adrenérgico (antagonismo $\beta_2$-adrenérgico con dosis elevadas) |
| **Inicio** | 15 min |
| **Duración** | 6 h |
| **Eliminación** | Metabolismo hepático; eliminación renal |
| **Comentarios** | Puede causar bradicardia, broncoconstricción (con dosis de >100 mg), mareo, cansancio, insomnio; puede aumentar el riesgo de bloqueo cardíaco; atraviesa la placenta y la barrera hematoencefálica |

## Milrinona

| | |
|---|---|
| **Indicaciones** | Insuficiencia cardíaca congestiva |
| **Dosis** | Dosis inicial: 5 $\mu$g/kg i.v. durante 10 min |
| | Dosis de mantenimiento: aumentar 0,375-0,750 ($\mu$g/kg)/min hasta lograr el efecto |
| **Efecto** | Inhibición de la fosfodiesterasa que causa inotropía positiva, vasodilatación |
| **Inicio** | Inmediato |
| **Duración** | 2-3 h |
| **Eliminación** | Renal |
| **Comentarios** | Tratamiento a corto plazo; puede aumentar la ectopia ventricular |

## Nadolol

| | |
|---|---|
| **Indicaciones** | Angina de pecho, hipertensión |
| **Dosis** | 40-240 mg/día v.o. |
| **Efecto** | Bloqueo $\beta$-adrenérgico no selectivo |
| **Inicio** | 1-2 h |
| **Duración** | >24 h |
| **Eliminación** | No metabolismo hepático; eliminación renal |
| **Comentarios** | Puede causar broncoespasmo grave en pacientes predispuestos (v. Propranolol) |

## Naloxona

| | |
|---|---|
| **Indicaciones** | Inversión de los efectos de los opioides sistémicos |
| **Dosis** | Adultos: 0,04-2 mg/dosis i.v., puede repetirse cada 2-20 min |
| | Niños: |
| | Para inversión total del efecto narcótico |
| | Lactantes y niños ≤5 años o ≤20 kg: 0,1 mg/kg |
| | Niños >5 años o >20 kg: 2 mg/dosis |
| | Inversión tras analgesia narcótica en niños: 0,01 mg/kg, se puede repetir en 2-3 min si es necesario |
| **Efecto** | Antagonismo de los efectos opioides por inhibición competitiva |
| **Inicio** | Rápido |
| **Duración** | Depende de la dosis; duración 20-60 min |
| **Eliminación** | 95 % metabolismo hepático; eliminación principalmente renal |
| **Comentarios** | Puede causar inversión de analgesia, hipertensión, arritmias, edema pulmonar infrecuente, confusión o síndrome de abstinencia (en pacientes dependientes de opioides); pueden volver a aparecer los efectos narcóticos porque el antagonismo es de corta duración; precaución si hay insuficiencia hepática |

## Nifedipino

| | |
|---|---|
| **Indicaciones** | Espasmo de arterias coronarias, hipertensión, isquemia miocárdica |
| **Dosis** | v.o.: |
| | Liberación inmediata: 10-40 mg 3 veces al día |
| | Liberación prolongada: 30-60 mg 2 veces al día |
| **Efecto** | Bloqueo de los canales de calcio lentos en el corazón; vasodilatación sistémica y coronaria, y aumento de la perfusión miocárdica |
| **Inicio** | Oral: 20 min |
| **Duración** | 4-24 h |
| **Eliminación** | Metabolismo hepático |
| **Comentarios** | Puede causar taquicardia refleja, molestias gastrointestinales o leves efectos inótropos negativos; escaso efecto sobre el automatismo y la conducción auricular; puede ser útil en la hipertrofia septal asimétrica; la solución del fármaco es menos sensible |

## Nítrico, óxido

| | |
|---|---|
| **Indicaciones** | Insuficiencia respiratoria aguda hipoxémica en recién nacidos a término y casi a término |
| **Dosis** | 1-40 ppm en inhalación continua |
| **Efecto** | Vasodilatación pulmonar mediada por el GMP cíclico en regiones pulmonares ventiladas |
| **Inicio** | 5-10 min |
| **Duración** | Variable |
| **Eliminación** | Fijado a la hemoglobina; metabolizado a nitratos/nitritos |
| **Comentarios** | Entre los usos extraoficiales se encuentran el síndrome de distrés respiratorio agudo, el shock cardiógeno, la insuficiencia ventricular derecha aguda, la lesión por isquemia-reperfusión tras un trasplante pulmonar o cardíaco, y la hipertensión pulmonar tras la derivación cardiopulmonar |

## Nitroglicerina

| | |
|---|---|
| **Indicaciones** | Angina de pecho, isquemia/infarto de miocardio, hipertensión, insuficiencia cardíaca congestiva, espasmo esofágico |
| **Dosis** | Infusión i.v. inicialmente a 10 $\mu$g/min; aumentar hasta efecto |
| | Mezcla estándar: 200 mg/500 ml (0,4 mg/ml = 400 $\mu$g/ml) |
| | s.l.: 0,15-0,6 mg/dosis cada 5 min $\times$ 3 dosis |
| | Tópico: pomada al 2 %, 1,25-6,25 cm cada 6-8 h |
| **Efecto** | Relajación de la musculatura lisa por liberación enzimática de óxido nítrico, causando vasodilatación sistémica, coronaria y pulmonar (venas > arterias); broncodilatación, relajación del tracto biliar, gastrointestinal y genitourinario |
| **Inicio** | i.v.: 1-2 min |
| | s.l.: 1-3 min |
| | Oral: 1 h |
| | Tópico: 30 min |
| **Duración** | i.v.: 10 min |
| | s.l.: 30-60 min |
| | Oral: 8-12 h |
| | Tópico: 8-24 h |
| **Eliminación** | Metabolismo hepático casi completo; eliminación renal |

**Comentarios** Puede causar taquicardia refleja, hipotensión, cefalea; la tolerancia
con el uso crónico puede evitarse con un período sin nitrato de 10-12 h;
puede absorberse por el plástico en los tubos i.v.; puede causar
metahemoglobinemia en dosis elevadas

## Nitroprusiato

**Indicaciones** Hipertensión, hipertensión controlada, insuficiencia cardíaca congestiva
**Dosis** i.v.: infusión inicialmente a 0,1 ($\mu$g/kg)/min, ajustando luego a la respuesta
del paciente hasta un máximo de 10 ($\mu$g/kg)/min (dosis total de < 1-1,5 mg/kg
durante 2-3 h)
Mezcla habitual: 50 mg en 250 ml de solución glucosada al 5 % o SN
**Efecto** Donante directo de óxido nítrico que causa relajación del músculo liso
(arterial > venosa)
**Inicio** 1-2 min
**Duración** 1-10 min tras detener la infusión
**Eliminación** Metabolismo eritrocitario y tisular; eliminación renal
**Comentarios** Puede causar hipotensión excesiva, taquicardia refleja; acumulación
de cianuro en insuficiencia hepática; de tiocianato con insuficiencia
renal; formación de cianuro/tiocianato con infusiones prolongadas;
evitar en la atrofia óptica hereditaria de Leber, la ambliopía por tabaco,
el hipotiroidismo o el déficit de vitamina $B_{12}$; la solución o el polvo son
fotosensibles y deben envolverse en material opaco

## Norepinefrina

**Indicaciones** Hipotensión
**Dosis** Iniciar con 1-8 $\mu$g/min, ajustar hasta el efecto deseado
Mezcla habitual: 4 mg en 250 ml de solución glucosada al 5 % o SN
**Efecto** Agonista adrenérgico $\alpha > \beta$
**Duración** 1-2 min tras la interrupción
**Eliminación** Metabolismo por monoaminooxidasa/catecol-$O$-metiltransferasa
**Comentarios** Puede causar hipertensión, arritmias, isquemia miocárdica, aumento de la
contractilidad uterina, constricción de la microcirculación o estimulación
del SNC

## Octreotida

**Indicaciones** 1. Hemorragia digestiva alta, hemorragia por varices
2. Control de los síntomas en pacientes con carcinoide metastásico
y tumores secretores de péptido intestinal vasoactivo; tumores
pancreáticos, gastrinoma, diarrea secretora
3. Los usos extraoficiales son: diarrea secretora asociada al sida,
criptosporidiosis, síndrome de Cushing, insulinomas, fístulas del intestino
delgado, síndrome de evacuación gástrica rápida tras gastrectomía,
diarrea inducida por quimioterapia, diarrea inducida por la enfermedad
de injerto frente a hospedador, síndrome de Zollinger-Ellison
**Dosis** Adultos:
Bolo i.v.: 25-50 $\mu$g seguidos de infusión continua i.v. de 25-50 $\mu$g/h
2, 3. Adultos:
s.c.: inicialmente 50 $\mu$g 1-3 veces al día, y ajustar dosis según la tolerancia
y la respuesta del paciente
Carcinoide: 100-600 $\mu$g/día en 2-4 dosis fraccionadas

VIPomas: 200-300 μg/día en 2-4 dosis fraccionadas
Diarrea: i.v. inicialmente 50-100 μg cada 8 h; aumentar 100 μg/dosis a intervalos de 48 h; dosis máxima de 500 μg en 24 h
Niños: s.c.: 1-10 μg/kg cada 12 h, empezando en el extremo inferior del intervalo y aumentando 0,3 (μg/kg)/dosis a intervalos de 3 días

| | |
|---|---|
| **Efecto** | Análogo de la somatostatina que inhibe la liberación de serotonina, gastrina, péptido intestinal vasoactivo, insulina, glucagón y secretina |
| **Inicio** | i.v.: min |
| **Duración** | 6-12 h |
| **Eliminación** | Hepática y renal (el 32 % se elimina sin modificar); disminución en insuficiencia renal |
| **Comentarios** | Puede causar náuseas, disminución de la movilidad intestinal, hiperglucemia transitoria; la duración del tratamiento no debe superar las 72 h, debido a la ausencia de eficacia pasado ese tiempo |

## Omeprazol

| | |
|---|---|
| **Indicaciones** | Hipersecreción de ácido gástrico o gastritis, reflujo gastroesofágico |
| **Dosis** | 20-40 mg v.o. 1-2 veces al día |
| **Efecto** | Inhibición de la secreción de $H^+$ por unión irreversible a la $H^+/K^+$-ATPasa |
| **Inicio** | 1 h |
| **Duración** | >24 h |
| **Eliminación** | Amplio metabolismo hepático; 72-80 % eliminación renal; 18-23 % eliminación fecal |
| **Comentarios** | Aumenta la secreción de gastrina; curación más rápida de la úlcera gástrica que con bloqueantes de $H_2$; eficaz en úlceras que no responden al bloqueo de $H_2$; inhibe algunas enzimas del sistema del citocromo P-450 |

## Ondansetrón, clorhidrato

| | |
|---|---|
| **Indicaciones** | Prevención y tratamiento de náuseas y vómitos perioperatorios |
| **Dosis** | Adultos:<br>i.v.: 4 mg perioperatorios no diluidos durante >30 s<br>v.o.: 2-8 mg<br>Niños:<br><40 kg: 0,1 mg/kg i.v. × 1<br>>40 kg: 4 mg i.v. × 1 |
| **Efecto** | Antagonista selectivo del receptor de serotonina 5-$HT_3$ |
| **Inicio** | 30 min |
| **Duración** | 4-8 h |
| **Eliminación** | 95 % hepático; 5 % excreción renal |
| **Comentarios** | Se usa en dosis muy superiores en las náuseas inducidas por quimioterapia; efectos secundarios leves: cefalea, elevación reversible de las transaminasas |

## Oxitocina

| | |
|---|---|
| **Indicaciones** | 1. Hemorragia puerperal, atonía uterina<br>2. Aceleración del parto |
| **Dosis** | 1. Infusión i.v. a una velocidad necesaria para controlar la atonía (p. ej., 0,02-0,04 U/min)<br>2. Inducción del parto: 0,0005-0,002 U/min<br>Mezcla habitual: 30 U en 500 ml de SN |

| | |
|---|---|
| **Efecto** | Reduce la hemorragia puerperal mediante la contracción de la musculatura lisa uterina; vasodilatación renal, coronaria y cerebral |
| **Inicio** | Inmediato |
| **Duración** | 1 h |
| **Eliminación** | Metabolismo tisular; eliminación renal |
| **Comentarios** | Puede causar tetania y rotura uterinas, sufrimiento fetal o anafilaxia; el bolo i.v. puede causar hipotensión, taquicardia, arritmia |

## Pentamidina

| | |
|---|---|
| **Indicaciones** | Prevención y tratamiento de la neumonía causada por *Pneumocystis jiroveci* |
| **Dosis** | i.v. adultos y niños: 4 (mg/kg)/día i.v. durante 14 días. Dosis máxima de 300 mg |
| | Inhalación niños: 300 mg cada 3-4 semanas por nebulizador |
| | Inhalación adultos: 300 mg cada 4 semanas por nebulizador |
| **Efecto** | Antiprotozoico |
| **Duración** | La semivida final es de 6-9 h, puede prolongarse en pacientes con insuficiencia renal grave |
| **Eliminación** | 33-66 % excretado sin modificar en la orina |
| **Comentarios** | El uso concomitante de fármacos nefrotóxicos puede aumentar el riesgo de nefrotoxicidad |

## Potasio, cloruro

| | |
|---|---|
| **Indicaciones** | Hipopotasiemia, toxicidad por digoxina |
| **Dosis** | Adultos: |
| | 20 mEq de KCl administrados i.v. durante 60-120 min |
| | Velocidad de infusión máxima habitual: 10 mEq/h |
| | Niños: |
| | 0,5-1 (mEq/kg)/dosis. Dosis habitual: 0,3-0,5 (mEq/kg)/h, hasta una velocidad máxima de 1 (mEq/kg)/h |
| | Mezcla habitual: 20 mEq en 250 ml de solución glucosada al 5 % o SN |
| **Efecto** | Corrección de hipopotasiemia grave |
| **Inicio** | Inmediato |
| **Duración** | Variable |
| **Eliminación** | Renal |
| **Comentarios** | La administración en bolo puede causar parada cardíaca; no superar una dosis máxima única de 40 mEq en los adultos; los niveles de potasio sérico deben comprobarse antes de repetir la administración; se prefiere una vía venosa central para la administración |

## Procainamida

| | |
|---|---|
| **Indicaciones** | Arritmias auriculares y ventriculares |
| **Dosis** | Dosis inicial: 10-50 mg/min i.v. hasta efecto deseado o efectos tóxicos, hasta 12 mg/kg; interrumpir si hay ensanchamiento ≥50 % del QRS, o si hay prolongación del intervalo PR |
| **Efecto** | Antiarrítmico de clase IA; bloque los canales de sodio |
| **Inicio** | Inmediato |
| **Duración** | Semivida de 2,5-4,5 h, dependiendo del fenotipo acetilador |
| **Eliminación** | 25 % de conversión hepática al metabolito activo *N*-acetilprocainamida, un antiarrítmico de clase III; eliminación renal (50-60 % sin modificar) |

**Comentarios**     Puede causar aumento de la respuesta ventricular en las taquiarritmias auriculares salvo digitalización previa, asistolia (con bloqueo AV), depresión miocárdica, excitación del SNC, discrasia sanguínea, síndrome lúpico con anticuerpos antinucleares positivos, o lesión hepática; la administración i.v. puede causar hipotensión por vasodilatación; disminuir la dosis inicial en un tercio si existe insuficiencia cardíaca congestiva o shock; la concentración terapéutica es de 4-8 mg/l

---

## Proclorperazina

| | |
|---|---|
| **Indicaciones** | Náuseas y vómitos |
| **Dosis** | i.v.: 5-10 mg/dosis i.v. ($\leq$40 mg/día) |
| | i.m.: 5-10 mg cada 2-4 h a demanda |
| | Vía rectal: 25 mg cada 12 h a demanda |
| **Efecto** | Antagonista central ($\delta_2$) con efectos neurolépticos y antieméticos; también efectos antimuscarínicos y antihistamínicos |
| **Inicio** | Rápido |
| **Duración** | 3-4 h |
| **Eliminación** | Metabolismo hepático; eliminación biliar/renal |
| **Comentarios** | Puede causar hipotensión, reacciones extrapiramidales, síndrome neuroléptico maligno, leucocitopenia o ictericia colestásica; contiene sulfitos: precaución en caso de hepatopatía; menos sedante que la clorpromazina |

---

## Prometazina

| | |
|---|---|
| **Indicaciones** | Alergias, anafilaxia, náuseas y vómitos, sedación |
| **Dosis** | i.m., i.v.: 12,5-50 mg i.v. cada 4-6 h a demanda |
| **Efecto** | Antagonista de receptores $H_1$, $\delta_1$ y muscarínicos; antiemético y sedante |
| **Inicio** | i.v.: 3-5 min |
| | i.m.: 20 min |
| **Duración** | 2-4 h |
| **Eliminación** | Metabolismo hepático; eliminación renal |
| **Comentarios** | Puede causar hipotensión leve o ligeros efectos anticolinérgicos; atraviesa la placenta; puede interferir con la tipificación sanguínea; efectos extrapiramidales infrecuentes; contiene sulfito; la inyección intraarterial, puede causar gangrena de las extremidades («guante morado») |

---

## Propofol

| | |
|---|---|
| **Indicaciones** | Sedación durante la ventilación mecánica |
| **Dosis** | Dosis inicial: 25-75 mg/h |
| | Dosis de mantenimiento: ajustar mediante incrementos de 25 mg cada 15 min hasta la respuesta deseada, hasta un máximo de 200-250 mg/h |
| | Dosis en bolo: 10-50 mg |
| **Efecto** | Anestésico general y sedación en pacientes con ventilación mecánica |
| **Inicio** | Rápido |
| **Duración** | 10 min |
| **Eliminación** | Citocromo P-4502B6 (CYP2B6) con una depuración metabólica elevada que oscila desde 1,6 l/min a 3,4 l/min en adultos de 70 kg sanos, lo que sugiere metabolismo extrahepático |

**Comentarios**   Los efectos secundarios son vómitos, exantema, dolor en el punto de inyección; las dosis en bolo i.v. se asocian a liberación de histamina; usar con precaución en los pacientes con alergia al huevo documentada.
Alarmas para los sulfitos: la emulsión inyectable de propofol contiene metabisulfito sódico; se desconoce la prevalencia global de sensibilidad al sulfito en la población general, es probablemente baja y se observa con más frecuencia en pacientes con asma.
No existen conservantes en ningún preparado de propofol; los viales y las ampollas son para un solo uso; el propofol se diluye en emulsión grasa al 10 %; no debe administrarse en la misma vía i.v. que otros medicamentos; los recipientes y tubos con mezclas deben cambiarse cada 6 h, y debe desecharse el fármaco no utilizado; la infusión directamente de los frascos debe desecharse cada 12 h

## Propranolol

**Indicaciones**   Hipertensión, arritmias auriculares y ventriculares, isquemia/infarto de miocardio, hipertensión, tirotoxicosis, miocardiopatía hipertrófica, cefalea migrañosa
**Dosis**   Adultos:
Dosis de prueba de 0,25-0,5 mg i.v.; a continuación, aumentar ≤1 mg/min hasta obtener el efecto
v.o.: 10-40 mg cada 4,6 h, aumentar a demanda
Niños: 0,01-0,1 mg/kg i.v. durante 10 min
**Efecto**   Bloqueo β-adrenérgico inespecífico
**Inicio**   i.v.: 2 min
Oral: 30 min
**Duración**   i.v.: 1-6 h
Oral: 6 h
**Eliminación**   Metabolismo hepático; eliminación renal
**Comentarios**   Puede causar bradicardia, disociación AV e hipoglucemia; con dosis bajas, puede aparecer broncoespasmo, insuficiencia cardíaca congestiva y somnolencia; atraviesa la placenta y la barrera hematoencefálica; la interrupción brusca puede precipitar angina de rebote

## Protamina

**Indicaciones**   Inversión de los efectos de la heparina
**Dosis**   1 mg/100 U de actividad heparínica i.v. a ≤5 mg/min
**Efecto**   El compuesto polibásico forma complejo con la heparina poliácida
**Inicio**   30-60 s
**Duración**   2 h (dependiendo de la temperatura corporal)
**Eliminación**   Se desconoce el destino del complejo de heparina/protrombina
**Comentarios**   Puede causar depresión miocárdica y vasodilatación periférica con hipotensión repentina o bradicardia; puede causar hipertensión pulmonar grave, particularmente en el contexto de una derivación cardiopulmonar; el complejo heparina/protamina es antigénicamente activo; la inversión transitoria de la heparina puede ir seguida de heparinización de rebote; puede causar anticoagulación si se administra en exceso con respecto a la cantidad de heparina circulante (dudoso); se controlará la respuesta con el tiempo de tromboplastina parcial o el tiempo de coagulación activado

## Ranitidina

| | |
|---|---|
| **Indicaciones** | Úlceras duodenales y gástricas, reducción del volumen gástrico, elevación del pH gástrico, reflujo esofágico |
| **Dosis** | i.v.: 50-100 mg cada 6-8 h<br>Infusión continua para hemorragia digestiva: 12,5 mg/h<br>v.o.: 150-300 mg cada 12 h |
| **Efecto** | Antagonista de receptor histamínico $H_2$; inhibe la secreción de ácido gástrico basal, nocturna y estimulada |
| **Inicio** | i.v. rápido<br>Oral: 1-3 h |
| **Duración** | i.v.: 6-8 h<br>Oral: 12 h |
| **Eliminación** | 70 % eliminación renal sin modificar |
| **Comentarios** | Las dosis deben reducirse un 50 % en caso de insuficiencia renal |

## Salbutamol

| | |
|---|---|
| **Indicaciones** | Broncoespasmo |
| **Dosis** | Adultos:<br>Aerosolizado: 2,5 mg en 3 ml de solución salina mediante nebulizador, 180-200 µg (dos inhalaciones) mediante inhalación<br>v.o.: 2 mg<br>Niños:<br>v.o.: 0,1 mg/kg (jarabe 2 mg/5 ml) |
| **Efecto** | Agonista de receptores $\beta_2$ |
| **Inicio** | Inmediato |
| **Duración** | 3-6 h |
| **Eliminación** | Metabolismo hepático, eliminación renal |
| **Comentarios** | Posible sobrecarga β-adrenérgica; taquiarritmias |

## Teofilina

| | |
|---|---|
| **Indicaciones** | Broncoespasmo |
| **Dosis** | Adultos:<br>Dosis inicial: bolo i.v. de 200-400 mg<br>No superar el ritmo de 20 mg/min<br>Dosis de mantenimiento: 8-64 mg/h<br>Usar dosis inferiores en el anciano, la insuficiencia cardíaca congestiva, la hepatopatía |
| **Efecto** | Inhibición de la fosfodiesterasa y antagonismo de la adenosina, que produce broncodilatación con efectos inótropos y cronótropos positivos |
| **Inicio** | Rápido |
| **Duración** | 6-12 h |
| **Eliminación** | Metabolismo hepático; eliminación renal (10 % sin modificar) |
| **Comentarios** | Puede causar taquiarritmias; la concentración terapéutica es de 10-20 µg/ml; cada mg/kg aumenta la concentración aproximadamente 2 µg/ml; 100 mg de aminofilina = 80 mg de teofilina |

## Terbutalina

| | |
|---|---|
| **Indicaciones** | 1. Broncoespasmo<br>2. Tocólisis (inhibición del parto prematuro) |

| | |
|---|---|
| **Dosis** | 1. Adultos:<br>s.c.: 0,25 mg; repetir en 15 min a demanda (máximo: 0,5 mg en un período de 4 h);<br>v.o.: 2,5-5 mg cada 6 h a demanda (máximo: 15 mg/día)<br>Niños:<br>s.c.: 0,005-0,01 (mg/kg)/dosis hasta un máximo de 0,4 mg/dosis cada 15-20 min durante 3 dosis; se puede repetir cada 2-6 h a demanda<br>2. Aguda i.v.: 2,5-10 $\mu$g/min en infusión i.v.; aumentar gradualmente cada 10-20 min; se han usado con precaución dosis máximas eficaces de 17-30 $\mu$g/min. La duración de la infusión es de al menos 12 h<br>Mantenimiento oral: 2,5-10 mg cada 4-6 h |
| **Efecto** | Agonista $\beta_2$-adrenérgico selectivo |
| **Inicio** | s.c.: <15 min<br>Oral: <30 min |
| **Duración** | s.c.: 1,5-4 h<br>Oral: 4-8 h |
| **Eliminación** | Metabolismo hepático; eliminación renal |
| **Comentarios** | Puede causar arritmias, edema pulmonar, hipertensión, hipopotasiemia o excitación del SNC |

## Tiamina (vitamina B$_1$)

| | |
|---|---|
| **Indicaciones** | Tratamiento del déficit de tiamina, incluyendo el beriberi, el síndrome de encefalopatía de Wernicke, neuritis periférica asociada a pelagra y gestación |
| **Dosis** | Adultos:<br>Déficit de tiamina no crítico: 5-50 mg/día v.o. durante 1 mes<br>Beriberi: 5-50 mg i.m. 3 veces al día durante 2 semanas; a continuación, cambiar a 5-50 mg v.o. cada día durante 1 mes<br>Déficit grave: 50-100 mg i.m. o i.v. lento durante 5 min; repetir diariamente hasta que pueda sustituirse por tratamiento oral; dosis máxima de 300 mg/24 h<br>Autorización diaria recomendada: 1,4 mg (hombres); 1 mg (mujeres)<br>Niños:<br>Déficit de tiamina no crítico: 10-50 mg/día oral en dosis fraccionadas durante 2 semanas seguido de 5-10 mg/día durante 1 mes<br>Beriberi: 10-25 mg/día i.m. durante 2 semanas; a continuación, 5-10 mg v.o. cada día durante 1 mes<br>Autorización diaria recomendada en lactantes y niños: 0,2-1,2 mg |
| **Efecto** | Complemento vitamínico |
| **Eliminación** | Se elimina sin modificar en la orina, y como pirimidina una vez que se saturan las localizaciones de depósito naturales |
| **Comentarios** | El déficit aislado de vitamina B$_1$ es poco frecuente; hay que sospechar un déficit polivitamínico; no se recomienda la vía de administración i.v. debido al riesgo de anafilaxia |

## Tiosulfato sódico

| | |
|---|---|
| **Indicaciones** | 1. Antídoto de cianuro y nitroprusiato, intoxicación por cianuro<br>2. Rescate de cisplatino |
| **Dosis** | Adultos:<br>1. 12,5 mg durante 10 min tras 300 mg de nitrito sódico; se puede repetir con el 50 % de la dosis inicial si vuelven a aparecer signos de toxicidad por cianuro |

2. 12 mg/m$^2$ durante 6 h o 9 g/m$^2$ en bolo i.v. seguido por 1,2 g/m$^2$ en infusión continua durante 6 h

Niños:

1. 412,5 mg/kg de peso corporal o 7 g/m$^2$, administrado i.v. a una velocidad de 0,625-1,25 g/min (2,5-5 ml/min)

2. 12 g/m$^2$ durante 6 h o 9 g/m$^2$ en bolo i.v. seguido por 1,2 g/m$^2$ en infusión continua durante 6 h

| | |
|---|---|
| **Efecto** | Facilita la conversión de cianuro a tiocianato, menos tóxico, por la acción de la rodanasa |
| **Eliminación** | Renal |
| **Comentarios** | Administrar tras nitrito de amilo y nitrito sódico |

## Trometamina

| | |
|---|---|
| **Indicaciones** | Acidosis metabólica |
| **Dosis** | Adultos y niños: la dosis depende del déficit de base amortiguador; 1 ml de trometamina de solución 0,3 M = peso corporal (kg) $\times$ déficit de bases (mEq/l) $\times$ 1,1 |
| | Niños: la dosis máxima recomendada en los niños es de 33-40 (ml/kg)/día o 500 (mg/kg)/dosis |
| **Efecto** | Aceptor orgánico de protones (amortiguador) |
| **Inicio** | Rápido |
| **Duración** | Horas |
| **Eliminación** | Se elimina rápidamente por los riñones (>75 % en 3 h) |
| **Comentarios** | Usar con precaución en pacientes con alteración renal o acidosis respiratoria crónica |

## Vasopresina (hormona antidiurética)

| | |
|---|---|
| **Indicaciones** | 1. Diabetes insípida |
| | 2. Hemorragia digestiva |
| | 3. Aumento vasopresor en hipotensión |
| | 4. Fibrilación ventricular/taquicardia ventricular sin pulso que no responde a la descarga |
| **Dosis** | 1. i.m./s.c.: 5-10 U cada 8-12 h; i.v.: 2,4-10 U/h según sea necesario basándose en los electrólitos séricos, la osmolalidad y la densidad de la orina |
| | 2. Infusión i.v. continua 0,1-0,4 U/min |
| | 3. Infusión i.v. continua: 0,01-0,04 U/min |
| | 4. Un bolo i.v. de 40 U |
| **Efecto** | Hormona neurohipofisaria sintética que aumenta la osmolalidad urinaria y disminuye el volumen de orina; contracción del músculo liso; constricción de la vasculatura esplácnica, coronaria, muscular y cutánea |
| **Inicio** | Intermedio |
| **Duración** | 2-8 h |
| **Eliminación** | Metabolismo hepático y renal; eliminación renal |
| **Comentarios** | Puede causar oliguria, hiperhidratación hipotónica, edema pulmonar; hipertensión, arritmias, isquemia miocárdica; dolor cólico abdominal (por aumento del peristaltismo); anafilaxia; contracción de la vesícula biliar, la vejiga o el útero; vértigo o náuseas; los pacientes con arteriopatía coronaria se tratan a veces al mismo tiempo con nitroglicerina |

## Verapamilo

| | |
|---|---|
| **Indicaciones** | Taquicardia supraventricular, fibrilación o aleteo (flúter) auriculares, síndrome de Lown-Ganong-Levine |
| **Dosis** | Adultos:<br>Dosis inicial: 2,5-10 mg (75-150 $\mu$g/kg) i.v. a una velocidad de 1 mg/min; se puede repetir 2,5-5 mg cada 10 min, sin superar los 20 mg<br>Dosis de mantenimiento: 5-20 mg/h ajustada a la respuesta del paciente<br>Niños:<br>0-1 años: 0,1-0,2 mg/kg i.v.<br>1-15 años: 0,1-0,3 mg/kg i.v.; repetir una vez si no responde en 30 min |
| **Efecto** | Bloqueo de canales de calcio lentos cardíacos; prolongación del intervalo PR con inotropía y cronotropía negativas; vasodilatación sistémica y coronaria |
| **Inicio** | Oral: 1-2 h<br>i.v.: 1-5 min |
| **Duración** | Oral: 8-24 h<br>i.v.: 10 min-2 h |
| **Eliminación** | Metabolismo hepático; eliminación renal |
| **Comentarios** | Puede causar bradicardia grave, bloqueo AV (especialmente con bloqueo $\beta$ coincidente), hipotensión excesiva o insuficiencia cardíaca congestiva; puede aumentar la respuesta ventricular a la fibrilación o el aleteo (flúter) auriculares en pacientes con vías accesorias; el metabolito activo tiene un efecto antihipertensivo del 20 % |

## Vitamina K/fitonadiona

| | |
|---|---|
| **Indicaciones** | Déficits de factores de la coagulación dependientes de la vitamina K; inversión del efecto de la warfarina |
| **Dosis** | i.v.: 1-5 mg diluido; infundir durante 20 min<br>s.c./v.o.: 2,5-5 mg<br>Si 8 h después de la dosis i.v./s.c. el TTP no mejora, se repetirá la dosis a demanda |
| **Efecto** | Promoción de la síntesis de factores de la coagulación II, VII, IX y X |
| **Inicio** | Oral: 6-12 h<br>i.v.: 1-2 h |
| **Duración** | Variable |
| **Eliminación** | Metabolismo hepático |
| **Comentarios** | Si el índice internacional normalizado (INR) está por encima de los valores terapéuticos, pero por debajo de 5, y no está indicada la inversión rápida, se omitirá la siguiente dosis o dos de warfarina sódica, y se reanudará el tratamiento con una dosis de mantenimiento inferior cuando el INR regrese a los valores terapéuticos<br>Si el INR >5 y <9, o se necesita una inversión rápida, puede administrarse vitamina K, 0,5-1 mg i.v., o vitamina K s.c. o v.o., 1-2,5 mg; si existe un riesgo trombótico elevado, puede ser preferible la opción de retirar la warfarina durante dos o más dosis.<br>Si el INR es >9 y <20, puede administrarse vitamina K, 2,5 mg i.v. o 5 mg s.c.<br>Si el INR es >20, está indicada la administración de plasma fresco congelado junto con vitamina K, 2,5 mg i.v. o 5 mg s.c.<br>La administración i.v. de vitamina K se asocia a un pequeño riesgo de reacción alérgica grave; cuando se administra por esta vía, se infunden las dosis durante 20 min a un ritmo no superior a 1 mg/min; la inversión de la coagulación por cualquier medio (vitamina K o plasma fresco congelado) se |

asocia a un riesgo de trombosis que depende la necesidad subyacente de anticoagulación del paciente

## Warfarina

| | |
|---|---|
| **Indicaciones** | Anticoagulación |
| **Dosis** | En los pacientes que reinician la warfarina, se reanudará el tratamiento con la dosis de mantenimiento del paciente |
| **Inicio** | Pacientes ≥80 años, o pacientes <80 años y <60 kg de peso: 2,5 mg |
| | Pacientes de <80 años y >60 kg de peso: 5 mg |
| | No deben utilizarse dosis iniciales elevadas (≥10 mg/día) |
| | Durante la primera semana del tratamiento con warfarina, se controlará con frecuencia el índice internacional normalizado (INR), para asegurar una anticoagulación eficaz y segura para un INR objetivo de 2,5 (intervalo de 2-3) |
| **Efecto** | Interfiere con la utilización de la vitamina K por el hígado, e inhibe la síntesis de los factores II, VII, IX y X |
| **Inicio** | 12-72 h |
| **Duración** | 2-5 días |
| **Eliminación** | Metabolismo hepático; eliminación renal |
| **Comentarios** | Puede potenciarse por: etanol, antibióticos, hidrato de cloral, cimetidina, dextrano, D-tiroxina, diazóxido, ácido etacrínico, glucagón, metildopa, inhibidores de la monoaminooxidasa, fenitoína, uso prolongado de narcóticos, quinidina, sulfamidas, insuficiencia cardíaca congestiva, hipertermia, hepatopatía, malabsorción, etc.; puede antagonizarse por: barbitúricos, clordiazepóxido, haloperidol, anticonceptivos orales, hipotiroidismo, hiperlipidemia; atraviesa la placenta |

## Abreviaturas en farmacopea

i.m., intramuscular; i.v., intravenoso; s.c., subcutáneo; s.l., sublingual; SN, solución salina normal; v.o., vía oral.

**TABLA A-1** Antimicrobianos intravenosos habituales

| Fármaco | Dosis i.v. habitual del adulto[1] | Intervalo habitual entre dosis[2] | Comentarios |
|---|---|---|---|
| **Amikacina** | 300 mg | Cada 8 h | Aminoglucósido. Se necesita ajustar la dosis en la alteración renal |
| **Amfotericina B** | Dosis inicial: 0,25 mg/kg administrados durante 6 h; la dosis debe aumentarse gradualmente, llegando hasta 1 (mg/kg)/día o 1,5 (mg/kg)/día a días alternos | Cada 24-48 h | Antimicótico de amplio espectro. Dosis de prueba inicial: 1 mg infundido en 30 min–1 h. No deben superarse 1,5 (mg/kg)/día; deben evitarse fármacos nefrotóxicos concomitantes si es posible |
| **Amfotericina lisosómica** | 3,5 (mg/kg)/día durante 6 h | Cada 24 h | Antimicótico de amplio espectro reservado para: Nefrotoxicidad ante la amfotericina con un aumento de la creatinina sérica ≥1,5 mg/dl sobre los valores basales a pesar de una hidratación adecuada Tratamiento inicial de una infección micótica en pacientes con nefropatía preexistente: creatinina sérica basal ≥2,5 mg/dl Reacciones sistémicas a la amfotericina que persisten >3-5 días a pesar de administrar paracetamol, petidina, difenhidramina y/o corticoesteroides Progresión de una micosis documentada (por evaluación clínica, radiológica o histopatológica) a pesar de un ciclo total mínimo de amfotericina B de 500 mg o 7 mg/kg |
| **Ampicilina** | 1 g | Cada 4 h | Penicilina |
| **Ampicilina-sulbactam (2:1)** | 3 g | Cada 6 h | No es eficaz frente a *Pseudomonas aeruginosa* |
| **Azitromicina** | 500-1 000 mg | Cada 24 h | Macrólido para tratar la neumonía atípica y, combinado con una cefalosporina de tercera generación, la neumonía extrahospitalaria. Eficaz contra *Legionella* |
| **Aztreonam** | 1 g | Cada 8 h | Puede usarse en pacientes alérgicos a las penicilinas o las cefalosporinas |

| | | | |
|---|---|---|---|
| **Bencilpenicilina** | 500000-2000000 U | Cada 4 h | Es frecuente la hipersensibilidad[3,4] |
| **Cefazolina** | 1 g | Cada 8 h | Cefalosporina de primera generación. Ajustar dosis en nefropatía[3]. Usar con precaución en alérgicos a la penicilina[4] |
| **Cefepima** | 1-2 g | Cada 12 h | Cefalosporina de cuarta generación. Se prefiere para *P. aeruginosa* y pacientes neutropénicos con fiebre[3,4] |
| **Ceftazidima** | 1 g | Cada 8 h | Cefalosporina de tercera generación[3,4] |
| **Ceftriaxona** | 1 g | Cada 24 h | Cefalosporina de segunda generación. Se prefiere para cobertura empírica de meningitis bacteriana en dosis superiores[3,4] |
| **Ciprofloxacino** | 400 mg | Cada 12 h | Quinolona. Buena absorción por vía oral (500 mg cada 12 h). Eficaz frente a *P. aeruginosa* |
| **Clindamicina** | 600 mg | Cada 8 h | Muy asociada a colitis *por Clostridium difficile* |
| **Daptomicina** | 4 mg/kg i.v. | Cada 24 h | Ajustar la dosis en la insuficiencia renal: Aclaramiento de Cr <30 ml/min: 4 mg/kg i.v. cada 48 h Hemodiálisis: 4 mg/kg i.v. una vez cada 48 h tras la hemodiálisis |
| **Doxiciclina** | 100 mg | Cada 12 h | Se ha documentado hepatotoxicidad poco frecuente, seudotumor cerebral e hipertensión intracraneal benigna |
| **Eritromicina** | 0,5-1 g | Cada 6 h | Macrólido. Bacteriostático. Gastritis por vía oral. Irritación venosa |
| **Fluconazol** | 200-400 mg | Cada 24 h | Antimicótico de amplio espectro. Se absorbe bien por vía oral. Se necesitan ajustes de dosis en la insuficiencia renal y hepática |
| **Gentamicina** | 60-120 mg (3-5 [mg/kg]/día) | Cada 8-12 h durante 30 min | Aminoglucósido. Disminuir la dosis en la insuficiencia renal. Nefrotoxicidad y ototoxicidad. Precipita con la heparina. Puede prolongar el bloqueo neuromuscular |
| **Imipenem-cilastatina** | 500 mg | Cada 6 h | Carbapenémico. Se prefiere en infecciones bacterianas por granmegativos resistentes a múltiples fármacos[3,4] |
| **Levofloxacino** | 500 mg | Cada 24 h | Quinolona. Isómero L del ofloxacino. Se absorbe bien por vía oral. Se precisan ajustes de dosis en la insuficiencia renal moderada o grave |
| **Linezolid** | 600 mg | Cada 12 h | Disponible también para vía oral con la misma eficacia. Puede producir anemia, trombocitopenia y leucocitopenia. Se resolverá interrumpiendo el fármaco |
| **Meropenem** | 0,5-1 g | Cada 8 h | Carbapenémico[3,4]. V. Imipenem |

*(Continúa)*

**TABLA A-1** Antimicrobianos intravenosos habituales *(cont.)*

| Fármaco | Dosis i.v. habitual del adulto[1] | Intervalo habitual entre dosis[2] | Comentarios |
|---|---|---|---|
| **Metronidazol** | 500 mg | Cada 8 h | Posible psicosis tóxica aguda; reacción tipo disulfiram con convulsiones, leucocitopenia |
| **Micafungina** | 50-100 mg | Cada 24 h | Equinocandina. Antimicótico de amplio espectro. Controlar las pruebas funcionales hepáticas |
| **Nafcilina** | 1,5 g | Cada 4 h | Se prefiere para cobertura antiestafilocócica[3,4]. Puede inducir nefritis intersticial |
| **Piperacilina** | 4 g | Cada 6 h | Suele combinarse con un aminoglucósido para el tratamiento de *Pseudomonas*[3,4] |
| **Piperacilina-tazobactam (8:1)** | 3,375 g<br>4,5 g | Cada 6 h<br>Cada 8 h | El tazobactam amplía la actividad para incluir cepas de *Staphylococcus aureus* productoras de β-lactamasa, *Haemophilus influenzae*, *Enterobacteriaceae*, *Pseudomonas*, *Klebsiella*, *Citrobacter*, *Serratia*, *Bacteroides* y otros anaerobios gramnegativos[3,4] |
| **Ticarcilina-ácido clavulánico (30:1)** | 3,1 g | Cada 4 h | El ácido clavulánico amplía la actividad para incluir cepas productoras de β-lactamasa de *S. aureus*, *H. influenzae*, *Enterobacteriaceae*, *P. aeruginosa*, *Klebsiella*, *Citrobacter* y *Serratia*[3,4] |
| **Trimetoprima-sulfametoxazol** | 8-10 (mg/kg)/día (según componente trimetoprima) | Cada 6-12 h | Son frecuentes las reacciones alérgicas. Interfiere con la secreción de creatinina y potasio; los valores pueden aumentar |
| **Tobramicina** | 60-120 mg (3,5 [mg/kg]/día durante 15-20 min) | Cada 8 h | Aminoglucósido. V. Gentamicina |

| Vancomicina | 500 mg-1 g durante 60 min | Cada 12 h | Se prefiere para infecciones estafilocócicas resistentes a la oxacilina y pacientes con alergia a las penicilinas. Hay que disminuir la dosis en la nefropatía. Liberación de histamina («hombre rojo»), lesión renal, sordera. Puede precipitar con otros fármacos |
| Voriconazol | Carga: 6 mg/kg i.v. cada 12 h dos dosis<br>Mantenimiento: 4 mg/kg i.v. cada 12 h | Cada 12 h | Antimicótico de amplio espectro. Controlar las pruebas funcionales hepáticas. Puede aumentar las concentraciones de otros fármacos metabolizados por la vía de CYP3A4. La administración conjunta con fenitoína, carbamazepina y barbitúricos de acción prolongada reducirá las concentraciones plasmáticas de voriconazol. Aumenta las concentraciones plasmáticas de sirolimús, efavirenz, rifabutina y alcaloides ergóticos |

Véase también el capítulo 12.

[1] Las dosis de adultos son las que suelen administrarse a pacientes sanos de 70 kg, y pueden variar según la afección del paciente y el tratamiento farmacológico concomitante. Los pacientes ancianos o debilitados pueden necesitar reducción de las dosis.

[2] Pueden necesitarse ajustes de dosis en pacientes con alteración renal, disfunción hepática y alteración de la volemia.

[3] Todos los β-lactámicos en concentraciones elevadas causarán convulsiones, y la dosis debe basarse en el aclaramiento de creatinina.

[4] Entre el 5 % y el 10 % de los pacientes alérgicos a las penicilinas reaccionarán frente a las cefalosporinas y los carbapenémicos.

**TABLA A-2** Comparación de los opioides

| Fármaco | Dosis adultos[1] (mg) | Dosis niños[1] (mg/kg) | Duración de la acción (h) | Factor de conversión | Metabolismo | Comentarios |
|---|---|---|---|---|---|---|
| **Codeína** | | | 4 | | Hepático a morfina | Evitar la vía i.v. por la gran liberación de histamina y los efectos cardiovasculares |
| Parenteral | 15-60 | 0,5-1 | | 0,08 | | |
| Oral | 15-60 | 0,5-1 | | 0,05 | | |
| **Fentanilo** | | | 0,5-2 | | Hepático | La inyección i.v. rápida puede causar rigidez de los músculos esqueléticos y de la pared torácica; 25, 50, 75 o 100 µg/h |
| Parenteral | 0,05-0,1 | 0,001-0,002 | | 100 | | |
| Transdérmico | | | | 100 | | |
| **Hidromorfona** | | | 4 | | Hepático; se elimina en la orina, principalmente como conjugados glucurónidos | No está bien establecido el uso en los niños |
| Parenteral | 1-2 | 0,015-0,05 | | 0,67 | | |
| Oral | 2-4 | 0,03-0,08 | | 1,33 | | |
| **Metadona** | | | 6-8, aumenta a 22-48 con dosis repetidas | | El metabolismo es cuatro veces mayor tras la administración oral que tras la administración parenteral | La fenitoína, la pentazocina y la rifampicina pueden aumentar el metabolismo de la metadona y precipitar un síndrome de abstinencia; aumento de toxicidad: depresores SNC, fenotiazinas, antidepresivos tricíclicos e IMAO pueden potenciar los efectos adversos de la metadona |
| Parenteral | 2-10 | 0,1 | | 1,3 | | |

| | | | | | Metabolismo | Efectos adversos y precauciones |
|---|---|---|---|---|---|---|
| Oral | 2-10 | 0,1-0,2 | | 0,7 | En el hígado, a través de conjugación con glucurónido; se excreta sin modificar en la orina | Liberación de histamina; puede causar hipotensión en pacientes con infarto agudo de miocardio |
| **Morfina** Parenteral | 5-10 | 0,1-0,2 | 3-5 | 1 | | |
| Oral² | 10-30 | 0,2-0,5 | | 0,33 | Hepático | |
| **Oxicodona** Oral | 5 | 0,05-0,15 | 4 | 0,33 | | |
| **Petidina** Parenteral | 50-150 | 1-1,5 | 3-4 | 0,1 | Hepático; la norpetidina (metabolito) depende de la función renal y puede acumularse con dosis elevadas en pacientes con disminución de la función renal | Se usará con precaución en pacientes con insuficiencia hepática o renal, trastornos convulsivos o tratados con dosis elevadas de inhibidores de la recaptación de serotonina. La norpetidina (estimulante del SNC) puede acumularse y precipitar temblor o convulsiones; **está contraindicado el uso coincidente con IMAO** |

Véase también el capítulo 7.

IMAO, inhibidores de la monoaminooxidasa; i.v., intravenoso; SNC, sistema nervioso central.

¹Estas dosis (oral, intramuscular) son dosis iniciales recomendadas para el dolor agudo. Las dosis óptimas para cada paciente se determinan mediante incrementos, y la dosis máxima estará limitada por los efectos adversos. Para dosis intravenosas iniciales únicas se utilizará la *mitad* de la dosis intramuscular aquí mencionada. Cualquier analgésico oral o parenteral puede convertirse en su equivalente intramuscular de morfina multiplicando la dosis por el factor de conversión.

²No existe acuerdo sobre el factor de conversión real (proporción 3:1).

**TABLA A-3** Comparación de las benzodiazepinas

| Fármaco | Intervalo dosis adultos (mg/día) | Tiempo hasta el máximo nivel plasmático (h) | Semivida (h) | Metabolitos activos |
|---|---|---|---|---|
| **Acción prolongada** | | | | |
| Clordiazepóxido | 15-100 | 1-4 | 5-30 | Desmetilclordiazepóxido<br>Demoxepam<br>N-desmetildiazepam |
| Clonazepam | 1,5-12 | 1-4 | 30-40 | Ninguno |
| Diazepam | 6-40 | 0,5-2 | 20-80 | N-desmetildiazepam<br>N-metiloxazepam (temaxepam)<br>Oxazepam |
| Flurazepam | 15-60 | 2-6 | 40-114 | N-desalquilflurazepam |
| **Acción corta** | | | | |
| Alprazolam | 0,75-4 | 1-2 | 12-15 | Ninguno |
| Lorazepam | 2-6 | 2-4 | 10-20 | El 75 % se convierte en el derivado glucurónido (semivida de 12 h) que puede acumularse con dosis prolongadas |
| Midazolam | 2,5-30 | 0,25-1 | 1-4 | α-hidroximidazolam |
| Oxazepam | 30-120 | 2-4 | 5-16 | Ninguno |

Véase también el capítulo 7.

Los números de página seguidos por una *f* indican figuras y los seguidos por una *t* indican tablas.

## A

AAA. *V.* Aneurisma aórtico abdominal
  (AAA)
Abciximab, 253, 377, 464, 653
  tratamiento transfusional, 521, 526
Abdomen agudo, 51, 156-159, 188t, 554t
  microflora, 429-430
Absceso/s
  epidural, 114, 188t, 440-441
  esplénico, 391, 433
  hepático, 41f, 45, 637-638
  intraabdominal, 29, 46, 343, 429, 431,
    649
  paradurales, 441-442
  perirrenal, 46, 436
  pulmonar, 141, 161
  renal, 436
  subdural, 441
  tras cirugía hepática, 356
ACA. *V.* Arteria cerebral anterior (ACA)
Acetato, 350
Acetazolamida, 653
Acetilcisteína, 653-654
Aciclovir, 654-655
  virus herpes simple, 189, 195, 353,
    436, 444, 475, 482, 654-655
Acidemia metabólica, 103, 106
Ácido/s
  acetilsalicílico
    infarto de miocardio, 642
    isquemia miocárdica, 335t
    tratamiento transfusional, 521-526
  aminocaproico, 377, 656
    cirugía cardíaca, 524
  etacrínico, 668
  fólico, 670
  grasos ω, 3, 182

Acidosis. *V. también* Acidosis
    metabólica
  láctica, 141, 147
  metabólica, 142t-143t, 143
    con hiato aniónico, 141-143, 143t
    insuficiencia renal aguda, 188t,
      562t
    sin hiato aniónico, 141
    paciente de traumatología, 44, 100,
      181, 538
  respiratoria, 142t, 145, 535t, 540
  tubular renal (ATR), 133-135, 144-145
    hiperpotasiémica, 144
ACM. *V.* Arteria/s cerebral media
    (ACM)
Acondicionamiento, aire inspirado, 36
ACP. *V.* Analgesia controlada por el
    paciente (ACP)
Acromegalia, 401
ACTH. *V.* Corticotropina (ACTH)
Activador tisular del plasminógeno
    intravenoso, ACV, 461t
Activasa. *V.* Activador tisular del
    plasminógeno intravenoso
Actividad eléctrica sin pulso, protocolo,
    513f
Acute Physiology and Chronic Health
    Evaluation (APACHE), 234
ACV (accidente cerebrovascular),
    479-480
  afecciones que lo parecen, 457-458
  angiopatía amiloide, 458, 465
  gestación, 650-651
  isquémico agudo, 110-112, 456, 458,
    461t, 464
    etiología, 458
  lacunar, 456

ACV (accidente cerebrovascular) *(cont.)*
  tratamiento agudo, 460-566
Adenosina, 189t, 436-444, 655
ADH. *V.* Hormona antidiurética
  (ADH)
β$_2$-adrenérgico/s inhalados, 309t
Agente/s
  nerviosos, toxicidad, 502-504
  tensioactivo (surfactante) exógeno,
    SDRA, 26, 31, 639, 649
Agitación, 218
Agonista/s α$_2$, 540
AINE. *V.* Antiinflamatorios no
  esteroideos (AINE)
Aire alveolar, ecuación, 25
Albúmina, 148f, 178
  humana, shock, 104
Alcalemia, 146
Alcalosis
  metabólica, 142t, 145-146, 658
  respiratoria, 142t, 145-146
Alcohol, efectos tóxicos, 472t
Aldosterona, enfermedad
  corticosuprarrenal, 407
Aleteo auricular, 273-274
Alfentanilo, intubación endotraqueal,
  50
Alimentos tróficos,180
Alprazolam, 700 t
Alprostadilo ,655
Alteplasa (tPA recombinante), 656
Amantadina, 489
American Society of Anesthesiologists
  (ASA), algoritmo vía aérea
  difícil, 65, 66f
American Spinal Injury Association
  (ASIA), escala de lesión medular,
  541, 541t
Amfotericina, 694t
  B, 444, 694t
    insuficiencia renal aguda, 562
  liposómica, 694t
Amikacina, 192, 694t
Aminoácidos de cadena ramificada,
  184
Aminofilina (etilenodiamina de
  teofilina), 621, 690
  sibilancias, 418, 560

Aminoglucósidos, 192-194
  insuficiencia renal aguda, 497, 562t
Amiodarona, 657
  arritmias auriculares, 602-604
  fibrilación auricular, 594-595
Ampicilina, 495, 694t
  -sulbactam, 427
Amrinona, 109
Anafilaxia, 239t, 501-502
Analgesia
  controlada por el paciente (ACP),
    115, 598
    cirugía torácica, 588-589
  epidural, 598
    cirugía torácica, 598-600
  intercostal, 114
  paravertebral, 441
  regional, 113-114
    anticoagulación, 114
Analgésicos no narcóticos, tratamiento,
  115-116
Análisis
  contorno pulso, 14, 585
  económicos, 225-226, 227t-228t
  factores, 366
Anemia, insuficiencia renal aguda, 335t
  tratamiento transfusional, 521-522
Anestesia tópica orofaríngea,
    intubación endotraqueal, 50
Anestésicos, sibilancias, 620, 624f
Aneurisma/s
  aorta torácica, 580-588
    complicaciones
      cardíacas, 467
      pulmonares, 495, 496
    resección quirúrgica, 428-444
    trastornos coagulación, 467
    y toracoabdominales, 581
  aórtico, 469
    abdominal (AAA), 161-162, 588
    hepático tras cirugía hepática, 356
    intracraneal, clasificación, 469t
    rotura, 634
    ventricular infarto de miocardio,
      483
  intracraneales, clasificación, 469t
  ventriculares, infarto de miocardio,
    585

Anfetamina, consumo, 497-498
Angeítis alérgica, 444
Angina
    de pecho, 244-245
    estable, 244
    Prinzmetal, 244
    variante, 663
Angiodisplasia, 382t, 385
    colónica, 385
Angiografía, 154
    coronaria, 248, 336
    por resonancia magnética, 316, 441
    pulmonar TVP, 644
        trombosis venosa profunda, 314
Angiopatía amiloide, 458, 465-466
Angioplastia con balón, HSA, 471
Ansiedad, 121, 218
    paciente quemado, 551
    terminal, 220
Antagonista/s
    β-adrenérgicos, infarto de miocardio,
        278, 357
    del calcio
        arritmias auriculares, 602
        hipercalcemia, 419-420
        infarto de miocardio, 253, 315
        isquemia miocárdica, 335t, 357
    opioides, 67
    receptor leucotrienos, 18, 334, 338t
        sibilancias, 418
Antiácidos, hemorragia digestiva, 645
Antibacterianos, 187-194
Antibióticos, retirada, 206-207, 312,
        429, 435
Anticoagulantes orales, TVP y EP,
        319
Anticolinérgicos
    atropina, 220
    bromuro de ipratropio, 220
    inhalados, 297, 306
    sibilancias, 418
Anticonvulsivos, HIC, 472t
Anticuerpo/s antilinfocíticos, 606
Antidepresivos tricíclicos (ATC),
        efectos tóxicos, 362
Antiinflamatorios no esteroideos
        (AINE), 116, 341
    cirugía cardíaca, 439, 524

inducción insuficiencia renal aguda,
        188t, 497
    tratamiento transfusional, 521-522
Antimetabolitos, micofenolato, 606
    trasplante, 606
Antimicóticos, 194-195
Antimicrobianos intravenosos, 690t,
        694-697, 692t
Antipsicóticos, sobredosis, 488-489
Antivíricos, 195-196
AOS. *V.* Apnea obstructiva del sueño
        (AOS)
APACHE. *V.* Acute Physiology and
        Chronic Health Evaluation
        (APACHE)
Aparato/s genitourinario, reevaluación
        paciente quemado, 562t
    exploración física, quemaduras, 555
    microflora, 434
        revisión quemaduras, 554t
    respiratorio, distensibilidad, 29, 32
Apnea
    obstructiva del sueño (AOS),
        obesidad, 617
    prueba, 547
Apoplejía hipofisaria, 410
Aporte oxígeno miocardio, 642
Apoyo extracorpóreo, retirada, 216
Aprotinina, cirugía cardíaca, 439
Argatrobán, 657
    tratamiento transfusional, 521, 526
    TVP, 314
Arginina, 182
Arritmia/s. *V. también* Arritmia/s
        cardíacas
    ablación con catéter, 283t
    auriculares, 266, 602
        cirugía torácica, 598-599
    cardíacas, 169-170, 270-287
        ablación por radiofrecuencia, 287
        bradiarritmias, 270-271
        clasificación, 270
        etiopatogenia, 271
        taquiarritmias, 267
    cardioversión, 507
    cirugía cardíaca, 524
    diagnóstico, 507, 507f
    estenosis aórtica, 258

Arritmia/s *(cont.)*
  infarto de miocardio, 253
  supraventricular
    cardioversión sincrónica, 275f, 655
    cirugía cardíaca, 439
  ventriculares, cirugía cardíaca, 439, 524
Arteria/s
  carótida
    endoprótesis, 579-580
    estenosis, 579-580
  cerebral anterior (ACA), oclusión, 457, 535
  cerebral media (ACM), oclusión, 457
  espinal anterior, síndrome, 174
  mesentérica superior (AMS)
    embolia, 483
    trombo, 483
  revisión quemados, 553
Arteriopatía coronaria, 244-257
  angina de pecho, 246
  fisiopatología, 245-246
  gestación, 401t, 651
  infarto de miocardio, 642-644
  isquemia miocárdica, 335t, 357
  obesidad, 616-625
ASA. *V.* American Society of Anesthesiologists (ASA)
Ascitis, 358
ASIA. *V.* American Spinal Injury Association (ASIA)
Asincronía, flujo, 98
Asistolia, protocolo, 514f
Asma, 299-312. *V. también* Sibilancias
  auscultación, 341
  definición, 299
  exploración física, 301
  gasometría arterial, 528
  gestación, 651
  pruebas funcionales pulmonares, 482
  radiografía de tórax, 690, 598
  tratamiento, 437
*Aspergillus*, 443-444
Aspergilosis broncopulmonar alérgica, 443-444
  tratamiento, 444
Atenolol, 657-658

Ateroesclerosis, diabetes mellitus, 588-589
ATR. *V.* Acidosis tubular renal (ATR)
Atracurio, 502
Atropina, 491, 510, 658
Autonomía, 209, 419
Autorregulación, 2f
Azatioprina, 606t, 613, 658
  trasplante pulmonar, 612
Azitromicina, 190, 694t
Aztreonam, 190, 694t

## B

Bacterias gramnegativas
  intestinales, 428
  resistentes a la vancomicina, 191
BAL. *V.* Lavado broncoalveolar (BAL)
Barbitúricos
  agonía, 168
  consumo excesivo, 168, 357
  presión intracraneal, 219
Barotraumatismo, ventilación mecánica, 98
Beclometasona, 310t
Bencilpenicilina, 429, 441, 572, 696t
Benzodiazepinas, 118-119, 256, 498-499
  consumo excesivo, 498
  crisis comiciales, 473
  cuidados paliativos, 219
  toxicidad etanol, 495-496
Betalactámicos, 187
Bicarbonato sódico, 137,658
  cetoacidosis diabética, 143, 648
  hiperpotasiemia, 480, 491
Biopsia
  pulmonar abierta, SDRA, 562t
  renal, IRA, 340
β-bloqueantes, 199-200
  arritmias auriculares, 602-603
  estenosis mitral, 262-263
  toxicidad electrocardiografía, 490
Bloqueante/s
  β-adrenérgicos, 219
    intubación endotraqueal, 50-51
    presión intracraneal, 168
  muscarínicos, 503-505
  neuromusculares
    cuidados paliativos, 64

intubación endotraqueal, 78-79
Bloqueo/s
auriculoventricular, 254, 483
primer grado, 136
segundo grado, 136
cardíaco, cirugía cardíaca, 439-440
crisis hipertiroidea, 416
fallo con infarto de miocardio,
642-643
fascicular, 271-272
nervio glosofaríngeo, intubación
endotraqueal, 64, 65
nervio laríngeo, superior intubación
endotraqueal, 64
nervios intercostales cirugía torácica,
156, 593
neuromuscular (BNM), 124
translaríngeo, intubación
endotraqueal, 64
BNM. *V.* Bloqueo/s neuromuscular
(BNM)
Boerhaave, síndrome, 386
Bohr, ecuación, 26
Bombeo respiratorio, insuficiencia,
322-324
Bosentán, 644
Botas, compresión secuencial, 164, 539
Bradiarritmia/s, 270-271
angiografía, 469
documentación registro médico,
156t, 644
ecografía Doppler transcraneal, 644
electroencefalografía, 540, 548
potenciales evocados
somatosentitivos, 549, 644
síndrome clínico, 469
Bradicardia, protocolo, 115t
Bromocriptina, 489
Bromuro de ipratropio, 220, 308, 308t
cuidados paliativos, 220
Broncoscopia flexible, 48, 601
Bronquitis crónica, definición, 299
Brown-Séquard, síndrome, 542
Budesónida, 659

**C**

CAA. *V.* Colecistitis alitiásica aguda
(CAA)

CAD. *V.* Cetoacidosis diabética (CAD)
Calcio, 527, 659
metabolismo, 255
tratamiento transfusional, 521, 526
Calcitonina, hipercalciemia, 421
Calorimetría indirecta, 178, 621
Campbell, diagrama, 31-32, 32f
*Candida,* 189t, 441-442
peritonitis, 442
Candidemia, 442
tratamiento, 442-444
Candidiasis
diseminada, 442-443
hepatoesplénica, 442
invasiva, 442
mucocutánea, tratamiento, 443
ocular, 442
renal, 442
Cánula, retirada tubos endotraqueales
y de traqueostomía, 84-85
Capnografía basada en volumen, 2f
Capnometría, 21-22
alterada, 21
gasto cardíaco, 24f
representación gráfica, 22f-23f
Captopril, 660
Carbapenémicos, 190
Carboxihemoglobina, 18
Cardiopatía congénita, 641-642
gestación, 636
Carga respiratoria, 322
Casos
artículos, 229
series, 229
Caspofungina, 195, 443
Catecolaminas
cirugía cardíaca, 439, 524
presión intracraneal, 219, 534
Catéter/es
arteria pulmonar (AP),
monitorización, 4, 101
centrales, inserción percutánea, 204
Cavidades cardíacas
distensibilidad, 5
fisiología, 9-10
interdependencia ventricular, 7
valvulopatía, 244, 258-269
Cefalosporinas, 189-190

Cefazolina, 181, 691t
Cefepima, 190, 691t
Cefotaxima, 369
Cefotetán, 189-190
Cefoxitina, 189
Ceftazidima, 189
Ceftriaxona, 190
Cerclaje gástrico ajustable, 623, 624f
Cetoacidosis *V. también* Cetoacidosis
    diabética (CAD)
  alcohólica, 143, 401, 401t, 402t
  diabética (CAD), 135, 400-401, 648
Churg-Strauss, síndrome, 607
Cianuro, intoxicación, 687
Ciclosporina, trasplante pulmonar,
    605, 606t
CID. *V.* Coagulación intravascular
    diseminada (CID)
Cirrosis
  hepática, 357
    etiología, 357t
Cirugía
  aórtica, etiología insuficiencia renal,
    586t
  bariátrica, 622-625
    acceso vascular, 620
    analgesia posoperatoria, 620
    asistencia posoperatoria, 619
    beneficios, 623
    complicaciones, 622-624
    farmacología, 620
    indicaciones, 622
    infección herida, 621
    monitorización hemodinámica,
      620
    procedimientos quirúrgicos, 593
    tipos, 624, 624f
  cardíaca, 370, 439
    asistencia posoperatoria,
      260, 586
    complicaciones
      gastrointestinales, 4, 102
      neurológicas, 613-615
      posoperatorias, 328, 356-360
    disfunción
      cardiovascular, 618t, 639, 640
      miocárdica, 108, 451
      pulmonar, 593, 641

identificación de riesgos
  preoperatorios, 255
insuficiencia renal aguda, 335t
mínimamente invasiva, 595
problemas intraoperatorios, 563-
  565
retirada gradual del respirador,
  324
taponamiento cardíaco, 9, 514f
UCI, 304-306
  esofágica, 595
  hepática, complicaciones
    posoperatorias, 356
  mediastínica, 595-596
  torácica, 593-596
    analgesia posoperatoria, 598
    complicaciones, 598
    tubo toracostomía, 603-604
  vascular, 579, 592
Cistitis, 381t
Citomegalovirus (CMV), 444, 528
  tratamiento transfusional, 196
Citoprotección, hemorragia digestiva,
    207
Clasificación
  Crawford, 581, 581f
  Marshall, 533
Clonidina, 660
Clorotiazida, 660
Cloruro cálcico, 137-139
Coagulación intravascular diseminada
    (CID), 366, 671
Cola de caballo, síndrome, 542
Colecistitis
  aguda, 432
  alitiásica aguda (CAA), 390-391
  obesidad, 617
Colesterol, émbolos, 586t
Colitis seudomembranosa, 193
Coma mixedematoso, 415-416
Comité ético, 214
  hospitalario, 214
Compartimentos corporales, líquidos y
    electrólitos, 129t
Complejo
  activador plasminógeno,
    estreptocinasa, infarto de
    miocardio, 253

factor IX, 369
Compresión cardíaca directa, tórax abierto, 515
Concentrados, factores, 524
Consentimiento informado, 209
Contractilidad, 246
Contrapulsación con balón intraaórtico infarto de miocardio, 216
Control
hemodinámico, 100, 292
vía aérea, 48-49
cirugía bariátrica, 622
cirugía mediastínica, 595
técnicas, 53-54
volumen regulado por presión, 87
Contusión cardíaca, 152
Cooximetría, 18-19
Corticoesteroides α
miastenia grave, 483, 485t
SDRA, 297
sibilancias, 315
trasplante, 606
Corticotropina (ACTH), 406
Cortocircuito, fracción, 25-26
CPK. *V.* Creatina fosfocinasa (CPK)
Crawford, clasificación, 581, 581f
Creatina fosfocinasa (CPK), 346
Creatinina en orina/plasma, 338
Crepitantes, 301
Cricotirotomía, 63-64
aguja, 64-65
Crioprecipitado, 369
Crisis convulsivas, 456-476
AV, 456-457
UCI, 289t, 472t
Cristaloides
shock, 104, 525
soluciones, 129-130
Crohn, enfermedad, 385
Cuerpos extraños, 151, 161
Cuidados
intensivos neurológicos, 166-171
balance osmótico, 171-172
control glucosa, 172
exploración neurológica dirigida por hipótesis, 173-174
hemodinámica
extracraneal, 169-170
intracraneal, 166-169
homeostasis agua y sodio, 171-172
pruebas de neuroimagen, 174-175
regulación térmica, 172
TC, 174, 174f
ventilación, 170-171
paliativos, decisiones en niños, 214
Curva/s presión-volumen estática, 32-34
Cushing, síndrome, 136, 410-412

**D**

D-40 *V.* Dextrano
Dalteparina, 660-661
infarto de miocardio, 233
TVP, 314-315
Dantroleno, 661
hipertermia maligna, 489
Daptomicina, 191, 691t
DDAVP. *V.* Desmopresina, acetato (DDAVP)
DEA. *V.* Desfibriladores externos automáticos (DEA)
DeBakey, sistema de clasificación, 590, 590f
Debilidad aguda, 478-485
causas, 479
miopatía, 479-480
neuropatía, 481-482
unión neuromuscular, 483-485
Decisiones terminales, 223
*Delirium tremens* (DT), 121, 496
Demanda de oxígeno miocárdica, 264, 511
Derivación
cardiopulmonar, 162, 376
gástrica, Y de Roux, 622
Descontaminación intestinal selectiva, 567
Desfibrilación
curva bifásica, 506
fibrilación ventricular, 294
gráfica monofásica, 507
soporte vital básico, 651
Desfibriladores
cardíacos implantables automáticos (DCAI), fibrilación ventricular, 284

Desfibriladores *(cont.)*
  externos automáticos (DEA)
    accesibles, 506
Desflurano, cirugía bariátrica, 623-624
Desmopresina, acetato (DDAVP),
  661-662
  cirugía cardíaca, 524
  diabetes insípida central, 547
  hemorragia intracerebral, 536
Desnutrición, 395
  proteicocalórica, 177
Desprendimiento placentario, 646
Dexametasona, 662
Dexmetomidina, 662
Dextrano, 662-663
Diabetes
  insípida, 691
    central, 134, 547
    nefrógena, 129, 135, 492
  mellitus, 344, 398
    fármacos orales, 375
    insulina, 175, 184
    neuropatía, 480
    tipo, 1, 244
    tipo, 2, 616
Diagrama/s
  Campbell, 31-32, 32f
  específicos para la edad, 556f
Diarrea, 394
  agentes paliativos, 215, 218
  fármacos asociados, 610
  infecciosa, 395, 682
Diazepam, 119
  abuso, 401t
  intubación endotraqueal, 125
  toxicidad etanol, 494
Dieta/s, estimulación inmunológica,
  181t
Dieulafoy, lesión, 382t, 384-386
Difenhidramina, 664
  reacciones anafilactoides, 502-504
Digitálicos, sobredosis, 492
Digoxina, 663
Diltiazem, 663-664
  fibrilación auricular, 594
Dímero D, 366
Dióxido de carbono, presión arterial
  parcial, 17

Disección
  aorta torácica, 260, 367t
  aórtica, 588-589, 110, 634
  ecocardiografía, 15
Disfunción ventricular, ecocardiografía,
  2f
Dishemoglobinemia, 20
Distensibilidad intracraneal, curva,
  166, 167f
Diuréticos, insuficiencia renal aguda,
  285t, 643
Dobutamina, 664
  cirugía cardíaca, 255
  hipotensión y shock, 106, 164
  HSA, 456, 469
  regurgitación aórtica, 260-262
Dofetilida, fibrilación auricular, 281
Donación órganos, 220-221
  comunicación familia, 221
Dopamina, 664
  cirugía cardíaca, 439, 534
  hipotensión y shock, 106-107
  insuficiencia renal aguda, 473
Dopexamina, hipotensión y shock,
  108-109
Doppler esofágico, monitorización,
  30-31
Doxiciclina, 570t, 691
Drepanocitosis, tratamiento
  transfusional, 373-374
Drogas diseño (síntesis), 499
Droperidol, 665-666
DT. *V.* Delirium tremens (DT)

**E**
EAC. *V.* Endarterectomía carotídea
  (EAC)
Eclampsia, 636-639
Ecocardiografía, 18, 42, 50, 265-266
  bidimensional, 265
  disección aórtica, 110
  disfunción ventricular, 2
  endocarditis, 268-269
  hipovolemia, 402
  infarto de miocardio, 643-642
  taponamiento pericárdico, 7, 101
  transesofágica (ETE), 44, 153, 259f,
    264, 438

transtorácica manual, 44, 249-250
traumatismo torácico cerrado,
    152-154
Ecografía
cuidados intensivos neurológicos,
    174
Doppler, 40, 470
    transcraneal muerte cerebral,
        548-549
    venosa TVP, 315
Ecuación
Bohr, 26
Henderson-Hasselbalch, 34, 144
Starling, 128
Edema
cerebral insuficiencia hepática
    fulminante, 353
pulmonar, 597, 637t
    tras neumonectomía, 593-594
Edrofonio, prueba, 484
Efecto penumbra, 20
Efedrina, 54t, 106, 502, 666-667
hipotensión y shock, 164
ELA. *V.* Embolia de líquido amniótico
    (ELA)
Electrocardiografía
asma, 299-300
EP, 43, 207
EPOC, 206, 299
infarto de miocardio, 244, 253-254
isquemia miocárdica, 67-68
toxicidad por β-bloqueantes, 490
TVP, 164
Electrocardiograma
de esfuerzo, isquemia miocárdica,
    67-68, 335t, 358
reposo, isquemia miocárdica, 253
Electrocardioversión estenosis mitral,
    263
Electrólitos, 127-149
cetoacidosis diabética, 143, 648
cirugía cardíaca, 439
compartimentos corporales, 127
nutrición parenteral, 183t
Embolectomía pulmonar, TVP y EP,
    207
Embolia
líquido amniótico (ELA), 649-652

pulmonar (EP), 43
cirugía bariátrica, 622-623
dímeros D, 316
ecocardiografía, 15
electrocardiograma, 262, 265
evaluación analítica, 458-556
factores de riesgo, 314-315
gammagrafía pulmonar, 316
profilaxis, 355, 360
EMDA. *V.* Encefalomielitis diseminada
    aguda (EMDA)
Empiema, 428
Enalapril, 666
Encefalomielitis diseminada aguda
    (EMDA), 472t, 476
Encefalopatía, 475-476
hepática, 354t, 358
hipertensiva, 475-476
insuficiencia renal aguda, 350
Endarterectomía carotídea (EAC),
    579-580
Endocarditis, 268
bacteriana, 268, 433
    profilaxis, 268-269
        antibiótica, 268-269
ecocardiografía, 15, 262
infecciosa, 437-440
    complicaciones, 439-440
    prótesis valvulares, 437-438
válvula
    nativa, 438-439
    natural, 437
Endoprótesis vasculares, ATA, 591
Enfermedad/es
adenohipófisis, 692
ateroembólica, insuficiencia renal
    aguda, 344-345
corticosuprarrenal, 406
Crohn, 385
digestivas, 379-397
    esófago386-387
    estómago, 387
    intestinos, 392
    páncreas, 387-390
    síndrome compartimento
        abdominal, 161-162
    vías biliares, 432
inflamatoria intestinal, 385

Enfermedad/es *(cont.)*
  neurológicas, 638
    ACV, 638
      diagnóstico, 630
      manifestaciones clínicas, 639
      tratamiento, 638
      trastorno convulsivo, 638
      eclampsia, 639
    paratiroidea, 138
    pulmonar obstructiva crónica
      (EPOC), 299-312, 612
      electrocardiograma, 635
      evaluación en UCI, 300-304
      exploración física, 301
      gasometría arterial, 548
      gestación, 651
      pruebas funcionales pulmonares, 482
      radiografía de tórax, 590, 598
      tratamiento, 437
      Von Willebrand, tratamiento
        transfusional, 369
Enfisema, definición, 299
Enoxaparina, 666
  infarto de miocardio, 333
Enzima/s
  infarto de miocardio, 542-544
  isquemia miocárdica, 335t, 580
EP. *V.* Embolia pulmonar (EP)
Epinefrina, 667
  cirugía cardíaca, 524
  fibrilación ventricular, 284-285
  hipotensión y shock, 164
  reacciones anafilactoides, 502
  sibilancias, 418, 560
EPOC. *V.* Enfermedad/es pulmonar
  obstructiva crónica (EPOC)
Epoetina, 525
Eptifibatida, tratamiento transfusional,
  377, 464
Ergonovina, 667
Eritema
  generalizado sin eritrodermia, 458
  multiforme, 458, 671
Eritromicina, 691
Error
  tipo I, 229
  tipo II, 229
Ertapenem, 190, 430

Escala
  del Coma de Glasgow, 150, 160
  visual analógica (EVA), 113-114
Escopolamina, 689
Esmolol, 668
  crisis hipertensiva, 344, 475
  intubación endotraqueal, 50
Esófago, 386
Esofagogastroduodenoscopia,
  hemorragia digestiva, 382
Esomeprazol, 668
Espacio muerto, 26
Especificidad, 316
Esplenomegalia, 359
Estado
  confusional, 121, 562t
  epiléptico, 575
    gestación, 650-651
  vegetativo persistente, 210
Esteatosis hepática aguda
  del embarazo, 637-640
Estenosis
  aórtica, 258
    cambios hemodinámicos,
      259-260
    diagnóstico, 254
    fisiopatología, 161-162
    tratamiento, 259
  mitral, 640-644
    gestación, 401t, 636
  pulmonar congénita, 268
  tricuspídea, 266-267
Esteroides inhalados, 311
  sepsis, 138
Estreñimiento, 397
  nutrición entérica, 395-396
Estreptocinasa, 252
  infarto de miocardio, 254
  tratamiento transfusional,
    521, 526
Estridor inspiratorio, 301
Estrógenos conjugados, 369
Estudio/s
  casos-controles, 230-232
  epidemiológicos, 229
  prevalencia, 299
  prevención, 226
  transversales, 229-230

Etanol, intoxicación, 353, 495
  abstinencia, 499
ETE. *V.* Ecocardiografía transesofágica
  (ETE)
Etilenglicol
  ingestión, 143
  intoxicación, 347
Eutanasia, 220, 223
EV. *V.* Extrasístoles ventriculares (EV)
EVA. *V.* Escala visual análoga (EVA)
Exposición ocular del paciente
  quemado, 551
Extrasístoles ventriculares (EV), infarto
  de miocardio, 101
Extubación, 170, 217
  definición, 322

**F**
FA. *V.* Fibrilación auricular (FA)
Factor/es
  crecimiento insulinoide 1 (IGF-1),
    insuficiencia renal aguda, 347
  estimulador de colonias de
    granulocitos (GCSF), 525
  estimulador de colonias de
    granulocitos-macrófagos
    (GMCSF), 525
  VII recombinante activado (rFVIIa),
    524
Famciclovir, 195
  virus herpes simple, 444-445
Fascitis necrosante, 435-436
Fase flujo, 551
FBP. *V.* Fístula/s broncopleural
  (FBP)
Fenilefrina, 684
  hipotensión y shock, 104, 106
  HSA, 456-457
Fenitoína, 685
  convulsiones, 175
  estado epiléptico, 474t, 575
  toxicidad digitálica, 283, 491
Fenobarbital, 683-684
  estado epiléptico, 179t
Fenoldopam, 668-669
Fenotiazinas, 394t
Fenoxibenzamina, 684
Fentanilo, 621, 698t

intubación endotraqueal, 50-51
Fentolamina, 684
Feocromocitoma, 401t, 411
Fibrilación
  auricular (FA), 270, 508
    infarto de miocardio, 642
  ventricular, 284-285
    algoritmo, 514f-515f
    infarto de miocardio, 585
Fibrinógeno, 365
Fibrolaringoscopios, 53
Fiebre, 489
Filgrastim (G-CSF), 669
Filtro/s
  tratamiento transfusional, 524
  vena cava inferior, TVP y EP, 320
Fisiología acidobásica, 141-147
Fisostigmina, 686
Fístula/s
  aortoentéricas, 384
  biliar, cirugía hepática, 356
  broncopleural (FBP)
    cuantificación del tamaño, 602
    evaluación, 601
    tratamiento, 601
Fitonadiona, 688-689
Flebotomía, 526
Flecainida, fibrilación auricular,
  262
Fluconazol, 691t, 194
Fludrocortisona, 408
  HSA, 456, 465
Flujo
  espiratorio máximo, 304
  sanguíneo
    cerebral (FSC), 166
    coronario, 245
Flumazenil, 669
Flunisolida, 310t
5-Fluorocitosina, 194
Fluoroquinolonas, 192, 193
Fluticasona, 310t
Fomepizol, 497
Fondaparinux, 670
Formoterol, 309t-310t
  sibilancias, 299, 560
Fórmula/s
  Brooke modificada, 557t

Fórmula/s *(cont.)*
nutrición entérica, 184
complicaciones, 186
modificaciones nutricionales,
diabetes, 184
modificaciones nutricionales,
insuficiencia renal, 184
síndrome de disfunción
multiorgánica, 235
Fosfenitoína, 670-671
Fosfodiesterasa III, inhibidores
cirugía cardíaca, 524
hipotensión y shock, 109
Fósforo, 685-686
Frecuencia respiratoria, ventilación
mecánica, 628t
FSC. *V.* Flujo sanguíneo cerebral (FSC)
Fuga/s manguito, tubos endotraqueales
y de traqueostomía, 72-76
Furosemida, 671
lesión craneoencefálica, 179t

**G**

Ganciclovir, 195, 671-672
Gasometría
arterial, intubación endotraqueal,
548
continua, monitorización, 35
Gasto energético en reposo (GER), 178
cálculo, 179
GCSF. *V.* Factor/es estimulador de
colonias de granulocitos
(GCSF)
Gentamicina, 696
GER. *V.* Gasto energético en reposo
(GER)
Gibbs-Donan, efecto, 128
Glándula/s suprarrenales, reevaluación
pacientes quemados, 572t
Glucagón, 672
toxicidad por β-bloqueantes, 490
Glucemia, control, sepsis, 607
Glucocorticoides
anatomía funcional suprarrenal, 406
hiperpotasiemia, 398
insuficiencia suprarrenal, 407t
Gluconato cálcico, 350, 659
hiperpotasiemia, 501

Glucopéptidos, 191
Glucopirrolato, 54t, 672
sibilancias, 299, 560
Glucoproteína IIb/IIIa, inhibidores,
isquemia miocárdica, 250, 264
Glucosa, hiperpotasiemia, 350
Glutamina, 182, 184
GMCSF *V.* Factor/es estimulador
de colonias de granulocitos-
macrófagos (GMCSF)
Gotitas, 200
precauciones, 201, 202t
Gráfica/s
de flujo, 35f
presión vía aérea, 33
Granulomatosis Wegener, 345
Guillain-Barré, síndrome, 482-483

**H**

Haloperidol, 672-673
confusión, 562t
cuidados paliativos, 220
*Helicobacter pylori*, 384
Helio-oxígeno (heliox), sibilancias, 299,
560
HELLP, síndrome, 636
Hematíes (eritrocitos), 428
Hematoma
epidural, 335, 536
subdural, 495, 536
Hemiparesia, 173t
Hemodinámica
extracraneal, 169-170
intracraneal, 166-167
Hemofilia
A, tratamiento transfusional, 366,
378
B, tratamiento transfusional,
521, 526
Hemorragia. *V. también* Hemorragia
vías respiratorias
cirugía cardíaca, 439, 524
cirugía hepática, 356
colónica, 365-370, 385
digestiva, 379-387
colonoscopia, 382
diagnóstico, 379, 387
esofagoduodenoscopia, 382

etiología, 380
evaluación inicial, 379
imágenes con radionúclidos, 385
profilaxis, 207
diverticular, 385
intestino delgado, 385-386
intracerebral (HIC), 166-172, 252t,
465-466
prenatal, 636, 645
puerperal, 524, 646, 647
pulmonar, 425
cirugía torácica, 593
subaracnoidea (HSA), 469-470, 524
tubos endotraqueales y de
traqueostomía, 68-69
varices esofágicas, 357-358
vías respiratorias con tubos
endotraqueales y de
traqueostomía, 75
Hemorroides, 382t, 385
Henderson-Hasselbalch, ecuación, 34,
144
Heparina, 203, 252t, 673
fraccionada TVP y EP, 314
no fraccionada
ACV, 318
TVP y EP, 318
Hepatitis
B, tratamiento transfusional, 201,
353, 528
C, tratamiento transfusional, 201
Hepatopatía inducida por fármacos,
360-361
clasificación, 361t
Heridas, 434, 563
infección, 621
Hetalmidón, 131t, 132
Hiato osmolar, 172
Hidralazina, 673
crisis hipertensiva, 475, 637
eclampsia, 636
Hidratos de carbono, 179, 351
Hidrocefalia, 534-535
Hidrocortisona, 409, 674
Hidromorfona, 115t, 116, 219, 698t
Hipercapnia permisiva, SDRA, 170, 292,
562t
Hiperpotasiemia, 346, 350

Hipertensión
portal, 390, 608
pulmonar
gestación, 263, 266, 612-613
primaria (HPP), gestación, 401t,
605
Hipertermia maligna (HM), 500-501
Hiponatriemia
hipotónica isovolémica, 133
isotónica, 132
Hipotermia inducida, 172
Hipoxemia, 78-79
EPOC, 579-580, 612-614
insuficiencia hepática fulminante,
607-608
SDRA, 499, 562t
ventilación mecánica, 78-79
HM. *V.* Hipertermia maligna (HM)
Hormona/s antidiurética (ADH), 106,
132, 350. *V. también* Vasopresina
hipotensión y shock, 106, 164
HPP. *V.* Hipertensión pulmonar
primaria (HPP)
HSA. *V.* Hemorragia subaracnoidea
(HSA)
Humedad, medición, 37
Humidificadores
activos, 36, 79
pasivos, 36, 79

**I**
IBP. *V.* Inhibidor/es bomba de protones
(IBP)
Ibutilida, 280
fibrilación auricular, 280t
ICP. *V.* Intervención coronaria
percutánea (ICP)
IECA. *V.* Inhibidor/es enzima
conversora de angiotensina
(IECA)
IGF-1. *V.* Factor/es de crecimiento
insulinoide 1 (IGF-1)
Íleo
etiología, 394t
paralítico, 393
Imágenes perfusión
miocárdica, 248
de esfuerzo, 301

Imágenes perfusión *(cont.)*
  provocación farmacológica, 248-250
Imipenem-cilastatina, 190, 691
Índice/s
  cardíaco, 12, 447
  masa corporal (IMC), 177, 616, 623
  oxigenación, 93
Infarto miocardio, 253-254, 642-644
  complicaciones, 253-254
  diagnóstico, 642
  ecocardiografía, 268-269, 438-440
  electrocardiograma, 150, 635
  exploración física, 246
  gestación, 651
  imágenes de perfusión con
    radionúclidos, 248-249
  tratamiento, 239-240, 248-250
Infección/es
  digestivas, 384, 386, 390, 391
  intraabdominal, 429-433
  intrahospitalarias, 187
  micóticas, 441-442
  prevención, 202-203
  relacionadas con catéter, 188t, 437
  sistema hepatobiliar, 432
  tejidos blandos necrosante, 435-436
  torácicas, 193, 424
  trasplante órganos sólidos, 196
  vías urinarias, 436-437
    asociadas sonda, prevención,
      204-205
  vírica, 444-445
Inhalador/es
  de polvo seco, 310
  dosis fija (MDI), 80f, 310f
  y nebulizadores, 299, 560
Inhibidor/es
  bomba de protones (IBP), 384
    hemorragia digestiva, 360, 691
  enzima conversora de angiotensina
    (IECA)
    inducción insuficiencia renal
      aguda, 334t
    infarto de miocardio, 253
  plaquetarios ACV, 638-639
    isquemia miocárdica, 67-68
Injertos de revascularización coronaria,
  248

infarto de miocardio, 642-644
Inmunodepresión, 605, 613
Inmunodepresores
  antilinfocíticos, 606
  retirada gradual, 606, 606t
Inmunonutrición, 181-182
Inótropos, 107t, 266
  hipotensión y shock, 106
Insuficiencia
  hepática
    aguda, 353, 355t
    cirrosis hepática, 357, 35t
    fulminante, 353, 488, 607
      complicaciones, 354-355
      etiología, 353
    posoperatoria, 356
  renal, 562t. *V. también* Insuficiencia
    renal aguda (IRA)
    aguda (IRA), 188t, 475
      necrosis tubular aguda, 335t, 360
      pielografía anterógrada, 340
      intrínseca, 334
    suprarrenal, 406-407, 675
      aguda, 6
        diagnóstico, 562t
      fisiología y fisiopatología
        suprarrenal, 406-408
      shock séptico, 454
Insulina, 143, 343, 674-675
  cetoacidosis diabética, 143-145
  coma hiperosmolar no cetósico, 405
Intercambio gaseoso, 17-18
Intervalo de confianza, 229
Intervención
  coronaria percutánea (ICP)
    infarto de miocardio, 642-643
    isquemia miocárdica, 67-68, 335t
  familiar, 211-214
    donación de órganos, 220-221
Intoxicación/es, 478, 499-500
  farmacológica, 487
Intubación
  endotraqueal
    bloqueo neuromuscular (BNM),
      124
    complicaciones, 170
    indicaciones, 52, 70
    preparación, 52-54

respiración, 125
situaciones especiales, 65-66
urgente niños, 68
urgente recién nacidos, 68
fibroscopio, 53, 60, 659
nasotraqueal, 53, 55-56
orotraqueal, 52-59
urgente material, 54t
Isoprenalina, 106t, 107t, 108, 511
Isoptina, 688
Isosorbida, dinitrato, 675
Isquemia
intestinal, 385, 392
médula espinal, ATA, 582-584
mesentérica, 382t, 392
aguda, 392
no oclusiva, 392
miocárdica, 67-68
cirugía cardíaca, 439, 524
electrocardiograma, 135, 315
en reposo, 246
enzimas, 247
exploración física, 246
intubación endotraqueal, 78, 125

**J**
Janeway, lesiones, 438

**K**
Kamen-Wilkinson, tubos, 68, 69f
Ketamina, 117
Ketoconazol, hipercortisolismo, 443
Ketorolaco, 598, 675
cirugía torácica, 598-599

**L**
Labetalol, 111
crisis hipertensiva, 109
eclampsia, 636
Lactato de Ringer, shock, 131, 163
Lactulosa, 358
estado epiléptico, 570
LAD. V. Lesión/es alveolar difusa (LAD)
Lanz, manguitos, 69
Laringoscopia, 58
Laringoscopios, 53, 240
Lavado
broncoalveolar (BAL), SDRA, 426

de manos, 201
LEC. V. Líquido extracelular (LEC)
Lepirudina, TVP, 373t, 376
Lesión/es
alquitrán, 563
alveolar difusa (LAD), 291
cervical, intubación endotraqueal, 54, 67
Dieulafoy, 382t, 384-386
eléctrica paciente quemado, 563
revisión quemaduras, 552t, 553
hepática, 157f, 361
hiperdistensión por ventilación mecánica, 97
inhalación paciente quemado, 559
Janeway, 438
medular, 541, 541t
traumática, 540
en la UCI, 304, 540
evaluación clínica, 540
evaluación radiológica, 543
inmovilización columna vertebral, 540-544
intervenciones terapéuticas, 544-545
monitorización cuidados intensivos, 532
tratamiento, 482
miocárdica, 247-248
pulmonar inducida por el respirador, 97-99
renal aguda (LRA), criterios RIFLE, 333
Leucoencefalitis hemorrágica aguda (LHA), 476
Levotiroxina, 675-676, 799
LHA. V. Leucoencefalitis hemorrágica aguda (LHA)
LIC. V. Líquido intracelular (LIC)
Lidocaína, 676
Linezolid, 191, 692t
Linton-Nachlas, tubo, 216t
Lípidos, 179t
Líquido/s
cetoacidosis diabética, 648
coma hiperosmolar no cetósico, 405
compartimentos, 127-128, 129t
déficits, 129-132

Líquido/s *(cont.)*
  extracelular (LEC), 129
  intracelular (LIC), déficits, 129
  tratamiento reposición, 130-133
Lisina, análogos, 377
Litio, efectos tóxicos, 136, 492, 665

**M**

Macintosh, hoja, 57-59, 57f
Macrólidos, 193
Magill, pinzas, 60
Magnesio, 140-141, 511-512
  alteración miocárdica, 251
  sibilancias, 299, 560
  sulfato, 312-314, 312t, 676-677
  toxicidad digitálica, 491
Mallory-Weiss, desgarro, 382-384, 382t
Malos tratos, exploración física
      quemaduras, 556
Maniobra Sellick, 64
Manitol, 677
  traumatismo craneoencefálico, 179t,
      367t, 532-534
Marshall, clasificación, 533
Mascarilla laríngea (LMA), 53, 61t, 62f
Medias elásticas, 208
Mediastinitis, 428-429
Medicina nuclear, imágenes flujo
      sanguíneo, UCI neurológica,
      175
Medidas
  cuantitativas, 231, 232
  de asociación, 232, 232t
Médula espinal, niveles, 542t
Membrana cricotiroidea, 63-64, 63f
Meningitis, 472, 538
  bacteriana, 476, 538
Meropenem, 190, 197
Metadona, 116, 219t, 699t
Metahemoglobina, 19, 677
Metanol, ingestión, 143
Metilergonovina, 678
Metilprednisolona, 678
  lesión medular traumática, 540
  trasplante, 614
Metiltioninio, cloruro, 677
Metirapona, hipercortisolismo, 407t
Metoclopramida, 678-679

Metoprolol, 679
  fibrilación auricular, 262, 594
  infarto de miocardio, 101, 253
Metotrexato, sibilancias, 299, 560
Metronidazol, 193, 696t
Miastenia grave, 483-485
Micofenolato, trasplante pulmonar,
      606,
Microflora, pelvis, 42
Microorganismos causantes de
      infecciones en UCI, 189t
Midazolam, 119
  estado epiléptico, 179t
  intubación endotraqueal, 50
Mielinólisis pontina central, 478-479
Migraña AC, 457
Miller, hoja, 57, 57f
Milrinona, 679
  cirugía cardíaca, 377
Mineralocorticoides, enfermedad
      corticosuprarrenal, 508-512
Miocardiopatía perinatal, 643-644
Mionecrosis necrosante, 435-436
Miopatía, enfermedad grave,
      479-480
Modificación del efecto, 225
Monitorización respiratoria, 17-37
Monobactámicos, 190
Monóxido de carbono
  intoxicación, 487-490
  paciente quemado, 551-556
Montelukast, 312
  sibilancias, 299, 560
Mucolíticos, sibilancias, 299, 560

**N**

NAC. *V. N*-acetilcisteína (NAC)
*N*-acetilcisteína (NAC), 383, 677
Nadolol, 383, 679
Nafcilina, 439, 696t
Naloxona, 54, 498-499, 506, 509, 680
  estado epiléptico, 570
NAR. *V.* Neumonía asociada al
      respirador (NAR)
Narcóticos, 215t, 394t, 598
Nariz paciente quemado, 555
Nebulizadores inhaladores, sibilancias,
      309-310

Necesidades energéticas,
    determinación, 168
Necrosis tubular aguda (NTA), 139,
    334, 611
Nefritis intersticial aguda (NIA), 335t,
    339
Nefropatía inducida por contraste
    (NIC), ATA, 653-654
NEH. *V.* Neumonía extrahospitalaria
    (NEH)
Neomicina, 342, 358
Neostigmina, 394
Neumonía
    asociada al respirador (NAR), 205t,
        425-426
        prevención, 205-206
    aspiración, 288, 428
        asociada al respirador, 425-426
    extrahospitalaria (NEH), 424-425
        SDRA, 292, 562t
        ventilación mecánica, 619
    intrahospitalaria, 206, 292
        SDRA, 292
        ventilación mecánica, 322
    zoonótica, 445-446
Neuropatía periférica, paciente
    quemado, 191, 632t
Neurotraumatismo, 150, 539-540
    lesión craneoencefálica, 367t,
        532-534
NIA. *V.* Nefritis intersticial aguda (NIA)
Nicardipino, 111
    HSA, 456
Nifedipino, 680
Nimodipino, HSA, 456-457
Nitratos
    crisis hipertensiva, 109-110
    infarto de miocardio, 101
    isquemia miocárdica, 245, 680
Nitroglicerina, 680-681, 807
    crisis hipertensiva, 344, 475
    estenosis aórtica, 258
    isquemia miocárdica, 680
Nitroprusiato, 681
    sódico (NPS)
        crisis hipertensiva, 637
        eclampsia, 636
        intoxicación, 499

Nódulo/s
    auriculoventricular, disfunción,
        270-271
    Osler, 438
    sinusal, disfunción, 270-272
Norepinefrina, 681
    cirugía cardíaca, 439, 524
    estenosis aórtica, 258, 640
    hipotensión y shock, 100, 106
Normotermia, 172
NPS. *V.* Nitroprusiato sódico
    (NPS)
NTA. *V.* Necrosis tubular aguda
    (NTA)
Número necesario para tratar, 232
Nutrición, 177-186
    entérica temprana, 177
    insuficiencia renal aguda, 188t, 212
    monitorización, 184-185
    paciente quemado, 551
    parenteral (NPT)
        aditivos, 183t
            complementos vitamínicos, 183t
            oligoelementos, 183t
        componentes, 179t
    SDRA, 292

## O

Obesidad, 616-625
    cambios fisiopatológicos, 617-618
        cambios renales, 617
        gastrointestinales, 617
        hematológicos, 617
        hepatobiliares, 617
        inmunológicos, 618
        síndrome metabólico, 618
    cirugía bariátrica, 622-623
Obstrucción
    intestino
        delgado, 394-395, 395f
        grueso, 394
    vía respiratoria, tubos
        endotraqueales y de
        traqueostomía, 72-73
Octreotida, 682
    hemorragia digestiva, 383
    hemorragia por varices esofágicas,
        383

Ofloxacino, 691
Olanzapina, estado confusional, 124
OMEC. *V.* Oxigenación por membrana
    extracorpórea (OMEC)
Omeprazol, 682
Opioides (sedantes/hipnóticos), 118t
    cuidados paliativos, 220
    infarto de miocardio, 253
    intubación endotraqueal, 50
    isquemia miocárdica, 67
Organizaciones para la donación de
    órganos, 221
Orina
    estudios diagnósticos, 338, 338t
    hiato aniónico, 144
    índices, 338t, 339
    osmolalidad, 127, 337
    sedimento, 338, 338t
    tira reactiva, 338
        insuficiencia renal aguda, 337-338
Oscilación de alta frecuencia, 296
Oscilometría, 3
Oxazepam, 700t
Oxicodona, 116, 699t
Óxido nítrico, 680
    inhalado, SDRA, 297
Oxigenación
    parcial alveolar, 25-26
    por membrana extracorpórea
        (OMEC), SDRA, 297
Oxígeno, 511
    aporte
        miocárdico, 67
        tisular intracraneal, 167
    cálculo presión parcial alveolar, 25
    complementario, retirada, 78, 304
    demanda miocárdica, 170, 245
    EPOC, 78, 205t
    extracción intracraneal, 167
    hipertensión pulmonar primaria,
        644
    presión parcial, 17, 19f
        arterial, 17
    toxicidad con ventilación mecánica,
        78-80
Oxihemoglobina, 18
    curva de disociación, 19f
Oxitocina, 647, 683

**P**

Paciente/s
    quemado, 551-564
        acceso vascular, 553
        criterios valoración específicos
            para la edad, 556, 558t
        evaluación y protección vía aérea,
            50, 563
        fisiología, 551-552, 552t
        fórmulas, 557
        lesión
            alquitrán, 563-564
            eléctrica, 563
            frío, 563
            química, 563-564
        monitorización, 557
        NET, 564
        problemas
            neurológicos, 558-559
            pulmonares, 559-560
        reanimación, 50, 650-651
        reevaluación otológica, 562t
        rehabilitación, 562-564
        revisión secundaria, 150, 505, 553,
            554t
        soporte intraoperatorio, 563
        soporte nutritivo, 560-561
    inmunodeprimidos
        intubación endotraqueal, 195, 444
        receptores de trasplantes, 196-197
    neutropénicos infecciones, 195-196
    no reanimable, 515
    traumatología, 532-549
        cirugía control, 162-164
        lesión miocárdica, 151-152
        rotura aórtica traumática, 152-154,
            153f
        síndrome compartimento
            abdominal, 161-162
PAM. *V.* Presión/es arterial media
    (PAM)
Pancreatitis aguda, 379, 387-389
    complicaciones a largo plazo, 393
Papaverina, HSA, 456
Paracetamol, 116, 172, 194
    sobredosis, 653
Parada cardíaca, 505-506
Paraplejía, reparación ATA, 587

Paratirina (hormona paratiroidea, PTH), 138

Patógenos, transmisión aérea, 201

PDF. *V.* Producto/s degradación fibrinógeno (PDF)

Penicilina/s, 187-198
  reacciones adversas, 188-189

Pentobarbital
  convulsiones, 488
  estado epiléptico, 474t, 638
  lesión craneoencefálica, 473, 536

Péptido natriurético auricular (PNA), insuficiencia renal aguda, 497

Pérdida sal cerebral, 133

Perforación esofágica, 386

Perfusión orgánica, 1

Pericarditis
  infarto de miocardio, 642-643
  urémica, insuficiencia renal aguda, 351

Peritonitis
  bacteriana espontánea, 359-360, 430-432
  secundaria, 430-432

Petidina, 116, 694t

PFC. *V.* Plasma fresco congelado (PFC)

pH arterial, 17

Pielonefritis aguda, 436
  gestación, 651

PIM. *V.* Presión/es inspiratoria máxima (PIM)

Piperacilina, 188, 696t
  tazobactam, 692t

Pirbuterol, 309t

Piridostigmina, miastenia grave, 483, 485t

Placenta previa, 646

Plaquetas, 368, 461t
  anomalías con cirugía cardíaca, 439, 524
  compatibilidad ABO, 523
  inhibidores, tratamiento transfusional, 521, 526

Plasma fresco congelado (PFC), 105

Pletismografía de impedancia TVP, 315

PNA. *V.* Péptido natriurético auricular (PNA)

$PO_2$ venosa mixta, 103, 500

POAP. *V.* Presión/es oclusión arteria pulmonar (POAP)

Poliarteritis nudosa (PAN), 345, 458

Poscarga con cirugía cardíaca, 439, 524

Potasio, 404, 527
  alteraciones, 436
  cloruro (KCl), 686-687
  coma hiperosmolar no cetósico, 405

Potenciales evocados somatosensitivos, muerte cerebral, 549

PPC. *V.* Presión/es perfusión cerebral (PPC)

PPCVR. *V.* Presión/es positiva continua vías respiratorias (PPCVR)

Práctica basada en la evidencia, 225-235
  directrices, 227t-228t
  diseño y medición estudio, 225-229
  método, 226t
  UCI, 308-313

Precauciones
  contacto, 201t, 202
  transporte por aire, 202t

Prednisona, trasplante, 606, 606t

Preeclampsia, 636-638, 637t

Presión/es
  arterial, 1-4
    cirugía cardíaca, 439
    media (PAM), 1, 2f
    monitorización, 598
    monitorización no invasiva, 2-4, 17
  central, monitorización, alternativas, 4-6
  esofágica, 28-29, 29f
  gástrica, 29, 30f
  hidrostática, 128
  inspiratoria máxima (PIM), 324-325
  intracraneal (PIC), 67, 354
    fármacos que influyen, 358, 465
    monitorización, 534
    morfología, 535f
  oclusión arteria pulmonar (POAP), 4, 101t, 259
  oncótica, 128, 131t
  osmótica, 128
  parcial
    arterial, dióxido de carbono, 24, 24f

Presión/es *(cont.)*
    arterial, oxígeno, 17
    dióxido de carbono, 303, 547
    oxígeno, 17, 19f-20f
        alveolar, cálculo, 25
        arterial, 24
        concentración oxígeno, 26
    perfusión cerebral (PPC), 166, 536
    positiva continua vías respiratorias
        (PPCVR), 88
    teleespiratoria positiva (PTEP), 6,
        27f, 290, 538, 619
        cirugía bariátrica, 619, 622-624,
            624f
        cirugía cardíaca, 624
        intrínseca en EPOC, 299-300
        lesión cerebral, 642
        SDRA, 292, 562t
        ventilación mecánica, 619
    venosa central (PVC)
        monitorización, 4, 44
Prinzmetal, angina, 244
Probabilidad tras la prueba, 232
Procainamida, 687
    fibrilación auricular, 282, 594
Procedimientos vasculares periféricos,
    591-592
Producto/s degradación fibrinógeno
    (PDF), 366
Profilaxis, 268-269
Prolapso mitral, gestación, 401t, 636
Prometazina, 687-688
Pronóstico, ética, 215
Propafenona, fibrilación auricular,
    594-595
Propofol, 688
    estado epiléptico, 239t, 473
Propranolol, 688
    crisis hipertensiva, 344, 475
    hemorragia varices esofágicas, 357
Prostaglandina E$_1$, 609
Prostatitis, 437
Protamina, 375, 467, 689
    HIC, 467, 475
Protección ocular, 201
Proteína/s, 129t, 132, 178, 185t
    C activada recombinante, sepsis, 105
Proteinuria, 339, 637t

Prótesis valvulares, gestación, 401t, 651
Prueba/s funcionales pulmonares
    asma, 299-300
    cirugía torácica
        posoperatoria, 154, 593-596
        preoperatorias, 247f, 253
    EPOC, 299-300
PTE. *V.* Presión/es teleespiratoria
    positiva (PTEP)
PTH. *V.* Paratirina (hormona
    paratiroidea, PTH)
Pulmón de acero, 80
Pulsioximetría, 51
Pulso paradójico, 21
Puntuación disfunción multiorgánica,
    235
Púrpura
    fulminante, 564-565
        paciente quemado, 551
    trastornos hematológicos, 390
PVC. *V.* Presión/es venosa central
    (PVC)

**Q**

Quetiapina, confusión, 124, 488
Quinupristina/dalfopristina, 191-192

**R**

Rabdomiólisis, 335t
    aguda, 480
Radionúclidos
    imágenes
        hemorragia digestiva, 382
        perfusión, 248-249
            infarto de miocardio, 578
        ventriculografía, 248
Ramsay, escala de sedación, 117
Ranitidina, 689
RASS. *V.* Richmond Agitation-Sedation
    Scale (RASS)
Razón de probabilidades, 232, 450f
RCP. *V.* Reanimación cardiopulmonar
    (RCP)
Reacción/es
    anafilácticas, 527
    anafilactoides, 502-504
Reanimación, 316-318
    adultos, 505, 518

cardiopulmonar (RCP), 50, 505, 513f,
514f, 517f, 651
niños, 518-519
circulación, 518
vía aérea y respiración, 518
paciente quemado, 551
vía aérea y respiración, 324, 379
Reducción riesgo absoluto, 232
Reentrada nódulo sinusal, 272
Regurgitación
aórtica, 260-261
gestación, 651
mitral, 253, 264
cambios hemodinámicos,
259-260
fisiopatología, 258
gestación, 636
infarto de miocardio, 253-254
tratamiento, 259
pulmonar, 268
tricuspídea, 12, 267-270
Relajantes musculares no
despolarizantes, intubación
endotraqueal, 78-79
Remifentanilo, intubación
endotraqueal, 115t, 116
Resección pulmonar, 593-594
tratamiento ventilatorio, 292, 297,
326
Resistencia vía aérea, 31-32
inspiratoria, 31
Resonancia, 4
magnética (RM), cuidados intensivos
neurológicos, 340
Respiración
espontánea, prueba, 327t, 328f
evaluación en paciente de
traumatología, 150
SVB, 505-506
Respirador
días libres, 235
gráficas, 34
Retención fecal, 396
Reteplasa, infarto de miocardio,
642-644
Revascularización carotídea, ACV, 464
Revisión sistemática, 226
Reye, síndrome, 492

Rh
antígenos de superficie, 522
inmunoglobulina, 522
Richmond Agitation-Sedation Scale
(RASS), 117, 118f
Riesgo relativo, reducción, 232
Ritmo/s
cirugía cardíaca, 439, 524
idioventricular acelerado (RIVA),
283
infarto de miocardio, 315
irregular, complejos anchos, 294
nodales, cirugía cardíaca, 708
reentrada auriculoventricular
antidrómico, 273-274
regular, 272, 281, 294
RIVA. *V.* Ritmo/s idioventricular
acelerado (RIVA)
RM. *V.* Resonancia magnética (RM)
Rotura
aórtica traumática (RAT), 152-154
pared auricular libre, infarto de
miocardio, 585
tabique interventricular, infarto de
miocardio, 585
uterina, 646-647
Rubéola, 200, 201t

**S**
Salbutamol, 308t-309t, 418, 655
sibilancias, 299, 560
Salicilatos, intoxicación, 143, 402t
Salmeterol, 310t
sibilancias, 315
Sangre
gasometría
arterial, 51
monitorización continua, 19, 25
venosa, 50
plaquetas, compatibilidad ABO, 357
tratamiento transfusional
componentes, 522-524
conservación, 526-527
filtros, 524
pruebas cruzadas, 521
tipificación, 521-522
SDRA *V.* Síndrome/s distrés
respiratorio agudo (SDRA)

Sedantes, 215t, 621
  interrupción ventilación mecánica,
    619-622
  SDRA, 499
Sellick, maniobra, 64
Sensación, 173
Sensibilidad, 41
Sepsis, 138
Seudoaneurismas, pancreatitis aguda,
    381, 390
Seudohiponatriemia, 132
Seudoquistes, pancreatitis aguda, 381t,
    390
Sheehan, síndrome, 407
Shiley
  tubo con una sola cánula, 71
  tubo fenestrado, 71-72, 72f
SHO. *V.* Síndrome/s hiperventilación
    por obesidad (SHO)
Shock, 155-161, 514
  anafiláctico, 105
  cardiógeno, 105
  distributivo, 101, 105-106
  hipovolémico, 105
  infarto miocardio, 315
  neurógeno, 105-106, 540
    lesión medular traumática,
      540-541
  obstructivo, 101, 105-106
  parámetros hemodinámicos, 101t
  parámetros metabólicos, 102t
  séptico, 107-108, 358, 447
    insuficiencia suprarrenal, 339, 407
  tratamientos farmacológicos,
    106-107
SIADH. *V.* Síndrome/s secreción
    inadecuada de hormona
    antidiurética (SIADH)
Sibilancias, 418, 560
Silfenafilo, HPP, 644
Simpaticomiméticos, sibilancias, 315,
    560
Síndrome/s
  Boerhaave, 386
  Brown-Séquard, 542
  carcinoide, 417-418
  Churg-Strauss, 607
  cola de caballo, 542

compartimento abdominal (SCA),
    161-162, 343
  coronario agudo, 249
  Cushing, 136, 410-412
  disfunción multiorgánica, 447-448
  distrés respiratorio agudo (SDRA),
    26, 33, 228, 499, 562t
    anatomía, 406
    definición, 288, 288t
    epidemiología, 288
    etiología, 288t
    fisiología, 291-292
    gestación, 401t
    tratamiento, 292-294
  Guillain-Barré, 482-483
  HELLP, 636
  hepatopulmonar, 360
  hepatorrenal (SHR), 345-346,
    360-361
  hiperventilación por obesidad (SHO),
    617
  hipotensión decúbito supino,
    gestación, 642
  hombre rojo, 191
  medular central, 542-543
  metabólico con obesidad, 618-619
  neuroléptico maligno (SNM), 124,
    480, 489, 661
  respiratorio agudo grave (SRAG),
    201t, 445
  respuesta inflamatoria sistémica
    (SRIS), 323 , 447
  Reye, 492
  secreción inadecuada de hormona
    antidiurética (SIADH,
    vasopresina), 171, 408
  Sheehan, 407
  Wolff-Parkinson-White (WPW), 275
Sinusitis, 440-441
Sistema/s
  musculoesquelético, 555-556
    paciente quemado, 551-555
  neurológico paciente quemado, 554t,
    555
  renal, reevaluación paciente
    quemado, 551
SNM. *V.* Síndrome/s neuroléptico
    maligno (SNM)

Sobredosis fármacos y drogas, 487
Sodio, 110-112, 175
Soluciones isoosmolares, 169
Somatostatina, 139
  hemorragia por varices esofágicas,
    358, 682
Soporte
  vital avanzado en niños, 518-519
    acceso intravenoso, 519f
    cardioversión y desfibrilación, 519
    fármacos, 519
    intubación, 518-519
    medicamentos, 509
  vital básico (SVB), 474t, 505
    electroestimulación, 508
    fármacos, 509-510
    niños, 518-519
    vía intravenosa, 508-509
  vital cardíaco avanzado (SVCA), 505
Sotalol, 281, 285t
  fibrilación auricular, 268
SRAG. *V.* Síndrome/s respiratorio
    agudo grave (SRAG)
SRIS. *V.* Síndrome/s respuesta
    inflamatoria sistémica (SRIS)
Standord y DeBakey, clasificación, 590f
Starling, ecuación, 128
Succinilcolina, 54t, 64
  cirugía bariátrica, 624f, 625
  intubación endotraqueal, 50, 65
Sucralfato, hemorragia digestiva, 607,
    683
Sufentanilo, intubación endotraqueal,
    50
Sulfonato poliestireno sódico, 350
  hiperpotasiemia, 401-402
Sustancias tóxicas, consumo, 497-499
SVB. *V.* Soporte vital básico (SVB)
SVCA. *V.* Soporte vital cardíaco
    avanzado (SVCA)

**T**

$T_3$. *V.* Triyodotironina ($T_3$)
Tablas dos por dos
  medidas de asociación, 232, 232t
  pruebas diagnósticas, 232t
Tacrolimús, trasplante pulmonar, 285t,
    612-613

TAH. *V.* Trombosis arteria hepática
    (TAH)
TAM. *V.* Taquicardia/s auricular
    multifocal (TAM)
Taponamiento
  globo
    hemorragia digestiva, 357
    hemorragia por varices esofágicas,
      357
  pericárdico, ecocardiografía,
    164, 505
Taquiarritmia/s, 272-274
Taquicardia/s, 256, 282-284
  auricular ectópica, 272-273
  auricular multifocal (TAM), 278-281,
    304
  estable, protocolo, 514
  inestable, protocolo, 515f
  niños, 55t, 505
  ortodrómica, 272-274
  reentrada auriculoventricular
    (TRAV)
    antidrómica, 273-283
  reentrada nódulo auriculoventricular
    (TRNAV), 273
  sinusal, 272-274
  supraventriculares, cardioversión
    sincrónica, 275f, 483
  unión auriculoventricular, 275-276
  ventricular (TV), 2f, 281-282, 507
    infarto de miocardio, 585
TC. *V.* Tomografía computarizada
    (TC)
TCA. *V.* Tiempo de coagulación
    activado (TCA)
TCC. *V.* Traumatismo cardíaco cerrado
    (TCC)
Tecnecio-99m sestamibi, 381t, 548
Teicoplanina, 191
Tensión pared ventricular, 246
Teofilina
  efectos tóxicos, 193
  sibilancias, 299
Terbutalina, 689-690
Terrorismo biológico, agentes, 446
Tetralogía de Fallot, 641-642
  gestación, 401t, 612, 636, 651
Tiamina, 183t, 690-691

Tiempo
  de coagulación activado (TCA),
    364-365
  de protrombina (TP), 355t, 364
  de tromboplastina parcial, 364-365
Tiopental, lesión craneoencefálica, 537
Tiosulfato, 691
Tomografía computarizada (TC)
  ARF, 340
  cuidados intensivos neurológicos,
    340
  SDRA, 26, 31, 639, 649
  TVP, 318
Toracocentesis, 46
TP. *V.* Tiempo de protrombina (TP)
Trabajo respiratorio, 31-32
  índices, 325
Traqueostomía urgente, 64
Trasplante
  médula ósea, infecciones, 197-198
  renal, 611-612
Trastorno/s
  acidobásicos mixtos, 141,142t, 146
    tratamiento transfusional, 526
  endocrinos, 398-422
    control glucemia, 398-422
    diabetes mellitus, 398
    fisiología y fisiopatología
      suprarrenal, 406
Tratamiento
  antitrombótico, gestación, 645t
  reperfusión, infarto de miocardio,
    244,245
  soporte vital, retirada, 216t
Traumatismo/s
  cardíaco cerrado (TCC), 152-154
    ecocardiografía, 152, 260
  craneoencefálico, 532-548
    alteración autorregulación, 169
    evaluación, 532-534
    herniación cerebral, 534
    pruebas de imagen, 543t
  facial, intubación endotraqueal,
    67-68
  orofaríngeo, intubación
    endotraqueal, 50
TRAV. *V.* Taquicardia/s reentrada
  auriculoventricular (TRAV)

Triamcinolona, 310t
Triazoles, 194
Trimetoprima-sulfametoxazol, 196, 441
Triyodotironina ($T_3$), 411, 412t
TRNAV. *V.* Taquicardia/s reentrada
  nódulo auriculoventricular
  (TRNAV)
Trombocitopenia, tratamiento
  transfusional, 453t, 521
Trombolíticos intraarteriales ACV, 464
Trombosis arteria hepática, 609
Trombosis venosa
  cerebral (TVC), 467-468
  profunda (TVP), 314
    angiografía por resonancia
      magnética, 316
    cirugía bariátrica, 624f, 625
    diagnóstico diferencial, 315
    dímeros D, 366
    Doppler de flujo en color, 315
    ecografía venosa, 315
    electrocardiograma, 304
    embolia pulmonar, 314
    estudios no invasivos, 315
    factores de riesgo, 314-315
    gammagrafía pulmonar, 316
    hallazgos hemodinámicos, 315
    lesión medular traumática, 540
    manifestaciones clínicas, 315
    pletismografía de impedancia, 315
    radiografía de tórax, 249
    TC espiral con contraste, 316
    tratamiento, 316-319
    venografía con TC, 316
Trometamina, 691
Tronco encefálico, función, 173, 546
Troponina, 642
Trousseau, signo, 138-141
Tuberculosis, 200
Tubo/s
  bivona, 68
  endotraqueales, 68
    mantenimiento, 72-74
    tamaños infantiles, 53, 55t
  toracostomía, 603-604
    mortalidad a los 28 días, 235, 447
  traqueostomía fenestrado, 71-72, 72f
    habla, 70

TV. *V.* Taquicardia/s ventricular (TV)
TVC. *V.* Trombosis venosa cerebral
   (TVC)
TVP. *V.* Trombosis venosa profunda
   (TVP)

**U**

UCI. *V.* Unidad de cuidados intensivos
   (UCI)
Úlcera/s
   estrés (gastroduodenales), 387-388
   gastroduodenales, 382t
Unión neuromuscular, 483-484
Urea, orina/plasma, 338
Ureterosigmoidostomía, 143t, 144
Urocinasa, tratamiento transfusional,
   377

**V**

VAF. *V.* Ventilación alta frecuencia
   (VAF)
Valaciclovir, 195, 445
   virus herpes simple, 189t, 444-446
Validez
   externa, 229
   interna, 229
Valor
   P, 229
   predictivo positivo, 321
Valproato, estado epiléptico, 474t, 638
Válvula aórtica, sustitución, cuidados
   posoperatorios, 260-261586t
Valvulopatía/s
   cardíacas, 258-259
      endocarditis, 438, 562t
      estenosis aórtica, 258-260
      estenosis mitral, 262-264
      estenosis tricuspídea, 266
      gestación, 651
      pulmonar, 268
      regurgitación aórtica, 260-261
      regurgitación mitral, 253-255
      regurgitación tricuspídea,
         267-269
   pulmonar, 268-269
Valvuloplastia globo percutánea,
   estenosis mitral, 262, 640
Vancomicina, 687t

VAP. *V.* Ventilación apoyo de presión
   (VAP)
Vasculitis, 472t
   infecciosa, 445, 458, 527-528
Vasodilatadores, presión intracraneal,
   534
Vasopresina (hormona antidiurética),
   691-692
   cirugía cardíaca, 439, 524
   hemorragia varices esofágicas, 357
   hipotensión y shock, 104
   sepsis, 647-648
Vasopresores, hipotensión y shock, 106
Vecuronio, 125
Ventilación
   alta frecuencia (VAF), 94-95, 296
      SDRA, 95-99, 562t
   apoyo de presión (VAP), 88-89
      EPOC, 299-300
      retirada gradual, 94, 322
   asistida, 87-88
   controlada por presión, 34f, 85, 85f,
      86f , 306
      EPOC, 299-300, 306
      y controlada por volumen, 306
   decúbito prono, SDRA, 296-297
   invasiva y no invasiva, 80-81
   liberación de presión en vía
      respiratoria, 92, 92f, 296
   mecánica, 50, 78-99
      aerosol, 80f
      barotraumatismo, 98-99
      clasificación, 80-82
      cociente inspiratorio:espiratorio,
         31
      complicaciones, 97-99
      concentración oxígeno, 96
      continua (VMC), 87-88, 88f
      control doble, 88-89
      EPOC, 78, 205t, 299, 306
      frecuencia respiratoria, 95
      intermitente sincronizada, 91,
         91f-92f
      interrupción, 322-326
         descanulación, 76, 330
         evaluación, 324-325
         paciente en ventilación crónica,
          329

Ventilación *(cont.)*
   protocolos, 325f, 328f
   lesión hiperdistensión, 97
   modos, 87-94
   neumonía nosocomial, 98
   presión teleespiratoria positiva,
     96-97
   retirada gradual, interrupción,
     217-218
   retirada gradual, parámetros,
     324-325
   SDRA, 292
   soporte volumen, 88
   tipos de respiración, 87
   toxicidad oxígeno, 97-98
   ventilación espontánea, SDRA,
     296-298
  minuto, 92-95
  negativa y positiva, 80
  parcial, ventilación total, 80-81
  parcial y total, 81
  presión negativa y presión positiva,
    80-81, 328-329
  presión positiva no invasiva (VPPNI),
    598
   EPOC, 579-580
   periextubación, 329
   resección pulmonar, 593-594
  SDRA, 296
  total y parcial, 81-82
Ventriculografía radionúclidos,
   esfuerzo, 248
Verapamilo, 692
  fibrilación auricular, 262, 594
Vía aérea nasofaríngea, 53
Virus
  herpes simple (VHS), 444-445, 482

herpes zóster (VHZ), 445
inmunodeficiencia humana (VIH),
   197-200
varicela-zóster (VVZ), 189, 195
Vitamina/s, 183t
  B, 690
   estado epiléptico, 569
  D, 138
  K, 692-693
   déficit tratamiento transfusional,
     200
  nutrición parenteral, 179t
Volumen
  corriente espirado, 23,36
  telediastólico global, 14
Voluntades anticipadas, 222
Von Willebrand, enfermedad, 369
Voriconazol, 194, 693
VVZ. *V.* Virus varicela-zóster
   (VVZ)

**W**

Warfarina, 693
  gestación, 401t, 636
  tratamiento transfusional, 521, 526
Wegener, granulomatosis, 345
Wolff-Parkinson-White, síndrome, 275
WPW. *V.* Síndrome/s Wolff-Parkinson-
   White

**X**

Ximelagartán, TVP y EP, 465

**Z**

Zafirlukast, 312
  sibilancias, 299
Zileutón, 312
  sibilancias, 299